HISTOLOGIE DER HAUTKRANKHEITEN

DIE GEWEBSVERÄNDERUNGEN IN DER KRANKEN HAUT UNTER BERÜCKSICHTIGUNG IHRER ENTSTEHUNG UND IHRES ABLAUFS

VON

DR. MED., DR. MED. OSCAR GANS

ORD. PROFESSOR DER DERMATOLOGIE,
DIREKTOR DER KLINIK UND POLIKLINIK FÜR HAUT- UND GESCHLECHTSKRANKHEITEN
AN DER UNIVERSITÄT FRANKFURT A. MAIN

UND

DR. MED. GERD-KLAUS STEIGLEDER

PRIVATDOZENT DER DERMATOLOGIE,
OBERARZT DER UNIVERSITÄTS-HAUTKLINIK FRANKFURT A. MAIN

ZWEITER BAND

DERMATITIDEN II · ÖRTLICH ÜBERTRAGBARE
INFEKTIÖSE GEWEBSNEUBILDUNGEN · TIERISCHE
PARASITEN UND FREMDKÖRPER · STÖRUNGEN
DES KREISLAUFS · ENTWICKLUNGSSTÖRUNGEN
ECHTE GESCHWÜLSTE

MIT 290 MEIST FARBIGEN ABBILDUNGEN

ZWEITE AUFLAGE

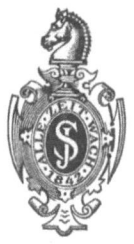

SPRINGER-VERLAG
BERLIN · GÖTTINGEN · HEIDELBERG
1957

ISBN-13: 978-3-642-94693-6   e-ISBN-13: 978-3-642-94692-9
DOI: 10.1007/978-3-642-94692-9

Copyright 1928 by Julius Springer in Berlin

© by Springer-Verlag oHG. Berlin · Göttingen · Heidelberg 1957
Softcover reprint of the hardcover 2nd edition 1957

Inhaltsverzeichnis.

I. Die reaktiven Vorgänge in der Haut (Dermatitiden).

Zweiter Teil.

1. Akute Exantheme.

Scharlach.

Die *makroskopischen Veränderungen* der Scharlachhaut wechseln nicht nur bei der Einzelerkrankung und bei den einzelnen Epidemien, sondern sie sind auch nach der Zeit des Bestehens und augenscheinlich infolge gewisser — durchaus ungeklärter — körperlicher Eigenschaften des Erkrankten ganz verschieden.

Die Scarlatina beginnt plötzlich mit Erbrechen, Halsschmerzen, schweren Allgemeinstörungen und hohem Fieber. Dann folgt sehr schnell (meist in 1—2 Tagen) der *Hautausschlag*, der im Gesicht die Umgebung der Lippen jedoch stets freiläßt; dies trifft nicht nur für einige andere fieberhafte Exantheme zu; auch bei Hautveränderungen verschiedenster Genese (Rosacea, Leukämien, Dermatitiden u. a.) findet sich die periorale Aussparung. Hautbezirke, in denen sich früher eine Impetigo streptogenes abspielte oder eine Reaktion nach DICK (ZÖLLER) mit Streptokokkenvaccine vorgenommen wurde, können ebenfalls freibleiben. Die Eigenart des Ausschlags tritt hingegen besonders deutlich am Rumpfe hervor, wo er aus kleinsten, dicht beieinander stehenden, stecknadelkopf- bis hirsekorngroßen, zart rosaroten Fleckchen besteht, die an vielen Stellen diffus zusammenfließen. Der Ausschlag beginnt gewöhnlich am Halse, breitet sich von dort aus über den Rumpf und schließlich auch die Extremitäten aus, und zwar zunächst auf deren Innen- und dann den Außenseiten. Das Exanthem nimmt dabei mehr und mehr eine tief scharlachrote Farbe an; die Haut ist leicht geschwollen, trocken; die Follikel treten infolge der Hyperämie ihrer Gefäße auffallend hervor (Chagrinlederhaut HEUBNER).

Das Exanthem greift bald auch auf die Schleimhaut der Mundhöhle über (Himbeerzunge). Nach mehrtägigem Bestehen blaßt es dann ab, um nach 8—10 Tagen völlig zu verschwinden. Gleichzeitig setzt eine *Abschuppung* der Haut ein, in genau der gleichen Reihenfolge, in der das Exanthem auftrat. An Händen und Füßen, oft auch an Gesäß und Rücken sind die Schuppen lamellös.

Verhältnismäßig häufig kommt es zu kleinen *Blutungen* in die Haut, die auf Schädigung kleinster Hautgefäße zurückzuführen sind. Verschiedentlich wurde versucht, sie differentialdiagnostisch zu verwerten (HECHT, RUMPEL und LEEDE, NAST und RÖMER); eine entscheidende Bedeutung kommt ihnen jedoch nicht zu. Von größerem Wert scheint das „Auslöschphänomen" von SCHULTZ und CHARLTON. —

Beim Scharlach findet sich neben den Hämorrhagien nicht selten ein aus hirsekorngroßen, gelbweißen Bläschen bestehender *Scharlachfriesel* (Scarlatina miliaris), dem ein besonderer prognostischer Wert zukommt. In seltenen Fällen wurde ein pemphigusartiger Ausschlag beobachtet. Fälle mit ausgedehnteren Hautblutungen schienen prognostisch ungünstiger (Scarlatina haemorrhagica s. septica). Gelegentlich wurden Fälle von *Scarlatina sine exanthemate* beschrieben.

Die Haut des Scharlachkranken ist *Sekundärinfektionen* sehr leicht zugänglich (Erysipel, Abscesse, Furunkel, Decubitus, Gangrän).

Die *histologischen Veränderungen* sind naturgemäß entsprechend dem Wechsel des klinischen Bildes sehr verschieden; sie können in vielen Fällen sehr gering sein. Daher erscheint auch die Feststellung UNNAs durchaus verständlich, wonach er in seinen (6 von 7) Fällen weder ein ausgeprägtes Ödem, noch Zeichen einer akuten Entzündung vorfand, und es ihm auffallen mußte, wie wenig weiße Blutkörperchen er auf dem Höhestadium des Scharlachs im Gewebe sah. Eine der *wesentlichsten* Veränderungen der Scharlachhaut betont aber auch er: Die außerordentlich starke Erweiterung und Füllung der Capillaren im Papillarkörper sowohl als in der eigentlichen Cutis macht geradezu den Eindruck, als wären sie künstlich injiziert. Da sich diese starke Erweiterung im Gegensatz zu vielen Erythemen auch noch an der Leiche feststellen ließ, faßte UNNA sie als eine ,,maximale Gefäßparalyse" auf und führt das Gedunsensein der Scharlachhaut, da er ein erhebliches Ödem vermißte, auf eben diese Blutüberfüllung zurück.

In anderen Fällen, und das scheinen nach den sonst veröffentlichten und auch nach eigenen Untersuchungen bei weitem die häufigsten zu sein, ist das Scharlach-

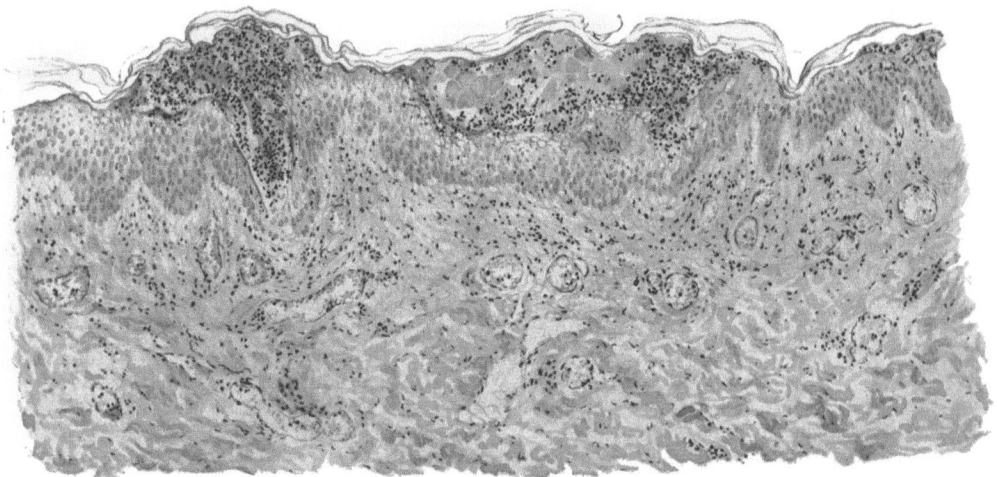

Abb. 1. *Scharlach*, Exsudationsstadium (♀, 60jähr., Hals; Excision post mortem am 2. Tage des Ausschlags). Starke Erweiterung der Blut- und Lymphgefäße der oberen und mittleren Cutis. Allgemeines Ödem, besonders deutlich in den oberen Lagen der Stachelzellschicht. Bläschenbildung, links als ,,Follikelschwellung", mit hydropisch geschwollenen degenerierenden Epithelien und polynucleären Leukocyten. O = 128:1; R = 100:1.

exanthem histologisch jedoch gekennzeichnet durch eine *akute Entzündung*, die in erster Linie Epidermis und obere Cutis ergreift. Allerdings ist zu derartigen Feststellungen die Untersuchung größerer Gewebsstückchen erforderlich, da die eigentümlich fleckförmige, zunächst und in erster Linie an die Follikel gebundene Ausbildung des Ausschlags jene sonst leicht übersehen läßt. Die Deutung der Befunde wird auch noch dadurch erschwert, daß sich gelegentlich im gleichen Schnitt Efflorescenzen finden, die verschiedenen Stadien entsprechen, eine Feststellung, die bei dem schubweisen Auftreten des Exanthems allerdings weiter nicht überraschen kann. Die Größe der Flecke ist verschieden. Sie erstreckt sich von einzelnen Papillen bis fast auf 1 mm Durchmesser.

Für die zusammenfassende Darstellung der Veränderungen kann man mit RACH am besten 2 Hauptabschnitte unterscheiden, die er als *Exsudations-* und *Schuppungsstadium* bezeichnet hat. Das *erste* ist gekennzeichnet durch die oben bereits erwähnte, außerordentlich starke *Erweiterung der Blut- und Lymphgefäße* der oberen Cutis. Dabei findet man nicht eben selten bereits bei frühzeitigster Untersuchung feinere bis gröbere *Blutungsherde* in der unmittelbaren Umgebung dieser erweiterten Gefäße. Die Veränderung zeigt dabei eine ausgesprochene Vorliebe für das Gefäßnetz der Haartrichter und Knäueldrüsenausführungsgänge, ein Befund, der durchaus nicht etwa für den Scharlachausschlag kennzeichnend ist, jedoch als „*Follikelschwellung*" auch im klinischen Bilde seinen Ausdruck findet. Neben der Hyperämie und Hämorrhagie zeigt sich eine wechselnd stark ausgebildete *seröse Exsudation*, die das kollagene Gewebe aufschwellen läßt, die Bindegewebsmaschen auflockert und das Gewebe aufhellt, so daß die an und für sich vielfach nicht sehr ausgesprochene *perivasculäre Zellinfiltration* deutlicher wahrnehmbar wird.

Am Aufbau dieser Infiltrate beteiligen sich in erster Linie polymorphkernige neutrophile Leukocyten, zwischen denen vielfach ausgetretene rote Blutkörperchen anzutreffen sind; Lymphocyten, eosinophile Leukocyten oder Mastzellen und wuchernde Bindegewebszellen finden sich seltener vor. Die Zahl der Bindegewebszellen kann allerdings erheblichen Schwankungen unterliegen, je nachdem die Untersuchung an der Haut älterer oder jüngerer Kranker oder gar an der älterer

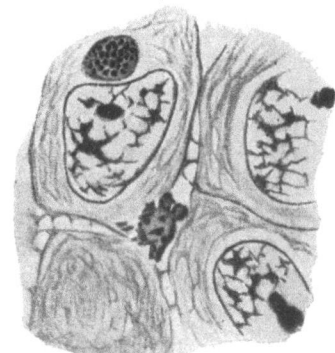

Abb. 2. MALLORYS *Scharlachkörperchen.* Ein intra- und ein extracelluläres MALLORYsches Körperchen, zum Teil mit Chlamydozoen. O = 1500:1; R = 1500:1. [Nach v. PROWAZEK: Arch. Protistenkunde **10** (1907).]

Säuglinge vorgenommen wird; der physiologische Zellreichtum der Säuglingshaut kann hier gelegentlich zu Irrtümern führen. KRITCH, PACHINE und SIDOROW sahen degenerative Veränderungen an den elastischen Fasern.

Die *Epidermisveränderungen* scheinen weitgehend abhängig von der Stärke vor allem der entzündlichen Exsudation in Papillarkörper und Cutis. Sie wechseln demnach von einer durch herabgesetzte Färbbarkeit der Zellkerne und Aufquellung der einzelnen Zellen der Epidermis eben noch erkennbaren Ernährungsstörung bis zu jener eigenartigen ödematösen Auflockerung, die sich klinisch als *Scharlachfriesel* äußert.

In der Mehrzahl der Fälle hält sich dieses *Ödem*

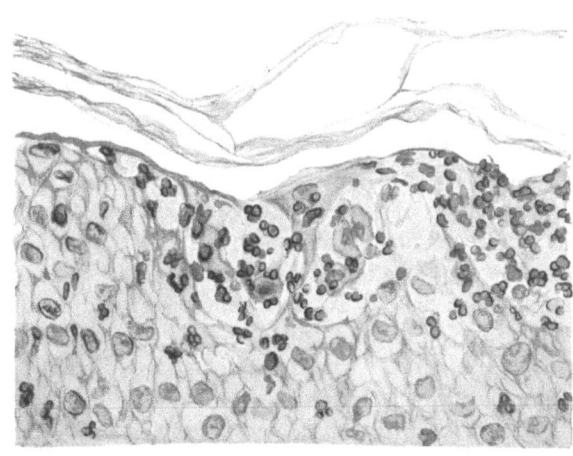

Abb. 3. *Scharlach*, Exsudationsstadium (♂, 9jähr., Oberschenkel, innen). Inter- und intracelluläres Ödem der Stachelzellschicht mit beginnender Bläschenbildung. Einwandernde polynucleäre Leukocyten. Hornschicht bereits gelockert. O = 560:1; R = 500:1.

allerdings in mäßigeren Grenzen. Nur an einzelnen Stellen kommt es zu einer erheblichen Erweiterung der intercellulären Spalträume; häufig trifft man dabei auch auf eine *intra*celluläre Flüssigkeitsansammlung, welche die Zelle bläschenförmig erweitert und den Kern zusammenpreßt oder gar verdrängt. In die erweiterten Saftspalten wandern polymorphkernige Leukocyten ein, die sich von den erweiterten Gefäßen des Papillarkörpers bis in die ödematöse Stachelschicht hinauf verfolgen lassen und manchmal an umschriebenen Stellen in dichten Haufen zusammenliegen. Diese „*Mikroabscesse*", wie man sie wohl nennen könnte, sind in ein mehr oder weniger reichliches, seröses Exsudat eingebettet, was allerdings meist nur histologisch diese Veränderungen als kleinste *Bläschen* kennzeichnet. Sie sitzen gewöhnlich in oder meistens unter der Hornschicht; es läßt sich außerdem eine gewisse Vorliebe für die Mündung der Haarfollikel, vereinzelt auch der Schweißdrüsen erkennen. Die Decke der Bläschen wird von der meist stark vorgewölbten obersten Hornschicht gebildet. Nach unten reichen sie oft bis in die Stachel- bzw. Basalzellschicht. Der Blasenboden besteht dann aus zusammengepreßten und oft gegen die Cutis vorgewölbten Zellreihen des unteren Stratum spinosum bzw. germinativum. Die Umgebung dieser Bläschen ist nur unscharf gegen die übrige Epidermis abgesetzt, indem auch hier die zusammengepreßten Zellen ein schwammartiges Netz bilden (NEUMANN u. a.), dessen Maschen, allmählich kleiner werdend und schließlich verschwindend, in die noch leicht ödematöse, aber sonst nicht veränderte gesunde Epidermis übergehen. KRITCH und Mitarbeiter betonen degenerative Veränderungen an den Schweißdrüsen, die vor allem die Tubuli, weniger die Ausführungsgänge betreffen und zum völligen Untergang führen können. Auch die Talgdrüsen zeigen Atrophie.

Das *Epidermisödem* kann gelegentlich einmal so stark sein, daß am herausgeschnittenen Gewebsstück eine starke Fältelung der gesamten Epidermis und des Papillarkörpers im Gegensatz zur straffen, verkürzt darunter hinwegziehenden Cutis auffällt. Bei diesem Verhalten scheint es sich lediglich um ein rein räumliches Mißverhältnis zwischen Oberhaut und Cutis zu handeln, welches dadurch zustande kommt, daß die von der gedunsenen, blutüberfüllten Cutis überdehnte Oberhaut nach der Excision sich nicht so stark zusammenziehen kann wie die erstere (UNNA). Der weitere Rückschluß jedoch, daß das Cutisödem deshalb erheblich geringer gewesen sein müsse als das der Epidermis, erscheint nicht unbedingt zwingend, weil ja aus den Maschen des Bindegewebes das Exsudat sehr schnell herausgedrängt wird, während es aus dem starren Gefüge der Epidermis nicht so schnell entweichen kann.

Auf alle Fälle führt die starke Exsudation in der Epidermis gelegentlich auch zu klinisch wahrnehmbarer Bläschenbildung, zum *Scharlachfriesel*, der daher nichts anderes als eine Weiterentwicklung des inter- und intracellulären Ödems der Epidermis darstellt (LEWKOWICZ, RACH). Diese Bläschen kommen dadurch zustande, daß an umschriebenen Stellen die Zellen der Stachelschicht unter dem Druck des Exsudats zu sternförmig verzweigten, langgestreckten Gebilden mit schmalen Kernen auseinandergedrängt bzw. zusammengepreßt werden, jedoch zunächst miteinander noch ein netzartiges Gerüst bilden. Daneben gehen jedoch auch manche der Stachelzellen durch das intra- und intercelluläre Ödem zugrunde, so daß wir die Bläschenbildung auf ein Zusammentreffen dieser beiden Vorgänge zurückführen dürfen.

Im *Inhalt* dieser Bläschen, sowie in einzelnen ödematös geschwollenen Stachelzellen und frei in den oberflächlichen Lymphspalten des Coriums gelang es, eigentümliche kleine Körperchen nachzuweisen, die mit gewöhnlichen Mikroorganismen sicherlich nichts zu tun haben. Es handelt sich dabei vor allem um jene zwei verschiedenen von MALLORY beschriebenen Formen von *Scharlachkörperchen*: Kleine runde Gebilde von 2—7 μ Größe, die ein feines Netzwerk zeigen bzw. Körperchen von radiärer Struktur, rundlicher Form und 4—6 μ Größe, die zentral ein Kernchen enthalten, um das 10—18 Segmente radiär angeordnet sind. Diese, von

MALLORY als Protozoen aufgefaßten und *Cyclasterion scarlatinae* genannten, auch von DUVAL, COUNCILMAN, FIELD, BERNHARD und v. PROWAZEK in ähnlichen Formen gesehenen Gebilde, wurden von diesen — und ebenso von P. G. UNNA — jedoch als *Zell-* bzw. *Kerndegenerationsprodukte,* in erster Linie des Zellprotoplasmas angesprochen, nach Art der GUARNIERIschen oder NEGRIschen Körperchen. Den eigentlichen Erreger vermutete v. PROWAZEK in eben noch sichtbaren, dunkleren Körnchen innerhalb jener Zelleinschlüsse, zu denen auch GAMALEIAS „höher organisierter Scharlachparasit", PASCHENs Scharlachkörperchen, die Einschlüsse von CANTACUZÉNE zählen. Das letzte Wort in dieser Frage ist noch

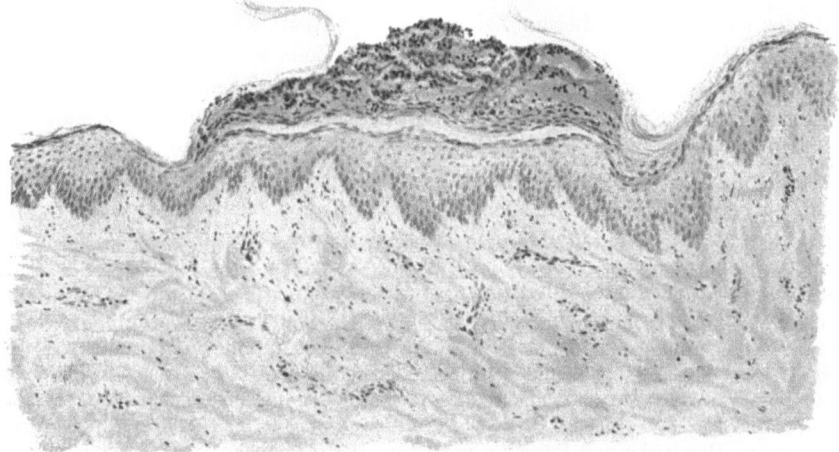

Abb. 4. *Scharlach.* Zeitpunkt der Schuppenbildung (♂, 12jähr., Oberschenkel, innen). Eingetrocknetes, zellig-seröses Exsudat in einer parakeratotischen Hornschuppe; von der nur mäßig ödematösen Stachelzellschicht durch einen deutlichen Spaltraum geschieden. Entzündliche Veränderungen in der Cutis nahezu völlig geschwunden.
O = 128:1; R = 128:1.

nicht gesprochen, zumal die Virusätiologie immer noch diskutiert wird. BROAD-HURST und Mitarbeiter fanden besonders kleine Einschlußkörperchen beim Scharlach in Leukocyten und Epithelien von Nasen-, Rachen- und Zungenabstrichen, ein Befund der nachgeprüft werden müßte, zumal sie derartige, allerdings größere Gebilde auch bei den Morbillen erwähnen. Die Identität dieser Gebilde mit den oben beschriebenen Körperchen ist zweifelhaft. Die von DOEHLE erstmals 1911 als rundliche oder ovale Körper von wechselnder Größe beschriebenen *Leukocyteneinschlüsse* bei Scharlach finden sich auch bei anderen Krankheiten. Sie werden als degenerativ verklumptes Zellplasma und nicht als Kernprodukte angesehen, zumal sie keine FEULGEN-Reaktion geben (GLANZMANN, HORSTER und Mitarbeiter). Ihnen verwandt sind wahrscheinlich die *Amato*-Einschlüsse.

Der klinisch einsetzenden *Schuppung* geht zunächst eine Rückbildung des Epidermisödems voraus. Dieses hat jedoch bereits vorher zu jener als *Parakeratose* bekannten abnormen Verhornung geführt, die ja überall da auftritt, wo es zu einer mehr oder weniger länger dauernden Ernährungsstörung der Epidermis kommt. Unterhalb dieser, aus dicht zusammenhängenden parakeratotischen Zellen gebildeten Schicht oder in deren Mitte, findet sich in spaltförmigen Zwischenräumen das bereits weitgehend eingetrocknete oder gar nekrotisch zerfallene zellige Exsudat. Zu *Beginn der Abschuppung* ist dieser dem Untergang geweihte

Gewebsbezirk von der darunterliegenden, noch wechselnd stark ödematös geschwollenen Stachelzellschicht bereits scharf abgesetzt.

Es trennen sich beide Schichten, indem die parallel zur Hautoberfläche verlaufende, aus schmalen, regelmäßig übereinander geschichteten, parakeratotisch
verhornten Lamellen bestehende Schicht durch eine *Spaltbildung* sich von der
darunter gelegenen Stachelschicht ablöst. Gelegentlich finden sich in der ein-
trocknenden und zerfallenden Zellmasse auch noch *rote Blutkörperchen*, vereinzelt
oder in kleinen Haufen, als letzte Überreste jener früher beschriebenen perivasculären Hämorrhagien, die im Verlaufe der Erkrankung mit dem Exsudatstrom
zur Epidermis abgeschoben wurden.

In der *Cutis* sind zu diesem Zeitpunkt die entzündlichen Veränderungen im
Rückgang; Hyperämie, Ödem und perivasculäre Zellinfiltration haben an Stärke
und Ausdehnung abgenommen. Es erscheint jetzt tatsächlich das krankhafte
Geschehen in der Epidermis bei weitem stärker als im Corium; ein Befund, der
jene Mißdeutungen verständlich macht, wonach sich der ganze Scharlachprozeß
überhaupt nur in der Epidermis abspiele, während das Bindegewebe nur sekundär
beteiligt sei.

UNNA hat zwei verschiedene Arten der Entwicklung der Abschuppung unterschieden:
den *Schwielentypus* und den *schleimhautähnlichen Typus*. Den ersten bezeichnet er als den
häufigeren, der dadurch zustande komme, daß die gesamte Hornschicht, die ja nach ihm
normalerweise aus 3 Schichten besteht, einschichtig geworden sei. Die krankhaften Veränderungen beschränken sich dann nur auf die Hornschicht, während die darunter gelegene
Körnerschicht völlig erhalten bleibt. Schwindet auch diese, so tritt damit eine unvollkommene
Verhornung (Parakeratose) ein, wobei die Hornschichtlagen nur locker ineinandergefügt sind
und erhaltene Kerne zeigen: der *schleimhautähnliche Typus*. Der Schwielentypus ist nach
UNNA stets an Handteller und Fußsohle zu finden. Der schleimhautähnliche findet sich hingegen seltener und geht gewöhnlich „später in die Abschuppungsform des ersten über". Es liegt
daher die Annahme nahe, daß der Schwielentypus sich erstens überall dort findet, wo an sich
eine derbe Hornschicht besteht (Handteller und Fußsohle) und daß er zweitens dort, wo er den
Schleimhauttypus UNNAS ablöst, als beginnende Rückkehr zur Norm gedeutet werden darf.

Differentialdiagnose. Der gewebliche Aufbau der Scharlachhaut ist *nicht so
eindeutig*, als daß er differentialdiagnostisch verwertet werden könnte. Ob tatsächlich ein Unterschied vom *Masernexanthem* in der bei diesem auftretenden
frühzeitigen Zelldegeneration der unteren Epidermisschichten besteht (ABRA-
MOW), erscheint mir um so fraglicher, als derartige Befunde auch bei anderen
Exanthemen, von PASCHEN gerade beim Scharlach, beschrieben worden sind.
Für gewöhnlich wird die Differentialdiagnose ja auch aus der klinischen Beobachtung abzuleiten sein. Die FEERsche *Krankheit* (Acrodynie) mit ihrer eigenartigen, auf Hände und Füße beschränkten Rötung und Abschuppung, kann hier
an Scarlatina erinnern; klinisch ist eine Trennung im Gegensatz zum Erythema
scarlatiniforme recidivans und zum scarlatiniformen Arzneimittelexanthem (LAUS-
ECKER) leicht möglich.

Pathogenese. Durch die Arbeiten von G. F. und G. H. DICK ist die ätiologische Bedeutung
der Streptokokken beim Zustandekommen des Scharlachs fast allgemein anerkannt worden,
ohne daß damit die Anaphylaxielehre oder die Virusätiologie sicher widerlegt wäre.

Masern.

Nach einer Inkubationszeit von 11 Tagen kommt es plötzlich, unter Temperatursteigerung
und katarrhalischen Erscheinungen von seiten der oberen Luftwege und der Conjunctiven,

zur Erkrankung; gewöhnlich folgt am 3. Tage der Ausschlag. Schon vorher kann man auf der Schleimhaut der Wangen oder der Lippeninnenseite die bekannten, wie Kalkspritzer aussehenden KOPLIKschen Flecke und bald darauf meist auch ein *Enanthem der Mundschleimhaut* feststellen.

Manchmal kommt es einige Tage vor dem eigentlichen Ausschlag zur Entwicklung eines schwachen, disseminierten oder diffusen, seltener urticariellen „Rash".

Das *Masernexanthem* beginnt meist hinter den Ohren und im Gesicht (v. PIRQUET), breitet sich dann in bestimmter Reihenfolge vom Kopf über Hals, oberen Rumpf, Oberarme, unteren Rumpf, Gesäß, Oberschenkel, Vorderarme, Hände, schließlich Unterschenkel und Füße aus. Es erreicht seinen Höhepunkt gewöhnlich nach 2 Tagen und blaßt in derselben Reihenfolge allmählich wieder ab.

Zu *Beginn* besteht das Exanthem aus zart rosaroten, kaum über das Hautniveau erhabenen, etwa stecknadelkopfgroßen, runden oder unregelmäßigen Flecken. Diese vergrößern sich, fließen zusammen, werden leicht erhaben und lassen zwischen sich größere oder kleinere gesunde Hautstellen frei. Auf der Höhe der Entwicklung hat der Ausschlag den ganzen Körper befallen und ist gleichzeitig überall in voller Blüte (im Gegensatz zu den Röteln). Manchmal kommt es im Zentrum einzelner Flecke oder Papeln zur Bildung kleinster stecknadelkopf- bis hirsekorngroßer, wasserheller Bläschen (*Morbilli vesiculosi*). Außerordentlich häufig entwickeln sich im Verlauf des Masernausschlags wechselnd ausgedehnte *Hämorrhagien*,

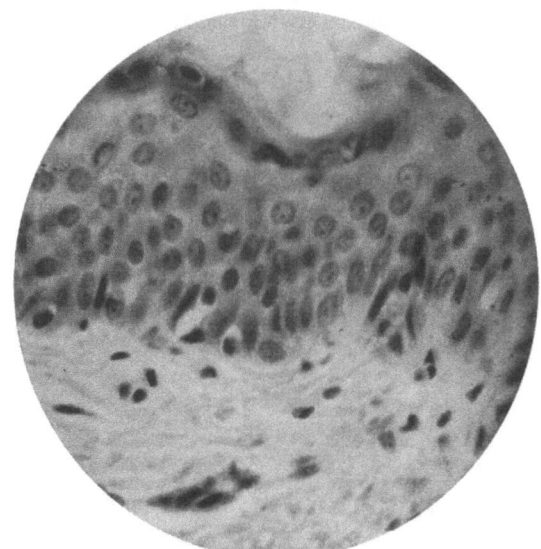

Abb. 5. *Masernhaut* (2. Tag der Kopliks). Zwei Zellen des Strat. basale (links von der Mitte) mit Vacuolenbildung; etwas höher ein vacuolisierter Kern. O = 450:1. (Nach ABRAMOW.)

die noch lange Zeit nach Abklingen des Exanthems in Form braunroter Flecke sichtbar bleiben. Diese Hautblutungen bedeuten im übrigen bei Masern durchaus nichts prognostisch Bedenkliches.

Die *geweblichen Veränderungen* des Masernausschlags sind naturgemäß nach dem Zeitpunkt der Untersuchung weitgehendst verschieden; aber auch dann, wenn man die wenigen Untersuchungsergebnisse zeitlich gleicher Entwicklungsstadien kritisch vergleichend betrachtet, findet sich keine Übereinstimmung. Ein Teil der Forscher stellt Veränderungen in den Vordergrund, die ihren Ausgangspunkt vom cutanen und papillaren Gefäßapparat nehmen (NEUMANN, CORNIL und RANVIER, FELDBERG, MALLORY und MEDLAR); andere (SIMON, HEBRA, UNNA) sahen zu Beginn ein sehr scharf ausgeprägtes Ödem der tieferen Coriumschichten und dritte endlich (CARTIN, EWING, ABRAMOW) verlegen die wesentlichsten Anfangsstörungen im Gewebsaufbau in die *Epidermis*. Hier äußern sie sich in einer Veränderung vor allem der tief gelegenen epidermalen Zellen, die einer weitgehenden Degeneration bereits zu einer Zeit zum Opfer gefallen sein sollen, zu der der Masernausschlag klinisch überhaupt noch nicht sichtbar ist.

Bei einem am 1. und bei zweien am 2. Tage nach Erscheinen der Kopliks untersuchten Fällen sah ABRAMOW noch keine Veränderungen in der Cutis, hingegen eine leichte Alteration der Epithelschicht, die sich im Auftreten *vacuolisierter Kerne* im Stratum Malpighi äußerte. Diese Epithelveränderungen fanden sich *fleckweise* in kleinen Herden und nahmen in den am 2. Tag untersuchten Fällen stärkere Grade an. Der Zelleib der veränderten Stachel- und Basalzellen war ödematös gequollen, der Kern zur Seite gedrückt, oft halbmond-förmig zusammengepreßt. Erst von diesem Zeitpunkt ab entwickelten sich kleine, unbedeu-tende Rundzellansammlungen um die Gefäße, von denen es jedoch strittig ist, ob sie zu dem ganzen Vorgang in Beziehung stehen. Als Höhepunkt dieser Epithelveränderungen, der etwa am 2.—4. Tage nach Beginn des Ausschlags erreicht ist und dann allmählich wieder abklingt, fand ABRAMOW eigentümliche *Abstoßungsvorgänge* derart degenerierter Epithelzellen in das Corium, wo sie unmittelbar unter dem Epithel als *kugelartige, blasse Gebilde* liegen-bleiben. Ihr halbmondförmiger Kern schwindet schließlich völlig, und dann finden sich diese Kugeln reihenweise, in Ketten oder kleineren Haufen, in schwereren Fällen in ausgedehntem

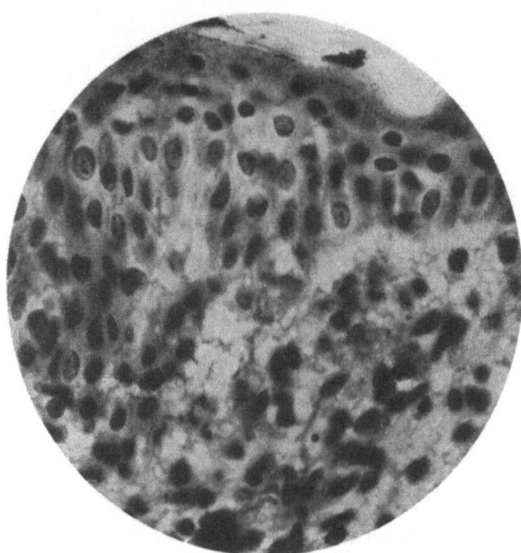

Maße an der Epidermis-Cutisgrenze vor. Aber auch jetzt bleibt das *Herdförmige* der Veränderung deut-lich bestehen, so daß man unmittel-bar neben schwer erkrankten Ab-schnitten unveränderte vorfindet. Im weiteren Verlauf treten der-artige degenerierte Epidermiszellen auch im tieferen Corium auf. Hier kommt es etwa vom 4. Tage ab zu Resorptionsvorgängen, indem polynucleäre Leukocyten in die Kugeln einwandern bzw. sie ring-förmig einschließen, so daß man riesenzellartige Bildungen vor sich zu haben glaubt. Die Umgebung derart veränderter Bezirke wird von einer von der Größe jener Degenera-tionsherde abhängigen, lympho-cytären Zellinfiltration umschlos-sen. Auf diese Weise kommt es zur Entwicklung eigenartiger *sub-*

Abb. 6. *Masernhaut* (5. Tag nach dem Ausschlag). Subepitheliales *epithelialer Infiltrate*, an denen sich
Infiltrat. Zwischen den Zellen zahlreiche teilweise geschrumpfte Lymphocyten, epitheliale Zellen,
blasse Kugeln verschiedener Größe. O = 450:1. (Nach ABRAMOW.) polynucleäre Leukocyten und Zellen mit „Paarkernen" beteiligen.

Diese Paarkerne schienen ABRAMOW kennzeichnend für Maserninfiltrate zu sein, da er sie in dieser Häufigkeit bei anderen Hauterkrankungen nicht feststellen konnte. Schließlich werden diese Infiltrate wieder völlig resorbiert. Damit ist im Corium der Prozeß abgeklungen. In der Epidermis hingegen geht die Umwandlung zur Norm wesentlich langsamer vor sich; noch nach mehreren Wochen trifft man auf umschriebene Bezirke, in deren Bereich die unteren Epidermisschichten fehlen, die junge Epidermis also noch erheblich verdünnt ist.

Ähnliche Epithelveränderungen wurden bereits früher von CATRIN und auch von EWING beschrieben. Ihnen allen ist gemeinsam eine zunächst perinucleäre Vacuolisierung der unteren Epidermiszellen mit Abschwemmung in die Cutis und Umwandlung in homogene Kugeln, aus denen der Kern schwindet. Es handelt sich um eine Art von „desquamativem Hautkatarrh" (ABRAMOW). An eigenen Präparaten kann GANS diese Epidermisveränderungen für einige, jedoch durchaus nicht für alle von ihm untersuchten Masernfälle bestätigen; auch er sah die oben geschilderten Veränderungen, wenn auch nicht sehr ausgedehnt, frühzeitig in klinisch noch scheinbar unveränderter Haut; er kann sich jedoch nicht ent-schließen, sie als etwas für Masern oder überhaupt für eine pathologische Epi-dermisveränderung unbedingt Kennzeichnendes zu betrachten. Dazu traf er derartige Veränderungen — und zwar gerade in umschriebenen Herden — doch zu häufig bei Hauterkrankungen an, bei denen irgendwelche exanthemartigen Vorgänge nicht in Frage kamen. Teilweise handelt es sich vielleicht auch um Folgen der Fixationseinwirkung.

Beim voll ausgeprägten Masernexanthem sieht man diese eigentümliche Epithelumwandlung allerdings verhältnismäßig häufig; hier kann sie daher als differentialdiagnostisches Hilfsmittel gelten; ihr Fehlen schließt aber Masern nicht aus.

Die Veränderungen im *Bindegewebe* sind ziemlich einheitlich wiedergegeben; ein Widerspruch besteht lediglich in den Angaben über den Zeitpunkt ihres Auftretens. Wenn man nämlich diese Epidermisveränderungen mit GANS als etwas primär dem Masernprozeß nicht unbedingt und regelmäßig Zugehöriges betrachtet, so wäre als *Ausgangspunkt* desselben in Übereinstimmung mit NEUMANN, MALLORY und MEDLAR und schließlich auch HEBRA und UNNA doch der *Gefäßapparat* zu betrachten. Hier läßt sich nämlich zu Beginn des Exanthems eine *Hyperämie* feststellen, in geringerem Grade zwar als beim Scharlach und mit nur mäßiger Gefäßerweiterung, jedoch mit einem deutlichen Ödem. Dies findet sich namentlich in den tieferen Schichten der Cutis bis in die Subcutis hinein und wird in der Umgebung der Hautanhangsgebilde besonders deutlich. An umschriebenen Stellen läßt es sich bis in den Papillarkörper hinauf verfolgen. Hier zeigt sich um die Capillaren herum bereits sehr frühzeitig eine mäßige Proliferation der Bindegewebszellen und geringgradige Auswanderung polynucleärer Leukocyten und Lymphocyten. Diese führt jedoch *nie zu stärkeren perivasculären Infiltraten*. Die Endothelien sind geschwollen und vielfach in mitotischer Teilung. Die proliferativen und exsudativen Vorgänge greifen auch schnell auf die Epidermis über. Sie äußern sich außerdem besonders deutlich an den Gefäßen der Haarfollikel, Talg- und Schweißdrüsen. Zu diesem Zeitpunkt trifft man dann bereits regelmäßig die oben erwähnten Epidermisveränderungen. Zwischen diesen und den KOPLIKschen *Flecken* besteht insoweit histologisch eine gewisse Übereinstimmung, als sich bei letzteren die gleichen Gewebsveränderungen vorfinden, wie sie zu Beginn in der Epidermis vorhanden sind (MALLORY und MEDLAR).

Überall dort, wo das klinische Bild *vesiculöse* Veränderungen zeigt, hat das Ödem stärkere Grade angenommen. Im Gegensatz zum Scharlach handelt es sich jedoch stets nur um eine *intercelluläre Flüssigkeitsansammlung*, welche die einzelnen Zellen der oberen Stachelschicht auseinanderdrängt und die darüber gelagerte Hornschicht emporhebt. Diese *Bläschen* trocknen sehr schnell wieder ein; durch die Neubildung der Hornschicht werden sie dann nach oben abgestoßen. Sie führen zu jener auch klinisch wahrnehmbaren, meist leichten *Schuppung* des Masernausschlags. An deren Zustandekommen ist außerdem eine fleckförmig auftretende *Parakeratose* der Hornschicht überall dort beteiligt, wo das intercelluläre Ödem nur schwach entwickelt war und daher lediglich zu einer Störung der normalen Verhornung geführt hat.

Im Bereich der stärker ödematösen Herde trifft man verhältnismäßig häufig auf perivasculäre *Ansammlungen roter Blutkörperchen*, die noch lange nach Abklingen des eigentlichen Exanthems feststellbar sind und jene hämorrhagische, zunächst lividrote, dann braune und gelbe Verfärbung der Haut bedingen. Neben den *Hämorrhagien* erinnern dann noch (bis mehrere Wochen nach Schwinden des Ausschlags) umschriebene, deutlich *verschmälerte Epidermisabschnitte* an die überstandene Schädigung. Diese Verschmälerung erfolgt in erster Linie auf Kosten der Basal- und unteren Stachelzellschicht; sie ist also wohl auf die oben beschriebene degenerative Umwandlung in den unteren Epidermisschichten zurückzuführen.

Hingewiesen sei auf die vielleicht zuerst von ALAGNA beschriebenen (HECK) aber meist nach WARTHIN und FINKELDEY genannten Bindegewebsriesenzellen, die sich vor Auftreten des Exanthems, höchstens aber bis zum vierten Tage seines Bestehens besonders in den lymphatischen Organen im weitesten Sinne finden. Diese haben bis über 100 diffus im Plasma verteilte chromatinreiche, dunkle Kerne, sind meist rundlich und besitzen einen schmalen Protoplasmasaum. Sie werden als für die Morbillen kennzeichnend angesehen. Daneben wurden auch epitheliale Riesenzellen, allerdings bisher nicht in der Haut beobachtet (FEYRTER und HENNIG). LIPSCHÜTZ sah wie auch MALLORY und MEDLAR um die betroffenen Capillaren in erweiterten Histiocyten meist auf einer Seite des Kerns gelegene Körnchen, die Kernfarbstoffe annahmen und grampositiv waren. Er hielt sie charakteristisch für Masern.

Im Anschluß an Masern wurden vereinzelt *Ecthyma gangraenosum*-artige sowie auch Hautveränderungen beschrieben, die man als multiple *Hautinfarkte* bezeichnet und auf lokal entstandene Thrombosen zurückgeführt hat (s. MORGENSTERN und GRUBER). Ob es sich dabei um eine unmittelbare Wirkung des Maserngiftes handelt oder — wie bei der bei schwächlichen Masernkindern zuweilen zu beobachtenden Noma — um eine allgemein herabgesetzte Widerstandsfähigkeit gegenüber Schädigungen irgendwelcher Art, ist noch unentschieden; das letzte scheint wahrscheinlicher (Masernanergie).

Differentialdiagnose. Der voll entwickelte Masernausschlag wird wohl nur selten zu Verwechslungen Anlaß geben. Zu Beginn des Exanthems ist dies eher möglich, denn die KOPLIKschen Flecke, die ja — wenn man sie noch antrifft — einen gewissen Anhaltspunkt geben, sind auch bei Grippe (s. dort) beobachtet worden (ASAL-FALK). Eine Verwechslung der Kopliks mit der sog. FORDYCEschen „Krankheit" (REGAN, JOCHMANN-HEGLER) ist bei aufmerksamer Untersuchung kaum möglich; denn diese Talgdrüsencystchen der Mund- und Wangenschleimhaut — eine eigentliche „Krankheit" sind sie natürlich nicht — sind stationär. Da jedoch bei der mangelnden Eigenart der Gewebsveränderungen eine pathologisch-histologische Differentialdiagnose kaum in Frage kommt (Ausnahme: Fleckfieber, s. dort), so sei auf die klinischen Lehrbücher verwiesen.

Nach den Untersuchungen von ABRAMOW gehen die Epidermisveränderungen denjenigen des Bindegewebes, vor allem des Gefäßapparates, voraus. Demnach müßten wir die Epithelaffektion als das Primäre ansehen. Auf die dieser Ansicht entgegenstehenden Bedenken wurde oben schon hingewiesen. Es scheint demnach wahrscheinlicher, daß wir es, ähnlich wie beim Scharlach, mit einer Ausbreitung des Virus auf dem Blutwege zu tun haben und es im Anschluß daran sehr frühzeitig zu den Veränderungen in der Epidermis kommt. v. PIRQUET faßte das Masernexanthem als eine ergotoxische Reaktion auf die in die Hautcapillaren eingedrungenen und dort zugrunde gehenden Erreger auf.

Pathogenese. Durch die Arbeiten von GOLDBERGER und ANDERSSON und von RAHE und SCHAFFER ist als erwiesen anzusehen, daß die Morbillen eine Viruserkrankung sind. Die letzten Autoren konnten das Virus 1940 auf Hühnerembryo züchten und mit der Kultur die Krankheit hervorrufen.

Anhang.

Der Vollständigkeit halber führen wir hier noch einige Exantheme unbekannter Ätiologie an, die vor allem für den Pädiater von Wichtigkeit sind. Eigene histologisch untersuchte Fälle liegen uns außer einem Fall von Röteln nicht vor. Dieser Umstand findet wohl seine Erklärung in der Gutartigkeit der gleich zu erwähnenden Krankheitsbilder, die die betreffenden Kranken selten zum Arzt

führt oder diesen von der Biopsie bei den meist jugendlichen Kranken zurück-
hält. Es handelt sich einmal um die

Röteln,

ein meist masern-, gelegentlich auch scharlachähnliches akutes Exanthem, das durch den
gutartigen Verlauf von jenen abweicht. Die Erkrankung ist vor allem durch die *Schwellung*
der cervicalen und occipitalen *Lymphdrüsen* gekennzeichnet. Das Exanthem tritt bemerkenswerterweise in seinen eigentümlichen, stecknadelkopf- bis linsengroßen, zart roten Maculae
zunächst im Gesicht, und zwar auch in der Umgebung des Mundes auf, um schon nach wenigen

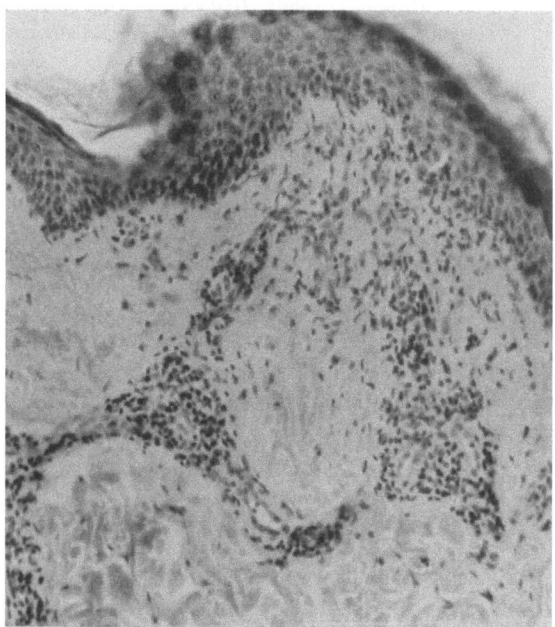

Abb. 7. Röteln (♂, 47jähr., Unterarm, Streckseite). Lymphocytäres mantelartiges Infiltrat von Lymphocyten,
das untermischt mit einigen jugendlichen Bindegewebselementen gegen die geringgradig verbreiterte Epidermis
vordringt und diese auflockert. Hämatoxylin-Eosin. O = 80:1.

Stunden schubweise sich über den ganzen Rumpf und die Extremitäten auszubreiten. Bereits
nach 24 Std hat es seinen Höhepunkt erreicht und ist nach 2—3 Tagen spurlos verschwunden.
    Histologisch fand LIPSCHÜTZ einen entzündlichen Prozeß um das obere Gefäßnetz ent-
sprechend dem Masernexanthem, jedoch schwächer. Die Epidermis war, abgesehen von einer
geringgradigen Akanthose, unverändert. Dies entspricht unserem eigenen Befund.
    Weiter wäre zu erwähnen die sog.

„Vierte Krankheit"

(*Rubeola scarlatinosa*, FILATOFF, *Fourth disease*, DUKES). Die Selbständigkeit dieses Krankheitsbildes wird heute nicht mehr anerkannt. Die Erkrankung wird dem Scharlach oder
anderen exanthematischen Infektionskrankheiten zugeordnet (Näheres s. GLANZMANN).
    Als

Erythema infectiosum

(*Ringelröteln, Megalerythem*) endlich ist noch eine Erkrankung zu erwähnen, die in Gestalt
roter, urticarieller, schnell zusammenfließender Flecke meist ohne Allgemeinstörungen auftritt und sich, außer im Gesicht, symmetrisch auf den Streckseiten der Extremitäten ausbreitet.

Der Rumpf bleibt meist verschont, und der Ausschlag schwindet unter bläulich livider Verfärbung der zuerst rosaroten Flecke nach etwa 4—7 Tagen.

Ferner sei hier kurz das

Exanthema subitum

genannt, ein von ZAHORSKY 1910 erstmals beschriebenes Krankheitsbild, das mit kurz dauerndem, hohem Fieber beginnt und nach dessen plötzlichem Abfall zu einem eigenartigen Hautausschlag führt. Dieser besteht in makulo-papulösen, morbilliformen, blaßroten Efflorescenzen, die mitunter zusammenfließen und dann auch in scharlachähnliches Bild zeigen können. Als kennzeichnend für die Erkrankung wird eine schon im Fieberstadium deutlich vorhandene, starke *Leukopenie* erwähnt. *Histologische* Untersuchungen der Haut sind uns nicht bekannt geworden. Von manchen wird sogar die Existenz dieser Erkrankung bestritten.

Wenn auch nicht eigentlich hierher gehörig, erwähnen wir die nach Art eines akuten Exanthems auftretende

Serumkrankheit,

die nach einmaliger oder öfter noch wiederholter Zufuhr artfremden Serums auftreten kann und von einer Reihe wechselnd schwerer Allgemeinstörungen begleitet zu sein pflegt. Das hier zu erwähnende Exanthem tritt, meist als urticarieller Ausschlag, etwa 7—12 Tage nach der erstmaligen Injektion auf. Bei Reinjizierten entwickelt es sich jedoch beschleunigt. Man unterscheidet hier eine *sofortige* Reaktion, unmittelbar nach der Einspritzung in Gestalt eines Ödems an der Einspritzungsstelle, das sich von dort aus ganz ähnlich wie bei Erstinjizierten über den ganzen Körper verbreitet, von einer *beschleunigten* Reaktion, die bereits am 5. Tage nach der Reinjektion auftritt (v. PIRQUET).

Erwähnenswert ist in diesem Zusammenhang jenes beim Menschen verhältnismäßig selten auftretende

ARTHUSsche Phänomen,

eine ödematöse Hautschwellung und nachfolgende Nekrose an der Reinjektionsstelle.

Histologisch findet sich beim ARTHUS-*Phänomen* eine fibrinoide Verquellung des kollagenen Bindegewebes. Dabei handelt es sich um Einlagerung einer Substanz zwischen die kollagenen Fasern, die sich mit Eosin rot, mit van Gieson gelblich färbt (KLINGE, KLEMPERER und MIESCHER). Sie zeigt nicht die für Kollagen charakteristische Interferenz (FEITELBERG). GELL und HINDE sahen beim ARTHUS-Phänomen zunächst eine akute Reaktion mit schweren Gefäßwandveränderungen, folgender Thrombose und Hämorrhagien. Um eine zentrale acelluläre Nekrose findet sich ein perivasculäres Infiltrat aus Segmentkernigen. Die Gefäße zeigen vielfach eine fibrinoide Wandnekrose, anfangs besteht ein zunehmendes Ödem der Cutis; das Kollagen selbst, auch der nekrotischen Gewebspartie, bleibt unverändert. Die Nekrose ist nicht ein wesentlicher Bestandteil des ARTHUS-Phänomen. Auch finden sich die Segmentkernigen nicht als Reaktion auf diese, sondern auf die Gefäßwandschädigung. Bereits 8 Std nach Einsetzen der akuten Veränderungen beobachteten GELL und HINDE im Experiment bei Kaninchen eine Proliferation mononucleärer Zellen mit Tendenz zur Entwicklung nach der Plasmazellreihe hin, die mehr als 3 Wochen anhielt, eine Beobachtung, die mit der cellulären Veränderung bei der Antikörperbildung (EHRICH) durchaus in Einklang steht.

Im Gegensatz zum ARTHUS-Phänomen, bei dem eine echte Sensibilisierung gegen ein Antigen vorliegt, besteht das SANARELLI-SHWARTZMAN-*Phänomen* in einer unspezifischen Umstimmung. Das letzte tritt bereits wenige Stunden nach der vorbereitenden Injektion ein, während die echte Sensibilisierung 1—2 Wochen benötigt. Histologisch besteht das Sanarelli-Shwartzman-Phänomen in einer starken Gefäßerweiterung mit erheblichen Blutungen zunächst ohne entzündliches Infiltrat (Storck) (s. Bd. I).

In Übereinstimmung mit Sulzberger, Miescher, H. Pinkus, Ehrich und vielen anderen müssen wir bemerken, daß *es keine Gewebsveränderungen gibt, die für allergische Veränderungen pathognomonisch* wären. Eine Darstellung der allergischen Hautreaktionen ergibt deshalb folgerichtig, wie von Civatte durchgeführt, eine Zusammenstellung aller Primär- und Sekundärveränderungen der Haut. Es bedarf deshalb bei deren Besprechung in der Allgemeinen Pathologie der Haut entsprechender Hinweise.

Im Anschluß an die akuten Exantheme sei hier die

Rattenbißkrankheit

(Sodoku der Japaner) angeführt, deren Erreger das *Spirillum morsus muris* (Futaki, Takaki, Taniguchi und Osumi) ist.

Die Erkrankung setzt nach einer *Inkubation* von 1—4 Wochen plötzlich mit Schüttelfrost und hohem Fieber ein. Gleichzeitig schwillt die meist schon verheilte *Bißstelle* unter starker örtlicher Cyanose, Ödem und Blasenbildung erneut an; sogar Gangrän oder auch Nekrose des gebissenen Gliedes wurden beobachtet. In der Regel tritt während der ersten Fieberanfälle ein eigentümliches, erythematopapulöses, bläulichrotes *Exanthem* auf, das — in Gestalt erbsengroßer Papeln und bis handtellergroßer Flecke von dem gebissenen Körperabschnitt ausgehend — die gesamte Hautdecke überzieht. Dieses Exanthem wird bei jedem erneuten Temperaturanstieg stärker sichtbar und klingt im fieberfreien Intervall ab (O'Leary).

Histologisch handelt es sich dabei um eine deutliche kleinzellige Infiltration subakuter Art, hauptsächlich in der tiefen Cutis und Subcutis, wo besonders die Läppchen des subcutanen Fettgewebes befallen sind (Martinotti). O'Leary sah ein Ödem und uncharakteristisches Infiltrat besonders um die Gefäße der Anhangsgebilde.

Sehr selten wird das Rattenbißfieber auch durch Bisse anderer Tiere, wie südafrikanische Eichhörnchen (Schottmüller), Hunde und Katzen (Fujida u. a.) übertragen.

Auf die Exantheme bei *Brucellosen* (W. Jadassohn) sei hier nur hingewiesen. Sie sind einerseits nicht genügend histologisch durchuntersucht, scheinen andererseits aber auch keine Eigentümlichkeiten aufzuweisen, die ihre histologische Diagnose erlauben.

Maul- und Klauenseuche (Stomatitis epidemica epizootica).

Die als akutes vesiculöses Exanthem bei Tieren, namentlich bei Rindern, auftretende Erkrankung ist sehr vereinzelt auch beim Menschen beobachtet worden. Sie führt hier nach kürzerer oder längerer Inkubation (3—8 Tage) unter wechselnd starken Allgemeinstörungen (Kreislaufschwäche) und Fieber zu einer von brennenden Schmerzen begleiteten *Entzündung* und Rötung der *Mundschleimhaut*, innerhalb deren bis zu erbsengroße, wasserhelle, später milchig getrübte *Bläschen* auftreten. Gleichzeitig besteht starker Speichelfluß,

Schwellung und Schmerzhaftigkeit der Zunge und der regionären *Lymphdrüsen*. Gelegentlich wurden Blasen auch im Gesicht sowie an den Fingern, den Füßen oder auch am ganzen Körper beobachtet, zu welchen oft multiple Hämorrhagien traten. Vereinzelt wird über urticarielle, scharlach-, varicellen- oder masernähnliche Exantheme berichtet (JEBENS, NICOLAIER u. a.). Die Erkrankung pflegt gewöhnlich günstig zu verlaufen, doch sind bei schwächlichen (Säuglingen) oder durch vorausgehende Krankheiten geschwächten Menschen (SCHMEDEN, SCHLOSSBERGER, E. VEIEL, FAHR u. a.) Todesfälle beobachtet worden.

Außer dieser, durch deutliche Allgemeinerscheinungen mit nachfolgendem Exanthem gekennzeichneten Form, kommt beim Menschen noch eine *andere Form* vor, die ohne vorhergehendes Fieber durch das Auftreten mehr oder weniger umschriebener Haut- und Schleimhauterscheinungen gekennzeichnet ist. Man trifft sie häufig an der Hand in Gestalt *aphthöser Formen*, welche die wesentlichen anatomischen Kennzeichen der Tierseuche aufweisen: Weiße Bläschen, die platzen und sich in oberflächliche aphthöse Geschwüre verwandeln. Daneben unterscheidet man noch eine infiltrierend *hämorrhagisch knotige Form*, die mit eigentümlichen, blaurot verfärbten, kugeligen Infiltrationen mit zentraler, einem serösen Bläschen entsprechender Aufhellung einhergeht (KOPF, ISRAEL, SIEBEN u. a.).

Für die Kenntnis des Ablaufs der geweblichen Veränderungen sind wir in erster Linie auf Untersuchungen an spontan oder experimentell (SIEDSCHLAG) erkrankten Tieren angewiesen. Die vereinzelten, über Maulseucheninfektion des Menschen bekanntgewordenen Befunde sind mit einer gewissen Zurückhaltung zu verwerten, da durchaus nicht alle als wirkliche Maul- und Klauenseuche anerkannt werden können (MAYER, GINS und KRAUSE).

Eingehend hat FAHR über die geweblichen Veränderungen eines rasch tödlich verlaufenden Falles bei einem 8 Jahre alten Knaben berichtet, den ich hier auszugsweise wiedergebe, da uns außer der Arbeit von MOLLOW ausführlichere Beschreibungen nicht bekanntgeworden sind. *Klinisch* handelte es sich um dunkelblaue Flecken, über denen sich die Epidermis von der Unterlage abhob; an Fingern und Zehen lösten sich dabei gleichzeitig die Nägel, ein Verhalten, wie es sonst nur von der sog. Waschhaut der Wasserleichen bekannt ist.

Histologisch fand sich unter der noch fest zusammenhängenden Hornschicht eine Verdichtung des Gewebes durch Schrumpfung des Protoplasmas mit starker Hyalinisierung und dichterer Lagerung der kleiner werdenden Kerne. Es handelt sich dabei wohl um eine Kernvermehrung, die vielleicht auf eine überstürzte Reifung zurückzuführen ist. Die Zellen degenerieren jedoch gleich wieder und zwar auf verschiedene Weise. Eine langsame Form der *Degeneration* führt zu der oben erwähnten hyalinen Umbildung, bei welcher der Kern, wenn auch pyknotisch, noch einige Zeit erhalten bleibt; die andere führt zu einer Auftreibung der Zellen (ballonierende Degeneration UNNAS) mit Kernschwund, Verflüssigung oder klumpigkörnigem Zerfall des Protoplasmas und Vacuolenbildung. Das *Hautpigment* erscheint vermehrt; die pigmentführenden Zellen finden sich auffallend reichlich bis zur Hornschicht hinauf. Durch Zellzerfall wird das Pigment in kleinen Häufchen frei, jedoch völlig unregelmäßig abgelagert.

Die *Abhebung der Epidermis* von ihrer Unterlage tritt in den verschiedensten Stadien der Degeneration ein, meist allerdings erst, wenn diese weiter fortgeschritten ist. Die abgehobene Epidermisdecke wird kernlos, das Protoplasma bekommt ein krümeliges Aussehen; die Hornschicht hält trotz dieser fortschreitenden regressiven Metamorphose dauernd gut zusammen. Zwischen Epidermis und Cutis liegen leukocytoide Zellen in spärlicher Zahl; pericapillare *Infiltrate* sind nur geringfügig entwickelt; sehr stark sind die Haarwurzeln in die Veränderungen mit einbezogen.

Da sich in dem Exsudat zwischen Epidermis und Cutis Streptokokken nachweisen ließen, möchte GANS es dahingestellt sein lassen, inwieweit die Veränderungen in ihrer Stärke und Ausdehnung dadurch beeinflußt worden sind; denn gerade von den streptogenen Erkrankungen der Haut her (s. dort) sind ähnliche Befunde bekannt. Da die Veränderungen jedoch andererseits weitgehendst mit den experimentell und auch den bei spontaner Erkrankung erhobenen Befunden bei Tieren übereinstimmen, dürfen wir sie wohl zum größten Teil auf die

Maul- und Klauenseucheninfektion zurückführen. MOLLOW und PENTSCHEW beschreiben keine histologischen Hautveränderungen.

Bei künstlich erzeugten Herden findet sich eine Schwellung und Hyperplasie des Stratum Malpighi. Es kommt zur Bildung von Bläschen. Die Zellen in deren Umgebung sollen Einschlußkörper enthalten. In der Cutis besteht ein Infiltrat von polymorphkernigen Leukocyten (RIVERS).

Differentialdiagnose. Die Diagnose der Maul- und Klauenseuche beim Menschen ist nicht leicht und auch bei den bisher als solche veröffentlichten Fällen

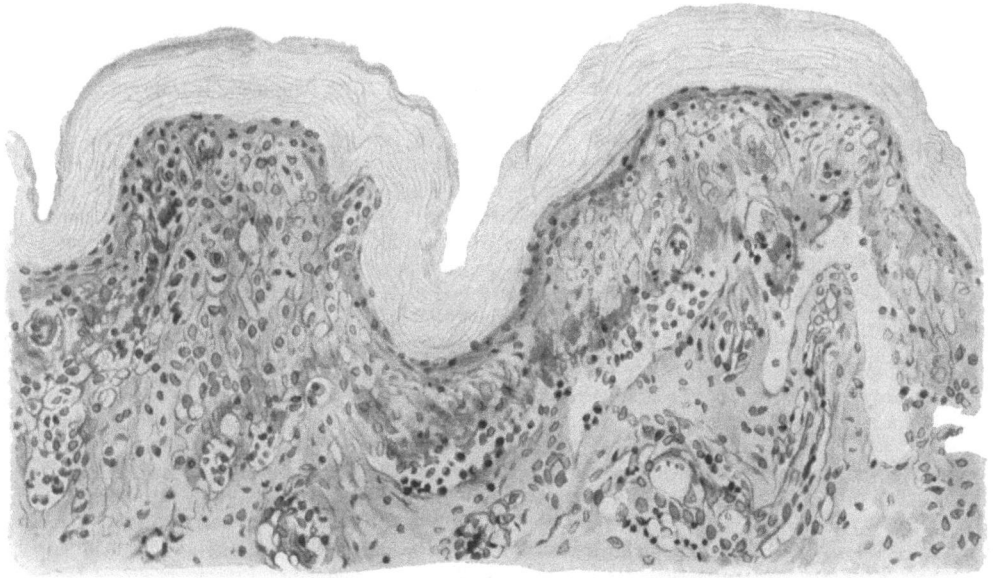

Abb. 8. *Maul- und Klauenseuche* (♂, 8jähr.). Erhaltene Hornschicht, weitgehendst veränderte Stachelzellschicht mit hyalinisierten, hydropisch geschwollenen und ballonierenden Epithelien. Rechts Ablösung der Epidermis vom ödematös geschwollenen, von spärlichen Leukocyten durchsetzten Papillarkörper. O = 290:1; R = 220:1. (Sammlung FAHR.)

durchaus nicht immer gesichert. Vor allem ist die Unterscheidung von der *Stomatitis aphthosa* schwierig. Man ist dabei in erster Linie auf klinische und epidemiologische Anhaltspunkte angewiesen.

Pathogenese. Der Erreger der Maul- und Klauenseuche ist ein Virus (LÖFFLER und FROSCH 1897). Es ist eines der kleinsten bekannten Viren und findet sich in Blut, Urin, Milch und Speichel sowie verschiedenen Organen (ROCHA-LIMA). Die Übertragung erfolgt entweder unmittelbar durch die Sekrete der erkrankten Tiere oder häufiger mittelbar durch Milch und Milchprodukte. Die Eingangspforte kann dabei sowohl die Schleimhaut des Atmungs- oder Verdauungstractus als auch die verletzte äußere Haut sein. Im ersten Falle kommt es zu einer Allgemeinerkrankung, im letzten bleibt sie meist örtlich umschrieben.

Fleckfieber.

Der Erkrankung geht — nach einer Inkubation von 10—14 Tagen — ein 1—3tägiges Prodrom mit Kopfschmerzen, Schwindelgefühl und allgemeiner Abgeschlagenheit voraus; in manchen Fällen gesellt sich dazu ein papulöses oder großmaculöses *Vorexanthem* (LIP-SCHÜTZ, MATHES). Nach diesem Ausbruch kann man nicht selten einen kurzen Fieberabfall (Senkungszacke) beobachten, welcher dieses präexanthematische oder Initialstadium scharf von der nun plötzlich mit hohem Fieberanstieg einsetzenden *Continua* scheidet. Diese zieht sich über 14—18 Tage ihn, verläuft unter schwersten Störungen des Allgemeinbefindens, bisweilen Bewußtseinstrübungen, starken Kopf-, Kreuz- und Gliederschmerzen und vor allem Druckempfindlichkeit der Nervenstämme. Das Gesicht ist zu Beginn stark gerötet, die Conjunctiven geschwollen. Nach Verlauf von 3—6 Tagen entwickelt sich das eigentliche *Fleckfieberexanthem*, das nach Form, Ausdehnung, Dauer und Charakter im allgemeinen der Schwere des Krankheitsfalles entspricht. Die Flecke sind zuerst an Thorax und Abdomen, Schulter und Rücken sichtbar, breiten sich sehr schnell über den ganzen Stamm aus, und zwar in absteigender Richtung. Sie erscheinen dann auch auf den Extremitäten, von oben nach unten, zuletzt auf Handtellern und Fußsohlen bzw. steigen vom Rumpf nach oben auf Hals, Nacken, Gesicht, vereinzelt auch Stirn und Kopf.

Im allgemeinen kann man 2 Typen des Ausschlags unterscheiden, eine *„morbillöse Form"* (R. VIRCHOW) mit verschieden großen, rundlichen, unscharf begrenzten und vereinzelt zusammenfließenden Flecken. Daneben eine *„maculöse"* Form, die als kleinmaculöses, meist mohnkorngroßes, mittelgroßes oder großfleckiges Exanthem beschrieben wird. Dieses Bild kann jedoch durch einige weitere Veränderungen, vor allem die *petechiale* Umwandlung, ein außerordentlich buntes werden.

Im *Ablauf* der Fleckfieberroseola lassen sich nach LIPSCHÜTZ 4 Stadien unterscheiden. Zu Beginn finden sich hyperämische, hellrote, makroskopisch nicht infiltrierte, auf Druck völlig schwindende Flecke. Diese nehmen im 2. Stadium infolge der nun vorhandenen Gefäßwandschädigung der kleinen Hautgefäße einen violett-bläulichen bis cyanotischen Farbton an, der auf Druck nicht mehr ganz schwindet. Das Exanthem kann sich aus diesem Stadium wieder zurückbilden, oder aber, und das gilt vor allem für die schwereren Fälle, es wird 2—3 Tage nach Beginn des Ausschlags zum größten Teil petechial umgewandelt, was dem 3. Stadium entspräche. Die nach Rückbildung der Hämorrhagien einige Zeit zurückbleibende und schon von MURCHISON als Blutpigment angesprochene braungelbliche Verfärbung wird von LIPSCHÜTZ als 4. Stadium bezeichnet.

Diese *Hämorrhagien* beschränken sich nicht nur auf die Exanthemflecke, sondern sie können auch auf unveränderter Haut auftreten. Je schwerer und ausgedehnter sie sind, um so ungünstiger scheint die Prognose. Eine *Abschuppung* der Haut, die sowohl als scarlatinös als auch morbillös bezeichnet wurde, ist von verschiedenen Autoren nach Abklingen des Exanthems beschrieben. LIPSCHÜTZ sah sie unter 250 Fällen jedoch nur einmal; auch Haarausfall kommt vor.

Als „reticuläres", „pseudomorbillöses" oder „scarlatiniformes" Erythem und schließlich als *„Keratosis follicularis haemorrhagica"* sowie *Roseola vasculosa* hat LIPSCHÜTZ einige besondere klinische Formen des Exanthems beschrieben. Gelegentlich wurde auch eine *Miliaria crystallina* beobachtet (KYRLE und MORAWETZ). Ob ein *Fleckfieber „sine exanthemate"* vorkommt, ist fraglich, vielleicht doch anzunehmen, nachdem wir im Q-Fieber eine Rickettsienerkrankung ohne Exanthem kennengelernt haben. Erfolgt zu Ende der 2. Krankheitswoche nicht der Tod, so pflegt ziemlich plötzlich der Umschwung zur *Gesundung* unter krisenhaftem Fieberabfall einzutreten und der Kranke sich sehr schnell zu erholen.

Von diesem gewöhnlichen Verlauf der Erkrankung gibt es manche *Abweichung*. In allerschwersten Fällen *(Typhus exanthematicus siderans)* kann der Tod im Koma schon in den ersten 2 oder 3 Tagen erfolgen (JOCHMANN); daneben sind jedoch auch abnorm leichte sowie abortive Fälle beschrieben, bei denen die Erkrankung nach dem Ausbruch des Exanthems schnell abklingt.

Unter den *Folgekrankheiten* des Fleckfiebers scheint hier die *Hautgangrän* besonders erwähnenswert, welche häufig symmetrisch, besonders an den Acren, beobachtet wird. Zu diesen Nachkrankheiten gehören auch seltene Fälle einer *papulo-nekrotischen* Umwandlung des Fleckfieberexanthems (KYRLE und MORAWETZ, E. FRAENKEL) sowie eine seltene, als *Purpura haemorrhagica papulosa* beschriebene Veränderung (SCHÜRER, v. WALDHEIM). Alle diese Nachkrankheiten deuten auf eine, wenn auch vorübergehende, so doch schwere Schädigung der Haut hin, eine Tatsache, die aus den geweblichen Veränderungen ohne weiteres verständlich wird.

Der Vollständigkeit halber sei noch erwähnt, daß *an der Leiche* die rein maculösen Exantheme im allgemeinen nicht mehr wahrzunehmen sind. Die Hämorrhagien sowie auch die diesen nachfolgende braungrüne bis livide Verfärbung der Haut sind natürlich auch an der Leiche sichtbar. In manchen Fällen war aber auch die Roseola mit ihrem petechial umgewandelten Zentrum an der Leiche noch deutlich festzustellen (ALBRECHT).

Der *Erreger* des Fleckfiebers ist die *Rickettsia Provazeki* (ROCHA LIMA 1915). Die Infektion erfolgt durch die Kleiderlaus von Mensch zu Mensch.

Als *Beginn der Hautveränderungen* dürfen umschriebene Erweiterungen der Capillaren und Präcapillaren des subpapillaren Netzes betrachtet werden, die während des ganzen Verlaufs des Exanthems bestehen bleiben. Vielleicht liegt der Beginn in einer Verengerung dieser Gefäße (DAWYDOWSKIE). Oft, durchaus nicht immer (s. BIELING und HEINLEIN), sind an ihnen schon sehr frühzeitig jene erstmals von E. FRAENKEL 1913 festgestellten, eigentümlichen *Veränderungen der Gefäßwandschichten* und ihrer nächsten Umgebung vorhanden. Diese finden sich jedoch durchaus nicht an allen Hautgefäßen, auch nicht an allen im Bereich einer Roseola; sie beschränken sich vielmehr auf einzelne Gefäßäste und auch an diesen auf umschriebene Abschnitte; ja die örtliche Beschränkung geht so weit, daß nicht das gesamte Gefäßrohr rundum, sondern nur einzelne Wandabschnitte *herdweise* erkranken. Gerade darin liegt das Kennzeichnende der Veränderung. Neben den Gefäßen des subpapillaren Netzes werden auch die peritubulären Gefäße der Schweißdrüsen, die feinen, die Hautnerven begleitenden Gefäßästchen (FRAENKEL) sowie schließlich, und besonders bei den mittelschweren und schweren Fällen, auch die größeren und tiefer liegenden Gefäße befallen (DAWYDOWSKIE).

Diese Eigentümlichkeit ist schon bei den *eben aufgeschossenen Roseolen* feststellbar. Hier finden sich herdförmige *Zellansammlungen* um die Gefäße des Papillarkörpers sowie auch der Cutis, ja bis zur Subcutis hin, und zwar umschrieben, oft knopfförmig, der Gefäßwand an einer Seite aufsitzend. Sie werden aufgebaut aus zwei meist deutlich unterscheidbaren Zellformen; einmal aus großen, protoplasmareichen Zellen mit schwach färbbaren, rundlichen, ziemlich großen Kernen: wahrscheinlich gewucherten adventitiellen Zellen (FRAENKEL u. a.), außerdem aus vereinzelten kleineren Zellen mit schmalem Protoplasmasaum und intensiv gefärbten Kernen, lymphocytenähnlichen Zellen, sowie gelegentlich auch einmal Histiocyten (KYRLE) oder Mastzellen (FRAENKEL). Neben diesen proliferativen finden sich auch vereinzelte exsudative Zellformen, und zwar polynucleäre neutrophile Leukocyten, deren Vorkommen ursprünglich von FRAENKEL, KYRLE und MORAWETZ u. a. abgelehnt, von einer Reihe anderer Beobachter (CEELEN, BENDA, ALBRECHT, neuerdings CHIARI, ROTH, GRUBER) jedoch ausdrücklich erwähnt wurde. Bei frischen Exanthemen soll ihre Anzahl sogar im allgemeinen größer sein als bei älteren (DAWYDOWSKIE), jedoch scheint mir diese Annahme noch nicht restlos bewiesen. Allgemein anerkannt ist hingegen ein gewisser Antagonismus zwischen Stärke der Gefäßwandschädigung und Proliferationsvorgängen in deren Umgebung. Daher erscheint es durchaus verständlich, daß überall dort, wo die Wandnekrosen besonders ausgedehnt und zahlreich, die perivasculären Zellhaufen äußerst schwach entwickelt waren.

Gleichzeitig mit diesen perivasculären Infiltraten, ja nach Ansicht mancher Forscher diesen vorausgehend, entwickeln sich jene eigentümlichen *Gefäßwandschädigungen*, die FRAENKEL als das Grundlegende des Fleckfieberexanthems bezeichnet hat. Es handelt sich dabei um eine *Wandnekrose* der kleineren Arterienästchen, die entweder, was nach FRAENKEL bei weitem das häufigste ist und auch von DAWYDOWSKIE betont wird, sich auf die Intima und den Endothelbelag beschränkt oder aber auch auf die Muscularis übergreift. Stets finden sich jedoch nur kleinere, kegelförmige Ausschnitte, innerhalb deren die Gefäßwand erkrankt ist. Die Stärke und Ausdehnung dieser Nekrosen wechselt nicht nur bei den verschiedenen Krankheitsfällen, sondern auch in den einzelnen Abschnitten desselben Krankheitsherdes. Einmal zeigt sich das *Gefäßendothel* auf eine kürzere oder längere Strecke von der Wand abgestoßen. Meist geht diesem Vorgang eine erhebliche Schwellung und mitotische Teilung der Endothelien voraus, so daß wir also gelegentlich in den Frühstadien auf ganz umschriebenem Bezirk desquamative und proliferative Vorgänge innerhalb ein und desselben Gefäßes nebeneinander feststellen können. Zuweilen führen sie durch die starke, auch im Gefäß-

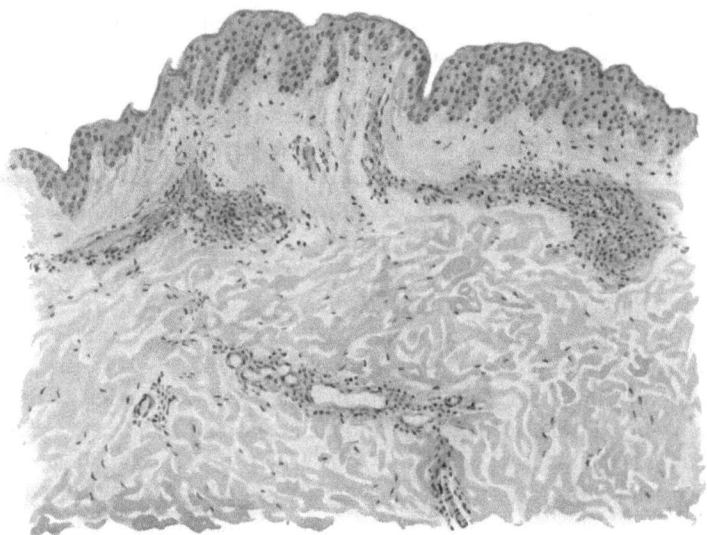

Abb. 9. *Fleckfieberroseole.* Übersichtsbild (♂, 23jähr., Bauch). Herdförmige Zellansammlung um einzelne Äste der erweiterten Gefäße (Corium). Hämatoxylin-Eosin. O = 66:1; R = 66:1. (Sammlung KYRLE.)

lumen fortschreitende Endothelproliferation zu *endothelialen Thromben* (DAWYDOWSKIE). Meist allerdings handelt es sich bei diesen Thromben um amorphe bis fein granulierte hyaline Massen, innerhalb deren sich die abgestoßenen, degenerierenden Zellen mit ihren karyorhektischen oder seltener pyknotischen Kernen vorfinden. Die Thrombenbildung kann wandständig, knopfartig umschrieben oder bandförmig, einen Teil des Gefäßlumens verschließen, so daß daneben ein schmalerer oder breiterer freier Durchgang übrig bleibt. In anderen Fällen ist das ganze Gefäßrohr thrombotisch verschlossen. Diese Thromben sind durchaus nicht auf das arterielle Gefäßnetz beschränkt; sie wurden auch in den Venen, selbst in den größeren der Subcutis angetroffen, wo sie der Innenwand meist als halbmondförmige Säume aufsaßen (FRAENKEL u. a.).

In anderen, weniger häufigeren Fällen, wird neben Endothel und Intima auch die Muscularis in die Veränderung einbezogen. Überall dort, wo die *Nekrose die gesamte Gefäßwand* befallen hat, ist deren Zeichnung völlig geschwunden. Vielfach läßt sich eine Begrenzung gar nicht mehr feststellen. Das Lumen, oder häufiger der Thrombus, stößt unmittelbar an das perivasculäre Infiltrat. Es scheint dabei ein gewisser Parallelismus auch zwischen der Stärke der Gefäßwandnekrose und der Thrombenbildung zu bestehen; gerade dieses Zusammentreffen wurde schon von FRAENKEL als kennzeichnend für das Fleckfieberexanthem betont. ROTH fand allerdings die von FRAENKEL beschriebene Nekrose in der Haut von Menschen, die an Fleckfieber verstorben waren nur in 6 von 21 Fällen, was in Übereinstimmung mit anderen Befunden nur so gedeutet werden kann, daß die von FRAENKEL beschriebenen Gefäßwandveränderungen vorkommen können, aber nicht müssen, und durchaus für die Diagnose Fleckfieber keinen Beweis darstellen (siehe auch unten, Toxoplasmose).

Neben diesen Veränderungen treten alle übrigen zu diesem Zeitpunkt an Bedeutung völlig zurück. Vor allem fehlen stärkere exsudative Vorgänge, wenn man von den wenigen polynucleären Leukocyten absieht. Auch das seröse Exsudat in der unmittelbaren Umgebung der erkrankten Gefäße hält sich meist in engen Grenzen. Nur selten läßt sich in frischeren Roseolen ein stärkeres Ödem in Gestalt einer Aufhellung der perivasculären Gewebsbezirke und ihrer zelligen Bestandteile feststellen. In älteren Efflorescenzen fehlt das Ödem jedoch stets.

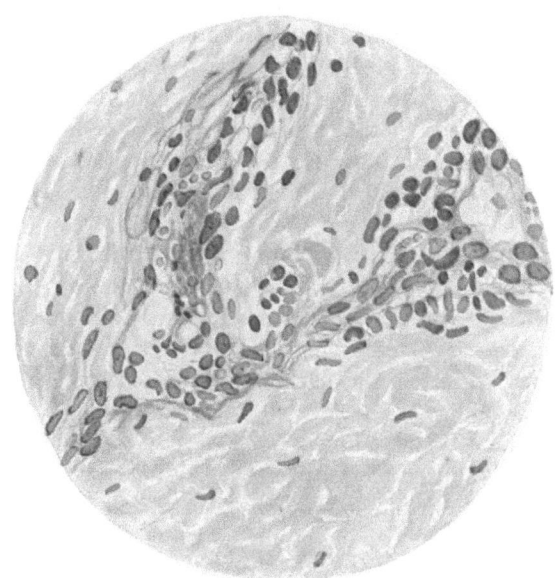

Abb. 10. *Fleckfieberroseole.* Feinere Gefäßveränderungen, Thrombose, Gefäßwandnekrose, herdförmig gewucherte adventitielle Zellen, vereinzelte lymphocytoide Zellen. Hämatoxylin-Eosin. O = 412:1; R = 360:1.

Im Aufbau dieser eben geschilderten Gewebsveränderungen tritt auch mit Beginn der *petechialen Umwandlung* des Fleckfieberexanthems keine grundsätzliche Änderung ein. Wir finden dann lediglich das perivasculäre Infiltrat, in schwereren Fällen auch über dieses hinausgreifend das sonst nicht verändertе cutane Bindegewebe, durchsetzt von größeren oder kleineren *Anhäufungen roter Blutkörperchen*. Der Beginn dieser Blutungen ist nicht sicher festzustellen. Er liegt auf alle Fälle vor dem klinischen Offenbarwerden der Hämorrhagien; denn häufig findet man dort, wo klinisch noch eine reine Roseola vorzuliegen schien, histologisch bereits ausgetretene rote Blutkörperchen. Für diese ersten Blutanhäufungen muß man wohl — mangels anderer Erklärungsmöglichkeiten — einen Austritt per diapedesin annehmen. Es scheinen bei ihrem Zustandekommen jedoch auch allgemeine oder vielleicht noch häufiger örtliche Störungen im Blutkreislauf eine gewisse Rolle zu spielen; denn je akuter die Hyperämie, je ausgedehnter die Stase, um so stärker die Blutung (DAWYDOWSKIE). Daneben dürften auch Blutungen per rhexin vorkommen, was bei den schweren Gefäßwandschädigungen leicht verständlich ist. Immerhin bleibt es auffallend, daß wir diese Hämorrhagien trotz der weitgehenden, frühzeitig vorhandenen Wandnekrosen erst nach einigen Tagen auftreten sehen. Ob hierbei tatsächlich das perivasculäre

Infiltrat zunächst als abschließender Wall dient (KYRLE und MORAWETZ u. a.) oder überhaupt dienen kann, ist fraglich. Immerhin spricht die Tatsache dafür, daß wir hier in den schwersten Fällen mit ausgedehnten Blutungen zwar ausgedehnte Wandnekrosen, jedoch nur sehr zarte perivasculäre Infiltrate vorfinden. In solchen Fällen kommen jene Blutungen vor, die weit über den eigentlichen Erkrankungsherd hinausreichen. Zwischen der Entwicklung und auch der Ausdehnung der Thromben und dem Auftreten der Blutungen bestehen augenscheinlich keine Zusammenhänge.

Die *Rückbildung* der Veränderungen geht außerordentlich langsam vor sich; die klinische Abheilung des Exanthems fällt durchaus nicht mit der anatomischen zusammen. Noch 2—$2^1/_2$ Monate nach Abklingen der Hauterscheinungen fanden sich mikroskopisch Spuren der Schädigung, die sich vor allem in einer verwaschenen Struktur der ehemals nekrotisierten Gefäßwandabschnitte äußerten. Zunächst scheint die Rückbildung das zellige Infiltrat zu ergreifen, während die Gefäßerweiterung im Corium noch länger bestehen bleibt. Einleitend werden die Zellen des perivasculären Infiltrats durch Bindegewebszellen ersetzt. In der Mehrzahl der Fälle, d.h. überall dort, wo sich die Nekrose auf umschriebene Abschnitte von Endothel oder auch Intima beschränkte, wird der Kreislauf schnell wieder hergestellt, namentlich dann, wenn der Gefäßverschluß nur unvollständig war. Aber auch die obturierenden Thromben werden organisiert und rekanalisiert. Eine völlige Wiederherstellung wird allerdings dann kaum möglich sein, wenn die gesamte Wand eines größeren Gefäßes zugrunde gegangen ist. Hier bleiben dann ihre hyalinisierten Überreste noch lange als Zeichen des überstandenen Prozesses erhalten. Schließlich müssen wir jedoch für den gesamten geschädigten Bezirk eine restitutio ad integrum annehmen, abgesehen von jenen seltensten Fällen, wo es nun infolge ausgedehntester Gefäßwandschädigungen zu schweren örtlichen Kreislaufstörungen und damit zu papulo-nekrotischen Einschmelzungsprozessen der gesamten Haut kommt (KYRLE und MORAWETZ).

Veränderungen an den *Lymphgefäßen* sind, von einer gewissen Erweiterung abgesehen, im allgemeinen nicht festzustellen. Vereinzelt wurden an ihnen ganz ähnliche Prozesse beobachtet wie an den Blutgefäßen (DAWYDOWSKIE).

Schädigung der Epidermis findet sich fast nur bei den schweren Krankheitsfällen. Vereinzelt wurde in der Stachelzellschicht eine *Miliaria crystallina* in Gestalt typischer, rein seröser Bläschen beschrieben. Diese sind wohl aufzufassen als der Höhepunkt eines *Ödems*, das in den meisten Fällen erheblich schwächer auftritt. Im allgemeinen führt es lediglich zu inter- und intracellulärer Flüssigkeitsansammlung mäßigen Grades, vor allem im Stratum spinosum und auch hier nur in jenen Abschnitten, welche schwerere Schädigungen der Cutis bedecken. Es kommt dann zu einer Vergrößerung der Intercellularräume, einer Auflockerung des Epithels und nur in den ausgedehntesten Fällen zur Bildung jener meist nur mikroskopisch sichtbaren Bläschen. DAWYDOWSKIE hat außerdem *Koagulationsnekrosen in der Epidermis* beschrieben, die sich bei ausgebreiteten Schädigungen des Gefäßsystems, Hämorrhagien und Gewebsödem in etwa 25% seiner Fälle vorfanden. Es lag dann unter der Hornschicht ein verschieden breiter, homogenisierter Epidermisstreifen, der überall dort am ausgedehntesten war, wo die Schädigung der Cutis am stärksten auftrat. Allerdings beobachtete er ausgedehnte Epidermisnekrosen auch dort, wo jene geringfügiger waren und umgekehrt vermißte er sie in manchen Fällen schwerster Schädigungen des Bindegewebes.

Die *Anhangsgebilde der Epidermis* sind an den Veränderungen nur insoweit beteiligt, als das sie versorgende Gefäßnetz darin einbezogen wird. Die Talg- und Schweißdrüsen selbst bleiben meist unverändert. Nur selten sah man Schädigungen der Schweißdrüsenknäuel in Form von Nekrobiose der sezernieren- den Epithelien.

Differentialdiagnose. Die geweblichen Veränderungen des Fleckfieberexan- thems können — vor allem durch die umschriebenen Gefäßwandnekrosen — der- art kennzeichnende sein, daß eine Verwechslung mit anderen Exanthemen histo- logisch im allgemeinen nicht wahrscheinlich ist. Doch haben wir auch hier ein- sehen müssen, daß die individuelle Reaktion das histologische Bild stärker be- einflußt als der spezifische Erreger und wir mit ganz uncharakteristischen histo- logischen Bildern rechnen müssen. Hier kann die WEIL-FELIX-Reaktion zur Entscheidung beitragen.

Bei der *Periarteriitis nodosa* sind die Gewebsveränderungen an den Gefäßen denen beim Fleckfieber sehr ähnlich; diese Ähnlichkeit ist jedoch eine „rein äußerliche" (FRAENKEL) und bezieht sich lediglich auf das bei beiden zu beob- achtende herdförmige Auftreten von beim Fleckfieber auch *nur* mikroskopisch wahrnehmbaren Knötchen. Die Wanderkrankung bei der Periarteriitis ist viel schwerer: Nekrosen und Blutungen der Media, ausgedehnte Thrombosen, Ruptur- aneurysmen und diese nur an *größeren* Gefäßen. Beim Fleckfieber bleiben diese Nekrosen auf ganz umschriebene Teile der Wandschicht gerade der kleinen und kleinsten Gefäße beschränkt. Immerhin kann die Unterscheidung manchmal nicht leicht sein; besonders bei den rein cutanen Formen oder nur mikroskopisch erkennbaren Fällen von Periarteriitis nodosa, sowie bei den ihr verwandten Erkrankungen (s. dort).

Die durch das Toxoplasma gondii (LAVERAN, NICOLLE und MANCEAUX, SPLENDORE) hervorgerufene *Toxoplasmose* befällt bei der angeborenen Form besonders das Zentralnervensystem, bei der erworbenen in erster Linie die inneren Organe. Bei beiden Formen kommen an der Haut neben maculösen, maculo- papulösen teils hämorrhagischen Exanthemen subcutane Knoten vor.

Bei diesen handelt es sich nach REICH um fleckfieberähnliche (MOOSER, WERTHEMANN, PINKERTON und HENDERSON) intramurale histiocytär-lympho- cytäre Gefäßwandgranulome mit einem mitosen- und riesenzellreichen Granu- lationsgewebe um die Gefäße der tieferen Cutis und Subcutis, der ein Gewebs- untergang folgt. In der Umgebung der Nekrosen fand sich ein reticulohistio- cytäres bzw. epitheloidzelliges Granulationsgewebe mit auffallend großen kern- reichen Fremdkörperriesenzellen. Im Bereich tief epidermal bzw. subcutan gelegener Syncytien fanden sich Terminalkolonien von Toxoplasmen. Als beson- ders auffallend wird die Proliferation der Endothelien mit zahlreichen Mitosen angesehen. Der klinische Verlauf einschließlich der Hautveränderungen bei Erwachsenen können eine Abgrenzung gegenüber dem Fleckfieber und dem ROCKY-MOUNTAIN-Fieber sehr erschweren; auch die WEIL-FELIX-Reaktion kann im Stiche lassen (PINKERTON und HENDERSON). Beweisend ist nur der Nachweis der Toxoplasmen.

Beim *Typhus abdominalis* finden sich zwar die gleichen Wucherungen der periadventitiellen Elemente wie bei vielen anderen exanthematischen Infektionskrankheiten. Diese Zellwucherungen treten sogar gelegentlich in ähnlicher knötchenförmiger Anordnung auf wie beim Fleckfieber. Nach FRAENKEL gehen sie jedoch nicht von den Blutgefäßen, sondern von den zu diesen gehörigen Lymphgefäßwänden aus (FRAENKEL), beschränken sich auf die oberflächlichsten Hautschichten, bleiben stets exsudativ-proliferativ und lassen die für Fleckfieber kennzeichnenden Gefäßwandnekrosen stets vermissen. Außerdem kann man durch den kleinen Kunstgriff der Bebrütung die Typhusbacillen nachweisen (s. dort).

Neben dem Abdominaltyphus gibt besonders die *Meningitis epidemica cerebrospinalis* bzw. das dabei oft zu beobachtende Exanthem zu Zweifeln Anlaß. Auch hier lassen sich die Erreger in den erkrankten Gefäßen nachweisen; auch hier beherrschen exsudative und proliferative Prozesse das Bild, während destruktive fehlen. Immerhin mag eine Entscheidung gelegentlich dadurch auf Schwierigkeiten stoßen, daß ja auch beim Fleckfieber in den *frühesten* Stadien exsudative Momente vorherrschen können (BENDA). Bei *Scharlach- und Masernexanthemen* vermissen wir jene kennzeichnenden destruktiven Vorgänge sowie die Thrombosen. Dazu kommt beim *Scharlachexanthem* die starke Exsudation, die nicht nur zu einem einfachen Gewebsödem, sondern zur Bildung leukocytärer Infiltrate und schließlich zur Bläschenbildung in der Epidermis führt. Ob die von EWING, ABRAMOW u. a. beschriebenen Nekrosen der unteren Epidermisschichten für *Masern* kennzeichnend sind (s. dort), ist sehr fraglich.

Andere, an und für sich schon seltene, *septische Exantheme (pyogene metastatische Dermatosen, Gonokokkenexantheme u. a.)* spielen praktisch keine große Rolle. Es handelt sich bei ihnen allen um akut entzündliche Prozesse, die zwar mit Hämorrhagien einhergehen können, bei denen jedoch jene bezeichnenden destruktiv-thrombotischen Vorgänge nicht vorkommen. Auch andere Rickettsienerkrankungen können mit Exanthemen einhergehen. Die in New York nach dem zweiten Weltkrieg beobachteten *Rickettsialpox* führen zu intercellulären intraepithelialen Bläschen und einem teils diffusen, teils um die Schweißdrüsen angeordneten Infiltrat von Lymphocyten, Mastzellen, Segmentkernigen und jugendlichen Bindegewebselementen, zu denen wohl auch die besonderen Zellen von DALGOPAL zu rechnen sind. Subepidermale Blasen und mäßige Schwellungen und Wucherungen der Capillarendothelien kommen vor (REISS). ALLEN und SPITZ kommen bei einem Vergleich verschiedener Rickettsienerkrankungen mit besonderer Berücksichtigung des TSUTSUGAMUSHI-Fiebers zu der Auffassung, daß bei allen diesen Erkrankungen Arteriitiden mehr oder weniger stark ausgeprägt vorkommen können, im besonderen auch beim *Rocky-Mountain*-Fieber. Diese Gefäßveränderungen seien aber neben dem Infiltrat als durchaus nicht charakteristisches Teilsymptom einer Abwehrreaktion gegen die Erreger anzusehen, wobei wir vielleicht die histologischen Veränderungen auf die Einschwemmung lebender Erreger in die Gefäße zurückführen können.

Der Vollständigkeit halber erwähnen wir noch ein wenn auch selten bei *Rekurrensfieber* zu beobachtendes urticariaähnliches *Erythem*, das durch Petechien sowie ausgedehnte Hautblutungen kompliziert sein kann; gelegentlich ist der Ausschlag auch roseola- oder masernähnlich. Auch hier handelt es sich nach den Untersuchungen von DAWYDOWSKIE um ausgeprägt akut entzündliche, exsudative Vorgänge in der Papillarschicht oder auch nur um einfache Blutungen. Destruktiv-thrombotische Veränderungen fehlen auch hier vollständig.

Ein gleiches gilt auch für Roseolen in der Haut, wie sie in einigen Fällen bei *Wolhynischem Fieber* (His-Wernersche Krankheit) beschrieben wurden. Es handelt sich dabei um einfache *Roseolen* (Brasch und Korbsch) bzw. universelle, blaßscarlatinöse oder kleinpapulöse Initialexantheme (Jungmann und Kuczinski). In diesen Roseolen fehlen jedoch ebenfalls die Endothel- und Gefäßwandnekrosen, ebenso hyaline Thrombenbildung und stärkere fibroblastische Reaktion in der Adventitia; die Veränderungen sind vorwiegend entzündlich-exsudativer Natur (Schmincke).

Bei *Purpura variolosa* fanden sich einmal ähnliche Veränderungen wie beim Fleckfieber, wenigstens soweit die perivasculären Zellinfiltrate und das Fehlen akut entzündlich exsudativer Prozesse in Frage kommen. Jedoch war eine knötchenförmige Anschwellung der, ebenso wie beim Fleckfieber, gewucherten adventitiellen Zellen niemals festzustellen, auch fehlten die Gefäßwandnekrosen (Kyrle und Morawetz).

Pathogenese. Die Entwicklung der geweblichen Veränderungen weist zwingend auf das „Gefäßsystem als den Ort der primären Inoculation des Giftes" beim Fleckfieberexanthem hin (Fraenkel, Ceelen, Albrecht u. a.).

Schweißfriesel (Sudor anglicus, Febris miliaris).

Diese außerordentlich selten gewordene, akute fieberhafte Infektionskrankheit ist neben einleitenden, starken Schweißausbrüchen gekennzeichnet durch stärkste Angstbeschwerden (Erstickungsangst usw.) und ein etwa am 3. Tage der Erkrankung aufschießendes, universelles *Exanthem*. Nach dessen Ausbruch pflegen die schweren Krankheitserscheinungen nachzulassen; nach weiteren 3 Tagen schuppt das Exanthem ab und bei gutartigem Verlauf tritt Heilung ein. Bei dem Exanthem, finden sich hirsekorngroße *Knötchen* und *Bläschen auf gerötetem Grunde*, die sich durchaus nicht von den bei anderen fieberhaften Erkrankungen (Wochenbettfieber, Scharlach, Polyarthritis u. a.) gelegentlich auftretenden unterscheiden. Trotzdem dürfte es sich wohl um eine besondere Erkrankung gehandelt haben. Im Knötchenstadium, zu Beginn des Exanthems, pflegt man von *Miliaria rubra*, nachdem die Spitzen dieser roten Knötchen sich in wasserhelle Bläschen verwandelt haben, von *Miliaria crystallina* und schließlich, wenn sich der Inhalt dieser Bläschen getrübt hat, von *Miliaria alba* zu sprechen. Das Exanthem kann je nach dem Untergrund, auf dem sich die Bläschen entwickeln, *masern- oder scharlachähnlich*, gelegentlich auch *hämorrhagisch auftreten (Purpura miliaris)*. Häufig werden alle 3 Formen gleichzeitig am selben Kranken, nicht nur auf der Haut, sondern auch auf der Schleimhaut beobachtet. Die Erkrankung kann gelegentlich innerhalb 24 Std oder auch langsamer zum Tode führen; häufiger allerdings ist der Verlauf leichter, wenn auch sehr langwierig. Bei Entwicklung größerer Bläschen ist eine *Verwechslung mit Varicellen* möglich; jedoch schützt davor, sowie auch vor der mit anderen akuten Exanthemen *(Masern, Scharlach, Fleckfieber)* der stets auffallende, die Erkrankung einleitende Schweißausbruch, verbunden mit dem hohen Fieber und den eigenartigen Beengungserscheinungen (Jochmann-Hegler).

Die *geweblichen Veränderungen* sind entzündlicher Art; mit Schweißcystenbildungen haben sie nichts zu tun. Weichselbaum, der in Krain 3 Schweißfrieselepidemien verfolgte, stellte fest, daß der Ausschlag nicht durch Schweißretention entsteht. Er hält einen gewissen Zusammenhang mit dem Schwitzen insofern für möglich, als mit dem Schweiß, ähnlich wie bei anderen Infektionskrankheiten, die Erreger der Erkrankung oder deren Toxine ausgeschieden werden und dann in der Haut das Exanthem auslösen. Die papulösen *Primärefflorescenzen* sitzen in der Stachelzellschicht. Ihnen liegt eine, auf umschriebene Bezirke beschränkte Lockerung und Aufquellung von Stachelzellen zugrunde. Die Intercellularlücken werden durch ein eiweißreiches, von zahlreichen polynucleären Leukocyten durchsetztes

Exsudat verbreitert. Der Druck der zuströmenden Flüssigkeit bahnt sich schließlich bis zur Hornschicht einen Weg, wobei diese zunächst abgehoben wird: das *Bläschenstadium* ist erreicht. Sehr schnell wird der zunächst wasserklare Inhalt von zahlreichen polynucleären Leukocyten getrübt, denen sich verflüssigte Epithelien beimengen.

In der *Cutis* findet sich eine wechselnd starke Gefäßerweiterung mit außerordentlich reichlicher Auswanderung polynucleärer Leukocyten.

Erwähnung verdient noch die Tatsache, daß an den auffallend rasch in Fäulnis übergehenden Leichen der an Schweißfriesel zugrunde gegangenen Menschen häufig ein universelles *Hautemphysem* vorhanden war; nach WEICHSELBAUM ist dieses auf die Tätigkeit des FRAENKEL- bzw. WELCHschen Bacillus (Bac. phlegmones emphysematosae, Bac. capsulatus aerogenes) zurückzuführen. Der Erreger ist noch gänzlich unbekannt. CHANTEMESSE vermutete die Übertragung durch Flöhe von Landratten.

Pocken (Variola).

Das Krankheitsbild läßt sich klinisch nicht einheitlich schildern, da es außerordentlich verschieden ausgeprägt ist. Wir wollen hier der Darstellung zunächst den gewissermaßen typischen Verlauf einer Variola vera (discreta) zugrunde legen.

Nach einer Inkubation von meist 6—15 Tagen erfolgt plötzlich unter starkem Fieber und schweren Allgemeinstörungen der Krankheitsausbruch. Schon im sog. *Initialstadium*, das 2—4 Tage dauert, kommen *Hautausschläge* (Rash) verschieden häufig vor. Eine *erythematös-roseoläre, masernähnliche Form*, histologisch lediglich gekennzeichnet durch eine herdweise auftretende Hyperämie, findet sich häufiger bei der *Variolois*. Als Vorläufer der echten *Variola*, und fast nur bei dieser, kennt man ein *petechiales Exanthem*, das im Gegensatz zum vorigen *scharlachähnlich* aussieht und aus sehr dichten kleinsten Blutungen in die obersten Cutisschichten besteht.

Diese Initialexantheme schwinden vor dem Auftreten des eigentlichen Ausschlags. Dieser selbst ist nun nach Stärke und Ausdehnung außerordentlich verschieden, je nachdem wir den Blatternausbruch an nicht geimpften oder aber an Menschen antreffen, die nach überstandener Impfung oder in ganz seltenen Fällen nach früherer Blatternerkrankung nun ein abgeschwächtes Krankheitsbild zeigen. Die geweblichen Veränderungen der Efflorescenzen selbst — und das ist ja für uns hier die Hauptsache — sind jedoch in allen Fällen die gleichen.

Bei der *Variola vera* entwickelt sich, vom Gesicht innerhalb weniger Stunden auf den Rumpf und in den folgenden Tagen auch auf die Gliedmaßen übergreifend, ein Exanthem, das zunächst aus kleinen, blaßroten, leicht urticariellen Fleckchen besteht, die sehr schnell an Zahl zunehmen, sich dann vergrößern, dunkelrot verfärben und etwa am 5. Tage in Knötchen mit stumpfer Spitze umwandeln. Aus diesen entsteht sehr bald ein zunächst mit hellklarer Flüssigkeit gefülltes *Bläschen*, das in den folgenden Tagen an Größe zunimmt und meist in der Mitte leicht eingezogen erscheint (Pockennabel). Neben dem Exanthem findet sich auch ein *Enanthem*, das an so gut wie allen sichtbaren Schleimhäuten festgestellt worden ist.

Mit dem Ausbruch des Exanthems pflegt das Fieber allmählich zu sinken und das Allgemeinbefinden namentlich subjektiv sich erheblich zu bessern. Das seröse Bläschen wandelt sich im Verlauf des 8.—9. Tages in eine gelbe *Pustel* um, die nun von dem kennzeichnenden roten ödematösen Hof (Halo) umgeben ist. Das Ödem kann insbesondere dort, wo ein lockeres Gewebe vorliegt (Augenlider, Lippen, Genitale) zu unförmigen Schwellungen führen. Andererseits bedingt eine straffe Verbindung mit der Unterlage starke Spannung und damit Schmerzhaftigkeit (Kopfschwarte, Handfläche und Fußsohle). Hier bilden sich dann auch keine erhabenen Pocken, sondern flache, dunkelrote, im Zentrum durchscheinende Efflorescenzen. Schließlich platzen viele Pusteln; ihr Inhalt trocknet zu gelben Krusten ein. Mit Beginn der Pustulation pflegt das Fieber wieder anzusteigen, die Allgemeinbeschwerden nehmen zu, bessern sich allerdings bei günstigem Verlauf schon nach 3—4 Tagen wieder erheblich. Mit der *Eintrocknung der Pusteln* beginnt die Rekonvaleszenz. Für die Haut ist der jetzt vorhandene starke Juckreiz insoweit gefährlich, als die Kranken zum Kratzen veranlaßt werden, was zu Sekundärinfektionen führen kann. Narbenbildung tritt jedoch auch unabhängig hiervon überall dort ein, wo eine ausgedehntere eitrige Einschmelzung des Coriums stattfand.

Nach Abfallen der Krusten bleiben zunächst rötliche, später mehr bräunliche *Flecke* zurück, die schließlich abblassen. Waren Papillarkörper oder gar Cutis zerstört, so erfolgt die Ab-

heilung unter Bildung eines zunächst gefäßreichen Granulationsgewebes, das infolge der Umwandlung in straffes Narbengewebe zu den eigentümlichen, anfangs noch gewulsteten, stark pigmentierten, später pigmentfreien, blassen, scharf abgesetzten strahligen *Narben* führt.

Neben diesem typischen Krankheitsbilde kommen nun sowohl nach der Seite des leichteren als auch des schwereren Verlaufs *abweichende Formen* vor. Zu den ersten gehören die *Variolois* und die *Variola sine exanthemate.* Zu den letzten die *Variola confluens* und die *hämorrhagischen Pocken*, bei welchen man wieder die in wenigen Tagen zum Tode führende *Purpura variolosa* von der *Variola pustulosa haemorrhagica* zu trennen pflegt. Gewebliche Unterschiede im Aufbau dieser Efflorescenztypen bestehen — abgesehen von den dann stets vorhandenen stärkeren Blutungen — nicht. Im übrigen sei hier auf die Lehrbücher verwiesen.

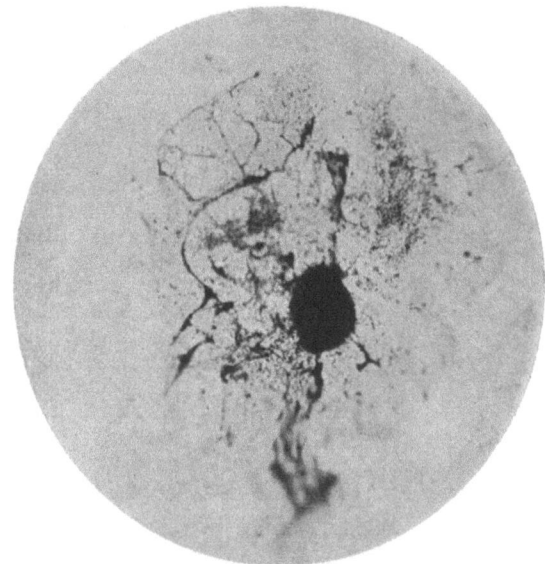

Abb. 11. Epithelzelle in reticulierender Kolliquation aus einem Ausstrich von Kinderlymphe 5mal 24 Std nach der Impfung. Sehr zahlreiche Elementarkörperchen ($0,2\,\mu$). Vergr. 500fach. (Sammlung PASCHEN.)

Die in den Tropen vorkommenden sog. weißen Pocken *(Alastrim)* werden sowohl als Varietät der Variola vera (MANTEUFFEL, LEAKE und FORCE u. a.) wie auch als selbständiges Krankheitsbild — ohne Beziehung zu Variola oder Varicellen (s. dort) — betrachtet (CASTELLANI).

Der Vollständigkeit halber erwähnen wir noch das Vorkommen von multiplen, bisweilen *phlegmonösen Hautabscessen*, die ebenso wie das *Erysipel* bei einer derart schwer geschädigten und sekundär Krankheitserregern leicht zugänglichen Haut auftreten können. Örtliche Kreislaufstörungen infolge der Ödeme führen gelegentlich zu *Gangrän* der Haut (Augenlider, Scrotum, Vulva).

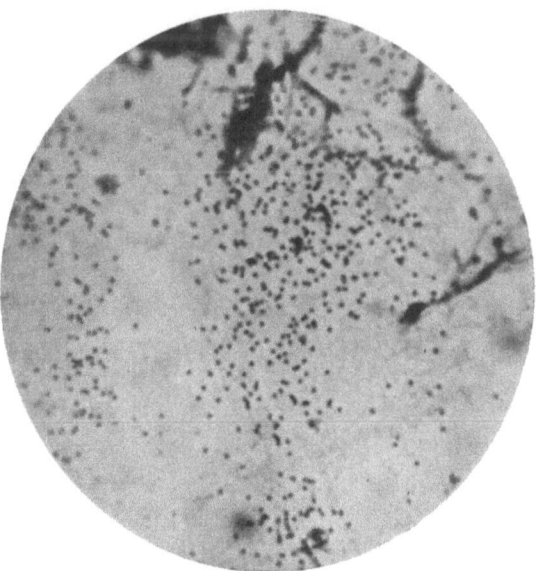

Abb. 12. Elementarkörperchen aus der Zelle wie Abb. 11. Vergr. 3000fach. (Sammlung PASCHEN.)

Im Anschluß an die Variola beobachtet man häufig in den klaffenden Follikelmündungen ausgedehnte *Comedonenbildung* bzw. *Acne*ausbrüche, daneben auch wechselnd ausgeprägte dysseborrhoische Veränderungen. In seltenen Fällen kommt es infolge stärkerer

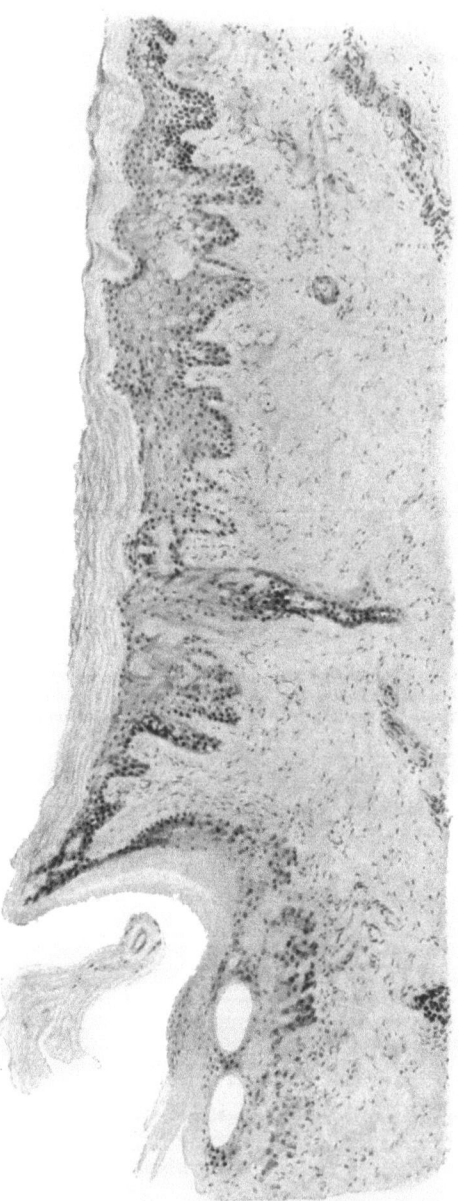

Abb. 13. *Variola* (♀, 13jähr., Oberarm, außen). Beginn der Exsudation. Ausgedehntes Ödem der Stachelzellschicht; rechts und in der Mitte um einen Schweißdrüsenausführungsgang, links um einen Haarfollikel (mit Keratosis suprafollicularis) bereits zu mikroskopisch sichtbarer Vesiculation vorgeschritten. Ödem des Papillarkörpers und der oberen Cutis mit erweiterten Gefäßen. O = 250:1; R = 220:1.

Epithelwucherung zur Bildung persistierender, hyperplastischer Gewebsprodukte, die bereits v. HEBRA bekannt waren und seitdem vereinzelt als *Variola verrucosa* beschrieben wurden (J. NEUMANN, NOBL). Es handelt sich um hornartige, schmutzig gelbbraun verfärbte, teils vereinzelt, teils in kleinen Gruppen stehende Wucherungen, vor allem im Bereich des Gesichtes und der oberen Körperabschnitte.

Die 1906 von E. PASCHEN entdeckten Körperchen sind die Erreger der Variola. Sie bestehen aus Nucleoproteiden. Elektronenmikroskopisch sind sie in frischem Zustand kugelig (BARNARD 1933).

PASCHENsche Körperchen finden sich in ungeheuren Mengen in den bereits 1874 von WEIGERT im Hautepithel von Variolaleichen gefundenen und in den Epithelzellen der Pokenpusteln zuerst gesehenen Vaccinekörperchen, die dann von GUARNIERI genauer beschrieben und seitdem nach diesem benannt wurden. Ursprünglich hielt man sie für Protozoen (Cytoryctes variolae (PFEIFFER, GUARNIERI, COUNCILMAN, EWING u. a.). Andere Forscher (v. PROWAZEK, PASCHEN, FOÀ u. a.) betrachteten sie als die Erreger mantelförmig umschließende, spezifische *Reaktionsprodukte* der erkrankten Zellen bzw. als Vielheit des in seiner Einheit unsichtbaren Pockenerregers (UNGERMANN, ZUELZER, GINS). Sie bestehen nach v. PROWAZEK aus einer plastinartigen und einer chromatoiden Komponente. Das Vorhandensein dieser GUARNIERIschen Körperchen beweist sicher das Vorliegen einer Variola oder Vaccine. Ihre Feststellung ist in 24—36 Std durch die PAULsche *Impfmethode* der Kaninchencornea möglich geworden. Innerhalb der GUARNIERIschen Körperchen wies v. PROWAZEK außerdem 1—1$^{1}/_{2}$ μ große, sog. *Initialkörperchen* nach, die er als erste Wuchsform des Erregers ansah, eine Annahme, die jedoch nicht allgemein anerkannt wurde. Die PASCHENschen *Elementarkörperchen* stimmen mit den von VOLPINO im Dunkelfeld gesehenen sowie den von CASAGRANDI beschriebenen Gebilden überein. Sie lassen sich mit der LÖFFLERschen Fuchsinfärbung (PASCHEN), *Viktoriablau* (HERZBERG), durch Versilberung (MORO-

sow) u. a. darstellen und geben eine positive FEULGEN-Reaktion (BLANK und ROBINOW), jedoch fehlt diese auch manchmal (WOLMAN).

Dem hyperämischen Stadium geht beim Pockenexanthem ein ganz kurzes *anämisches* voraus (RENAUT, PINKUS). Mit dem Beginn der Hyperämie muß dann eine *starke Exsudation*, zunächst aus den Gefäßen des oberen Coriums, in die Epidermis einsetzen, denn nur so wird es verständlich, daß bereits in den frühesten Stadien des Pockenexanthems uns ein so *ausgeprägtes Ödem* entgegentritt. Ehe es jedoch zur völligen Ausbildung des **vesiculösen Stadiums** gekommen ist, lassen sich bereits schwere Schädigungen des Papillarkörpers feststellen; eine Tatsache, die ja dadurch ohne weiteres verständlich wird, daß eben das Pockenvirus auf seinem Wege von der Blutbahn in die Epidermis jenen Bezirk durchschreiten muß. Zwei Veränderungen stehen vor allem seit der klassischen Schilderung UNNAs im Vordergrunde: die *ballonierende* und die *reticuläre Degeneration* der mittleren und tieferen Epidermisschichten, wie man zweckmäßigerweise jene von WEIGERT als *Koagulationsnekrose* bezeichneten Vorgänge nennt: es handelt sich dabei, wie wir nachher sehen werden, um bei weitem mehr als eine bloße Koagulation.

Zu *Beginn der Papelbildung* herrscht im Bereich der oberen Stachelschicht die „*reticulierende*", im Bereich der unteren und der Basalzellschicht die „*ballonierende Colliquation*" vor (UNNA).

Es handelt sich bei der *reticulierenden Degeneration* um Veränderungen, die in mancher Hinsicht der „Altération cavitaire LELOIRS" entsprechen. Jedoch liegt dabei nicht allein eine „höhlenbildende Metamorphose" vor. Es entstehen vielmehr in dem ödematösen Protoplasma kleine seröse Vacuolen; schnell heranwachsend und dichter zusammenfließend, bedingen sie die Entwicklung eines netzförmigen Gerüstes in den einzelnen Zellen. In diesem feinmaschigen Netz findet sich der Kern ähnlich aufgehängt wie die Spinne im Netz, wenn auch selbstverständlich jenes Netz ein sehr viel unregelmäßigeres Gefüge hat als dieses. Den Fäden dieses feinen Netzwerks lagert sich Fibrin an, und so bleiben schließlich Zellen übrig, in welchen trotz der weitgehenden Degeneration des Protoplasmas, Kern und Zellmantel mitsamt den intercellulären Brücken noch auffallend lange nachweisbar sind.

Die „*ballonierende Degeneration*" UNNAs, um auch diese gleich hier zu besprechen, ist dadurch gekennzeichnet, daß innerhalb eines umschriebenen Zellverbandes Protoplasma sowohl wie Zellmantel und intercelluläre Brücken einer Auflösung verfallen, die eine Lockerung des Zellverbandes bedingt. Die Kerne bleiben zunächst erhalten, teilen sich jedoch wiederholt amitotisch. Gleichzeitig erleiden die isolierten Zellkörper eine eigentümliche, ballonartige Aufquellung. Um den oder die Kerne herum entsteht ein mit Flüssigkeit gefüllter Hohlraum, der schließlich das Cytoplasma nahezu vollkommen verdrängt und die Zelle ballonartig auftreibt, während gleichzeitig die „Stacheln" verstreichen. Dadurch löst sich der Zusammenhalt der „Stachelzellen". Das Cytoplasma wird fibrinös umgewandelt, und schließlich liegen diese „homogen geschwollenen" Zellen mit ihren 2—4—10 und mehr Kernen locker in einer interepithelialen Blase. Mit der Koagulationsnekrose WEIGERTS hat also auch dieser Vorgang wenig gemein; er stimmt mit ihm lediglich in seinem Endausgang überein. Hier wie dort kommt es schließlich zu einem Schwund der Kerne, so daß nun die ganze Zelle in eine diffuse „kernlose Scholle" umgewandelt ist. Der Weg jedoch, auf dem es zu diesem Endzustand kommt, ist von dem, was im allgemeinen in der pathologischen Histologie als „trübe Schwellung" oder „Koagulationsnekrose" beschrieben wird, weit verschieden. BRAS sieht bei der „ballonierenden Degeneration" die eigentliche Ballonbildung nicht als wesentlichen Faktor an, eine Auffassung, die der weiteren Bestätigung bedarf.

Innerhalb derartig eigentümlich umgewandelter Stachelzellen treten nun noch eine Reihe feinerer Veränderungen auf, die nachher genauer erörtert werden müssen, da sie bei der Jagd nach dem Pockenerreger eine entscheidende Rolle gespielt haben.

Diese kurze, grundsätzliche und mehr allgemeine Erörterung schien notwendig, um den Entwicklungsgang der Pockenpustel übersichtlicher darstellen zu können, zumal ihre Bedeutung für die Pathogenese und die Diagnose insbesondere der Viruserkrankungen mit Bläschen heute von manchen Autoren besonders herausgestellt wird (s. unten). Reticulierende zusammen mit ballonierender Degeneration führen frühzeitig zu jenem Bilde, das der Pockenpustel eigentümlich ist. Die *reticulierende Degeneration* spielt sich dabei in den mittleren und oberen Lagen der Stachelschicht ab, während die unteren der *ballonierenden Colliquation* verfallen. Diese beschränkt sich nicht nur auf das Stratum basale, sondern sie dringt auch in die Stachelschicht des Haarbalges ein, und zwar meist tiefer, als dies in der übrigen Epidermis der Fall ist.

Durch die reticulierende Degeneration im Verein mit der oben erwähnten starken serösen Exsudation entstehen im Bereich der Pockenpusteln eigentümlich *fächerförmig* angeordnete, aus Resten der langgezogenen und zusammengedrück-

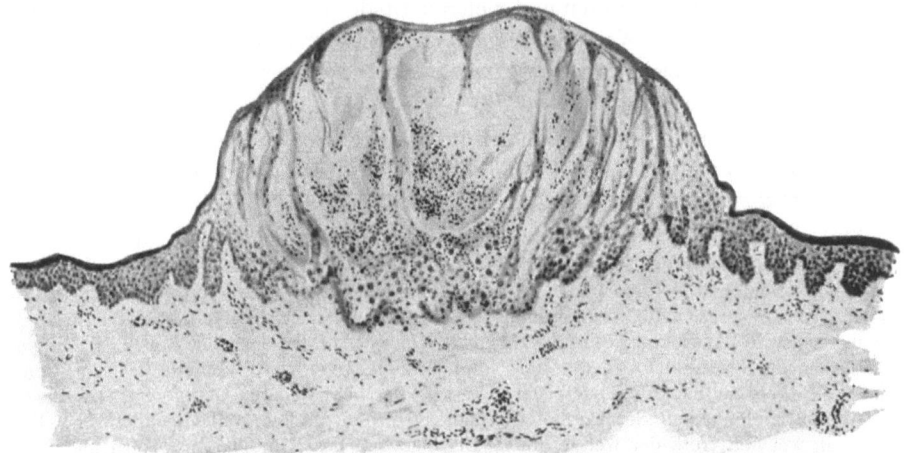

Abb. 14. *Variola* (♂, 22jähr., Brust). Übersichtsbild. Frisches, mehrkammeriges Bläschen mit Beginn der Dellenbildung, mäßigem Leukocytengehalt und völliger Auflösung der Epidermis am Blasenboden. Zahlreiche ballonierend degenerierte Epithelien vor allem der unteren Stachelzellschicht und des Stratum basale mit nahezu völliger Bloßlegung bzw. umschriebener Nekrose der mittleren Papillenköpfe im Papillarkörper. Cutisveränderungen hier verhältnismäßig gering. O = 50:1; R = 50:1.

ten, degenerierten Zellwände aufgebaute *Septen*. Von ihnen gehen kleinere Zwischenbälkchen aus, die nun ihrerseits wieder die ganze Pustel in eine Reihe kleinerer Kammern aufteilen. Die *Decke* der Pustel wird von den durch das Ödem zusammengepreßten oberen Epithellagen der Epidermis gebildet.

Während für gewöhnlich diese, die *Pockendecke* bildenden Schichten keine besonderen Veränderungen aufweisen, zeigen sie an *Handteller* und *Fußsohle* Eigentümlichkeiten, die UNNA als eine beschleunigte Verhornung bezeichnet hat. Es ist dort nämlich schon bei kleinsten Bläschen die basale Hornschicht erheblich aufgeschwollen, und zwar „zu einem ansehnlichen, linsenförmig gestalteten, durchsichtigen soliden Körper". Diese Verbreiterung der Hornschicht möchte GANS jedoch mehr auf eine einfache ödematöse Quellung der basalen Hornschicht als auf eine echte Hyperkeratose im Sinne UNNAS zurückführen. Damit wäre auch an dieser Körperstelle die Einheitlichkeit der geweblichen Veränderungen gewahrt; denn die an Handteller und Fußsohle feststellbare, im Vergleich zum übrigen Körper nur geringgradige Höhlenbildung ist doch lediglich nur ein quantitativer und kein qualitativer Unterschied. Sie wird überdies durch die Tatsache völlig verständlich, daß hier der normale Gewebsaufbau mit seiner unverhältnismäßig festen Verankerung der einzelnen Gewebsschichten der Haut schon rein mechanisch eine stärkere seröse Exsudation erschweren muß. Es scheint daher auch eine Unterscheidung der für gewöhnlich „feuchten Pockenpustel" von der „trockenen" Form an Handteller und Fußsohle — wie dies UNNA vorgeschlagen hat — nicht notwendig. Selbst UNNA hat Übergänge zwischen beiden Formen an diesen Körperstellen beschrieben. Damit verliert naturgemäß auch die von ihm als „*nucleäre*

Degeneration" gekennzeichnete, der reticulären Degeneration der Stachelzellen entsprechende Veränderung der geschwollenen Hornzellen ihre Besonderheit. Diese fest aneinandergepreßten Hornzellen können eben bei eintretendem Ödem lediglich nur aufquellen. Ihre kompakte Struktur gestattet keine Lockerung, wie dies für das Zustandekommen der reticulären Degeneration notwendig ist.

Gleichzeitig mit der reticulären Degeneration der Zellen der mittleren und oberen Stachelschicht quellen die Zellen der unteren Stachelschicht zu jenen eigenartig geblähten Gebilden auf (mit zwei, vier und in seltenen Fällen auch mehr Kernen), die dieser Veränderung ihre Bezeichnung *,,ballonierende Degeneration"* gegeben haben. Diese in verschiedenem Grade gequollenen Zellen liegen in lockeren Haufen dem geschwollenen Papillarkörper auf. Ihr Bereich umfaßt den ganzen Pockengrund fast bis zur halben Höhe der Stachelschicht und dringt an den Haarbälgen in die Tiefe der Haut vor. An der fertig ausgebildeten *jungen vesiculösen Pocke* kann man daher eine eigentümliche *Zweischichtung* erkennen: reticuläre Degeneration in den mittleren und oberen, ballonierende in den unteren Lagen der Stachelzellschicht. Diese Zweischichtung wird noch unterstrichen dadurch, daß das Breitenwachstum der Pockenhöhle sich im oberen Teil der Stachelschicht entwickelt, während im unteren Teil die ballonierende Colliquation langsamer fortschreitet. Daher erhält die Pockenhöhle schließlich pilzförmige Gestalt; durch die Höhlenbildung hauptsächlich im oberen, überhängenden Teile (Pockenhaube RINDFLEISCH) ist dieser pilzhaubenartig verbreitert, der weniger gequollene untere Teil hingegen stielartig verschmälert. Jene Verbreiterung erfolgt, indem die reticuläre Degeneration in den ödematösen Epithelien der seitlichen Pockenwandung fortschreitet.

Hier oben in der Pockenhöhle beherrscht ein intracelluläres, im Stiel ein intercelluläres Ödem das Bild. Dort sind die Hohlräume aus den übermäßig aufgetriebenen, verflüssigten und geplatzten Zellen hervorgegangen, während sie hier den stark erweiterten Intercellularlücken zwischen den ballonierten Epithelien entsprechen. Der Übergang zwischen beiden ist ganz allmählich; das gleiche gilt für den Übergang zwischen den ballonierten Zellen in der Tiefe und den zusammengepreßten Zellen und Zellwandresten, die die Pockenhöhle septenartig durchziehen.

Hiermit sind die primär degenerativen Erscheinungen jedoch noch nicht zum Stillstand gekommen; denn sämtliche durch die colliquative Degeneration veränderten, sowie auch die in den Septen und Strängen übriggebliebenen, zusammengepreßten Zellen verfallen allmählich einer *fibrinoiden Umwandlung* (UNNA). Diese ergreift jedoch nur das Protoplasma in den zarteren Strängen und Balken; in der Pockendecke, sowie auch in den dicken Strängen bleibt sie auf die Randzone beschränkt. Gleichzeitig zerfallen nunmehr auch die Kerne der ballonierten Epithelien, so daß hier schließlich nur noch homogene Schollen übrigbleiben.

Es wurde schon früher auf das Vorwiegen ödematöser Zustände bzw. der reticulären Degeneration in den Randabschnitten der Pocke hingewiesen. Dazu tritt zur gesunden Umgebung hin in den meisten Fällen eine lebhafte *Epithelproliferation*. Die Reteleisten dringen weit in den Papillarkörper vor, die suprapapillare Stachelschicht erscheint stark verbreitert und ödematös geschwollen. Auf diese Weise ergibt sich ein Vorquellen und Vorwölben der Randabschnitte der Pocke, so daß die weniger ödematöse Mitte unter das Niveau der Randabschnitte zu liegen kommt: die *Dellenbildung* ist eingetreten. Gelegentlich kann einmal — falls sich die Pockenpustel um diesen herum entwickelte — ein Haarfollikel das Zentrum der Pocke und damit auch der Delle bilden. Die Verankerung des Follikelepithels in den tieferen Cutisabschnitten gewährt gewissermaßen einen festen Halt; hier ist das Gewebe weniger nachgiebig als in der weiteren Umgebung. Im allgemeinen ist diese Art der Dellenbildung jedoch die Ausnahme.

Der *Papillarkörper* erscheint frühzeitig schwer geschädigt, ödematös geschwollen, die Papillenspitzen oft nekrotisiert. Diese Nekrose bleibt jedoch anfangs meist auf wenige Papillen und die anstoßenden Basalzellen beschränkt. Die *Capillaren*, von Anfang an erweitert, sind von zunächst nur wenigen, allerdings meist schon zerfallenden Leukocyten umgeben. Sie enthalten bereits frühzeitig Zell- und Kerntrümmer, die von abgestorbenen Leukocyten oder Endothelkernen herrühren.

Im Bläschenstadium der Pocke sind die Gefäßerweiterung sowohl als auch die Leukocytenauswanderung zunächst noch verhältnismäßig gering. Dagegen wurde verschiedentlich (UNNA, STOKES) eine dichte Anhäufung großer *Plasmazellen* in den adventitiellen Scheiden der Blutgefäße beobachtet, was sehr bemerkenswert erscheint.

Stärkere Grade nehmen die *Cutisveränderungen* bzw. die des Papillarkörpers jedoch erst im **Stadium der Suppuration** an; etwa vom 5. Tage des Bestehens der Pockenpustel ab. Jetzt wirken die abgestorbenen Gewebe wahrscheinlich als Fremdkörper. Die *Blutgefäße* sind in dem ganzen zugehörigen Cutisbezirk äußerst erweitert und von zahlreichen, wohlerhaltenen Leukocyten durchsetzt, und zwar in so großen Mengen, daß die Grenze zwischen Papillarkörper und Stratum basale oft nicht mehr festzustellen ist. Gleichzeitig dringen Leukocyten zwischen die ballonierten Epithelien in das Maschenwerk der Pocke vor und wandeln diese so in eine Pustel um. Hält die Pockendecke dem Druck der Eiteransammlung stand, so kann sich schließlich eine pralle Pockenpustel bilden, bei der die radiären Septen eingerissen sind, so daß die dellenartige Einsenkung im Zentrum wieder völlig ausgeglichen ist.

In den meisten Fällen folgt dieser Pustulation am Ende der 1. Woche die *Krustenbildung* und schließlich entwickelt sich ein *trockener Schorf*. Damit hat die *Abheilung* des Pockenausschlags begonnen. Schon vorher, vor dem völligen Eintrocknen des Pustelinhalts, dringt vom gesunden bzw. gewucherten Randepithel her eine dünne Schicht *neugebildeter Epithelien* nach der Mitte zu unter die eintrocknende Pustelmasse vor. Zu diesem Zeitpunkt ist die eintrocknende Kruste hüllenartig von Hornschicht umgeben, und zwar bildet die alte eingetrocknete Hornschicht die Decke, die neugebildete junge Hornschicht den Boden dieser Hülle; eine Beobachtung, die sich besonders deutlich an den Pockenpusteln von Handfläche bzw. Fußsohle feststellen läßt. Da die Papillen im Zentrum der Pocke am stärksten geschädigt werden, entsteht hier im Vergleich zu den Randabschnitten eine leichte muldenförmige Einsenkung der Cutis (untere Delle WEIGERT), die nun von dem vorrückenden, neugebildeten Epithel ausgekleidet wird. Überall dort, wo der Gewebszerfall des Papillarkörpers bzw. der oberen Cutis stärkere Grade angenommen hatte, ergibt sich dann schließlich nach völliger Entfernung der Kruste und Abheilung der Pustel eine mehr oder weniger tiefe, meist ziemlich scharf gegen die Umgebung abgesetzte Einsenkung der Haut: die *narbige Abheilung* der Pocke ist eingetreten. Im Gesicht soll es durch die Zerstörung der Talgdrüsen und die folgende Organisation des untergegangenen Gewebes zu der erheblichen Narbenbildung kommen (BRAS).

Die Leukocytenmassen sind schon vorher — im Stadium der Krustenbildung — von den Lymphbahnen aufgenommen bzw. resorbiert worden. Die Capillaren der Oberfläche bleiben gewöhnlich noch längere Zeit stark erweitert. Gelegentlich geht auch die starke Epithelproliferation der Randabschnitte auf die zentralen Bezirke über, und es kann dann hier zu einer wuchernden Epithelmasse kommen, die zu jenen eigenartigen Veränderungen führt, wie sie von NEUMANN, NOBL u. a. als *Variola verrucosa* beschrieben wurden.

Die *Pockennarbe* zeigt zunächst noch längere Zeit erweiterte Blut- und Lymphgefäße, eine Vermehrung der Leukocyten sowie des Pigments. Eigenartige Störungen wurden von ARZT am *elastischen Gewebe* kürzere oder längere Zeit bestehender Pockennarben festgestellt. Sie fanden sich nur in der Gesichtshaut, zum Teil so geringgradig ausgeprägt, daß eine Abgrenzung von normalen Verhältnissen kaum möglich war; namentlich dann, wenn sie sich in mehr *diffuser Form* äußerten, sei es als *allgemeine Massenzunahme* des elastischen Gewebes, sei es als *Verdickung* und *Verfilzung* der einzelnen Fasern. Sehr viel ausgesprochener und auffallender waren diese Störungen jedoch dann, wenn sie mehr in *lokalisierter Form, inselartig,* auftraten. Ganz oberflächlich in der Cutis lagen dann entweder homogene oder grobschollige, meist kernlose, grauschwarz sich färbende Massen, die nur durch einen schmalen Streifen von der Epidermis getrennt waren. Diese Veränderungen fanden sich unabhängig vom Alter der Kranken, wenn auch in vorgerückten Jahren stärker. Daher kann man sie mit ARZT zum Teil doch auch auf allgemeinere Einflüsse (Witterung [?], Alter) zurückführen. BRAS sah keine Veränderungen der Elastica.

Die *Schleimhautpocken* weichen in ihrem geweblichen Aufbau insoweit von jenen der äußeren Haut ab, als bei ihnen eine Blasenbildung nicht auftritt (E. FRAENKEL, VERSÉ). Es fehlt eben hier die als Vorbedingung für das Zustandekommen der Pustel notwendige „schwer zerstörbare Epitheldecke" (WEIGERT). Die umschriebenen Verdickungen des gewucherten und gequollenen Schleimhautepithels verfallen vielmehr ziemlich rasch einer ausgedehnten Nekrose, die häufig bis an das entzündlich stark veränderte Bindegewebe heranreicht. Es entwickelt sich ein aus zusammengeschmolzenen Epithelschollen und Fibrin bestehender Schorf, der in toto oder in Bruchstücken abgestoßen wird. Es entsteht ein Substanzverlust, der dann von den gewucherten Randepithelien her wieder überhäutet wird.

Bei der **Purpura variolosa** tritt der Tod in den ersten Tagen und im allgemeinen bereits zu einem Zeitpunkt ein, wo es meist noch gar nicht zu einer eigentlichen Pockenbildung gekommen ist. In Papillarkörper und oberer Cutis finden sich, vor allem perivasculär, lediglich Leukocyten und wechselnd ausgedehnte Blutmassen. Eine morphologisch faßbare Ursache für den Blutaustritt läßt sich nicht feststellen; es handelt sich daher wahrscheinlich um eine Diapedese der roten Blutkörperchen durch die toxisch geschädigten Gefäßwände.

Die hämorrhagischen Pockenefflorescenzen bei der **Variola pustulosa haemorrhagica** unterscheiden sich von jenen der Variola vera lediglich durch ihren Blutgehalt. Hier darf man den Blutaustritt wohl auf Zerstörungen der Gefäßwände zurückführen, wie sie in den nekrotisierten Papillenspitzen ja durchaus verständlich erscheinen.

Besondere Berücksichtigung verlangen nunmehr noch einige *feinere Veränderungen der Epidermisepithelien*, die vor allem dadurch eine besondere Bedeutung erlangt haben, daß enge Beziehungen zwischen ihnen und den Pockenerregern nachgewiesen werden konnten. Erstmals fand L. PFEIFFER in den Epithelzellen der Pockenpusteln jene eigenartigen Gebilde (Vaccinekörperchen), die jetzt allgemein als GUARNIERIsche *Körper* bezeichnet werden. Es sind das mit Kernfarb-

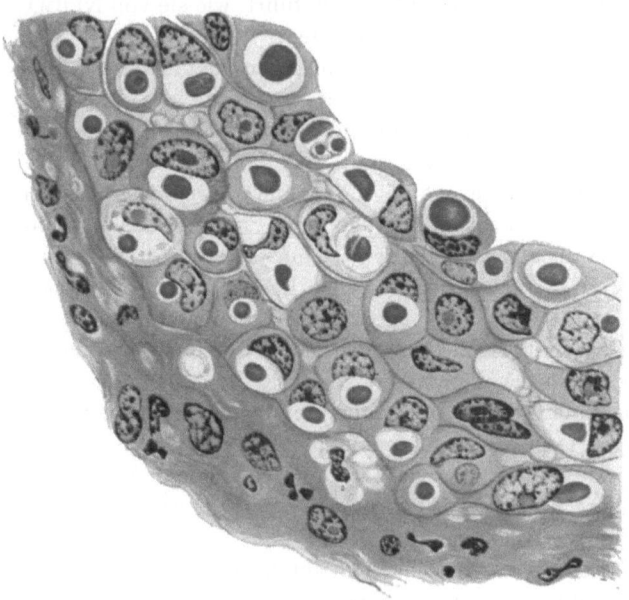

Abb. 15. *Variola*. Feinere Veränderungen der Epidermisepithelien in der „Pockenwange“. GUARNIERIsche (Pocken-) Körperchen, vorwiegend im Protoplasma, nur vereinzelt im Kern. O = 920:1; R = 920:1. (Sammlung LIPSCHÜTZ.)

stoffen stark färbbare Körperchen, die schon sehr frühzeitig in den Epithelzellen dort auftreten, wo das Pockenvirus eintritt. Sie liegen, von einem hellen Hof umgeben, in der Nähe des Kerns und sind von wechselnder Form und Größe (bis zu dem Umfang eines halben Epithelkerns). Seit den Untersuchungen von HÜCKEL, V. PROWAZEK, FOÀ, PASCHEN, LIPSCHÜTZ u. a. hält man allgemein diese Körperchen für Gebilde, die mantelartig den Pockenerreger umschließen; man faßt sie als spezifische Reaktionsprodukte der erkrankten Zellen auf. In den „Pockenwangen“ (UNNA, BURRI) liegen sie einzeln oder auch zu zweien im Protoplasma in einigem Abstand von dem im übrigen nicht veränderten Kern; „am Pockengrund“ liegen sie näher dem Kern oder gar in diesem selbst. Färberisch verhalten sich die Einschlüsse in Plasma und Kern der Zelle gleichartig. Sie zeigen zuweilen in ihrem Innern kleinste eben sichtbare Körnchen (Elementarkörperchen), auf die wir bereits hingewiesen haben.

Differentialdiagnose. Große Bedeutung hat die Unterscheidung der *Variola*- von der *Varicelleneffloreszenz*, namentlich bei Variolois. „Auftreten von Protoplasmaeinschlüssen in den Stachelzellen spricht für Variola und schließt Varicellen aus; ausschließliche Ausbildung von „Kerneinschlüssen" (im Epithel, zum Teil auch im Corium) schließt Variola mit Sicherheit aus und spricht für Varicellen" (LIPSCHÜTZ). Gewisse Anhaltspunkte gibt auch das Verhalten der degenerativen Zellveränderungen; bei *Varicellen* sind die vielkernigen Epithelzellen, wie sie die ballonierende Degeneration mit sich bringt, namentlich in den ersten Krankheitstagen, für die Diagnose Varicellen von großem Wert (PASCHEN). Sie lassen sich im einfachen Bläschenausstrich leicht nachweisen. Die sicherste Unterscheidung, und dazu die am leichtesten und ohne besondere Hilfsmittel durchführbare, scheint jedoch der PAULsche *Impfversuch* zu bieten bzw. der Nachweis der PASCHEN-Körper, wenigstens in der Hand geübter Untersucher.

MAGARINOS TORRES und DE CASTRO TEIXEIRA fanden Unterschiede im färberischen Verhalten der Einschlüsse im Cytoplasma bei *Variola vera* und bei *Alastrim*. Bei der letzten nehmen diese Safranin nicht an (Hämalaun-Safraninfärbung UNNA), färben sich mit Hämatoxylin blauviolett und sind in der Einzahl vorhanden.

Die Kerneinschlüsse bei Variola sind scharf umschrieben, rundlich oder oval und liegen zu zweien oder dreien in dem verkleinerten Kern. Sie sind acidophil, enthalten vacuolenartige Gebilde und sind deutlich von der Kernmembran getrennt. Die Kerneinschlüsse bei Alastrim sind netzförmig und liegen in einem vergrößerten Kern. Diese Befunde bedürfen der weiteren Bestätigung.

Auf die *varicelliforme Eruption* (KAPOSI), *Pustulosis varioliformis acuta* (JULIUSBERG) und ihre Abgrenzung wird beim Herpes simplex hingewiesen.

Pathogenese. Das Virus dürfte in erster Linie auf dem Atmungswege in den Körper aufgenommen werden, sich mit dem Blutkreislauf verbreiten, in den Capillaren festsetzen und von dort aus sein Zerstörungswerk beginnen. Ob allerdings die klinischen Veränderungen der Haut und der Schleimhäute unmittelbar die Folgen der Einwirkung des lebenden Erregers sind, oder ob es sich dabei um Giftwirkung des durch Agglutination (v. PIRQUET) veränderten Erregers handelt, ist heute noch ebensowenig entschieden wie bei anderen Exanthemen. Die Abhängigkeit der Zellveränderungen der Epidermis, vor allem der GUARNIERIschen Körperchen, von der Gegenwart des Erregers ist jedoch nicht zu bezweifeln.

Anhang.
Vaccination und Vaccineexantheme.

Die JENNERsche Schutzimpfung, eine aktive Immunisierung des Menschen mit lebendem, durch Tierpassage abgeschwächtem Blatternvirus aus der Kuhpocke (Vaccine), verläuft außerordentlich gesetzmäßig. Die drei ersten Tage herrschen die Folgen der traumatischen Schädigung vor; dann erst tritt die spezifisch vaccinale Wirkung ein in Gestalt von Rötung der Impfstelle und *Papel*bildung. Vom 5. Tage an verwandelt sich die vorher abgeplattete Papel in ein durchscheinendes, von einer *Aula* umgebenes *Bläschen*. Am 7. Tage, dem Höhepunkt der Impfpocke, entsteht eine zentrale Delle mit gelblichem Schorf, entsprechend dem Wundschorf des Impfschnittes. Um die Aula hat sich unterdessen unter gleichzeitiger Infiltration des Untergrundes ein hellroter Hof, die *Area*, ausgebildet. Vom 8. Tage an setzt die Umwandlung des Bläschens in eine *Pustel* ein, die am 11.—12. Tage unter Vertiefung der zentralen Delle zu einer harten Kruste einzutrocknen beginnt. Diese fällt nach etwa 3 Wochen ab und hinterläßt die *Impfnarbe*. Über Einzelheiten des klinischen Verlaufs der Vaccination sowohl als auch der Revaccination, siehe die einschlägigen Lehrbücher.

Als für den Dermatologen besonders bemerkenswert seien hier einige seltene *Abweichungen* erwähnt, die entweder durch das Vaccinevirus selbst hervorgerufen werden oder in besonderen äußeren Umständen gelegen sind. Zu den ersten gehören die *polymorphen postvaccinalen Exantheme*, die bald masern-, röteln- oder scharlachartig, bald roseolär oder urticariell sein können. Sie treten am 8.—11. Tage nach der Impfung auf, zunächst im Gesicht, dann an Rumpf und Extremitäten. Die *Ursache* dieser Exantheme ist noch nicht ganz geklärt. Vielleicht handelt es sich um ein Analogon zum Variola-Rash, vielleicht aber auch um eine

Einschwemmung und Verbreitung der Erreger auf dem Blutwege in die nicht genügend immunisierte Haut. Zu erwähnen sind ferner die sog. *Nebenvaccinen*, die in Gestalt von Papeln, zum Teil infolge direkter Autoinoculation in der Nähe der Impfstelle, zum Teil als echte Exantheme gleichzeitig auf dem ganzen Körper auftreten können. Man führt sie auf eine Verschleppung der Vaccineerreger (auf dem Lymphwege) zurück.

Die auf hämatogenem Wege entstandene generalisierte Vaccine *(Vaccina universalis)* ist außerordentlich viel seltener. Dieses *Kuhpockenexanthem* erstreckt sich in wechselnder Ausdehnung über den ganzen Körper. Es tritt gewöhnlich am 9.—10. Tage nach der Impfung mit kleinen ohne Narbenbildung abheilenden Pusteln auf der Haut und gelegentlich auch der

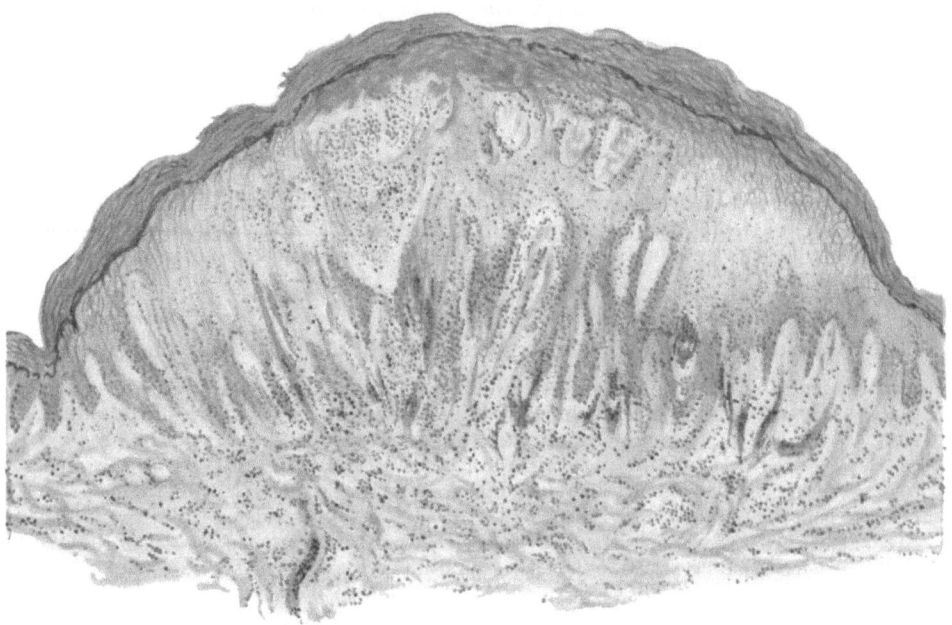

Abb. 16. „*Kuhpocke*", Melkerknoten (Handrücken, ♀, 21jähr., seit 1 Woche bestehend). Übersichtsbild. Unter wohlerhaltener Hornschicht eine ödematöse, vorwiegend reticulär, weniger ballonierend degenerierte Stachelzellschicht. Multiloculäre Pustelbildung; Zerfall der Papillenspitzen. Unter den zahlreichen eingewanderten polynucleären Leukocyten auffallend viele Eosinophile. Ausgedehntes Cutisödem mit erweiterten Blut- und Lymphgefäßen. Panchrom. O = 66:1; R = 50:1.

Mundschleimhaut auf. Ihm gegenüber steht die *Vaccina secundaria*, die durch unmittelbare Übertragung von Pustelinhalt auf andere Körperstellen bedingt ist. Im allgemeinen sind diese sekundären örtlichen Erkrankungen gutartig. Wesentlich schwerer und sogar tödlich verlaufen *Mischinfektionen* der Vaccine bei exsudativen Dermatitiden, vor allem der Dermatitis eczematosa und den Neurodermitiden oder auch der Impetigo. Abzugrenzen ist hier die varicelliforme Eruption (KAPOSI) (s. S. 50), die durch das Herpesvirus bedingt ist.

Die *geweblichen Veränderungen* der Impfpustel weichen von jenen der spontanen Variola nur insoweit ab, als der Impfschnitt dies bedingt. Bei den durch Ausbreitung auf dem Lymph- oder Blutwege entstehenden Vaccinepusteln ist überhaupt ein Unterschied nicht festzustellen, was um so selbstverständlicher erscheint, als wir es ja hier lediglich mit einer abgeschwächten Form des Variolavirus zu tun haben.

Als eine eigenartige, mit den echten Kuhpocken unmittelbar in Zusammenhang stehende Veränderung sind hier abschließend noch die sog. „originären Kuhpocken", die

Melkerknoten

zu erwähnen. Es handelt sich dabei um vielfach unbegründeterweise als blaurote Pusteln bezeichnete Veränderungen, die vorwiegend an den Händen — aber auch an anderen Körperstellen: Arme, Gesicht — von solchen Menschen beobachtet wurden, die mit der Wartung von Rindvieh (insbesondere Melken) betraut waren. Eine eigentliche Pustel- oder gar Blasenbildung liegt dabei jedoch nicht vor; es finden sich vielmehr, wie schon aus der Darstellung von WINTERNITZ hervorgeht, wie dies besonders FRIEBOES betont hat und auch eigene Fälle zeigten, vereinzelt sitzende, blaurot verfärbte, leicht gedellte, derbe, knotenartige Erhebungen. Als Erreger des Melkerknotens kommt wahrscheinlich sowohl das Kuhpockenvirus, als auch das Paravaccinevirus, ein sog. Quadervirus (NASEMANN und DEUBNER), in Frage (MARCHIONINI und NASEMANN). Unterschiedliche Gewebsveränderungen erklären sich vielleicht durch die besonderen Immunitätsverhältnisse des gegen Variola Geimpften.

Diese Vorstellung würde auch den verschiedenartigen Befund der wenigen, bekanntgewordenen *histologischen Untersuchungsergebnisse* verständlich machen. In dem von GANS in Heidelberg beobachteten Falle fanden sich — trotz des klinisch an derbe Knoten erinnernden Bildes — alle Eigentümlichkeiten der Pockenpustel: Multiloculäre Bläschenbildung, reticuläre und ballonierende Degeneration des Rete mit Einwanderung zahlreicher, darunter auffallend vieler eosinophiler Leukocyten (s. Abb. 16). Dieser Befund entspricht wahrscheinlich frischen Efflorescenzen (TIESENHAUSEN).

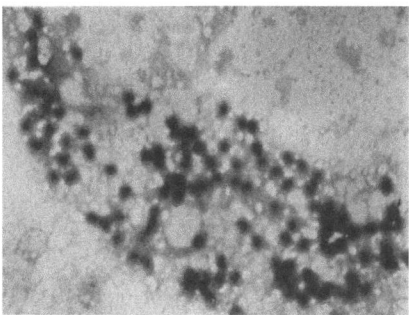

Abb. 17. Elektronenoptische Darstellung der isolierten Vaccine-Elementarkörper. Vergr. 7200mal. [Aus TH. NASEMANN u. H. RÖCKL, Hautarzt 6, 266 (1955).]

In anderen Fällen (FRIEBOES, NOMLAND und McKEE, eigener Fall in Frankfurt u. a.) fand sich hingegen ein sehr gefäßreiches entzündliches Granulationsgewebe, an dessen Aufbau sich vor allem kleine mononucleäre und epitheloide Zellen beteiligten, also ein mehr der Paravaccine entsprechender Befund. Die Parakeratose und Hyperkeratose kann so in den Vordergrund treten, daß eine Ähnlichkeit mit den Verrucae vulgares entsteht (OPPENHEIM und FESSLER). Es handelt sich nach Auffassung von TIESENHAUSEN um ältere Fälle (s. jedoch S. 36, Paravaccine). Das Vorkommen von polymorphkernigen Leukocyten und Eosinophilen wechselt beträchtlich auch innerhalb einzelner Präparate (TIESENHAUSEN). Die Beobachtung von WINTERNITZ scheint sich bezüglich der epidermalen Veränderungen (Blasenbildung usw.) mehr an unseren Heidelberger Fall, bezüglich derjenigen der Cutis eher an den FRIEBOESschen Befund anzuschließen. Einschlußkörperchen sahen verschiedene Autoren. Sie gaben eine positive FEULGEN-Reaktion (KATZENELLENBOGEN).

Differentialdiagnostisch ist in den beobachteten Fällen auch an *Maul- und Klauenseuche*, an *Pyodermien*, an infektiöse *Papillome*, falsche Kuhpocken oder *Varicellen* gedacht worden (WINTERNITZ, FRIEBOES). Alle diese lassen sich jedoch bereits auf Grund des klinischen Befundes ausschließen (HELLER). Betonen möchte GANS hingegen die Möglichkeit einer Verwechslung mit multiplen *syphilitischen Primäraffekten*. Wenn ja auch im allgemeinen deren Auftreten an Handrücken und Armen außerordentlich selten sein dürfte, so kann doch eine

Entwicklung im Gesicht (WINTERNITZ) zu dieser Fragestellung drängen; zumal Zeitdauer der Entwicklung (2—3 Wochen), scharfe Abgrenzung und derbe Konsistenz der Knoten übereinstimmen. Die Entscheidung dürfte allerdings in der Regel der Spirochätennachweis bringen; sonst bietet der histologische Befund hinreichende Unterschiede.

Eine eingehendere Erörterung verlangt ferner eine äußerst seltene, eigenartige, von v. PIRQUET mit dem Namen

Paravaccine

belegte und von der Vaccine vollkommen zu trennende Veränderung (Vaccine rouge der Franzosen). Sie scheint am häufigsten bei abgeschwächter Lymphe oder schwacher Scarifikation der Haut in Gestalt langsam sich entwickelnder, intensiv roter, stark erhabener Knötchen aufzutreten. Als eine *andere Verlaufsform* beschreibt LIPSCHÜTZ flache, im Wachstum zurückbleibende und schnell schwindende Efflorescenzen ohne ausgesprochen steil abfallenden Rand und mit nur geringen Oberflächenveränderungen in Form zarter Schüppchen. Die Paravaccine kommt sowohl bei Erstimpflingen wie bei Revaccinierten vor und hinterläßt weder Immunität noch Allergie gegen Vaccine, dagegen wohl Allergie gegen Paravaccineinfektion. Es handelt sich um eine rein örtlich beschränkt bleibende Veränderung, die sich von der Vaccine durch die Form sowohl wie die Farbe des Knötchens, vor allem aber durch den Mangel an Narbenbildung auszeichnet.

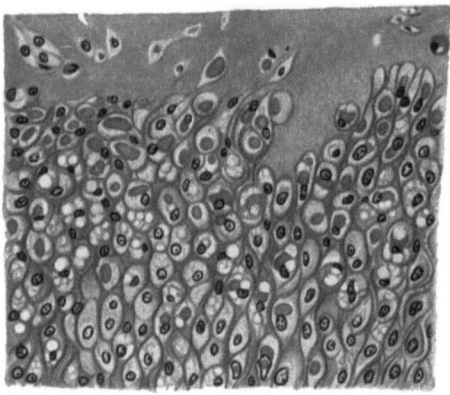

Abb. 18. *Paravaccine* (14 Tage alte Papel). Mittlere und obere Stachelzellschicht mit Übergang zur Hornschicht. Zahlreiche rot gefärbte „Paravaccinekörper" im Protoplasma, zwei im Kern — Mitte unten — von Epidermisepithelien. O = 385:1; R = 385:1. (Sammlung LIPSCHÜTZ.)

v. PIRQUET und LIPSCHÜTZ führten die Paravaccine auf einen *Erreger* zurück, der sich in der Kälberlymphe neben dem echten Vaccineerreger vorfinden soll. LIPSCHÜTZ glaubt ihn in Einschlußgebilden reticulär oder ballonierend degenerierter Zellen der oberen, seltener auch der mittleren Stachelschicht sowohl im Cytoplasma neben, als auch in den Kernen selbst festgestellt zu haben.

Die *geweblichen Veränderungen* sind, wie LIPSCHÜTZ mitteilte, und wie ich selbst an Hand mir von diesem freundlichst zur Verfügung gestellter Präparate feststellen konnte, von jenen der Variola-Vaccine völlig verschieden. Die beiden Formen, in welchen die Paravaccine klinisch beobachtet wurde, stimmen jedoch histologisch überein; es handelt sich um qualitativ die gleichen, lediglich quantitativ verschiedene Veränderungen. In der *Epidermis* stehen sie mit dem Auftreten von „Einschlußkörpern" im Protoplasma, zum Teil auch im Kern der in reticulierender und ballonierender Degeneration begriffenen Zellen, jenen bei der Variola und Vaccine zu beobachtenden noch verhältnismäßig nahe. Im Gegensatz zur Variola-Vaccine tritt jene Degeneration hier jedoch nicht gleichmäßig, sondern *herdweise* auf. Auch das Verhalten der Hornschicht ist ein anderes, allerdings an verschiedenen Stellen verschiedenes; je nach der Entfernung von der Impfstelle und dem Zeitpunkt der Untersuchung. Das Stratum granulosum fehlt gewöhnlich, und es findet sich eine schmale *parakeratotische Hornlage*, die von einer mächtigen, regelrecht verhornten Schicht überdeckt ist. Es kommt hier also zu einer beschleunigten Verhornung (Infektionshyperkeratose, PINKUS). An anderen Stellen ist gerade die Übergangsschicht der Stachel- zur Hornschicht an „Einschlüssen" besonders reich. An der Stachelschicht fällt im übrigen eine ausgesprochene Akanthose auf, namentlich in Gestalt wechselnd breiter, wechselnd weit in das Corium hinabreichender Reteleisten.

Die *feineren Veränderungen* in den geblähten, in reticulierender, zum Teil auch ballonierender Degeneration befindlichen Zellen der oberen, seltener auch der mittleren Stachelschicht, bestehen vor allem in dem Auftreten von Gebilden in Protoplasma und Kern, die den von anderen „Einschlußkrankheiten" her bekannten Körperchen entsprechen. Sie sind im *Cytoplasma* verschieden groß, von runder, elliptischer oder leicht unregelmäßiger Gestalt, meist scharf begrenzt, gelegentlich auch gelappt. Sie liegen entweder frei im Plasma oder sind in einem Fasernetz gewissermaßen aufgehängt. Mit Kernfarbstoffen färben sie sich nicht,

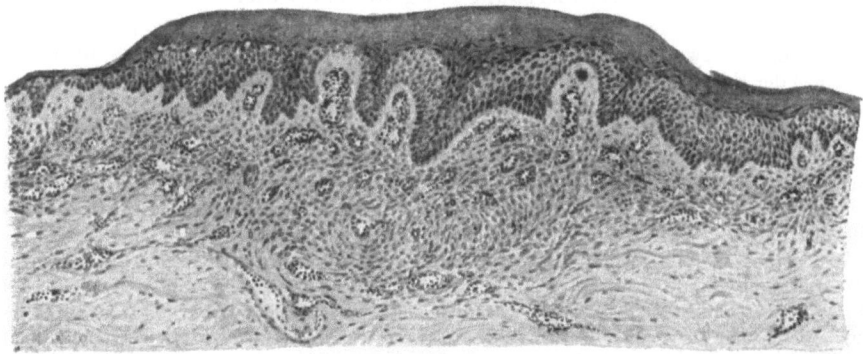

Abb. 19. *Paravaccine.* Übersichtsbild eines 14 Tage alten, typischen Falles. Kennzeichnende Wucherung der Gefäßelemente im Bereich der erweiterten und stark gefüllten Gefäße. Die ödematöse Cutis wird von zahlreichen neugebildeten Capillaren und Capillarsprossen durchzogen. O = 97:1; R = 97:1. (Sammlung LIPSCHÜTZ.)

geben keine Fettreaktion, sind gramnegativ. Mit Anilinfarbstoffen (Eosin) treten sie leuchtend rot hervor. Ähnliche Einschlußkörper fand LIPSCHÜTZ im *Kern*, und zwar nicht diffus verteilt, sondern auf bestimmte Gruppen von Retezellen beschränkt. Sie waren kleiner als die Protoplasmaeinschlüsse und geringer an Zahl. Diese Einschlüsse lassen sich nur vom Beginn bis zur Höhe der Entwicklung der Paravaccinepapel nachweisen; mit einsetzender Rückbildung sind sie schwer oder gar nicht mehr zu finden. LIPSCHÜTZ spricht — im Sinne der Chlamydozoenlehre — diese Einschlüsse als Reaktionsprodukte auf das in den Retezellen parasitierende Virus der Paravaccine an.

Während demnach die Epidermisveränderungen jenen der Variola-Vaccine in etwa ähneln, weichen die des *Bindegewebes* davon völlig ab. Als kennzeichnendes Merkmal der *Frühveränderungen* zeigt sich hier eine *Wucherung der Gefäßelemente*, der sich auf der Höhe der Entwicklung die *Bildung neuer Blutgefäße* sowie eine wechselnd starke lymphocytäre, weniger leukocytäre *Infiltration* hinzugesellt. LIPSCHÜTZ verlegte daher den *primären Angriffspunkt des Virus* in die Wandendothelien der Capillaren der stark *verbreiterten und verlängerten Papillen.* Hier ist das stark ödematöse Bindegewebe von zahlreichen dünnwandigen, mit Blut vollgepfropften Capillaren durchzogen, deren Endothelien stark geschwollen sind. Durch seitliche *Absprossung der Wandendothelien* kommt es zur Bildung neuer Capillargefäße, die größtenteils senkrecht zur Oberfläche verlaufen und durch Anastomosen ein Netzwerk bilden, das strotzend mit Blut gefüllt ist und die kirschrote Farbe der Papel der Paravaccine bedingt. In diesem Bezirk ist im übrigen die *Zellansammlung* nur gering; stärker wird sie zum mittleren

Corium hin, wo lockere Zellknoten und Zellstränge aus gewucherten Bindegewebszellen, Lymphocyten und Leukocyten, das Kollagen unregelmäßig durchsetzen. Auch hier finden sich die stark erweiterten, mit Blut gefüllten Capillaren.
Erst in den unteren Coriumschichten schwinden diese Veränderungen allmählich.

Differentialdiagnose. Von der *Variola-Vaccine* unterscheidet sich die Paravaccine vor allem durch die eigenartigen, angiomatösen Cutisveränderungen sowie
die im Gegensatz zur Vaccine hier stets nachweisbaren „Einschlußkörper". Die
Cutisveränderungen erinnern in ihrem Ausmaß gelegentlich sogar an Bilder,
wie wir sie vom *Granuloma teleangiectodes* her kennen und wie sie ähnlich auch
bei der *Verruga peruviana* vorkommen; allerdings erlauben die eigenartigen,
reticulierenden und ballonierenden Degenerationsprozesse in der Epidermis stets
eine Trennung, falls diese überhaupt nötig werden sollte.

Pathogenese. v. PIRQUET und LIPSCHÜTZ führten die Paravaccine kausal auf das gelegentliche Vorkommen zweier biologisch einander zwar nahestehender, aber sicherlich differenter
Erreger in der Kuhpockenlymphe zurück, von denen der eine (Vaccine) beim Menschen akute
Entzündung und Pustelbildung hervorruft, während der andere (Paravaccine) neben den im
Gegensatz zur Vaccine regelmäßig nachweisbaren Epitheleinschlüssen vor allem den eigentümlichen, angiomatösen Wucherungsprozeß im Corium auslöst. Gewebsveränderungen
solcher Art finden sich bei dem Melkerknoten ebenfalls (s. S. 35). Vielleicht handelt es sich
hier um Fälle, die durch das Paravaccinevirus hervorgerufen sind und nicht um ältere
Efflorescenzen.

Wenigstens erwähnt sei der auf den Menschen übertragbare *Lippengrind der Schafe*, zumal
ein von MENSE vorgestellter eigener Fall mit dem von HAYDN übereinstimmt, der wiederum
von GREITHER (s. dort Abb. 74, S. 93) abgebildet ist. *Histologisch* fanden wir unter einer besonders follikulär übermäßig breit orthokeratotisch verhornten Epidermis, mit mächtigen
Epithelleisten am Rande und Ulceration im Zentrum ein Granulationsgewebe. Dieses entwickelte sich um stark erweiterte Gefäße vor allem der mittleren und oberen Cutis, begleitete
die Epidermis am Rande bandartig und nahm unter der Ulceration die Cutis unter völliger
Zerstörung des verquollenen Kollagens ein. Es bestand aus Lymphocyten, Fibroblasten, Segmentkernigen, reichlich Plasmazellen und auch vereinzelten Eosinophilen. Die Elastica war
in den Granulomen zerstört.

Varicellen (Wind-, Spitz- oder Wasserpocken).

Nach einer recht langen (2—3 Wochen) Inkubation tritt meist ohne Prodromalsymptome
plötzlich mit Fieberanstieg, aber ohne stärkere Störungen des Allgemeinbefindens, ein
Ausschlag auf, der im Gesicht und am Kopf, gelegentlich aber auch gleichzeitig am übrigen
Körper in Gestalt kleiner, bis linsengroßer, roseolaartiger, runder *Flecke* beginnt. Diese
wandeln sich sehr schnell in spitze oder stumpfe *Knötchen* und dann helle *Bläschen* um, die
Hanfkorn- bis Erbsengröße erreichen. Ihr Inhalt ist zunächst klar, trübt sich häufig kurz
vor dem Eintrocknen, ja vereinzelt wird er hellgelb; wenn dann — was nicht eben selten
vorkommt — zentral sich eine Delle ausbildet, ist eine Verwechslung mit Variola-Efflores-
cenzen leicht möglich. Für gewöhnlich trocknen die Bläschen, die zum größten Teil von
einem entzündlich geröteten Hof umgeben sind, schnell ein, und die braune *Kruste* fällt
ab, *ohne daß eine Narbenbildung bleibt.* Besonders *kennzeichnend* für den Ausschlag ist die
Eigentümlichkeit, daß er *schubweise* auftritt und die einzelnen Eruptionen auf den verschiedenen Stufen ihrer Entwicklung stehenbleiben können. Manchmal geht dem eigentlichen Varicellenexanthem ein scharlach- oder masernähnlicher *Rash* voraus. Gerade wie bei
der Variola, findet man auch hier in der Regel ein *Enanthem* auf den Schleimhäuten sowie
abortive Formen (Roseolae varicellosae, THOMAS; *Varicella sine exanthemate,* REVILLIOD).
Infolge sekundärer Infektionen kann es zur Vereiterung der Bläschen *(Varicella pustulosa)*
und dann zu septischen Allgemeininfektionen oder örtlichen subcutanen Abscessen, Furunkeln
oder Hautgangrän kommen. Manchmal wurde eine *hämorrhagische Umwandlung* des Varicellen-
ausschlages, in seltenen Fällen diffuse Hauthämorrhagie mit *Nekrose* und Geschwürsbildung
(MORAWETZ) an den verschiedensten Körperstellen beobachtet.

Als *Alastrim, Sanagapocken,* weiße Pocken bezeichnet man eine in den Tropen, aber gelegentlich auch in gemäßigten Zonen (Canada, England 1920 [?]) auftretende Erkrankung, die den Windpocken klinisch wohl ähnlich, aber nicht mit diesen identisch ist. Sie scheint eine leichte Verlaufsform der Variola zu sein (MANTEUFFEL, s. S. 25 und 33).

Die *geueblichen Veränderungen* der Varicellenefflorescenzen sind von jenen der Variola sehr verschieden. Auch ergeben sich bei den einzelnen Bläschen voneinander erheblich abweichende Bilder, je nach dem Zeitpunkt, zu welchem die Untersuchung erfolgt. Die besonderen Eigentümlichkeiten des Varicellenbläschens lassen sich am besten bei ganz jungen, nicht über 24 Std alten Efflorescenzen beobachten. Als *erste Äußerung* des varicellösen Exanthems treten in der Haut kleine, *umschriebene,* mehr oder weniger kreisrunde *Herde* auf, in deren Bereich die Epithelien der mittleren und oberen *Stachelschicht eigentümliche Veränderungen* (reticuläre Degeneration UNNAs) aufweisen, auf die nachher im Zusammenhang zurückzukommen ist. Im Anschluß an die Zellveränderungen kommt es sehr schnell zu einer Zerstörung dieser umschriebenen Epidermisbezirke, indem die veränderten Zellen durch eindringendes seröses Exsudat zunächst auseinandergedrängt bzw. zusammengepreßt werden. Es entstehen auf diese Weise eine Reihe anfangs kleiner, seröser Hohlräume, die röhrenförmig miteinander zusammenhängen, sich schnell erweitern und dann meist zu mehreren, gelegentlich auch als einzelner größerer Hohlraum das Varicellenbläschen darstellen. Im ersten Falle ziehen Septen, aus komprimierten und degenerierten Epithelien bestehend, *fächerförmig* von der breiten Basis des Bläschens zur Decke empor. Diese Umwandlung in das *Bläschenstadium* geht viel schneller vor sich als bei der Variola- oder Vaccinepustel. Die eigentliche Pockenhöhle nimmt jedoch nur den oberen Teil der im ganzen sowohl durch Ödem als auch Zellproliferation erheblich verbreiterten Stachelschicht ein.

Auf der *Höhe der Entwicklung* findet man daher das Bläschen in Gestalt eines ein- oder mehrkammerigen Hohlraums im oberen Abschnitt der stark verbreiterten Stachelschicht; seine Entstehung aus unregelmäßig zusammengeflossenen Einzelhohlräumen sowie die Septenbildung aus den Resten der balkenartig komprimierten Epithelien, läßt sich jetzt noch deutlich erkennen. Die *Bläschendecke* wird von Hornlamellen gebildet, welche aus der ursprünglichen Hornschicht bestehen; zur Blase hin liegen ihr einige Lagen zusammengepreßter, kernhaltiger Übergangsepithelien an. Sowohl diese als auch die von hier zur Blasenbasis hinabziehenden Septen sind auf der Höhe der Entwicklung färberisch nur schwer darstellbar, wenigstens mit Kernfarbstoffen. Der gesamte *Blaseninhalt,* die Septen und die von diesen eingeschlossenen Hohlräume, geben eine deutliche Fibrinreaktion in Gestalt eines teils faserigen, teils körnig geronnenen *fibrinösen* Exsudats. In der Blase finden sich anfangs nur wenige, beim Fortschreiten des Prozesses jedoch zahlreiche polymorphkernige Leukocyten.

Die eigentliche Bläschenhöhle wird zur *Cutis* hin von Stachelzellen umgeben, die ebenfalls in eigentümlicher Weise umgewandelt sind. Es handelt sich dabei jedoch um jene andere, von UNNA als *ballonierende Degeneration* beschriebene Epithelveränderung, von der wir auf Grund späterer Untersuchungen (LIPSCHÜTZ) wohl eher annehmen müssen, daß es sich — zu Anfang wenigstens — nicht um eine Degeneration, sondern vielmehr um eine außerordentlich heftige *Abwehrreaktion der Zelle* gegen das eingedrungene Virus handelt (s. S. 41). Diese

„Ballons" bilden im Grunde des Wasserpockenbläschens eine lockere Schicht, welche die mittleren Papillen des Blasenbodens oft nur in einfacher Lage überzieht (UNNA). Die *seitliche Begrenzung* des Bläschens bilden einige Lagen teils komprimierter, teils ödematöser Epithelien, auf die nach außen, zum Gesunden hin, ziemlich plötzlich annähernd normale Epithelien folgen. Stärkere Vergrößerungen decken jedoch auch hier gewisse feinere Veränderungen auf (intracelluläres Ödem, amitotische Kernteilung), die als Beginn der oben beschriebenen Epithelumwand-

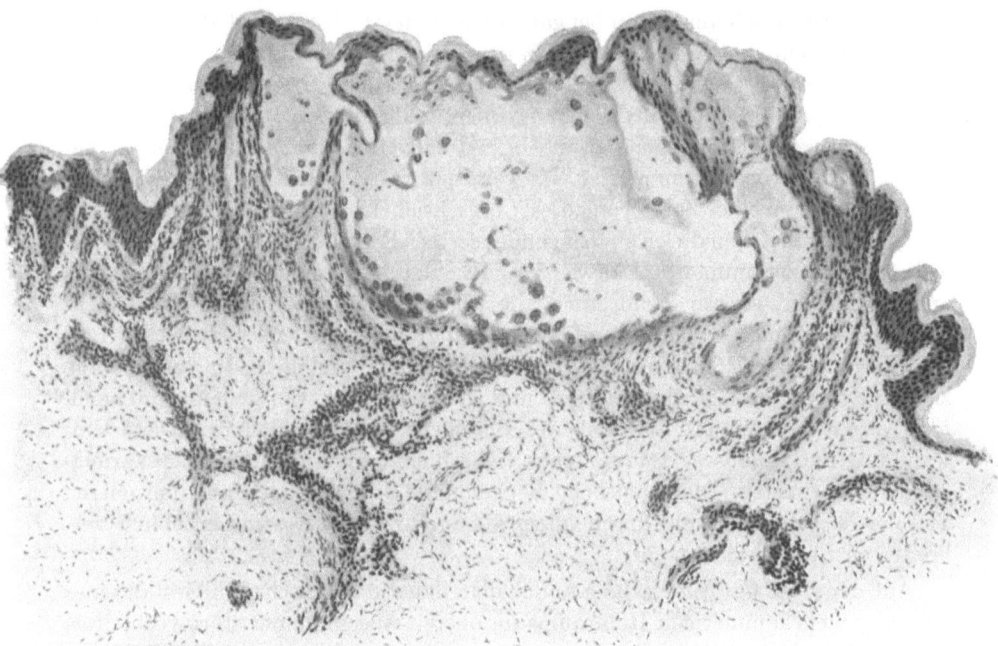

Abb. 20. *Varicellen; varioliformes Exanthem.* Übersichtsbild (♂. 2jähr., Brust). Frisches, mehrkammeriges, gedelltes, klares, seröses Bläschen, ballonierend degenerierte Epithelien vor allem am Blasengrund. Unverhältnismäßig starke perivasculäre Infiltrate. Der Reichtum des Corium an Bindegewebszellen ist auf das jugendliche Alter des Kranken zurückzuführen. O = 147:1; R = 120:1.

lung aufgefaßt werden dürfen. Aber auch dort, wo dieses nicht der Fall ist, läßt sich die Wirkung des *plötzlich* einsetzenden Exsudatstroms als starke Dehnung bzw. Zerrung der Zellformen auch hier oft noch deutlich erkennen. Unterhalb der ballonierend umgewandelten Epithelien des Blasenbodens stößt man unmittelbar auf die stark ödematös geschwollenen und erheblich vergrößerten *Papillen*köpfe. Die interpapillären Epithelleisten bleiben meist unverändert, und zwar auch dann, wenn sie unmittelbar unter der Blasenmitte liegen.

Neben derartig typisch gebauten kommen gelegentlich auch *abweichende Bläschenbildungen* zur Beobachtung. Das seröse Exsudat kann die Bläschenwand seitlich durchbrechen oder auch die Hornschicht abheben, so daß sich kleine sekundäre Bläschen (UNNA, TYZZER) bilden, die manchmal so groß werden, daß sie das ursprüngliche Bläschen einschließen. Gelegentlich beschränken sich die Efflorescenzen auch auf das tiefere *Haarfollikelepithel ohne* Beteiligung der Oberfläche. Neben derartigen, *sekundär* durch Eindringen des serösen Exsudats entstehenden Bläschen sind, namentlich in den seitlichen Randabschnitten des Primärbläschens, vereinzelt kleinere Höhlen festzustellen, die unmittelbar durch Verflüssigung einzelner Wandepithelien entstanden sind.

Die *Veränderungen im Corium* sind verhältnismäßig gering. Man findet lediglich eine starke Erweiterung und Füllung der kleinen Gefäße, vor allem innerhalb der ödematös geschwollenen Cutispapillen. Dazu kommt eine mäßige Vergrößerung und Vermehrung der adventitiellen Zellen, während polymorphkernige Leukocyten außerordentlich spärlich bleiben. Gelegentlich findet man auch zahlreiche Zellen mit bläschenförmigen Kernen zwischen den degenerierenden Zellen des Epithels. Von TYZZER wurden vereinzelt riesenzellenartige Bildungen auch im Corium beobachtet. Erwähnt sei noch, daß bereits TYZZER — wie später LIPSCHÜTZ — auch in den Bindegewebszellen des Coriums genau die gleichen *intranucleären* Zelleinschlüsse fand, wie sie in den degenerierenden Stachelzellen der Varicellenbläschen vorkommen (siehe unten).

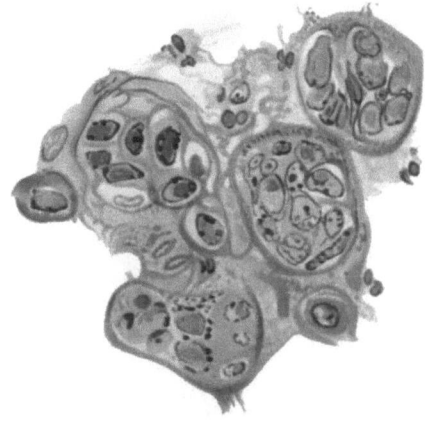

Die *Abheilung* der Wasserpocken erfolgt innerhalb weniger Tage. Durch weiteres Zufließen von Flüssigkeit kann vorher aus dem vielkammerigen infolge Einreißens der Septen oft schließlich doch noch ein einkammeriges Bläschen entstehen. Sobald der auslösende Reiz und damit die Exsudation nachläßt, verdunstet die ausgetretene Flüssigkeit. Das

Abb. 21. *Varicellen* (♂, 2jähr., Brust; vom Blasenboden der vorhergehenden Abbildung bei starker Vergrößerung). Reticuläre und vor allem ballonierende Degeneration der Stachelzellen. „Varicellen"-körperchen, *ausschließlich* in den Kernen. Hämatoxylin-Eosin. O = 645:1; R = 645:1.

Dach des Bläschens sinkt ein (sekundäre Dellenbildung WEIGERTs), das Bläschen wird schlaff und trocknet schließlich samt dem Inhalt zu einer Kruste ein (TYZZER). Unterdessen sind bereits von den — bei den Varicellen im Gegensatz zur Variola übrigens nicht stärker gewucherten — Randepithelien her junge Epithelzellen von beiden Seiten unter die Kruste vorgedrungen. Für gewöhnlich erfolgt dann eine glatte Ausheilung *ohne Narbenbildung*. Nur in den Fällen, wo — meist wohl als Folge einer Sekundärinfektion — die Gewebszerstörung in den Papillarkörper hinabreichte, entsteht eine kleine zarte *Narbe*.

Die *feineren Veränderungen in den Epithelien der Stachelschicht*, wie sie oben kurz erwähnt wurden, pflegt man seit UNNAs grundlegenden Untersuchungen nach *reticulierender und ballonierender Degeneration* zu scheiden. Daß es sich dabei zu Anfang wenigstens, vielleicht nicht einmal so sehr um degenerative als vielmehr um eigenartige proliferative Vorgänge handelt, die der Kampf der Zellen mit dem eindringenden Parasiten auslöst (LIPSCHÜTZ), wurde oben schon erwähnt. Die eine Form der Umwandlung, UNNAs *reticuläre Degeneration*, zeichnet sich zunächst durch Kernveränderungen aus (HAMMERSCHMIDT, GANS). An Stelle der bläschenförmigen Kerne des normalen Epithels mit deutlicher Kernstruktur treten kleinere, verklumpte Kerne ohne Zeichnung. (Im Cytoplasma fanden KEYSSELITZ und M. MAYER von einem hellen Hof umgebene, strukturlose, zunächst runde, später unregelmäßige Gebilde, die sie entsprechend den GUARNIERIschen als *Varicella-Körperchen* bezeichneten. HAMMERSCHMIDT führte sie auf den von ihm angenommenen *Austritt* von *Nucleolarsubstanz* zurück! LUGER und LAUDA, sowie auch LIPSCHÜTZ, identifizierten sie mit den Kernveränderungen beim Zoster [s. dort].) Gleichzeitig oder unmittelbar darauf wird das Protoplasma ödematös und dann in jene eigentümliche Netzstruktur umgewandelt, die dem ganzen Vorgang ihren Namen verliehen hat.

Die Zellen nehmen dabei an Größe erheblich zu; es kommt auch, wie ich mit HAMMERSCHMIDT betonen muß, zur Entwicklung von größeren Kernhaufen, indem diese „kompakten" Kerne sich nach Austritt der „Nucleolarsubstanz" rasch und mehrfach amitotisch teilen. Es ist also das hier grundsätzlich der gleiche Vorgang wie ihn UNNA als nur für die ballonierenden Epithelien geltend angegeben hat. Bei dieser *„ballonierenden Degeneration"* schwellen die Zellen auf das Vielfache ihrer Größe an, runden sich ab, lösen sich aus dem Epithelverband unter Schwund der Intercellularbrücken. Die Kerne nehmen dabei außerordentlich an Größe zu, während gleichzeitig ihr Chromatingerüst sich sehr verdünnt und meist nur noch am Kern-

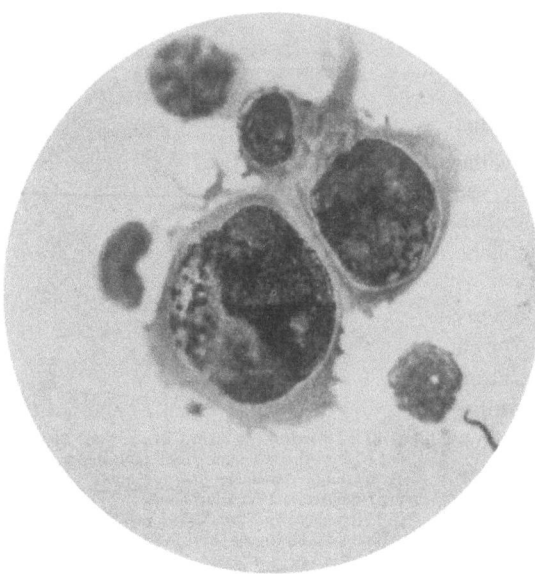

Abb. 22. *Varicellen.* Ausstrich aus einem Bläschen. Riesenzellen. (Aus JOCHMANN-HEGLER: Lehrbuch der Infektionskrankheiten, 2. Aufl.)

rande als zarte, mit kleinen Buckeln durchsetzte Linie sichtbar bleibt. Die Nucleolen sind ebenfalls geschwollen und liegen als große Gebilde allein oder zu mehreren in den blasig geschwollenen Kernen (TYZZER, HAMMERSCHMIDT). Auch diese Kerne teilen sich dann amitotisch; bis zu 12 und mehr liegen sie im Innern der Zelle, jedoch geschwollen und nicht derart verklumpt wie bei der reticulierenden Umwandlung. Aber genau wie jene verfallen auch diese Zellen schließlich einer völligen Verflüssigung des Cytoplasma unter Verlust der Kernfärbbarkeit und gehen dann völlig unter. Weitere Einzelheiten über diese feineren Veränderungen siehe bei der Variola sowie im Abschnitt: Allgemeine pathologische Histologie der Haut. Hier soll auch der Ausstrichdiagnostik ein besonderer Abschnitt gewidmet sein.

Differentialdiagnose. Über die Unterscheidung von der *Variola*pustel siehe dort. Man kann sein Urteil meist auch schon auf Grund von Klatschpräparaten angeritzter, verdächtiger Pustelchen treffen (PASCHEN), jedoch nur bei ganz jungen Bläschen (HAMMERSCHMIDT) (Fixation in Methylalkohol und Färbung mit Hämatoxylin-Eosin). Hier finden sich bei den Varicellen stets zahlreich die eigentümlichen, vielkernigen Riesenzellen mit den stark vergrößerten Nucleolen, die bei der Variola zu den größten Seltenheiten zu gehören scheinen. In der Variolapustel hingegen (s. dort) finden sich die *besondere Art der Veränderung* der Nucleolen sowie in den Randbezirken der Pustel die Zelleinschlüsse, die bei Varicellen nie nachweisbar sind. Im Grundausstrich fehlten bei eigenen Fällen bei der Parapsoriasis varioliformis sowohl die Riesenzellen als auch ballonierend degenerierte Epithelien.

Schwieriger kann die Abgrenzung bei der zum Formenkreis der Parapsoriasis gehörigen *Pityriasis lichenoides et varioliformis acuta* sein. Bei ihr werden intra-epitheliale Bläschen mit reticulierender Degeneration beobachtet. Der klinische Verlauf (Fehlen von schweren Allgemeinstörungen, Vorkommen anderer der Pityriasis lichenoides chronica entsprechende Efflorescenzen), der Nachweis der Kerneinschlüsse sowie die bei den Varicellen ausgesprochene ballonierende Degeneration der Epithelzellen mit all ihren Erscheinungen werden eine Abgrenzung ermöglichen (s. Bd. I, S. 344).

Pathogenese. Auch heute ist der Erreger der Vaircellen unbekannt, wir wissen nur, daß es sich wohl um ein ultravisibles filtrierbares Virus handelt aus jener Gruppe, welche die ,,Ectodermoses neurotropes'' (LEVADITI) hervorrufen. Für den Zoster wird der gleiche Erreger angenommen. Es finden sich bei den Varicellen intranucleäre Zelleinschlüsse sowohl in den Stachelzellen als auch in den Bindegewebszellen im Corium (TYZZER, LIPSCHÜTZ, HAMMERSCHMIDT).

Die Herpesgruppe.

Die Lehre von den Herpeserkrankungen des Menschen hat in den letzten Dezennien eine durchgreifende Umgestaltung erfahren. Wir wissen heute, daß Zoster und Herpes in seinen verschiedenen Formen zwar ätiologisch vollkommen getrennte Affektionen darstellen, jedoch einander in klinischer, histologischer und biologischer Hinsicht sehr nahestehen (LIPSCHÜTZ, DOERR). Aus diesem Grunde glauben wir doch auch weiterhin der von UNNA ausgesprochenen Ansicht der Zusammengehörigkeit dieser Erkrankungen unter der gemeinsamen Bezeichnung ,,*Herpesgruppe*'' Rechnung tragen zu dürfen. Ferner wollen wir die Bezeichnung ,,*Herpes*'' nur für den Herpes febrilis bzw. genitalis s. venerius verwenden, hingegen die früher als Herpes zoster bekannte Krankheit einfach als ,,*Zoster*'' benennen, um damit die Verschiedenheit der beiden Veränderungen auch äußerlich festzulegen.

Als

Zoster (Gürtelrose)

soll dabei jenes Krankheitsbild bezeichnet werden, bei welchem es im Anschluß an meist wenig ausgesprochene Allgemeinstörungen (Hyper-, Parästhesien usw.) im Verteilungsgebiet eines oder auch mehrerer nebeneinander liegender *Nerven* zunächst zu einer entzündlichen Rötung, oft auch zu einem deutlichen Ödem kommt. Sehr schnell entwickeln sich dann in dem entzündeten Abschnitt kleinste, dicht zusammenstehende *rote Papeln*, die sich alsbald und gleichzeitig in Gruppen heller *Bläschen* von Stecknadelkopf- bis Linsengröße umwandeln. Diese machen weiterhin alle den gleichen Entwicklungsgang durch: 2—3 Tage nach ihrem Auftreten trübt sich ihr Inhalt leicht eitrig, gelegentlich auch hämorrhagisch; sie trocknen ein oder platzen und heilen meist ohne Narbenbildung ab. Seltener kommt es im Bereich der Bläschen zu einer stärkeren Gewebszerstörung *(Zoster gangraenosus)*, worauf natürlich eine narbige Abheilung erfolgen muß. Neben diesen typischen, kennt man auch *abortive Zoster-formen*, bei denen es lediglich zur Entwicklung einiger kleinster, schnell wieder schwindender Papelchen auf der entzündlich geröteten und geschwollenen Haut kommt. Häufig wird der Ausbruch des Zoster von einer schmerzhaften *lokalen Drüsenschwellung* begleitet.

Die rein auf Grund des regionären Auftretens beliebte Einteilung der Zostereruptionen hat lediglich klinisch beschreibenden Wert. Eine Unterscheidung in einen traumatischen, hämatogenen oder toxischen Zoster ist nicht mehr berechtigt. Man nimmt an, daß die Infektion durch äußere oder innere Einwirkungen manifest werden kann. Nach FEYRTER gibt es einen Zoster der Organe ohne Befall der Haut. Der Befall der Haut, der Organe und der sensiblen Ganglien ist nach ihm ein gleichzeitiger gleichwertiger. Es sei nicht so, daß zunächst *nur* die Ganglien befallen würden, sondern diese seien wegen der Neurotropie des Erregers besonders häufig befallen. Weiterer Klärung bedarf auch die von FEYRTER erwogene Beziehung des Zoster zur Periarteriitis nodosa.

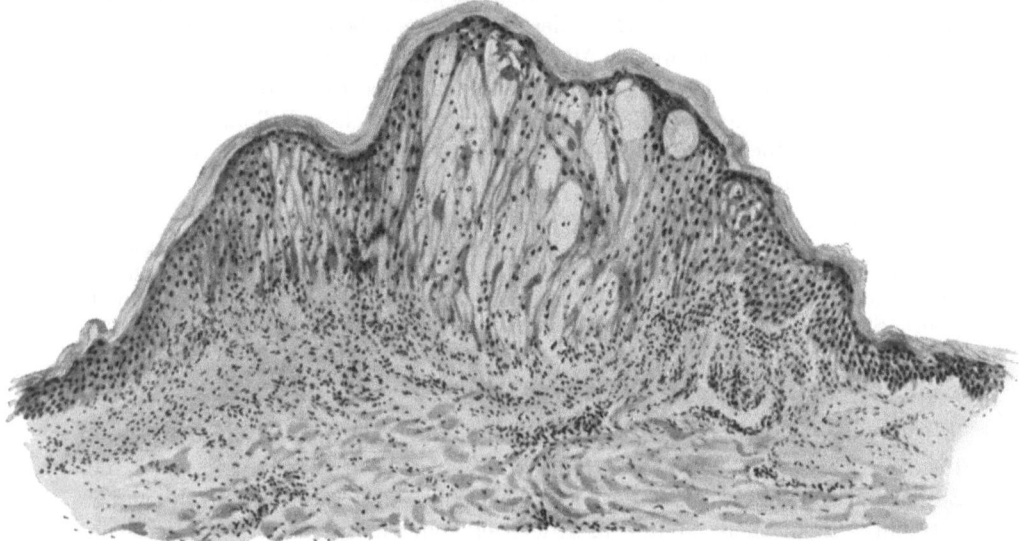

Abb. 23. *Zoster* (♂, 25jähr., Brust). Klinisch eben sichtbares, vielkammeriges Bläschen. Hornschicht unverändert; starkes Ödem, Epitheldegeneration, ausgesprochene Entzündungserscheinungen in Epidermis, Papillarkörper und oberer Cutis. O = 147:1; R = 130:1.

In *eben entstandenen* Zosterefflorescenzen, bei denen klinisch lediglich eine Hyperämie, jedoch noch keine Exsudation festzustellen ist, findet man bereits in der Stachelzellschicht eigentümliche Umwandlungen der Epithelien, gleichzeitig aber im Stratum papillare und in der Cutis schon deutlich ausgeprägte Entzündungserscheinungen, die um so ausgesprochener werden, je länger die Krankheitsherde bestehen (LEHNER, GANS). Diese eigentümliche Art der *Epitheldegeneration* ist die gleiche, wie sie uns von den Varicellen und — wenn auch in anderem Ausmaß — von der Variola-Vaccine her bekannt ist. Auch hier verlieren die der Verflüssigung anheimfallenden Epithelien die Intercellularbrücken und damit den gegenseitigen Zusammenhang, so daß sie zum größten Teil frei in der zunächst nur ödematös geschwollenen Umgebung liegen. Ihr Protoplasma wird undurchsichtig, zum Teil fibrinös umgewandelt; der Kern schwillt an, teilt sich dann vielfach amitotisch; die Kernhöhle erweitert sich, so daß schließlich das Protoplasma auf eine dünne Schale reduziert wird. Die Epithelien sind der *ballonierenden Degeneration* (UNNA) verfallen. Durch ein zunehmendes, intercelluläres Ödem werden diese geschwollenen Epithelien dann auseinandergedrängt, die oberen, zunächst noch nicht verflüssigten Lagen der Stachelschicht mitsamt der Hornschicht nach Art einer *Decke* emporgehoben. Die noch in festerem Zusammenhang miteinander stehenden Epithelien, das sind jene, bei welchen die

Verflüssigung und Schwellung noch nicht so weit vorgeschritten ist, werden zu langen, mehr oder weniger von oben nach unten verlaufenden *Septen* ausgezogen, die schließlich ebenfalls einreißen. Auf diese Weise wird das zu Beginn mehrkammerige Bläschen sehr schnell in ein einkammeriges verwandelt.

Die ballonierende Degeneration ergreift mit Vorliebe die basalen und jüngsten Stachelzellen; daher finden wir jene Zellen als kugelrunde, zunächst nur wenig die normale Größe überschreitende, später bedeutend vergrößerte „Ballons" mit einer großen Zahl von Epithelkernen (20—30 und mehr in einer Zelle) mit Vorliebe am Blasengrunde und in dessen Nähe. Auf der Höhe des Bläschenstadiums liegen sie hier zu lockeren Haufen geschichtet und überdecken die größtenteils frei in das Blasenlumen hineinragenden Papillen.

Die Veränderungen der *Cutis* unterhalb der Bläschen sind verhältnismäßig gering. Für gewöhnlich ist der Papillarkörper unmittelbar unter dem Bläschenboden stark ödematös geschwollen; die Blutgefäße und Lymphspalten sind stark erweitert, die Bindegewebszellen ödematös aufgetrieben, aber kaum vermehrt. Die Einwanderung polymorphkerniger Leukocyten ist anfangs sehr gering. Sie wird neuerdings von FEYRTER wieder hervorgehoben. Es soll sich dabei um eine herdförmige, reiche Ausschwärmung von Leukocyten unter staubartigem Kernzerfall aber ohne Einschmelzung handeln, die von FEYRTER als hyperergische Entzündung gedeutet wird. Diese Veränderungen bleiben für gewöhnlich auf die unmittelbare Umgebung der Blase beschränkt. Der Übergang zum Gesunden erfolgt ziemlich plötzlich. Die Grenze ist durch wenige ödematöse Zellen der Stachelschicht gekennzeichnet.

Erst bei *längerem Bestand* des Bläschens nimmt dieses Ödem in seiner Umgebung stärkere Grade an. Jetzt finden sich auch einzelne der die Bläschenwand seitlich begrenzenden, anfangs lediglich zusammengepreßten Epithelien im Zustande der Verflüssigung, so daß man jetzt neben der Hauptblase einzelne kleinere *Nebenbläschen* feststellen kann. Zu diesem Zeitpunkt hat sich das zunächst rein seröse, dann serofibrinöse *Exsudat* bereits in ein *fibrinös-eitriges* umgewandelt, indem zahlreichere polymorphkernige Leukocyten von den erweiterten Gefäßen des Papillarkörpers und der Cutis her eingedrungen sind. Jetzt ist die scharfe Zeichnung des Bläschengrundes meist geschwunden. Die ödematös geschwollenen Papillen bilden mit den ballonierten, sich verflüssigenden Epithelien des Blasenbodens, dem fibrinösen Exsudat und den eingewanderten, zum Teil bereits zerfallenden Leukocyten ein dichtes Netz, in welchem Einzelheiten kaum noch zu erkennen sind. Im übrigen sind *Papillarkörper und Cutis* jedoch nur wenig verändert; der ganze Vorgang beschränkt sich im wesentlichen auf die nächste Umgebung der Blase. Lediglich ein geringes Ödem, eine mäßige perivasculäre Zellansammlung, weisen in der mittleren und tieferen Cutis auf die Veränderung hin. Das elastische sowohl als auch das kollagene Gewebe bleiben daher für gewöhnlich erhalten.

Nur dort, wo es unter uns bisher noch unbekannten Bedingungen zu stärkeren Einschmelzungserscheinungen des Bindegewebes kommt, sind Leukocytenauswanderung und fibrinöse Exsudation stärker. Der Papillarkörper, oft auch die oberen Cutisabschnitte, werden dann *eitrig eingeschmolzen*; der eitrige Bläscheninhalt ist meist mit zahlreichen roten Blutkörperchen durchsetzt. Diese werden gelegentlich auch ohne stärkere Zerstörungen des Bindegewebes im Bläscheninhalt hämorrhagischer Zosterformen vorgefunden; man muß dann hier wohl eine *Blutung* per diapedesin annehmen.

Die *Anhangsgebilde* der Haut werden für gewöhnlich in den Prozeß nicht einbezogen. Lediglich die Stachelzellschicht der *Haarbälge* fällt der ballonierenden Degeneration dann anheim, wenn zufällig die Entwicklung des Bläschens um einen Haarfollikel erfolgte.

Die *Gefäße* tragen für gewöhnlich nicht sehr ausgedehnte perivasculäre Zellmäntel, die in der Cutis und Subcutis fast ausschließlich aus Lymphocyten, in den dem Bläschenboden näher liegenden Abschnitten der oberen Cutis und des Papillarkörpers aus Lymphocyten und polymorphkernigen Leukocyten bestehen, welch letztere um so zahlreicher werden, je näher man dem Bläschenboden kommt. Die *Media* der Gefäße erscheint vielfach verquollen. Fast überall trifft man auf entzündliche *Intimaveränderungen*; sei es, daß die gewucherte Intima das Gefäßlumen ausfüllt oder die gewucherten, oft auch zerfallenen Endothelien mit dem Blutgefäßinhalt *Thromben* bilden. An diesen Vorgängen sind in der Cutis Venen und Arterien gleichermaßen beteiligt; im subcutanen Fettgewebe die Venen in stärkerem Maße (HOFFMANN und FRIEBOES).

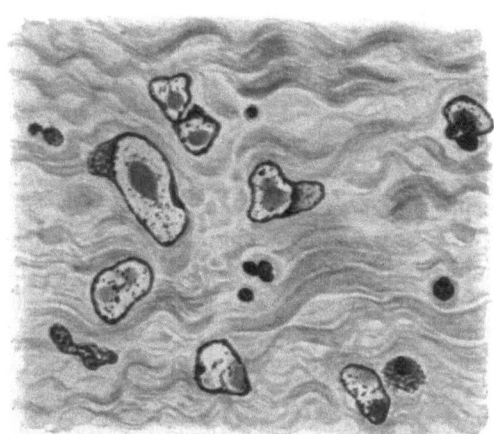

Abb. 24. *Zoster*. Einschlußgebilde im Corium (kleiner als im Epidermisepithel) in hydropisch geschwollenen Kernen der Bindegewebszellen. Carnoyfixation. Hämalaun-Eosin. Zeiss $^1/_{12}$ Immersion. Ocular 4. (Sammlung LIPSCHÜTZ.)

An den *Nerven* finden sich Veränderungen nur dann und insoweit, als auch hier die perineuralen Gefäßäste entzündlich infiltriert sind.

FEYRTER hebt neuerdings entzündliche Vorgänge am Capillarnetz der Arterienwand hervor, eine Arteriitis mit fibrinoider Nekrose der inneren Wandschichten ganz im Sinne der sog. Periarteriitis nodosa, eine Beobachtung, die auch früher gesehen (s. oben), aber nicht entsprechend gewürdigt worden ist. Auch denkt FEYRTER an rezidivierenden Zoster mit Befall der Arterienwand. Akute phlebitische Veränderungen fand er selten in der Haut, dagegen häufig alte Phlebitiden mit und ohne Verödung der Lichtung.

Feinere Veränderungen in Gestalt eigenartiger „*Einschlüsse*", wie sie namentlich durch LIPSCHÜTZ, LUGER und LAUDA besonders klargestellt worden sind, treten sowohl in den der flüssigen Umwandlung verfallenden Stachelzellen, als auch in geschwellten, hydropischen Kernen der Bindegewebszellen und der Perithelien, ferner in den Kernen mehrkerniger Bindegewebszellen der perivasculären Infiltrate, sowie endlich in Kernen der sich amitotisch teilenden Intimaendothelien kleiner Blutgefäße auf. Sie lassen sich jedoch hier wie dort *nur an ganz frischen Bläschen* feststellen. Diese „Zosterkörperchen" (LIPSCHÜTZ) finden sich einmal innerhalb der hydropisch degenerierten hellen *Kerne* jener Zellen. Gewöhnlich handelt es sich um ein großes, manchmal auch um 2—3 kleine,

kompakte, rundliche, ovale oder leicht unregelmäßig gebaute, scharf begrenzte
Gebilde von verschiedener Größe. Sie sind bereits in den Basalzellen nachweisbar; hier meist kleiner, nehmen sie zur Blasendecke hin so sehr an Größe zu,
daß sie dort den Kern fast völlig ausfüllen. Stets finden sie sich in den ballonierend
umgewandelten mehrkernigen Epithelzellen. Zuweilen gelang es LIPSCHÜTZ, in
diesen für gewöhnlich kompakt aussehenden Gebilden zahlreiche kleinste Körperchen zu erkennen. Ähnliche Gebilde fanden sich, wenn auch nur ganz vereinzelt
und beträchtlich kleiner, im *Protoplasma* der Stachelzellen ganz junger Bläschen,
wo sie meist in geringer Entfernung von der
Kernmembran angetroffen werden, ohne daß
sich ein Anhaltspunkt für einen Übertritt aus
dem Kern ins Protoplasma hätte feststellen
lassen. Diese *,,Zosterkörperchen''* verhalten
sich gegenüber verschiedenen Farben anders
als die Nucleolen (z. B. bei GIEMSA-Färbung:
Nucleolen dunkelblau, Einschlüsse rot; bei
Hämalaun-Eosin die ersten blauschwarz, die
letzten dunkelrot). Dieses gegensätzliche färberische Verhalten ließ LIPSCHÜTZ jede Beziehung der ,,Zosterkörperchen'' zu den Nucleolen ablehnen.

   Die beginnende *Abheilung* des Zosterbläs-
chens deutet sich schon auf der Höhe seiner
Entwicklung dadurch an, daß von allen
Seiten her konzentrisch vordringend frische
Epithelien den Blasengrund überziehen und
damit das zur Pustel umgewandelte Bläschen
abkapseln. Jetzt nehmen die Mitosen in der
Stachelschicht der Umgebung zu. Die Leuko-
cytose versiegt. Der Bläscheninhalt trocknet

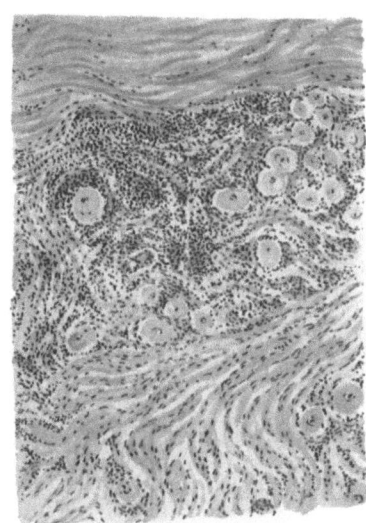

Abb. 25. *Zoster. Ganglion paravertebrale.* Lym-
phocytäre Infiltration um die Ganglienzellen.
O = 340:1; R = 340:1.
(Sammlung v. ZUMBUSCH.)

mit seinen fibrinösen und zelligen Bestandteilen zu einer dicken Kruste ein, die
durch das nachrückende neugebildete Epithel von der Unterlage abgehoben wird
und schließlich abfällt. Lediglich eine zarte, braune Pigmentierung, wohl doch
durch Melanin, erinnert manchmal noch längere Zeit an den überstandenen Prozeß.
Nur dort, wo es infolge stärkerer Gewebseinschmelzung zu ausgedehnterem Binde-
gewebszerfall gekommen war, erfolgt die Überhäutung unter *Narbenbildung.*

   Kurz erwähnt seien noch *einige Besonderheiten* im geweblichen Aufbau, die
ab und zu beobachtet wurden. Besprochen haben wir schon das Verhalten der
Haarfollikel, deren Epithelien, soweit sie im Bereich einer Blase liegen, derselben Umwandlung verfallen, wie die zugehörigen Retezellen. Vom Boden der
Blase senkt sich dann ein ungefähr der Breite des Haarfollikels entsprechender,
mit denselben Massen wie die Blase angefüllter Zapfen in die Cutis ein, der ebenfalls größtenteils der Verflüssigung anheimgefallen ist, so daß in solchen Fällen
die Blase birnförmig weit ins cutane Gewebe hinabreichen kann (HOFFMANN und
FRIEBOES).

   KOPYTOWSKY erwähnte bereits als Einzelbefund keilförmige Nekroseherde
der Epidermis; HOFFMANN und FRIEBOES schilderten sie als Veränderungen, bei

denen es zur Bläschenbildung und gleichzeitigen Nekrose, gelegentlich aber auch *zur Nekrose ohne Bläschenbildung* kommen kann. In der Umgebung dieser scharf abgesetzten, keilförmigen Nekrosen fanden sich eine hochgradige Entzündung in Gestalt dichter, namentlich perivasculärer Zellinfiltrate um die erweiterten und prall gefüllten Gefäße, sowie multiple Blutungen. Diese Nekroseherde werden gelegentlich auch ohne deckende Bläschen beobachtet, so daß man tatsächlich einen in situ nekrotisch gewordenen Epidermisbezirk vor sich hat. Die Spitze dieser Keile weist zum Papillarkörper hin. Hier erfolgt allmählich der Übergang in das cutane Gewebe.

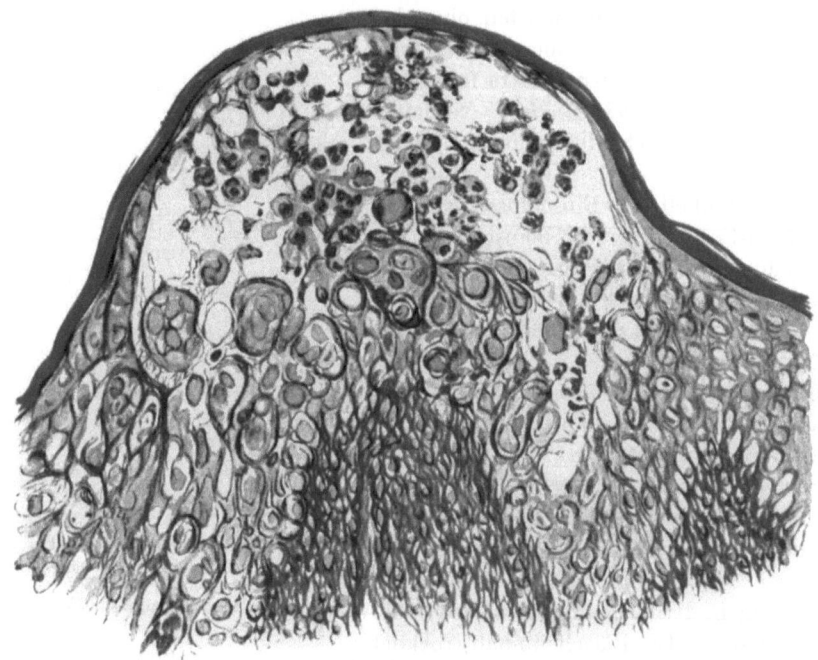

Abb. 26. *Herpes progenitalis* (♂, 20jähr., Sulcus coronarius). Übersichtsbild. Reticuläre und ballonierende Degeneration. MALLORY-Färbung. O = 645:1; R = 645:1.

Die geweblichen Veränderungen im Bereich der erkrankten *Spinalganglien* bzw. deren Umgebung oder auch des Rückenmarks und seiner Häute seien wenigstens kurz angeführt, wenn dies auch über den Rahmen dieses Buches eigentlich hinausgeht. Die entzündlichen Veränderungen bestehen vorwiegend aus lymphocytären, wechselnd dichten Infiltraten, die zum völligen Zugrundegehen einzelner Ganglienzellen *(sekundäre Neuronophagie)* führen. Es wechseln dabei in den Ganglien vollkommen normale Stellen ganz plötzlich mit diesen dicht infiltrierten ab, oder aber es ist das gesamte Ganglion diffus infiltriert. Aber auch in solchen Fällen trifft man immer noch zahlreiche wohl erhaltene Spinalganglienzellen (v. ZUM-BUSCH). Neben rein lymphocytären wurden auch ausgedehnte lymphocytär-plasmacelluläre Infiltrate sowohl in den Ganglien, als in den Wurzeln, ja sogar dem zugehörigen Rückenmark-segment beobachtet (WOHLWILL); selbst große keilförmige hämorrhagische Nekrosen mit starkem Zerfall der Nervenfasern sind beschrieben (HEDINGER). EBERT fand vom 14. Tag nach Auftreten der Bläschen ab die Zahl der Nervenfasern in einigen Bündeln in der mittleren und tieferen Cutis vermindert, ein Befund, der weiterer Nachprüfung bedarf. FEYRTER sah nur die Hüllzellen der Ganglien, nicht aber die Ganglienzellen selbst vom Virus befallen. Die aufgetriebenen Zellen waren ballonierend degeneriert und enthielten vielfach Zoster-körperchen. Der Nachweis von Einschlußkörperchen (PASCHEN und HERZBERG) beweist, daß der Zoster als Viruserkrankung angesehen werden muß (s. auch Varicellen, S. 43).

Herpes simplex.

Die Wandlungen, welche das Herpes simplex-Problem durchgemacht hat, ließen diese Erkrankung in ihrer Bedeutung weit über den engeren Rahmen der Dermatologie hinauswachsen. Der Erreger des Herpes ist ein Virus. GRÜTER gelang zuerst die Übertragung auf die Kaninchencornea. Allgemeinerkrankungen, ferner Menses und andere Umstellungen des Organismus haben eine auslösende, aber keine ätiologische Bedeutung. Dennoch bleibt unbestritten, daß der Herpes bei bestimmten Infektionskrankheiten häufiger auftritt als bei anderen. Seine

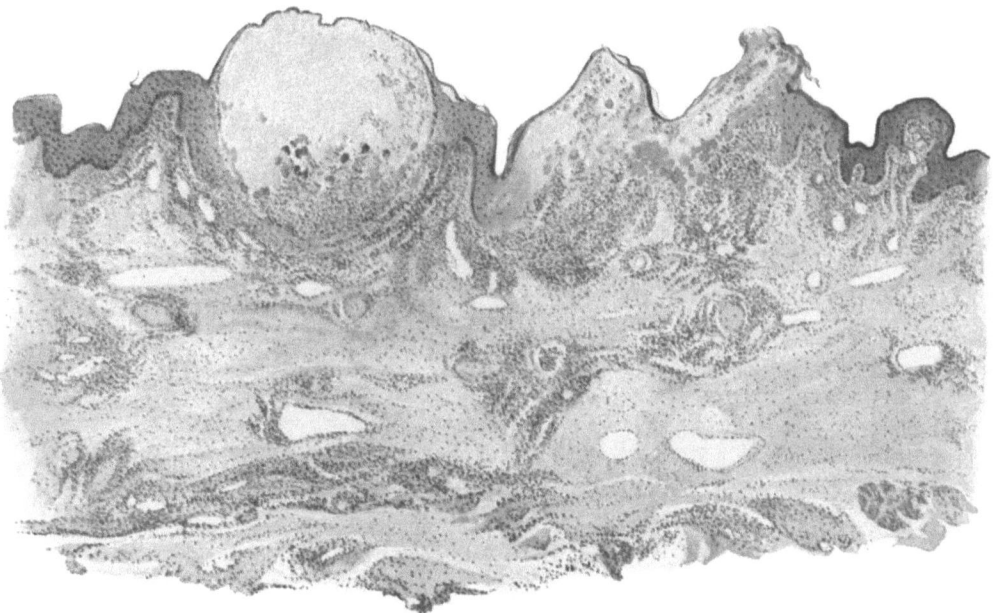

Abb. 27. *Herpes febrilis* (♀, 28jähr., Mundwinkel). Übersichtsbild. Klinisch drei sichtbare Bläschen. Starkes Ödem und ausgedehnte Zellinfiltration in Papillarkörper und oberer Cutis; Degeneration des Rete; erweiterte Blut- und Lymphgefäße. Methylgrün-Pyronin. O = 31:1; R = 31:1.

differentialdiagnostische Bedeutung ist daher eine relative. Es scheint gesichert, daß das Herpesvirus auch Meningo-Encephalitiden hervorrufen kann.

Die zahlreichen und intensiven Untersuchungen über dieses Gebiet haben zu sehr wichtigen Ergebnissen für die Biologie und Medizin geführt (MAGRASSI-Phänomen, Autosterilisation usw.), auf die hier nur verwiesen werden kann.

Das Bild des einzelnen Bläschens unterscheidet sich klinisch nicht von jenem des Zoster. Auch hier entstehen auf gerötetem Grunde, meist ohne besondere Allgemeinerscheinungen, sehr schnell Gruppen von Bläschen, die innerhalb weniger Tage eintrocknen oder Krusten bilden und dann ohne Vernarbung abheilen. Im Gegensatz zum Zoster lassen sich Zusammenhänge der Herpes simplex-Eruptionen mit dem Verbreitungsgebiet einzelner Hautnerven oder Nervenästchen *nicht* feststellen. Die Bläschen treten vielmehr mit Vorliebe in der Umgebung der Übergangsstellen von der Haut zur Schleimhaut auf (Lippen, Nase, Genitalien, an den Schleimhäuten der Wangen, der Zunge, ja der Tonsillen, der Urethra und des Anus). An der Schleimhaut sieht man jedoch das Bläschenstadium nur selten, da das hinfällige Epithel sich leicht abstößt. Vereinzelt wurden auch sog. „*Formes frustes*" (erythemato-papulöse, erythematöse, ödematöse oder gar rein sensible Formen) beschrieben.

Die *geweblichen Veränderungen* des Herpes febrilis und genitalis sind ebensowenig voneinander wie von jenen des Zoster zu unterscheiden, eine Tatsache, die

bereits KOPYTOWSKY 1903 betont hat. Die gegenteilige Ansicht, die UNNA sowohl
in seiner Histopathologie als auch in seinem histologischen Atlas vertrat, läßt
sich nicht aufrechterhalten. Denn die dort angegebenen Unterschiede beziehen
sich lediglich auf quantitative, nicht auf qualitative Differenzen. Die von UNNA
für den Herpes simplex im Vergleich zum Zoster betonte stärkere Leukocytenauswanderung sowie das tiefer reichende entzündliche Ödem scheinen lediglich
von dem Zeitpunkt der Untersuchung bzw. der Intensität der Entzündungserscheinungen abhängig. Tatsächlich ist daher eine *Trennung des Zoster vom*

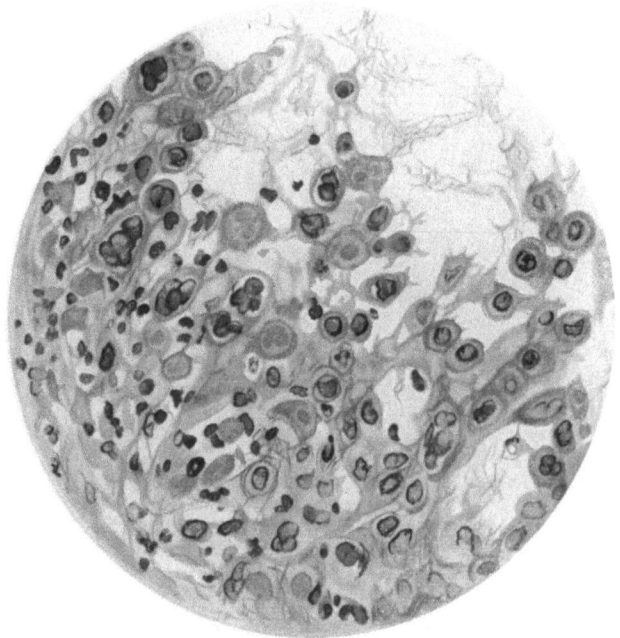

Abb. 28. *Herpes febrilis.* (Blasenboden aus einem Schnitt des vorigen Falles bei starker Vergrößerung.) Reticuläre und ballonierende Degeneration. Acidophilie und Basophilie der degenerierenden Epithelien.
Hämalaun-Eosin. O = 412:1; R = 412:1.

Herpes simplex auf Grund des histologischen Befundes nicht möglich, so daß bezüglich des Gewebsaufbaues des letzteren auf die Angaben bei dem ersten hingewiesen werden kann.

Die ursprünglich nur sehr selten beschriebene *varicelliforme Eruption* von
·KAPOSI, die später JULIUSBERG *Pustulosis varioliformis acuta* nannte, hat in
letzter Zeit zunehmende Beachtung gefunden. An der Frankfurter Universitäts-
Hautklinik konnten wir in den letzten Jahren mehrere Fälle bei Kindern und
Erwachsenen beobachten.

Es handelt sich um eine Superinfektion vorliegender Hautveränderungen,
sehr oft der Neurodermitis diffusa, mit dem Herpes-Virus. Das Krankheitsbild
ist klinisch und immunbiologisch *scharf* von dem sog. Eczema vaccinatum
abzutrennen (Einzelheiten s. bei LAUSECKER, MARCHIONINI und NASEMANN). Das
histologische Bild entspricht dem Herpes, doch kommt es durch Sekundärinfektion
leichter zu ausgedehnterem Gewebszerfall. KAISER sah bei den KUMERschen

Fällen Elementarkörperchen in der Haut. LAUSECKER fand sie nicht bei neun histologisch untersuchten Fällen.

Die rein histologische Abgrenzung gegenüber den anderen Virusinfektionen mit Bläschen, also gegenüber Variola, Vaccine und Zoster, entspricht der zwischen dem Herpes und diesen Erkrankungen.

Differentialdiagnose. Die Übereinstimmung des Gewebsaufbaus von Zoster und Herpes simplex gilt mit einer gewissen Einschränkung auch für die feineren cytologischen Veränderungen, deren genauere Kenntnis wir vor allem LIPSCHÜTZ verdanken. Dieser selbst wies auf die große Ähnlichkeit seiner sog. „α"- sowohl wie „β"-Körperchen mit den „Zosterkörperchen" hin; seine Angabe, daß die β-Körperchen im Gegensatz zu den sehr plastischen „Zosterkörperchen" eine mehr starre Beschaffenheit hätten, die α-Kerneinschlüsse wiederum plastischer seien, läßt sich nach meinen Erfahrungen im Einzelfall nicht verwerten. Doch lassen sich beide Krankheitsbilder durch den Nachweis des Herpesvirus unterscheiden.

Weit größeren Wert kann gelegentlich einmal die Unterscheidung von Blasen der *Dermatitis her-*

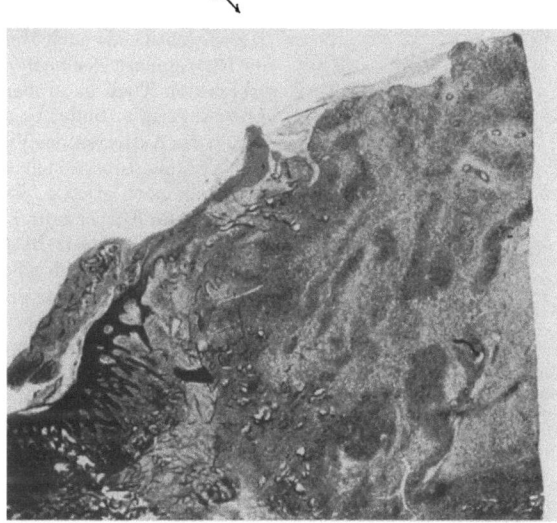

Abb. 29. *Verruga peruviana.* Übersicht eines geschwürig zerfallenden Knotens. (Sammlung ROCHA-LIMA.) *a* siehe Abb. 31.

petiformis haben. Diese wird jedoch keine Schwierigkeiten machen, da wir bei der letzten so eigenartige Zellumwandlungen wie die „ballonierende Degeneration" nie antreffen, so daß schon der Ausstrich eine Entscheidung ermöglicht, wobei aber immer mehrere Efflorescenzen untersucht werden sollten (STEIGLEDER).

Die *Varicellen* stehen auch auf Grund ihres histologischen Aufbaues der Herpesgruppe, vor allem dem Zoster, sehr nahe. Dies um so mehr, als sich bei ihnen neben den reticulierend und ballonierend degenerierenden Epithelien auch intranucleäre Zelleinschlüsse vorfinden, und zwar sowohl in den Stachelzellen als auch in den Bindegewebszellen des Coriums (TYZZER, LIPSCHÜTZ u. a.). Die Unterscheidungsmöglichkeit für Varicellen gegenüber der Herpesgruppe ist dadurch erschwert; glücklicherweise gestattet jedoch gerade hier das klinische Bild eine Trennung.

Auf die Bedeutung der Kerneinschlüsse für die Trennung von der *Variola und Variolois* wurde dort schon hingewiesen.

Pathogenese. Die Erforschung des Herpesproblems nahm ihren Ausgang von Experimenten GRÜTERS (1913) und LÖWENSTEINS (1919), denen alsbald zahlreiche andere (BAUM, KRAUPA, DOERR-VOECHTING, DOERR und SCHNABEL, LIPSCHÜTZ, LUGER und LAUDA u. a.) folgten (Näheres s. Lehr- bzw. Handbücher der Bakteriologie).

Die Bedeutung der Kern- und Protoplasmaeinschlüsse für die Genese der Erkrankungen der Herpesgruppe wurde schon wiederholt gestreift. Zusammenfassend sei hier noch einmal kurz erwähnt, daß das Vorkommen derartiger Einschlüsse nicht mehr bezweifelt wird (UNNA, KOPYTOWSKY, LIPSCHÜTZ, PASCHEN, LUGER und LAUDA, LEVADITI u. a.). Eine Reihe von Forschern (LUGER und LAUDA, ZDANSKY, MARIANI, DOERR, PASCHEN u. a.) lehnten die Gleichstellung der Kernveränderungen beim Zoster mit den Einschlußkörpern im Sinne der Chlamydozoenlehre (LIPSCHÜTZ) ab und deuteten die Gebilde als Endprodukte einer *Kerndegeneration.* LIPSCHÜTZ hingegen stellte sie in Parallele zu den GUARNIERIschen Körperchen, hielt sie demnach für Reaktionsprodukte der Kernsubstanzen gegen das im Kern parasitierende lebende Virus. Ein ätiologischer Zusammenhang zwischen Herpes und Zoster wird heute abgelehnt (LIPSCHÜTZ, MARIANI, KUNDRATITZ); dagegen ist ein solcher zwischen Zoster und Varicellen äußerst wahrscheinlich. Wir möchten uns hier mit dem Hinweis begnügen, daß das Herpes-

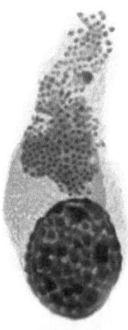

Abb. 30. *Verruga peruviana.* Zelleinschlüsse in einem Angioblast. GIEMSA-Färbung. (Sammlung MAYER, ROCHA-LIMA und WERNER.)

virus zu den filtrierbaren Erregern gehört, daß es sowohl beim Herpes febrilis als auch Herpes corneae im Gehirn ebenso wie im Rückenmark der nach experimenteller Impfung allgemein erkrankten Tiere in großer Menge nachweisbar wird. Nach LIPSCHÜTZ u. a. findet es sich auch beim Zoster. Wie im einzelnen das Auftreten des Virus unter verschiedenen Bedingungen (Trauma, Infektionen verschiedener Art usw.) zu erklären ist, bleibt noch strittig. Die Annahme hat viel für sich, daß das Virus im Körper ruht, aktiviert wird und dann wie andere dermotrope Viren zur Bläschenbildung in der Haut führt.

Der Aufbau der virusbedingten Bläscheneffloreszenzen ist ein so charakteristischer, daß die von GRÜNEBERG bei *Incontinentia pigmenti* BLOCH-SULZBERGER (s. Bd. I) beobachtete reticulierende und ballonierende Degeneration in Bläschen von ihm — neben anderen Argumenten — als für die Virusätiologie dieser Erkrankung beweisend angeführt wird. Wir selbst vermißten sie in den Bläschen bei einem 14 Tage alten Kind ebenso wie andere.

Anhang.
Verruga peruviana.

Die Erkrankung ist bisher mit Sicherheit nur in einigen Tälern der Anden Perus, neuerdings auch in kleineren Herden in Kolumbien und Ekuador beobachtet worden. Sie äußert sich auf der Haut in eigenartigen Knötchen und Knoten von kugeliger oder ovaler Form, die von der Cutis oder auch der Subcutis ausgehen und eine glatte, rote, feuchte Oberfläche aufweisen. Außer an der Haut, findet man diese Knötchen auch an den Schleimhäuten der Körpereingangshöhlen. Die Verruga peruviana ist das exanthematische Stadium einer schweren, fieberhaften, mit Zerstörung der roten Blutkörperchen einhergehenden Allgemeinerkrankung (*Oroyafieber, Carrionfieber,* nach dem peruanischen Studenten CARRION, der 1885 im Selbstversuch der Infektion zum Opfer fiel). Das Verrugaexanthem ist also die sekundär lokalisierte Erscheinung einer Allgemeininfektion; bezweifelt wurde die Identität dieses Exanthems bzw. der ihm vorausgehenden Allgemeinstörungen mit dem Oroyafieber. ARCE, ein genauer Kenner dieser eigenartigen Krankheit seines Heimatlandes, unterscheidet eine *gutartige* eruptive Verruga mit einfacher Anämie, wechselndem Fieber, Gelenk- und Muskelschmerzen, allgemeiner Drüsenschwellung, sowie reichlichem Verrugaausschlag, von einer bösartigen Form mit akuter schwerer perniziöser Anämie, im übrigen den gleichen Veränderungen, jedoch einem nur spärlichen Exanthem und meist deletärem Verlauf.

Auch über den *histologischen Aufbau* der Verrugaknötchen gehen die Meinungen noch auseinander, wenn dies auch eher wohl auf die Verschiedenheit des untersuchten Materials bzw. auf die ungleiche Entwicklung der verschiedenen Elemente in den einzelnen Knoten und vielleicht auch auf die Unvollkommenheit der angewandten Technik zurückzuführen ist. Feststehend scheint nur das Vorkommen eigenartiger, großer, spindelförmiger Zellen als kennzeichnende Gebilde der Verrugaknötchen. Es soll sich dabei jedoch nicht um Bindegewebszellen (Fibroblasten), sondern um Gefäßwandzellen (Angioblasten) handeln (s. auch S. 54).

Diese sind nach ROCHA-LIMA — dem wir eine der genauesten Darstellungen der Histologie der Veränderung verdanken — schon in allerkleinsten Knötchen vorhanden. Sie finden sich hier als protoplasmareiche Wandzellen zahlreicher neugebildeter zarter Gefäße in einem ödematös infiltrierten Bindegewebe. Zu diesem *Wucherungsprozeß der Capillargefäße* kommt eine wechselnd starke *lymphocytäre Infiltration*, sowie eine eigenartige *Sproßbildung der Endothelien*, die nicht zur Gefäßbildung führt, sondern im Gewebe ein Netz aus Spindelzellen (Verrugazellen ESCOMELS) darstellt. Die dichten Anhäufungen der gewucherten Gefäßwandendothelien bilden geschwulstartige, an Sarkome erinnernde Massen, die herdförmig das ödematöse, hämorrhagisch oder zellig infiltrierte, feinfaserige Bindegewebe durchsetzen.

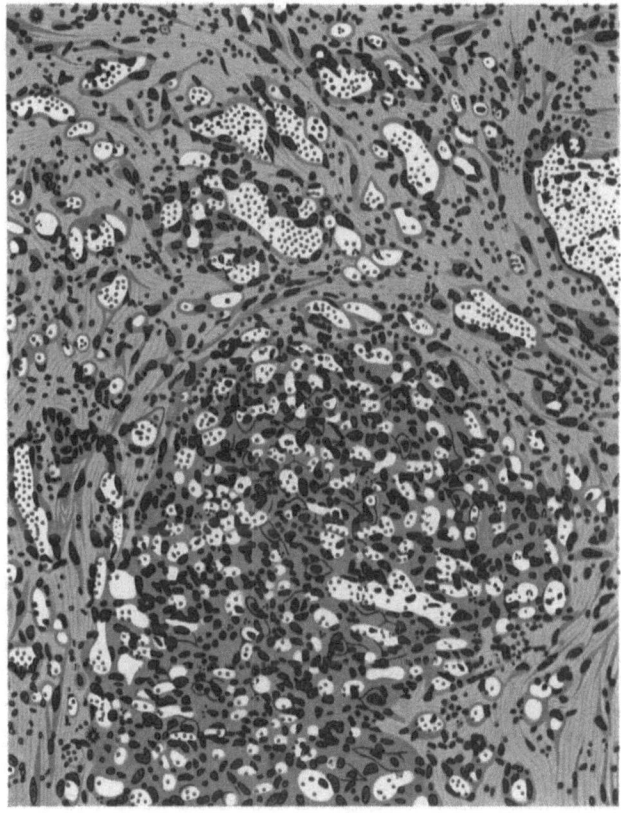

Abb. 31. *Verruga peruviana.* Gewebsbefund bei a aus Abb. 29 bei starker Vergrößerung. In der Tiefe geschwulstartige, an der Oberfläche angiomatöse Wucherung der Gefäßwandzellen. (Sammlung ROCHA-LIMA.)

In dem hellen großen Protoplasmaleib der Verrugazellen fand schon ROCHA-LIMA gelegentlich eigenartige Körnchenhaufen, die an Einschlußkörperchen erinnerten und vielleicht tatsächlich den Erreger darstellten. Sie finden sich nur nach besonderer Fixation (REGAUD) und Spezialfärbung (GIEMSA). Sie werden leicht mit Mastzellgranula verwechselt (ALLEN). Die übrigen, das Verrugaknötchen aufbauenden *Zellelemente* sind vor allem Lymphocyten, die bei den größeren Verrugas in ein ziemlich zellarmes, ödematöses Bindegewebe eingebettet liegen. Polymorphkernige Leukocyten sind ebenso wie Mast- und Plasmazellen innerhalb des Verrugagewebes sehr spärlich; die ersten findet man nur in einigen Gefäßen und deren Umgebung, die letzten hingegen — besonders die Plasmazellen — zahlreicher im perivasalen Gewebe. Die eigentümliche rote Farbe der Verruga und ihre Neigung zu Blutungen wird ohne weiteres verständlich, wenn man berücksichtigt, daß der obere Abschnitt der Hautknoten vorwiegend aus weiten, dünnwandigen, strotzend mit Blut gefüllten Gefäßen gebildet wird.

Seine Darstellung faßte Rocha-Lima abschließend dahin zusammen, daß in den einzelnen Knötchen bald ein sarkomatöses, bald ein myxomatöses, bald ein angiomatöses bzw. kavernöses Aussehen vorherrschen kann; er unterschied danach *verschiedene histologische Typen*, nämlich einmal ein nur mäßig ödematöses, mehr oder weniger stark zellig infiltriertes Bindegewebe, das von neugebildeten Gefäßen unregelmäßig durchzogen wird; ferner geschwulstartige Spindelzellansammlungen, bei welchen die Beziehungen zu den Gefäßen nur undeutlich hervortreten; dann die voll ausgebildete Verruga mit dem kennzeichnenden Aufbau aus einem Nebeneinander kompakter geschwulstartiger Zellnester, ödematöser Zwischenräume und angiomatöser Bezirke und schließlich die subcutane Verruga, bei welcher die Gefäßneubildung und die ödematösen Bezirke nur schwach entwickelt, die angioblastomartigen Zellherde vielmehr von einer straffen Bindegewebskapsel umgeben sind.

Differentialdiagnose. Der eigenartige Gewebsaufbau erinnert manchmal an das *Granuloma teleangiectodes*. Rocha-Lima betont als Unterschied zwischen beiden, daß bei dem letzten die Gefäßneubildung, bei der Verruga die Wucherung der Endothelzellen vorwiegt, eine Feststellung, deren differentialdiagnostischer Wert jedoch dadurch verringert wird, daß beide Vorgänge deutlich nebeneinander angetroffen werden können. Das Verrugaknötchen kann auch an multiple Angiome oder hämorrhagische Sarkome erinnern (Jadassohn). Die einzelnen Cutisherde haben meines Erachtens eine gewisse Ähnlichkeit mit jenen der Paravaccine (s. dort). Der klinische Verlauf der Erkrankung wird jedoch eine Entscheidung stets ermöglichen.

Pathogenese. Die Übertragung der Krankheit auf Tiere ist erstmalig sicher Jadassohn und Seiffert 1910 an Affen gelungen; es kam dabei jedoch nicht zu Allgemeinerscheinungen. Von Barton wurden 1905 beim Oroyafieber in den roten Blutkörperchen eigenartige, bacillenförmige Gebilde nachgewiesen. Diese „Bartonella bacilliformis" (Strong) ist der Erreger der Krankheit. Die Übertragung geschieht durch eine Mücke *(Phlebotomus noguchii)*. Eine in den Andentälern erworbene Infektion kann erst später in anderen Ländern zum Ausbruch kommen.

2. Mykosen der Haut.

Unter Mykosen verstehen wir mit Plaut äußere, in selteneren Fällen auch gleichzeitig innere Erkrankungen des Menschen, die im Gegensatz zu den eigentlichen Infektionskrankheiten durch parasitierende Pilze hervorgerufen werden. Unter diesen unterscheidet man einmal die gewöhnlichen *Hyphomyceten* (Fadenpilze, Eumyceten), d.h. solche, die ein echtes Mycel besitzen und sich durch Sporenbildung oder höhere Fruktifikationsorgane fortpflanzen. Die Erreger von Hauterkrankungen sind nun Pilze, die von verschiedenen Autoren fast ausschließlich zu den *Fungi imperfecti* gerechnet werden, da ihnen wesentliche Eigenschaften der Eumyceten fehlen.

Der Zusammenhang bzw. die gegenseitigen Beziehungen der verschiedenen, die Mykosen des Menschen verursachenden Pilzfamilien zueinander sind bis heute noch nicht restlos geklärt. Einmal sind uns die höher organisierten Erscheinungsformen der Pilze noch unbekannt; zum anderen ändert sich ihr morphologisches Gesamtbild unter wechselnden Lebensbedingungen in weitestem Ausmaß. Die verschiedenen Pilzarten sind zudem nicht streng voneinander zu trennen; es kommen vielmehr zahlreiche Übergänge vor. Dazu kommt, daß zwischen dem Verhalten eines Pilzes in der Kultur und im Gewebsschnitt oder im Haar und seiner pathogenen Wirkung durchaus keine unveränderlichen, gesetzmäßigen Beziehungen bestehen, wenn auch gerade für die wichtigsten Gruppen, die Trichophytien und Mikrosporien, gewisse Regelmäßigkeiten sich herausgestellt haben. Im allgemeinen kann man jedoch weder aus den morphologischen und biologischen Eigenschaften einer Pilzreinkultur auf die von ihr hervorgerufene Hautaffektion schließen, noch umgekehrt, von dieser mit Sicherheit auf die zugrunde liegende Pilzart (BLOCH). *Noch weniger eindeutig ist das Bild der geweblichen Veränderungen.* Klinisch gleichartige oder doch sehr ähnliche Krankheitsbilder können durch mikroskopisch und kulturell ganz verschiedene Pilzarten erzeugt werden (SABOURAUD). Der Satz der alten Bakteriologie: Jedem Bacterium seine spezifische Läsion, gilt für die Hyphomyceten ebensowenig wie für die Spirochaeta pallida oder den Tuberkelbacillus, wenn auch gewisse klinische Erscheinungen für diesen oder jenen Pilz bis zu einem bestimmten Grade, wenn nicht spezifisch, so doch verhältnismäßig kennzeichnend sind. Wir verzichten daher auf die Wiedergabe eines Schema einer Einteilung der Pilze. Ein dem praktischen Gebrauch angepaßtes übersichtliches würde eine unerlaubte Vereinfachung bedeuten und zu Mißverständnissen Anlaß geben, ein ausführliches aber den Nichtbotaniker und -hygieniker verwirren. Verwiesen sei auf entsprechende Lehrbücher der Bakteriologie und die Einteilung von MOHR nach BRUMPT-NEVEU-LEMAIRE und ERHARDT, sowie die von MOSS und McQUOWN und das von SIMONS herausgegebene Werk.

Die *Perjodsäure*-SCHIFF-Reaktion und einige Modifikationen sind zur Darstellung der Pilze in Schnitten besonders geeignet (KLIGMAN, MESCON und DE LAMATER u. a.).

Es ist nach alledem verständlich, daß wir uns einer sehr einfachen Einteilung bedienen, indem wir Mykosen mit vorwiegend oberflächlichem und tiefem Befall der Haut abtrennen, wobei auch diese Unterteilung keine scharfe sein und nur angedeutet werden kann, inwieweit die „tiefen" Mykosen der Haut Sekundärveränderungen bei primärem Befall innerer Organe sind, also Teilsymptom einer „Systemerkrankung".

a) Hautentzündungen durch vorwiegend oberflächlich sich ausbreitende Pilze.

Sog. Saprophytien.

Den Dermatomykosen im engeren Sinne seien hier der Vollständigkeit halber jene so gut wie ausschließlich saprophytären Formen vorausgeschickt, obwohl gerade diese, erstmals von UNNA gegebene Bezeichnung ihre Aufnahme in eine Darstellung pathologisch-histologischer Gewebs*veränderungen* kaum gerechtfertigt erscheinen läßt. Allerdings hat die weitere Forschung gezeigt, daß auch diese Saprophyten, welche ohne eigentliche Hautaffektionen, d.h. pathologische Gewebsveränderungen der Haut zu erzeugen, in derselben vegetieren, „eine absolute Integrität des Hautgewebes durchaus nicht immer bedingen". Diese, mit vorstehenden Worten bereits von UNNA geahnte Tatsache, ist durch die Untersuchungen anderer Forscher (JADASSOHN, WAELSCH, MEINERI u. a.) nicht nur dahin bestätigt worden, daß sich im Verlauf einer solchen saprophytären Hautveränderung sekundäre entzündliche Prozesse anschließen (KYRLE), sondern daß auch ohne solche Einflüsse diese Schmarotzer in dem einen oder anderen Falle entzündliche Reaktionen des Gewebes auslösen können. Die Grenze zwischen den pathogen wirksamen und rein saprophytären Pilzstämmen ist keine scharfe, ähnlich wie wir dies bei den Viruserkrankungen gelernt haben (MACFARLANE, BURNET). Nicht nur der Erreger, auch die Reaktionsbereitschaft des Organismus entscheidet.

Klinisch ist die

Pityriasis versicolor

gekennzeichnet durch gelbe oder braune, vereinzelt auch ganz blasse, leicht schuppende
Flecke, die gelegentlich bei frischeren Erkrankungen leicht entzündlich verändert erscheinen
(JADASSOHN). Die follikulären, dann stecknadelkopfgroßen, oder bis münzen- oder gar handtellergroßen zuweilen flächenhaften, unregelmäßig polycyclischen Herde finden sich mit Vorliebe am Rumpf und den Extremitäten, kommen jedoch in seltenen Fällen auch im Gesicht,
jedoch nie an Händen und Füßen vor. Die Veränderung zieht sich ohne Beschwerden zu
machen, oft über viele Jahre hin. Die gelblichen Herde absorbieren das Licht. Die Haut wird

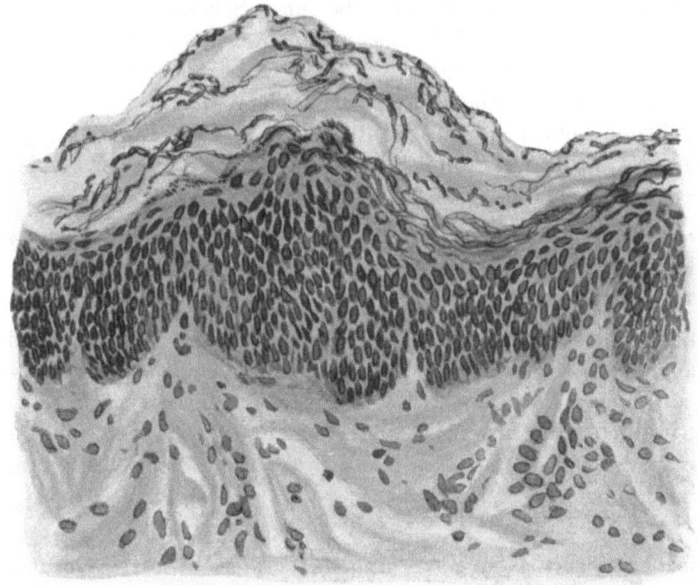

Abb. 32. *Pityriasis versicolor* (♂, 35jähr., Rücken). Der Pilz wuchert ausschließlich in der lamellär aufgelockerten
Hornschicht. Deutliche Acanthose. O = 330:1; R = 330:1.

deshalb unter diesen Herden nicht pigmentiert und kann daher später als weißer depigmen-
tierter Fleck dem abgeheilten Herd nach Form und Größe entsprechen.

Der Erreger, das von EICHSTEDT entdeckte *Microsporon furfur* (s. Abb. 33), findet
sich ausschließlich im Stratum corneum als dichtes Netz unregelmäßig strahlenförmig verlaufender Hyphen, die von zahlreichen Sporenhaufen durchsetzt sind. Die Größe dieser
Sporen schwankt zwischen 1,5—5 μ Durchmesser. Die Mycelglieder sind 8—13 μ lang,
bei einer Dicke von 1,5—3 μ. An den in Sporulation befindlichen Mycelfragmenten kann
man häufig U- oder V-förmige Bildungen beobachten. In älteren Krankheitsherden finden
sich diese Sporenhaufen reichlicher als in jüngeren. Die Sporen liegen nach SABOURAUD
ohne Stielchen nebeneinander; hingegen beschrieb PLAUT nach Mikrophotographien WOLFFS
diese Sporenhaufen als aus einzelnen, deutlich von Hyphen getragenen Sporen zusammengesetzt. Die an den freiliegenden Sporen oft zu beobachtenden Stielchen hielt PLAUT für die
erste Anlage des Keimschlauches.

Die *geweblichen Veränderungen* der Haut beschränken sich in den meisten Fällen
auf die *Hornschicht*. Diese wird durch die wuchernden Pilze in einzelne Lamellen
und Schichten aufgespalten. Der *Pilz* findet sich hauptsächlich in der mittleren
und basalen Hornschicht, und zwar in der ersten in wechselnd dichten, von einem
engen Pilzgeflecht umsponnenen Sporenhaufen, in der letzten ausschließlich in
unregelmäßig nach allen Richtungen verlaufenden Fäden (WAELSCH). In der

oberen Hornschicht ist der Pilz seltener anzutreffen; er dringt nach unten nie über das Stratum lucidum hinaus. Hier findet man ihn jedoch nur in einzelnen, meist senkrecht nach abwärts ziehenden Fäden (MEINERI). Die Menge der Pilze nimmt in älteren Herden im Vergleich zu jüngeren erheblich zu. In den meisten Fällen, frischen und älteren, läßt er sich auch in den Schweißdrüsenmündungen und Haartrichtern nachweisen. Hier nistet er sich in den Hohlraum zwischen Haar und Stratum corneum ein, läßt das erste jedoch stets völlig frei. Die

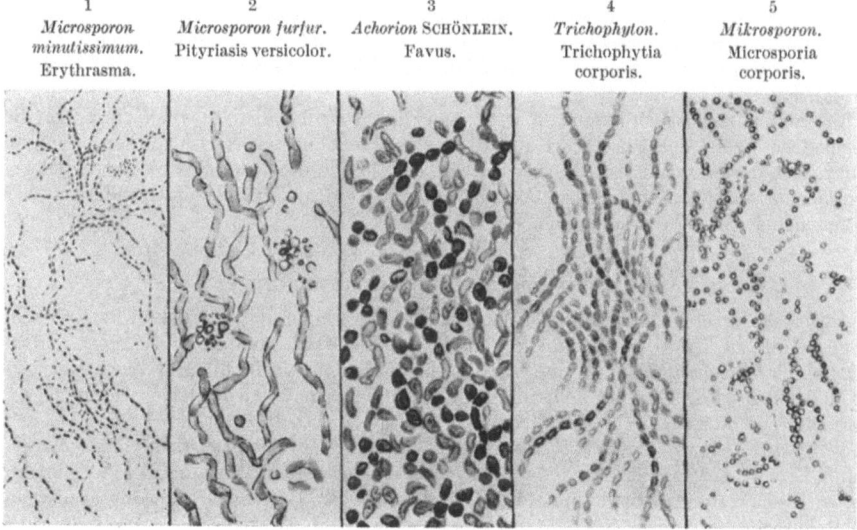

1	2	3	4	5
Microsporon minutissimum. Erythrasma.	*Microsporon furfur.* Pityriasis versicolor.	*Achorion* SCHÖNLEIN. Favus.	*Trichophyton.* Trichophytia corporis.	*Mikrosporon.* Microsporia corporis.

Abb. 33. Darstellung der verschiedenen pathogenen Pilze in Hautschuppen. 10% Kalilauge.
O = 500:1; R = 500:1.

Stachelzellschicht, das Stratum granulosum und basale, wurden nie verändert gefunden; ebensowenig die Anhangsgebilde der Haut.

Im allgemeinen bleiben auch *Papillarkörper* und *Cutis* frei von Veränderungen. Hin und wieder stößt man jedoch auf Fälle, die schon klinisch eine mäßige entzündliche Rötung auch an Stellen zeigen, wo eine sekundäre Reizung kaum in Frage kommt. Ja, es fehlt nicht an Beobachtungen, wo der Gesamtcharakter der Affektion ein *ausgesprochen entzündlicher* war, wenn auch nur in geringem Grade. In solchen Fällen kann man dann auch in der Cutis *stärkere Veränderungen* antreffen, die sich als leichte Erweiterung sowie geringgradige, perivasculäre Infiltration, besonders der papillaren Gefäßschlingen äußern (WAELSCH). Vereinzelt trifft man auch einmal auf ein stärkeres Ödem von Papillarkörper und Cutis mit Verlängerung der Papillen, stärkerer Gefäßerweiterung und geringer perivasculärer Infiltration nicht nur im Stratum papillare sondern auch subpapillare, mit Parakeratose, Acanthose und intracellulärem Ödem, ja sogar Bläschenbildung, wie bei der Pityriasis rosea GIBERT (MEINERI).

Als „*Pityriasis circinata*" bezeichnete TOYAMA eine der Pityriasis versicolor klinisch sehr ähnliche, aus regelmäßigen, leicht schuppenden, braunen kreisrunden Scheiben oder ovalen Flächen bestehende Erkrankung, die sich von jener ebenso wie von dem Erythrasma vor allem dadurch unterscheidet, daß es ihm niemals gelang, mikroskopisch oder kulturell einen Erreger nachzuweisen.

Erythrasma.

Die Veränderung zeigt sich vor allem bei erwachsenen Männern, seltener bei Frauen, in erster Linie in der Genitocruralgegend in Gestalt scharf abgesetzter, unregelmäßig poly- cyclischer Herde von brauner bis dunkelroter Farbe und leicht schuppender Oberfläche.

Der Erreger, ein 1859 von BURCHARDT entdeckter, von v. BÄRENSPRUNG als *Microsporon minutissimum* bezeichneter Parasit (s. Abb. 33, 1), findet sich in außerordentlich zarten, oft gewundenen und verzweigten, meist kurzen und an den Enden in Sporen zerfallenden Fäden, die, gerade wie das Microsporon furfur, streng auf die Hornschicht beschränkt bleiben.

Entzündliche Veränderungen, die gelegentlich, wie bei der Pityriasis versicolor auch beim Erythrasma angetroffen werden und hier wohl häufiger auf sekundäre Einwirkungen zurückzuführen sind, entsprechen in ihrem histologischen Bilde, insbesondere in den Verände- rungen der Hornschicht den oben geschilderten. Eine eingehende Darstellung erübrigt sich daher.

Differentialdiagnostisch kommt in erster Linie die *Epidermophytia inguinalis* in Frage; die verschiedene Größe der Pilze wird allerdings eine Trennung leicht ermöglichen. Gewisse Formen der dysseborrhoischen Dermatitis, die ebenso wie die *Pityriasis rosea* GIBERT ge- legentlich an den gleichen Körperstellen beobachtet werden, dürften auf Grund klinischer Erwägungen leicht zu erkennen sein.

Exotische saprophytäre Pilzerkrankungen.

Anhangsweise sei noch kurz auf einige exotische Pilzveränderungen der Haut hingewiesen, vor allem auf die *Tinea imbricata*, die klinisch der Pityriasis versicolor nahe steht und in konzentrisch fortschreitenden, bräunlichen Flecken auftritt, wobei die Hornschicht gelockert und abgehoben wird. Da vom Zentrum der Erkrankung immer wieder neue Schübe folgen, so ergeben sich konzentrische Schuppenringe (MANSON). Die Pilzansiedlung führt bei den farbigen Rassen häufig zu *Leukoderm*. CASTELLANI hat verschiedene, dem Achorion ver- wandte Erreger beschrieben (Endodermophyton), die bei dieser Tinea imbricata gefunden wurden. Die Erkrankung tritt hauptsächlich auf der südlichen Hälfte des Stillen und Indischen Ozeans auf.

Von den trichophytären Erkrankungen der Haut unterscheidet sie sich durch die eigen- tümlich ringförmige Anordnung in konzentrischen Herden, sowie den Mangel jeglicher Reaktion des Körpers (bzw. diese wurde bei den dunkelhäutigen Kranken nicht gesehen). Über andere tropische Dermatomykosen (weiße, schwarze, blaue, rote *Karate* usw.) siehe die Lehrbücher der Tropenkrankheiten.

Dermatomykosen im engeren Sinne.

1. Örtlich fortschreitende Formen.

Die Trichophytongruppe.

Die oberflächliche Trichophytie beginnt als zart geröteter, leicht schuppender Fleck, der sich kreisförmig vergrößert. Unter leichtem Vergilben heilt die Mitte ab, während die Erkrankung als geröteter, leicht erhabener, bei stärkerer Entzündung bläschen- und krusten- tragender Saum peripher fortschreitet. Im klinischen Bilde ist dabei eine Unterscheidung der die einzelne Veränderung verursachenden Trichophytonarten selten möglich; im allgemeinen pflegen die von Tieren stammenden Pilze eine stärkere entzündliche Reaktion des Gewebes auszulösen als die von Mensch zu Mensch übertragenen. Follikuläre Trichophytien können an banale Folliculitiden, follikuläre Mikrobide sowie an die follikuläre Form der Periarteriitis nodosa denken lassen (MIESCHER, FISCHER und WALCH, WILSON, PLUNKETT und CREMER, GREGERSEN u. a.).

Eine gewisse klinische Sonderstellung nimmt die **Epidermophytia inguinalis** ein, jene durch das Epidermophyton inguinale hervorgerufene, in erster Linie in der Leistenbeuge, an der Innenfläche der Oberschenkel, den Achselhöhlen, häufig auch zwischen Fingern und Zehen — hier durch das Epidermophyton KAUFMANN-WOLF (*Ctenomyces interdigitalis*), bzw. das Trichophyton rubrum —, ganz vereinzelt am behaarten Kopf (WEISS, ARZT-FUHS) in Form scharf abgesetzter, mehr oder weniger kreisrunder, landkartenähnlicher Herde auftretende Hauterkrankung. Sie wurde ursprünglich von SABOURAUD u. a. von der Trichophytie im engeren Sinne scharf getrennt; sie kann ja auch klinisch einige Schwierigkeiten machen, da sie mit den einfachen Intertrigines sowohl als auch dem Erythrasma die gleiche Lokalisation aufweist und in den Körperherden oft einer Dermatitis eczematosa sehr ähnlich sieht. Von den ersten unterscheidet sich die Epidermophytia inguinalis ohne weiteres durch die in unbehandelten Fällen stets nachweisbaren, sehr dicken Mycelien des Epidermophyton. Im Gegensatz zu diesen sind die Fäden des das Erythrasma hervorrufenden Microsporon minutissimum (s. dort) außerordentlich zart und dünn. Die Trennung von der Dermatitis eczematosa ist, falls der Pilznachweis versagt, histologisch unschwer durchzuführen: Beschränktbleiben auf die Hornschicht; lediglich eine Parakeratose, und auch diese stets frei

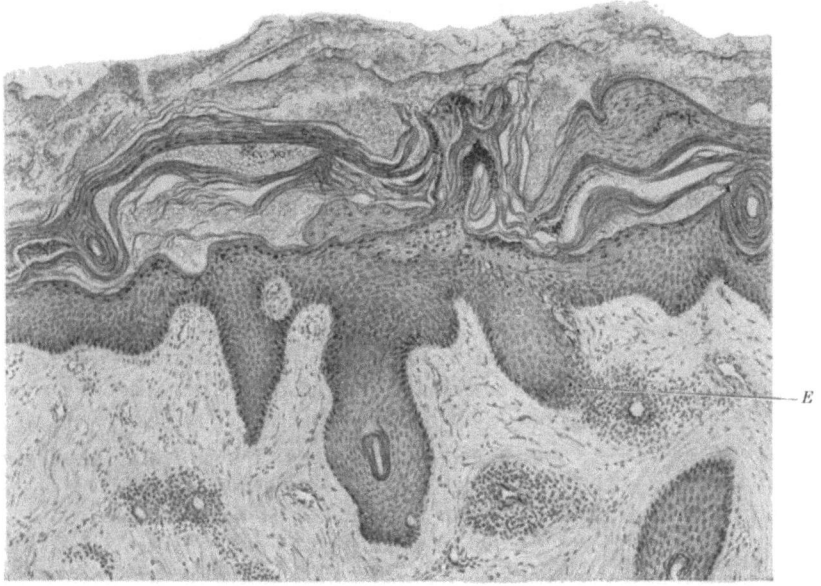

Abb. 34. *Trichophytia superficialis squamo-crustosa.* Hornschicht parakeratotisch und lamellär aufgelockert, mäßige Acanthose. In Papillarkörper und oberer Cutis erweiterte Blut- und Lymphgefäße, die ersten mit stärkeren perivasculären Zellherden. Die *Pilze* finden sich als dichte Sporenmassen in und auf der gelockerten Hornschicht. O = 85:1; R = 85:1. (Sammlung KYRLE.)

von exsudativen Prozessen, während im Gegensatz zur Dermatitis eczematosa Acanthose und Spongiose mit sekundärer Bläschenbildung primär fehlen (SPIEGLER, ALEXANDER). Über die Beziehungen zur Pityriasis rosea GIBERT, mit der vereinzelt klinisch eine Ähnlichkeit vorlag (ARZT und FUHS), siehe diese.

Schwer ist klinisch auch eine Trennung der durch die Trichophytonpilze im engeren Sinne hervorgerufenen Hautveränderungen von den **Mikrosporien,** die ja an den unbehaarten Körperstellen sehr viel seltener sind. In manchen Fällen *(Herpes circinatus microsporicus, Microsporia circinosa)* kann die Übereinstimmung mit der Trichophytia circinosa vollständig sein; meist allerdings handelt es sich um weniger stark gerötete, leicht schuppende, weniger kreisrund als ovale Herde, die im allgemeinen schnell abheilen und gelegentlich zu *leukodermartiger* Depigmentierung führen (BUSCHKE-LANGER).

Auf dem *behaarten Kinderkopf* hingegen unterscheidet sich die Mikrosporie von der oberflächlichen Trichophytie bereits klinisch hinlänglich. Bei der ersteren scharf umschriebene, wechselnd große, mehr oder weniger runde, mit zarten grauen Schüppchen bedeckte Herde, innerhalb deren die meisten Haare kurz abgebrochen, nur wenige Millimeter lang erhalten sind. Bei den Trichophytien hingegen, wo man klinisch nach SABOURAUD zudem noch zwei verschiedene Arten (*Trichophyton crateriforme:* graue, wenige Millimeter lange kranke Haare, vermischt mit zahlreichen langen gesunden Haaren; *Trichophyton acuminatum:* in die Hornschicht eingeschlossene und durch diese als schwarze follikuläre Erhebungen durchschimmernde kranke Haare, die an der Oberfläche abgebrochen sind) unterscheiden kann, finden wir zahlreiche kleine Herde, aus einzelnen erkrankten Haaren bestehend, die, größer werdend, zusammenfließen können, aber dann meistens noch zahlreiche gesunde Haare bergen.

Trichophytia superficialis squamosa.

Die geweblichen Veränderungen dieser oberflächlichen *Trichophytie-* sowohl wie Mikrosporieformen sind außerordentlich gering und unterscheiden sich nicht wesentlich von jenen, die wir bei den saprophytären Pilzerkrankungen des Menschen kennengelernt haben. Die *Pilze* finden sich an sog. unbehaarten Hautabschnitten lediglich in der Hornschicht und zwar nur in vollständig verhornten Lagen (KLIGMAN) in Form unregelmäßig gebogen verlaufender, hier und da verästelter Fäden. Sie sind manchmal schon zu diesem frühen Zeitpunkt auch in die entsprechenden Haarbälge vorgedrungen. Auf die engeren Beziehungen, sowie das unterschiedliche Verhalten der verschiedenen Pilzarten zum Haarbalg-Talgdrüsenapparat wird nachher im Zusammenhang einzugehen sein. Zunächst seien aus Gründen der besseren Übersicht die *eigentlichen Hautveränderungen* vorangestellt.

In dem erkrankten Bezirk ist anfangs die Hornschicht wechselnd stark verdickt, das Stratum granulosum nicht verändert, das Stratum spinosum in wechselndem Grade acanthotisch gewuchert. Zu dieser Verbreiterung der Stachelzellschicht, die sich auch auf die Epithelleisten erstreckt, trägt jedoch auch ein verschieden starkes inter- und intracelluläres Ödem bei. Die intercellularen Spalträume sind dadurch verbreitert, die einzelnen Stachelzellen vergrößert, wodurch der ganze Abschnitt aufgehellter erscheint. Zu diesem Ödem tritt dann noch eine gesteigerte Zellteilung, die sich namentlich in einer gewissen Unruhe des Stratum basale äußert. Dabei ist die Zahl der Mitosen, wie GANS mit JESIONEK und im Gegensatz zu UNNA betonen mußte, nicht besonders groß, so daß man hier auch an direkte Zellteilungen denken muß. Dort, wo sich Pilze in der Hornschicht befinden, kommt es zur Parakeratose. Der Zusammenhang zwischen dieser und dem Pilzwachstum hat nach MIESCHER fast gesetzmäßige Bedeutung.

Die entzündlichen Veränderungen im *Bindegewebe* halten sich zunächst in engen Grenzen; sie äußern sich lediglich in einer wechselnd starken Erweiterung der Capillaren, die mit verschieden breiten lymphocytären Zellmänteln umgeben sind. Dazu tritt ein Ödem, vor allem im Stratum papillare und subpapillare, das nach Stärke und Ausdehnung demjenigen in der Epidermis entspricht. Hier wie dort findet man dann noch vereinzelte durchwandernde polymorphkernige Leukocyten. MEMMESHEIMER sah bei Epidermophytien sehr selten auch Plasmazellen und Eosinophile. In Infiltraten und Lymphspalten fand er, wenn auch sehr spärlich und nur bei der Untersuchung von Schnittserien, Pilzelemente, während BIRT und WILT sie auch bei Anwendung der Perjodsäure-SCHIFF-Reaktion (McMANUS-Färbung) vermißten.

Nimmt die entzündliche Exsudation zu, so tritt die primäre Alteration der Gewebe in den Hintergrund, klinisch ist dann aus der makulo-squamösen Trichophytie eine *vesikulokrustöse* geworden, wir finden neben einer stärkeren Rötung eine Krusten- und dann meist auch bereits vereinzelt eine Bläschen- bzw. Pustelbildung.

Unter diesen vesiculären Formen nimmt die

„Dysidrosis" mycotica

morphologisch eine Sonderstellung ein.

Es handelt sich dabei um jene mykotische Form der Dysidrosis, auf die dort schon kurz hingewiesen wurde und die wiederum als Beweis dafür dienen darf, daß klinisch und histologisch einheitliche Krankheitsbilder auf durchaus verschiedener Ursache beruhen können.

Im Anschluß an SABOURAUD, der erstmalig in Dysidrosisbläschen Pilze (das Epidermophyton inguinale) fand, haben besonders die Untersuchungen von Frau KAUFMANN-WOLF, sowie SCHRAMEK hier aufklärend gewirkt. Sie konnten vor allem feststellen, daß eine ganze Reihe verschiedener Pilzformen für die Entstehung dieser Dysidrosis in Frage kommen. *Klinisch* unterscheidet sich die Affektion in keiner Hinsicht von der sog. „Dysidrosis eczema-

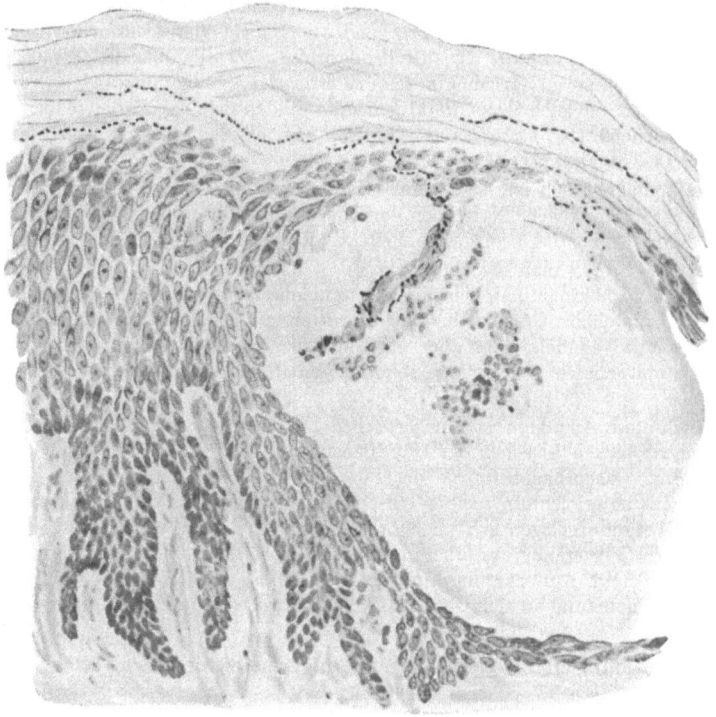

Abb. 35. *Trichophytie. Dysidrosis mycotica* (♀, 16jähr., Großzehe, Beugeseite). Großes und kleines einkammeriges Bläschen, mäßiges Ödem der Stachelzellschicht. Der Pilz findet sich als septiertes (dunkelblaues) Mycel hauptsächlich in der Hornschicht, reicht jedoch durch das schmale Stratum granulosum in das Lumen des größeren Bläschens hinein. Polychromes Methylenblau. O = 147:1; R = 120:1.

tosa". Sie setzt sich ebenso wie diese aus stecknadelkopf- bis sagokorngroßen Bläschen zusammen, die tief in nicht geröteter Haut liegen, eine rosarote bis gelblich-weiße Farbe aufweisen und gelegentlich zu größeren Haufen zusammenfließen. Sie enthalten eine seröse, fadenziehende Flüssigkeit und finden sich sowohl an Händen — namentlich den Interdigitalfalten — wie Füßen, hier besonders an den Zehen, dem inneren und medialen Teil der Sohle.

Im Bläscheninhalt wurden *Pilze* mikroskopisch und auch kulturell nachgewiesen; allerdings nur an den Füßen und auch hier nur in ungefähr $^1/_3$ der Fälle; sie fanden sich auch in der weiteren Umgebung der erkrankten Stellen in anscheinend völlig gesunder Haut (SCHRAMEK). Durch Hinzutreten stärkerer Entzündungserscheinungen, pustulöser Umwandlung der Bläschen, Platzen und Austrocknen derselben, kann das klinische Bild sich weitgehend ändern (vesiculöse, squamöse und pustulöse Formen). Die Bläschen an den Händen werden heute als Epidermophytide angesehen (PECK u.a.) bzw. sind den „Pseudomykiden" in Form von Bläschen und Pusteln bei Herdinfektionen (BARBER), vor allem der Tonsillen und Zähne zuzuschreiben, deren Inhalt völlig steril ist. Diese letzte Erkrankungsform wurde sowohl mit der Acrodermatitis continua HALLOPEAU als auch mit pustulösen Psoriasisformen zusammengeworfen. Das Aufflammen nach Entfernen des Herdes und die folgende rapide

Abheilung nach völlig erfolgloser vorausgehender lokaler und interner Therapie sind — trotz spongiformer Pusteln, vielfach untermischt allerdings mit spongiotischen Bläschen — eindeutige Argumente für die Besonderheit des Krankheitsbildes (*Pseudomycose* [GANS] s. dazu ELSCHNER).

Auch *histologisch* ist die Dysidrosis mycotica von der gewöhnlichen Dermatitis eczematosa „dysidrotica" nicht zu unterscheiden. Es kann daher bezüglich des histologischen Befundes und seiner Genese darauf verwiesen werden. Besondere Erörterungen verlangt lediglich der *Pilzbefund*. Die meisten Forscher betonen, daß Pilze zwar reichlich, aber ausschließlich in der Hornschicht anzutreffen wären, wo sie als horizontal verlaufende, kürzere und längere Fäden gefunden werden, sei es als stark lichtbrechende, homogene oder leicht gekörnte Septen und verzweigte Mycelien. Man trifft sie auffallenderweise *nicht nur* über den Bläschen, sondern auch zwischen ihnen an im übrigen klinisch *und histologisch* völlig unveränderten Hautstellen. In Ausnahmefällen, die auch GANS bestätigen kann, finden sich Mycelfäden jedoch auch innerhalb des Bläschens (RAJKA u. a.) (s. Abb. 35) bzw. in den unteren Stachelzellagen der Blasendecke (v. GRAFFENRIED).

Differentialdiagnostisch ist, wie schon bei der Dysidrosis ausgeführt, eine sichere Entscheidung über die mykogene Natur der Veränderung nur durch den Pilznachweis zu führen und auch dann scheint die ätiologische Bedeutung dieses Pilzfundes noch strittig.

Pathogenetisch muß man die Entstehung der Bläschen in den meisten Fällen wohl auf toxische Stoffe zurückführen, welche im Zusammenhang mit dem Eindringen der Pilze in die Oberhaut entstehen. Ob es sich dabei unmittelbar und allein um giftige Stoffwechselprodukte der Pilze handelt, oder aber um Substanzen, welche durch die Einwirkung der Pilze auf die epithelialen Zellelemente sekundär entstehen, ist nicht ohne weiteres zu entscheiden.

Aber auch diese Annahme ist mit Sicherheit bis heute nur für die Dysidrosis der Füße zu vertreten, da in den Bläschen der Handflächen der Pilz bisher noch nicht nachgewiesen werden konnte. Das primäre Haften der Pilze scheint eine durch *Schwitzen* aufgelockerte obere Epidermis zu erleichtern. Diese Tatsache legt naturgemäß die Vermutung nahe, daß derartige Pilzbefunde gelegentlich auch ohne mittelbaren oder unmittelbaren Zusammenhang mit einer Hautveränderung überall da erhoben werden können, wo eine hinreichende Durchfeuchtung und Auflockerung der obersten Hautschichten ihnen die Entwicklung gestattet. Der Pilzbefund an sich ist also für diese kausale Genese der Dysidrosis *nicht unbedingt* beweisend.

Bei den vesiculösen Trichophytien im engeren Sinne, der

Trichophytia superficialis crustosa s. vesiculosa

haben die entzündlichen Veränderungen auch im oberflächlichen Corium stärkere Grade angenommen. Die perivasculäre Lymphocyteninfiltration, die Capillarerweiterung sind stärker geworden, das bindegewebige und epidermale Ödem ebenfalls. Dort, wo klinisch die Krustenbildung vorherrscht, ist im Gewebsschnitt nunmehr die Hornschicht in lockeren, vielfach parakeratotischen Lamellen abgehoben; die Zwischenräume sind von eingetrocknetem Serum sowie dichten Leukocytenrasen durchsetzt. Den vesiculösen Herden entsprechend, finden wir in der Epidermis, und zwar in erster Linie in der Horn- bzw. zwischen Horn- und Stachelzellschicht, wechselnd große *Bläschen*. Die von der vorgewölbten Hornschicht gebildete Blasendecke enthält reichlich *Pilzfäden*, die gelegentlich auch die zusammengepreßten Epithelien durchsetzen, welche die Blase seitlich und unten begrenzen; das letzte allerdings nur dort, wo auch der Blasenboden von der Hornschicht gebildet wird. Gelegentlich ragt ein Pilzfaden auch in das Blaseninnere vor, geht jedoch schnell zugrunde, da er zwischen den gequollenen, blassen, zum Teil abgestoßenen Epithelien, die vermischt mit Serum und polymorphkernigen Leukocyten den Inhalt der Blase bilden, nur einen schlechten Nährboden zu finden scheint.

Neben diesen vesiculösen und krustösen Herden finden sich bei manchen oberflächlichen Trichophytien klinisch noch gerötete, leicht schuppende, derbe *Knötchen.* Bei diesen herrschen im histologischen Bilde weniger exsudative als *proliferative* Vorgänge vor. Die Stachelzellschicht ist im Bereich dieser Knötchen

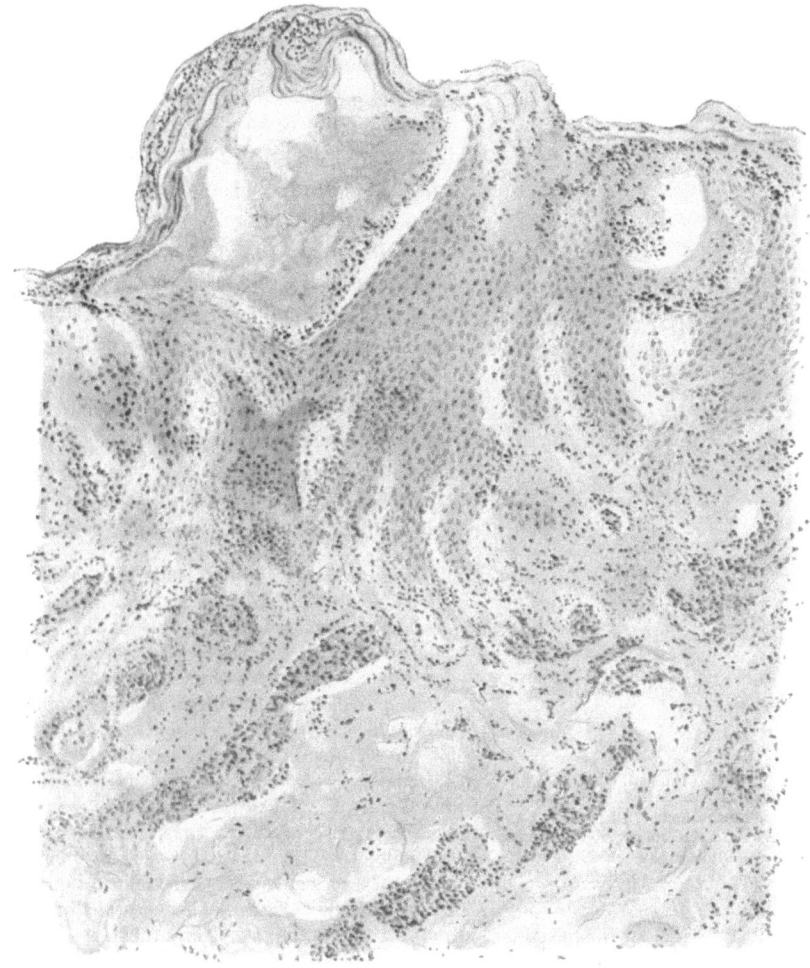

Abb. 36. *Trichophytia superficialis vesiculosa* (♀, 18jähr., Unterarm, Beugeseite). Starke Entzündungserscheinungen mit starkem Ödem, Gefäßerweiterung, perivasculärer Zellansammlung, unregelmäßiger Acanthose und subcornealer Bläschenbildung. Am Bläschenboden, aber auch im übrigen Gewebe, zahlreiche polynucleäre Leukocyten. *Pilzmassen* (Mycel und Sporen) leuchtend rot gefärbt, nur in der Hornschicht. Methylgrün-Pyronin. O = 77:1; R = 60:1.

erheblich verbreitert, das Stratum basale von reichlicheren Mitosen durchsetzt. Das Stratum granulosum ist geschwunden; statt seiner findet sich über der ödematösen Stachelschicht ein umschriebenes, aus parakeratotischen, fest zusammengebackenen Hornmassen bestehendes ellipsoides Schildchen, das — nach der Unterseite flach halbkugelartig vorgewölbt — napfförmig in die Stachelzellschicht eingelassen scheint.

Mit Rücksicht auf eine übersichtliche Darstellung wurden die eben beschriebenen Erscheinungsformen der superfiziellen Trichophytie nacheinander besprochen. In Wirklichkeit liegen die Dinge allerdings so, daß diese Formen nicht immer so rein auftreten und durch Kombination der eben beschriebenen Veränderungen, je nach dem Vorherrschen der primär alterativen oder der sekundär exsudativen Vorgänge, das *Gesamtbild äußerst vielartig* sein kann.

Das *Verhalten der Pilze* wechselt ebenfalls in weitestem Ausmaß, je nachdem ob man jüngere oder ältere Herde und in den letzten die peripheren, fortschreitenden,

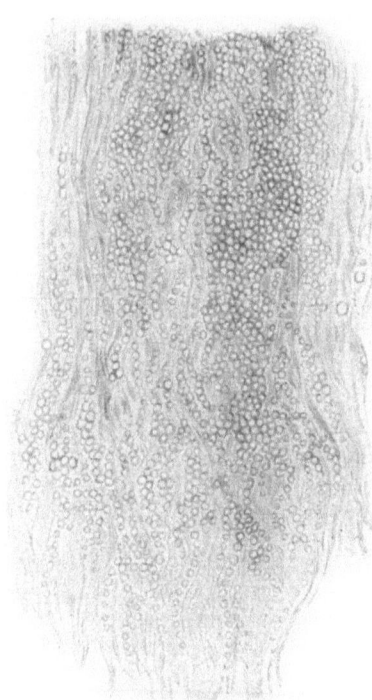

oder mehr die mittleren, zur Abheilung hinneigenden Abschnitte untersucht. Es wurde schon erwähnt, daß die Parasiten in erster Linie an die Hornzellen gebunden sind. Hier finden sie sich in frischen Fällen meist in reichlicher Menge in den Hohlräumen zwischen den einzelnen Lamellen. Der mehr oder weniger kennzeichnende Aufbau der einzelnen Pilzarten kehrt naturgemäß auch im histologischen Schnitt wieder. Im allgemeinen ist allerdings eine sichere Feststellung der gerade vorliegenden Art nur durch die Kultur möglich. Die Einförmigkeit der Mycelien des Trichophyton gestattet meist jedoch wenigstens seine Abgrenzung von anderen Arten.

Kennzeichnender sind schon die *Beziehungen der Pilze zu den Haaren.* Hier kann man nämlich gewisse Eigentümlichkeiten feststellen, die zu einer allerdings *rein morphologischen* Einteilung der verschiedenen Pilzformen geführt haben. Je nachdem sich die Pilze und ihre Sporen innerhalb oder außerhalb des Haares oder sowohl innerhalb als auch außerhalb vorfinden, hat SABOURAUD *Endothrix-, Ektothrix-* und *Neo-Endothrix*formen der Trichophytie unterschieden. Bei den ersten ist der ganze Haarschaft von zahlreichen, sporenbildenden, einander parallel verlaufenden, oder sich überkreuzenden Mycelbändern *durchzogen.* Dabei sind die einzelnen Glieder verhältnismäßig

Abb. 37. *Trichophytie.* Haar in 10% Kalilauge aufgehellt. Ektothrixform. Pilzmassen (großsporig) nicht nur im Innern des erkrankten Haares, sondern auch auf der Oberfläche. O = 300:1; R = 240:1.

groß, bald runder, bald abgeplatteter. SABOURAUD hat derartige, mit Pilzmassen vollgepfropfte Haarcylinder mit einem *Sack voll Nüssen* verglichen. Ihnen stehen die *Ektothrixformen* gegenüber, bei welchen Sporenhaufen und septierte Mycelien sich nicht nur im Inneren des erkrankten Haares, sondern auch auf dessen *Oberfläche* und im Haartrichter finden. Bei diesen Ektothrixformen kann man dann weiterhin noch eine ganz kleine Sporen bildende (mikroides) von einer ziemlich große Sporen tragenden (Megasporon) unterscheiden. Bei der dritten Gruppe schließlich, der *Neo-Endothrix*gruppe, findet man nach SABOURAUD Pilze, welche in einigen erkrankten Haaren in Endothrixform auftreten, während andere nicht nur im Inneren befallen sind, sondern auch von Pilzfäden umschlossen werden. Zum Unterschied von den echten Endothrixformen, wo außerhalb der Haare gelegene Pilze schnell zugrunde gehen, bleibt hier dieser „Jugendzustand" länger erhalten (STEIN). Das *Mikrosporiehaar,* um dies der Vollständigkeit halber noch zu erwähnen, erscheint nach SABOURAUD wie ein mit Leim bestrichener und in feinem Sande gerollter Glasstab. Dieses Bild hat er für den von einer weißlichen Manschette umschlossenen Schaft des Mikrosporiehaares gewählt. Diese besteht mikroskopisch aus sehr kleinen rundlichen Sporen. Das Mikrosporiehaar ist außerdem durch die „ADAMSONsche Quaste" gekennzeichnet. Diese kommt dadurch zustande, daß einzelne Mycelfäden die äußeren Haarschichten durchsetzen und gegen die Haarzwiebel zu in die Tiefe wachsen. Da nun die aus den kleinen Sporen bestehende äußere Manschette in einiger Entfernung vom Bulbus lichter wird, so treten dann diese in der Randschicht des Haares wachsenden Fäden deutlich hervor (s. auch S. 68).

Die vorstehenden Angaben reichen jedoch nur für eine sehr oberflächliche Identifizierung der auf der Haut schmarotzenden Pilzformen aus. Zu genaueren Feststellungen sind eine Reihe von Nährböden angegeben, unter welchen das SABOURAUDsche „Milieu d'épreuve" — in Deutschland vielfach in der GRÜTZschen Modifikation — eine gewisse Bedeutung erlangt hat.

In den meisten zur Untersuchung kommenden Hautstückchen, auch „unbehaarter" Körperstellen, sind die Pilze bereits in die *Lanugohaarbälge* eingedrungen, wobei in der Regel die tiefer in die Cutis hinabreichenden Haarfollikel stärker ergriffen werden (WAELSCH). Dabei ist die *Reaktion des perifollikulären Gewebes* eine recht verschiedene. Bei gleich starkem Befallensein des Haares finden wir in dem einen Fall nur eine geringgradige Perifollikulitis und Infiltration des Haarbalges, ein andermal ist die Follikelwandung von zahlreichen Leukocyten umschlossen, eingebuchtet und an manchen Stellen eitrig eingeschmolzen. Das Mycel läßt sich dann manchmal von dem pilzhaltigen Haarbalg aus bis in den Ausführungsgang der zugehörigen Talgdrüse hinein verfolgen. Auch hier kommt es mit dem Einsetzen der Abwehr des Gewebes zunächst zum Zerfall der Drüsenepithelien und schließlich zu einer Einschmelzung der gesamten Talgdrüse.

Das von den Pilzmassen befallene Haar geht in manchen Fällen in Trümmer, so daß sich nur noch spärliche Reste innerhalb der Sporenmassen feststellen lassen.

Damit sind jedoch die Pilze bereits bis zu jenen Abschnitten der Haut vorgedrungen, wo sie zur Entwicklung der

Trichophytia profunda

führen.

Die *tiefen Trichophytien des behaarten Kopfes* (Kerion Celsi), *des Bartes*, sowie die seltenere *Folliculitis agminata*, die entsprechende Erkrankung der Haarfollikel an anderen Körperstellen, werden meistens durch Pilze tierischer Herkunft hervorgerufen, früher in erster Linie durch das Trichophyton gypseum des Pferdes. Die Veränderungen beginnen, ähnlich wie die staphylogenen Follikulitiden, als peripiläre Pusteln in geröteter und geschwollener Umgebung. Durch das Zusammenfließen mehrerer solcher Follikulitiden und Perifollikulitiden entstehen knotige, derbe Wucherungen, die sich nach dem Gesunden hin ausdehen. Die Haare in dem erkrankten Abschnitt lockern sich und fallen aus. *Pilze lassen sich nur in jenen*, am fortschreitenden Rand stehenden Haaren nachweisen, deren Wurzelscheide noch nicht eitrig eingeschmolzen ist. Es kommt nämlich sehr schnell zur Vereiterung des erkrankten Gewebes, was sich klinisch allerdings in der Regel nicht als massige Einschmelzung, sondern nur in einer Unterminierung und Auflockerung äußert. Auf Druck entleert sich dann aus zahlreichen, den eingeschmolzenen Follikeln entsprechenden Öffnungen, ein dicker Eiter. Manchmal findet man jedoch auch trockenere oder weniger eitrige Herde. Sie leiten über zu den unten als *Granuloma trichophyticum* geschilderten Formen. Wahrscheinlich sind diese Unterschiede im klinischen Bilde auf die verschiedene Herkunft der Pilze und eine damit zusammenhängende, wechselnd starke Abwehrreaktion des Organismus zurückzuführen.

Das *Kerion Celsi* tritt in bis zu handtellergroßen, runden, erhabenen, geröteten Herden auf, in deren Bereich die Haare gelockert oder ausgefallen und zahlreiche Eiterpusteln nachweisbar sind. Es wird meist durch Trichophyton-, vereinzelt auch durch Mikrosporonpilze (LEWANDOWSKY, PLAUT) hervorgerufen. Die tiefe *Trichophytie des „unbehaarten" Körpers* äußert sich in umschriebenen, zunächst entzündlich geröteten und ödematös geschwollenen, schnell verkrustenden Herden. Nach Entfernung dieser Krusten liegen die vereiterten und erweiterten Follikelöffnungen frei zutage.

Die tiefen Trichophytien gewinnen eine besondere Bedeutung dadurch, daß verschiedene Forscher bei ihnen auf das Auftreten von *Allgemeinerkrankungen* hinweisen konnten, wodurch bei Menschen bzw. Tieren die verschiedensten Organe (Blut: MIESCHER u. a., Lymphdrüsen: SUTTER, Milz und Gelenke: SAEVES) in Mitleidenschaft gezogen worden waren.

Die *geweblichen Veränderungen stimmen überein,* ob es sich nun um die Trichophytia profunda barbae oder corporis oder aber um das „Kerion Celsi“, die tiefe Trichophytie des behaarten Kinderkopfes handelt. Die Darstellung kann daher für diese Formen gemeinsam gegeben werden.

Im Gegensatz zu den oberflächlichen Trichophytien ist hier die Reaktion des Gewebes eine weitaus stärkere. Die gesamte Cutis, von der Epidermis bis zur Subcutis hinunter und sogar bis zu den Läppchen des Unterhautfettgewebes, wird von einem entzündlichen Infiltrat eingenommen. Als *Ausgangspunkt* der Veränderung läßt sich bei frühzeitiger Untersuchung in der Regel stets ein Follikel nachweisen, der in den meisten Fällen von Pilzrasen dicht erfüllt ist, innerhalb deren sich nur noch vereinzelte Haarreste vorfinden. Die Pilzansammlung beschränkt sich dabei auf Haar und innere Wurzelscheide, während der Bulbus sowie die äußere Wurzelscheide verschont bleiben (WAELSCH, BIRT und WILT). Das Zellinfiltrat hat in weiter vorgeschrittenen Fällen den Follikel mitsamt seinen Anhangsgebilden verdrängt und zerstört.

Um den erkrankten Follikel herum bildet sich zu *Anfang der Veränderung* eine starke *Erweiterung der Gefäße* mit perivasculärer *Infiltration.* Die *Talgdrüsen* werden frühzeitig in diesen perifollikulären Entzündungsprozeß einbezogen. Die Zellansammlung durchdringt die Schichten des Haarbalgs, und der Follikel wird durch die sich ansammelnden Leukocyten in einen weiten Sack verwandelt, eine Feststellung auf die bereits DOUTRELEPONT hingewiesen hat. Diese Veränderungen

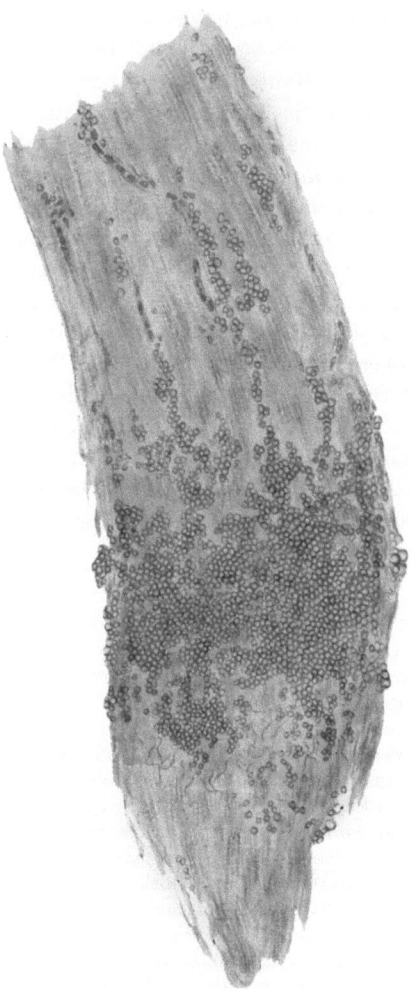

Abb. 38. *Mikrosporie* (Kopfhaar, ♂, 10jähr., in 10% Kalilauge aufgehellt). Die kleinen rundlichen Sporen liegen *auf* dem Haarschaft; einzelne zarte Mycelien sichtbar. O = 300:1; R = 240:1.

ergreifen hauptsächlich die oberen Follikelabschnitte. Sie führen sehr bald zur eitrigen Einschmelzung der Follikelwandung; schließlich geht der Follikel mitsamt seiner Umgebung völlig zugrunde.

In *länger bestehenden* Herden findet man an Stelle der Eiterzellen in dem Infiltrat vor allem Plasmazellen, Epitheloide, Riesenzellen und wechselnd zahlreiche Eosinophile, die letzten mehr in jüngeren als in älteren Herden (KYRLE). Die Gefäße, soweit nicht zugrunde gegangen, sind erheblich erweitert. Die gleiche

Gefäßveränderung trifft man auch in der Umgebung des eigentlichen Erkrankungsherdes. Hier läßt sich ein lymphocytäres, perivasculäres Zellinfiltrat noch weit ins Gesunde hinein verfolgen. Stratum papillare und subpapillare nehmen außerhalb der Follikel an den Veränderungen in der Regel nur insoweit teil, als sie ödematös geschwollen, von erweiterten Gefäßen durchzogen und etwas zell-

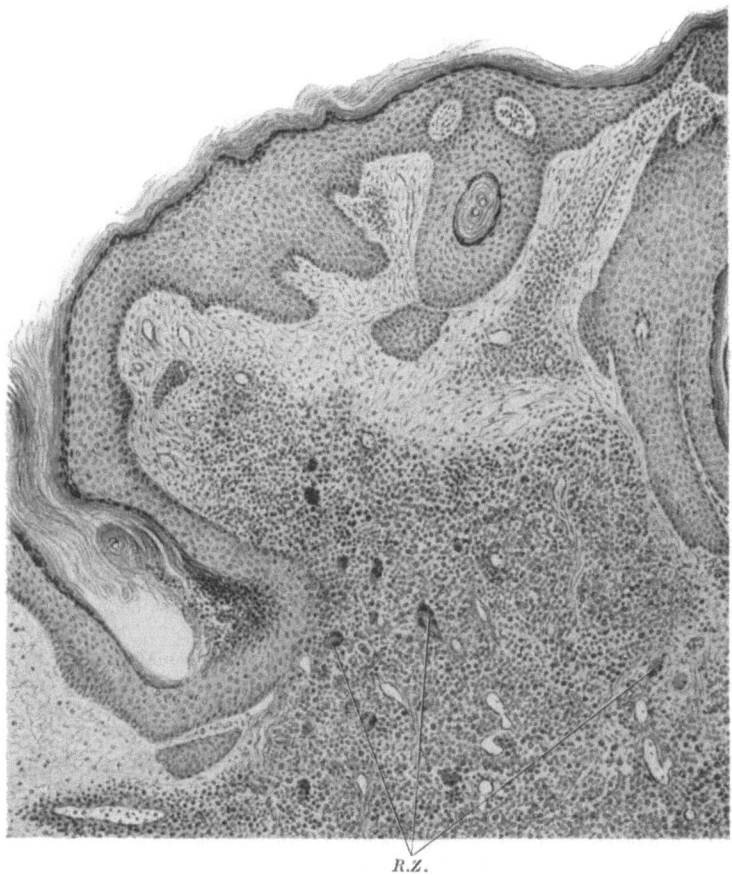

R.Z.

Abb. 39. *Trichophytia profunda.* Übersicht. Epidermiswucherung; wenig kennzeichnende, aber ausgedehnte Zellinfiltration um die erweiterten Gefäße mit Lymphocyten, polynucleären Leukocyten, zahlreichen Eosinophilen und Riesenzellen (*R.Z.*). Umschriebenes Ödem oberhalb der Infiltration. O = 42:1; R = 42:1. (Sammlung KYRLE.)

reicher sind als gewöhnlich. TORSOUEV beschreibt bei 3 Fällen eine Verminderung der Nervenfasern, ein Befund der nachgeprüft werden sollte.

Die *Epidermis* ist akanthotisch gewuchert, oft um das Vielfache; die Reteleisten sind verbreitert, fingerförmig gegabelt und von polynucleären Leukocyten, manchmal von Mikroabscessen durchsetzt. An anderen Stellen wieder, wo das entzündliche Infiltrat die Epidermis erreicht hat, schwindet diese und man findet das Granulationsgewebe dann oft überdeckt von einer Kruste, die aus parakeratotischen Hornzellen, eingetrocknetem Serum, aus zerfallenden Leukocyten und Epidermisepithelien besteht.

Vereinzelt wurden außer der Haut auch andere Organe und Organsysteme ergriffen (s. oben). Im Zentrum erweichter *Lymphdrüsen* z. B. fand SUTTER in der Nähe der nekrobiotischen Stellen mehrere ziemlich scharf abgesetzte, von einem dichten Leukocytenwall umgebene Knötchen, welche sich als aus zahlreichen Mycelfäden zusammengesetzte *Pilzrasen* entpuppten. In dem leukocytären wallartigen Rand der Infiltration fanden sich teils vereinzelte, teils zahlreiche Riesenzellen. Die Knötchen waren in erster Linie um die Trabekel herum angeordnet.

Pathogenese. Grundsätzlich wichtig ist hier die Tatsache, daß die Trichophytonpilze in allen ihren Arten reine Epidermophyten sind, durch ihre Existenzbedingungen an das Epithel, und zwar ausschließlich an die verhornten Anteile gebunden (JESIONEK [Ausnahmen s. oben]). Eine zuverlässige Vorstellung von dem Weg, den die Pilze bei ihrem Eindringen in die menschliche Haut zurücklegen, und damit über *die formale Genese*, ist allerdings an Gewebsschnitten menschlicher Haut kaum je zu gewinnen. Daher wurden wiederholt Tierversuche angestellt (SABOURAUD, BLOCH, LOMBARDO, PYRTEK, HANAWA u. a.), die uns neben der grundsätzlichen Klärung dieser Frage auch gewisse Unterschiede im Ablauf der Gewebsreaktionen zeigten, wie sie nach erstmaliger oder wiederholter Infektion zu beobachten sind. Nach HANAWA finden sich die Trichophytonpilze in den ersten Tagen nach der Entwicklung des primären Inoculationsherdes in allmählich zunehmender Zahl in der Hornschicht sowie in den obersten Abschnitten der Haarfollikel. Sie steigen an den Haarfollikeln dann nach abwärts; niemals waren sie außerhalb der Haarbälge oder der Hornschicht anzutreffen (s. S. 65).

ADAMSON, der neben MORRIS, FOX und BLAXELL erstmalig genauere Untersuchungen über das feinere Wachstum und Fortschreiten des Mycels anstellte, beschrieb jenes als ADAMSONsche Quaste bekanntgewordene Gebilde. SABOURAUD hat im Tierexperiment das Wachstum des Mikrosporon beobachtet und festgestellt, daß die Pilzmycelien, von der Epidermis ausgehend, zunächst in die Follikelöffnung eindringen und diese trichterförmig ausfüllen. KLIGMAN sah im Experiment und bei den von ihm untersuchten zufälligen Infektionen zu Beginn die Hyphen im Stratum corneum und in dem Zwischenraum zwischen Haar und Horncylinder, der das Orificium des Follikels umgibt. Unter der Cuticula wandern die Hyphen in die Tiefe auf der Haaroberfläche, nicht in der Hornschicht des Orificium, und nicht in der inneren Wurzelscheide; sie bilden dann kettenförmige Einzelzellen (primäre Sporenbildung). Erst am 6. und 7. Tag durchdringen die Hyphen das Haar, aber nur bis zu der sog. keratogenen Zone, wo die Hornbildung eingeleitet aber, wie an den erhaltenen Kernen sichtbar, noch nicht abgeschlossen ist. Dadurch kommt es nach seiner Auffassung zur Ausbildung einer V-förmigen ADAMSONschen Quaste.

Die Entstehung der *Sporenscheide* führte SABOURAUD auf die Endzweige der intrapilaren sowohl wie extrapilaren Fäden zurück, ebenso BODIN und PLAUT, der allerdings den Hauptanteil von den Ektosporen ableitet. Die Entwicklung aus dem extrapilaren Pilzgeflecht wurde nach BLOCH und auch GANS als die wahrscheinlichere, ja einzig mögliche angesehen. Durch die Untersuchungen von KLIGMAN scheinen beide Ansichten sich als richtig und vereinbar zu erweisen. Dieser sah nämlich nach der Ausbildung der ADAMSONschen Quaste *intrapiläre* Hyphen zur Oberfläche vordringen und mehr Sporen bilden.

Die *Abwehrvorgänge* im Gewebe — die Untersuchungen wurden von HANAWA u. a. mit Trichophyton an Meerschweinchen angestellt — sind zunächst gering; es tritt erst nach Verlauf einer Reihe von Tagen ganz plötzlich eine umschriebene starke Einschmelzung des Epithels ein. Das mit zahlreichen zerfallenden Eiterkörperchen durchsetzte Bindegewebe ist dann von einer Kruste bedeckt, die aus Zell- und Kerndetritus, coaguliertem Blut und Hornlamellen besteht. In dieser Kruste trifft man Pilzelemente auch dann noch, wenn sich unter ihr bereits ein neues Epithel gebildet hat, das völlig pilzfrei ist. Einige Tage später ist die Kruste abgestoßen, und es findet sich lediglich noch eine mäßige Vermehrung der fixen Bindegewebszellen der Cutis: die Heilung ist ziemlich plötzlich eingetreten.

Diese plötzlich einsetzende, starke exsudative Entzündung wurde von LOMBARDO, der den mikroskopischen Ablauf der experimentellen Gypseumerkrankung untersuchte, *nicht* beobachtet. Auch bei der *wiederholten Inoculation* dieses Pilzes in durch überstandene Infektion immunisierte Meerschweinchen, bei welcher HANAWA bereits nach 24 Std neben einer Degeneration des Bindegewebes eine wallartige Infiltration mit starkem Gehalt zerfallender Leukocyten nach Art einer demarkierenden Entzündung beobachtete, waren die nekrobiotischen Veränderungen bei LOMBARDO geringer, was wohl mit allergischen Vorgängen zusammenhängt. BIRT und WILT konnten bei ihren Fällen im Eiter keine Bakterien nachweisen.

Ein *Vergleich* dieser Befunde mit denen der *menschlichen Trichophytie* ist naturgemäß ebensowenig statthaft, wie ihre Verallgemeinerung, da der Ablauf der Immunitätsreaktionen und damit die Abwehr des befallenen Organismus nicht nur bei den verschiedenen Lebewesen (Mensch, Tier), sondern auch gegenüber den verschiedenen Pilzen ganz unterschiedlich ist. Allgemein trifft jedoch jene grundlegende Feststellung BLOCHS zu, daß die Pilze „Entzündung, Antitoxinbildung, bactericide, bakteriolytische Kräfte wachrufen, die den Pilzen schädlich sind, ihr Vordringen und ihre Vermehrung verhindern". „Sobald die Summe dieser Gegenkräfte einen gewissen Wert erreicht hat, ist es den Pilzen nicht mehr möglich, in der Haut zu vegetieren, sie werden ausgestoßen oder vernichtet."

Als besonders lehrreich sei auf den *Vergleich mit der primären Impftuberkulose* des Meerschweinchens hingewiesen. Hier finden sich zuerst reichlich Bacillen in nicht spezifisch tuberkulösem Gewebe und erst nach einigen Wochen „typisch" tuberkulöses Granulationsgewebe mit nur wenigen Bacillen (LEWANDOWSKY). Hier kommt es also, im Gegensatz zur Trichophytie, nicht zu einer völligen Entfernung des Krankheitserregers; die Abwehrreaktion des Gewebes ist zur Heilung nicht ausreichend (insuffiziente Allergie bei Tuberkulose, suffiziente bei der Trichophytie, JADASSOHN).

Dieser Allergiebegriff ist seit den Untersuchungen vor allem BLOCHS und JADASSOHNS

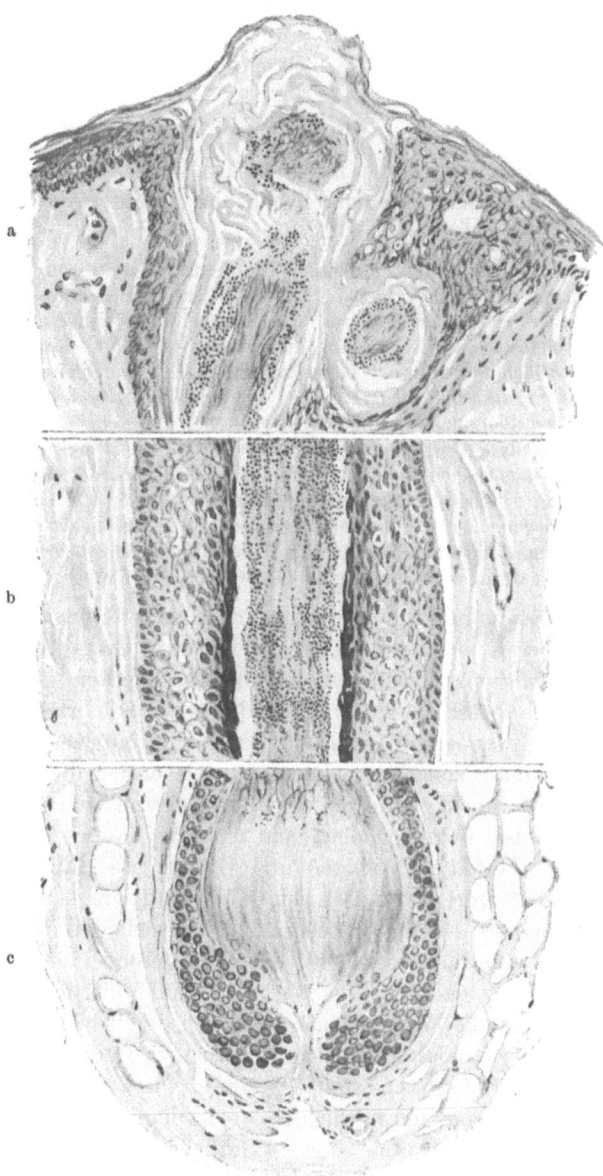

Abb. 40 a—c. *Mikrosporia capitis* (♀, 12jähr., Kopfhaut). Haarfollikel. Die Abbildung zeigt den Sitz der dunkelblau gekörnten (Sporen) bzw. fädigen (Mycelien) Pilzmassen in den verschiedenen Abschnitten des Haares: Follikelostium (a), Haarschaft (b), Haarwurzel (c). Polychromes Methylenblau. O = 290:1; R = 200:1.

und ihrer Schule, BRUCK u. a. auch für die *kausale Genese* der verschiedenartigen, oberflächlichen und tiefen Pilzerkrankungen des Menschen von großer Bedeutung geworden. Auf diese Frage kann natürlich hier nicht näher eingegangen werden. Es muß vielmehr der kurze Hinweis genügen, daß — ähnlich wie wir es für manche andere Infektionskrankheit kennengelernt haben — auch für die Entwicklung und den Verlauf dieser Dermatomykosen immunbiologische Veränderungen im menschlichen Organismus eine entscheidende Rolle spielen.

Im Anschluß an die oben erwähnten tiefen Trichophytien wäre noch das

Granuloma trichophyticum MAJOCCHI

zu besprechen. Dieses hat allerdings in der Literatur, mit Ausnahme der italienischen, bis heute weniger Beachtung gefunden und ist auch in den Lehrbüchern nur selten besprochen.

Die Erkrankung verdankt ihre Sonderstellung der Tatsache, daß sie im Gegensatz zu den anderen Formen der tiefen Trichophytie — Kerion Celsi, Trichophytia profunda barbae et corporis — nie mit Eiterbildung einhergeht, sondern stets als chronisch-entzündliche, tuberöse, sich langsam entwickelnde Granulationsgeschwulst auftritt. Die Oberfläche ist knoten- oder strangartig, oft an Gehirnwindungen erinnernd, kahl, glatt und von rosa bis violetter Farbe. Die Erkrankung findet sich meist auf dem behaarten Kopf, gelegentlich auch an anderen Körperstellen (Vorderarm: PINI, CHIRIVINO). MAJOCCHI unterschied dabei eine einleitende herpetische, kleinfleckige, vorbereitende Trichophytie von dem eigentlichen knotigen Granulom. Die Veränderung wächst außerordentlich langsam heran, ist therapeutischen Eingriffen nur schwer zugänglich und kann daher vielfach an Neoplasmen erinnern. Nach monate- und jahrelangem Bestand tritt geschwüriger Zerfall ein, ihm folgt dann eine narbige Abheilung unter völliger Zerstörung des Haarbodens. Vereinzelt wurde auch Aufsaugung des erweichten Gewebes, ohne Geschwürsbildung, beobachtet.

Die gewebliche Grundlage der Veränderung findet sich vor allem in der mittleren und tieferen Cutis, und zwar in Gestalt eines jungen, sehr gefäßreichen *Granulationsgewebes*, das in jüngeren Herden gegen die Umgebung ziemlich scharf abgesetzt, später mehr diffus verteilt erscheint. Die Wucherung nimmt ihren *Ausgang* von einem mit Trichophytonpilzen durchsetzten tieferen Follikelabschnitt. Von hier aus kann man gelegentlich die Sporen bis in das Granulationsgewebe hinein verfolgen. In diesem Granulationsgewebe lassen sich häufig drei Schichten unterscheiden, eine zentrale, die aus Resten trichophytischer Haare oder Haufen von Sporen und Hyphen des Pilzes besteht, wie auch deutlich der Fall von MORIKAWA zeigt: eine mittlere — oft durchsetzt mit vereinzelten Pilzsporen — aus Riesenzellen, Epitheloiden und zahlreichen Plasmazellen, sowie eine äußere Schicht, die aus Lymphocyten, Leukocyten und wuchernden Bindegewebszellen aufgebaut wird. Auch hier gelingt es mittels der McMANUS-Reaktion die Pilze besonders deutlich darzustellen (NA RAHIRA). Ist das Granulom erst einmal geschwürig zerfallen, so findet man lediglich ein durchaus uncharakteristisches Granulationsgewebe, in welchem nur durch Zufall der Nachweis von Pilzelementen möglich ist. — In dem erkrankten Bezirk gehen das *elastische* und *kollagene* Gewebe, sowie sämtliche *Hautanhangsgebilde* zugrunde. Manchmal wandelt sich dieses junge Granulationsgewebe, besonders in den Randzonen, in derbes Bindegewebe um, während die entzündlichen Zellelemente mehr und mehr zurücktreten und schließlich als Zentrum dieser Bindegewebsherde nur noch wenige, mit Pilzen behaftete Haarreste übrigbleiben. MAJOCCHI war geneigt, diese letzte Form als eine *chronische*, keloidartige, neoplastische von der häufigeren, mehr *subakuten*, mit degenerativem Charakter zu unterscheiden. Eine solche Differenzierung erscheint mit Rücksicht auf das bei der Pathogenese Gesagte (s. dort) jedoch kaum erforderlich.

Die Veränderungen der *Epidermis* sowie des Follikelapparates sind nicht kennzeichnend. Das herpetiforme Anfangsstadium unterscheidet sich nicht von der gewöhnlichen oberflächlichen Trichophytie. Späterhin ist die Epidermis stärker acanthotisch gewuchert. Die Follikel sind stark erweitert, oft haarlos oder nur von sporenhaltigen Haarstümpfen gefüllt. Vielfach sind sie auch mitsamt den Talgdrüsen völlig geschwunden; dabei geht der Talgdrüsenzerfall dem der Follikel zeitlich meist voraus.

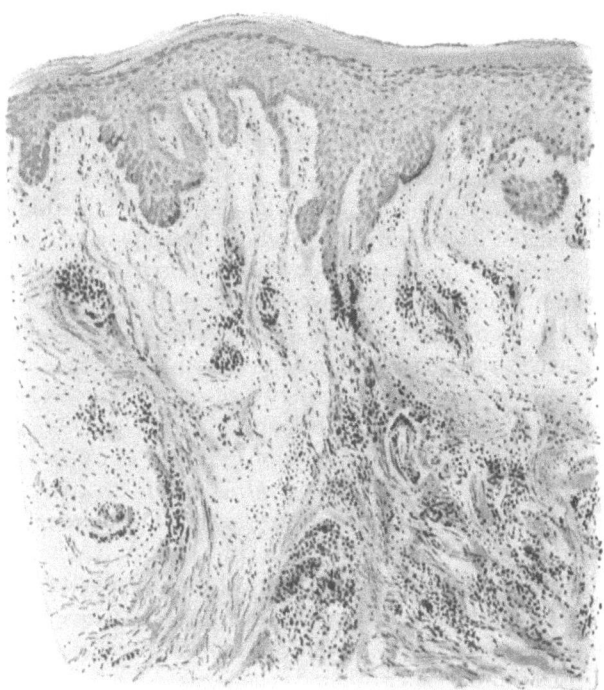

Abb. 41. *Trichophytie. Granuloma trichophyticum* MAJOCCHI (♀, 49jähr., Kopfhaut). Herdförmig auftretendes junges, gefäßreiches Granulationsgewebe. In dem größeren Herde rechts Reste eines Haarfollikels und Riesenzellen. Polychromes Methylenblau. O = 77:1; R = 77:1.

Differentialdiagnostisch ist, wenn man von den histologisch ja ohne weiteres erkennbaren echten *Blastomen* absieht, lediglich eine Unterscheidung vom *Kerion Celsi* und der *Sycosis trichophytogenes* (Trichophytia profunda) erforderlich. Bei beiden findet man sowohl Riesenzellen als auch granulomatöse Bildungen, jedoch stets vergesellschaftet mit, oder erst im Anschluß an akut entzündliche Einschmelzungserscheinungen des Gewebes in Gestalt eitriger Follikulitiden und Perifollikulitiden. In seltenen Fällen nehmen allerdings auch diese beiden Veränderungen einen äußerst chronischen Verlauf und führen zu knotigen, granulomatösen Erkrankungsherden. Dabei handelt es sich jedoch stets um sekundäre Bildungen, während es beim trichophytischen Granulom von vornherein *ohne* eitrige Einschmelzungserscheinungen zur Knotenbildung kommt.

Die **Pathogenese** der Veränderung läßt sich nur unter Berücksichtigung jener Erfahrungen verstehen, wie sie die Erforschung der Trichophytiefrage gebracht hat. Im Zusammenhang wird am Schluß dieses Abschnittes darauf hingewiesen.

Eine unmittelbare Beziehung des Granuloma trichophyticum zu einer violett-
roten Pilzvarietät, wie dies ursprünglich MAJOCCHI, insbesondere auch auf Grund
der Untersuchungen von BOSELLINI, MAZZA und TRUFFI annehmen wollte, war
um so weniger wahrscheinlich, als bereits PINI und CHIRIVINO eine grauweiße
Varietät feststellen konnten. Hingegen ist vielleicht für die Genese des Granuloma
trichophyticum von Bedeutung, daß Trichophytonpilze in die Cutis eindringen
und sich dort ausbreiten sollen, ohne daß eine eitrige Einschmelzung der Follikel
und des perifollikulären Gewebes vorangeht (CHIRIVINO, COFFREDO).

Es bewahrheitet sich auch hier der Erfahrungssatz, daß für bestimmte klinische
Formen von Pilzerkrankungen durchaus keine bestimmten Spezifitäten des Erregers erforderlich sind.

Die Favusgruppe.

Die Zusammenfassung einer Favusgruppe der Fadenpilze beruht auf einem
rein äußerlichen Merkmal, nämlich der Fähigkeit dieser Pilzarten, auf der Haut
des Menschen und der Tiere ein sog. ,,*Scutulum*", Schildchen, zu bilden. Über
die Stellung dieser Pilze im System sowie auch über ihr allgemein-biologisches
Verhalten ist damit im Grunde weiter gar nichts gesagt; denn wir treffen unter
diesen scutulabildenden Arten solche, die nach ihrem ganzen klinischen und
immunbiologischen Verhalten den Trichophytien näher stehen als dem eigentlichen Favuspilz im engeren Sinne (PLAUT, FISCHER, BLOCH, BUSCHKE). Es sind
dies von den als auch tierpathogen bekannten Arten das Achorion QUINCKE,
der Erreger des Mäusefavus, und das Achorion gypseum BODIN, während das lediglich und allein für den Menschen pathogene Achorion SCHÖNLEIN mit den ihm
bakteriologisch nahestehenden Arten, dem Achorion violaceum (BLOCH), dem
Hunde- (Oospora canina, SABRACÈS) und Hühnerfavus (Achorion gallinarum,
SCHÜTZ) durch ihr bakteriologisches Verhalten von den ersten streng getrennt sind.

Unterschiede finden sich andererseits auch im *klinischen* Verhalten; diese
gehen allerdings durchaus nicht den vorerwähnten parallel. Man könnte hier
nämlich versucht sein, das menschenpathogene *Achorion* SCHÖNLEIN wegen der
außerordentlich geringen Abwehrerscheinungen, die es im Gewebe hervorruft, den
Saphrophyten anzugliedern, wenn nicht die schließlich doch gewebszerstörenden
Fähigkeiten des Pilzes oder seiner Zerfallsprodukte dies untunlich erscheinen ließen.

Wir treffen das *Achorion* SCHÖNLEIN in erster Linie als Favus des behaarten Kopfes,
wo sich die Pilze sowohl im Scutulum (s. Abb. 42) als auch im Haar in Gestalt plumper,
dicker Mycelfäden bzw. rechteckig bis ovaler, vielfach kettenförmig angeordneter Sporen
verschiedener Größe meist zahlreich nachweisen lassen. Dieser reichliche Gehalt des *Haares*
an polymorphen plumpen Pilzelementen gestattet meist schon eine Unterscheidung von dem
zarteren und gleichmäßiger auftretenden Trichophyton. Sie wird noch erleichtert durch
die vielen, das — im Gegensatz zur Trichophytie — selten abbrechende Favushaar kennzeichnenden Luftblasen, die von den das Haar durchziehenden und dann dessen einzelne
Schichten auseinander drängenden Mycelien hervorgerufen werden. Auch der eigentümliche
,,Mäusegeruch" des Favus erleichtert die Erkennung des Achorion SCHÖNLEIN.

Das **Scutulum**, jenes allen Favuserkrankungen gemeinsame Kennzeichen, entwickelt
sich aus kleinen, in der Hornschicht gelegenen, trockenen, gelben Pünktchen, die allmählich
zu größeren, kreisförmigen, zentral leicht eingesunkenen, schwefelgelben Pilzkuchen heranwachsen. Sie werden meist von einem Haar durchbohrt und erreichen, oft unter Zusammenfließen mehrerer Scutula, Linsen- bis Erbsengröße. Das Scutulum verliert dann seine deckende
Hornschicht und zeigt als Unterlage eine entzündlich gerötete Hautdelle, bzw. — unter
älteren — eine zarte eingesunkene Narbe.

Bei Untersuchung in Kalilauge entpuppt sich das Scutulum als ein Gebilde aus zahl-reichen Sporen und kurzen Mycelien, die sich seitlich verzweigen und an ihrem Ende häufig in kurze, unregelmäßige Glieder zerfallen. Gerade diese Unregelmäßigkeit und Plumpheit ist kennzeichnend (s. Abb. 33, 3).

Im Gegensatz zum menschenpathogenen Achorion Schönlein treten die auch tierpatho-genen Formen in erster Linie am *Körper* auf, sei es, was seltener der Fall ist, in Form von Scutula oder aber häufiger als trichophytieähnliche Hautveränderungen. Diese zeichnen sich weiterhin durch die viel stärkeren Entzündungserscheinungen des befallenen Gewebes aus. Auch in der Gestalt der Mycelien und Sporen erinnert diese Favusform eher an eine Tricho-

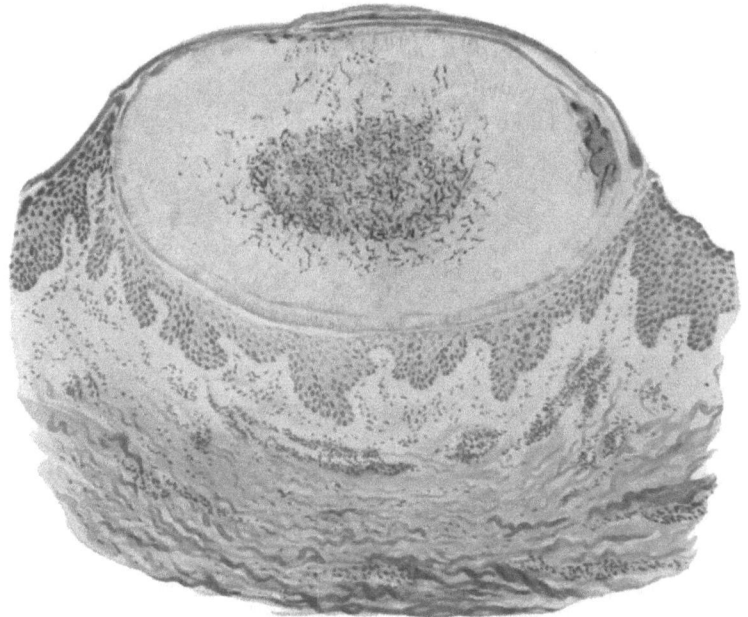

Abb. 42. *Favus corporis; Scutulum* (♀, 68jähr., Brusthaut). Anfangsstadium. Bläschenartige, umschriebene Vorwölbung der Hornschicht. Im Innern dichtes Pilzgeflecht. Ödem der Stachelzellschicht und des Papillarkörpers; sonstige entzündliche Veränderungen nur gering. Gentianaviolett-Fuchsin. O = 66:1; R = 66:1.

phytie. Die eben angedeutete Trennung in Kopffavus (Achorion Schönlein) und Körper-favus (Achorion Quincke u. a.) soll jedoch nicht etwa sagen, daß vereinzelt nicht auch das erste in seltenen Fällen Körpererkrankungen ohne Kopfbeteiligung hervorrufen kann (Bloch, Rille u. a.).

Im *erythemato-squamösen Anfangsstadium* beschränken sich die Cutisverände-rungen auf eine geringgradige Hyperämie und Gefäßerweiterung, in erster Linie und fast ausschließlich im Papillarkörper. Die leicht verdickte Stachelschicht der Epidermis erscheint stellenweise ödematös und dementsprechend parakeratotisch. Zwischen den Lamellen findet man dann den *Pilz* in kurzen, unregelmäßig gebildeten Mycelien. *Klinisch* entspricht diesem Befund eine zarte, oberflächliche Schuppenbildung, wie sie Jadassohn als *Favus squamosus* am Körper und be-sonders im Gesicht beschrieben hat.

Nimmt die Gewebsschädigung zu, kommt es klinisch zur *Bläschen-* und Krustenbildung *(Favus herpeticus)*, so hat im histologischen Bilde das *Ödem* an Stärke und Ausdehnung gewonnen und zur Schwellung des Papillarkörpers, der Stachelschicht sowie zu epidermaler Bläschenbildung geführt. Das oberflächliche

Gefäßnetz ist stark erweitert. Die *Pilze* finden sich jedoch auch hier nur in der
Hornschicht; es scheint, als ob das feuchte Stratum spinosum ihnen einen unüber-
windlichen Widerstand entgegen zu setzen vermag (UNNA). Daß dies jedoch
nicht regelmäßig der Fall ist, zeigen die seltenen Beobachtungen von Eindringen
der Pilzfäden in die tieferen Epidermisschichten. Ferner scheint ihr Auftreten
in der Cutis möglich, wie dies — in Analogie zum Trichophyton — Untersuchungen von LELOIR und VIDAL, von MALASSEZ sowie DARIER und HALLÉ (Granulom
bei Favus mit Auftreten tuberkelähnlicher Herde im Bindegewebe) nahelegen.

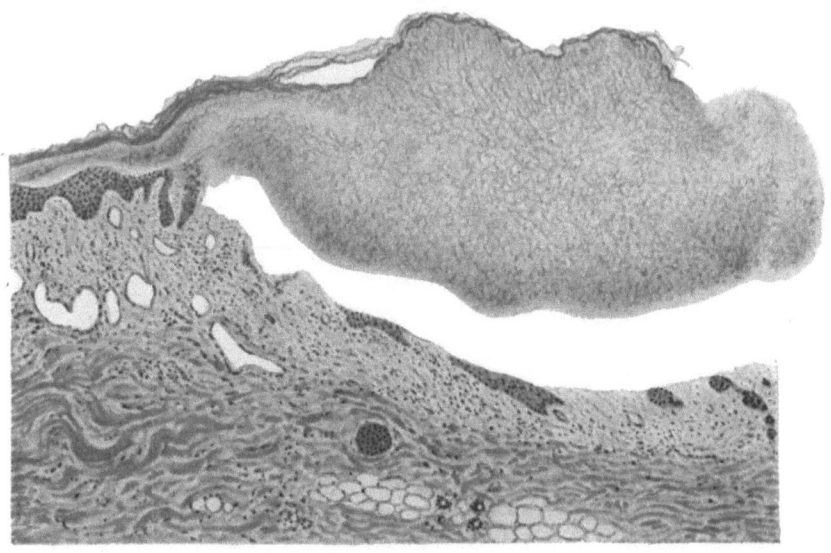

Abb. 43. *Favus capitis.* Älteres Scutulum. Schwund der Epidermis bzw. des Papillarkörpers bis auf wenige
Leisten- bzw. Papillenreste, daher nur narbige Abheilung möglich; Ödem und geringgradige Gewebsreaktion
in der oberen Cutis. Am Rande links stark erweiterte Gefäße. Hämalaun-Eosin. O = 42:1; R = 42:1.
(Sammlung KYRLE.)

Das Eintrocknen der Bläschen führt zur *Krustenbildung.* Diese Krusten bestehen
aus einer Vermischung von Pilzfäden mit Leukocyten, eingetrocknetem Serum
und degenerierenden Epidermisepithelien, wodurch sie sich nach UNNA von den
Scutula unterscheiden. Im großen ganzen entspricht also der Gewebsaufbau dieser
Formen dem der oberflächlichen Trichophytien.

Ein ganz anderes Bild bietet hingegen das **Scutulum.** Dieses nimmt seinen
Ausgangspunkt mit Vorliebe vom Infundibulum eines Haarbalges. Es breitet
sich von hier zur Oberfläche hin aus und hebt dabei die anfangs darüber hinweg-
ziehende Hornschicht empor, bis diese schließlich einreißt und der Pilzkuchen
frei zutage tritt. Über die *Entwicklung* dieser Pilzmassen sind die Ansichten
noch ebenso geteilt wie über den *Aufbau.* Während UNNA und seine Schüler die
Entwicklung der kugeligen Pilzkörper auf ein zentripetales Wachstum der Pilze
in der Hornschicht zurückführten und das Scutulum als reinen Pilzkörper
betrachteten, der lediglich als äußere Kapsel von der Hornschicht umgeben ist,
erkannten andere (WAELSCH, KYRLE u. a.), daß die Pilzelemente durch eine feinkörnige, nicht färbbare Masse zusammengehalten werden, die aus Exsudat und
zugrunde gegangenen Epithelzellen besteht.

Über die der Favusansiedlung und Scutulumbildung parallel gehenden bzw. folgenden *eigentlichen Gewebsveränderungen* liegen jedoch gleichsinnigere Beobachtungen vor, und zwar stimmen diese überein, ob sie nun an den Extremitäten, am Rumpf oder am behaarten Kopf erhoben wurden. In den meisten Fällen finden wir eine *Wucherung der Stachelzellschicht* in der gesamten Umgebung des Scutulum und dementsprechend die Papillen zunächst lang und unregelmäßig gestaltet. Sehr bald kommt es jedoch zu einem Schwund des Stratum corneum und granulosum unterhalb des Scutulum, unter gleichzeitiger starker Abplattung der zugehörigen Stachelzellen. Zu diesem Zeitpunkt ist dann meist auch schon der Papillarkörper hier mehr oder minder verstrichen; die Reteleisten sind verschmälert oder gar geschwunden.

Die gleichen Veränderungen — Stachelzellwucherung, Schwund der Hornschicht und auch der Wurzelscheide bzw. Umbildung derselben in eine homogene schwer färbbare Masse — finden sich auch in den erkrankten *Haarbälgen*, wenigstens bis zum oberen Drittel des Haarbalges, obwohl die Pilzfäden das gesamte Haar bis in die Nähe der Papillen durchsetzen (UNNA). Das *Haar* ist in schwersten Fällen von einem dichten Pilzmantel umgeben, der zwischen Stachelschicht und Wurzelscheide in die Tiefe dringt; es erscheint durch die Pilzansammlung verdickt und unregelmäßig aufgetrieben, wird jedoch im Gegensatz zur Trichophytie nur selten aufgesplittert.

Die *Veränderungen in der Cutis* sind verhältnismäßig gering und bestehen in der Hauptsache aus perivasculären Infiltraten von Lymphocyten und Plasmazellen, denen gelegentlich auch einmal Riesenzellen beigemischt sein können. DARIER und HALLÉ berichteten sogar über einen Fall von *Granulom* bei Favus, wo sie im Bindegewebe — ohne Zusammenhang mit den oberflächlichen Krankheitsherden — *tuberkuloide Infiltrate* fanden, die zentral aus polynucleären Leukocyten bestanden, welche von einem Kranze von Riesen- und Epitheloidzellen und schließlich am äußersten Rande von einem Lymphocyten- und Plasmazellwall umgeben waren. Pilze oder deren Sporen waren nicht nachzuweisen.

Diese *Zellinfiltrate*, an welchen sich je nach dem Vorliegen stärkerer exsudativ-entzündlicher Erscheinungen auch polymorphkernige Leukocyten in wechselndem Grade beteiligen können, beschränken sich auf die Umgebung der Gefäße des Papillarkörpers und der Hautanhangsgebilde. Sie bleiben meist streng perivasculär, nur in älteren Herden breiten sie sich diffus über den ganzen erkrankten Bezirk aus.

Als Folge der Infiltration finden sich in diesen älteren Herden dann auch eine Reihe weiterer Veränderungen des cutanen Gewebes. Die *kollagenen* und *elastischen* Fasern werden zunächst aufgelockert. Späterhin schwinden sie allmählich und leiten damit das *atrophische Stadium* der Erkrankung ein. Die *Talgdrüsen* fallen dabei als erste schon früher der Zellinfiltration zum Opfer. Ihnen folgen sehr bald die *Haarfollikel*, in welchen sich vorher vielfach cystische Erweiterungen gebildet haben. Diese darf man wohl auf eine, durch den oberflächlichen Verschluß der Follikelostien bedingte Retention und intrafollikuläre Ansammlung von Haarresten — mit oder ohne Pilzdurchsetzung — zurückführen. Eine Fremdkörperreizwirkung derartiger, vielfach verbogener und aufgerollter Haare auf die Follikelwand möchte GANS für die nicht eben selten zu beobachtende Entwicklung eines *riesenzellhaltigen Granulationsgewebes* in der unmittelbaren Umgebung derartig veränderter Haarfollikel verantwortlich machen.

Cystenbildungen finden sich auch an den *Schweißdrüsenausführungsgängen*, einmal in reichlicherem (UNNA), einmal in geringerem Grade; vielfach sind diese jedoch auch gar nicht verändert (MIBELLI).

Zu diesem Zeitpunkt läßt sich auch ein *Absterben der Pilze* in den Schildchen nachweisen. Je nachdem ein zentrifugales oder zentripetales Wachstum angenommen wurde, verlegten die Forscher den Beginn in die Randzone bzw. in die Mitte des Scutulum. Dieses ist nunmehr von der Unterlage durch ein ausgedehnteres entzündliches Exsudat abgehoben; das darunterliegende Epithel meist völlig geschwunden. In anderen Fällen aber hat von den erhalten gebliebenen acanthotischen Randabschnitten her bereits eine Überhäutung in Gestalt einer zarten Epithelnarbe eingesetzt. In der Cutis deuten Reste des Infiltrats stellenweise noch auf die früheren Vorgänge hin; meist ist es jedoch erheblich aufgelockert oder gar geschwunden. Eine Bindegewebsneubildung findet nicht statt. Die Epidermisierung erstreckt sich demnach in die Tiefe des Gewebsdefektes. In einem *ausgeheilten Favusherd* ist daher die Cutis erheblich verschmälert, was sich vor allem in einem Heranrücken der Schweißdrüsenknäuel an die Oberfläche äußert.

Die Möglichkeit einer Entstehung von *intestinalen Favuserkrankungen* kann seit den experimentellen Untersuchungen von SABRAZÈS theoretisch nicht mehr als ausgeschlossen gelten; auch klinisch sind derartige Beobachtungen bekannt (ARAVIJSKI). Der von KAPOSI und KUNDRAT beschriebene Fall von Favusherden auf den Schleimhäuten der Verdauungswege bei einer ausgedehnten Favuserkrankung wird — ebenso wie einige andere als favöse Schleimhauterkrankungen mitgeteilte — allerdings nicht anerkannt.

Differentialdiagnose. Einleitend sei betont, daß von einer irgendwie *sicheren* Unterscheidungsmöglichkeit auf Grund des Verhaltens der Pilze zum Haar für den Favus ebensowenig wie für die Trichophytie gesprochen werden kann. Dies scheint ja auch ohne weiteres verständlich für die der letzten nahestehenden Favusformen, die in erster Linie am Körper auftreten. Gerade hier wäre wegen der oft weitgehenden Übereinstimmung im klinischen Bilde eine solche Trennungsmöglichkeit erwünscht; man ist jedoch völlig auf bakteriologische Methoden angewiesen.

Der in erster Linie suprafolliuläre Beginn des Favusscutulum kann unter Umständen einmal zu Verwechslungen mit der *Keratosis suprafollicularis* führen. Falls eine genauere Beachtung des Gesamtkrankheitsbildes zur Unterscheidung nicht ausreicht, ist diese — falls man überhaupt nur an Favus denkt — durch den Pilznachweis leicht zu erbringen. Ein gleiches gilt für jene pityriasiformen Favusherde, die klinisch an *Psoriasis* oder Dermatitiden erinnern können.

Nicht nur klinisch (Fall von LÉVY und LANZENBERG), sondern auch histologisch kann der Narbenzustand nach einem Favus von der *Alopecia atrophicans*, der *Pseudopelade* BROCQ, abzugrenzen sein. Beide Erkrankungen enden mit einer Atrophie. MIESCHER und LENGGENHAGER betonen bei der letzten die diagnostische Bedeutung der perifollikulären Rötung und der häufig vorhandenen perifollikulären Schuppung, in denen sie Initialsymptome sehen.

Histologisch finden sie bei der *Pseudopelade* — wie schon bekannt — zunächst ein Infiltrat um die subpapillären und perifollikulären Gefäße. Dieses besteht aus Lymphocyten mit einigen Histiocyten untermischt. Erst sekundär wird der Follikel betroffen. Das Infiltrat dringt in ihn ein und zerstört ihn. MIESCHER konnte die Angaben von CIVATTE nicht bestätigen, daß es bis zur Haarwurzel vordringe, er fand es vielmehr nur auf die oberen und mittleren Follikel-

abschnitte beschränkt. Schon früh sieht man eine ausgeprägte follikuläre Hyper-
keratose. Später kommt es dann auch zur Atrophie der Epidermis. CIVATTE beob-
achtete eine subepidermale Spaltbildung mit Ödem der Basalschicht und scholliger
Umwandlung des kollagenen subepidermalen Gewebes (s. auch bei PHOTINOS).
In der tieferen Cutis finden sich nur Veränderungen des Kollagens und der
Elastica an Stelle der zerstörten Follikel, bestehend in einer Hyalinisierung des
Kollagens und schlechter Anfärbbarkeit der Elastica. LAYMON fand wie auch
MIESCHER in keinem seiner Fälle eine vollkommene Homogenisierung des cutanen
Bindegewebes. Eine Pustelbildung innerhalb der Follikel fehlt bei der Alopecia
atrophicans im Gegensatz zur *Folliculitis decalvans*. Damit ist durch die ganz
verschiedenartige *Pathogenese* der Favus von der eben geschilderten Erkrankung
bei frischen Stadien histologisch abzugrenzen. Hier wird klinisch immer die
Diagnose gestellt werden. Beim narbigen Restzustand kann die Entscheidung
unmöglich sein, wenn die Excision bei der *Pseudopelade* mit ihrem ausgesprochen
chronischen Verlauf nicht die Randbezirke erfaßt, die das Zustandekommen der
bleibenden Veränderungen erkennen lassen.

Pathogenese. Die rein formale Genese des Scutulum wurde bereits früher besprochen.
Besonderer Erörterung bedarf hier lediglich die kausale Beziehung der Favusansiedlung
zur Entwicklung der umschriebenen Hautatrophie mit ihrem Schwund des kollagenen und
elastischen Gewebes sowie nahezu sämtlicher Hautanhangsgebilde. Diese Atrophie läßt sich
aus den geringfügigen entzündlichen Veränderungen in der Cutis allein nicht erklären. Man
hat geglaubt, vor allem für die Narbenbildung auf dem behaarten Kopf, den Druck der
Scutula auf ihre Unterlage verantwortlich machen zu dürfen (MIBELLI, UNNA, WAELSCH).
Die Tatsache, daß Scutulabildung am Rumpf und an den Extremitäten so gut wie nie zur
Narbenbildung führt, hat man dadurch zu erklären versucht, daß die straff gespannte Galea
des Schädels hier den Druck der Scutula verstärkend unterstütze. Auf das wenig Ein-
leuchtende dieser Annahme wurde wiederholt schon hingewiesen (JESIONEK, KYRLE u. a.).
Eher wären giftige Stoffwechselprodukte der Pilze und ein damit verbundenes besonderes
Lösungsvermögen für die kollagene Substanz anzunehmen (KYRLE). Aber auch dies allein
scheint nicht ausreichend, da ja am Körper die gleichen toxischen Einwirkungen zu erwarten
sind wie am Kopf. Eine restlos befriedigende Erklärung scheint daher noch nicht möglich.

2. Auf dem Blutwege sich ausbreitende Formen.

Mykide.

Trichophytide, Epidermophytide, Mikrosporide, Favide. Den örtlich entstehenden und umschrieben fortschreitenden Pilzerkrankungen der Haut kann
man, ganz entsprechend dem, was wir bei vielen anderen Infektionskrankheiten
(Tuberkulose u. a.) gesehen haben, eine Gruppe gegenüberstellen, bei der wir eine
Verbreitung der auslösenden Ursache — seien dies nun die Pilze oder deren Stoffwechselprodukte oder beides — auf dem Blutwege annehmen dürfen. Entdeckt
wurde diese Form von Pilzveränderungen der menschlichen Haut von JADAS-
SOHN, der sie lichenoide Trichophytie nannte. Sie wurde von BLOCH in Anlehnung an die Tuberkulide als *Trichophytid* bezeichnet, eine Benennung, die dem
von SUTTER geprägten Begriffe der Trichophytose allgemein vorgezogen wird.

Die Erkrankung entwickelt sich stets in Anlehnung an bereits bestehende
Trichophytien, tiefe Kerion- und Sycosis-, aber auch oberflächliche Formen (DEL-
BANCO, JESSNER, MARTINOTTI u. a.). Später sind dann auch entsprechende Krankheitsbilder bei der Mikrosporie (CHABLE, ARZT und FUHS) und schließlich auch für
den Favus (AMBROSOLI, PASINI, MARTINOTTI) beobachtet worden.

Die *lichenoide Form* erscheint gewöhnlich follikulär, seltener extrafollikulär und nur vereinzelt an die Schweißdrüsenausführungsgänge gebunden, in Gestalt kegelförmiger oder lichenartiger, mehr oder weniger entzündlich geröteter und leicht schuppender Knötchen, die häufig vesiculös oder pustulös umgewandelt werden und dann schließlich unter Krustenbildung eintrocknen. Verhältnismäßig häufig führt das Trichophytid zur Bildung kleiner follikulärer Hornstacheln (Spinulosismus, LEWANDOWSKY u. a.). Außer lichenoiden sind ferner maculöse, der dysseborrhoischen Dermatitis und der Pityriasis rosea ähnliche Herde oder auch papulo-nekrotische, manchmal varioliforme (STEIGLEDER) und vesiculöse Bildungen beobachtet worden. Vereinzelt kommen auch skarlatiniforme und roseolaartige Exantheme, erysipelähnliche, vielleicht auch pemphigusartige und Erythema exsudativum multiforme-ähnliche Ausschläge und Enantheme (Mundschleimhaut, SUTTER) vor. Neben diesen oberflächlichen wurden vereinzelt auch tiefer gelegene, knotige (nodöse, großpapulöse) Formen beschrieben, die klinisch an Erythema nodosum erinnerten (BLOCH, PULVERMACHER, MARTINOTTI). Die Exantheme befallen in erster Linie den Rumpf und gehen häufig mit wechselnd schweren *Störungen des Allgemeinbefindens* einher.

Die im Anschluß an *Mikrosporie* bzw. *Favus* auftretenden hämatogenen Pilzerkrankungen der Haut wurden früher häufig als lichenoide oder ekzematoide Ausschläge beschrieben.

Für die Beschreibung der histologischen Veränderungen scheint eine Trennung nach follikulären, extrafollikulären, nach an die Schweißdrüsen gebundenen und schließlich groß-papulösen und nodösen Formen zweckmäßig.

Bei den *oberflächlichen* Erkrankungsformen ist, um das vorweg zu nehmen, die *Cutis* nur unbedeutend verändert; es finden sich lediglich perivasculäre lymphocytäre *Infiltrate* im Stratum papillare und subpapillare, vereinzelt unter Beteiligung von Mast-, seltener Plasma-, Epitheloid- oder gar Riesenzellen (MARTINOTTI). Das cutane Bindegewebe bleibt, entsprechend dem Vorwiegen der geringgradigen Zellinfiltrate, im allgemeinen unverändert. Bei stärkerer Entwicklung kann es allerdings auch umschriebener Zerstörung anheimfallen. Diese muß sich dabei durchaus nicht auf eine eitrige Einschmelzung oder schleimige Umwandlung in der Umgebung erkrankter Follikel beschränken (GUTH). Sie kann, wie dies Abb. 44 ganz deutlich macht, auch im Bereich extrafollikulärer Krankheitsherde auftreten und hier zu umschriebenem Schwunde nicht nur des papillären und subpapillären Bindegewebes, sondern auch erheblicher Abschnitte der Epidermis führen.

Die Hauptveränderungen liegen jedoch in der *Epidermis*. An den *Follikeln* äußern sie sich einmal in Gestalt einer meist nur geringfügigen perifollikulären Entzündung, die häufig mehrere dicht beieinanderstehende Follikel ergreift, eine Eigentümlichkeit, die wir ja auch von einigen anderen follikulären Hyperkeratosen (Keratosis suprafollicularis, Keratosis spinulosa) her kennen. GUTH, dem wir neben LEWANDOWSKY eine ausführliche Schilderung der histologischen Veränderungen verdanken, sah nur einmal im Anschluß an eine Zerstörung der Follikelwand einen wirklichen *perifollikulären Absceß*. In den meisten Fällen beschränkt sich die Veränderung auf eine mehr oder weniger starke *Erweiterung des Follikeltrichters*, die verschieden tief in den Follikel hinabreicht. Der so entstandene Hohlraum ist häufig mit Lymphocyten oder auch Leukocyten und Zelldetritus angefüllt. Nach oben hin, zur Hornschicht, wird dieser eiterzellhaltige Sack von einer aus ausgetretenem Serum, abgestoßenen normal und parakeratotisch verhornten Zellen gebildeten *Decke* abgeschlossen, die bei stärkerer seröser bzw. cellulärer Exsudation *bläschen-* oder *pustelartig* vorgewölbt sein kann. Die Stachelzellschicht ist im Follikelostium sowohl wie in der nächsten Umgebung acanthotisch gewuchert, die Hornschicht parakeratotisch; die einzelnen

Zellen sind durch intracelluläre Flüssigkeitsansammlung geschwollen und der ganze erkrankte Bezirk wird von Leukocyten in wechselnder Menge durchzogen.

Tritt die *spinuläre Hyperkeratose* mehr in den Vordergrund, so sind die Entzündungserscheinungen meist erheblich schwächer entwickelt. Die seröse und leukocytäre Exsudation ist äußerst gering oder fehlt völlig. Hingegen ist der ganze Follikeltrichter mit mehr oder weniger *parakeratotischen* Hornlamellen ausgefüllt, die das Haar kegelförmig umscheiden und sich an diesem entlang nach außen fortsetzen. Ist der Zusammenhalt der einzelnen Hornlamellen ein fester, so läuft dieser Hornstachel spitzkegelförmig zu; im anderen Falle ist er

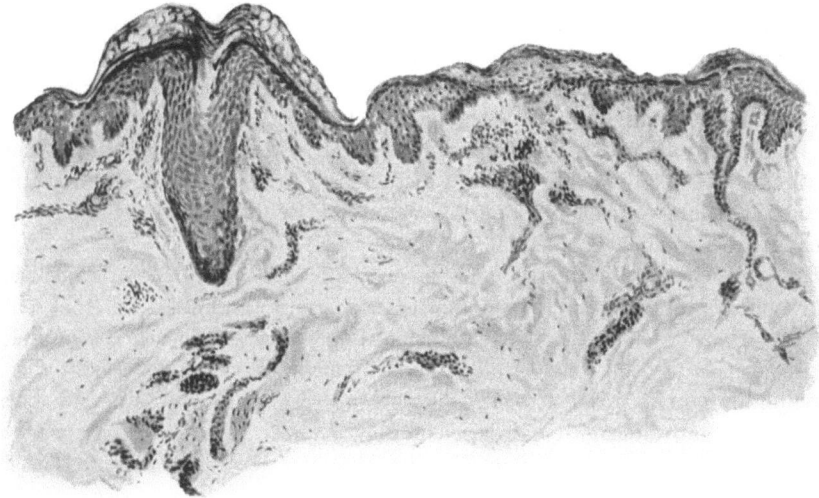

Abb. 44. *Trichophytid* (Lichen trichophyticus) (♂, 15jähr., Bauchhaut). Perifollikulärer, periporaler und rein epidermaler Erkrankungsherd, eng nebeneinander, mit Bläschen- bzw. Schuppenbildung. Unterhalb des mittleren, epidermalen Herdes sind Papillarkörper und Epidermis teilweise zerstört. Entzündliche Veränderung im Corium nur gering. O = 66:1; R = 66:1.

büschelförmig ausgebreitet (GUTH). Das Haar selbst erscheint im übrigen nicht verändert, nur gelegentlich wird es von der verbreiterten Hornschicht an die eine Wand des Follikels gepreßt, von seinem geraden Lauf abgedrängt und erscheint dann oft spiralartig gewunden. Das Follikelepithel ist in der Regel erhalten. Es kann aber auch mehr oder weniger stark zerstört sein (LEWANDOWSKY). Die *Talgdrüsen* sind fast immer zugrunde gegangen.

Bei den *extrafollikulären Papelchen* sind die Veränderungen im Grunde die gleichen. Wir finden dann in einem umschriebenen Epidermisabschnitt ein wechselnd starkes, vor allem intracelluläres Ödem und diesem entsprechend eine Parakeratose der Hornschicht. Dabei bleiben die einzelnen Hornzellen fest miteinander verbunden, und es entsteht so jene kleine, flache Kuppe, welche klinisch die Papel bedingt. Ganz entsprechende Veränderungen findet man gelegentlich auch an den *Schweißdrüsen* (MARTINOTTI, eigene Beobachtung). Auch hier setzt sich der Prozeß zusammen aus Acanthose, Spongiose, Parakeratose und gelegentlich auch Bläschenbildung mit wechselndem Leukocytengehalt.

Vereinzelt trifft man jedoch in der Cutis auch *stärkere Zellansammlungen*. Neben Lymphocyten und Plasmazellen finden sich dann — und zwar auch um

wohlerhaltene Follikel, wo also die Bildung von Fremdkörperriesenzellen, wie
diese GUTH beschreibt, nicht in Frage kommen kann — Epitheloide und echte
LANGHANSsche Riesenzellen (MARTINOTTI). Derartige Befunde leiten über zu
jenem von BRUUSGAARD beschriebenen, groß-papulösen (nodösen?) Trichophytid, welches dadurch noch einen besonderen Charakter erhält, daß sich nicht
nur in den größeren Entzündungsherden, sondern auch in den kleinen Venen und
Papillargefäßen *Pilzsporen* fanden. Diese Feststellung ist um so bemerkens-
werter, als sich in der Regel in den Erkrankungsherden Pilze im Schnitt nicht
nachweisen lassen.

Bei den vereinzelt beobachteten *nodösen Formen* handelte es sich histologisch
um uncharakteristische Zellinfiltrate, die am stärksten in der Subcutis, besonders
in der Umgebung der Schweißdrüsen und, wenn auch in viel geringerem Grade,
im Fettgewebe lagen, im übrigen jedoch durchaus nichts Kennzeichnendes boten
(dichte lymphocytäre, mit Leukocyten durchsetzte Infiltrate um die Gefäße,
mit Endothelproliferation und Wandverdickung [BLOCH], ein Befund, der uns
nach dem, was wir über die Wertung histologischer Kennzeichen für bestimmte
ätiologische Einheiten bei der Tuberkulose und der Syphilis kennengelernt haben,
durchaus verständlich erscheint).

Die geweblichen Veränderungen bei den Epidermophytiden, Mikrosporiden
und Faviden stimmen, soweit aus den bisher mitgeteilten Fällen ein Rückschluß
gestattet ist, mit jenen der oberflächlichen Trichophytide überein. Das gleiche
gilt übrigens auch für jene entzündlichen Reaktionsformen der Haut, die im
Anschluß an *Einreiben von Trichophytin* usw. auftreten. Es wurde bereits darauf
hingewiesen, daß die sog. dysidrotischen Bläschen der Hände wohl meistens als
Epidermophytide, ausgehend von Pilzerkrankungen der Füße, aufzufassen sind
(PECK u. a.).

Differentialdiagnose. Sie ist bei einem histologisch so wenig kennzeichnenden
Befund in erster Linie auf klinische Anhaltspunkte angewiesen. Es mag daher
genügen, wenn wir die in Betracht kommenden Veränderungen hier kurz anführen und dabei betonen, daß im Einzelfalle eine Entscheidung, wenn auch
nicht sofort, so doch im Verlaufe der Erkrankung meist leicht zu treffen ist.
In Frage kommen lichenoide Exantheme, wie wir sie bei der *Tuberkulose* und
Syphilis antreffen; ferner gewisse lichenoide Formen der dysseborrhoischen Dermatitis, der *Pityriasis rosea* und *andere* Hauterkrankungen (Lichen ruber,
Pityriasis rubra pilaris, Keratosis follicularis MORROW-BROOKE, Keratosis pilaris,
follikuläre Herde der Ichthyosis), die gelegentlich unter dem Bilde des ,,Spinulis-
mus" verlaufen. Eine Unterscheidung von der banalen, ,,lichenoiden", oberflächlich *ektogenen* Trichophytie läßt sich durch den bei dieser so gut wie immer
möglichen Pilznachweis leicht durchführen. Über die *Keratosis spinulosa* (Lichen
spinulosis) s. dort. Schwieriger ist die Abgrenzung gegenüber dem *Erythema anulare centrifugum* DARIER, zumal unter den so bezeichneten Fällen entsprechende
,,Dermophytide" (Mykide) eingereiht worden sind (JILLSON und HOCKELMAN).
Im Gegensatz zu der Auffassung von ELLIS und FRIEDMAN, sowie SONCK,
NORDENSKJÖLD und WAHLGREN erscheint uns das histologische Bild wenig
charakteristisch und auch zu wenig untersucht, zumal es sich in vielen Fällen
wohl um eine reine Verlegenheitsdiagnose gehandelt hat. Die genannten Autoren
sahen in ihren Fällen ein geringes Ödem aber keine Verbreiterung oder Acan-

those der Epidermis. Das eigentlich Kennzeichnende soll in einem wohl umschriebenen colleretteartigen Infiltrat kleiner monocytärer Zellen um die Gefäße der oberen und mittleren, sonst ganz normalen Cutis liegen, was auch
FREUDENTHAL, WERNSDÖRFER u. a. beschrieben. Doch lassen andere klinisch
durchaus entsprechende Fälle, wie die von NÖDL, sowie mehrere eigene Beobachtungen darüber hinaus eine Verquellung des Kollagens und reichlich Eosinophile
und deren Zerfall erkennen, so daß das Krankheitsbild mehr dem Formenkreis
der „Allergic-Granulomatosis" angenähert ist. Auch wir konnten, besonders um
die mantelförmigen Infiltrate im Bereich der Eosinophilen einen förmlichen Gürtel
von histochemisch nachweisbaren Lipoiden beobachten, ohne daß wir darin eine
Fettstoffwechselstörung sehen möchten. Über Fettablagerungen berichteten auch
DEGOS und Mitarbeiter. Klinisch dürfte differentialdiagnostisch an die *Purpura
télangiectasique arciforme* (TOURAINE) zu denken sein. Histologisch entspricht diese
jedoch den chronischen Purpuraformen (s. Bd. I, S. 417), wenn sich überhaupt
eine Abgrenzung von diesen aufrechterhalten läßt. *Histologisch* könnten *eosinophile Granulome* im Sinne von MARTINOTTI, wahrscheinlich teilweise den *periorifi-
ziellen* plasmacellulären *Granulomen* (s. Bd. I, S. 598) identisch, durch ihren Gehalt
an Plasmazellen aus dem Kreis des Erythema anulare centrifugum leicht ausgeschieden werden.

Pathogenese. Kausalgenetisch führt man heute allgemein die Trichophytide auf eine hämatogen eingedrungene Noxe zurück, die ihren Ausgang von den primären, ektogenen Pilz-
erkrankungsherden genommen hat. Ob dabei lediglich die Pilztoxine genügen (BLOCH),
ist bis heute noch nicht restlos erwiesen. Dagegen ist durch wiederholt gelungene Pilz-
züchtungsversuche aus dem Blut (JESSNER, BRUUSGAARD, AMBROSOLI, ARZT und FUHS) die
hämatogen-infektiöse Entstehung sichergestellt.

Das Auftreten des Ausschlags hauptsächlich am Follikelapparat mag mit der hier besonders
reichlichen Blutgefäßversorgung zusammenhängen; vielleicht kommt aber auch der Haut
und insbesondere den Hautdrüsen als „Ausscheidungsorganen" eine besondere Bedeutung zu.

Anhangsweise fügen wir hier ein die

Pityriasis rosea (GIBERT)

(Pityriasis maculata et circinata DUHRING, Roseola squamosa FOURNIER, Herpes
tonsurans maculosus HEBRA bzw. KAPOSI).

Die 1860 von GIBERT erstmalig beschriebene Hautveränderung ist gekennzeichnet durch
exanthemartig auftretende, erbsen- bis markstückgroße, rötliche, meist feinschuppende,
unregelmäßig runde, zart rosarote, bei akutem Beginn deutlich infiltrierte (JADASSOHN)
Flecke. *Neben* diesem an und für sich wenig kennzeichnenden, wird ein eigenartiger, wenn auch
weniger regelmäßig zu beobachtender Efflorescenztyp beschrieben *(Medaillons)*, der größer
ist als der vorige, häufig nur in wenigen Herden, vereinzelt, aber auch gar nicht beobachtet
wurde. Diese größeren Flecke zeigen um ein zart gefälteltes, leicht vergilbtes Zentrum einen
rosafarbenen, leicht erhabenen Rand.

Das Exanthem tritt in disseminierten, gelegentlich zu größeren Herden zusammenfließenden Formen, vor allem am Rumpf und an den Extremitäten auf; nur vereinzelt waren Gesicht,
Hände und Füße oder gar der behaarte Kopf befallen. Die Erkrankung pflegt unter wechselnd
starkem Jucken und so gut wie stets ohne schwerere Allgemeinerscheinungen häufiger im
Frühjahr und Herbst aufzutreten und nach einigen Wochen von selbst abzuheilen. BROCQ hat
als *Primärherd* einen irgendwo am Körper auftretenden, meist runden, manchmal juckenden
und schuppenden, geröteten Fleck beschrieben, der jedoch durchaus nicht immer vorhanden
sein muß. Ihm folgt nach einer Reihe von Tagen das kleinfleckige und medaillonartige
Exanthem in einer an hämatogene Exantheme erinnernden Aussaat, häufig am Rumpf

von oben nach abwärts sich ausbreitend. Gelegentlich bleibt die Erkrankung auf wenige Flecken oder Medaillons beschränkt.

Histologisch stehen bei eben *beginnendem Exanthem* die Veränderungen der Cutis gegenüber denjenigen der Epidermis weitaus im Vordergrunde und sind erheblich stärker als dies dem klinischen Eindruck nach zu erwarten wäre (UNNA). Neben einer starken Erweiterung der oberflächlichen *Blutgefäße* und Lymphspalten trifft man im Stratum papillare und subpapillare auf ein wechselnd stark ausgebildetes perivasculäres *Infiltrat*, an dessen Aufbau sich wuchernde Perithelien sowie Leukocyten in wechselndem Maße beteiligen. Diese Veränderungen sind in den Randabschnitten eines solchen kleinen Fleckes mehr im oberflächlichen Corium, vor allem im Papillarkörper, anzutreffen, während im Zentrum bereits die obere Cutis beteiligt erscheint. Die *Epidermisveränderungen* äußern sich anfangs lediglich in einer mäßig starken Acanthose mit reichlicher Mitosenbildung, vor allem im Stratum germinativum. Dazu tritt ein *Ödem*, das sich einmal in einer parenchymatösen Anschwellung der Stachelzellkörper, zum anderen in einer Verbreiterung der interepithelialen Spalträume äußert und zusammen mit der Acanthose zu einer zwar *unregelmäßigen*, aber doch deutlich feststellbaren *Vergrößerung der Epidermisleisten* führt. In der Mitte eines solchen Krankheitsherdes

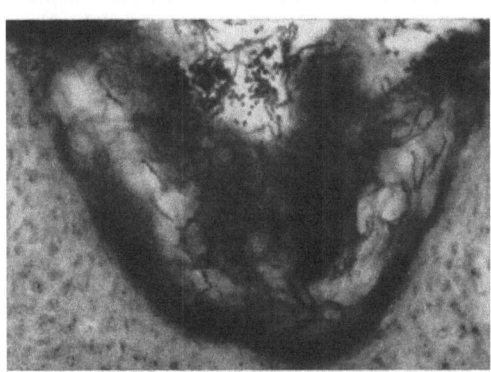

Abb. 45. Pityriasis *versicolor*, Pilze und Sporen in der aufgelockerten Hornschicht, Gram-Weigert. O=200:1 (s. dagegen Abb. 46).

macht sich als Folge des Ödems alsbald eine *Störung im regelrechten Verhornungsvorgang* bemerkbar. Hier sind zunächst die Stachelzellen gequollen, schlechter färbbar, die sog. Intercellularbrücken meist nicht mehr zu sehen. Das Stratum granulosum ist dann geschwunden, so daß auf das Stratum spinosum unmittelbar die *parakeratotische* Hornschicht folgt.

Bei stärkerer Zunahme der entzündlichen Veränderungen, die sich im klinischen Bilde als *Papelbildungen* oder bei größeren Herden in einer papulösen Erhebung der Randzone äußern, finden sich im Gewebsschnitt die eben erwähnten Veränderungen in *erheblicherem* Grade. Das Ödem führt in der oberen Stachelschicht zu Lückenbildungen, die sich vielfach zu subcornealen *Bläschen* von unregelmäßiger Gestalt auswachsen. Innerhalb dieser, mit serösem Exsudat gefüllten Hohlräume finden sich neben losgelösten und zugrunde gehenden Epithelien polynucleäre Leukocyten in wechselnder Menge, meist nicht zu zahlreich (siehe Abb. 46).

Zu diesem Zeitpunkt sind die erweiterten *Blutgefäße* der Cutis von breiten perivasculären Zellmänteln umscheidet, die nach unten hin bis in die mittleren Cutisschichten, nach aufwärts bis nahezu an die Epidermis heranreichen. Gleichzeitig hat der Gehalt der oberen Cutis und des Papillarkörpers an Bindegewebszellen erheblich zugenommen; nur ein schmaler subepithelialer Grenzstreifen pflegt davon verschont zu bleiben. Im Bereich der subcornealen Bläschenbildung stößt man auch auf zahlreiche durchwandernde polynucleäre Leukocyten, wodurch die Epidermis-Cutisgrenze gelegentlich vollkommen verwischt wird (HOLLMANN).

Im Zentrum der Erkrankungsherde haben sich unterdessen die parakeratotischen, häufig noch von der ursprünglichen, normalen Hornschicht bedeckten Hornlamellen von ihrer Unterlage abgehoben. Damit ist jedoch bereits das erste Anzeichen der *Abheilung* festgestellt. Das Ödem läßt nach; die perivasculären Zellherde erscheinen aufgelockert. Über der nur noch wenig verbreiterten

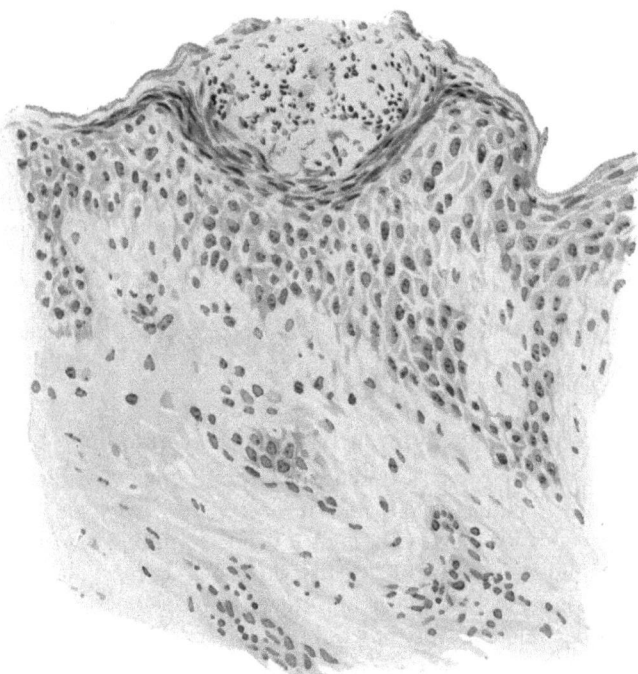

Abb. 46. *Pityriasis rosea* (GIBERT) (♀, 20jähr., Bauch). Randabschnitt eines exanthemartigen Herdes, Bläschenbildung, Ödem, mäßige Acanthose in der Epidermis; starkes Ödem, aber mäßige Gefäßerweiterung und nur geringgradige perivasculäre Zellansammlung in der Cutis. Methylgrün-Pyronin. O = 290:1; R = 290:1.

Stachelschicht stößt man auf ein regelrechtes Stratum granulosum, womit die Möglichkeit der Orthokeratose wieder gegeben ist.

Differentialdiagnose. Eine Trennung von den Anfangsformen der *Dermatitis eczematosa*, wie diese UNNA glaubte auf Grund der Entwicklung der subcornealen Bläschen durchführen zu können, scheint kaum möglich; denn auch dort finden wir Acanthose, Parakeratose und Spongiose. Einen gewissen Anhaltspunkt bietet bei frisch entstehenden Herden vielleicht die von UNNA für die Pityriasis rosea betonte und vor allem bei der *dysseborrhoischen Dermatitis* kaum in diesem Ausmaß anzutreffende unregelmäßige Verteilung der Acanthose bzw. Vergrößerung der Epidermisleisten. Dazu kommt dann noch, daß gegenüber der ausgedehnten Entwicklung vielfach auch klinisch sichtbarer Bläschen bei den frischen Dermatitiden diese bei der Pityriasis rosea fehlen; ihre Zahl bleibt auch im histologischen Schnitt nur vereinzelt und ihre Größe erreicht nie klinisch sichtbare Grade. Von der typischen *Psoriasis*-Efflorescenz ist die Veränderung durch den Mangel aufeinandergeschichteter, parakeratotischer, mit sog. Mikroabscessen durchsetzter Schuppenmassen unterschieden. Stets findet sich nur eine flache parakeratotische Hornlamelle, unter- und oberhalb der wir in der Regel normale Verhältnisse antreffen. Besonders schwierig und verantwortungsvoll kann jedoch die Entscheidung zwischen der Pityriasis rosea und gewissen Formen papulosquamöser sowie vor allem anulärer *Syphilis* sein. Histologisch wird in den meisten Fällen das plasmazellreiche, lymphocytäre, perivasculäre Infiltrat gewisse Anhaltspunkte geben, wenn nicht serologische und genaue klinische Untersuchung dies überflüssig machen. Histologisch spricht ein massiver Pilzbefund in der Hornschicht gegen eine Pityriasis rosea (s. Gegenüberstellung Abb. 45 u. 46).

Pathogenese. Die Ätiologie der Erkrankung ist bis heute noch *unbekannt.* Dort, wo man glaubte, Pilze als Erreger nachgewiesen zu haben (ARZT und FUHS u. a.), stellte die betreffende Veränderung sich als eine universelle Epidermophytia „inguinalis" heraus. Trotzdem spricht der ganze klinische Verlauf für eine parasitäre Genese. Ob man dabei — analog der Syphilis — von einem Primäraffekt und sekundärem Exanthem reden darf (BROCQ, JADASSOHN), wird wohl erst die endgültige Klärung entscheiden. Die Tatsache, daß zu Beginn des Exanthems die stärksten Veränderungen sich in der Cutis vorfinden, kann immerhin als Stütze dieser Ansicht verwertet werden. Andere Theorien (spezifisches Exanthem, Übergangsbild zwischen einer Anzahl entzündlicher schuppender Krankheiten, toxische, mit intestinalen Störungen einhergehende Erkrankung) haben keine ausreichende sachliche Begründung gefunden.

b) Hautentzündungen durch Hefen und hefeähnliche Erreger.

Der Leitgedanke unserer Darstellung: Anordnung und Bezeichnung der einzelnen Krankheitsbilder auf Grund ihrer engeren Ätiologie, ist wegen der vielen Meinungsverschiedenheiten bezüglich der Einordnung der hierher gehörenden Krankheitsbilder und der Klassifizierung der Erreger besonders schwer durchzuführen. Daher behalten wir die Allgemeinbezeichnung „Blastomykosis" vorläufig noch bei, bleiben uns dabei aber der Unzulänglichkeit dieser ätiologischen Bewertung (Näheres s. Pathogenese) stets bewußt. Handelt es sich doch nach BUSCHKE um diejenigen Krankheiten, „welche durch Pilze hervorgerufen werden, die im Gewebe nur oder vorwiegend in Sproßform sich finden, wenn sie auch außerhalb des Körpers in Fadenform anzutreffen sind". Eine derartige, von rein äußerlichen, und dazu auch noch wechselnden Kennzeichen ausgehende Bewertung kann — wie BUSCHKE selbst betont — nur als Notbehelf angesehen werden. Eine *Zusammenstellung* der von uns zu erörternden Erkrankungen erscheint hier immerhin dadurch berechtigt, daß von den Blastomykosen im engeren Sinne (Typus BUSCHKE) fließende Übergänge bestehen zu den Oidiomykosen, die einen mycelbildenden Sproßpilz zur Grundlage haben und von diesen Oidiomykosen (Blastomycosis americana) wieder zu den Soormykosen (PLAUT).

Für die klinische und histologische Darstellung beruht eine weitere Schwierigkeit in der Lückenhaftigkeit der dargelegten Beobachtungen, welche die richtige Beurteilung und Einordnung mancher Fälle erschwert oder gar unmöglich macht. Des weiteren scheiden eine große Zahl als Blastomykosen beschriebener Fälle insoweit aus, als bei ihnen Hefen als Erreger *primär* nicht in Frage kommen dürften. Es handelt sich dabei einmal um Beobachtungen, wo die Hefen sich auf anderen Krankheitsherden erst sekundär rein saprophytär ansiedelten, oder zwar pathogen wirkten, jedoch gleichzeitig mit einer anderen Erkrankung (vor allem der Tuberkulose) zusammen angetroffen wurden.

Die *Blastomyceten* oder Sproßpilze stellen rundliche oder ovale, meist einzellige, 5—30 μ große Gebilde dar, die sich durch *Sprossung* fortpflanzen. Die Zellwand wölbt sich dabei an umschriebener Stelle vor; diese Vorwölbung wird größer, von der Mutterzelle schärfer abgesetzt, löst sich von dieser los oder bleibt mit ihr im Zusammenhang. Im letzten Falle entstehen große *Hefezellverbände.*

Im Inneren der von einer meist stark lichtbrechenden, einfachen oder — bei älteren Gebilden — doppelten *Membran* umgebenen Zelle läßt sich neben fetttröpfchenartigen Einschlüssen regelmäßig ein schwer darstellbares, wandständiges oder in der Mitte gelegenes Gebilde feststellen. In älteren Hefen findet sich daneben auch *Glykogen* sowie eine wechselnde Zahl verschieden großer *Vacuolen.* Wegen ihrer Fähigkeit zur Bildung endogener Sporen gehören die Sproßpilze zu den *Ascomyceten.* Für die menschliche Pathologie kommen allerdings in erster Linie solche Sproßpilze in Betracht, die *keine* Sporenbildung zeigen; sie gehören daher eigentlich zu den *Fungi imperfecti.* Die Ähnlichkeit ist aber so groß, daß man früher die letzten lange Zeit mit den eigentlichen Sproßpilzen verwechselt hat.

Eine Einteilung der Fungi imperfecti nach botanischen Gesichtspunkten ist sehr schwierig und in jedem Falle sehr umstritten. Da sie praktisch-klinisch bedeutungslos ist, wird hier darauf verzichtet.

Unter den *sporenbildenden Pilzen* ist die *Soorgruppe* (Oidiomyceten) die wichtigste. Der Pilz tritt in eiförmig abgesetzten Mycelien auf, die sich verzweigen und in ihrem Inneren endogene Sporenbildung zeigen; außerdem bildet er Chlamydosporen. Über die Stellung im botanischen System besteht jedoch keine völlige Klarheit. Die Verständi-

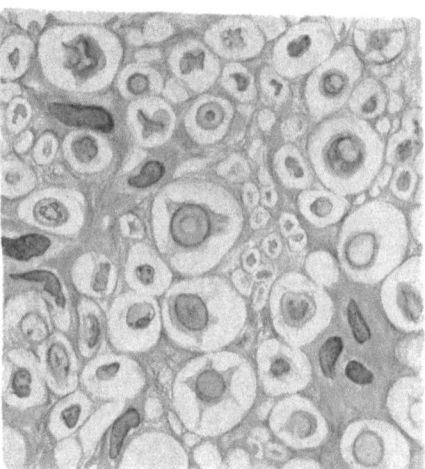

Abb. 47. *Blastomykose.* Blastomyceten in jüngerem Krankheitsherd. Hefen verschiedenartigster Form. O = 1050:1; R = 1050:1.

gung wird noch dadurch erschwert, daß neben diesen typischen Formen eine Reihe von Abarten beschrieben sind und zudem mit dem Namen „Oidium" sporenlose Pilze nur deshalb belegt wurden, weil die Gliederung der Mycelien und die Sprossung in Eiform erfolgten. Gerade diese Pilze trifft man als Erreger (?) der oberflächlichen Blastomykosen. Die wie der Soor durch *Candida albicans* hervorgerufene, vielleicht durch die Anwendung der Antibiotica häufiger gewordene *Moniliasis* wird im Anschluß an den Soor besprochen.

Wir möchten es im Gegensatz zu anderen Autoren offenlassen, inwieweit eine scharfe Abgrenzung der Blastomykosen im engeren Sinn berechtigt ist. Vielleicht ist es heute nicht mehr angebracht, von einem Typus bei den einzelnen Formen zu sprechen, da die Erreger wesentliche Differenzen aufweisen. Andererseits halten manche Mykologen gerade die Blastomykose BUSSE-BUSCHKE für die einzige Erkrankung, die die Bezeichnung Blastomykose verdient. Vielleicht ist es angezeigt, wie WILSON und PLUNKETT meinen, die Bezeichnung Blastomykose überhaupt fallen zu lassen, wovon wir aus den bereits genannten Gründen jedoch Abstand genommen haben. Wir unterteilen jedoch in die BUSSE-BUSCHKE-Erkrankung, die GILCHRISTsche Erkrankung und die LUTZ-SPLENDORE-DE AL-MEIDA-Erkrankung. Die *Coccidioidomykose*, früher als Granuloma coccidioides bezeichnet, wird heute trotz enger Verwandtschaft nicht zu den Blastomykosen im engeren Sinne gerechnet und daher im Anschluß an die eigentlichen Blasto-mykosen besprochen.

Daran anzuschließen wären dann noch die *Histoplasmose*, eine seltene, zuerst von SAMUEL T. DARLING am Panamakanal, später von RILEY und WATSON in Minnesota und auch von anderen beobachtete Erkrankung, und die hauptsächlich bei Einhufern auftretende, aber auch auf den Menschen gelegentlich übertragbare Lymphangitis epizootica heute als Chromoblastomykose oder als *Chromomykose* (NAUCK) bezeichnet.

Anhangsweise werden dann die sog. *oberflächlichen Blastomykosen* der Haut besprochen, bei denen wir es mit Krankheitserregern zu tun haben, die vielleicht nur unter bestimmten Voraussetzungen (fakultativ) pathogen werden (Näheres s. Pathogenese dieser Formen).

Wir versuchen die Fortschritte der Mykologie unserer Darstellung zugrunde zu legen. Trotz der erwähnten Unterschiede zwischen den Erregern und teilweise auch im allgemeinklinischen Verlauf ist das histologische Bild jedoch andererseits auch eintönig. Wir können daher hier nicht alle Pilzarten und die durch sie hervorgerufenen Krankheitsbilder, wie etwa die *Geotrichose* u. a. im einzelnen berücksichtigen, verweisen vielmehr auf die entsprechenden Handbücher.

Blastomykosen im engeren Sinne.

α) Morbus BUSSE-BUSCHKE [allgemeine (sog. europäische) Blastomykose, Torulopsis, Cryptococcosis].

Zu dieser Gruppe, von BUSSE und BUSCHKE als erste sichere Beobachtung einer menschlichen Blastomykose 1894 festgestellt, gehören nur wenige europäische, aber zahlreiche amerikanische Fälle (CURTIS, MONTGOMERY, GILCHRIST, ORMSBY-MILLER, ARZT, RAMEL u. a.).

Diese, durch eine *Saccharomyceten-Pyämie* mit *sekundären* Absceßbildungen gekennzeichnete Erkrankung, die nach mehr oder weniger langer Dauer unter Fieber und Kachexie zum Tode führt, ist in ihrer klinischen und bakteriologischen Eigenart ebenso wie in der pathologisch-anatomischen und histologischen genau durchforscht. Die Primäreffloreszenzen gleichen subcutanen Knoten, oft auch Acneinfiltraten, die zentral nekrotisch zerfallen und sich dann zu kraterförmigen Geschwüren umwandeln. Durch Zusammenfließen mehrerer oder auch wohl durch fortschreitenden Zerfall einzelner, bilden sich große Ulcera mit scharfen zackigen, wallartig erhabenen, unterhöhlten Rändern von lividroter Farbe. Aus den Geschwüren entleert sich ein eigentümlich fadenziehendes, durchscheinendes, zähes, teils graues, teils bräunlich rotes, mit Krümeln durchsetztes Sekret, das meist zahlreiche Hefen enthält (BUSCHKE). Außer in der Haut, können sich blastomycetenhaltige Abscesse in den meisten Organen und Organsystemen vorfinden.

Die Erreger stellen rundliche oder ovale Gebilde mit einer stark lichtbrechenden, bei älteren Hefen doppeltkonturierten gelatineartigen Kapsel dar. Das Protoplasma enthält fetttröpfchenähnliche Einschlüsse, jedoch keine Endosporen (PIERS), ferner ein schwer darstellbares, wandständiges oder in der Mitte gelegenes Gebilde, was wohl als der Kern anzusehen ist. Die Größe der Erreger liegt zwischen 5 und 30 μ.

In diesen blastomykotischen Geschwüren kann man histologisch 3 Abschnitte unterscheiden: Einen *zentralen*, völlig nekrotischen, in dem das Gewebe zerstört ist und zwischen reichlichen Zell- und Kerntrümmern, vereinzelten polynucleären Leukocyten und roten Blutkörperchen nur noch *Hefen*, frei oder von der einfach- oder doppelbrechenden Membran umrahmt, anzutreffen sind. Ihre Zahl ist bei den echten Saccharomycetenpyämien zur Oberfläche hin größer als nach der Tiefe. Bei den generalisierten Formen der Oidiomykose (s. unten) finden sie sich hingegen in den tiefen, subcutanen, geschlossenen Abscessen viel reichlicher als in den offenen Geschwüren (F. H. MONTGOMERY).

Ihre Gestalt ist meist von der Norm abweichend; sichelförmige und andere unregelmäßige Gebilde wurden beschrieben, die nur durch die charakteristische Membran als Hefen erkennbar waren. Im *mittleren* Gewebsabschnitt trifft man neben zerfallenden Zellen zahlreiche wohl erhaltene segmentkernige Leukocyten, auch vereinzelte Lymphocyten, Epitheloide und wechselnd viele Riesenzellen. Die Zahl der Hefen nimmt von der nekrotischen Mitte zur Peripherie hin allmählich ab und schließlich fehlen sie an der Grenze zum Gesunden hin völlig. Hier tritt dann eine *stärkere Reaktion* des Gewebes in den Vordergrund. Diese

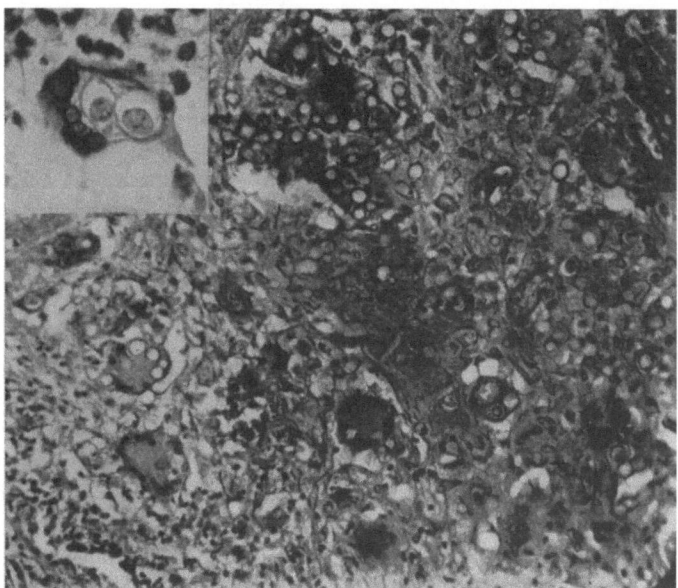

Abb. 48. *Allgemeine Blastomykose.* Hefen teils frei im Gewebe, teils in Riesenzellen (links oben, bei Vergr. 350). Gewebsreaktion mäßigen Grades. O = 120:1; R = 120:1. (Sammlung O'LEARY.)

wird bereits an der Grenze zur mittleren Zone hin bemerkbar, indem hier neben den mehr oder weniger scharf abgesetzten nekrotischen Herden bereits eine stärkere Proliferation des Gewebes, oft in tuberkuloider Struktur, festzustellen ist. Am Aufbau dieser wuchernden Zellherde beteiligen sich Lymphocyten, Epitheloide und Riesenzellen, sowohl vom LANGHANSschen Typus als auch Fremdkörperriesenzellen. Diese enthalten — vor allem in dem mittleren Geschwürsabschnitt — vielfach Hefen in wechselnder Zahl, oft deutlich in Sprossung begriffen.

Von verschiedenen neueren Autoren wird auf die fehlende *primäre* Absceßbildung und Granulomvereiterung hingewiesen (ROULET).

Je weiter man *zum Gesunden* hin fortschreitet, um so mehr nimmt der Gehalt des Gewebes an Pilzen ab. Hier beherrscht dann das reine Granulationsgewebe das Bild in Gestalt von Lymphocyten, Plasmazellen, Epitheloiden und Riesenzellen in wechselnder Zahl und meist knötchenförmiger Anordnung.

Innerhalb des auf solche Art veränderten Gewebes sind naturgemäß die *elastischen Fasern* wechselnd weit zerstört; im nekrotischen Zentrum stärker als in den Randabschnitten. Ebenso verhält es sich mit dem *kollagenen* Gewebe.

Die *Anhangsgebilde* der Haut scheinen, ebenso wie die Gefäße, der Zerstörung länger zu widerstehen.

Diese sozusagen „klassischen" Gewebsveränderungen der Blastomykose trifft man jedoch nicht regelmäßig an; nicht immer beschränken sich diese auf umschriebene Nekrose bzw. Proliferation des Gewebes. Neben dem eben beschriebenen, namentlich in seinen Randabschnitten tuberkuloid gebauten Granulationsgewebe sind auch Bilder bekannt geworden (CURTIS, ARZT u. a.), wo die außerordentlich zahlreich vorhandenen Sproßpilze in einem sehr gefäßreichen Bindegewebe lagerten, das auffallend zellarm, von mehr *myxomatösem* Charakter war oder gar ein *einfaches, banal entzündliches Granulationsgewebe* aus Lymphocyten und segmentkernigen Leukocyten darstellte. Diese schleimigen kleinen Verflüssigungsherde hatten STOODARD und CUTLER veranlaßt, die Erreger als Torula hystolytica zu bezeichnen (ROULET). Als besonders auffallend wurde in derartigen Fällen betont, daß irgendwelche *Beziehungen zwischen den Hefen und der Gewebsreaktion nicht festzustellen* waren. Gelegentlich kann die Veränderung auch dadurch eine eigenartige sein, daß dieses Granulationsgewebe fast nur aus großen, blasigen Zellen aufgebaut ist, die mit Hefen vollgepfropft sind. Neben diesen gequollenen und vacuolisierten Bindegewebszellen finden sich dann nur noch Lymphocyten und Plasmazellen in geringer Zahl (ARZT). Die den derart veränderten Zellen eingelagerten Hefen waren von durchaus verschiedener Gestalt und Größe, wenn auch die Kugelform vorherrschte (s. Abb. 48—50).

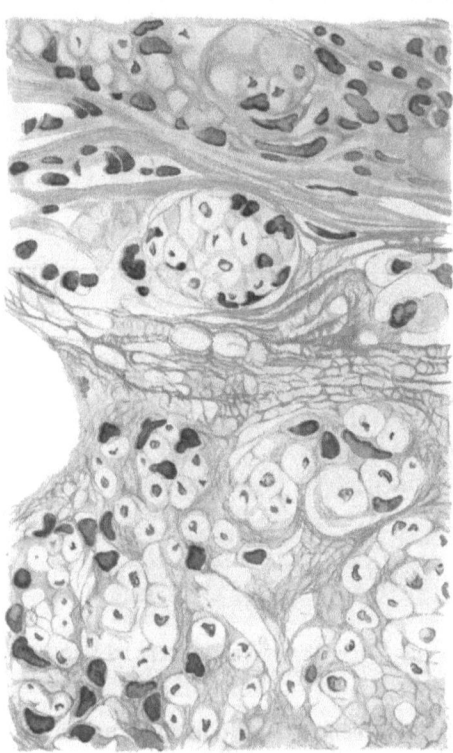

Abb. 49. *Allgemeine Blastomykose* (Epidermis - Cutisgrenze). Hefen in einem aus großen blasigen Zellen bestehenden Gewebe ohne nennenswerte entzündliche Reaktion. Gentianaviolett-Carmin. O = 360:1; R = 300:1. (Sammlung ARZT.)

Das Vorkommen derartig verschiedener Gewebsreaktionen dürfte uns leichter verständlich werden, aus folgenden, von RAMEL klinisch und experimentell erhobenen Befunden. Er stellte nämlich *zwischen der histologischen Struktur und der Abwehrfähigkeit* des erkrankten Organismus auch bei der Blastomykose *Beziehungen* fest, wie sie uns durchaus von anderen chronisch-infektiösen Granulationsgeschwülsten her (Tuberkulose, Lues, Lepra) durch die Feststellungen vor allem JADASSOHNs und LEWANDOWSKYs, bekannt sind. Jenes eigentümlich myxomatöse, lockere, gefäßreiche, von massenhaften Leukocyten, jedoch nur wenigen Lymphocyten und nur spärlichen Riesenzellen durchsetzte Gewebe mit dem außerordentlich reichlichen Gehalt an Hefepilzen entspräche danach der

primären, an der Stelle der spontanen Infektion sich ausbildenden Gewebsreaktion. In dem Maße, wie die Allergie des erkrankten Organismus zunimmt,
kommt es zur Ausbildung tuberkuloider, aus Epihteloiden, Lymphocyten und
typischen LANGHANSschen Riesenzellen aufgebauter Infiltrate, die zwar noch
einige leukocytäre Mikroabscesse, jedoch nur noch spärlich die Erreger enthalten.
Erst nach der Ausbildung einer sehr starken Allergie und Abklingen der spontanen
Erkrankungsherde fand RAMEL
dann die tuberkuloide Struktur
allein vorherrschend.

Die *Epidermisveränderungen*
treten an Bedeutung völlig zurück.
In den mittleren, geschwürig zerfallenen Abschnitten ist naturgemäß auch das Epithel weitgehend
eingeschmolzen bzw. völlig geschwunden. Zum Rande hin trifft
man auf lebhafte acanthotische
Wucherungsvorgänge in der Epidermis, die zum Teil wohl auf die
entzündlichen Veränderungen im
Bindegewebe, vielleicht aber auch
unmittelbar auf das Eindringen
der Hefen in das Epithel selbst zurückzuführen sind. Die *Pilze* finden sich zwar durch alle Epidermisschichten zerstreut, wenn auch in
geringerer Zahl als im Bindegewebe, am häufigsten treten sie
jedoch im Rete MALPIGHI auf und
führen hier zu einer eigentümlich
blasigen Umwandlung der Zellen
(s. Abb. 49). Der Kern wird auf die
Seite gedrückt, oft auch zusammengepreßt; das blasig gequollene
Protoplasma ist von Hefen durch-

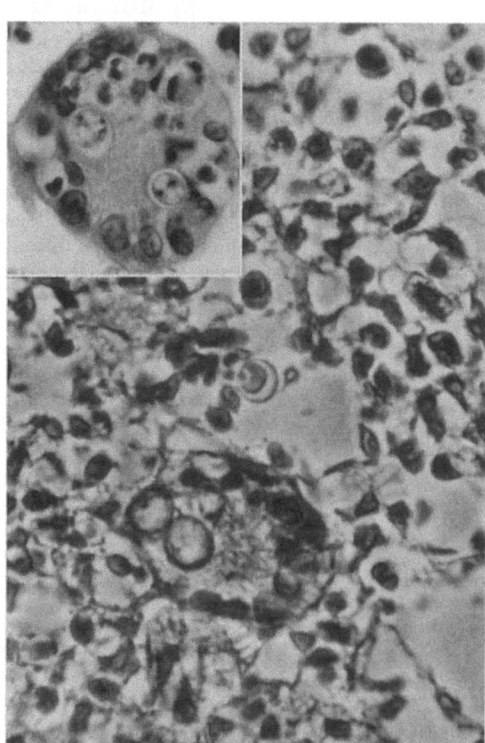

Abb. 50. Blastomykose, Morbus BUSSE-BUSCHKE, Hefen teils
frei im Gewebe, teils in Riesenzellen. Mäßige Gewebsreaktion. Links oben Riesenzellen mit Hefen, Hämatoxylin-Eosin.
Opt. Vergr. 800mal. Das übrige Bild ebenfalls Hämatoxylin-
Eosin, Phasenkontrast. Opt. Vergr. 320mal.

setzt, deren Zahl in einer Zelle oft außerordentlich groß sein kann. Derartige Veränderungen beschränken sich jedoch nicht auf das Stratum spinosum; sie finden
sich auch in der hier in der Regel parakeratotischen Hornschicht, sei es gehäuft
oder einzeln. Neben dieser intracellulären Lagerung in der Epidermis trifft man die
Hefen jedoch auch *intercellulär* und dies in erster Linie dort, wo die Acanthose
am stärksten ausgeprägt ist. Eine unregelmäßige Wucherung der interpapillären
Epidermisleisten führt zu einem völligen Umbau des *Papillarkörpers*. Gerade hier
ist häufig die Hefeansammlung am dichtesten; an diesen Stellen läßt sich ihr zerstörender Einfluß auf das umgebende Gewebe besonders deutlich feststellen. Die
Gewebsschichten lockern sich, ein starkes Ödem drängt die Zellen auseinander,
zahlreiche Leukocyten wandern ein und schließlich bilden sich die häufig
beschriebenen *Mikroabscesse*. Die Gewebszerstörung kann auch hier in der

Epidermis so vollständig sein, daß neben den Parasiten nur noch vereinzelte Kerntrümmer übrigbleiben. Ob andererseits ein Zugrundegehen von in Epithelzellen eingeschlossenen Hefen vorkommt — wie dies BUSCHKE annimmt — erscheint mir noch fraglich, da die von ihm beschriebenen Gebilde von Zelldegenerationsprodukten färberisch nicht sicher zu unterscheiden sein dürften.

β) Morbus GILCHRIST.

Die Hautveränderungen beginnen mit einem knotenförmigen, geschwürig-eitrig zerfallenden Infiltrat. Die Erkrankung kann zunächst jedoch auch als Fleck, Papel, Pustel oder Blase auftreten, nimmt jedoch stets die gleiche Entwicklung. Neben eitrig zerfallenden Geschwüren finden sich kleine, teils in der Epidermis, teils im Bindegewebe liegende Eiterherde, die nach außen durchbrechen und eine zähe, fleischwasserartige oder auch eiterähnliche Flüssigkeit entleeren. Hier lassen sich die Erreger im Ausstrich oft nachweisen. Das *Hauptkennzeichen* der unter peripherem Fortschreiten bei zentraler Erweichung und Abscedierung verlaufenden Dermatose bilden *papilläre Wucherungen* von weicher Konsistenz. Bei der Neigung zu flächenhafter Ausbreitung, wie sie diesen Geschwürsbildungen und den daraus hervorbrechenden papillomatösen Wucherungen eigentümlich ist, entstehen vereinzelt Bilder, die an die Tuberculosis cutis verrucosa erinnern, oder auch an das in der amerikanischen Literatur unter dem Namen des Cauliflower-Carcinom bekannte Krankheitsbild. Gerade wie bei der verrukösen Hauttuberkulose lassen sich klinisch drei verschiedene Zonen unterscheiden, da sich zwischen die gesunde Haut und die braun oder dunkelblau cyanotisch aussehenden Wucherungen noch ein mehr oder weniger breiter infiltrierter Rand einschiebt, der ebenso wie das Zentrum des Erkrankungsherdes absceßähnliche Einschmelzungen und Geschwüre aufweist.

Die äußerst chronisch verlaufende Erkrankung kann sich auf dem Blut- und Lymphwege ausbreiten; sie führt dann unter *Metastasierung* in die verschiedensten Organe zum Tode. Vereinzelt wurde auch Spontanheilung unter narbiger Abheilung der Geschwüre beobachtet. Es liegen auch Befunde vor, wonach eine *intestinale Infektion* als das Primäre und die Hauterkrankung als sekundär entstanden aufzufassen ist.

Der Erreger ist *Blastomyces dermatitides*, ein hefeähnlicher sporenbildender Pilz von 7—10 μ Größe mit einem dichten Rand, der den Eindruck einer doppelten Kontur hervorruft. Im Schnitt finden sich die Erreger oft paarweise, da sie sich von der Mutterzelle dann lösen, wenn die Tochterzelle etwa deren halbe Größe erreicht hat. Im Schnitt vermissen wir zuweilen die erwähnte Randkontur. Es fällt bei der Beschreibung die große Ähnlichkeit mit den Erregern des Morbus BUSSE-BUSCHKE auf, doch bestehen mykologisch Unterschiede, Blastomyces dermatitidis bildet ein Mycel.

Entsprechend dem verrukösen Charakter der GILCHRISTschen Dermatose stehen im histologischen Bilde die *Epidermisveränderungen* durchaus im Vordergrunde. Sie sind in erster Linie auf außerordentlich starke *Wucherungsvorgänge* zurückzuführen, die vor allem von den tieferen Lagen der Epidermis ausgehen. Die Epithelleisten sind verbreitert, aufgegabelt und gehen stellenweise miteinander unregelmäßige Verbindungen ein, die sich in vielgestaltigen Verzweigungen bis tief in das Corium vorschieben. Das Stratum basale bleibt, trotz dieser starken Wucherung der Stachelschicht, in seinem gleichmäßig palisadenartigen Aufbau durchaus unverändert, eine Feststellung, die besonders für die Unterscheidung von carcinomatösen Wucherungsvorgängen von besonderer Bedeutung ist.

Diese Epithelveränderung ist außerordentlich ähnlich jener, die man bei den verrukösen Formen der Hauttuberkulose zu sehen gewohnt ist. Es *fehlt* jedoch die starke Hyperkeratose; nur stellenweise finden sich vereinzelte parakeratotische Hornlamellen. In dem derart gewucherten Epithel häufen sich segmentkernige Leukocyten zu Ansammlungen, die, in wechselnder Zahl und Ausdehnung vorhanden, zu jenen, die Erkrankung auch klinisch kennzeichnenden *Mikroabscessen* führen. Diese enthalten außer Leukocyten auch Kerntrümmer, abgestoßene epitheliale Zellen, rote Blutkörperchen und die Erreger; diese allerdings, im Gegensatz zu den generalisierten Blastomykosen, nur in geringer Zahl. Leukocyten trifft man innerhalb der epithelialen Wucherungen jedoch auch einzeln, wobei sie ziemlich gleichmäßig das ganze Gewebe durchsetzen.

Entsprechend der ausgesprochenen Acanthose sind auch die Papillen vergrößert; der ganze *Papillarkörper* ist umgestaltet. Innerhalb der Papillen und auch in der gesamten Umgebung des Erkrankungsherdes sind die stark erweiterten und strotzend gefüllten Gefäße von vor allem perivasculären *Zellansammlungen* umscheidet, die aus zahlreichen Lymphocyten, segmentkernigen Leukocyten, Plasmazellen, Epitheloiden und echten LANGHANSschen Riesenzellen bestehen. Wenn man die über den Aufbau dieser Zellinfiltrate gegebenen Schilderungen in dem (für die eigentliche Blastomykose) von RAMEL angestrebten Sinne vergleichend betrachtet, so könnte man versucht sein, eine Entwicklung nach ähnlichen Gesetzmäßigkeiten wie dort feststellen; jedoch harrt diese Annahme noch der endgültigen klinisch-histologischen bzw. experimentellen Bestätigung. Einzelfälle, wie die von KRESSMANN, NIKOLOWSKI und

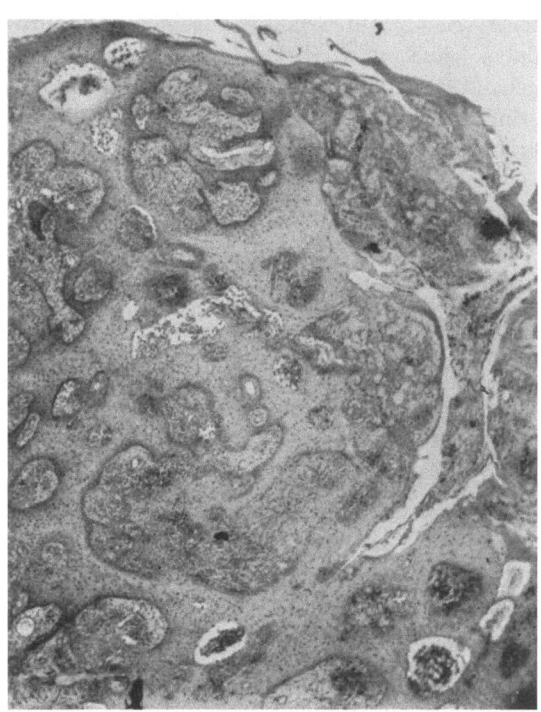

Abb. 51. Morbus GILCHRIST. Wenig kennzeichnend aufgebautes, entzündliches Granulationsgewebe mit starker Wucherung der Epidermis. O = 50:1; R = 50:1.

SCHMITZ dürfen nur mit sehr großer Vorsicht verallgemeinert werden, zumal sich Hefen und hefeähnliche Erreger vielfach in Prozessen vorfinden, deren Ursache sie sicher nicht sind. Gibt es doch auch heute noch — allerdings wohl von niemand anerkannte — Autoren, welche Hefepilze als Erreger der Carcinome ansehen. Auf die Bedeutung der Reaktionslage des Organismus wurde hier bereits schon vor 30 Jahren hingewiesen, ohne daß dieser Begriff zu einem alles vereinfachenden und dann so gut wie nichts sagenden Schlagwort werden soll (s. auch Differentialdiagnose und Pathogenese).

Die Zellinfiltration erstreckt sich gelegentlich auch auf die *Subcutis* und das daruntergelegene Gewebe; auch hier trifft man die gleichen Mikroabscesse wie in der Epidermis.

Die Erreger finden sich, wie oben schon betont, im allgemeinen in erheblich geringerer Zahl als bei dem Morbus BUSSE-BUSCHKE. Sie sammeln sich in erster

Linie innerhalb der Mikroabscesse und hier wieder — vor allem in der entzündlich infiltrierten Randzone — häufig innerhalb von Riesenzellen. Fast immer handelt es sich dabei um kugelrunde, seltener in fadenförmiger Anordnung liegende Gebilde. Sie haben genau wie die Saccharomyceten eine doppelt konturierte Membran, umschließen kernartige Gebilde und erscheinen im allgemeinen erheblich größer als die Hefen bei den Saccharomykosen. STEIN hat auf „Parasitenschatten" aufmerksam gemacht, die er als Überbleibsel von Hefen betrachtet, deren Protoplasma resorbiert und deren leer gewordene Membran sich nur schwach färbt. Soweit auf Grund der Abbildungen ein Urteil möglich ist, scheint es sich dabei jedoch nach HERXHEIMER und BÜRKMANN um RUSSELsche Körperchen gehandelt zu haben. Allerdings haben wir in einem klinisch an Blastomykose erinnernden Falle MITCHELLs ähnliche Gebilde feststellen können, die nach Form und Größe durchaus an Hefen erinnerten.

γ) Morbus LUTZ-SPLENDORE-DE ALMEIDA (Paracoccidioidose).

Die südamerikanische Blastomykose, die Paracoccidioidose, wurde zuerst 1909 von LUTZ beschrieben. Durch die Arbeiten von SPLENDORE und DE ALMEIDA konnte sie von der *Coccidioidomykose* (s. unten), mit der sie manches gemeinsam hat, abgegrenzt werden. 1930 wurde der Erreger als *Paracoccidioides brasiliensis* bezeichnet. Er findet sich auf Pflanzen, ist etwa 10—40 μ groß und hat eine stark doppelbrechende Membran. Größere Pilze sind oft von kleineren kranzartig umgeben. Der Fall von GÖTZ demonstriert, daß auch in Mitteleuropa diese Erkrankung eingeschleppt werden kann.

Klinisch müssen wir zwischen Formen mit hauptsächlichem Befall der Haut oder der Schleimhaut samt den zugehörigen Lymphknoten und solchen mit vorwiegendem Befall der inneren Organe unterscheiden. Die zunächst auf die Lymphknoten und lymphoreticulären Organe beschränkte Ausbreitung ist sehr charakteristisch und erinnert an die *Lymphogranulomatose* PALTAUF-STERNBERG.

Auf den Schleimhäuten finden sich zunächst Ulcerationen mit hartem Rand, auf der Haut papulo-vesiculöse Efflorescenzen, die dann ulcerieren. In den Lymphknoten finden sich erst dann tuberkuloide Veränderungen, wenn auch in der Haut produktive Prozesse zu finden sind (BÜNGELER).

Histologisch findet sich neben starker Acanthose und Ulceration der Epidermis in der Cutis ein Granulationsgewebe mit Histiocyten, Epitheloiden und sehr zahlreichen Fremdkörperriesenzellen, auch LANGHANSschen Riesenzellen, untermischt mit kleinen Abscessen, alles in allem ein Gewebsaufbau, der von den anderen hier zu besprechenden Krankheitsbildern nur durch den Erregernachweis zu unterscheiden ist. Dieser soll sich allerdings immer finden und durch Versilberung besonders gut nachweisbar sein (BÜNGELER).

Differentialdiagnose. Zunächst ist das Für und Wider: *Primäre* oder *sekundäre* Hefeninfektion oder gar *Mischinfektion* zu besprechen. Ganz allgemein sei betont, daß klinische oder histologische und schließlich auch bakteriologische Gesichtspunkte allein die Entscheidung nicht immer bringen können. Es gilt diese Einschränkung allerdings in erster Linie für den Morbus GILCHRIST. Der Morbus BUSSE-BUSCHKE ist schon in seinem klinischen Verlauf so eigenartig, daß keine Schwierigkeiten bestehen, zumal der leichte Nachweis der Hefen in den einzelnen Krankheitsherden schnell auf die richtige Spur führen dürfte (BUSSE-BUSCHKE, CURTIS, HUDELO-RUBENS, DUVAL-LAEDERICH, ARZT, RAMEL u. a.).

Die *bloße Anwesenheit von Hefen* im Eiter oder im Gewebe geschwüriger Zerfallsprozesse an sich ist jedoch für die übrigen Formen durchaus *kein Beweis* einer blastomykotischen Genese (BUSCHKE, PLAUT). Selbst die Züchtung von Hefe-Reinkulturen aus scheinbar völlig geschlossenen Herden ist so lange nicht entscheidend verwertbar, als nicht nach allen Regeln durchgeführte Überprüfungen andere infektiöse Erkrankungen (Tuberkulose, Syphilis usw.) ausschließen (GANS und DRESEL). Einer derartigen kritischen Nachprüfung dürften manche der als GILCHRISTsche Erkrankung mitgeteilten Fälle nicht standhalten. Wir sehen dabei für den Nachweis der Hefen selbstverständlich ganz ab von den hier und da sicher vorgekommenen Verwechslungen von Hefen bzw. Sprossungsvorgängen mit den im Gewebsschnitt oft ähnlich aussehenden RUSSELschen Körperchen (HERXHEIMER und BÜRKMANN). Ein gleiches gilt für die gelegentlich auch mögliche Mißdeutung von physikalisch-chemischen Umbauvorgängen am elastischen Gewebe (UNNA, KRAUSE, DELBANCO). Schließlich wird über Granulome in Art der Blastomykosen berichtet, bei denen sich als Erreger lediglich *Candida albicans* nachweisen ließ (MOORE).

Aber selbst bei glücklicher Vermeidung derartiger Möglichkeiten bleiben der Schwierigkeiten noch genug. Nach dem früher Dargelegten erscheint es selbstverständlich, daß der Befund eines tuberkuloiden Granulationsgewebes hier ebensowenig in spezifischem Sinne verwertbar ist wie bei der Tuberkulose, der Lepra u. a. Eher bietet die primäre, scheinbar unspezifische, myxomatöse blastomykotische Gewebsreaktion im Verein mit den dann reichlicher vorhandenen Hefen differentialdiagnostisch gewisse Anhaltspunkte. Gegenüber den echt *tuberkulösen* Veränderungen, in erster Linie der Tuberculosis cutis verrucosa, vermag die bei der GILCHRISTschen Krankheit so gut wie stets fehlende Hyperkeratose als verwertbarer Fingerzeig zu dienen. Jeder andere Gewebsaufbau, wie er sich im Verlauf der durch den Tuberkelbacillus hervorgerufenen Veränderungen zeigt, kann gelegentlich auch bei der cutanen, der GILCHRISTschen Form der Blastomykose gefunden werden, wenn auch die Bildung „typischer" Herde seltener vorkommen dürfte.

Dieselben Schwierigkeiten ergeben sich auch gegenüber gewissen Formen wuchernder *Syphilide* des sekundären sowohl als des Tertiärstadiums; immerhin scheinen gerade hier klinische Anhaltspunkte meist ausreichend.

Sporotrichose und Blastomykose stimmen histologisch weitgehend überein. Lassen hier Klinik und Kulturversuch im Stich, so ist die Entscheidung wohl kaum zu treffen.

Manche Formen chronisch vegetierender *Pyodermien* (Staphylodermien, Streptodermien) können sowohl klinisch als auch histologisch mit der cutanen Blastomykose ebenso wie mit der Sporotrichose große Ähnlichkeit aufweisen und damit auch mit der Acne conglobata. Auch hier hilft letzten Endes nur das Kulturergebnis (TSCHERNOGUBOFF, ZURHELLE und KLEIN).

Die *Leishmaniose* kann histologisch der Blastomykose ebenfalls zum Verwechseln ähnlich sehen; allerdings handelt es sich auch nur um ganz bestimmte Stadien der Entwicklung. Dies ist aber um so schwerwiegender, als ja auch diese Erreger wiederholt im Gewebsschnitt und im Ausstrich zunächst miteinander verwechselt worden sind.

Schließlich können die atypischen Epithelwucherungen der cutanen Blastomykose mit echten *epithelialen Neubildungen* verwechselt werden. Dies erscheint durchaus verständlich. Es mag sogar zugegeben werden, daß im Einzelfall die

Entscheidung histologisch äußerst schwierig, ja unmöglich sein kann, obwohl gerade das *Erhaltenbleiben der regelmäßigen Aufeinanderfolge der Basalzellen* bei unregelmäßig gewucherten Epithelleisten dem aufmerksamen Beobachter kaum entgehen wird. Derartige Schwierigkeiten berechtigen jedoch nicht dazu, ein klinisch verhältnismäßig so gut gekennzeichnetes Krankheitsbild wie die GIL-CHRISTsche Dermatose als echte epitheliale Neubildung zu betrachten. Wir sehen dabei noch ganz davon ab, daß die entzündlichen Erscheinungen im Bindegewebe bei der Blastomykosis, zusammen mit den Mikroorganismen, einen Befund darstellen, der von dem bei Epitheliomen für gewöhnlich zu erhebenden außerordentlich abweicht. Dies gilt auch für das Epithelioma papillare (Cauliflower Carcinoma).

Pathogenese. Auf die *Histogenese* und insbesondere auf die Beziehungen zwischen Entwicklung des entzündlichen Granulationsgewebes und Auftreten der Immunität bzw. Allergie wurde bereits hingewiesen. Es ist kaum zu bezweifeln, daß diese zuerst von JADASSOHN in ihrer Tragweite festgestellten Zusammenhänge auch hier bestehen.

Es kann gerade nach den neueren experimentellen Untersuchungen kaum daran gezweifelt werden, daß den Hefen und hefeähnlichen Erregern eine ursächliche Bedeutung für die Genese und den Aufbau der Granulome zukommt. Ob allerdings nicht als primäre Faktoren ganz andere Momente anzusehen sind, bleibt weiterhin ungeklärt.

Coccidioidomykose.

Als eine weitere, mit der generalisierten Blastomykose nicht zu verwechselnde ist dann die von OPHÜLS als Coccidioidal Granuloma bezeichnete Krankheit zu nennen, die zuerst von POSADAS und WERNICKE in Buenos Aires 1890 als Psorospermose beschrieben wurde.

Der Erreger Coccidioides immitis ist 5—80 μ groß, also größer als bei den Blastomykosen, trägt eine lichtbrechende, doppelkonturierte Hülle und enthält in seinem Protoplasma Fetttröpfchen. Innerhalb der Parasiten bilden sich Sporen, die dann ausgestoßen werden und mit den Pilzen zusammen im Gewebe oft als blasse, schlecht färbbare, ,,von ihren zahlreichen Sprößlingen umgebene Mutterzellen" erscheinen. Gerade diese multiple Bildung von Sprößlingen bezeichnet ROCHA-LIMA als kennzeichnend für die Erkrankung.

Im Gegensatz zu den bereits erwähnten Pilzen der Blastomycesgruppe, bei welchen die Vermehrung durch Knospung weitaus überwiegt, soll sich der Parasit des coccidioidalen Granuloms im wesentlichen durch endogene Sporulation (OPHÜLS, HEKTOEN) vermehren, wobei die Sporen durch Bersten der Kapseln frei werden. Die Coccidiomykose wird wahrscheinlich meist durch Inhalation übertragen, aber auch Infekte durch Hautwunden werden angenommen. Die Infektiosität ist sehr groß, besonders für farbige Rassen. Meist verursacht die Erkrankung Lungenveränderungen, die fast symptomlos und daher unbemerkt verlaufen können. Besonders bei Weißen treten auch akut verlaufende Hautveränderungen im Sinne eines Erythema exsudativum multiforme und eines Erythema nodosum ein. Das histologische Bild des letzten entspricht durchaus dem klassischen, sogar einschließlich der histiocytären Knötchen von MIESCHER (WINER).

Bei den schweren Formen kommt es neben zerstörenden Veränderungen der Lungen zur Ausbreitung in den inneren Organen, in den Muskeln und auch in der Haut.

Die Diagnose ist bei reinen Lungen- aber auch bei Hautveränderungen, besonders den primären, meist nur durch den Erregernachweis möglich. Auch in Mitteleuropa ist bei solchen Personen mit der Erkrankung zu rechnen, die sich in den eigentlichen Ausbreitungsgebieten aufgehalten haben (RUHRMANN).

Der intracutane sog. *Coccidioidintest* ist nicht ganz spezifisch, er scheint auch bei der *Histoplasmosis* (s. unten) positiv sein zu können. Der Erreger ist sehr leicht zu züchten.

Histologisch fand sich in der Mehrzahl der Fälle eine *Gewebsveränderung*, die derjenigen bei der cutanen Blastomykose sehr ähnlich war. In der Regel überwog allerdings die *Bindegewebsneubildung* und die Mikroabscesse traten an Zahl und Ausdehnung zurück. Die Erreger fanden sich hier wie dort in Riesen-

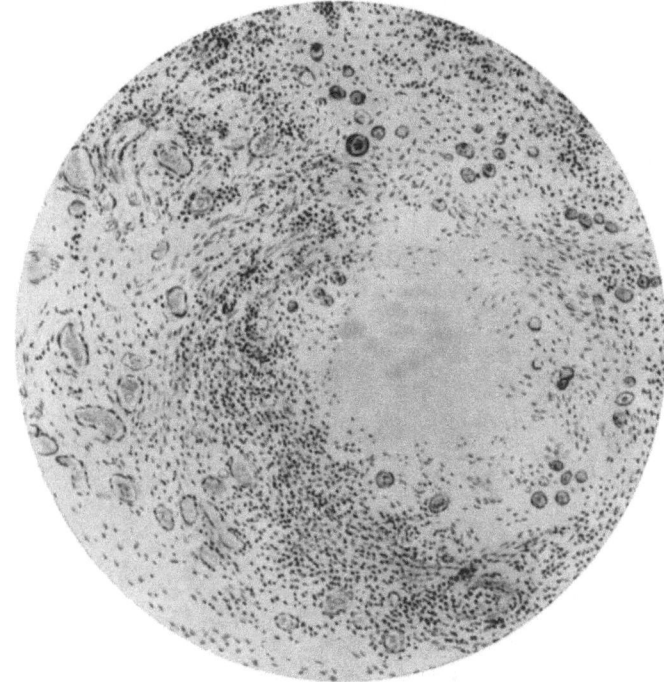

Abb. 52. *Coccidioidomykose.* Erreger in der Randzone eines tuberkuloiden Granulationsgewebes mit zentraler Nekrose. O = 66:1; R = 66:1.

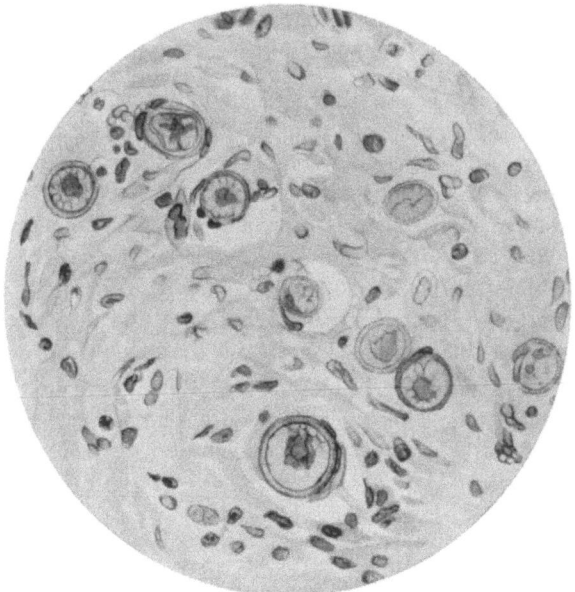

Abb. 53. *Coccidioidomykose.* Erreger bei stärkerer Vergrößerung; endogene Sporenbildung vereinzelt deutlich sichtbar. O = 480:1; R = 400:1.

zellen, innerhalb deren ROCHA-LIMA die sprossenden Formen besonders gut beobachten konnte. Sie liegen jedoch keineswegs immer intracellulär, finden sich oft und gerade in schön entwickelten großen Formen auch extracellulär, meist von mehreren Zellen umgeben. Das Granulationsgewebe selbst zeigt die schon bekannte *tuberkuloide Struktur*, wobei vielleicht die Riesenzellen im Vergleich zu den oben erwähnten Formen besonders zahlreich erscheinen.

ZEISLER verdanken wir eine eingehende Schilderung der *Histopathogenese*. Die Veränderungen beginnen um die Capillaren des Stratum subpapillare und der Anhangsgebilde. Sie bestehen in Knötchen aus Epitheloiden, umgeben von Lymphocyten. Zahl-

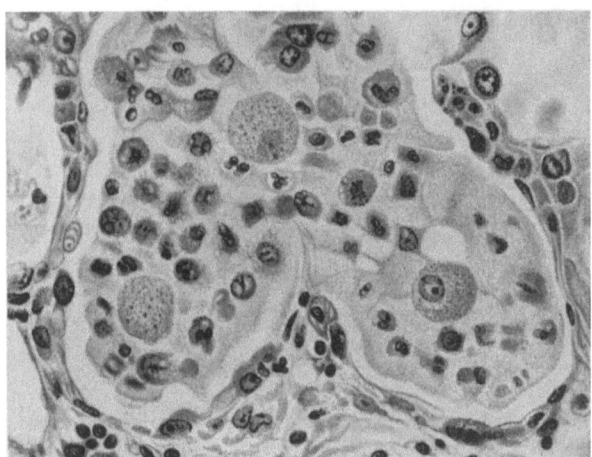

reiche Fremdkörperriesenzellen, nach JACOBSON auch LANGHANSsche Riesenzellen, die den Erreger enthalten, finden sich zwischen den Epitheloiden. Die Membran der Pilze färbt sich nicht mit Hämatoxylin oder Eosin, jedoch mit WEIGERTs Elastica wie elastische Fasern. Es besteht keine Nekrose, wie bei der Tuberkulose, aber ein starkes Ödem. Die Epitheloiden können sich zu Schaumzellen entwickeln, die aber kein

Abb. 54. Coccidioidomykose. Spherulae und Infiltrate bei starker Vergrößerung in der Lunge. (Aus Handbuch der inneren Medizin, 4. Aufl., Bd. I/1, S. 835, Beitr. MOHR.)

Fett enthalten. Erst später wandern massenhaft Segmentkernige ein, so daß der Aufbau des Knotens verloren geht und ein Absceß entsteht. Am Rande bilden sich neue Knoten. Die Abscesse werden begrenzt von Plasmazellen, Lymphocyten und neugebildetem Bindegewebe. CHIPMAN weist auf das Fehlen intraepithelialer Abscesse in der acanthotisch gewucherten Epidermis hin, wie dies auch schon D. W. MONTGOMERY und Mitarbeiter betont haben. Die Wucherung der Epidermis kann so stark sein, daß Bilder entstehen, die an den GILCHRISTschen Typ der Blastomykose denken lassen. Ein intra- und intercelluläres Ödem der Epidermis kann zur Bläschenbildung führen (JACOBSON).

Fehlen der Abscesse in der Epidermis wurde bei geringerer Acanthose beobachtet, in ausgeprägteren Fällen scheinen sie vorhanden sein zu können, so daß für die Diagnose der Nachweis der Erreger gefordert werden muß.

Histoplasmose.

Die Histoplasmose ist eine 1906 erstmalig von DARLING beschriebene Erkrankung, die sehr selten die Haut allein befallen kann. Meist jedoch ergreift sie die inneren Organe, besonders Lunge, Leber und Milz und endet tödlich.

Der Erreger ist das *Histoplasma capsulatum*. Ihm verwandt ist das Histoplasma farcinimosum, welches die *Lymphangitis epizootica* der Pferde hervorruft. Das erste ist 7—15 μ groß und kommt nicht nur bei Menschen, sondern auch verschiedenen Tieren (Hunden, Ratten, Mäusen [MELENEY]) vor. Der Erreger wurde außerdem in Erdproben nachgewiesen (EM-MONS).

Die generalisierte Form der Histoplasmose ist eine Systemerkrankung mit besonderem Befall des reticulo-endothelialen Gewebes (MOHR). Die Symptome bestehen in Fieber, hypochromer Anämie und vergrößerter Leber, Milz und Lymphknoten. Die Erreger sind in fast allen Organen in den Histiocyten nachweisbar. Besonders wenn sie nicht richtig angefärbt und daher übersehen werden, können Verwechslungen mit dem *Lymphogranuloma* PALTAUF-

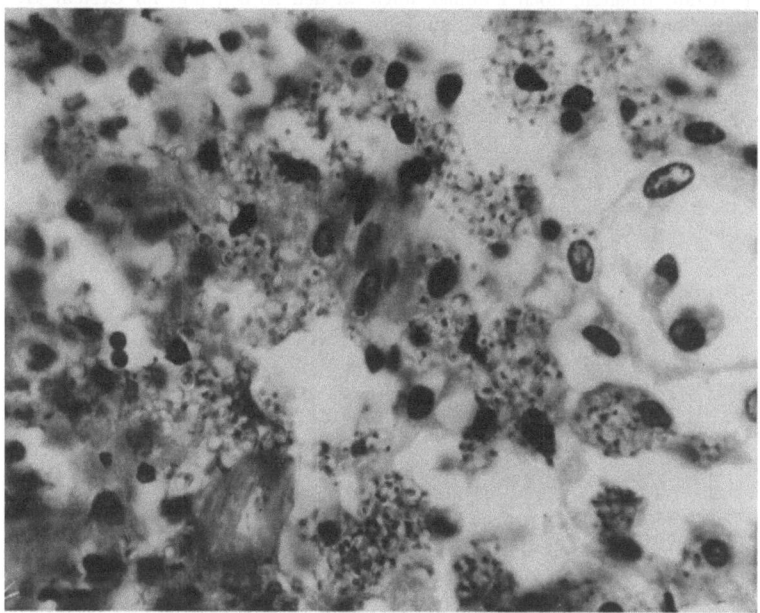

Abb. 55. Histoplasmose, Nebenniere, starke Vergrößerung. Zahlreiche Histoplasmen. (Aus Handbuch der inneren Medizin, 4. Aufl., Bd. I/1, S. 893, Beitr. MOHR.)

STERNBERG vorkommen. Inkubation und Übertragungsart sind noch nicht sicher bekannt. Sollte es sich bestätigen, daß die Infektion nach Monaten und Jahren erst zum Ausbruch kommt, ist auch in Europa mit ihrem Vorkommen zu rechnen.

In der Haut finden sich klinisch bis erbsgroße ulcerierende Knoten sowie Hämorrhagien, besonders im Bauch und Adductorenbereich. Schleimhautveränderungen können gleichzeitig oder schon vorher einsetzen. Der dem Tuberkulin entsprechende Test mit Histoplasmin hat gezeigt, daß es neben den malignen auch benigne Formen gibt, die nur früher nicht diagnostiziert wurden. KÖNIGSBAUER sieht in der Ratte ein Tier, das nicht nur die Erreger der Histoplasmose beherbergen, sondern auch verbreiten könne.

Histologisch finden sich bei rein sekundären Veränderungen des Epithels in der Cutis zunächst nur Histiocyten mit phagocytierten Erregern. Später kommt es zu Nekrosen und zur Zerstörung des umgebenden Gewebes durch Granulationen von Lymphocyten mit oft nur wenigen Polymorphkernigen aber manchmal reichlich Plasma- und auch Mastzellen (CURTIS und CAWLEY). Das untergegangene Gewebe wird später durch Bindegewebe ersetzt. Die Diagnose ist aus den Histiocyten zu stellen, welche die 3 μ großen Pilze enthalten. Sie lassen sich mit der GIEMSA- und der Trichromfärbung nach MASSON besonders gut darstellen. Im Zweifelsfall entscheidet die Kultur. Eine Ähnlichkeit besteht besonders mit der *Leishmaniose*, an die DARLING ja auch zunächst gedacht hatte.

Die
Chromomykose (Dermatitis verrucosa)

früher auch *Chromoblastomykose* genannt, ist eine Erkrankung, die nicht nur in den Tropen, sondern auch in gemäßigten Klimaten vorkommt. Die Silben „Chromo-" beziehen sich auf die Farbe der Erreger, die sich nur in der Kultur, nicht aber im histologischen Bild unterscheiden lassen. Der wichtigste ist *Fonsecaeae pedrosoi* BRUMPT (NEGRONI, CARRIÓN), während andere, wie *Phialophora verrucosa*, nur in Einzelfällen beobachtet werden konnten.

Gewöhnlich werden die Unterschenkel befallen, besonders bei Personen, die im Freien, vor allem im Walde arbeiten, doch kommen auch an den Armen und im Gesicht Herde vor. Die Primäreffloreszenz ist eine Papel, zunächst mit glatter Oberfläche, die bald zu wuchern

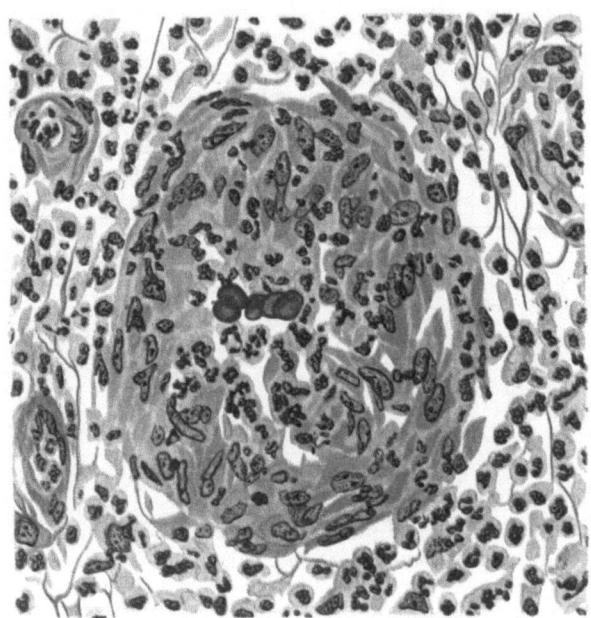

Abb. 56. *Chromomykose (Dermatitis verrucosa)*. Erreger (braun) in Nestern von Epitheloidzellen und Leukocyten. (Sammlung ROCHA-LIMA.)

beginnt. Am Rande entstehen Tochtereffloreszenzen, die dann zusammenfließen. Die starke Hyperkeratose ist sehr charakteristisch. Die Farbe ist ein dunkles Purpur mit einem grünlichen Einschlag. Oft wird sie auch durch die mächtigen Hornmassen bestimmt. Die Krankheit breitet sich sehr langsam aus; spontane Abheilung wird beschrieben, oft sind die regionären Lymphknoten nicht befallen. Doch sollen Metastasen auf dem Blutwege in andere Hautbezirke vorkommen (CARRIÓN und KOPPISCH).

Histologisch findet sich unter einer meist sehr breiten Hornschicht eine tief in die Cutis vordringende gewucherte Epidermis. Die Cutis ist verdickt durch ein starkes Infiltrat aus Histiocyten, Lymphocyten, manchmal auch überwiegend Plasma- mit mehr oder weniger zahlreichen Riesenzellen. Eine tuberkuloide Struktur findet sich meist nicht, kann jedoch vorkommen (JACOBSON und Mitarbeiter). Nekrosen und Verkäsung sind selten. Das Infiltrat ist besonders perivasculär und um die Anhangsgebilde der Haut angeordnet. Das untergegangene Gewebe wird durch wucherndes Bindegewebe ersetzt. Die Diagnose ist aus der Anwesenheit der deutlich umrandeten runden oder ovalen Erreger zu stellen, die wie kleine Pfennige (PIERS) in den Histiocyten, den Riesenzellen aber auch frei im Gewebe und in der Epidermis liegen. Da sie sich durch Spaltung vermehren, können sie traubenartig angeordnet sein. In der Perjodsäure-Schiff-Färbung sind sie blaßrosa.

Bei klinisch atypischen Fällen kommt der Histologie eine besondere Bedeutung für die Diagnose zu (Weidman und Rosenthal).

Sporotrichosen.

Die Hauterkrankung, deren Zusammenhang mit Sporotricheen erstmals 1898 von B. R. Schenk festgestellt wurde, tritt in einer *akuten*, selteneren und einer *chronischen*, häufigeren Form auf.

Die *akute* Sporotrichose führt unter schweren Allgemeinstörungen zu Veränderungen nicht nur der Haut (Exantheme), sondern auch der inneren Organe und unter septischen Erscheinungen manchmal zum Tode. Die *chronische* Form des vielgestaltigen Krankheitsbildes tritt vor allem in der Haut auf; daneben kann es auch in so gut wie allen Organen sekundär zu Veränderungen kommen. Unter den *Hauterscheinungen* ist der bald größer, bald kleiner, cutan oder subcutan gelegene, indolente, livid-blaurote Knoten (das *Sporotrichom*) mit seiner Neigung zu eitrigem Zerfall und Geschwürsbildung wohl die kennzeichnendste. Vereinzelt wurde eine Umwandlung derartiger Knoten in sog. „heiße Abscesse" beschrieben. Vielfach läßt sich die erste Eintrittspforte (sporotrichotischer Schanker der Franzosen) als Verletzung der Haut feststellen, von der aus es unter regionärer Lymphbahn- und Lymphdrüsenent-

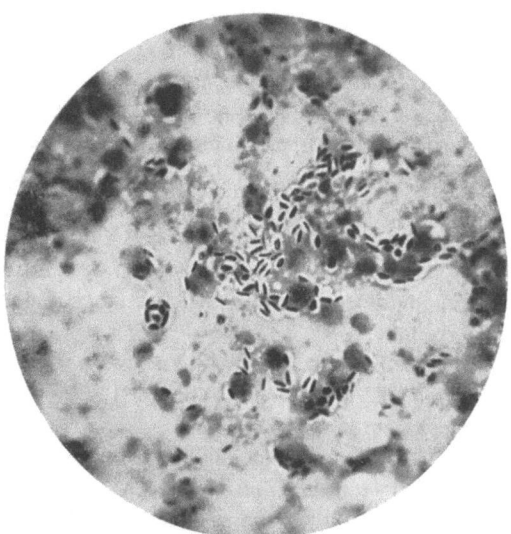

Abb. 57. *Sporotrichon* De Beurmann. Aus einem durch Impfung erzeugten subcutanen Sporotrichom von der Bauchhaut eines Affen. Prolongierte Gram-Weigert-Färbung. O = 600:1; R = 600:1. (Sammlung E. Hoffmann.)

zündung zur Bildung derber, dicker lymphangitischer Stränge und Knoten kommt *(Lymphangitis gummosa sporotrichotica)*. Diese lymphangitische Form kann regionär beschränkt bleiben. In der Mehrzahl der Fälle kommt es jedoch zu einer Generalisation mit Bildung disseminierter, gummöser und ulcuröser Veränderungen. Man kann dann, ganz ähnlich wie bei der Syphilis, den Krankheitsverlauf nach Primäraffekt, Inkubationszeit und schließlich disseminierter Ausbreitung verfolgen. Diesen lymphangitischen Formen hat Arndt eine disseminierte *hämatogene* gegenübergestellt, bei der Infektionsherd und -weg klinisch unbekannt bleiben und neben der Haut die Schleimhäute und so gut wie alle übrigen Organe befallen werden.

Die *Hautherde* der chronischen, generalisierten Formen sind als folliculäre, acneiforme, papulöse, vesiculöse, pustulöse, pemphigoide, lupoide, verrukröse, ekthymatöse beschrieben. Sie haben oft mit tuberkulösen oder tertiär-luetischen Veränderungen große Ähnlichkeit. Gelegentlich erinnern sie an tiefe Trichophytien (Kerion sporotrichosique) oder auch an Veränderungen ähnlich denen der gewöhnlichen Eitererreger hervorgerufenen.

Die klinische, bakteriologische und pathologisch-anatomische Durchforschung der Erkrankung verdanken wir vor allem De Beurmann und seinen Mitarbeitern Ramond und Gougerot, die in einer Reihe klassischer Veröffentlichungen das Krankheitsbild so gut wie völlig geklärt haben. Der erste Fall in Deutschland wurde 1909 von Arndt beschrieben.

Die bei der Sporotrichose gefundenen *Pilze* weichen in Einzelheiten ihres kulturellen und biologischen Verhaltens voneinander ab, ohne daß man deshalb wohl von wirklichen

Varietäten sprechen müßte. Sie finden sich in den Gewebsschnitten spontaner Krankheitsherde außerordentlich selten, um so leichter sind sie kulturell aus den Geschwüren oder aber
auch histologisch in experimentell gesetzten Krankheitsherden (vor allem bei der Ratte)
nachzuweisen. Das *Sporotrichon* DE BEURMANN (Rhinocladium SCHENK) ist ein sporenbildender Fadenpilz, der in der Kultur beim Älterwerden vom Zentrum der Kolonien aus einen
dunkelbraunen bis schwarzen Farbenton annimmt; das Sporotrichon GOUGEROT — wie eine
seltenere Pilzform genannt wird — ist nicht von vornherein schwarz. Die Kolonien bestehen
aus einem Gewirr von Mycelfäden und 2—6 μ langen, 1—4 μ breiten, ovoiden Sporen, die
entweder die einzelnen Fäden mantelförmig umgeben oder in traubenartigen Haufen auftreten.
Kennzeichnend für das Sporotrichon ist ein „aus septierten Fäden bestehendes Mycelium,
mit teils einzelstehenden, teils gruppierten, gestielten Sporen". Die vorerwähnte schwarze
Farbe der Kulturen haftet an den Sporen, ist jedoch mikroskopisch corpusculär nicht nachweisbar.

Ein klinisch derart buntes Krankheitsbild muß naturgemäß einer Schilderung
der geweblichen Veränderungen große Schwierigkeiten bieten. Es finden sich
auf engem Raume *nebeneinander sowohl chronische als auch akute, proliferative
wie exsudative Gewebsveränderungen vor*. Bei dem *geschlossenen Knoten*, und diesen
wollen wir zum besseren Verständnis der histologischen Veränderungen zunächst
betrachten, beschränken sich diese in erster Linie auf das Corium, während die
Epidermis stets nur sekundär beteiligt ist. Es handelt sich um meist ziemlich
dicht geschlossene *Infiltrate*, die so gut wie alle Schichten des Coriums durchsetzen können und gelegentlich auch auf die Subcutis oder den Papillarkörper
übergreifen.

Seit DE BEURMANN und GOUGEROT pflegt man an diesen Infiltraten *3 Zonen*
zu unterscheiden, *ohne daß diesem Befunde jedoch eine entscheidende differentialdiagnostische Bedeutung* beigemessen werden dürfte. Die französischen Forscher
beschreiben das Sporotrichom als *syphilis*ähnlich am Rande, *tuberkulose*ähnlich
in der Mitte und *ekthyma*ähnlich in seinem Zentrum. Dementsprechend herrscht
in den *Randabschnitten* eine starke entzündliche Reaktion des Bindegewebes vor.
Diese äußert sich am deutlichsten in mantelförmig die kleineren, meist stark
erweiterten Arterien und Venen umgebenden, wechselnd starken Infiltraten.
An deren *Aufbau* beteiligen sich vor allem wuchernde Bindegewebszellen, Plasmazellen und Lymphocyten, vereinzelt auch Mastzellen. Das *elastische* und *kollagene*
Gewebe ist in diesen Randabschnitten meist nicht verändert; es erscheint lediglich
durch die celluläre Infiltration netzförmig aufgelockert. Vielfach wird das Sporotrichom zum Gesunden hin durch einen ziemlich dichten Bindegewebsring abgetrennt, in welchem die elastischen Fasern als besonders gut erhalten auffallen.
In der *Umgebung* derartiger Knoten findet man, teils mit ihnen zusammenhängend,
teils durch gesundes Gewebe getrennt, cylinder- und knotenförmige kleinere Zellherde, die sich besonders um die perifollikulären und peritubulären Gefäßknäuel
ansammeln.

Das *Zentrum des Sporotrichoms* besteht fast ausschließlich aus einer dichten
Anordnung von segmentkernigen Leukocyten, die in kleineren Haufen zusammenliegen oder auch das netzförmig aufgelockerte, schlecht färbbare kollagene Faser-
gewebe durchsetzen. An einigen dieser Zellen zeigt sich zwar eine schlechte Kernfärbung oder gar Kernzerfall, niemals jedoch finden wir eine massige Nekrose;
eine Feststellung, die differentialdiagnostisch eine gewisse Bedeutung besitzt
(s. unten). In diesem zentralen Abschnitt ist das *kollagene* Gewebe stark aufgesplittert, vielfach nur noch als feines Netzwerk in dem ödematösen Bezirk

nachweisbar. Das *elastische* Gewebe ist hier vollständig zerstört; es findet sich nur noch in der Wand der auch im Zentrum der Infiltrate vorhandenen Gefäßen und Schweißdrüsen. An den mittelgroßen Gefäßen in der unmittelbaren Umgebung des erweichten Zentrums läßt sich eine deutliche *Verdickung der Gefäßwände* feststellen; dies gilt in erster Linie für die Media, dann aber auch für die Adventitia und das Endothel (ARNDT). Daher finden wir in diesem Bezirk stellenweise völlig verschlossene Gefäße, besonders die Venen. Andererseits ist jedoch gerade hier durch zahlreiche junge Gefäßsprossen eine reichliche Durchblutung gewährleistet.

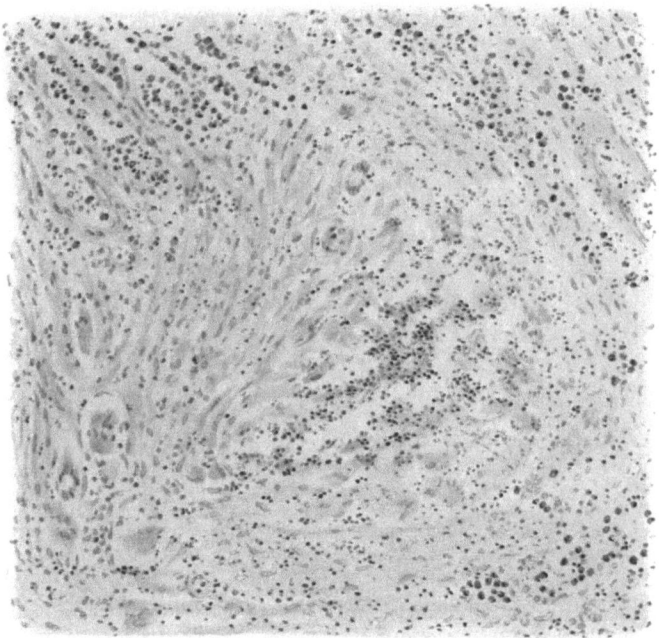

Abb. 58. *Sporotrichose* (♂, 45jähr., Unterarm, volar). Die Abbildung zeigt die charakteristischen „3 Zonen". Methylgrün-Pyronin. O = 128:1; R = 115:1.

Zwischen dieser zentralen, abscedierten Zone und dem peripheren Abschnitt wuchernden Bindegewebes ist jene von DE BEURMANN und GOUGEROT als *tuberkuloseähnlich* bezeichnete *Mitte* eingeschaltet, bei der wir häufig eine tuberkuloide Struktur feststellen können. Es beteiligen sich am Aufbau dieser knötchenartigen Herde, die meist nur eine schmale Zone beherrschen, vor allem wuchernde Bindegewebszellen, Lymphocyten, Epitheloide und Riesenzellen vom LANGHANSschen Typus. Erst am Übergang zum peripheren Abschnitt treten die Plasmazellen allmählich stärker in den Vordergrund. Die tuberkuloide Anordnung beschränkt sich jedoch nicht immer scharf auf diese mittlere Zone, sie greift vielmehr auch in die Randabschnitte über und findet sich gelegentlich in Gestalt kleiner, scharf umschriebener Herde in der Umgebung des eigentlichen Sporotrichoms.

Sicher als *Parasiten* erkennbare Gebilde sind in den meisten Fällen im Gewebsschnitt nicht gefunden worden. McDONAGH glaubte, bei einem Falle ADAMSONs in Riesenzellen Pilzfäden nachgewiesen zu haben. Ähnliches berichtet VIGNOLO-LUTATI von einer als „*Acauliosis*" bezeichneten Mykose, bei der er

einige, von kleineren Sporengruppen umgebene Mycelfäden in den mittleren,
nekrobiotischen Gewebsbezirken deutlich gesehen zu haben glaubt. Derartige
Befunde scheinen jedoch nicht nur zu vereinzelt, sondern in Anbetracht der
Schwierigkeiten des Erkennens solcher Gebilde aus einem histologischen Präparat
(Verwechslung mit Kernresten, Resten elastischer Fasern, mit RUSSELschen
Körpern, die sich ja auch beim Sporotrichom in allen Abschnitten finden), in
ihrer Bedeutung noch fragwürdig. GRÜTZ ist die einwandfreie Sporendarstellung
im Schnitt gelungen (s. Abb. 59). MOORE und ACKERMAN haben, ebenso wie
SIMON und Mitarbeiter, H. PINKUS und GREKIN, die schon von SPLENDORE 1908
beobachteten sternartigen eosinophilen Gebilde in den Mikroabscessen mit sphä-

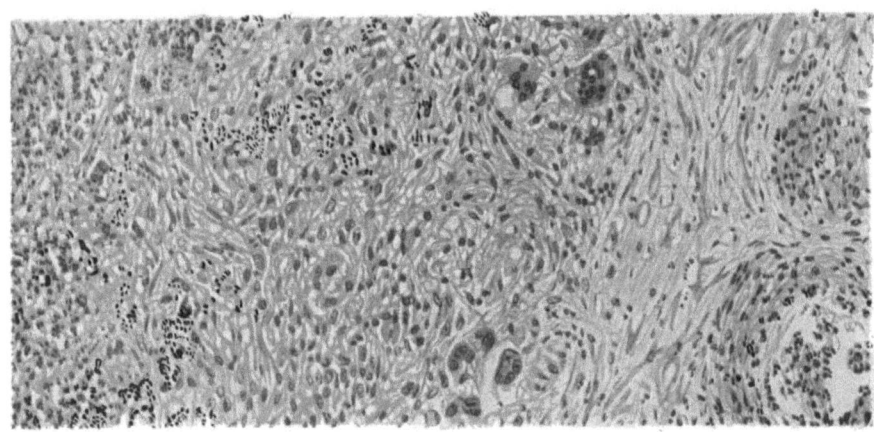

Abb. 59. *Experimentelle Sporotrichose im Rattenhoden.* Ein großes Sporotrichom links, fast ²/₃ der Abbildung
einnehmend; zwei kleinere rechts. In allen dreien die (blauen) Sporen. Sporenfärbung nach HOFFMANN.
O = 385:1; R = 385:1. (Sammlung GÜRTZ.)

rischem Zentrum und strahlenartigen Fortsätzen bestätigt, die sie als stern-
artige Formen des Erregers ansehen und die sich nur im Schnitt nachweisen ließen.

Die *Anhangsgebilde* der Haut bleiben im allgemeinen erhalten und bis auf
wechselnd starke perivasculäre Infiltrate unverändert. Gelegentlich kann es
rein mechanisch durch Verlegung der Ausführungsgänge zu cystischer Erweiterung
der *Schweißdrüsen*knäuel und schließlich gar zur Zerstörung des sezernierenden
Epithels kommen (GRÜTZ).

Die *Epidermisveränderungen* sind rein sekundärer Art. Erreicht das Infiltrat
nicht den Papillarkörper, so kann die Epidermis völlig unverändert bleiben. In
anderen Fällen beobachtet man eine deutliche Verbreiterung der Stachelzellschicht, die in erster Linie auf eine Wucherung der Stachelzellen, dann aber
auch auf ein intercelluläres Ödem zurückzuführen ist. Die Reteleisten sind dementsprechend verlängert und verbreitert. An dieser Verbreiterung der Epidermis
beteiligen sich gelegentlich auch das Stratum granulosum und corneum. Der
Papillarkörper ist ödematös geschwollen, seine Gefäße sind von mäßig starken
Infiltraten umgeben. Der gegen die Epidermis vordringenden Zellinfiltration
muß jene schließlich aber doch oft weichen; sie wird schmäler und fällt der Einschmelzung schließlich zum Opfer: Das *sporotrichotische Geschwür* ist dann ausgebildet.

Differentialdiagnose. Eine Gewebsveränderung, die sowohl tuberkuloid als auch syphiloid sein kann, oder gar die banalen Veränderungen eines ganz gewöhnlichen pyogenen Kokkenabscesses aufweist, muß selbstverständlich der Differentialdiagnose außerordentlich schwierige Aufgaben stellen. Die Verwertung des histologischen Befundes allein gestattet, um das gleich vorweg zu nehmen, keine Entscheidung; es ist dies lediglich mit Hilfe der bakteriologischen Untersuchung möglich.

Trotzdem bestehen auch histologisch gewisse Anhaltspunkte dadurch, daß diese eigenartige Anordnung des Gewebes in 3 Schichten — wenn auch nicht spezifisch für die Sporotrichose — , so doch in gewissem Sinne kennzeichnend für mykotische Veränderungen ist. Sie kann allerdings auch bei anderen Erkrankungen, so der Tularämie (s. d.), vorkommen.

Für die *Sporotrichose der inneren Organe* gibt LAWLESS als Unterschied von den *Syphilomen* und *„phthisischen" Tuberkeln* an: die mehr wirre Anordnung der histiocytären und fibroblastischen Elemente in den primären Knötchen, die einfache nicht verkäsende Nekrobiose der zentralen Anteile und die Leukocytenansammlung an dieser Stelle, sowie eine eigenartige Vernarbung mit Bildung pseudoxanthomatöser Knötchen. Inwieweit derartiges auch für die *Sporotrichose der Haut* gilt, wäre noch genauer zu untersuchen. Für diese bleibt neben der eigentümlichen Anordnung des Granulationsgewebes in 3 Zonen vorläufig daher das Vorhandensein multipler Mikroabscesse noch der beste Anhaltspunkt. Trotzdem sei betont, daß die gewöhnlichen Hautveränderungen der menschlichen Sporotrichose nach unseren bisherigen Kenntnissen in zweifelhaften Fällen, insbesondere bei negativem Kulturversuch, für eine sichere Diagnose nicht ausreichen (ARNDT). Immerhin wird bei genauester Abwägung der klinischen und histologischen Veränderungen die Frage: Sporotrichose oder nicht, in einer großen Anzahl von Fällen mit einer gewissen Wahrscheinlichkeit per exclusionem zu beantworten sein.

Einige allerdings nur vorsichtig *verwertbare Anhaltspunkte* für die histologische Differentialdiagnose seien noch angeführt. Bei der *Tuberkulose der Haut* findet sich, wenn überhaupt, so nur jener zentrale Mikroabsceß; statt dessen manchmal eine Verkäsung (mit Ausnahme wohl des *Lupus vulgaris*, der aber differentialdiagnostisch kaum in Betracht kommt). Am schwierigsten ist noch die Unterscheidung verruköser Formen der Sporotrichose von solchen der Tuberkulose. Dies gilt vor allem von der reinen *Tuberculosis cutis verrucosa*, bei welcher es durch Sekundärinfektion ja häufig zur Bildung kleinster Abscesse kommt. Im allgemeinen pflegen bei den durch Tuberkelbacillen hervorgerufenen Affektionen die Epitheloidzelltuberkel reichlicher vorhanden zu sein. Bei der weitgehenden Abhängigkeit ihrer Entwicklung von Zahl der Krankheitserreger und Immunkräften des Organismus ist damit jedoch nicht viel anzufangen. Dagegen besteht bei der Sporotrichose eine gewisse Neigung zu umschriebener Abkapselung der Einzelherde, während die Tuberkulose ja gerade durch ihre unregelmäßig fortschreitende Ausbreitung auffällt.

Bei der *Syphilis* kommen in erster Linie Spätformen, und zwar vor allem gummöse in Betracht. Auch hier spricht die mangelnde Verkäsung und das Vorherrschen der zentralen Absceßbildung für das Vorliegen einer Sporotrichose. Die Gefäßveränderungen, welche als ausgedehnte Panvasculitis und Thrombose sich bei der Sporotrichose viel ausgedehnter und häufiger finden als bei der Syphilis, dürften im Einzelfall doch nicht ohne weiteres entscheidend verwertbar sein.

Die Unterscheidung der Sporotrichose von manchen Formen *chronischer, banaler Eiterungen* der Haut kann manchmal kaum durchzuführen sein, wenn auch der verhältnismäßig erhebliche Reichtum länger bestehender Sporotrichoseherde an LANGHANSschen Riesenzellen und Epitheloidzelltuberkeln gewisse Anhaltspunkte gewährt (ARNDT). Die gleichen Schwierigkeiten ergeben sich für die tiefe *Trichophytie* und andere Formen von *Dermatomykosen* (Blastomykose usw.), sofern nicht der Nachweis der Pilze eine Festlegung gestattet.

Eine *sichere Entscheidung* kann daher lediglich nur durch den kulturellen Nachweis des Sporotrichoseerregers geführt werden, und glücklicherweise ist dies ja ziemlich leicht. Im Falle, daß auch dieser versagt, kann dann noch die Prüfung der Agglutinationsfähigkeit des Serums Sporotrichosekranker gegenüber den Sporen versucht werden. Selbst der positive Ausfall dieser Reaktion darf jedoch als absolut sicherer Anhaltspunkt nicht angesehen werden, da es sich — wie so häufig — auch hier um eine Gruppenreaktion handelt, die daher auch bei anderen Pilzerkrankungen positiv ausfallen kann.

Betreffs einiger anderer **seltener Pilzerkrankungen,** die im geweblichen Aufbau und klinischen Verhalten mit der Sporotrichose eine große Ähnlichkeit aufweisen, sei auf die Lehrbücher der Bakteriologie verwiesen.

Pathogenese. Bei den regionären Formen läßt sich als Ausgangspunkt der Veränderung vielfach noch die Verletzung feststellen, von der aus es zu primärer Infektion und anschließender Erkrankung der regionären Lymphstränge gekommen ist. Vor allem experimentelle Untersuchungen haben gezeigt, daß sich im Anschluß an intraabdominale oder intravenöse Injektion von Pilzmassen, im Anschluß an die Ansiedlung der Sporen in den Gewebsspalten als *1. Stadium* dieser hämatogenen Infektion ein aus histiocytären und fibroblastischen Elementen zusammengesetztes Granulom entwickelt. Die Pilze bzw. ihre Stoffwechselprodukte führen später zur Nekrobiose der Zellen des Granulationsgewebes; dann folgt die Einwanderung von Leukocyten und Bildung der kleinen Abscesse. Im *2. Stadium* der Entwicklung entstehen in der äußeren Zone der Knötchen Epitheloidzellherde und auch Riesenzellen. Die *Rückbildung* erfolgt entweder sehr schnell durch hyaline, fibröse Umwandlung oder langsamer unter allmählicher Resorption und Umwandlung der Epitheloidzellen in lipoidhaltige Schaumzellen (Pseudoxanthomzellen) (LAWLESS).

Ein derartiger Entwicklungsgang von primär einfachen Abscessen mit geringgradiger peripherer Bindegewebsreaktion zu den sekundär sich bildenden Epitheloid- und Riesenzellherden der tuberkuloiden Randzone, legt naturgemäß den Gedanken nahe, daß auch hier zwischen Gewebsaufbau, Erregern und Immunitätsverhältnissen des Organismus die gleichen Beziehungen bestehen, wie wir dies früher bei der Tuberkulose, Blastomykose u. a. erwähnt haben.

Eine *hämatogene Ausbreitung* im Anschluß an diese lymphangitische Erkrankungsart scheint selten zu sein (STEIN); auch ist bei vermeintlich von einer Lymphangitis ausgegangenen hämatogenen Form die Möglichkeit einer Verwechslung mit sporotrichotischen Phlebitiden (RAVAUT und CIVATTE) nicht auszuschließen. Für die disseminierten Formen ist der Nachweis ihrer hämatogenen Entstehung durch die Feststellung der Erreger im Blut durch WIDAL und A. WEIL geführt. Über ihre Eingangspforte (Verdauungs- oder Atmungsapparat ?) sind wir allerdings noch nicht unterrichtet.

Die Soormykosen der Haut.

Zwischen den pathogenen und saprophytären Pilzerkrankungen der Haut nehmen die durch Soorpilze hervorgerufenen insoweit eine Mittelstellung ein, als diese Pilze zwar in der Regel als einfache Oberflächensaprophyten angetroffen werden, jedoch unter gewissen Umständen auch pathogene Eigenschaften annehmen können. Ihre Stellung im botanischen System ist noch durchaus ungeklärt. BECK hat 1910 als *Erythema mycoticum infantile* erstmalig eine derartige Erkrankung beschrieben und damit die pathogene Bedeutung dieser Pilze für die Haut — für innere Organe, Gehirn, sind sie ja schon länger bekannt — hervorgehoben; fast gleichzeitig auch IBRAHIM.

Im Laufe der letzten Jahrzehnte ist die Klinik dieser Soorpilzerkrankungen weiter ausgebaut worden (KAUFMANN-WOLF, BLOCH, MUIJS, E. HOFFMANN, ENGMAN, FREI, DUBREUILH und JOULIA, KUMER, MIESCHER, STAE-HELIN, LANG, ALEXANDER u. a.). Es handelt sich dabei um die verschiedenartigsten klinischen Bilder, die zum Teil durch die gleiche Primärefflorescenz gekennzeichnet sind. Man hat sie je nach dem Orte ihres Auftretens unterschieden nach intertriginösen Formen (Epidermo mycosis inguinalis MUIJS; Intertrigo mycosique DUBREUILH und JOULIA; inguinale und anale Soormykose KUMER, als interdigitale Soormykose KAUF-MANN-WOLF; Erosio interdigitalis blastomycetica FABRY; als Wasserbettmykose KUMER; Badetrichophytie JAKOBI; Dermatitis pust. oidiomycetica STAHELIN-ALEXANDER; Soormykose der Nägel und als Granulome in Art der Blastomykosen [MOORE] u. a.). Wenn auch die ätiologische Rolle des Soorpilzes nicht in allen Fällen restlos bindend bewiesen werden konnte und aus diesem Grunde von erfahrenen Forschern gewisse Bedenken gegen seine pathogenetische Bedeutung erhoben wurden

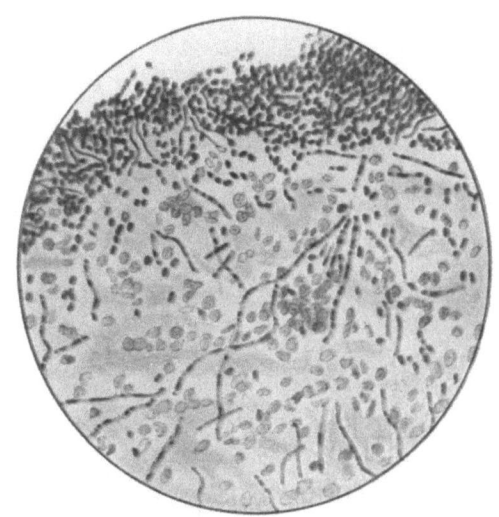

Abb. 60. *Soor.* Zungenoberfläche. Der Pilz tritt in den oberflächlicheren Schichten mehr in Hefeformen, in den tieferen mehr in Mycelfäden auf. (Aus JOCHMANN-HEGLER: Infektionskrankheiten, 2. Aufl. 1924.)

(E. HOFFMANN, ALEXANDER u. a.), so ist man doch heute geneigt, sie anzuerkennen, da in einer Reihe von Fällen (KAUFFMANN-WOLF u. a., kürzlich KÄRCHER) erfolgreiche Übertragungsversuche gelungen sind.

Die *Veränderungen beginnen* als stecknadelkopfgroße, oberflächliche Bläschen oder scheibenförmige Erythemflecke, die zentral bald schuppen, aber an und für sich nicht nässen. Diese Efflorescenzen vergrößern sich entweder durch Wachstum und schließliches Ineinanderfließen der Flecke oder Auftreten neuer Krankheitsherde in der Umgebung der alten. Stets bleiben die auf entzündlich gerötetem Grunde sitzenden Bläschen klein; sie wachsen niemals zu Blasen heran, wandeln sich hingegen außerordentlich häufig zu Pusteln (KUMER) um. Gelegentlich herrscht ein mehr flächenhaftes Wachstum vor, namentlich bei den interdigitalen Mykosen. Innerhalb der erkrankten Abschnitte ist die *Hornschicht* verdickt, aufgequollen; es lassen sich darin stets Pilze, meist in außerordentlich reichlicher Zahl nachweisen, namentlich am Rande der einzelnen Efflorescenzen.

Das *histologische Bild*, wie es besonders ausführlich JAKOBI beschrieben hat, unterscheidet sich in keiner Weise von dem bei den oberflächlichen Trichophytieformen geschilderten (s. dort). Im allgemeinen sind allerdings die entzündlichen Veränderungen geringer. Die *Pilze* durchziehen die verbreiterte und gequollene Hornschicht oft in dichten Netzen. Dabei finden sich, genau wie dort, die doppelt konturierten, glänzenden, unregelmäßig gewölbten und vielfach gebogenen Fäden in den tieferen Epidermisschichten nur ganz vereinzelt, selten erreichen sie die oberen Lagen der Stachelzellschicht. Sie verlaufen auch hier im allgemeinen parallel zur Hautoberfläche. Sowohl BECK als auch IBRAHIM haben in ihren Darstellungen bereits darauf hingewiesen, daß in den eitrigen Bläschen die *Sporenhaufen* das Bild beherrschen, während die *Pilzfäden* hier seltener sind.

Differentialdiagnose. Gerade dieses Vorherrschen der Sporenhaufen in den Pusteln scheint etwas für die Veränderung besonders Kennzeichnendes und gestattet in den meisten Fällen *differentialdiagnostisch* eine Unterscheidung von den oberflächlichen Trichophytien. Bei diesen letzten kommen derartige hefe-

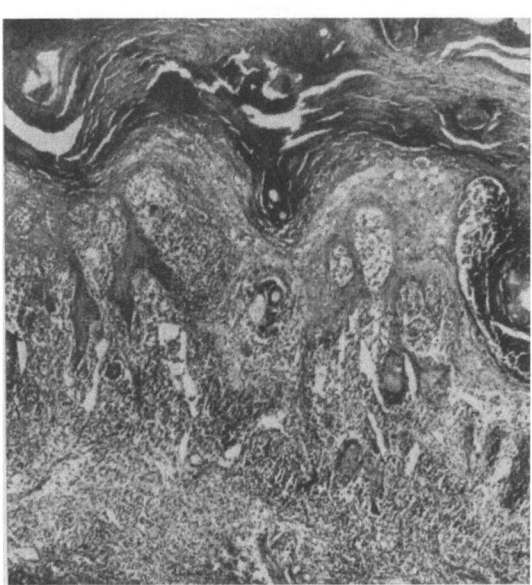

Abb. 61. Moniliasis. Unter der mächtigen Hyperkeratose gewucherte Epidermis über uncharakteristischem Infiltrat. (♀, 8jähr., Wange.) Hämatoxylin-Eosin. O = 30:1.

ähnliche Sporen*haufen* niemals vor; man trifft die Dauerformen vielmehr nur als Mycelversporung, d. h. in Reihen angeordnete Sporenketten, die noch deutlich die Entstehung aus den Hyphen zeigen (ALEXANDER). In Zweifelsfällen wird die Kultur die Entscheidung erleichtern. Differentialdiagnostisch hat man in ihr ein wohl nie im Stich lassendes Hilfsmittel zur Unterscheidung von den hier in Frage kommenden einfachen intertriginösen oder „dysidrotischen" Dermatitiden und den oberflächlichen Trichophytien bzw. anderen oberflächlichen Pilzerkrankungen (Eczema marginatum, Erythrasma, Dysidrosis mycotica u. a.). Allerdings gestattet der Pilznachweis an sich ebensowenig wie die biologischen Immunitätsreaktionen ohne weiteres eine Entscheidung darüber, ob ein in einem Krankheitsherd vorhandener Soorpilz tatsächlich als Erreger in Frage kommt, oder lediglich als saprophytärer Begleiter anzusehen ist. Wenn man jedoch — wie dies besonders KUMER betont hat — den Soorpilz lediglich und allein und in großer Zahl antrifft, wenn der Kulturversuch entsprechend rein ausfällt, so ist beim Vorliegen der oben geschilderten Hautveränderungen seine ätiologische Bedeutung wohl kaum zu bezweifeln.

Die sog. **Moniliasis** wird durch Candida albicans, die auch am häufigsten beim Soor gefunden wird, hervorgerufen.

Der Pilz gehört zu den Monilien, ist 50—600 μ lang und 3—5 μ breit. Im Mycel finden sich eigenartige eiförmige grampositive lichtbrechende 3—7 μ große Chlamydosporen.

Die Moniliasis findet sich hauptsächlich bei Kindern, sie hat angeblich nach Anwendung der Antibiotica zugenommen, da Candida albicans von den meisten nicht angegriffen wird. In bestimmten tropischen Klimaten ist sie besonders häufig. Klinisch stellt die Moniliasis eine ausgedehnte Soormykose mit Befall der Haut, vor allem der Nägel, des Nagelbettes, des Gesichts, des behaarten Kopfes mit Alopecie und mächtiger Hornbildung, Ergriffensein der Schleimhäute und auch der inneren Organe, besonders der Lungen, des Herzmuskels und der

Meningen dar. Gelangen die Pilze in die Cutis, so entsteht neben den oberflächlichen Dermatitiden, die wir bereits erwähnten, ein Granulationsgewebe, das vor allem durch die starken Hyperkeratosen ausgezeichnet ist, die das klinische Bild sehr stark bestimmen. Noch bunter werden die Veränderungen durch das Auftreten von Mykiden, hier also *Moniliiden* (FROST, HOPKINS).

Histologisch finden wir bei oberflächlichem Befall die bereits erwähnten Veränderungen. Gelangen Pilze (von außen oder hämatogen?), vielleicht auch deren Stoffwechselprodukte, in die tiefere Cutis, kommt es zu heftigen entzündlichen Reaktionen. Das zunächst gänzlich uncharakteristische Granulationsgewebe kann bis zur Subcutis reichen. Die Epidermis zeigt eine erhebliche acanthotische Verbreiterung. In der stark hyperkeratotischen und manchmal parakeratotischen Hornschicht lassen sich zuweilen, so in einem eigenen Fall, reichlich Pilze nachweisen. Die Epidermis kann in älteren Herden ulcerieren. Das Granulationsgewebe besteht überwiegend aus Lymphocyten, Plasmazellen, Segmentkernigen und Fremdkörperriesenzellen. Auch ist die Struktur zuweilen tuberkuloid. Nekrosen kommen vor. CAROL und Mitarbeiter fanden Sporen in der Cutis. Die Gefäßwände waren nach HAUSER und ROTHMAN verdickt. In einem eigenen Fall waren die Gefäße, besonders die Capillaren, maximal erweitert, die Endothelien geschwollen und die Wände homogenisiert. Auch in der Subcutis fand sich um eine kleine Arterie ein geringes lymphocytäres Infiltrat, außerdem ein erhebliches, das Fettgewebe teils ganz,

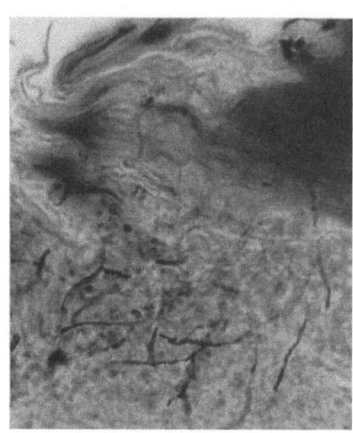

Abb. 62. Der gleiche Fall wie vorige Abbildung. In der Hornschicht wuchernde Pilze. Gram-Weigert. O = 134:1.

teils nur die Septen ausfüllendes seröses Exsudat, untermischt mit meist segmentkernigen Leukocyten, teilweise auch erheblichen Ansammlungen von Erythrocyten.

Pathogenese. Wie eben ausgeführt, muß die ätiologische Bedeutung des Soorpilzes für gewisse Erkrankungen der äußeren Haut heute anerkannt werden. Es ist dabei durchaus nicht etwa eine primäre Schädigung oder verminderte Widerstandsfähigkeit der Hautdecke notwendig, die dem Pilz die Ansiedlung ermöglicht (Intertrigo, Diabetes u. a.). Es liegen vielmehr neben den experimentellen auch klinische Beobachtungen vor, wo sich der Soorpilz auf unveränderter Haut entwickelt hat. Es soll damit natürlich nicht bestritten sein, daß lokale prädisponierende Momente (feuchte Wärme, feuchte Verbände, Wasserbad usw.), die Entwicklung des Krankheitsbildes bzw. das Pathogenwerden des normalerweise saprophytären Pilzes begünstigen.

Aktinomykosen.

Die Strahlenpilzerkrankung der Haut tritt als langsam, aber fortdauernd in der Subcutis weiterschreitende, seltenere, *primäre* — meist an den Extremitäten und im Gesicht — oder häufigere, *sekundäre* Form meist an Gesicht, Hals und Rumpf auf. Bei der ersten entwickeln sich, von der Eingangspforte ausgehend, entweder lupus- oder acneähnliche, zentral narbig ausheilende, peripher fortschreitende Knötchen oder derbe blaurote, phlegmonöse Infiltrate, die in unregelmäßig fortschreitende Geschwüre mit zackigen, überhängenden Rändern zerfallen. Die sekundäre Hautaktinomykose entsteht entweder nach Durchbruch tiefliegender, meist vom Knochen (Kiefer) ausgehender Herde; sie äußert sich zunächst in Form fluktuierender subcutaner Knoten und Abscesse, über denen die Haut blaurot, verwachsen und teigig hart infiltriert ist. Die Abscesse brechen nach außen durch und entleeren einen dünnen, blutig-serösen, mit blaßgelben — die Pilze enthaltenden — Körnern durchsetzten Inhalt. Es entstehen dann unregelmäßig fortschreitende, stellenweise ausheilende Geschwüre, die durch tiefe Fistelgänge miteinander und mit dem Ausgangsherd verbunden sind. Sekundäre Hauterkrankungen sind außerdem infolge hämatogener Einschleppung des Erregers bekannt geworden.

Bei den als Aktinomykosen zusammengefaßten Krankheitsbildern handelt es sich durchaus nicht um nur einen, sondern um eine ganze Gruppe von Klein-lebewesen, die sich in gewisser Hinsicht, insbesondere bei künstlichem Wachstum

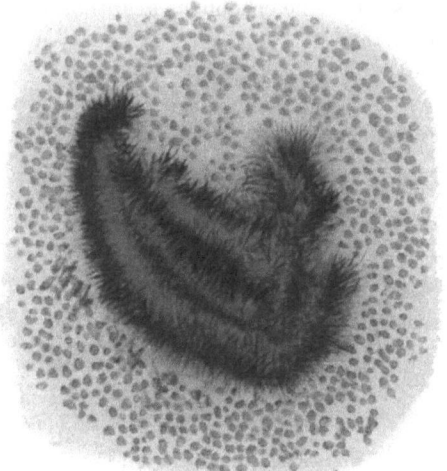 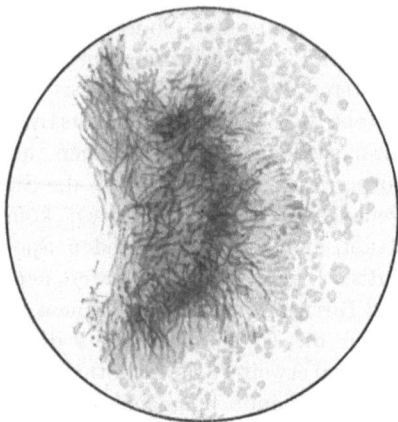

Abb. 63. *Aktinomykose* (♀, 12jähr., Unterkiefer). Junge Druse aus menschlichem Krankheitsherd. Hämatoxylin-Safranin-Tannin. O = 650:1; R = 650:1.

Abb. 64. *Aktinomycesdruse mit schöner Kolbenbildung.* (Nach Lenhartz.)

und im Tierversuch, sehr voneinander unterscheiden. Man kann typische und atypische Aktinomykosen trennen, ohne dabei bis heute in der Lage zu sein, Unterschiede im klinischen Bilde zu erkennen.

Die *Pilze* sind durch die, nur von ihnen im lebenden Körper gebildeten Strahlenkranz-formen gekennzeichnet (Petruschky). Eine Trennung zwischen drusenbildenden und nicht-drusenbildenden Aktinomycesarten ist nicht durchzuführen (Naeslund, Lieske, Lentze) und damit der Begriff Streptotrichose hinfällig, den Petruschky 1913 als Arbeitshypothese eingeführt hatte. Die neuere Forschung hat ergeben, daß es sich bei den Aktinomycespilzen um verschiedene Arten handelt, die sich nach amerikanischen Autoren in 4 Hauptarten ein-teilen lassen (Waksman u. a.). Im Gewebe tritt der Aktinomyces in Drusenform auf, an der schon im Quetschpräparat der eigenartige, strahlig-streifige Aufbau sichtbar ist. Am gefärbten Präparat zeigt sich ein in der Mitte gelegener, meist netzförmiger Pilzrasen (Mycel), der aus feinen Pilzfäden gewirkt ist. Aus ihm gehen radiär angeordnete, dicht verfilzte Fäden hervor, die ihrerseits wieder die kokkenähnlichen Gonidien enthalten. Am Ende der Fäden finden sich bei den älteren Herden als Degenerationsformen (Vergallertung der Pilzscheiden) aufzufassende Keulen, die ihrerseits wieder in kleinere Tochterkeulen aufgelöst sein können.

Die pathologisch-anatomische und damit auch die *histologische* Erscheinungs-form der Aktinomykose des Menschen ist im Einzelfall in erster Linie von der individuellen und allgemeinen Widerstandsfähigkeit des Gewebes und von der Art der Ansteckung abhängig. Daher ist es verständlich, daß anfangs das histo-logische Bild sich verschieden gestalten kann, je nachdem wir eine unmittelbare

oder mittelbare, in letzterem Falle örtlich fortgeschrittene oder gar eine hämatogen bedingte Form vor uns haben. Im allgemeinen pflegt die Erkrankung beim
Menschen im Gegensatz zum Rinde ohne Geschwulstbildung zu verlaufen. Bei
dem vollentwickelten Prozeß hat die Wechselwirkung zwischen Gewebe und
Erreger meist ein gleichartiges Ergebnis; sie führt in der Regel zur Bildung eines
spezifischen, chronisch entzündlichen, schlaffen Granulationsgewebes, das die
Neigung zur Absceßbildung und fettigen bzw. lipoiden Umwandlung zeigt.

Die *Übersicht* über ein solches Krankheitsbild (s. Abb. 65) zeigt uns herdweise
ziemlich scharf begrenzte, wechselnd große *Eiteransammlungen*, in welchen die

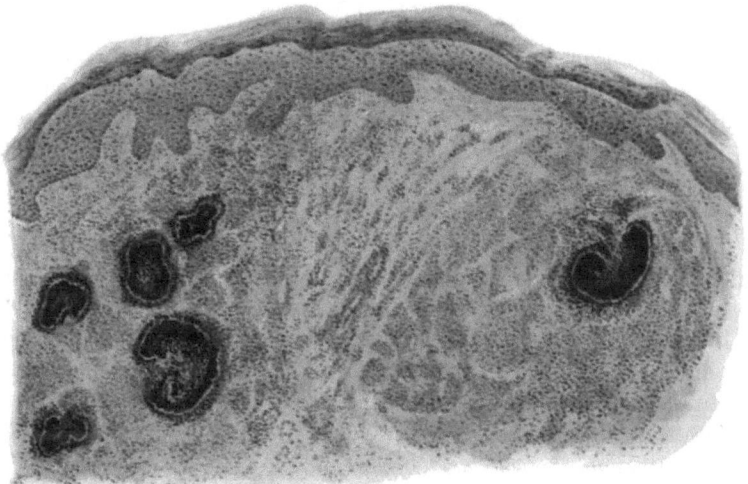

Abb. 65. *Aktinomykose* (♂, 33jähr., Bauchhaut). Übersichtsbild. Die Aktinomycesdrusen liegen in herd-
förmigen, ziemlich scharf begrenzten, vorwiegend leukocytären Zellinfiltraten der Cutis. Hämatoxylin-Eosin,
O = 128:1; R = 100:1.

Aktinomycesrasen durch ihre besondere Färbung und Gestalt — unregelmäßig
rundlich oder bohnen- bis nierenförmig — leicht zu erkennen sind. Daneben
beteiligen sich Erythrocyten und eigentümlich große, fetthaltige Zellen vom
Typus der Histiocyten (Makrophagen) mit einem Kerne, mit phagocytierten
Kerntrümmern, mit zerfallenen Erythrocyten und Hämosiderin am Aufbau
des Granulationsgewebes. In seinem Bereich sind sowohl das *elastische* als auch
das *kollagene* Gewebe so gut wie völlig geschwunden.

Dieser zentrale Eiterherd wird ringförmig von einem Abschnitt umgeben,
der durch eigentümliche *Degenerationsformen* seiner Zellen — auf die besonders
UNNA, nach ihm AUDRY hingewiesen hat — gekennzeichnet ist. Nach außen
wird diese Degenerationszone, auf die wir gleich zurückkommen, von einem
schmalen Plasmazellmantel umsäumt, an dessen Aufbau sich geschwollene, aber
nicht nennenswert vermehrte Spindel- sowie wenige Mastzellen beteiligen. Die
der Degenerationszone zunächst liegenden Plasmazellen weisen bereits ein sehr
wenig körniges, manchmal schon ganz homogenes Protoplasma auf. Ihnen folgen
in der eigentlichen Degenerationszone andere Zellformen, die nach UNNA ebenfalls von den Plasmazellen abstammen. Es handelt sich um große *Makrophagen*,
also histiocytäre Elemente, deren fetthaltige Vacuolen die schwefelgelbe Farbe

des aktinomykotischen Eiters bedingen. Ihre Hülle schwindet schließlich, das Fett tritt ins Gewebe aus, und es bleibt der im übrigen, wenigstens soweit sichtbar, unveränderte Kern mit schmalem Protoplasmasaum zurück, der erst später zerfällt und schwindet. Daneben finden sich auch große, auf das 3—4fache aufgeblähte, schwächer färbbare Zellen, die sich allmählich unter Schrumpfung und schließlichem Schwund des Kerns in eine feinkörnige Masse umwandeln. Ferner hat UNNA noch hyalin entartete Zellen beschrieben, in deren Protoplasma man bei GRAM-Färbung das Auftreten regelmäßiger Sprünge, dadurch Bildung verschiedener Klumpen, beobachten kann, die sich schließlich bei Zerfall der Zelle zu wechselnd oder auch gleich großen Kugeln zusammenlegen und meines Erachtens den RUSSELschen Körperchen entsprechen.

An dem Aufbau dieser Zone sind ferner neben hämatogenen und histiogenen Wanderzellen noch *Fibroblasten* und reichliche junge Gefäßsprossen beteiligt. Meist durchsetzen sie in Form erweiterter, strotzend mit Blut gefüllter Capillaren, deren Endothelien geschwollen sind, das dem Absceß zunächst liegende Granulationsgewebe. Vielfach platzen diese Blutgefäße, und es kommt gelegentlich zu größeren *Blutergüssen* in die Umgebung. Hier beginnt der *Schwund des Bindegewebes* und wird zur Mitte hin vollständig: man sieht einzelne körnig zerfallende und zersplitternde kollagene Faserreste und daneben spärliche, zarte, allmählich unfärbbar werdende und schwindende elastische Fasern. An ihrer Stelle bildet sich ein nach der Mitte hin an Masse zunehmendes, fibröses Faser- und Maschenwerk, das nach außen hin zu einem bei jungen Herden zellreichen und faserarmen, bei älteren faserreichen und zellarmen Bindegewebe umgewandelt wird, das schließlich als Narbengewebe erscheint.

Die Veränderungen der *Oberhaut* sind an und für sich für den Vorgang durchaus nicht kennzeichnend. Sie sind rein mittelbar abhängig von dem Grade und der Ausdehnung der darunter liegenden Absceßherde. Treten diese sehr nahe an die Epidermis heran, so wird diese zunächst abgeflacht und schließlich auch eingeschmolzen, womit es zum Durchbruch nach außen gekommen ist.

Differentialdiagnose. Klinisch kann die Unterscheidung von den gummösen *Syphiliden* und von der Tuberkulose, namentlich der Tuberculosis colliquativa sehr schwer sein. Histologisch ist diese Trennung jedoch leicht. Sie kann sich bei der *Tuberkulose* vor allem an den Gegensatz der trocken verkäsenden Nekrobiose gegenüber der von vornherein mit Eiterbildung einhergehenden, verflüssigenden Nekrobiose bei der Aktinomykose halten. Bei den luetischen Gummen trifft man auf verschlossene und zerstörte Blutgefäße; hier auf eine Vermehrung derselben, die mit einer Erweiterung und starken Füllung einhergeht. Auf die Trennung von dem ebenfalls meist durch Aktinomyceten hervorgerufenen Madurafuß wird dort eingegangen werden.

Pathogenese. An den in der Mitte derartig aufgebauter Absceßherde nachweisbaren Aktinomycesdrusen läßt sich meist der Entwicklungsgang dieser Pilze von ihrem Eintritt ins Gewebe an gut verfolgen. Der Pilz wächst mit seinem Fadengeflecht in das Gewebe ein, löst durch sein Wachstum eine starke Anhäufung von Lymphocyten, Plasmazellen und wuchernden Bindegewebszellen aus, die bald fettig umgewandelt werden und schließlich — ohne daß eine Mitwirkung anderer Eitererreger notwendig wäre — der nekrobiotischen Verflüssigung anheimfallen. Der *Absceß* ist fertig. Das ihn umgebende gefäßreiche, junge, wuchernde Granulationsgewebe führt zur teilweisen Aufsaugung und Eindickung der Eitermassen. Gleichzeitig geht der Pilzrasen durch die Verflüssigung des ihn umgebenden Gewebes seines

Nährbodens verlustig; er bildet *Degenerationsformen*, die *Keulen*. Kommt es nicht zu einer so kräftigen Gegenwehr des kranken Gewebes — und dies pflegt gewöhnlich beim Menschen der Fall zu sein —, so wächst der Pilz ungehemmt und fortlaufend weiter. *Wurzelgeflecht* und Ausläufer der Kolbenschicht dehnen sich weiterhin aus und führen zu den großen eitrigen *Einschmelzungsherden,* die von einer breiten Abwehrzone schlaffen gefäßreichen Granulationsgewebes umgeben sind. Die Pilze kommen schon normalerweise z. B. in der Mundhöhle vor. Warum sie pathogen werden können, wissen wir nicht. Traumen (durch Zahnstocher, Getreidegrannen usw.) dürften nur unterstützend wirken.

Mycetoma madurae (Madurafuß),

eine zuerst in Indien, dann, wenn auch seltener, in Amerika, Afrika und Europa — namentlich in Italien — beobachtete Erkrankung, bei der in erster Linie die Füße befallen werden und zu unförmigen, auf Druck schmerzhaften Gebilden anschwellen. Sie beginnt mit allmählich heranwachsenden, oft pilzartigen Knötchen und Knoten in der Subcutis, die durch eitrige Einschmelzung zu Abscessen und Fistelbildungen führen. Die Haut über diesen Abscessen ist anfangs blaurot verfärbt, hart infiltriert. Sie zeigt zahlreiche durchscheinende, gelbe oder schwarzbraune Knötchen. Nach deren Aufbrechen bleiben warzig erhabene oder trichterförmig eingezogene Fistelgänge zurück, die in dem verdickten Gewebe vielfach miteinander in Verbindung stehen. Aus ihnen entleert sich eine dünne, eitrig-seröse, manchmal auch blutig verfärbte Flüssigkeit, in welcher sich gelbe, fischrogenähnliche, weiche, rote oder braunschwarze bis schwarze, harte, an unregelmäßig geformte Schrotkörner erinnernde Klümpchen und Bröckel vorfinden. Körner der gleichen Farbe können durch verschiedene Pilze hervorgerufen werden, so daß eine Einteilung nach den Farben nicht zweckmäßig ist.

Das von den verschiedenen Formen hervorgerufene *Krankheitsbild* stimmt klinisch überein. Es handelt sich um ein Granulationsgewebe, das einmal zu eitrigem Zerfall, daneben aber zu ausgedehnter Bindegewebsneubildung neigt. Man findet demgemäß eine Reihe unregelmäßig verlaufender, miteinander in Verbindung stehender, wechselnd großer Absceßhöhlen, deren Wandung von einem schwammigen Granulationsgewebe gebildet wird, das seinerseits wieder von wechselnd straffen und dichten Bindegewebszügen umgeben ist. Das Auf und Ab von Erweichung und Vernarbung führt schließlich zu völliger Zerstörung des betreffenden Körperteils.

Die *histologischen* Veränderungen spielen sich primär so gut wie stets nur im bindegewebigen Anteil der Haut ab; die Epidermis ist nur mittelbar beteiligt. Nach übereinstimmenden Angaben sämtlicher Beobachter — die ich an einem selbst untersuchten Falle der Hautabteilung (P. A. O'LEARY) der Mayo-Klinik bestätigen konnte — beginnen sie mit einer Ansammlung von Lymphocyten und Plasmazellen um den eingedrungenen Erreger, ganz ähnlich wie bei der Aktinomykose. Alsbald entsteht jedoch ein aus Lymphocyten, Plasmazellen, plasmazellähnlichen Riesenformen (MIESCHER) und vielfach auch echten LANGHANSschen Riesenzellen (OPPENHEIM, SCHMINKE), aus Epitheloiden und wuchernden Fibroblasten aufgebautes *Granulationsgewebe,* welches von zahlreichen erweiterten, mit weißen und roten Blutkörperchen strotzend gefüllten, zum Teil neugebildeten Capillaren durchsetzt ist. Außerdem ist dieser Bezirk durch seinen Gehalt an ausgetretenen roten Blutkörperchen, die gelegentlich richtige Blutlachen und regelmäßig Blutpigmentablagerungen bilden, durch Kern- und Zelltrümmer sowie jene hyalinen (RUSSEL-Körper) und colliquativen Zelldegenerationen gekennzeichnet, die bereits bei der Aktinomykose ausführlich geschildert wurden.

OPPENHEIM sah ferner an einzelnen Stellen Anhäufungen einer Zellart, die an Zellen des malignen Melanoms erinnerte. Ihr Protoplasma war zu verschieden großen, dunklen, mit Hämatoxylin violett oder blauschwarz gefärbten Granula zusammengeflossen, während der Kern noch deutlich sichtbar blieb.

Nach der Mitte und dem hier liegenden Pilzrasen hin nimmt die Zahl der Leukocyten mehr und mehr zu, bis diese schließlich in unmittelbarer Nachbarschaft des Pilzes, vermischt mit leukocytären und sonstigen Zelltrümmern, das Feld allein beherrschen. Das *elastische* Gewebe ist ebenso wie das kollagene in diesem Bezirk natürlich so gut wie völlig geschwunden.

Neben diesen verschieden großen, unscharf in die Umgebung übergehenden Abscessen fand MIESCHER in dem gefäßreichen Granulationsgewebe noch einzelne *knötchenförmige, meist gefäßlose Herde*, die aus einem Wall von epitheloiden Zellen,

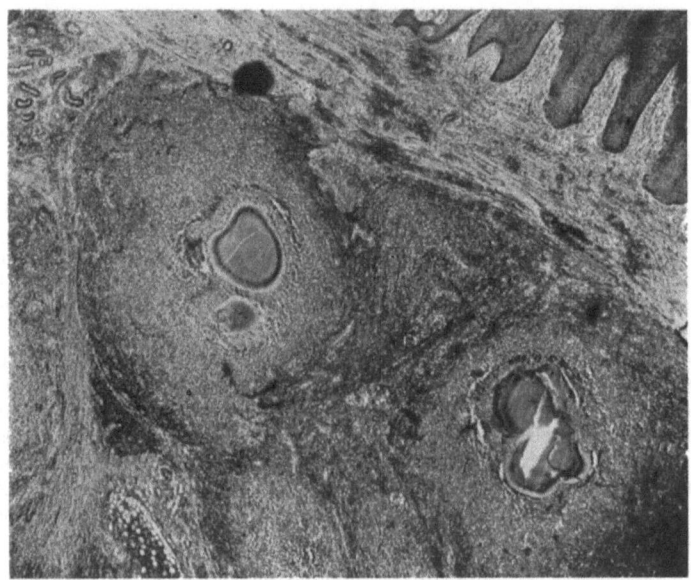

Abb. 66. *Madurafuß*. Übersichtsbild. Pilzrasen in der Cutis inmitten eines scharf abgegrenzten Granulationsgewebes. (Sammlung FÜLLEBORN.)

spindelig oder polymorph wuchernden Fibroblasten und vereinzelten echten Riesenzellen sowie einem fast rein aus Leukocyten aufgebauten, den Pilz umgebenden Zentrum bestanden. Im Gegensatz zu den Abscessen ließen sie bereits eine deutliche bindegewebige Abkapselung erkennen. Je älter der einzelne Herd wird, um so mehr tritt diese Neigung zu *bindegewebiger Umwandlung* — im Gegensatz zu dem ausgedehnten eitrigen Gewebszerfall junger Herde — in den Vordergrund, so daß sich schließlich in den Endstadien der Erkrankung zahlreiche kleinere und größere, jetzt vielfach degenerierende Pilzformen enthaltende Knötchen und Eiterhöhlen vorfinden, die nur noch von wenig Granulationsgewebe und einem derben, zellarmen, vielfach schwarzbraun pigmentierten Bindegewebsring umgeben sind.

Im frischen *Quetschpräparat* der oben erwähnten gelben Klümpchen finden sich die Pilzdrusen bei *der gelben Form* als eigentümlich durchscheinende, bräunlich gelbe, unregelmäßige Gebilde, die von Leukocyten, Fettkugeln, Fettsäurekristallen, Zelldetritus dicht umgeben sind, wenn auch die Verfettung hier nie die Grade erreicht wie bei der Aktinomykose. Ein strahliger Aufbau oder eine Kolbenbildung sind nicht zu erkennen, dagegen finden sich bei stärkster Vergrößerung häufig spärliche, stark lichtbrechende, radiär angeordnete Streifen und Körnchen. Diese Gebilde treten bei Zusatz von Kalilauge oder auch Essig-

säure stärker hervor; es gelingt dann zarte, lichtbrechende, unregelmäßig gebogene und ge-
knickte Fäden mit kurzen Verzweigungen darzustellen, in die die Körner vielfach eingelagert
sind.

Die an *gefärbten* Ausstrichpräparaten erhobenen Befunde weichen schon erheblich voneinander ab. Der feinere Aufbau der Pilzdrusen läßt sich im allgemeinen nicht ohne weiteres
feststellen, da sie meist von einem dichten, alles überdeckenden Leukocytenmantel umgeben
sind. Gelingt es doch einmal, so kann man auch dann keine allgemein gültigen Anhaltspunkte
finden. Miescher, der einen überaus genau durchforschten Fall veröffentlichte (den auch
ich dankenswerterweise histologisch untersuchen konnte), betont den eintönigen Aufbau,
der sich nur durch das verschiedene Alter der Pilzrasen etwas abwechselnder gestalte. Im
großen ganzen handelte es sich bei jüngereren Formen stets um ein wirres Knäuel zarter,
ungleichmäßig gefärbter Fäden, die strahlig aus der Druse austreten und sich kurz dichotomisch teilten. An vielen Stellen verdickte sich der Faden zu den schon oben erwähnten
wechselnd großen Körnchen, die entweder durch sehr schwach gefärbte Fadenstücke perl-
schnurähnlich aufgereiht schienen, oder auch frei lagen. In den älteren Drusen ging der feinere
Aufbau verloren. Sie bestanden nur noch aus zahlreichen Körnern, die durch ein dichtes Netz
schwacher oder auch gar nicht gefärbter Fadenbruchstücke verbunden waren. Schließlich
schwanden auch diese, und es blieb nur ein formloser, aus kleinen und kleinsten Körnchen
bestehender Haufen übrig.

In *Gewebsschnitten* finden sich die Pilzrasen als gleichmäßig gefärbte, unregelmäßige, aus unzähligen, vielfach gekrümmten und dicht verschlungenen Fäden
geformte Massen (Streifen-, Nieren-, Halbmond-, Kreisform), die einer aus
abgestorbenen Pilzelementen und zugrunde gegangenen Leukocyten bestehenden
Grundsubstanz eingelagert sind. Sie ist vielfach der letzte Rest, der von den
älteren Drusen übrig bleibt. Aus der Oberfläche dieses Mycels dringen kurze,
feine, sich verzweigende, unregelmäßig verlaufende Fäden hervor. Sie sind von
einem dichten Wall oft pallisadenartig angeordneter Leukocyten umgeben, in
die gelegentlich, namentlich an jungen Drusen, kurze Pilzfäden eindringen.

Andere Untersucher haben in ihren Fällen von indischem Madurafaß regelmäßig radiär
gestreifte Hüllen oder gar deutliche Kolbenbildung beobachten können. Kanthak unterschied am Mycel eine mittlere weniger dichte und eine diese umkreisende, stark gefärbte
dichte Randzone, auf die nach außen Bündel feinster, leicht gewellter Fäden folgten. Diese
waren von einem fransenartigen Kranze keulenförmiger Strahlen umgeben, die bei ganz
jungen Stadien fehlten.

Oppenheim gelang der Nachweis eines solchen Strahlenkranzes nur an vereinzelten
Drusen; ich habe ihn ebenfalls wiederholt gesehen.

Die schwarzen Formen, deren eigentümliches Aussehen größtenteils wohl auf den Gehalt
an zerfallenden roten Blutkörperchen und Blutpigment (Eisennachweis, Oppenheim) zurückzuführen ist, scheinen seltener. Sie finden sich meist in einer blutig-eitrigen Flüssigkeit neben
sonstigen Gewebstrümmern als schwarze Körner, die verschieden harte, unregelmäßige und
mit stacheligen Fortsätzen versehene Gebilde von 1—2 mm Durchmesser darstellen. Die
größeren sind vielfach aus einem Haufen kleinerer zusammengeballt. Bei stärkerer Vergrößerung erscheinen sie mehr braun; man kann dann deutlich die verschieden großen, segmentier-
ten Pilzfäden erkennen. Diese waren in Oppenheims Fall im Inneren teilweise granuliert und
traten in Form breiter, kurzer, segmentierter, etwas aufgetriebener Enden radiär aus den an
die Aktinomykose erinnernden Pilzdrusen aus, ohne daß im übrigen eine Ähnlichkeit mit
dieser bestanden hätte. Kolbenbildung fehlte im Gegenteil völlig. Im Inneren der Drusen
fanden sich zahlreiche blasenförmige Auftreibungen, die an die Sklerotien gewisser Pilze erinnerten. Einen ähnlichen Aufbau beschreibt auch Brault. Kanthak hielt sie ursprünglich
für eine Degeneration der gelben Art. Brumpt und dann im Kulturverfahren Brault
haben sie jedoch als eine Sonderart angesehen und Pinoy sie mit dem von Brumpt vorgeschlagenen Namen *Madurella* und dem Zusatz *mycetomi* belegt. Sie gehört, wie auch andere Erreger des Madurafußes, zu den Fungi imperfecti. Nicolle beschrieb einen Fall mit schwarzen
und gelben Körnern, der durch *Aspergillus nidulans,* einem gewöhnlichen Schimmelpilz, hervorgerufen wurde (s. S. 114).

Differentialdiagnose. Zwischen den gelben Formen des Madurafußes und der *Aktinomykose* bestehen enge Beziehungen, wenn es auch vorläufig noch nicht angängig scheint, beide zu identifizieren, wie das vereinzelt geschehen ist. Das histologische Bild zeigt manche Ähnlichkeit. Eine sichere Trennung ist daher, trotz einiger Unterschiede, nicht immer möglich. Dies kann ja auch weiter nicht überraschen, da eine ganze Reihe in ihrer Wirkung noch gar nicht abschätzbarer Ursachen — Pilzart, Pilzträger, Nährboden — die Morphologie im Einzelfall erheblich abändern können, zumal der Madurafuß meist durch Aktinomyceten hervorgerufen wird. Schon früher sprachen dafür die Befunde von Dermatologen, denen wir ja auch eine Reihe genauester Untersuchungen auf diesem Gebiet verdanken. Zwar unterscheidet sich MIESCHERs Fall durch den völligen Mangel der Kolben und durch den vollkommen regellosen Bau junger und alter Pilzrasen sowie das abweichende Aussehen der Fäden mit ihrem stets unregelmäßigen, fragmentierten Verlauf stärker von der Aktinomykose. Aber Angaben wie die UNNAs und DELBANCOs, OPPENHEIMS, KANTHAKS u. a., welche regelmäßig oder doch wiederholt radiär gestreifte Hüllen oder ausgesprochene Kolbenbildung fanden, machten die Unterscheidung auf Grund derartiger „Äußerlichkeiten" doch unsicher, zumal ja auch der Aktinomyces gelegentlich ohne Kolbenbildung gefunden wird. Die widersprechenden Ergebnisse auf diesem Gebiet lassen sich zum Teil auch wohl daraus erklären, daß sie an schon lange Zeit fixiertem Material gewonnen wurden. Aus den verschiedenen Beschreibungen geht aber auf alle Fälle deutlich hervor, daß ein bestimmt geprägter Aufbau der Druse des Madurafußes nicht feststeht. Dies ist auch deshalb nicht erstaunlich, weil Pilze aus 3 Klassen, nämlich den Schizomyceten (Genus: Aktinomyces), Fungi imperfecti (Genus: Madurella, Indi_lla, Glenospora, Monosporium, Cephalosporium) und Ascomyceten (Genus: Allescheria, Aspergillus, Sterigmatocystis und Penicillum) die Veränderungen hervorrufen können (CASTANEDO und PARDO).

Im histologischen Bilde mag die mangelnde Verfettung bei Madurafuß einen gewissen Anhaltspunkt gewähren, da diese bei der Aktinomykose sehr stark ausgeprägt zu sein pflegt.

II. Örtlich übertragbare infektiöse Gewebsneubildungen.

Die Zusammenfassung der nachstehend dargestellten Hautveränderungen stellt in der oben gegebenen Form eine mit Rücksicht auf die Anlage dieses Buches verhältnismäßig äußerliche dar. Es tauchte natürlich auch hier die Frage auf, ob sich nicht heute Gesichtspunkte stärker in den Vordergrund drängen, welche eine allgemeine Bezeichnung der hier zu besprechenden Gebilde gestatten, welche die Ätiologie der verschiedenen Veränderungen einmal schärfer umfaßt, zum anderen aber auch dem tatsächlichen Stande unseres Wissens besser gerecht wird. UNNA hat die hierher gehörigen Veränderungen als Acanthome unter die Gruppe der gutartigen Neubildungen gerechnet, JADASSOHN sie unter den infektiösen, benignen Epitheliomen aufgeführt. Da wir den Begriff Neubildung bzw. Epitheliom jetzt in erster Linie für echte Blastome zu gebrauchen pflegen, lag es nahe, in die Überschrift die Bezeichnung Acanthome aufzunehmen. Jedoch ist die Stachelzellwucherung bzw. Epithelvermehrung meines Erachtens nicht das allein ausschlaggebende Moment.

Andererseits müßten als Virus- oder Einschlußkrankheiten die verschieden-artigsten morphologischen Veränderungen zusammengefaßt werden. Dabei besteht keineswegs Übereinstimmung. Ferner könnten auch unter der gewählten Überschrift weitere Erkrankungen, wie vielleicht das Keratoacanthom, angeführt werden, worauf wir jedoch verzichtet haben, um Wiederholungen zu vermeiden.

Condyloma acuminatum.

Als „Feigwarzen" bezeichnen wir anfangs warzenförmige, kleine, bald durch Lappen- und Furchenbildung sich blumenkohl- oder hahnenkammartig gestaltende Gebilde, die zunächst vereinzelt, sehr schnell aber zu größeren Haufen heranwachsen und vor allem dort auftreten, wo durch besondere Umstände (Maceration, Durchfeuchtung) augenscheinlich ihre Haftung und Entwicklung gefördert wird (Anal-, Genital-, Mund-, Rachen-, Kehlkopf-schleimhaut). Das spitze Kondylom hat zuerst die Farbe des Mutterbodens (Schleimhaut rot, äußere Haut weiß-gelblich). Die vielfach verzweigten Gebilde bieten mit ihren tiefen Gewebstaschen und Furchen der sekundären Ansiedlung aller möglichen Kleinlebewesen die besten Voraussetzungen. Man darf jedoch die in dem dort stets schnell auftretenden, übel-riechenden Sekret leicht nachweisbaren Bacillen und Spirillen nicht für die Entstehung der Feigwarzen verantwortlich machen.

Verfolgt man das spitze Kondylom von seinem *ersten Entstehen* an, so stellt es gerade wie die Warze zunächst eine *scheibenförmige Epithelverdickung* dar, die in erster Linie auf eine Wucherung der Stachelzellschicht zurückzuführen ist (UNNA). In diesem Zustand gestattet auch das Verhalten der Hornschicht (s. unten) noch keine Unterscheidung zwischen Condyloma acuminatum und gewöhnlichen oder flachen Warzen (MARTINOTTI); es besteht also zwischen diesen dreien zu diesem Zeitpunkt histologisch eine weitgehende Ähnlichkeit (WAELSCH und HABERMANN, MARTINOTTI, SERRA, LIPSCHÜTZ). Der Papillarkörper wird dabei zunächst abgeflacht; sehr schnell folgen jedoch der Wucherung der Epithelien anfangs isolierte, später gehäufte, kleinste, *papillenartige Bildungen*, bei welchen sich im Schnitt bereits der *kennzeichnende Aufbau* des spitzen Kondy-loms erkennen läßt. Man findet dann nämlich den Papillarkörper bereits über das Niveau des umgebenden Bindegewebes mehr oder weniger weit gegen das Epithel vorgeschoben. Dieses scheint dadurch emporgehoben; mit ihm auch die bereits in Wucherung geratenen Epithelleisten. Diese *Epithelproliferation* äußert sich auch in den feineren histologischen Vorgängen. Zahlreiche *Mitosen* durch-setzen das Rete nicht nur im Stratum basale, sondern auch noch in den höheren Lagen der Stachelzellschicht. Auch die einzelnen Stachelzellen vergrößern sich. Die Intercellularlücken erscheinen stark erweitert, die Intercellularbrücken erheblich verlängert und verstärkt; sie bilden oft ein außerordentlich reiches, viel-fach verzweigtes Netzwerk (s. Abb. 67). In den erweiterten Gewebsspalten läßt sich *Fibrin* in körniger oder fädiger Form in wechselndem Maße nach-weisen.

Auf der *Höhe der Entwicklung* bieten die Gebilde einen außerordentlich bunten Anblick dadurch, daß nun die blumenkohl- oder handschuhartig verzweigten Wucherungen in den verschiedensten Richtungen im Schnitt getroffen werden. Es läßt sich jedoch auf den Längs- sowohl wie den Querschnitten stets der Aufbau auf die Wucherung der Stachelzellen bzw. des Papillarkörpers zurückführen.

Jetzt sind auch in den *Papillen* die Veränderungen stärker ausgeprägt. Zu Anfang findet sich hier nur eine *Erweiterung der Blut- und Lymphgefäße*, und zwar bereits zu einer Zeit, wo der Papillarkörper im übrigen eher durch die proliferierenden Epithelien abgeflacht als gewuchert erscheint. Die Gefäßerweiterung hat auf der Höhe der Veränderung besonders in den mittleren Abschnitten an Stärke erheblich zugenommen. Weit klaffende Blutgefäße und Lymphspalten

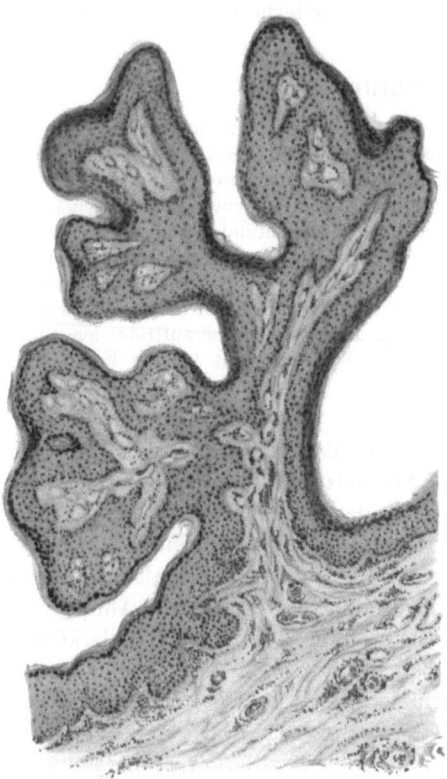

durchziehen den „Bindegewebsstock". Diese Erweiterung ist jedoch durchaus nicht gleichmäßig. In einigen Papillen unterscheiden sich die Gefäße nicht von solchen normaler Hautpapillen, nur hier und da erscheint das Lumen leicht erweitert; in anderen hingegen haben Länge und Weite der einzelnen Gefäßrohre außerordentlich zugenommen. Es kann hier sogar in einzelnen der hypertrophierten Papillen zu Bildungen kommen, die an die Gefäßknäuel der Glomeruli erinnern (VOLLMER). Die erweiterten Lymphspalten sind von einem ausgedehnten *Fibrinnetz*, gekörnten und verklumpten Fibrinmassen, durchsetzt; die Bindegewebszellen vermehrt und vergrößert. Bei länger bestehenden oder von vornherein stärker entzündlich veränderten Kondylomen durchwandern zahlreiche *polymorphkernige Leukocyten* das Ganze; für gewöhnlich ist ihre Zahl geringer. Stets sind in dem neugebildeten Gewebe *Mastzellen* in bedeutender Zahl vorhanden.

Abb. 67. *Condyloma acuminatum* (♀, 23jähr., Vulva). Übersichtsbild. Auf einem schmalen, mehrfach verzweigten, von zahlreichen erweiterten Gefäßen durchzogenen Bindegewebsstock sitzt eine Epidermis, deren Stratum spinosum und granulosum erheblich verbreitert, deren Hornschicht hingegen nicht verändert erscheint. Hämatoxylin-Eosin. O = 35:1; R = 30:1.

Bemerkenswerterweise geht jedoch der Stachelzellwucherung eine solche der granulierten bzw. der Hornschicht nicht parallel. Am ehesten kann man noch die *Körnerschicht* als verbreitert bezeichnen, wenigstens strichweise. Die *Hornschicht* unterscheidet sich jedoch in ihrer Dicke nicht von der umgebenden gesunden Haut, ja an manchen Stellen erscheint sie eher *verdünnt*. Diese Eigentümlichkeit läßt sich nur unter Berücksichtigung der Tatsache verstehen, daß die Entwicklung zum spitzen Kondylom sich stets auf Schleimhäuten oder schleimhautähnlichem bzw. durch Maceration (Sekret usw.) entsprechend umgestaltetem Mutterboden vollzieht; hier gestattet die Potenz des Epithels von vornherein wohl keine oder keine übermäßige Hornbildung; denn sonst wäre es nicht verständlich, daß der gleiche Infekt (s. Pathogenese) auf anderen Hautabschnitten zu einfacher Warzenbildung mit starker Hyperkeratose führt.

An den Körpern eines großen Teiles der das Condyloma acuminatum zusammensetzenden Stachelzellen sind eine Reihe eigenartiger *feinerer Veränderungen* festgestellt worden. Ein Teil von ihnen entspricht sicherlich den schon 1904 von UNNA beschriebenen sog. „*X-Zellen*" des spitzen Kondyloms. Bereits 1893 hatten DUCREY und ORO auf rundliche, länglich oder unregelmäßig begrenzte, homogene Gebilde mit doppelt konturierter, lichtbrechender Membran hingewiesen, die sie allerdings, dem Geiste ihrer Zeit folgend, für Parasiten (Psorospermien) hielten. Genauer wurden die Zellveränderungen (Anschwellung des Kerns sowohl wie des Nucleolus, intranucleäre acidophile Körper sowie Vacuolisierung des Protoplasma und Auftreten von Zelleinschlüssen in diesem) von FIORI beschrieben und damals schon auf die Ähnlichkeit mit anderen Einschlußkörpern (Molluscum contagiosum, Lyssa) hingewiesen. LIPSCHÜTZ hat diese eigenartigen Veränderungen der Stachelzellen — die sich nach seinen Untersuchungen eher mit den Befunden DUCREYS als FIORIS deckten — dahin gedeutet, daß es sich um spezifische *Reaktionsprodukte der Kernsubstanzen* auf ein in die Kerne eindringendes lebendes *Virus* handelt. Die von ihm beschriebenen *Kerneinschlüsse* sind im Gegensatz zu jenen FIORIS *basophil*; Einschlußbildungen im Protoplasma fand er überhaupt nicht. Zusammenhänge dieser Gebilde mit den Nucleolen lehnte er ab. Sie fanden sich regelmäßig in den zentralen Abschnitten der Epithelleisten, gelegentlich auch in der übrigen Epidermis und unabhängig von der Acanthose aufwärts bis zur Horn- und abwärts bis zur Basalzellschicht. Manchmal lagen sie in Gruppen nebeneinander, manchmal fanden sie sich vereinzelt, umgeben von normal aussehenden Zellen. Sie fallen vor allem durch die starke Kernfärbung auf („dunkle Zellen", LIPSCHÜTZ), so daß die in den Kernen liegenden basophilen Einschlüsse oft nur schwer zu erkennen sind. Es handelt sich um rundliche, elliptische, scharf begrenzte Gebilde in Kernen, deren Oberfläche eigentümlich zerknittert bzw. gefältelt ist: *Kondylomzellen*; Veränderungen, die sich nach LIPSCHÜTZ bei keiner anderen der von ihm untersuchten Einschlußkrankheiten der Haut vorfanden.

Vier verschiedene Kernveränderungen ließen sich unterscheiden: 1. Der Kern stellt eine homogene glasige Masse dar. 2. Die rundliche oder elliptische Kerneinschlußmasse ist deutlich von der sich anders färbenden Kernmembran zu unterscheiden. 3. Kondylomzellen, d.h. Zellen, bei denen die Kernoberfläche mehr oder minder regelmäßig gefältelt, der Kern selbst häufig eigenartig homogen erstarrt, das Protoplasma perinucleär vacuolisiert ist. 4. Zellen mit kompaktem Kern und Kerneinschlüssen, die viel kleiner sind als die hellen Zellen der Nachbarschaft.

Diese Gebilde haben eine gewisse Ähnlichkeit mit den beim Molluscum contagiosum, bei der Taubenpocke u. a. gefundenen. Für ihre *Deutung* gilt das mehrfach schon bei den verschiedenen „Einschlußkrankheiten" Gesagte, das zu wiederholen hier nicht notwendig erscheint. Hingewiesen sei auf die mit dem Elektronenmikroskop gewonnenen Befunde, welche die lichtmikroskopischen bestätigen und ergänzen. BUNTING beschreibt virusartige intranucleäre Partikel, die im unteren Stratum corneum nahezu die gesamte Zelle ausfüllten.

Das spitze Kondylom ist vielfach zur Entscheidung einer mehr allgemein anatomisch-histologischen Fragestellung herangezogen worden, nämlich für die Lösung der von FRIEBOES versuchten, wenn auch später nicht anerkannten Klärung des Zusammenhanges der Epidermiszellen untereinander und mit dem Corium (FRIEBOES, HOEPKE, SCHAPIRO u. a. s. Bd. I).

Differentialdiagnose. Der auffallende Unterschied im Aufbau der Warzen der
äußeren Haut und der mit dem gleichen Impfmaterial (s. Pathogenese) zu er-
zielenden spitzen Kondylome der Schleimhäute scheint recht geeignet, uns die
wiederholt betonte Tatsache erneut vor Augen zu führen, daß morphologisch
verschiedenartigste Veränderungen durch den gleichen Erreger hervorgerufen
werden können, wobei wir allerdings demnach voraussetzen, daß die Identität
dieser Erreger schon erwiesen ist. Es erscheint daher auch im Grunde müßig,
hier differentialdiagnostisch die Trennung jener beiden Veränderungen durchzuführen. Der Hauptunterschied besteht, wie schon erwähnt, in dem *Verhalten
der Hornschicht*, die bei den *Warzen* übermäßig entwickelt ist, bei einer geringeren

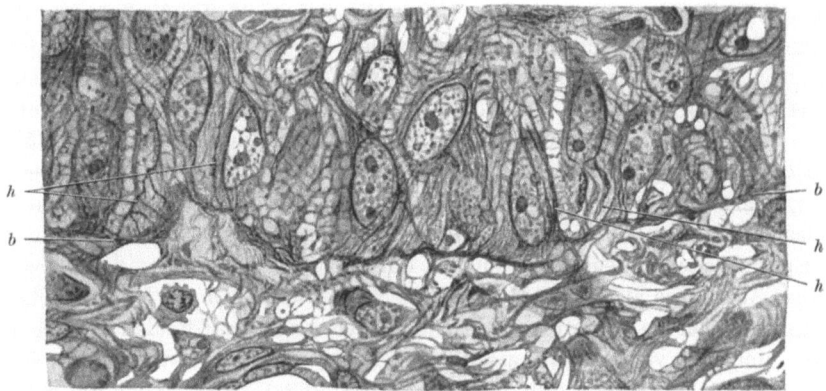

Abb. 68. *Spitzes Kondylom.* Feinerer Gewebsaufbau der Epidermis. Übersicht des Faserverlaufs um die und
zwischen den Zellen; Verbindung mit dem Papillarkörper. *b* Basalmembran; *h* HERXHEIMERsche Spiralen.
O = 1300:1; R = 1300:1. (Sammlung HOEPKE.)

Zahl dünner Papillen, bei dem Kondylom jedoch nicht über die Norm verbreitert,
bei außerordentlich zahlreichen und großen geschwollenen Papillen. Dazu
kommen bei letztem die zahlreichen *Mitosen* in den Stachelzellen sowie ihre
außerordentliche Größenzunahme, die von Anfang an erhebliche *Gefäßerweiterung*,
zu der später alle Kennzeichen *chronisch entzündlicher Gewebsveränderungen*
treten: Zellproliferation, Leukocytenauswanderung, serofibrinöse Exsudation usw.

Eine Berechtigung zur Trennung der von VOLLMER, FANTL u. a. beobachteten Fälle von
„*Papillomatosis cutis*" vom Condyloma acuminatum scheint mir fraglich; die klinischen
Unterschiede sind zwar beträchtlich, die histologischen jedoch durchaus nicht so, als daß ein
Morbus sui generis angenommen werden müßte.

Pathogenese. *Formalgenetisch* muß man das spitze Kondylom als *Epithelwucherung*
auffassen, die vergesellschaftet ist mit einer solchen der Papillen. Höchstwahrscheinlich
beteiligen sich beide Gewebe an der Wucherung, wobei jedoch dem epithelialen sicher die
Führung zufällt (JADASSOHN). Der Erreger ist ein filtrierbares Virus (SERRA u. a.), das vielleicht mit dem die Verrucae vulgares hervorrufenden identisch ist.

Verrucae (planae juveniles, vulgares).

Aus dem vorhergehenden Abschnitt ergibt sich, daß ätiologisch sowohl wie
histologisch — hier allerdings nur in den Anfangsstadien — Warzen und spitze
Kondylome, wenn auch nicht einheitliche, so doch einander sehr nahestehende
Veränderungen sind; es ist sogar höchst wahrscheinlich geworden, daß die Ent-

wicklung in dem einen oder anderen Sinne in erster Linie von den geweblichen und funktionellen Besonderheiten des befallenen Hautabschnittes abhängig ist. Trotzdem ist eine, wenn auch kurze Besprechung der klinischen und geweblichen Veränderungen notwendig, weil sich *auf der Höhe der Entwicklung* hier und dort erhebliche *Unterschiede* vorfinden.

Die *planen Warzen*, kleine, flache, epidermale, rund oder unregelmäßig polygonale, gegen die Umgebung scharf abgesetzte Papeln von hautfarbener, gelbgrauer oder auch bräunlicher Eigenfarbe, trifft man vor allem im Gesicht, besonders bei Kindern, Mädchen und jungen Frauen, beim Manne nur vereinzelt. Ihre Zahl wechselt sehr; gelegentlich nur einzeln, finden sich oft außerordentlich viele. Sie können nach wechselnd langem Bestande von selbst wieder verschwinden.

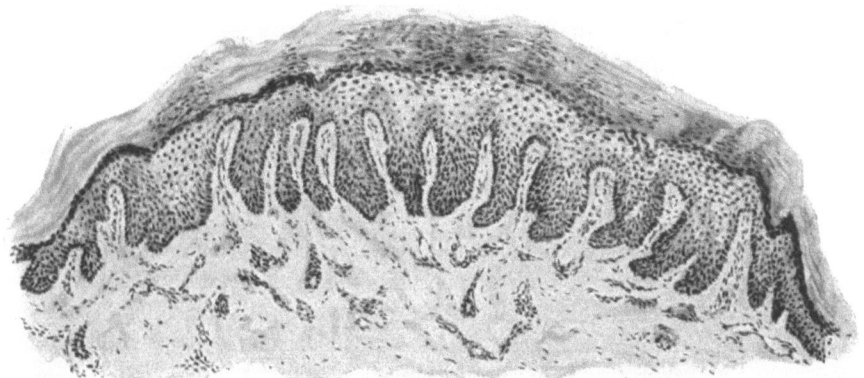

Abb. 69. *Verruca plana juvenilis* (♂, 16jähr., Handrücken). Klinisch eben sichtbare Papel. Scharf abgesetzte scheibenförmige Verbreiterung der Stachel- und Hornschicht, fleckweise Parakeratose. Umgestaltung des Papillarkörpers durch wuchernde Epithelleisten, deren Spitzen in der kennzeichnenden Weise zur Warzenmitte „abgebogen" sind. Im Corium mäßige Gefäßerweiterung. O = 66:1; R = 66:1.

Die *gewöhnlichen Warzen* entwickeln sich mehr oder weniger langsam aus den planen in den Jugendstadien klinisch und histologisch durchaus entsprechenden Gebilden zu starken, runden oder unregelmäßig begrenzten, scharf abgesetzten, papillären Hyperkeratosen von grau bis gelbschwarzer Farbe und höckeriger, unregelmäßiger, manchmal zottenförmiger Oberfläche. Sie finden sich mit Vorliebe an den Streckseiten der Hände und Finger, am Nagelbettrand, Gesicht, behaarten Kopf und manchen anderen Stellen. An Handteller und Fußsohle können sie Schwielen oder Hühneraugen vortäuschen. Auch sie treten in erster Linie bei jugendlichen Individuen auf. Eine Verschiedenheit der planen und vulgären Warzen ist nicht erwiesen, auch klinisch-histologisch nicht zu vertreten (JADASSOHN, HERXHEIMER u. a.).

Als *Epidermodysplasia verruciformis* (LEWANDOWSKY, LUTZ) bzw. *Verrucosis generalisata* (E. HOFFMANN) ist wiederholt eine warzenartige Hautveränderung beschrieben worden, welche trotz einer gewissen Mannigfaltigkeit des klinischen und histologischen Bildes in manchen Fällen nichts anderes darstellt, als eine besonders ausgedehnte Ausbreitung echter planer oder vulgärer Warzen, vielleicht auf einer dazu besonders disponierten Haut (E. HOFFMANN, FR. KOGOJ). Daneben werden aber unter diesem Krankheitsbild Fälle beobachtet, bei denen es mindestens sehr unwahrscheinlich ist, daß es sich um generalisierte Warzen handelt (s. dazu Bd. I, S. 86).

UNNA hat die Warze als ein „herdweise auftretendes, akquiriertes Acanthom infektiöser Natur mit sofort hinzutretender Hyperkeratose" bezeichnet und 3 Entwicklungsstadien unterschieden. Das *1. Stadium* stimmt völlig mit jenem des spitzen Kondyloms überein. Auch hier finden wir die eigentümliche, scheibenförmige Verdickung der Stachelschicht mit gleichzeitiger Abflachung des Papillarkörpers. Daher schwinden die meisten Papillen; nur einige bleiben als blutgefäßhaltige, in die Länge gezogene, entsprechend schmale Gebilde erhalten. *Stratum granulosum* und *corneum* sind jedoch im Gegensatz zum Kondylom von Anfang an *verbreitert*, das letzte zum Teil parakeratotisch. Die Parakeratose stellt in ihrer Art etwas Besonderes, vielleicht für die Warze Spezifisches dar (LIPSCHÜTZ, s. unten). *Cutisveränderungen* fehlen so gut wie vollständig.

An *größeren Warzen* findet man wieder eine Abspaltung von Papillen durch neugebildete, wuchernde Epithelleisten. Diese sind mit spitzen, schmalen Fortsätzen ziemlich gleichmäßig gegen die Cutis vorgedrungen, in den mittleren Abschnitten der Warze meist tiefer als am Rande, so daß hier eine Art *Dellenbildung* der Cutis auftritt. Die Spitzen der Epithelleisten sind dabei in einer eigentümlichen Weise zum Zentrum der Warzenbildung hin abgebogen. Von einer *mäßigen Erweiterung* der Gefäße in diesen neugeformten Papillen abgesehen, zeigt die Cutis auch jetzt noch keinerlei Veränderungen. Hin und wieder trennen wuchernde Epithelsprossen kleinere Sekundärpapillen ab; im Gegensatz zum Condyloma acuminatum steht dieser Vorgang jedoch vereinzelt da (UNNA). Die Anzahl der Papillen im Bereich einer Warze bleibt jedoch im allgemeinen hinter der für gewöhnlich in einem entsprechenden Abschnitt vorhandenen zurück, eine Tatsache, die schon GUSTAV SIMON bekannt war.

Im Gegensatz zu der verhältnismäßig geringen Inanspruchnahme des bindegewebigen Hautabschnittes, nimmt jene des epidermalen erhebliche Grade an. Die *Stachelschicht* verbreitert sich auf das Vielfache; zahlreiche *Mitosen* in den verhältnismäßig kleinen, dichtgedrängt stehenden basalen und unteren Stachelzellen weisen auf diese starken Entwicklungsbestrebungen hin. In den höheren Lagen wird dies durch eine erhebliche *Größenzunahme der einzelnen Zellen* betont, die nicht nur in der oberen Stachelschicht, sondern auch im Stratum granulosum, stellenweise sogar auch in der Hornschicht, feststellbar ist. Mit diesen Veränderungen sind eigenartige *Umwandlungsvorgänge* in den Kernen der Zellen verbunden (s. unten). Die *Körnerschicht* ist erheblich verbreitert, nicht nur interpapillär, sondern auch suprapapillär, wenn auch hier nach Ausdehnung und Größe der einzelnen Keratohyalinkörner schwächer als dort (UNNA). WAISMAN und MONTGOMERY weisen wie auch KOGOJ auf die starke Vacuolenbildung im Stratum granulosum hin. Das Zellplasma ist auf einige feine Fasern reduziert, die sich von der Zellwand zum Kern erstrecken. Dieser lag zentral oder war auch nach der Peripherie verschoben. Die Körnerschicht war auf die halbe Dicke des Stratum spinosum verbreitert. Nur vereinzelt bleiben die am weitesten gegen die Warzenoberfläche vorgedrungenen Papillenspitzen von granulierten Zellen völlig frei. Das Verhalten des Eleidins und mit ihm des Stratum lucidum entspricht völlig dem der granulierten Schicht (KÜHNEMANN). In der *Hornschicht* sind — entsprechend dem fehlenden Keratohyalin — auf der Höhe der Entwicklung regelmäßig erhalten gebliebene Kerne festzustellen. In erster Linie findet sich diese *Parakeratose*, besonders unmittelbar über den Papillen, interpapillär fehlt sie hingegen meistens. Im Bereich der Parakeratose stößt man in der Hornschicht auch auf größere oder kleinere *markraumähnliche Bildungen*, wie sie UNNA beim Hauthorn beschrieben, im Gegensatz zu anderen Forschern (DUBREUILH, LIPSCHÜTZ) bei der Warze jedoch nicht angetroffen hat. Allerdings besteht insoweit ein Unterschied, als es sich nicht eigentlich um scharf umschriebene Abschnitte handelt, die diese markähnliche Gitterung zeigen, sondern um mehr

oder weniger ausgedehnte Bezirke, in die jene Bildungen eher fleckförmig eingestreut erscheinen.

Gerade in diesen letzten liegen *eigentümlich umgewandelte Zellen,* die LIPSCHÜTZ den
Kerneinschlüsse führenden Zellen an die Seite stellte. Sie treten zwar bereits in den oberen
Abschnitten der Stachelschicht, vereinzelt auch interpapillär auf, in der Hauptsache jedoch
finden sie sich in der Hornschicht, und zwar oberhalb der kegelförmig zugespitzten oder
kuppelförmig abgerundeten Erhabenheiten des Stratum spinosum. Die Einschlüsse verhalten
sich färberisch anders als der Zellkern oder die Zellmembran dieser erheblich vergrößerten
Hornzellen. Sie sind amphophil, nach LIPSCHÜTZ jedoch vorzugsweise basophil, wie auch

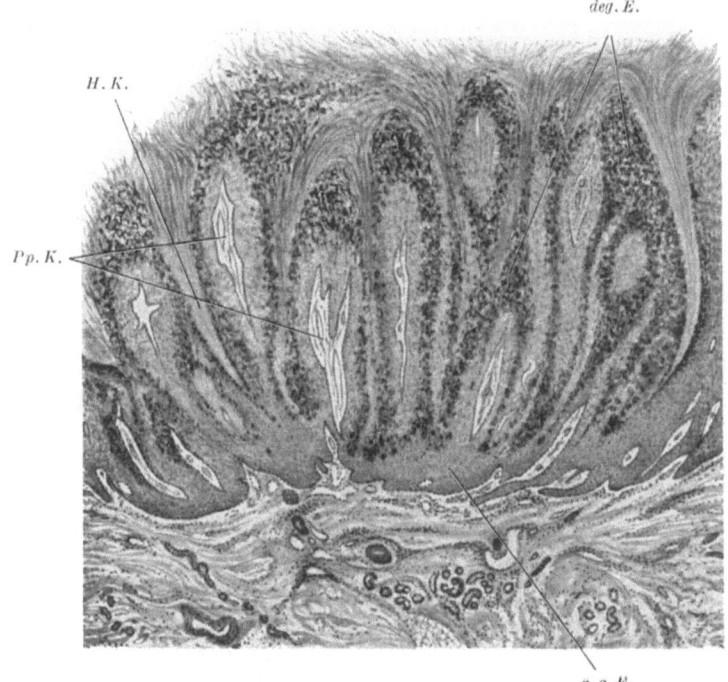

Abb. 70. *Verruca plantaris,* Übersichtsbild. *Pp. K.* Verlängerte Cutispapillen; *H. K.* Hyperkeratose; *deg. E.*
Zelldegeneration; *a. g. E.* Acanthose. Gefäße erweitert, aber ohne entzündliche Veränderungen. O = 18:1;
R = 18:1. (Sammlung KYRLE.)

HYDÉN und BLANK, BUERK und WEIDMAN annehmen, während BUNTING, STRAUSS und
BANFIELD sie für mehr acidophil und im Gegensatz zu andern für feulgennegativ halten.

Wie schon LIPSCHÜTZ richtig erkannte, werden die befallenen Zellen größer, die Kerne
sind 2—3mal so groß wie normal. Sie teilen sich nicht mehr mitotisch, sondern amitotisch,
daher kommen mehrkernige Zellen vor. Das Kernmaterial ist so dicht und homogen wie bei
pyknotischen Kernen, nur fehlt die Schrumpfung. Um sie herum findet sich ein perinucleäres
Ödem, der Beginn der bei Viruserkrankungen der Haut zu findenden ballonierenden Degeneration (BLANK und Mitarbeiter). BUNTING und Mitarbeiter fanden auch im Cytoplasma der
befallenen Zellen Gebilde, die den Einschlußkörperchen der Kerne entsprachen und Lipoide
enthielten. BLANK und Mitarbeiter erachten sie für uncharakteristisch. Das Einschluß-
material ist nach ihren Untersuchungen nur im Kern anzutreffen und besteht überwiegend
aus Desoxyribonucleinsäure. Auch die BOWENschen Kerneinschlüsse waren acidophil;
DUBREUILH scheint basophile einschlußführende Kerne ähnlich wie LIPSCHÜTZ gesehen zu
haben, ohne ihnen allerdings eine besondere Bedeutung beizulegen. Je jünger die Warze,
desto charakteristischer sind diese Zellveränderungen, in deren weiterem Verlauf auch die Zellkerne durch Schrumpfung und Umgestaltung erheblich gestört werden. Diese Umgestaltung

der Zellkerne führte schon LIPSCHÜTZ auf die Gegenwart eines Virus zurück, das, ähnlich wie bei anderen „Einschlußkrankheiten der Haut" im Zellkern parasitierend, zu diesen eigentümlichen Kernveränderungen führe.

In späteren Stadien, dem *Reifezustand der Warze*, finden sich diese Kerneinschlüsse nur noch vereinzelt vor; sie schwinden schließlich völlig. Dies erklärt vielleicht, warum WAISMAN und MONTGOMERY sie vermißten, da sie bis auf einen

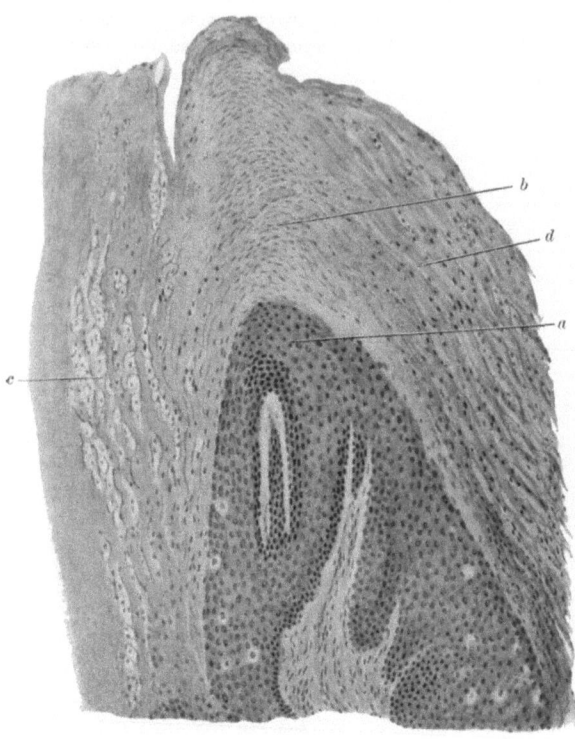

Fall nur ältere Warzen untersuchten. BLANK und Mitarbeiter vermißten sie in der Hälfte der untersuchten Verrucae. Sie fanden sich bei jüngeren Warzen häufiger, beim gleichen Patienten zeigte ein Teil der Warzen die Veränderungen, andere nicht. In der älteren Warze fehlen auch die zahlreichen Mitosen der Stachelschicht. Die Hornschicht senkt sich immer tiefer in die interpapillaren Lücken hinunter. Gleichzeitig wird sie zunehmend trockener. Schließlich entstehen in dieser verdickten Hornschicht Risse und Spalten; dabei lösen sich einzelne Hornmassen los, namentlich aus den interpapillären Bezirken, so daß dann in der *alternden Warze* eine Reihe sehr *stark verhornter Papillen* übrigbleiben, die den kennzeichnenden, zottigen Anblick bedingen. Man

Abb. 71. *Verruca vulgaris. a* Kuppelförmige Erhabenheit der Stachelschicht (Papillenkopf); *b* Hornfingerhut; *c* und *d* einschlußführende Kerne; bei *c* die Zellen deutlich größer als bei *d*. O = 80:1; R = 80:1. (Sammlung LIPSCHÜTZ.)

findet jetzt in der Hornschicht gelegentlich und vereinzelt „*Riesenhornzellen*", Gruppen von 4—6 und auch mehr Hornzellen, die an die vorhergegangene amitotische Zellteilung erinnern (LIPSCHÜTZ).

Im Protoplasma der mittleren und oberen Stachelschicht der Warzen kann man gelegentlich, besonders in älteren, eine eigentümliche, bereits von JADASSOHN und auch von MAJOCCHI beobachtete, von MARTINOTTI genauer untersuchte und als „*keratohyalinoide Degeneration*" bezeichnete Veränderung antreffen. Diese äußert sich im Auftreten einer gramnegativen (LIPSCHÜTZ), rundlichen oder unregelmäßigen Masse, die entweder dem Kern einseitig anliegt, oder ihn konzentrisch teilweise oder ganz umfaßt. Ferner erwähnt LIPSCHÜTZ fibrinoide, sehr schwach färbbare Massen im Zellprotoplasma vereinzelter mittlerer und oberer Stachelzellen, die den Kern vollkommen an die Wand drängen. Im Protoplasma einzelner, kerneinschlußführender Zellen fand er, sich intensiv mit Kernfarbstoffen färbende Körner und Bröckel. Diese letzteren Veränderungen sind jedoch nicht ausschließlich auf die Warze beschränkt, sie finden sich auch bei einer Reihe anderer pathologischer Verhornungsprozesse; OPPENHEIM scheint ähnliche Gebilde bei seinem „Vaselinoma verrucosum" beobachtet zu haben, auch dürften sie mit den von BUNTING u. a. gesehenen bereits erwähnten (s. S. 121) Gebilden übereinstimmen.

Erwähnt sei das eigenartige von MIESCHER als *Papulosis miliaris* bezeichnete, nicht ganz einheitliche Krankheitsbild, das gelegentlich klinisch und histologisch gegenüber planen Warzen abgegrenzt werden könnte. Es handelt sich um eine regionäre Aussaat kleinster stippchenförmiger Papeln mit und ohne Pigmentbildung.

Histologisch findet sich ein Infiltrat des Papillarkörpers besonders unterhalb von schollenartig zerfallendem Bindegewebe mit Spaltenbildung, Neigung zur Basophilie und Auftreten von reichlich Fibroblasten. Trotz Acanthose und Hyperkeratose der Epidermis, die allerdings im Zentrum auch atrophieren kann, sind daher Verrucae vulgares und planae leicht auszuschließen. Diesen ähnlicher ist die *Papillomatose papuleuse confluente et réticulée* (Papillomatosis papulosa confluens et reticularis) von GOUGEROT und CARTEAUD. Hier finden sich rein epidermale Veränderungen, die an die *Epidermodysplasia verruciformis* erinnern, mit Hyperkeratose und leichter Acanthose bei Auflockerung der Zellen durch Verlust der Intercellularbrücken. Das Stratum granulosum ist teils arm an Keratohyalin, teils fehlt es ganz bei leicht atrophischem Stratum spinosum. In der Cutis ist die Elastica erheblich geschädigt. Um die erweiterten Gefäße findet sich ein geringes Infiltrat. Im Falle von WISE und SACHS fehlten die Schweißdrüsen.

Die übrigen von GOUGEROT und CARTEAUD beschriebenen Papillomatosen seien nur erwähnt, da die wenigen beschriebenen Fälle, wie auch bei den oben erwähnten Formen, erheblich voneinander differieren und durch weitere Mitteilungen ergänzt werden müssen.

MIESCHER fand in seinem Fall, den er als *Erythrokeratodermia papillaris et reticularis* den erwähnten an die Seite stellt, eine Epithelverbreiterung. Das Stratum granulosum war 1—3schichtig bei im übrigen entsprechenden Befunden. Das Charakteristicum sieht er in der ichthyosiformen, mit leichter Entzündung einhergehenden Papillomatose und Hyperkeratose der Haut mit Neigung zu netzförmiger Anordnung. Nicht nur die völlig andersartige Lokalisation, auch die geringe Acanthose unterscheidet die Erkrankung von der *Acanthosis nigricans*. Die nichtfolliculäre *Pityriasis rubra pilaris* stellt zwar auch eine Erythrokeratodermie dar, unterscheidet sich aber histologisch durch die fleckförmigen Parakeratosen.

Nach dem Geschilderten ist für den geschulten Beobachter eine Verwechslung mit den Verrucae vulgares und planae klinisch oder histologisch kaum möglich.

Außerdem sei noch auf die von GOTTRON gesehenen *Epidermodysplasia verruciformis*-ähnlichen Veränderungen nach *Rivanol*umschlägen mit hochgradiger acanthotischer Epithelwucherung, Zellunregelmäßigkeiten und fibroblastenreicher Cutis hingewiesen.

MIESCHER bezeichnet als verruciform ferner das *Elastoma intrapapillare perforans verruciforme*, das wahrscheinlich von LUTZ Keratosis follicularis serpiginosa genannt worden war. Eine endgültige Einordnung dieses Krankheitsbildes ist noch nicht möglich. Die serpiginöse Ausbreitung weist vielleicht auf eine Infektion hin (MIESCHER, GRÜNEBERG).

Histologisch finden sich Hornstacheln, welche die acanthotische Epidermis zu durchbrechen scheinen, und damit eine Beziehung zur Hyperkeratosis follicularis

et parafollicularis in cutem penetrans KYRLE (s. Bd. I, S. 85) nahelegen (MIE-
SCHER). Der Beginn ist nach MIESCHER in einer Ansammlung von Material
im Papillarkörper zu sehen, das sich wie Elastica anfärbt. Ohne daß bisher
Übergangsstadien beobachtet werden konnten, findet man an anderen Stellen
zylindrische Durchbrüche durch die Epidermis, die von nekrobiotischen Massen
erfüllt sind. Das Epithel ist hier muldenartig oder trichterförmig eingesunken
und acanthotisch verbreitert. Nach unten umgreift es die nekrobiotische Masse
in Form einer manchmal weit in die Cutis vorragenden, bald steil, bald schräg
verlaufenden Manschette. MIESCHER konnte die nekrobiotische Masse in 3 Abschnitte einteilen. Der untere bestand aus reichlich elastischen Fasern, die sich
gut mit salzsaurem Orcein färbten.

Zwischen den Fasern finden sich Histiocyten und Kerntrümmer. In einem
mittleren Abschnitt kann man zerfallende, aber sich noch anfärbende elastische
Fasern neben Zelldetritus und Kerntrümmern erkennen. Schließlich findet sich
im Innern der die Durchbruchsstelle überlagernden Hornmasse als oberster
Abschnitt Material, das wiederum aus Detritus, Kerntrümmern und reichlich
parakeratotischen Hornlamellen besteht. Das benachbarte Epithel ist häufig
aufgelockert, in den untersten Lagen manchmal von elastischen Fasern durchsetzt, vielfach in Auflösung begriffen. Es besteht keine direkte Beziehung der
Follikel oder der Schweißdrüsenausführungsgänge zu dem pathologischen Vorgang. RUITER, FEGELER und BERTLICH konnten die Beobachtungen von MIE-
SCHER bestätigen. GRÜNEBERG fand in seinem Material die Substanz, die Elasticafärbung annimmt, eosinophil und hält es daher für möglich, daß es sich nicht um
elastisches Gewebe handelt. Er sieht deshalb den Beginn des Prozesses in einer
übermäßigen Hornbildung und meint, daß das mit Elasticafarbstoffen färbbare
Material zunächst intraepidermal läge (s. auch HABER).

Nach eigener Beobachtung kann klinisch eine disseminierte *Necrobiosis
lipoidica* differentialdiagnostisch in Betracht kommen. Bei diesem Falle handelte
es sich um einen Diabetiker, der dem ursprünglichen Patienten von OPPENHEIM
weitgehend entsprach, und der Herde, die auch an ein Granuloma anulare erinnerten, in der Nacken-Halsregion aufwies. Das für die Necrobiosis lipoidica
typische histologische Bild ermöglicht ohne weiteres die Differentialdiagnose
gegen das MIESCHERsche Elastom, auch wenn sekundär die Epidermis in Mitleidenschaft gezogen wird und untergeht.

Pathogenese. Für die Pathogenese der Warzen kann auf das beim Condyloma acuminatum
Gesagte verwiesen werden. Die erste, einwandfreie Übertragung von Warzen gelang JADASSOHN
1896; KINGERY und WILE haben dann 1921 den experimentellen Nachweis geführt, daß
bei dieser Übertragung ein lebendes Virus eine Rolle spielt.

Molluscum contagiosum (Epithelioma cont.).

Die stecknadelkopf- bis erbsengroßen, hautfarbenen bis gelb-weißen oder auch rötlichen,
wachsartig glänzenden, harten, platten, zentral leicht eingedellten Wucherungen sitzen
isoliert oder zu mehreren bis vielen vereinigt mit Vorliebe am Genitale und im Gesicht.
Sie können aber auch — da sie inokulabel sind (RETZIUS 1872) — an jeder anderen Körperstelle auftreten. Sie sitzen anfangs der umgebenden, durchaus unveränderten Haut flach
auf, um allmählich warzenartig aus dieser herauszuwachsen. Die zentrale Delle zeigt dann
meist eine kleine Öffnung, aus der sich eine breiartige, mehr oder weniger dickflüssige, weiße
Masse herausdrücken läßt, die aus den in eigenartiger Weise umgewandelten Epithelien

besteht. Als *Molluscum contagiosum giganteum* wurde — zuerst von KAPOSI (1896) — eine durch Zusammenfließen vieler derartiger Gebilde entstandene und über weite Körperflächen verbreitete Erkrankung beschrieben.

Das *mikroskopische* Bild ist so eigenartig, daß ein ähnliches in der Dermatohistologie bisher nicht bekanntgeworden ist. Auf dem Durchschnitt erscheint nämlich der einzelne Knoten als ein mehrlappiges, lediglich aus epidermalen Zellen bzw. deren Abkömmlingen bestehendes Gebilde. Mit einer Häufigkeit, die zu der klinischen Bedeutungslosigkeit der Veränderung in auffallendem Gegensatz steht, ist sie das Ziel histologischer Forschung geworden. Dieser lag allerdings weniger die Kenntnis des eigentlichen histologischen Aufbaus der Knötchen zugrunde als vielmehr die deren *Entwicklung*, insbesondere die ihrer mittleren Abschnitte innerhalb der zelligen Degenerationszone.

Der klinisch sichtbaren Delle entsprechend, sieht man nämlich im Schnitt eine bei jungen Knötchen seichtere, bei älteren tiefere, oft kraterförmige, zentrale Einbuchtung, die von zarten Hornlamellen überbrückt oder durchzogen wird, welche sich auch in die darunterliegenden, verhornten Zellmassen hinein verfolgen lassen.

Jedes Knötchen wird weiterhin durch eine wechselnde Zahl radiär gestellter schmaler Bindegewebssepten in mehrere Läppchen aufgeteilt. In diesem lockeren Bindegewebe, das außerdem die Knötchen gegen die umgebende Cutis als mehrschichtige zarte Hülle halbkugelförmig abgrenzt, verlaufen die Capillaren. In deren Umgebung findet man in der Regel Mastzellen, vereinzelt auch entzündliche Zellansammlungen. Diese sind jedoch stets sekundärer Natur.

In jedem der einzelnen Läppchen, die in ihrem geweblichen Aufbau völlig übereinstimmen, kann man *verschiedene Zellagen* feststellen. Sie entsprechen zwar denen der normalen Epidermis, jedoch hat ein Teil von ihnen erhebliche Umwandlungen durchgemacht. Der äußere Rand jedes einzelnen Läppchens wird von zylindrischen Basalzellen gebildet, die jenen des Stratum germinativum der äußeren Haut völlig entsprechen und außer gehäufter Kernteilung keinerlei Veränderungen zeigen. An ihnen sowie den nächstfolgenden 2—3 Zellagen des Stratum spinosum sind auch die Intercellularbrücken (Stacheln) noch völlig regelmäßig ausgebildet, um dann allerdings ziemlich plötzlich zu verschwinden. Dieser Vorgang bildet die Einleitung zu der in den nun folgenden Zellagen einsetzenden *Umwandlung*. Die Zellen quellen mehr und mehr auf, ihr Protoplasma verflüssigt sich, verliert seine schaumig-wabige Struktur, wird vacuolisiert, homogener und schlechter färbbar. Die „Stacheln" schwinden, die Zelle scheint von einer starren Membran begrenzt. Der zunächst noch gut darstellbare Kern wandert aus seiner zentralen Lage näher zum unteren Pol der Zelle hin. Seine runde Form wird mehr und mehr abgeflacht, so daß er schließlich als schmale sichelförmige Haube dem Rande der auf das 3—4fache vergrößerten Zelle anliegt. Zwischen den derart umgewandelten finden sich jedoch auch noch *vereinzelte wohl erhaltene* Zellen, mit normalem Verhornungsverlauf, allerdings um so seltener, je mehr man sich dem oberen Rande jenes Zellbezirks nähert. Hier treten nun plötzlich, und ziemlich in gleicher Höhe beginnend, *Keratohyalingranula* zunächst in ihrer bekannten intracellulären Lagerung, wenn auch in viel gröberen Brocken und Klumpen, auf. Diese keratohyalinhaltigen Zellen bilden nur wenige (1—3) Zellagen, ihnen folgt eine Schicht, die *Eleidin* in gegen die Norm vermehrter

Menge enthält (DREYSEL und OPPLER). An den degenerierten Zellen hingegen ist eine Keratohyalin- oder Eleidinbildung nicht festzustellen. Sie verhornen in ihren Randabschnitten vielmehr unmittelbar ohne weitere Umwandlung. Sie nehmen als völlig strukturlose, in die netzförmig zusammenhängenden Horngebilde eingelagerte Zellmassen in der darübergelegenen Schicht die Mitte jedes einzelnen Läppchens ein und münden schließlich gemeinsam in der zentralen Delle des Knötchens aus. Hier bilden sie jene eigenartigen, großen ellipsoiden, dyskeratotisch verhornten Zellen; die 1841 zuerst von PATERSON beschriebenen,

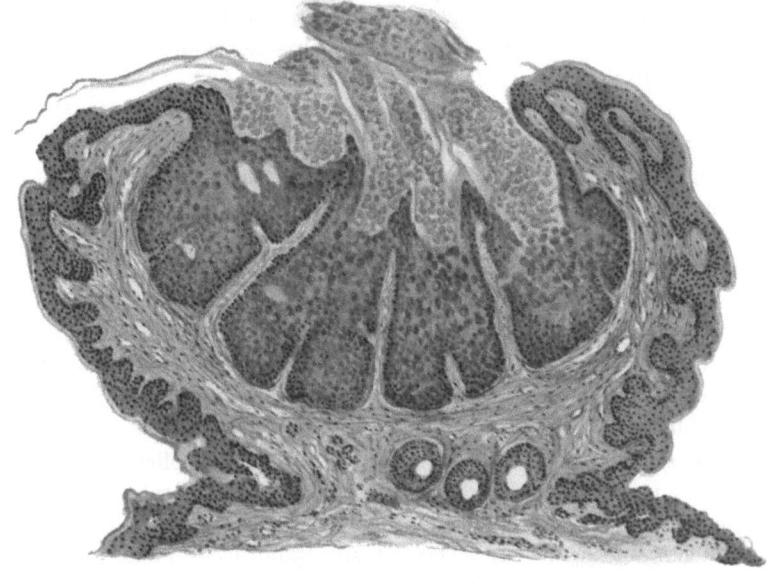

Abb. 72. *Molluscum contagiosum* (♀, 13jähr., Stirn). Übersichtsbild. Die Unterschiede im Aufbau der veränderten Epithelien äußern sich in dem verschiedenen Verhalten zum polychromen Methylenblau besonders deutlich. Polychromes Methylenblau und neutrales Orcein. O = 66:1; R = 50:1.

später nach ihm benannten und häufig (BOLLINGER, NEISSER) als Erreger der Erkrankung angesprochenen *Molluscumkörperchen*. Sie stellen also degenerierte Epidermiszellen dar, Reaktionsprodukte des Gewebes auf eine spezifische Infektion, und sind somit in eine Reihe mit anderen ,,Einschlußkörperchen" zu setzen (SANFELICE, LIPSCHÜTZ u. a.).

Dieser einfache und übersichtliche Aufbau gestaltet sich erheblich verwickelter, wenn man versucht, den *feineren Vorgängen* nachzugehen, die mit dem Verlust der Stacheln in den Zellen des Stratum spinosum einsetzen und schließlich zur Homogenisierung des Protoplasmas, zur Bildung der ,,Molluscumkörperchen" führen. In den oben kurz geschilderten, aus dem Stratum spinosum hervorgehenden, vergrößerten und homogenisierten Zellen konnten nämlich mittels besonderer Färbemethoden verschiedene feinere Veränderungen beobachtet werden. Der Prozeß wird durch eine feinkörnige Trübung des Protoplasmas eingeleitet. Gleichzeitig vergrößert sich der Zelleib und es treten in diesem kleine, helle, nach dem gewöhnlichen Verfahren nicht darstellbare vacuolenartige Fleckchen auf (BECK), die den TOUTONschen Körperchen, NEISSERs Keim- und BENDAs Initialkörperchen entsprechen. Durch Färbung mit alkalischem Methylenblau, vorheriger Fixierung und nachheriger Differenzierung in Pikrinsäure, erscheinen diese Fleckchen rotviolett (BECK); EHRMANN erzielte entsprechendes durch Färbung alkoholfixierter Präparate mit Cresylviolett, LIPSCHÜTZ mit Pyronin. Die esosinophile oder basophile Anfärbung der Einschlußkörper hängt von der Vorbehandlung ab. Werden gefärbte Schnitte in alkalische Flüssigkeit gebracht,

verstärkt sich die Basophilie, bei gegenteiligen Verfahren die Acidophilie, doch sind die älteren Gebilde stärker basophil, wenn auch am Rande meist eine feine leicht eosinophile Zone erhalten bleibt (MESCON, GRAY und MORETTI). Diese Autoren fanden reife Einschlußkörperchen deutlich feulgenpositiv und intensiv mit Toluidinblau angefärbt, leicht mit Sudanschwarz B und Sudan IV tingiert, ebenso ließen sich in ihnen SH-gruppenhaltige Substanzen histochemisch nachweisen. Ihre Umgebung gab eine starke histochemische Reaktion auf alkalische Phosphatase. Eine Kapsel um die Einschlußkörperchen ließ sich mittels der McMANUS-Färbung nicht nachweisen. Reaktionen auf alkalische und saure Phosphatase (GOMORI) färbten die Molluscumkörperchen mit zunehmender Reife, jedoch unspezifisch. Nach eigener Erfahrung gaben sie auch eine verstärkte histochemische Reaktion auf Arginin. Diese Gebilde sind nicht identisch mit den von LIPSCHÜTZ durch GIEMSA-Färbung in dem homogenisierten, nach PAPPENHEIM sich blauviolett färbenden Zellprotoplasma festgestellten und abgebildeten, in großer Zahl auftretenden, kleinsten „Elementarkörperchen" des Molluscum, die

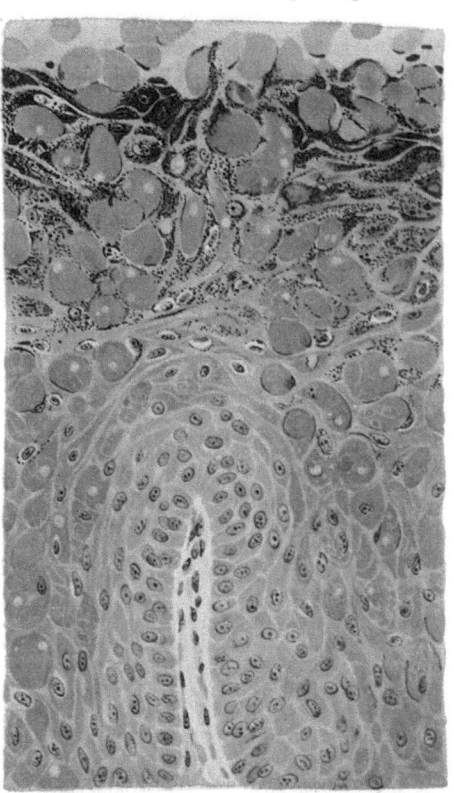

Abb. 73. *Molluscum contagiosum.* Übersicht. Über der schmalen Bindegewebslamelle sitzt eine breite Epithelhaube, an deren Zellen sich der fortschreitende Umwandlungsvorgang in seinen verschiedenen Abschnitten bis zum Austritt der geblähten, „keratoid" degenerierten Epithelien in die (zellgefüllte) Hornschicht deutlich verfolgen läßt. Eisenhämatoxylin-van Gieson. O = 300:1; R = 240:1.

von ihm auch im Ausstrichpräparat nachgewiesen und als das die Veränderung auslösende *Virus* betrachtet werden. Auch im Dunkelfeld sind sie zu sehen (s. unten). Zwischen ihnen fanden sich in den geblähten Retezellen größere und kleinere, unregelmäßig gestaltete Gebilde, die nach ihrem färberischen Verhalten als die ersten Zellveränderungen beim Molluscum contagiosum zu betrachten sind. Die *Kernveränderungen* äußern sich zuerst in einer Quellung, dann einer Schrumpfung des Kerns. Zunächst füllt sich die Kernhöhle mit einer wäßrigen Flüssigkeit, in der ein oder mehrere von Chromatin umgebene Kernkörperchen liegen. Diese sind manchmal noch von einer geschrumpften Kernmembran umgeben (MACALLUM, CEDERCREUTZ). Sie fehlt in anderen Zellen. Schließlich findet man auch Zellen mit pyknotischen Kernen. Während dieser Veränderungen ist der Kern mehr und mehr abgeplattet und an die Zellwand herangerückt, um schließlich völlig zu schwinden. In derart veränderten Zellen kann man Bilder beobachten, wo die Grenzen zwischen Zellkern und Protoplasma unscharf werden, so daß eine Verschmelzung beider nahegelegt wird (KROMAYER).

Erwähnt sei endlich noch der von CEDERCREUTZ geführte Nachweis des Auftretens *lipoider Substanzen* nicht nur in den Zellen des Stratum germinativum, sondern auch in den oberflächlicheren Lagen des Stratum spinosum, granulosum und lucidum sowie corneum. Diese, in Form kleinerer und größerer, oft kristall-ähnlich glänzender Körner, sichtbaren Gebilde wurden irrtümlich öfter als Parasiten angesehen.

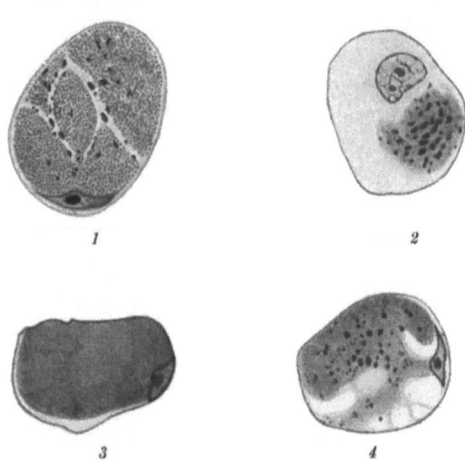

Abb. 74. *Molluscum contagiosum.* Feinere Zellveränderungen. *1* geblähte, von Elementarkörperchen durchsetzte Retezelle; *2—4* plastinartige Reaktionsprodukte der Zelle. Färbung: *1* Giemsa, V = 1500:1; *2, 3* und *4* Methylgrün-Pyronin; V = 1050:1. (Sammlung LIPSCHÜTZ.)

Pathogenese. Das Molluscum contagiosum war eine der ersten Erkrankungen, deren Virusätiologie nachgewiesen wurde. Es handelt sich um eines der größten bekannten Viren überhaupt. Die Molluscumkörperchen sind nichts anderes als übermäßig große Einschlußkörperchen, den GUARNIERIschen entsprechend (LIPSCHÜTZ). Im Dunkelfeld erkennt man in ihnen unzählige Elementarkörper, welche den eigentlichen Viruspartikeln entsprechen. Diese haben eine Größe von 0,25 μ (EBERT und OTSUKA, GOODPASTURE, VAN ROOYEN, MEIROWSKY u. a.). Den cytochemischen Veränderungen liegt wahrscheinlich ein Anreiz zu übermäßiger Proteinbildung zugrunde mit einem hohen Gehalt an Desoxyribonucleinsäure. Das Protein konzentriert sich schließlich im Molluscumkörperchen, während die anderen Teile der Zelle untergehen (HYDÉN). Als Beginn der Veränderungen wird heute allgemein eine Wucherung und Vermehrung der Zellen der Stachelschicht, und zwar in erster Linie der interpapillären Leisten betrachtet. Die früher angenommene Entwicklung aus den Haarfollikeln oder gar den Talgdrüsen (VIRCHOW, BENDA u. a.) wird heute allgemein abgelehnt. Diese Wucherung führt zu einer Abflachung des Papillarkörpers bzw. zur Beiseitedrängung und Verschmälerung der benachbarten Papillen. Mehrere derart wuchernde Epithelleisten nähern sich schließlich einander und pressen die zwischengelagerten Bindegewebsschichten zu langen schmalen Septen zusammen. Die im Inneren der einzelnen Leisten einsetzende Epitheldegeneration mit ihrer starken Anschwellung der einzelnen Epithelien, treibt diese zu säckchenartigen Gebilden auf, die dann halbkugelig gegen die Cutis vordringen. Sie alle zusammen bilden das Molluscum contagiosum. Man muß dabei wohl annehmen, daß diese proliferierenden Epithelien gleichzeitig einen Schutzwall gegen das Vordringen der sicherlich vorhandenen Erreger in die nächste Umgebung bilden. Denn sonst bliebe es unerklärlich, warum die Wucherung sich auf derartig kleine umschriebene Herde beschränkt. An den Umwandlungsvorgängen beteiligen sich, wie wir gezeigt haben, sowohl Zellkern als auch Protoplasma.

H. PINKUS und FRISCH sahen nach Applikation von Molluscummaterial auf intakte und scarifizierte Haut bei Erwachsenen eine eigenartige Entzündung. *Histologisch* fanden sie in der Mitte degenerative, am Rande proliferative Veränderungen der Epidermis bei einem Ödem und Hämorrhagien sowie perivaskulären Infiltrat aus Lymphocyten und jugendlichen Bindegewebselementen in der oberen Cutis. WILE und KINGERY wiesen bereits darauf hin, daß die typischen Veränderungen des Molluscum contagiosum erst spät eintreten. Weitere Untersuchungen sind angezeigt.

III. Tierische Parasiten und Fremdkörper.

A. Tierische Parasiten.

Die für unsere Darstellung angestrebte Vollständigkeit läßt sich für den nunmehr zu erörternden Abschnitt nicht in dem gewohnten Ausmaß aufrechterhalten. Die große Zahl der tierischen Parasiten einerseits, die im Gegensatz dazu bei den höher organisierten festzustellende *Einheitlichkeit* der durch sie ausgelösten Veränderungen an der äußeren Haut andererseits, verlangen und gestatten hier eine Beschränkung. Diese kann lediglich beispielhaft aus den einzelnen Gruppen der Protozoen, der Vermes und der Arthropoden besonders kennzeichnende Vertreter bzw. Veränderungen zur Darstellung auswählen.

Insbesondere gilt dies für die große Zahl der höher organisierten, meist nur vereinzelt oder in geringer Anzahl den Menschen befallenden Parasiten aus der Reihe der Würmer und Gliederfüßer. Innerhalb der einen bzw. anderen Gruppe sind die Gewebsveränderungen sowohl klinisch als auch histologisch vielfach gleichartiger Natur, so daß die Wiedergabe aller Möglichkeiten lediglich eine stete Wiederholung sein würde.

1. Durch Protozoen hervorgerufene Hautveränderungen.

Die größere Mannigfaltigkeit finden wir bezeichnenderweise bei der niederst stehenden Gruppe, bei den Protozoen.

Bei der

Malaria

sind die verschiedenartigsten erythematösen, urticariellen, rubeola-masernartigen (WALTER-HÖFER) und auch hämorrhagischen Exantheme neben den bekannteren, schwarzbraunen Hyperpigmentierungen der Haut beobachtet worden. Mehrfach wird auch das Auftreten von Hautgangrän sowohl bei den akuten als auch chronischen Formen der Erkrankung erwähnt (PAISSEAU und LEMAIRE). Genauere histologische Untersuchungen liegen über ein eigenartiges, von BRAUER wiederholt beobachtetes und von ihm und FRAENKEL 1921 beschriebenes *Exanthem* vor, das allerdings von anderer Seite (ZIEMANN, MÜHLENS) in seiner Beziehung zur Malaria bezweifelt wurde. Es handelt sich um rötliche bis blau- oder braunrötliche, verschieden große, petechiale, von einem schmalen, leicht bläulichroten Hof umgebene Flecke, die besonders an den Streckseiten der Arme, aber auch an anderen Körperstellen auftreten können.

Die *histologischen* Veränderungen waren ähnlich jenen, die auch an anderen Organen (Gehirn, DÜRCK) beobachtet wurden. Es handelt sich in der Hauptsache um einen entzündlichen Prozeß, der mit einer Verstopfung der größeren und kleineren Arterienästchen der Haut sowie zelliger Infiltration des vasculären und perivasculären Gewebes einhergeht. Die *Thromben* bestanden zum Teil aus polymorphonucleären Leukocyten, durchsetzt mit spärlichen roten Blutkörperchen, zum Teil aber aus überwiegend grobscholligen, mehr oder weniger hyalinisierten Massen vielfach veränderter Zellen und Chromatinbröckel. Der Gefäßverschluß war durchaus nicht immer derart, daß die Blutzirkulation völlig aufgehoben schien. Der Austritt der roten Blutkörperchen, die sich in der Umgebung der veränderten Gefäße reichlich vorfanden, mußte mangels grob sichtbarer Gefäßwandstörungen auf Diapedese zurückgeführt werden. Erwähnenswert erscheint noch das Auftreten eigenartiger, außerordentlich stark *lichtbrechender kugeliger Gebilde* innerhalb der Zellinfiltrate, deren Form auffallend an die Gestalt eines *Malariaplasmodiums* erinnerte. Auf das Steckenbleiben dieser Gebilde in den Arterien wollte FRAENKEL die Leukocytenansammlung in den Gefäßen und alle weiteren in der Haut festgestellten Veränderungen zurückführen.

Eine *differentialdiagnostische Bedeutung*, etwa wie beim Fleckfieberexanthem, kommt diesen Veränderungen nach FRAENKEL nicht zu.

Auch bei der

Schlafkrankheit (Trypanosomiasis)

des Menschen wurden eine Reihe von Hautveränderungen beschrieben. In einer Minderzahl von Fällen tritt an der Stelle des Stiches der Glossina palpalis eine *Rötung* und *Schwellung* auf, die sich innerhalb 24 Std zu einer sehr schmerzhaften, mit Lymphdrüsenschwellung einhergehenden, bald furunkel-, bald erysipelartigen Entzündung steigert, nach einigen Tagen jedoch, ohne daß es zur Vereiterung kommt, zurückgeht.

Auch im Laufe der Erkrankung, oft noch vor dem Fieberausbruch, oder gleichzeitig und auch später als dieser, werden häufig *flüchtige Ödeme* und *Erytheme* beobachtet. In Gestalt roseola- bis handtellergroßer, unscharf begrenzter, runder oder unregelmäßiger Flecken überziehen sie den Körper, in wechselnder Zahl verstreut oder auch auf weite Strecken zusammenfließend. Daneben finden sich, und das scheint häufiger der Fall zu sein, *circinäre Erytheme*, die, ebenso wie jene, oft mehrere Tage und Wochen andauern, oder aber auch schubweise auftreten und wieder verschwinden.

Histologisch handelt es sich bei diesen Erythemen um ein entzündliches *Ödem* mit geringgradiger, perivasculärer, lymphocytärer *Zellinfiltration*. Jedoch sind die Veränderungen, sowohl im Bindegewebe wie an den Gefäßen, außerordentlich gering.

Diese Erytheme sind höchstwahrscheinlich auf die unmittelbare Gegenwart des Trypanosoma gambiense zurückzuführen, das man in dem aus den Efflorescenzen gewonnenen Blut reichlich nachweisen kann.

Erwähnt sei noch die *südamerikanische Trypanosomiasis* (CHAGAS-Krankheit), bei der es zu Nekrosen der Epidermis und in der Subcutis kommen kann. In der Cutis besteht ein Infiltrat aus Polymorphkernigen und Histiocyten. In diesen findet sich, auch bei exanthematischen Formen, der Erreger, das *Trypanosoma cruzi*, vor. Die Differentialdiagnose von der südamerikanischen Leishmaniose (s. dort) kann ebenso wie von der Histoplasmose und der Toxoplasmose schwierig sein (FASAL).

Orientbeule (Leishmaniose).

Unter dem Namen einer „*endemischen Beulenkrankheit der warmen Länder*" (Orientbeule) werden eine Reihe klinisch sehr ähnlicher Beobachtungen zusammengefaßt, die je nach dem geographischen Vorkommen als Bagdad-, Delhi-, Nil-, Biskra-, Aleppo-, Jericho-, Mila-Beule oder Yemen-, Sahara-Geschwüre bezeichnet worden sind. An unbedeckten Körperstellen, vor allem Händen, Beinen, Gesicht, entstehen kleine, zunächst insektenstichähnliche, hämorrhagische Punkte mit gerötetem Hof, die sich allmählich zu acneähnlichen Papeln entwickeln. Diese wachsen nach und nach zu größeren Knoten heran und zeigen dann vielfach in der Mitte ein kleines, bald vereiterndes Bläschen, das platzt und zu einer manchmal austernschalenähnlichen Kruste eintrocknet. Unter dieser Kruste liegt ein kleines eiterndes Geschwür, das nach einiger Zeit größer wird, während die umgebende Haut sich wölbt und ein blaurot verfärbtes, glattes oder auch runzeliges, warzenartiges Aussehen annimmt. Sekundäre oder gar primäre Schleimhauterkrankungen sind bei Erkrankungsformen der alten Welt außerordentlich selten, im Gegensatz zur amerikanischen L. (Buba), wo die primäre Schleimhauterkrankung und ein schwerer Verlauf fast zur Regel gehören. Die Krankheit kann auch ohne Geschwürsbildung verlaufen; es entstehen dann Knoten etwa von Nußgröße. In manchen Fällen findet sich nur eine einzige Beule vor. Schmerzen löst die Veränderung nicht aus, lediglich einen starken Juckreiz. Sie ist autoinokulabel und auch von Mensch zu Mensch sowie auf Tiere übertragbar.

In dem frisch untersuchten blutig-eitrigen *Sekret* findet man meist eine Anzahl auffallend großer Zellen, die in ihrem Innern glänzende, rundliche oder auch ovale Körperchen enthalten. Diese Körperchen finden sich gelegentlich frei vor. Der Krankheitserreger ist ein Protozoon, von dem man mehrere Arten unterscheidet. Erreger der *Orientbeule* ist die *Leishmania tropica*, des *Kala-Azar* die *Leishmania Donovani*, der südamerikanischen Leishmaniose die *Leishmania brasiliensis*. Gemeinsames Vorkommen von Haut-, Schleimhaut- und der Eingeweide-Leishmaniose wird beobachtet.

Es sind spindelförmige, länglich ovale, an beiden Enden spitz zulaufende oder auch an einem Ende etwas abgerundete Gebilde von eigentümlich hyalinem Aussehen und scharfer Begrenzung. In der Mitte enthalten sie meist ein rundes Chromidienkorn: den Makronucleus.

Daneben findet sich in dem von vielen Vacuolen durchsetzten Zellkörper ein Mikronucleus (Blepharoplast). Die Kultur aus dem Tierversuch ist JESSNER und AMSTER gelungen.

Auf der Höhe der Entwicklung zeigt das histologische Bild sehr große *Ähnlichkeit mit tuberkulösem Granulationsgewebe* (LEVIS und CUNNINGHAM, RIEHL, UNNA, BETTMANN, KOCHS u. a.). Es ist ausgezeichnet durch seinen Gehalt an den eigentümlichen, manchmal in großen Haufen zusammenliegenden, Parasiten beherbergenden Makrophagen. Diese liegen in ein Granulationsgewebe eingebettet, das in allen Schichten sehr zahl-

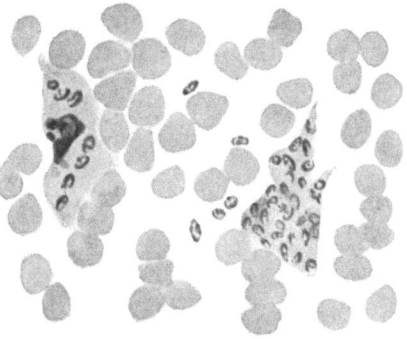

Abb. 75. *Orientbeule.* Geschwürssaft. Leishmanien teils frei, teils in Makrophagen. O = 1260:1; R = 1000:1. (Sammlung BETTMANN.)

reiche Plasmazellen, Lymphocyten, dagegen wenige segmentkernige Leukocyten, Eosinophile und Mastzellen enthält. Man kann dabei mit einer gewissen Regelmäßigkeit *drei* unregelmäßig ineinander übergehende *Schichten* dieses Granulationsgewebes unterscheiden.

In *Epidermis*nähe bewirkt es nach anfänglicher Acanthose deren starke Verdünnung auf wenige Zellagen. Die Hornschicht ist dann vielfach abgehoben, die übrigen Schichten sind verschmälert, die Leisten oft völlig verstrichen, das Ganze von segmentkernigen Leukocyten in wechselnder Zahl durchsetzt. Diese sammeln sich über dem eigentlichen Geschwür, wo die Epidermis völlig eingeschmolzen ist, zu einem wechselnd großen Absceß an, in dem die oben erwähnten parasitenhaltigen Makrophagen oft nachzuweisen sind. An anderen Stellen sind die Veränderungen des Epithels geringer; die Stachelzellen sind vacuolär geschwollen, die Intercellularräume ödematös verbreitert, das Epithel wuchernd und stellenweise tief in die Cutis vordringend mit Mitosen in wechselnder Zahl, namentlich im Stratum basale. Im großen ganzen sind die Epidermisveränderungen ebenso wie die Gestaltung des Papillarkörpers jedoch nur Folgen der Cutiserkrankung und daher von der Entwicklung des Infiltrates weitgehendst abhängig.

Dieses *Infiltrat* besteht aus Rund- und Plasmazellen, die meist perivasculär angeordnet sind sowie teils in Gruppen, teils vereinzelt auftretenden Zellen, die vergrößerten Bindegewebszellen entsprechen und vereinzelt Parasiten in wechselnder Zahl enthalten. Diese Parasiten enthaltenden Makrophagen finden sich sowohl im Bindegewebe als auch im Epithel, und zwar hier meist zwischen den Basalzellen. Daneben beteiligen sich noch einzelne Fibroblasten und wechselnd viele Leukocyten am Aufbau des Infiltrats. Die *Makrophagen* stammen, soweit das sich bei Durchsicht der Schnitte überhaupt entscheiden läßt, von vergrößerten Bindegewebszellen ab. Eine Beziehung zu den Endothelien der Lymphgefäße, die oft ganz gleich aussehen wie diese Makrophagenmutterzellen, glaubte

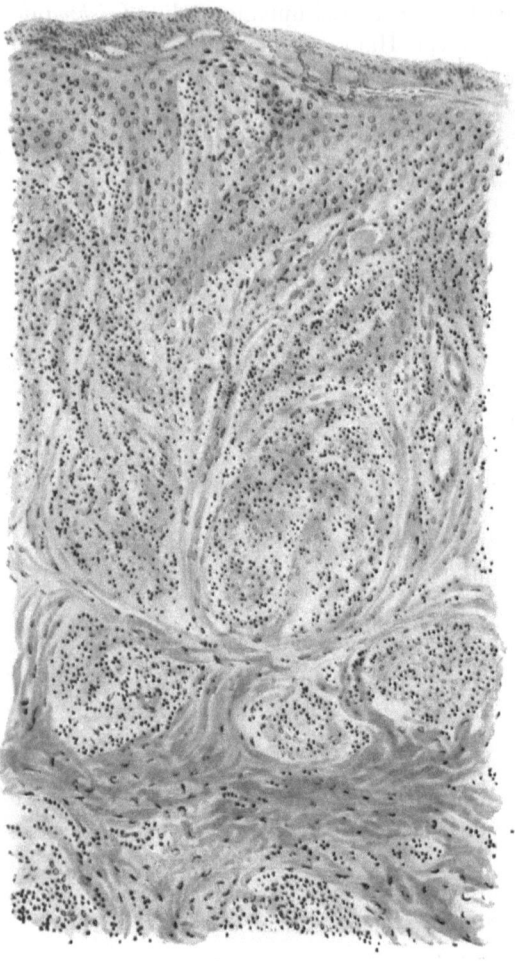

REINHARDT ablehnen zu dürfen, da er in jenen niemals Parasiten nachweisen konnte. Es handelt sich nach ihm vielmehr um umgewandelte Bindegewebszellen, wie sie bei *Kala-Azar* in Milz und Leber auftreten.

Die voll entwickelten, *parasitenhaltigen Zellen* erreichen eine Größe von 10—30 μ bei 7—12 μ Breite; sie sind rundlich, polygonal oder auch unregelmäßig geformt und mit Ausläufern versehen. Die Parasiten finden sich in manchmal sehr großer Zahl ins Protoplasma dieser Zellen eingebettet. Sie treten im tuberkuloiden Stadium der Erkrankung im Schnitt so gut wie ausschließlich nur intracellulär auf, so daß ihr gelegentliches freies Vorkommen im frischen Präparat wohl als Kunstform gedeutet werden darf, soweit nicht hier andere Bedingungen vorherrschen (s. unten). Neben den Parasiten finden sich manchmal auch Leukocyten oder Kernreste in diesen Zellen. Sehr selten sollen sich die Erreger auch in den Epithelien finden.

Abb. 76. *Orientbeule.* Etwa 5—6 Wochen alter Knoten. Übersichtsbild. Tuberkuloide Gewebsstruktur. Hämatoxylin-Eosin. O = 128:1; R = 100:1. (Sammlung KYRLE.)

Zur tieferen Cutis hin begrenzt jene Zone ein gefäßreiches Granulationsgewebe, von dem aus zarte Gefäßschlingen und Capillaren in das darüberliegende Infiltrat hineinreichen, vielfach von stärkeren Blutergüssen umgeben. In dieser *Gefäßzone* finden sich Makrophagen nur noch vereinzelt und nur wenige Parasiten enthaltend, während die perivasculäre Plasma- und Rundzelleninfiltration noch ziemlich ausgedehnt sichtbar ist. Außerdem treten in dieser und vereinzelt auch in der darüberliegenden Zone Riesenzellen auf, die zusammen mit zahlreichen Epitheloiden und Lymphocyten, gelegentlich auch RUSSEL-Körpern (JESS-

NER), dem Infiltrat jenes *tuberkuloide Aussehen* verleihen. Das elastische und kollagene Gewebe ist im Bereiche des Krankheitsherdes zugrunde gegangen. Es findet sich nur noch in vereinzelten Resten, und zwar um so mehr, je weiter man aus der Infiltrationszone heraustritt.

Das eben geschilderte Bild trifft jedoch nur für eine gewisse Zahl der erhobenen Befunde zu. Vereinzelt wurde ein tuberkuloider Aufbau nicht festgestellt (KUHN, BROCQ und VEILLON, TERRA, AIMENARA, MARCHIONINI u. a.); es fanden sich lediglich *uncharakteristische Entzündungsvorgänge*, die diagnostische Rückschlüsse überhaupt nicht gestatteten. Dieser an und für sich unerklärliche Widerspruch ist durch experimentelle Untersuchungen (KYRLE und REENSTIERNA, JESSNER und AMSTER) verständlich geworden. Es konnte nachgewiesen werden, daß wir kurz nach der Infektion bei den Versuchstieren jene banalen Veränderungen vorfinden, die durchaus den einzelnen am Menschen gemachten Erfahrungen entsprechen. Das Gewebe ist von Erregern förmlich über- schwemmt, die zum Teil frei, zum Teil in großen Zellen liegen, während es zu einer Gewebsreaktion nur im Sinne einer banalen Entzündung, nicht aber zur Entwicklung eines „spezifischen Infiltrates" zu kommen pflegt. Erst in den späteren Stadien tritt die tuber- kuloide Gewebsstruktur mehr in den Vorder- grund, während die Zahl der Parasiten mehr

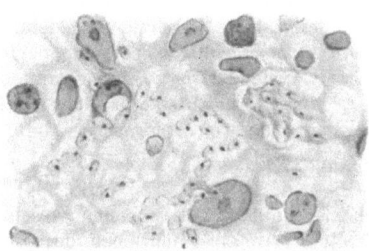

Abb. 77. *Orientbeule.* Leishmanien im Gewebe.
O = 1100:1; R = 1000:1. (Sammlung KYRLE.)

und mehr abnimmt. Auch hier besteht eine veränderte Reaktionsfähigkeit der Haut gegenüber den Erregern (JADASSOHN), wie das so oft schon festgestellt werden konnte.

Diese Untersuchungsergebnisse machen ohne weiteres die verschiedenen histo- logischen Bilder verständlich; sie sind andererseits auch ein wertvoller Fingerzeig für die formale Genese des tuberkuloiden Gewebsaufbaus (allergische Gewebs- reaktion) überhaupt. Auf diese Frage sei hier nur kurz hingewiesen; sie ist bei der Tuberkulose der Haut ausführlich besprochen worden.

Differentialdiagnose. Differentialdiagnostisch kommen neben *Acne vulgaris, Folliculitis, chronisch vegetierenden Pyodermien, Impetigo* und *Furunkel* vor allem *Lues* und *Tuberkulose* in Betracht, die letzte namentlich in Form der *Tuberculosis cutis luposa verrucosa* (JEANSELME). Auch die *Framboesie* kann gelegentlich eine gewisse Ähnlichkeit zeigen, jedoch wird der *Parasitennachweis* eine Entscheidung hier ebenso ermöglichen wie bei dem klinisch manchmal auffallend ähnlichen *syphilitischen Primäraffekt*, mit dem die Orientbeule histologisch zu Beginn ihrer Entwicklung eine gewisse Übereinstimmung zeigen kann. Gelegentlich kann ein der Cheilitis granulomatosa ähnliches Krankheitsbild vorgetäuscht werden (KOCHS).

Als

Hautleishmanoid

beschrieb BRAHMACHARI 1922 eine eigentümliche Hautveränderung, die in Gestalt mehr oder weniger ausgedehnter Knoten und Knötchen sowie weißlicher, rötlicher und brauner Flecke auf der Haut von Kala-Azar-Kranken aufgetreten war, die durch Antimonbehandlung geheilt schienen. Auch nodöse und papillomatöse Formen neben erythematösen und depig- mentierten Flecken werden beschrieben (MAJUMDAR).

In Ausstrichpräparaten der Efflorescenzen ließen sich *Leishmanien* feststellen, die innerhalb großer mononucleärer, seltener innerhalb polymorphkerniger Leukocyten, hauptsächlich aber in großen, wahrscheinlich vom Endothel abstammenden Zellen lagen.

Die *geweblichen Veränderungen* scheinen alles in allem den bei nicht ulcerierter Orientbeule zu beobachtenden sehr ähnlich gewesen zu sein. Sie fanden sich nur im Corium, einerseits ins Stratum papillare, andererseits bis zur Subcutis reichend, und zwar in Gestalt eines aus dichten Zellinfiltraten zusammengesetzten Granulationsgewebes. In der Hauptsache handelte es sich um säulenförmig angeordnete große Zellen, zwischen welche junge Fibroblasten und feine Capillaren eingelagert waren. Die Erreger fanden sich hauptsächlich in jenen großen Zellen, die ihrer ganzen Gestalt nach am ehesten als Abkömmlinge der Capillarwandendothelien angesprochen werden mußten, bei denen es sich wohl um Histiocyten handelte. Das Zellinfiltrat war von zahlreichen jungen Gefäßschläuchen durchzogen, deren hypertrophisches — von Leishmanien befallenes — Endothel hier und da das Capillarlumen völlig abschloß. Die parasitentragenden Zellen lagen hauptsächlich dicht unter der Epidermis; nach den tieferen Cutisschichten hin wurde ihre Zahl schnell geringer. Die Epidermis oberhalb dieses außerordentlich gefäßreichen Granulationsgewebes war nur insoweit verändert, als sie durch jenes gedehnt und daher in ihren sämtlichen Schichten sehr stark verdünnt erschien. Neben Lymphocyten fanden sich reichlich Plasmazellen besonders in älteren Herden. Doch war insgesamt das histologische Bild zu wenig charakteristisch, um eine Differentialdiagnose, besonders auch gegen die Histoplasmose zu gestatten (Majumdar), wenn nicht Erreger nachweisbar waren.

Amöbenerkrankungen der Haut

scheinen außerordentlich selten zu sein; sie wurden im Anschluß an Amöben- (Entamoeba histolytica- u. a.) Infektionen des Magen-Darmtractus meist in den Tropen beobachtet (Engman und Heithaus, Heimburger u. a.).

Klinisch handelt es sich um Geschwüre, meist am Rumpf, sei es infolge Durchbruchs von Eingeweideabscessen (Leber, Darm) oder im Anschluß an Eingriffe, die zu deren Eröffnung führten.

Die *Amöben* wurden — meist als runde oder längliche, seltener als pseudopodienführende Gebilde — im Geschwürseiter, besonders reichlich jedoch in den Blut- und Lymphcapillaren des subcutanen Granulationsgewebes nachgewiesen. Der *gewebliche Aufbau* der Geschwüre entspricht im großen ganzen dem chronisch-pyogener Abscesse, an deren Entwicklung die stets vorhandene Mischinfektion mit Staphylo- und Streptokokken (s. dort) sicherlich beteiligt ist.

Das Besondere der Infektionen der Haut mit der Entamoeba histolytica besteht in der Auflösung des Gewebes durch deren Sekret und dem Einsetzen entzündlicher Veränderungen erst bei Sekundärinfektion (Adams). Tixier, Favre und Mitarbeiter fanden auch unter unveränderter Epidermis, weit von den Ulcerationen entfernt, Amöbenkolonien.

2. Durch Würmer hervorgerufene Hautveränderungen.

Die durch Würmer verursachten Hautveränderungen spielen eine nur verhältnismäßig geringe Rolle. Man kann genetisch 3 Gruppen unterscheiden, je nachdem die Würmer 1. lediglich die Haut als Durchgangspforte benutzen, oder 2. sich unter besonders günstigen Bedingungen dort einmal ansiedeln und schließlich 3. ihr Aufenthalt in bzw. unter der Haut die Regel ist.

Die Zoologie pflegt bei den Würmern 2 Hauptgruppen zu unterscheiden: die *Nematoden* (Faden- oder Rundwürmer) und die *Plathelminthen* (Plattwürmer); bei diesen kennt man noch 2 Unterabteilungen, die Trematoden oder Saugwürmer und die Cestoden oder Bandwürmer.

Nematoden.

Von den Würmern, die lediglich die *Haut als Eintrittspforte* in den Körper benutzen, ist vor allem das **Anchylostomum duodenale** zu erwähnen, an welchem erstmalig diese merkwürdige Art der Infektion mit Darmparasiten durch die äußere Haut nachgewiesen wurde (Looss u. a.). Die reifen Larven (über die Entwicklung der Würmer usw. muß auf die Lehrbücher der Zoologie verwiesen werden) bohren sich durch die Epidermis, hauptsächlich die Haarfollikel, in die Haut ein; sie wandern zur Cutis vor, um von dort mit dem Blut- und Lymphstrom durch den Körper verbreitet zu werden. Der „*Primäraffekt*" auf der äußeren Haut besteht lediglich in einem leichten Brennen, dem später Rötung und leichte Schwellung folgen; aber auch dies nicht immer. Ist die Zahl der einwandernden Larven eine besonders

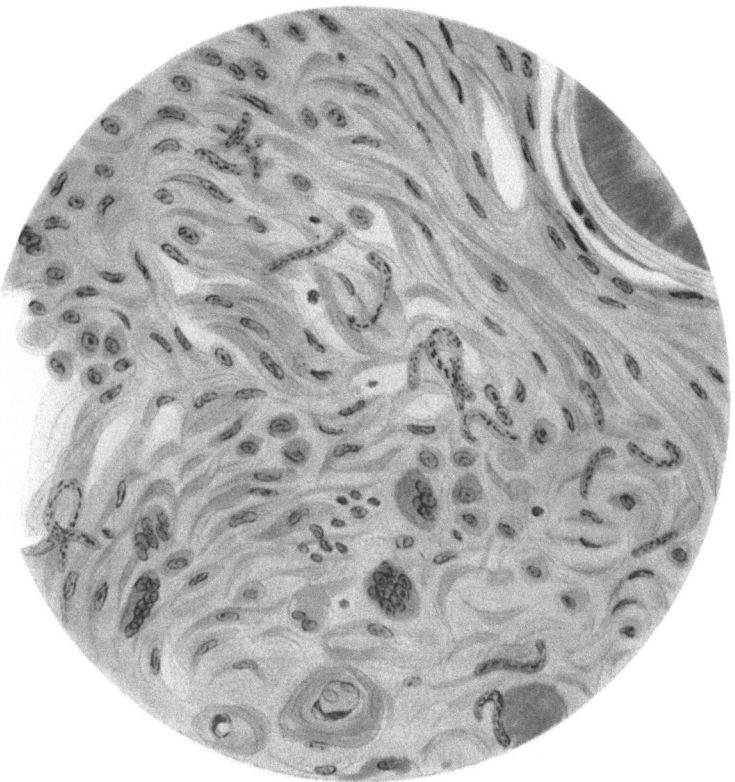

Abb. 78. *Filaria volvulus* (Neger, 30jähr., Knoten über der Spina scapulae). Wurmembryonen im entzündeten Geschwulstgewebe mit Plasma- und Riesenzellen. Oben rechts Teil eines älteren Wurmes, quer getroffen. Hämatoxylin-Eosin. O = 320:1; R = 320:1. (Sammlung E. Hoffmann.)

große, so kann es zu krätzeartigen oder auch Veränderungen kommen, die an papulo-vesiculöse „Ekzeme" erinnern (ground itch). Als Eingangspforte kommt in der Hauptsache naturgemäß die Haut der Fußsohlen, insbesondere die der Zwischenzehenräume in Frage; aber auch die Hände und andere Stellen. *Histologisch* bietet sich nur dann die Möglichkeit zur Diagnose, wenn die Larve selbst getroffen ist. Allen erwähnt eine starke eosinophile Reaktion in der Umgebung der Larve.

Unter besonders günstigen äußeren Bedingungen kann sich der **Oxyuris vermicularis** auf und in der Haut ansiedeln. Der Juckreiz, den die namentlich nachts aus dem Darm in die Umgebung des Anus auswandernden Parasiten auslösen, führt zum Kratzen und dieses zusammen mit dem oft zu beobachtenden schleimig-serösen Ausfluß aus dem Anus (Proktitis) zu entzündlichen Veränderungen in der Gegend des Perineums, aber auch der Inguino-Cruralfalten, gelegentlich auch der Regio hypogastrica und des oberen inneren Abschnittes der Oberschenkel. Die als *Oxyuriasis cutanea* (Majocchi) oder *Dermatitis oxyurica* (Vignolo-Lutati) bezeichnete Veränderung, die vielleicht schon früher von Szerlecky und Michelson beobachtet worden ist, äußert sich in einer umschriebenen Rötung der Haut, die mit einer

„seifenähnlichen, stinkenden, aus Membranen macerierter Epidermis und serösen Exsudates bestehenden Masse" (MAJOCCHI) bedeckt ist. In diesen Epidermismembranen finden sich außer zerfallenden Epidermiszellen und Leukocyten, Eier und Embryonen der Oxyuren in den verschiedenen Entwicklungsstadien.

Während derartige Beobachtungen nur ganz vereinzelt bekanntgeworden sind, hat eine andere Gruppe von Nematoden, die der **Filarien,** eine weit größere Bedeutung erlangt,

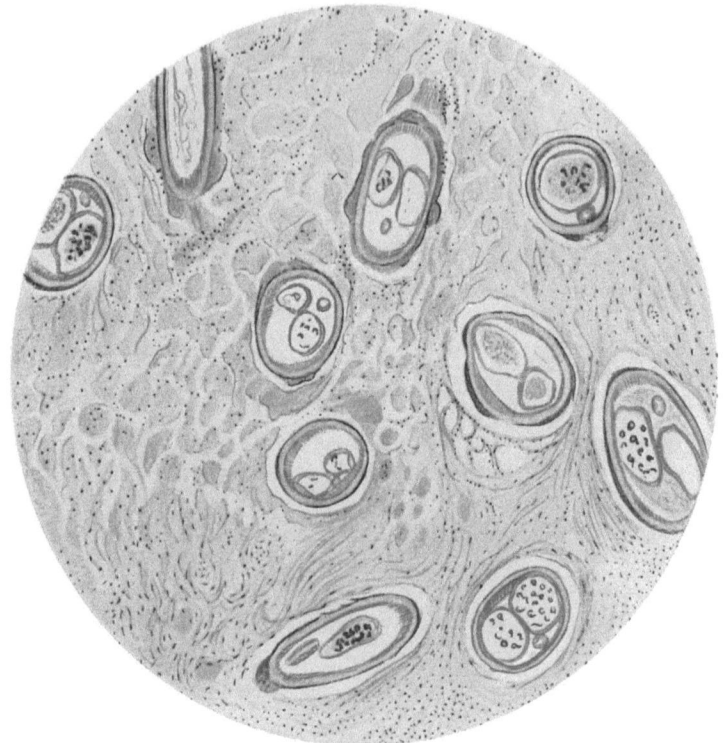

Abb. 79. *Filaria volvulus.* Subcutaner haselnußgroßer Knoten (wahrscheinlich Filaria Bancroft). Durchschnitt durch reife männliche und weibliche Würmer; in den Uterinschläuchen Eier oder Embryonen. Ringsherum nekrotische Massen und Schollen, von mehr oder weniger reichlichen Zellen durchsetzt. O = 40:1; R = 40:1. (Sammlung E. HOFFMANN.)

namentlich als Erreger tropischer Erkrankungen. Als Ursache von Hautveränderungen kommen jedoch auch von diesen nur wenige in Betracht, vor allem die *Filaria Bancroft.* Die hauptsächlich im Lymphgefäßsystem schmarotzenden Würmer verursachen neben varicöser Erweiterung der Lymphgefäße und Entzündung der Lymphdrüsen sekundär *elephantiasisartige* Veränderungen, besonders an den unteren Extremitäten und den Geschlechtsorganen *(Lymphscrotum, Lymphvaricen der Haut).* Vielfach führt dann die *ödematöse* Durchtränkung der Haut zu Sekundärinfektionen mit banalen Eitererregern. Aber auch ohne derartige Mischinfektionen entsteht allmählich eine intensive *Bindegewebsneubildung,* damit Verdickung des Unterhautzellgewebes und schließlich das wohlbekannte Bild der *Elephantiasis* (über diese s. Abschnitt: Zirkulationsstörungen der Haut).

Besondere Erwähnung verlangt noch die *Filaria loa,* die besonders durch ihre ausgedehnten Wanderungen im subcutanen Bindegewebe erhebliche Störungen hervorrufen kann. Sie findet sich vor allem an den Händen und Füßen, unter der Conjunctiva der Augen u. a. Die wandernden Würmer rufen schmerzhafte entzündliche Schwellungen der Haut hervor *(Calabarschwellung),* die nach wenigen Tagen wieder abklingen, um an anderen Stellen erneut zu beginnen.

Hierher gehört ferner die *Onchocerca volvulus*, die besonders an der Westküste Afrikas vorkommt. Sie führt zu erbsen- bis taubeneigroßen Knoten im Unterhautzellgewebe, die lediglich mechanische Beschwerden verursachen. Diese scharf gegen die Umgebung abgekapselten Tumoren enthalten zahlreiche Würmer und Embryonen; sie sind in ihren zentralen Abschnitten meist nekrotisch, an der Peripherie sahen HOFFMANN und HALBERSTÄDTER eigenartige geblähte, große Zellen und Riesenzellen. Wurmembryonen fanden sich auch in den Lymphspalten außerhalb des Tumors bis dicht unter das Epidermisepithel. In älteren

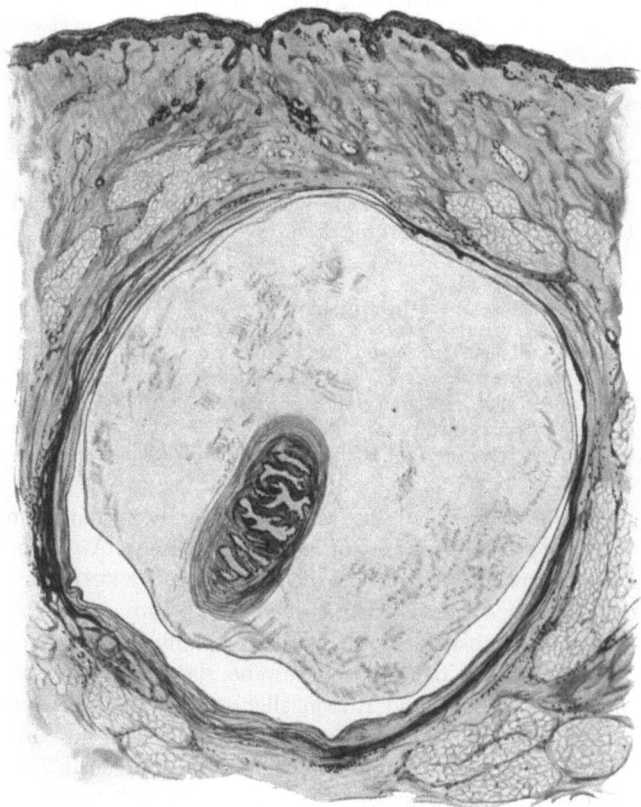

Abb. 80. *Cysticercus cellulosae* (♂, 33jähr., Brusthaut). Der quergetroffene Parasit liegt in einer Blase, die von einer Bindegewebskapsel eingeschlossen ist. Geringgradige Gewebsreaktion in der Umgebung. O = 16:1; R = 14:1. (Sammlung P. SCHNEIDER.)

Tumoren nimmt die bindegewebige Außenschicht allmählich an Dicke zu, indem vom Rande her die in der Mitte gelegene, strukturlose, schleimige, mit zahlreichen Leukocyten durchsetzte, die Würmer enthaltende Masse durch einwandernde Gefäße organisiert wird. OUZILLEAU, LAIGRET und LEFRON führen auch eigenartige Hautveränderungen anderer Art (*Pseudo-Ichthyose*, Xerodermie und Lichenisation, achromatische Flecke an den Gliedmaßen, die an lepröse Flecke erinnern) auf die Gegenwart der Onchocerca zurück, eine Annahme, die allerdings von anderen Forschern (MONPELLIER u. a.) bestritten wird. Bei einem in Deutschland aufgetretenen Fall von *Filariasis nodularis* subcutanea fanden GOTTRON und NIKOLOWSKI in Riesenzellen Mikrofilarien, deren weitere Klassifizierung jedoch nicht möglich war.

merkwürdigerweise stets solche Körperstellen auf, wo sie die meiste Aussicht haben, beim Durchbruch durch die Haut ihre Larven in Wasser abzustoßen (Fuß, Unterschenkel). Ob der Guineawurm vor seinem Durchbruch durch die Haut Giftsubstanzen ausscheidet (FAIRLEY), die
über der Durchbruchstelle zu lokaler Nekrose und zur Bildung der bekannten „Blase" führen,
scheint zweifelhaft. Die vielfach beobachteten *Urticariaanfälle* bei den Erkrankten wurden
teils ebenfalls auf diese Giftstoffe, teils darauf zurückgeführt, daß absterbende oder nicht
zum Durchbruch gelangende Würmer ihre Larven in das Gewebe entleeren, dürften aber
durch lokale oder allgemeine Sensibilisierung gegen den Erreger bzw. gegen seine Produkte
zu erklären sein. Nach dem Platzen der Blase steckt der Guineawurm in einer Bindegewebs-
scheide, aus der er früher durch Aufwickeln auf ein Hölzchen herausgezogen wurde. Heute
ist dieses uralte Verfahren durch sicherere ersetzt. Nematoden (Gnathostoma, Agamone
matodum migrans) sind auch als Erreger einer Creeping eruption (s. dort) nachgewiesen worden
(TAMURA, KIRBY-SMITH, DOVE und WHITE u. a.). Erwähnt sei hier das histologisch mit
Hyperkeratose, Atrophien, Ödem, Rundzelleninfiltraten und Bindegewebsverdichtung einhergehende *Ainhum,* das von manchen als selbständige Erkrankung (DSCHANG), von anderen
auch als durch Filarien hervorgerufen angesehen wird und möglicherweise auch infolge ganz
verschiedener Ursachen entstehen kann, wie auch ASH und SPITZ annehmen.

Unter den

Plathelminthen

kommt vor allem den **Cestoden** eine besondere Bedeutung zu, und zwar dann, wenn ausnahmsweise einmal die Oncosphären in den menschlichen Magen aufgenommen werden
und hier ihre Embryonalhüllen verlieren. Die freiwerdenden Embryonen durchbohren die
Magen- bzw. Darmwand und werden mit dem Blut- und Lymphstrom verschleppt. Im
Unterhautzellgewebe u. a. führen sie zu zahlreichen Knotenbildungen, die die Finnen *(Cysticercus)* umschließen.

Diese machen an und für sich keine Beschwerden. Sie werden oft mit Lymphknoten oder auch mit syphilitischen Gummen verwechselt. Als besonders kennzeichnend gilt die knorpelharte Resistenz dieser Knoten (LEWIN). In der Subcutis
finden sich die *Cysticercen* als kleine Abscesse, die von einer wohlerhaltenen
(Cysticercen-) Membran ausgekleidet sind. Nach außen hin umschließt diese
ein zellreiches, entzündliches Granulationsgewebe, das zu innerst aus einer Lage
wuchernder Bindegewebszellen und Riesenzellen, nach außen aus jungen Bindegewebszellen, Lymphocyten und zahlreichen Plasmazellen besteht. Hin und
wieder wurden cholesterinartige, doppelbrechende Substanzen in den Zellen des
Granulationsgewebswalles nachgewiesen (STUMPF).

Ähnliche Knotenbildungen kann die Larve einer *Botriocephalusart* hervorrufen, die namentlich in Japan (Sparganum proliferum), aber auch in Amerika
beobachtet wurde und gelegentlich zu *acneartigen Hautveränderungen* geführt
hat (STILES). Aus diesen Knötchencysten kann man die kleinen, in eine schleim-
artige Masse eingehüllten Würmer leicht entfernen. Gelegentlich kommt es auch
hier zu elephantiastischen Schwellungen einzelner Gliedmaßen (IJIMA).

Der Vollständigkeit halber erwähnen wir aus der Gruppe der **Trematoden**
schließlich noch die *Bilharzia,* eine Schistosomeninfektion, die in erster Linie
zwar zu Erkrankungen des Urogenitalapparates, aber auch zu entzündlichen,
tumorartigen Veränderungen *(Bilharziatumoren)* an der äußeren Haut und
Schleimhaut führt. Auch hier erfolgt das Eindringen der getrennt geschlecht-
lichen Parasiten durch die Haut, wobei es zu erythematösen und urticariellen
Veränderungen kommt (CAWSTON). Der Parasit lebt im Blut (Pfortader, Becken-
venen u. a.), setzt hier seine Eier ab. Die Eier gelangen aus den Gefäßen in das
Gewebe und rufen hier die schweren Gewebsveränderungen hervor.

Die durch *Cercarien* hervorgerufene *Badedermatitis* gehört ebenfalls hierher. 1928 klärte Cort im Selbstversuch den Zusammenhang. Vogel fand 1930 Cercarien in excidierten Papeln. 1923 hatte Naegeli die Erkrankung klinisch beschrieben und angenommen, die Ursache müsse ein „tierisches Plankton" sein. Nach Haemmerli sind bisher 18 verschiedene Cercarienarten bei derartigen Dermatitiden gefunden worden. Der normale Zwischenwirt ist ein Wasservogel, der Mensch ein Fehlwirt, in dessen Haut sich die Cercarien mit Hilfe eines histolytischen Fermentes einbohren und dort zugrunde gehen. Kommen Menschen erstmalig mit ihnen in Berührung, entstehen kleine unauffällige Papeln. Erst wenn eine Überempfindlichkeit eingetreten ist, finden sich juckende Papeln, Quaddeln und Bläschen, die sog. Sekundärreaktion (Macfarlane). Im Selbstversuch hat Haemmerli ihren Verlauf *histologisch* klären können. Er sei etwas ausführlicher wiedergegeben, da er auch von allgemeiner biologischer Bedeutung ist: Die Cercarie wird spätestens innerhalb von 52 Std aufgelöst. Sie wirkt als Fremdkörper und ruft dadurch eine Entzündung mit Reparationsphase hervor. Die Cercarie gelangt durch einen schrägen Gang in die Stachelzellschicht, niemals durchdringt sie das Stratum basale. Die Zellen der Spinalschicht sind nach 5—6 Std zusammengedrängt, die Capillaren andeutungsweise erweitert und von einigen segmentkernigen Leukocyten umgeben. Nach 9 Std ist die Epidermis von einigen Leukocyten immigriert, um die Capillaren befindet sich nun ein dichtes leuko-lymphocytäres Infiltrat. Nach 24 Std ist die Cercarie fast gänzlich zerstört, in der Epidermis besteht eine Spongiose mit intracellulärem Ödem der Stachelzellen. In Epidermis und oberer Cutis überwiegen im Infiltrat die Lymphocyten, außerdem finden sich um die weiten Capillaren Histiocyten neben einem andeutungsweisen Ödem. Nach 36 Std hat dieses noch zugenommen; das Infiltrat besteht gleichmäßig aus Lymphocyten und Histiocyten. Die späteren Veränderungen sind rein reparativ. Eosinophile *fehlen* trotz eines sicher allergischen Geschehens. Da Brackett erst 29 Std nach Eindringen der Cercarie excidierte, fand er die Erreger nicht, auch er vermißte Eosinophile.

3. Durch Arthropoden verursachte Hautveränderungen.

a) Arachnoidea.

Die wichtigste der durch Acari entstehenden Hautveränderungen ist die

Scabies.

Die Krätze wird durch eine bereits 1634 von Mouffet beschriebene, aber erst 1834 nach der Demonstration Benuccis in der Alibertschen Klinik allgemein als Erreger anerkannte Milbe, und zwar den Acarus siro *(Sarcoptes scabiei var. hominis)* hervorgerufen. Sie tritt mit Vorliebe an bestimmten Körperstellen auf (Hände, Handgelenke, vordere Achselhöhle, Knöchel, Penis, Mammae); es werden aber auch so gut wie alle Körperteile, für gewöhnlich (s. unten) mit Ausnahme des Kopfes, befallen. Die Veränderung ist subjektiv gekennzeichnet durch ein nachts, in der Bettwärme sich steigerndes Jucken, objektiv durch die Krätzegänge, meist 2—4 mm lange graue Streifen von unregelmäßigem Verlauf. Diese finden sich manchmal auf geröteter und infiltrierter oder selbst vesiculöser Grundlage, manchmal auch ohne Entzündungserscheinungen. Die *Milbe* sitzt am Kopf des Ganges als kleiner weißer Punkt, meist über einem kleinen, tiefer liegenden Bläschen.

Länger bestehende Krätze führt stets zu *sekundären Hautveränderungen*, die durch Zerkratzen der Efflorescenzen und nachfolgende Infektion mit banalen Eitererregern bedingt sind und gelegentlich auch „ekzematös" werden. Dazu kommen Entzündungen der Lymphbahnen und Lymphdrüsen; im ganzen ein außerordentlich buntes Bild.

Die befruchteten *Weibchen* graben die *Gänge*, während die *Männchen* sich an der Oberfläche der Haut in der Nähe der Gangöffnungen aufhalten und bald absterben, nachdem sie der Befruchtung genügt haben. Sie sind kleiner als die Weibchen, die einer etwa $1/3$ bis $1/4$ mm breiten, abgeflachten Eiform entsprechen. Die Weibchen belegen die Gänge mit Eiern, die um so weiter in der Entwicklung vorgeschritten sind, je näher der Eintrittsstelle sie liegen. Die nach einigen (5—6) Tagen austretenden Larven durchbohren an Ort und Stelle die Gänge nach außen, um sich nach der Befruchtung neu einzugraben.

Die Milben bohren sich schräg wahrscheinlich durch Absonderung einer Flüssigkeit auf chemischem Wege in die Hornschicht ein, wo sie dann der Oberfläche parallele, bis zu mehreren Zentimetern lange, gerade oder leicht gekrümmte Stollen graben (UNNA). Sie bleiben dabei so gut wie stets *innerhalb der mittleren Hornschichtlagen* (RIEHL, TÖRÖK, UNNA, JESSNER) und legen ihre Eier quer zur Achse des Ganges hinter sich. An Körperstellen mit breiterer Hornschicht hausen die Milben stets nur in dieser. Überall dort jedoch, wo nur eine zarte Epidermis vorhanden ist, sind die Milben wiederholt unterhalb des Stratum granulosum (SHISCHA, KAPOSI), ja auch im Rete selbst angetroffen worden (MOSLER-KAISER, JESSNER, RAVOGLI); sie wurden sogar (NAGEL, bei Scabies norwegica) unmittelbar unter der Epidermis, im Corium beobachtet. Sämtliche Forscher betonen jedoch, daß überall dort, wo die Milbe — dem gewöhnlichen Verhalten entgegen-

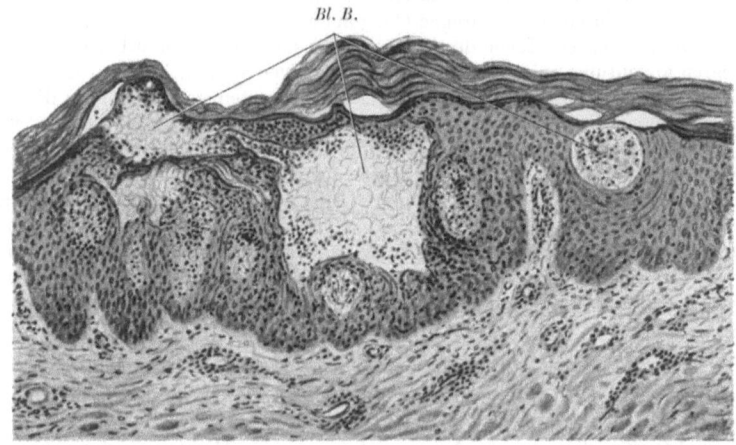

Abb. 81. *Scabies.* Gänge in der Epidermis. Stachelschicht ödematös geschwollen, von polynucleären Leukocyten und unregelmäßigen, bläschenartigen Hohlräumen (*Bl. B.*) durchsetzt. O = 85:1; R = 85:1. (Sammlung KYRLE.)

gesetzt — in die eigentliche Stachelschicht eindringt, die Zellen der nächsten Umgebung sehr schnell verhornen, so daß Milbenkörper und Milbengang schließlich auch hier in einer, durch den Reaktionsvorgang sogar verdickten Hornschicht liegen. Tatsächlich handelt es sich in solchen Fällen um Zellen, in welchen ein Kern nicht mehr nachweisbar ist. Von einer *wirklichen* Verhornung dieser Zellen habe ich mich jedoch nicht überzeugen können. Es dürfte sich vielmehr lediglich um abgestorbene Stachelzellen handeln, die in einem „trockenen Milieu" zugrunde gegangen sind. Bei derartig keratinisierten (?) Gängen vermißte ich das sonst häufig zu beobachtende seröse Exsudat (s. unten); hier wirken sich die toxischen Stoffwechselprodukte der Milben augenscheinlich lediglich in einer *trockenen Nekrotisierung* aus. Wir hätten uns diesen Zustand also in ähnlicher Weise entstanden zu denken wie die Entwicklung primärer Knötchen und Bläschen.

Bekanntlich finden sich bei der Krätze neben reaktionslosen Gängen auch *entzündlich gerötete Knötchen und Bläschen* (RÓNA, JADASSOHN, VOLK), die vielleicht nicht nur auf die lokale Anwesenheit der Milben zurückzuführen sind, sondern rein allergischer Natur sein können gegenüber Substanzen der Milbe selbst oder ihrer Produkte (GRÜTZ). Selbst in kleinsten derartigen Papelchen konnte VOLK mikroskopisch eine *Bläschenbildung* beobachten. Diese ging aus einem intra- und interepithelialen Ödem hervor, das die gequollenen Epithelien auseinanderdrängte. Die Bläschen enthielten ein seröses Exsudat mit wenigen

Leukocyten und schlecht färbbaren, aus dem Zellverbande losgelösten, nekrotisierten Epithelien. Nimmt diese seröse Exsudation zu, so kommt es zu der auch klinisch sichtbaren, rein serösen Bläschenbildung, die sich von der der Papelchen lediglich quantitativ — durch die stärkere Exsudation —, jedoch nicht qualitativ unterscheidet. Oft liegen diese Bläschen völlig in der Stachelschicht, oft aber auch unmittelbar unter der Hornschicht. Die Decke wird daher entweder nur aus dieser oder auch noch aus granulierten oder Stachelzellen aufgebaut; seitlich bilden ödematöse, gelockerte und geblähte Epithelien die Grenze. Die *Milbengänge* verlaufen meist *oberhalb* dieser Bläschen innerhalb der Hornschicht. Man darf daher die Bläschenbildung mitsamt dem ihr zugrunde liegenden Ödem wohl auf die Einwirkung von Stoffwechselprodukten der Milben mit nachfolgender, mäßiger, entzündlicher Exsudation zurückführen.

Nicht immer bleibt es jedoch bei einer serösen Ausschwitzung; namentlich an zarten Hautstellen (Penis, Mamillen) finden sich bekanntlich häufig richtige *papulöse Gebilde*, die gelegentlich wegen ihres Sitzes an diesen Stellen zu diagnostischen Irrtümern Anlaß geben können. Diese Papeln sind auf stärkere Entzündungserscheinungen in der Cutis zurückzuführen. Für gewöhnlich sind diese ja nur gering und beschränken sich auf ein mehr oder weniger ausgesprochenes entzündliches Ödem im Papillarkörper, dessen Blutgefäße erweitert und dessen fixe Bindegewebszellen mäßig gewuchert sind. Je näher der Parasit der Cutis kommt, d. h. überall dort, wo er an dünnen Hautstellen gezwungen ist, stellenweise in die Stachelschicht einzudringen, nehmen diese Cutisveränderungen jedoch an Stärke zu. Dabei kommt es dann auch zu einer *cellulären Infiltration*. In der Cutis findet sich, manchmal ziemlich tief hinabreichend, ein ausgedehntes, im Zentrum diffuses, in den Randabschnitten mehr perivasculäres, das ödematös geschwollene Gewebe durchsetzendes lymphocytäres *Infiltrat*. Diese Art der Papelbildung ist von der *syphilitischen* Papel leicht zu unterscheiden; wenn auch vereinzelt Plasmazellen gefunden werden, so fehlen doch alle für Syphilis kennzeichnenden Gefäßwandstörungen.

Die *Epidermis* ist über derartig entzündlich veränderten Abschnitten naturgemäß auch stärker in Mitleidenschaft gezogen. Vielfach findet man leichte *Blutungen*, welche die basalen unteren Stachelzellen auseinander drängen. Über solchen Stellen ist — wie übrigens auch häufig über den Bläschen — die granulierte Schicht geschwunden, die Hornschicht *parakeratotisch*.

Außerordentliche Grade nehmen diese Formen der scabiösen Hautveränderung bei der sog. „Scabies norvegica" an. Es handelt sich dabei um keine besonderen Erreger, vielmehr lediglich um sehr lange, über Jahre sich hinziehende Erkrankungen. Sie wurden zuerst aus Norwegen beschrieben (DANIELSSEN, BERGH), seitdem jedoch in den verschiedensten Gegenden beobachtet. Immerhin beträgt die Zahl der Veröffentlichungen zur Zeit schon an 100. In derart vernachlässigten Fällen ist die Haut schmutzig gelb bis braun verfärbt, auffallend trocken, von kleinen, weißen Schüppchen bedeckt, gelegentlich derart entzündlich gerötet (BESNIER, JORDAN), daß sie an eine *Erythrodermia generalisata* erinnert. Außer den von der gewöhnlichen Scabies her bekannten Papeln, Bläschen usw. findet man hier dicke *Schuppenmassen*, die sich vorwiegend an den Prädilektionsstellen der Scabies, aber auch an Stellen lokalisieren (Kopf, Nacken), wo die Krätze für gewöhnlich nicht vorkommt. Diese Schuppenmassen sind mit dem darunterliegenden Gewebe fest verbunden. Zum Bilde der norwegischen Krätze gehört ferner eine Art *Onychogryphose*; die Milben dringen unter den Nagel, wo sie mit Eiern und Larven eine entzündliche Reizung des Nagelbettes auslösen, die zu der abnormen Hornproduktion führt. Die *Lymphdrüsen* sind bei den in ihrem Gesamtzustand erheblich herabgekommenen Kranken allgemein geschwollen und vergrößert.

Die gesamte *Hornschicht* erscheint in solchen Fällen sehr stark verbreitert, oft fleckweise parakeratotisch. Sie ist nicht nur von einfachen Stollen, sondern von einem verwickelten *Kanalnetz* durchzogen, dessen Gänge schräg oder waage-

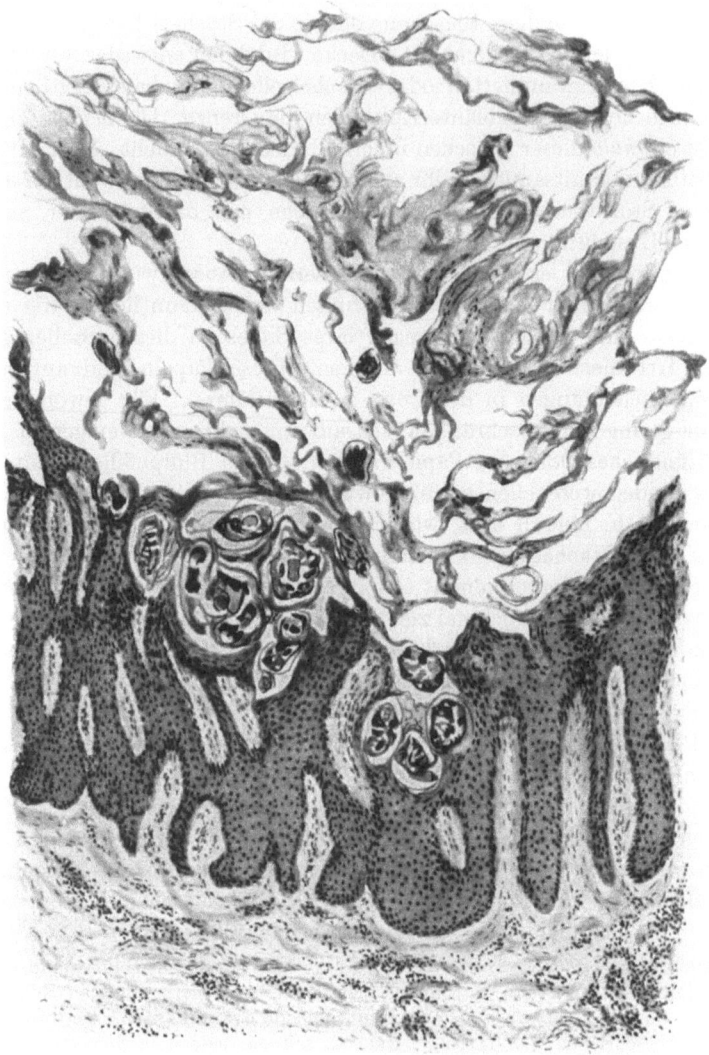

Abb. 82. *Scabies norvegica.* Lamelläre Lockerung der para- bzw. hyperkeratotischen Hornschicht. Acanthose. Perivasculäre Rundzelleninfiltrate. Krätzemilben in bzw. unter der Hornschicht bzw. in der obersten Stachelschicht. O = 77:1; R = 70:1. (Sammlung HAUCK.)

recht, lagenweise übereinanderlaufen und durch Seitengänge miteinander in Verbindung stehen (UNNA). Innerhalb der Gänge findet man neben einzelnen Milben eine größere Zahl von Eiern und, dem Alter der Gänge entsprechend, mehr oder weniger Faeces. Das Stratum granulosum ist von einer dünnen Schicht verhornter, kernhaltiger und kernloser Zellen bedeckt; nach oben hin wird die *parakeratotische Schicht* alsbald durch das vollständig verhornte und von dem Gangsystem durchsetzte Stratum corneum abgelöst. Überall dort, wo in der Hornschicht Parakeratose auftritt, fehlt das Stratum granulosum, so daß die erste hier unmittelbar in das *Stratum spinosum* übergeht. Die Stachelzellen sind in lebhafter Wucherung begriffen. Diese äußert sich nicht nur in einer Verbreiterung der suprapapillären Abschnitte, sondern auch der interpapillären Leisten. Dementsprechend sind die *Papillen* verlängert und verschmälert, an den Enden oft kolbig verdickt (NAGEL). Sie reichen vereinzelt ganz nahe an die Hornschicht heran, so daß sie von den Milben und Gängen manchmal nur durch wenige Zellen getrennt sind oder gar unmittelbar die Milbe bzw. einen Gang erreichen (s. Abb. 82). GRÜTZ fand die Milben von intensiv gefärbten kernreichen Hornlagen umgeben, die sich gegenüber der Umgebung deutlich abhoben. Mikroabscesse sah er in der Epidermis nur angedeutet.

Die entzündlichen *Veränderungen der Cutis* haben hier erhebliche Grade angenommen. Die Blutgefäße des Papillarkörpers sind erweitert und geschlängelt; dieser selbst von ausgedehnten, teils diffusen, teils perivasculären, lymphocytären Infiltraten durchsetzt, die sich bis in die unteren Coriumabschnitte hinab verfolgen lassen und hier namentlich um die Hautanhangsgebilde herum besonders deutlich bleiben. In seinen Fällen sah GRÜTZ Veränderungen des Endothels bei erweiterten Gefäßen, die sich von Schwellungen bis zu Intimagranulomen erstreckten. Die Elastica war aufgesplittert, teilweise völlig zerstört. Da sich außerdem an diesen Stellen ein kleinzelliges Infiltrat vorfand, erhielten die Veränderungen den Charakter von Knötchen, die an die *Periarteriitis nodosa* erinnerten, eine Beobachtung die auch von anderen, so BOMMER und SCHWENKE, bestätigt werden konnte, NOSKO aber vermißte.

Differentialdiagnose. Auf die leichte Möglichkeit der Unterscheidung scabiöser Papeln am Penis von syphilitischen wurde schon hingewiesen; neben den ausgedehnten Plasmazellherden fehlt vor allem die für die *Syphilis* kennzeichnende Lymph- und Blutgefäßwanderkrankung. Großer Wert ist früher auf eine Trennung der „*ekzematösen*" von den scabiösen „Oberhautkatarrhen" gelegt worden (UNNA, JOSEPH u. a.). Ich sehe dabei ab von den Mißdeutungen, welche sich die oben beschriebenen, unmittelbar auf die Gegenwart der Acari zurückzuführenden Papel- und Bläschenbildungen diesbezüglich gefallen lassen mußten. Bei unserer heutigen Auffassung vom Wesen der Hautveränderungen im Sinne einer Dermatitis erscheint ein solcher Streit im übrigen gegenstandslos. Die Scabies norvegica kann gelegentlich einmal mit der *Psoriasis rupioides* große Ähnlichkeit haben. Histologisch wird der Nachweis der Gänge und Milben stets eine Entscheidung gestatten.

Pathogenese. Die Scabies ist stets auf das Eindringen der Krätzemilbe in die Haut zurückzuführen. Ihr bzw. ihren Stoffwechselprodukten dürfen wir auch die primär auftretenden erythemato-papulösen bzw. vesiculösen Veränderungen zur Last legen. Weitere Umwandlungen jedoch (Pustulation, Pyodermien, Ekzematisation) sind sicherlich häufig sekundärer Natur und haben mit der Scabies als solcher nichts zu tun.

Von anderen Milbenarten kommt als Erreger von Hautveränderungen in Europa vor allem die

Trombicula autumnalis, SHAW (Leptus autumnalis).

die sechsbeinige, rote Larve einer Trombidienart *(Trombidiasis)* in Frage, die sich in Deutschland (Bayern, Sendlinger Beiß), aber auch in anderen Ländern, namentlich in warmen

Sommern, zahlreich vorfindet. Die Larve bohrt sich an einer Hautstelle in den Körper ein, mit Vorliebe an den Haarfollikeln und Schweißporen. Die *klinischen Erscheinungen* werden wahrscheinlich durch Verdauungssekrete der Milben hervorgerufen, die nach deren Tod schnell wieder zu schwinden scheinen. Nach dem *Stich* treten rote Flecken auf, welchen manchmal ein kurzes anämisches Stadium vorausgeht. Alsbald bilden sich, je nach der Reaktionsfähigkeit der Haut des Gestochenen, verschieden große und stark juckende Papeln, an deren Spitze nach etwa 24 Std ein *Bläschen* auftritt, während die hyperämische Zone *hämorrhagisch* umgewandelt wird. Das *Ödem* kann an besonders geeigneten Körperstellen (Scrotum) außerordentlich starke Grade annehmen. Die Papeln bilden sich gewöhnlich innerhalb einiger Wochen zurück. Einzelne Knoten können jedoch viel länger bestehenbleiben.

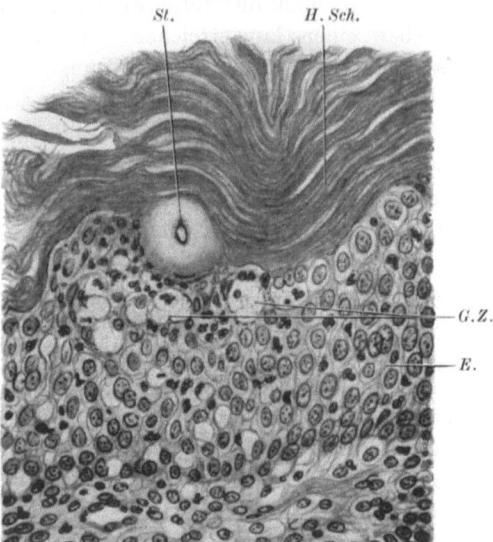

Abb. 83. *Leptusstich*. Stachel (*St.*), mantelartig von homogenen nekrotisierten Massen und ödematös gequollenen Zellen (*G. Z.*) des oberen Rete umgeben. Umschriebenes Ödem der Stachelschicht (*E*); einzelne polynucleare Leukocyten. O = 380:1; R = 380:1. (Sammlung KYRLE.)

Bei den Gewebsveränderungen kann man eine aufsteigende Entwicklungs- und eine absteigende Rückbildungsphase unterscheiden (TOOMEY). Die spastische *Ischämie* dauert nur kurz und ist mit einer Lymphstauung im Stratum subpapillare verbunden. Der darauf einsetzenden *Hyperämie* entspricht histologisch eine Erweiterung der Capillaren in Papillarkörper und oberer Cutis mit wechselnd starker perivasculärer *Zellinfiltration*. Dazu kommt eine fibrinöse Exsudation in der Umgebung des Stichkanals, während im Zentrum der Papel bereits sehr frühzeitig ein Zerfall der Epidermis- und auch Bindegewebszellen eintritt. Dieser *nekrotische* Abschnitt umfaßt meist nur die unmittelbare Umgebung des dadurch von einer hyalin-nekrotischen Scheide umschlossenen Saugrohrs des Parasiten (s. Abb. 83). Das entzündliche Exsudat führt ferner zu einem inter- und intracellulären Ödem und damit zu einer Lockerung des Zellverbandes in der Umgebung des nekrotischen, hyalinisierten Zentrums. Die Gefäße in der unmittelbaren Umgebung dieses Bezirks sind im hämorrhagischen Stadium von kleinen Blutextravasaten umgeben, welche mit dem Exsudatstrom unter Umständen bis in die Epidermis hinaufgeschwemmt werden. WINKLER führt die Isolierung der Epidermiszellen auf Einwirkung des Speicheldrüsensekretes zurück. Durch die präorale Verdauung wird eine eigentümliche hyaline Röhre im Wirtsgewebe ausgebildet, das *Stylostom*.

War die Giftwirkung eine stärkere, so kann das entzündliche Ödem zu ausgedehnterer *Blasenbildung*, auch unterhalb des Stratum basale, und zu einer weitergreifenden, umschriebenen Bindegewebsnekrose führen. Die *Rückbildung* erfolgt durch Resorption zunächst des flüssigen, dann auch schließlich des cellulären Exsudats; in Fällen tiefer greifender Bindegewebszerstörung kann diese eine narbige Ausheilung bedingen.

Demodex folliculorum.

Der wurmförmige, 0,1—0,4 mm lange Acarus findet sich in den Talgfollikeln, vor allem des Gesichts, so gut wie bei allen Menschen mit Ausnahme der Neugeborenen und gilt für gewöhnlich als *nicht pathogen*. Neben den Talgdrüsen bzw. Haarbälgen der Haut und der Wimperhaare findet er sich vor allem auch in Comedonen- und Acneknötchen (G. SIMON u. a.), aber auch hier gilt er lediglich als Saprophyt, zumal er nicht oder nur sehr selten als wirkliche Ursache entzündlicher Veränderungen in Frage kommt.

Einer ernsthaften Kritik hält diesbezüglich eine Beobachtung LEWANDOWSKYS stand (GMEINER). Es handelte sich um eine Art Impetigo in einzelnen kreisförmigen Herden im Gesicht eines italienischen Arbeiters. Innerhalb dieser scharf umschriebenen, klinisch auch an Trichophytie erinnernden Krankheitsherde fand sich in großer Zahl der *Demodex canis*.

Viele andere veröffentlichten Beobachtungen über Demodex als Krankheitsursache werden ohne weiteres dadurch in ihrer Bedeutung beeinträchtigt, daß z. B. GMEINER diese Milben bei einer größeren Zahl verschiedenster Hauterkrankungen (Alopecie, Carcinom, Dermatitis eczematosa, Furunkulose, Herpes, Impetigo, Trichophytie, Tuberculosis cutis luposa u. a.) meist nicht fand. Wo sie aber doch vorhanden waren, lagen sie in Talgdrüsen und auch dort nicht in größerer Menge als in gesunder Haut. Allenfalls kommt dem Demodex eine *pathogene* Rolle nur insoweit zu, als seine Ansiedlung und Fortpflanzung in den Haarbälgen und Talgdrüsen günstige Bedingungen für das Eindringen und Pathogenwerden von Spaltpilzen schafft. Dies gilt auch für die *follikulären und perifollikulären Entzündungsprozesse* an den Cilien und vor allem den Talg- und MEIBOMschen Drüsen. Auch hier ist, wie im Gegensatz zu MAJOCCHI, MIBELLI, STIEDA u. a. betont werden muß, die Entstehung der entzündlichen Veränderungen nicht auf die Milben, sondern auf sekundäre Infektionen mit banalen Eitererregern zurückzuführen.

Das Schmarotzen der Milbe in den Talgdrüsenfollikeln kann zu einer *Erweiterung* des Follikelostiums, zu einer Abplattung bzw. Verdünnung des Follikelepithels, gelegentlich aber auch zu einer Talgdrüsenhyperplasie führen. Bei tieferem Eindringen in den Haarfollikel (durch Traumen, BERGSTAD u. a.) kann es schließlich zu cystenartiger Erweiterung der Talgdrüsen, ja sogar, falls eine entzündliche Gewebsreaktion ausgelöst wird, zur Bildung *tuberkuloiden Granulationsgewebes*, unter Umständen mit zahlreichen Riesenzellen kommen. Es handelt sich dabei jedoch lediglich um die gleichen Fremdkörperreaktionen, die z. B. bei der Acne bzw. der Keratosis suprafollicularis (s. dort) durch Haare dann ausgelöst werden, wenn diese in das perifollikuläre Gewebe eindringen.

Ixoden.

Unter den Milben wären schließlich noch die *Ixoden* zu erwähnen, von denen bei uns in erster Linie der *Holzbock*, eine Zeckenart (Ixodes rhicinus), dadurch eine Rolle spielt, daß der ähnlich wie die Leptusarten auf Gräsern und Blättern im Gebüsch und Unterholz der Wälder vorkommende Parasit — vor allem die Weibchen — die Haut des Menschen gelegentlich einmal aufsucht. Er bohrt sich mit seinem hakenbesetzten Rostrum in die Haut ein, saugt Blut, wobei der Körper auf das Mehrfache seines Volumens anschwillt. Die Parasiten pflegen nach wenigen Stunden oder Tagen von selbst abzufallen und führen nur dann zu umschriebenen entzündlichen Veränderungen, wenigstens beim Holzbock — tropische Ixodes rufen oft schwere Entzündungs- und Einschmelzungserscheinungen hervor —, wenn unzweckmäßigerweise die gewaltsame Entfernung des Tieres versucht wird, wobei der Rumpf abreißt und der Saugapparat des Tieres im Gewebe steckenbleibt. Gelegentlich wurde infolge des Stichs des Tieres ein *Erythema chronicum migrans* beobachtet (KAUFMANN-WOLF), angeblich sollen sich auch Lymphocytome ausbilden können (s. dort).

Auf eine Infektion durch Zeckenstiche will man neben bestimmten Lymphocytomen heute auch die Acrodermatitis atrophicans HERXHEIMER zurückführen (HAUSER), deren anfangs uncharakteristisches histologisches Bild dem ebensowenig kennzeichnenden des Erythema migrans entsprechen kann (GÖTZ).

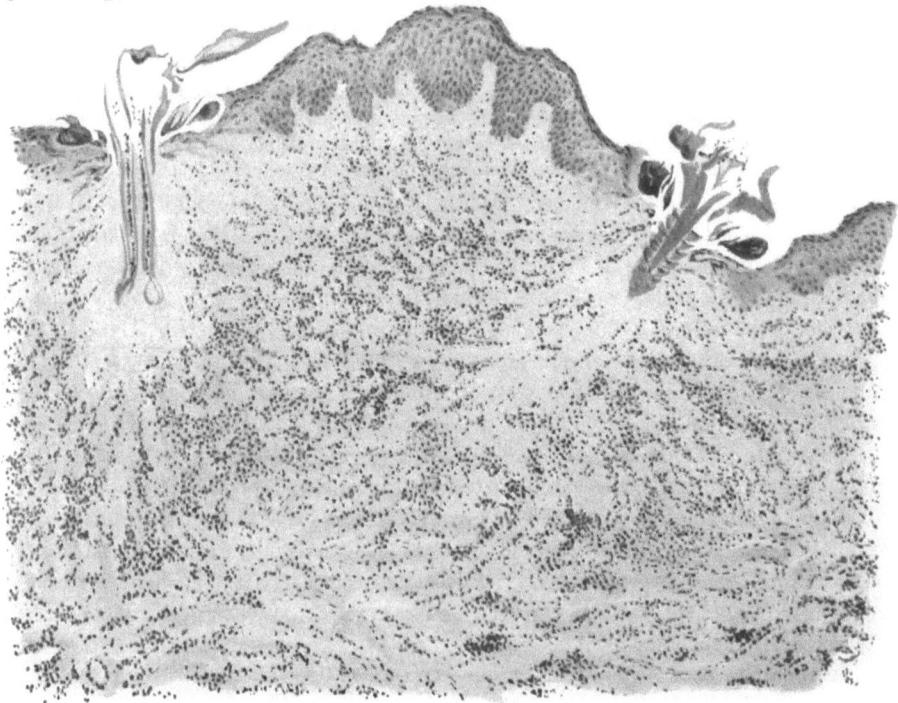

Abb. 84. *Holzbock* (Ixodes ricinus L.) (♂, 22jähr., in der Haut des Scrotum, seit 6 Tagen). Kopf und Saugwerkzeuge (gelb) zweier Tiere; im Bilde rechts die Haken deutlich sichtbar; nächste Umgebung ödematös-nekrotisch: Methylgrün-Pyronin. O = 128:1; R = 115:1.

Der Stich der Zecke löst im Gewebe eine mehr oder weniger ausgedehnte, die Cutis durchsetzende und bis zur Subcutis reichende *entzündliche Zellinfiltration* aus (s. Abb. 84), an deren Aufbau neben Lymphocyten und geschwollenen Bindegewebszellen vor allem zahlreiche eosinophile Leukocyten beteiligt sind. In der unmittelbaren Umgebung der Einstichstelle wird die Haut nekrotisch; die Kerne zerfallen und das ganze Gewebe wird in eine eigentümliche, hyaline Masse umgewandelt. Der Gewebszerfall greift auch auf die Epidermis über und so wird es durchaus verständlich, daß an der Einstichstelle eine kleine zarte Narbe auch dann zurückbleibt, wenn stärkere eitrige Einschmelzungserscheinungen fehlten. Bleiben die Mundwerkzeuge des Parasiten in der Haut zurück, so können sie eine Epithelialisierung des Stichkanals und anschließend atypische Epithelwucherungen hervorrufen (WEGELIN).

b) Insekten.

Unter den durch Insekten verursachten Hautveränderungen kommen für unsere Betrachtungsweise nur wenige in Frage, da die durch sie gesetzten Veränderungen histologisch

an und für sich nicht kennzeichnend aufgebaut bzw. in Hinsicht auf die entstehenden Gewebsveränderungen nicht untersucht sind. Der Stich des zungenförmigen Saugorgans der
Flöhe führt zu einer kleinen punktförmigen *Blutung*, die von einem wechselnd großen *roseola-
artigen* Fleck, bei manchen Menschen von einer Quaddel *(Urticaria e pulice)* umgeben ist.
Dieses verschiedene Verhalten der einzelnen Menschen muß auf besondere, in ihrem Organismus gelegene Eigentümlichkeiten (Überempfindlichkeitsreaktion?) zurückgeführt werden,
wie sich auch nur auf diese Weise die eigentümliche Tatsache erklären läßt, daß der Floh nicht
wahllos den Menschen angeht, sondern eine, vielleicht durch die Ausdünstungen des Menschen
geleitete Auswahl trifft.

Neben dem Pulex irritans soll auch noch der *Hundefloh* den Menschen befallen. Sicher
tut dies der in tropischen Ländern vorkommende *Sandfloh* (Sarcopsylla penetrans), der im
Sande lebt und bei dem die Weibchen sich vor allem in die zarte Haut der Zwischenzehen-

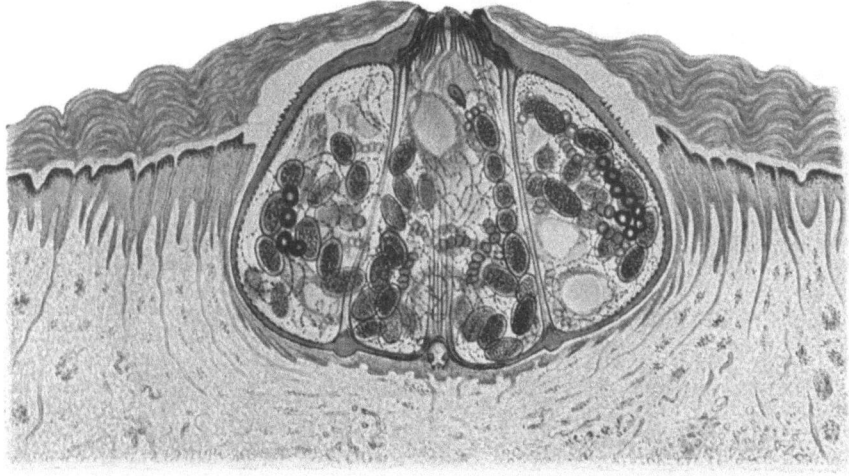

Abb. 85. *Sandfloh* (Sohlenhaut, Neger) innerhalb der auseinandergedrängten Epidermisschichten. Im Innern
des erheblich angeschwollenen Tieres zahlreiche heranreifende Eier. (Sammlung FÜLLEBORN.)

räume festbeißen (s. Abb. 85), dabei die Eier ablegen, und zwar nach außen. Werden diese
jedoch einmal durch ein Trauma (Kratzen usw.) in die Haut eingebracht, so treten
entzündliche Veränderungen, Vereiterungen auf, denen unter Umständen schwere Einschmelzungserscheinungen folgen. Ob dies primär auf die sich entwickelnden Larven oder
sekundär, auf andere Infektionen zurückzuführen ist, bleibt noch zu klären.

Die *Wanzen* befallen den Menschen vor allem nachts; die Bißfolgen sind ähnlich wie die der
Flöhe; jedoch herrschen ödematöse Veränderungen vor, die gelegentlich zur Blasenbildung führen.

Die *Kopf- und Kleiderläuse* rufen durch das dem Biß folgende Jucken wechselnd starkes
Kratzen hervor, das dann sekundär zu mannigfachen Hautveränderungen (Läusederma-
titis, Vagabundenkrankheit usw.) führt.

Die primären Hautläsionen sind — wie Versuche von PAWLOWSKY gezeigt
haben — auf den Inhalt der Speicheldrüsen zurückzuführen. Injektion von
Emulsionen dieser Drüsen hatte Quaddelbildung, Rötung und starken, einige Zeit
anhaltenden Juckreiz im Gefolge, der nach 6 Std wiederkehrte.

Histologische Untersuchung der Injektionsstelle zeigte colliquative Einschmelzung der Epidermis bis auf die obersten Hornschichten, lymphocytäre Zellinfiltration und kleine Hämorrhagien in dem geschwollenen und zum Teil auch gewucherten Bindegewebe. Auf diese Härmorrhagien darf man wohl auch den
größten Teil jener *Pigmentierung* zurückführen, wie sie bei der *Vagabundenkrankheit* beobachtet wird.

Schon länger bestehende Insektenstiche zeigen im histologischen Bild eine große Ähnlichkeit mit Papeln der Urticaria perstans einerseits und andererseits mit Reaktionen auf injiziertes Insektenantigen (SHAFFER, JACOBSON und BEERMAN).

GOLDMAN, ROCKWELL und RICHFIELD sahen unmittelbar nach dem Einstich ein Ödem der Cutis auch relativ weit entfernt vom Stichkanal. Die Epidermis schien zunächst oft nicht betroffen, die Gefäße waren erheblich erweitert, Infiltrate bestanden anfangs aus Polymorphkernigen. Während später das Cutisödem schwand, trat ein solches in der Epidermis auf oder nahm zu. Die Infiltrate wurden überwiegend lymphocytär, außerdem enthielten sie reichlicher Eosinophile. Die Veränderungen hängen jedoch sehr stark von der individuellen Reaktionsbereitschaft der Erkrankten ab.

Differentialdiagnostisch kann in manchen Fällen die Trennung von der ADDISONschen Krankheit schwierig, ja sogar unmöglich werden; letzteres namentlich dann, wenn sich äußere Verwahrlosung und Verlausung — wie dies gewöhnlich der Fall zu sein pflegt — mit erheblich herabgesunkenem Allgemeinbefinden vereinen. Im allgemeinen dürften jedoch die klinischen Besonderheiten (Fehlen des Juckens und der Kratzeffekte — Schleimhautpigmentierungen können hingegen ohne Addison vorkommen — beim Addison, Nachweis der Läuse) zur Trennung ausreichen.

Die *Phthirii pubis* verdienen an dieser Stelle unsere besondere Beachtung, weil ihr Biß manchmal blaßbläuliche Flecke, besonders an der Rumpfhaut bedingt. Diese

Maculae caeruleae

treten infolge Bisses der Phthirii inguinalis bei der großen Mehrzahl der von diesen befallenen Menschen auf, und zwar in Form linsen- bis erbsengroßer oder auch größerer, zartblaugrauer bis schieferfarbener Flecke, über denen die Haut im übrigen nicht verändert ist. Ob eine, namentlich von französischen Autoren betonte gelegentliche Pigmentierung der Schleimhäute tatsächlich auf eine Einwirkung der Filzläuse zurückgeführt werden darf, scheint sehr wenig wahrscheinlich.

Im *mikroskopischen* Bilde ist die Haut völlig normal gebaut. Die von AUDRY u. a. betonte perivasculäre Zellinfiltration sowie das Vorkommen eines besonderen Pigments in Epidermis und Cutis, wo es in der Nähe der Lymphgefäße innerhalb verzweigter Zellen oder in der Form von Körnchen zwischen den Bindegewebsbündeln verteilt sein sollte, kann nicht bestätigt werden. Ebensowenig haben die von VIGNOLO-LUTATI gefundenen Spuren hämorrhagischer, entzündlicher Prozesse mit der eigentlichen Pigmentierung etwas zu tun.

Es ist bis heute nicht gelungen, in den blauen Flecken mikroskopisch irgendeine körperliche Grundlage der Pigmentierung zu finden. Daher hat die von OPPENHEIM vertretene Ansicht, laut der es sich um die diffuse Durchtränkung der betreffenden Hautschichten mit einem durch den Biß der Tiere entstehenden, gelösten grünen Farbstoff handelt, vieles für sich. Ob dieser Farbstoff sich tatsächlich aus dem menschlichen Blute durch die Sekrete des Tieres bzw. ein in diesen enthaltenes Ferment bildet, bedarf noch weiterer Beweise, wenn auch sein Vorkommen in den Tieren in unmittelbarer räumlicher Beziehung zu dem von diesen aufgenommenen Blut dafür zu sprechen scheint und CIUFFO durch subcutane Injektion eines Phthirii-Extraktes die blauen Flecke hervorgerufen haben will.

Der Vollständigkeit halber führen wir hier noch eine von STOKES beschriebene durch den *Stich* von *Simulum venustum* hervorgerufene Veränderung an. Es entsteht zunächst eine kleine *Blutung*, der eine Papel und bei gehäuften Bissen ein ausgedehntes Ödem folgt, das sich bis zur *Blasenbildung* steigern kann. Gleichzeitig besteht eine mäßige regionäre *Drüsenschwellung*.

Histologisch findet man vor allem entzündliche Veränderungen im Corium in Gestalt von Gefäßerweiterung, sehr starkem Ödem und einem perivasculären Infiltrat. Dieses verdient dadurch eine besondere Aufmerksamkeit, daß in ihm, und zwar um so zahlreicher, je näher der Bißstelle gelegen, segmentkernige *eosinophile Leukocyten* auftreten, so daß STOKES von einer spezifischen Chemotaxis des Giftes auf die Eosinophilen sprechen möchte. Oberhalb des ödematösen und ebenfalls entzündlich infiltrierten *Papillarkörpers* ist die Epidermis durch ein intracelluläres Ödem verbreitert und aufgelockert. Eine intercelluläre Flüssigkeitsansammlung führt gleichzeitig an manchen Stellen zu kleinsten *Bläschen* und Blasenbildungen.

Fliegenlarven (Brachycera).

Größere Bedeutung kommt den durch *Fliegenlarven (Brachycera)* beim Menschen hervorgerufenen, als *Myiasis* bezeichneten Veränderungen zu. Die allgemeine Pathologie pflegt eine *Myiasis externa* (die Fliegenmaden treten in der äußeren Hautdecke oder den angrenzenden Schleimhäuten auf) und eine *Myiasis interna gastrointestinalis* zu unterscheiden. Für uns ist hier nur die erste von Belang.

Unter den Fliegengattungen, die ihre Eier in die Haut bzw. in gewisse nach außen kommunizierende Körperhöhlen (Nase, Ohr usw.) ablegen, spielen die Musciden und Oestriden die Hauptrolle.

Die verschiedenen *Musciden* wählen dazu meist faulende pflanzliche und tierische Substanzen; der Geruch des Blutes oder zerfallender Gewebsmassen in Wunden, gangränösen Geschwüren oder sonstigen eitrigen Prozessen veranlaßt sie hier zur *Eiablage*. Die ausschlüpfenden, äußerst gefräßigen Maden verzehren das umgebende Gewebe manchmal bis auf die Knochen, so daß außerordentlich große Zerstörungen entstehen können, die erst abheilen, nachdem die Larven entfernt sind (FREUND, STRAUCH, ROTH u. a.). Diese Form der Myiasis ist vor allem auf Sarkophila und Sarkophaga zurückzuführen; sie findet sich zwar auch in Europa, spielt in wärmeren Ländern aber eine weit größere Rolle.

Die *Oestriden* befallen als echte Parasiten die gesunde Haut, von der aus sich die an der Oberfläche zur Entwicklung gelangte Larve in das subcutane Gewebe einbohrt. Hier im Bindegewebe erzeugt sie, an einer Stelle verharrend, eine chronische Entzündung, die sog. **Dasselbeule (Myiasis dermat. oestrosa).**

Es handelt sich dabei um bis erbsengroß werdende, heftig juckende *Knoten*, an deren Spitze sich aus einer kleinen Öffnung zeitweilig einige Tropfen einer hämorrhagisch-eitrigen Flüssigkeit entleeren; sie enthalten in ihrem Innern die weißen Larven. *Histologisch* findet man an der Innenfläche des durch die Larve gebildeten Hohlraumes meist eine *epithelartige Auskleidung*, die unmittelbar mit dem aus der Höhle nach außen führenden epithelisierten Gang in Verbindung steht. Das umgebende Bindegewebe ist in ein *entzündliches Granulationsgewebe* umgewandelt. Nach STRAUCH dringen die Parasiten gewöhnlich dem Haarfollikel entlang in die Haut ein; auch in seinem Falle entsprach die Knotenbildung einem erweiterten, entzündeten Haarfollikel.

Von den hier weiter zu erwähnenden Veränderungen hat besonders die erstmals 1874 von H. G. LEE unter dem Namen „Creeping eruption", in den neunziger Jahren besonders in Rußland, später aber so gut wie in der ganzen gemäßigten Zone beobachtete, durch das Wandern einer Larve hervorgerufene

Dermatomyiasis linearis migrans oestrosa (KUMBERG)

ein genaueres Studium gefunden. Es kommt dabei zur Entwicklung einer roten, wechselnd (1—3 mm) breiten, unregelmäßig verlaufenden Linie, die an so gut wie allen Körperstellen beobachtet wurde und in vielfach gewundenen, schleifenförmigen Zeichnungen sich über verschieden große Abschnitte des Körpers verbreitet. Der *Parasit* wurde — wenn überhaupt — als kleines, schwarzes, wurmartiges Gebilde am Kopfende des Ganges oder auch einige Millimeter von diesem entfernt im klinisch Gesunden angetroffen. Es handelte sich größtenteils um Larven einer Bremse des Pferdes *(Gastrophiluslarve)* bzw. Rindvieh (Hypoderma).

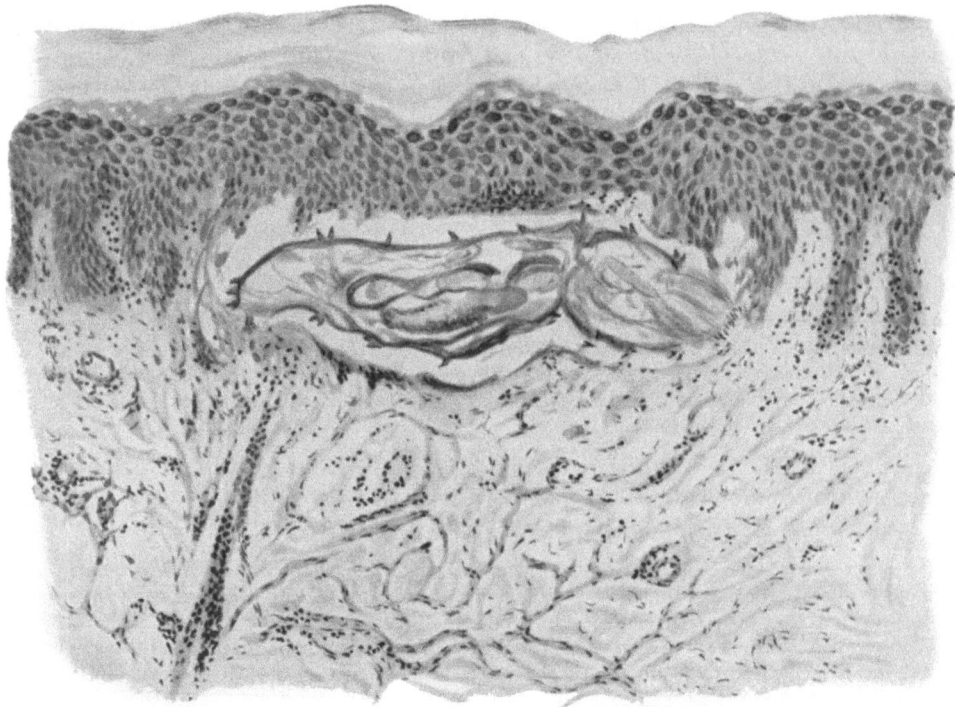

Abb. 86. *Dermatomyiasis linearis migrans oestrosa.* Gastrophiluslarve in den untersten Epidermisschichten. O = 47:1; R = 40:1. (Sammlung NÉKAM.)

Jedoch spielen bei dieser im Senegal als „Larbisch", in Deutschland auch wohl als „*Hautmaulwurf*" bezeichneten Veränderung, die gelegentlich bis $2^1/_2$ Jahre oder noch länger — in dem von mir untersuchten FUHSschen Falle etwa 5 Jahre — bestehenbleiben kann, sicherlich auch noch *andere Erreger* eine Rolle. BETTMANN gelang es, in einem seit 3 Monaten auf dem Penisschaft bestehenden, etwa 4 cm langen Gange eine Acarusart — keine Scabies — festzustellen. Wir haben also sicherlich mehrere Urheber des Hautmaulwurfs anzunehmen, was auch das unterschiedliche Verhalten der Hautveränderung erklärlich macht. Wiederholt wurden Nematoden (s. dort) als Erreger nachgewiesen (Gnathostomiasis). Für den Nachweis des Parasiten hat sich das Capillarmikroskop sehr bewährt.

Aus den wenigen *histologisch* untersuchten Fällen geht hervor, daß der Parasit seinen Weg meist in oder unter der Hornschicht sucht (DICKINSON-T. FOX-DUCKWORTH, NEUMANN-RILLE, RILLE, LENGLET-DELAUNAY u. a.); er fand sich aber auch unterhalb des Stratum granulosum oder gar tief im Stratum germinativum, stellenweise sogar völlig unter der Epidermis (MELCZER). Die derartige im Querschnitt mehr oder minder ovale Gänge begrenzenden Zellen waren abgeflacht, ihre Randzeichnung verschwommen, die Intercellularbrücken geschwunden

(RILLE). In der Umgebung bestand ein meist nur schwach ausgeprägtes, entzündliches Ödem, das zu einer Schwellung der Retezellen, zu einer Verbreiterung der Intercellularlücken geführt hatte. Die *entzündlichen Veränderungen* im Stratum papillare — über dieses pflegen sie im allgemeinen nicht hinauszugehen — beschränken sich auf eine stärkere Füllung der Capillaren sowie eine mäßige perivasculäre Lymphocyteninfiltration. Innerhalb des Ganges fand sich meist neben zerfallendem Zellmaterial (RILLE, MELCZER) vereinzelt auch noch der *Parasit* (s. Abb. 86).

Je tiefer in oder gar unterhalb der Epidermis der Gang dahinzieht, um so ausgedehnter sind die oben erwähnten entzündlichen Veränderungen des Papillarkörpers, die sich in Gestalt ausgedehnter Zellinfiltrate sogar manchmal bis in die Cutis und Subcutis erstrecken (MELCZER). Dabei werden neben Lymphocyten auch zahlreiche segmentkernige Leukocyten beobachtet. Die letzten um so zahlreicher, je stärkere Entzündungserscheinungen klinisch vorhanden waren. Ursprünglich brachte man deren Intensität mit dem mehr oder weniger langen Verweilen der Larve an dem einen oder anderen Ort in Beziehung (RILLE u. a.); neuere Untersuchungen (MELCZER) haben es aber wahrscheinlicher gemacht, daß dabei — neben dem Grade der Gewebszerstörung — hauptsächlich den eiweißhaltigen Stoffwechselprodukten der Larve, den Faeces, eine große Rolle zukommt.

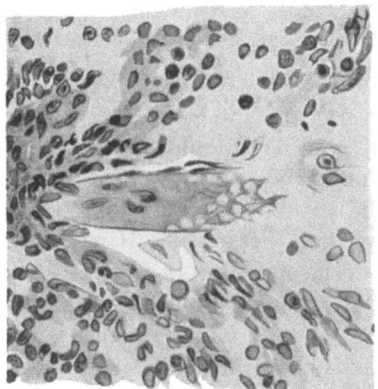

Abb. 87. *Raupenhaarentzündung* (Ophthalmia nodosa). Zentrale Partie eines Knötchens mit Haarresorption, Riesenzellen, Leukocyten und epitheloiden Zellen. (Sammlung TEUTSCHLÄNDER.)

Die *Larve* findet sich, wenn sie überhaupt nachzuweisen ist, im Gange mit dem kranialen Ende nach unten ein wenig abgekrümmt (s. Abb. 86). Der Durchmesser des Ganges schwankt in den einzelnen Fällen nach der Größe des Tieres und wird zwischen 0,16—0,37 mm angegeben (RILLE und RIECKE). In der Umgebung des Ganges — und zwar besonders in den älteren Abschnitten — weisen zahlreiche Mitosen auf die beginnende Ausfüllung des entstandenen Hohlraumes hin.

Raupendermatitis.

Durch Berührung mit oder Eindringen von Haaren verschiedener Raupenarten (Brombeerspinner, Schwammspinner, Prozessionsraupe) in die Haut des Menschen kann eine umschriebene Entzündung von kürzerer oder längerer Dauer hervorgerufen werden. Im ersteren Falle entwickelt sich das bekanntere Bild der „*Raupenurticaria*", die sich in ihrem geweblichen Aufbau von einer exogenen Urticaria anderer Herkunft vor allem dadurch *unterscheidet*, daß sich um die erweiterten Gefäße der ödematösen Papillar- und Subpapillarschicht eine meist nicht sehr ausgeprägte, perivasculäre Zellinfiltration vorfindet, an deren Aufbau *zahlreiche eosinophile segmentkernige Leukocyten* beteiligt sind. Die Entstehung dieser Urticaria ist höchstwahrscheinlich auf gewisse Giftstoffe zurückzuführen, die sich aus den Haaren mit Wasser oder Glycerin ausziehen lassen und, intracutan verimpft, die gleichen Hauterscheinungen wie die Berührung mit der Raupe auslösen (WADA).

Unmittelbar auf die *Gegenwart von Raupenhaaren*, und zwar auf eine durch diese ausgelöste chronische Entzündung des umgebenden Gewebes, sind die selteneren, tiefen *Knötchenbildungen in der Haut* zurückzuführen. An den *Augen* wurden dabei ausgedehnte destruktive

Veränderungen beobachtet. An diesen Knötchen kann man *histologisch* eine *Randzone* mit einem, von zahlreichen Leukocyten durchsetzten, im übrigen wenig veränderten Bindegewebe unterscheiden. Der Randzone folgt nach innen ein *entzündliches Granulationsgewebe* aus Lymphocyten, Epitheloiden und teilweise recht großen und mehrkernigen Riesenzellen. Unmittelbar in der Umgebung des eingedrungenen Raupenhaares findet sich eine dichte Anhäufung segmentkerniger Leukocyten, die zum Teil in das Haar eingewandert sind. In jüngeren Knötchen ist das Haar stets nachweisbar gewesen; in älteren wird der Nachweis oft unmöglich, so daß wohl mit einer allmählichen Resorption gerechnet werden darf, um so mehr, als ja die Knötchen nach einigen Monaten ebenfalls wieder schwinden (TEUTSCHLÄNDER, MARCOTTI u. a.).

Pathogenetisch dürfen wir diese Art knötchenförmiger Erkrankung durch Raupenhaare wohl in erster Linie als reine Fremdkörperwirkung auffassen. Die Haare dringen mit ihrer scharfen Spitze in die Haut ein, werden durch ihre zarten Widerhäkchen festgehalten, durch mechanische Momente (Reiben usw.) in die Tiefe gedrängt und lösen dann die reaktive Entzündung und damit die Knötchenbildung aus.

B. Fremdkörper.

Von den durch Fremdkörper verursachten Hautveränderungen müssen hier aus der Besprechung alle jene mehr den Wundarzt angehenden ausscheiden, die im weitesten Sinne durch Traumen (Stoßen, Schneiden u. a.) hervorgerufen werden. Fragen der Histologie der Ausheilung und Regeneration werden im allgemeinen Teil ausführliche Berücksichtigung finden. Hier handelt es sich in erster Linie darum, die Wirkung einiger von außen in und unter die Decke eingedrungener und dort mehr oder weniger lange liegenbleibender, körperfremder Gebilde auf die umhüllende Haut zu betrachten. In allen derartigen Fällen gehen die Gewebsveränderungen vom Blutgefäß-Bindegewebsapparat aus. Wenn auch im Ablauf dieser Vorgänge eine gewisse Gleichförmigkeit vorhanden ist, die sich grundsätzlich unter den Begriff *Fremdkörperreaktion des Gewebes* zusammenfassen läßt, so zwingen uns doch einige für das pathologische Geschehen in der Haut bemerkenswerte Vorkommnisse zu einer gesonderten Besprechung. Es handelt sich dabei in der Hauptsache einmal um die im Anschluß an innerliche oder äußerliche Anwendung von Silberpräparaten auftretende Argyrosis localis oder universalis, ferner um die nach Tatauierung entstehenden und schließlich um jene Veränderungen, die wiederholt nach Paraffineinspritzungen ins Gewebe beobachtet wurden.

Bei der

Tatauierung,

wie wir mit RIECKE den Vorgang nennen wollen, werden bekanntlich vermittels einer Reihe von Nadeln verschiedene Farbstoffe (fein geriebene Tusche, Lampenruß, Indigo, Zinnober, gelegentlich Carmin, Curcuma u. a.) in die Haut eingebracht. Sie heilen dort nach einer vorübergehenden, leichten entzündlichen Rötung und Schwellung in der Regel reaktionslos ein, worauf dann das in die Haut eingegrabene Bild hervortritt. Nur vereinzelt sind im Anschluß an den Eingriff Lymphangitiden, Erysipele, Phlegmonen oder sogar Gangrän entstanden, während *Tuberkulose* sowohl wie *Syphilis* häufiger mit dem Speichel des kranken „Künstlers" übertragen wurden.

Neben diesen beabsichtigten Veränderungen spielen auch Zufallspigmentierungen der Haut eine gewisse Rolle, wie sie z.B. bei *Pulverexplosionen*, aber auch als sog. *Berufsstigmata* bei bestimmten Handwerkern beobachtet werden.

Hier wie dort wird die Eigenfarbe des Stoffes durch die darüber gelagerte, gewissermaßen als trübes Medium (UNNA) wirkende Epidermis so sehr abgedämpft, daß z.B. das Rot des Zinnobers in einer erheblich schwächeren Farbe und die schwarzen Farbstoffe mehr oder weniger blau bis blaugrau erscheinen.

Die Tatauierung verdient insoweit noch unsere besondere Aufmerksamkeit, als sich manche *Exantheme* (Syphilis, Psoriasis u. a.) in ihrem Bereich *eigenartig verhalten.* Die mit Zinnober bearbeiteten Abschnitte bleiben von syphilitischen Exanthemen häufig verschont, was man auf einen, wenn auch sehr geringfügigen Abbau des Quecksilbers zurückgeführt hat (DOHI). Stärkere *Abwehrreaktionen* des Gewebes, wie sie verschiedentlich an den gleichen Stellen vorkommen (ARNING, ULLMANN), wurden mit einer Quecksilberüberempfindlichkeit des Tatauierten in Zusammenhang gebracht. Im Gegensatz zu den mit Zinnober pigmentierten Stellen pflegen die quecksilberfreien, dunklen Farbstoffe im allgemeinen reaktionslos einzuheilen. Eine Veränderung des „Hautmilieus" scheint aber auch hier vorzuliegen; wiederholt wurde an diesen Stellen ein intensiveres Auftreten von Hautkrankheiten beobachtet (Beziehung zur Entwicklung von Syphilis, Psoriasis u. a.).

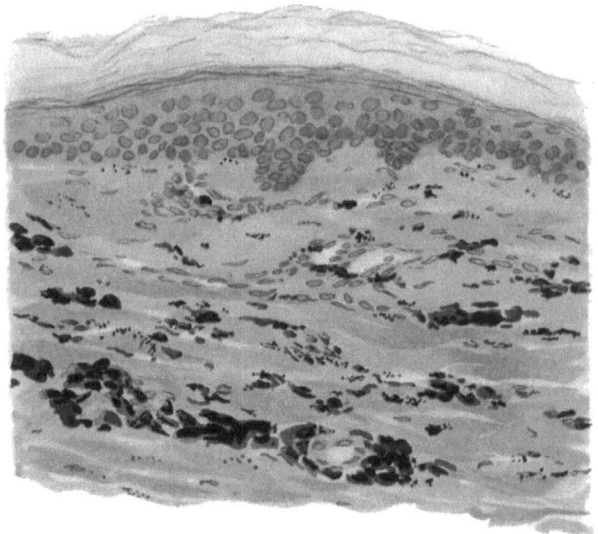

Abb. 88. *Tatauierung* (♂, 23jähr., Unterarm, Beugeseite). Die schwarzen Tuschekörner liegen in der Hauptsache im oberen Corium, und zwar vorwiegend reihenförmig angeordnet in den Bindegewebsspalten bzw. um die Gefäße. Lithioncarmin. O = 290:1; R = 250:1.

Die Tatauierung bleibt bei den meisten Menschen bis zu ihrem Lebensende unverändert bestehen, wenn sie auch allmählich meist etwas abblaßt (Abtransport einzelner Pigmentkörner mit dem Lymphstrom in die regionären Lymphdrüsen).

Die *Pigmentkörner* finden sich für gewöhnlich im wesentlichen in den *oberen Coriumschichten,* sie reichen manchmal aber den Blutgefäßen entlang in das mittlere Corium und bis zur Subcutis hinunter. Sie werden dabei sowohl *intracellulär* (DOHI), als auch *extracellulär* (ARNING, LEWANDOWSKY) angetroffen. Im ersten Falle enthält das Zellprotoplasma entweder nur einige Pigmentkörner oder aber die vergrößerten, runden, polygonalen oder spindelförmigen Bindegewebszellen sind von dichten Pigmentklumpen angefüllt. Der Kern derartiger Zellen kann unverändert bleiben; in anderen Fällen wieder ist er im Zerfall begriffen, chromatinarm und schlecht färbbar. Stellenweise findet sich das Pigment auch in reihenförmiger Anordnung in den Bindegewebsspalten, und zwar läßt sich dabei manchmal deutlich eine Neigung zur Ablagerung parallel der Oberhaut feststellen. Häufig findet sich die größte Menge der Fremdkörper im Papillarkörper, jedoch bleibt dabei zur Epidermis hin stets noch eine schmale Zone frei; auch die *Epidermis* selbst ist stets unbeteiligt.

Im *ungefärbten Präparat* erscheinen bei durchfallendem Licht alle Pigmentkörnchen dunkel bis schwarzbraun; färberische Eigentümlichkeiten lassen sich
am besten in *auffallendem Lichte* unterscheiden, wobei das Zinnober leuchtend rot
hervortritt.

In den Fällen, wo der Zinnobertatauierung eine *stärkere Gewebsreaktion*
folgte, fanden sich im Bindegewebsabschnitt der Haut deutlich entzündliche,
im epithelialen ausgesprochene *Wucherungsvorgänge* vor (ULLMANN, ARNING).
Die erweiterten Gefäße waren von mehr oder weniger ausgedehnten *Infiltraten*
eingescheidet, an deren Aufbau sich vorwiegend Lymphocyten, wuchernde Binde-

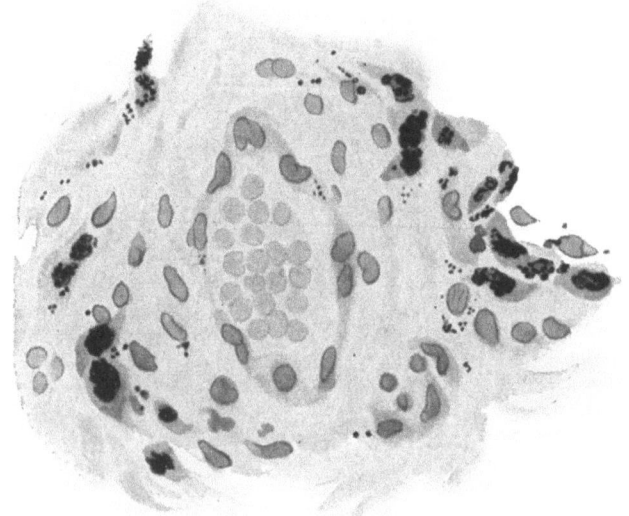

Abb. 89. *Tatauierung* (Ausschnitt aus Abb. 88 bei starker Vergr.). Extra- und intracellulare Ablagerung
der Tuscheteilchen zum Teil in Capillar-Endothelien. O = 1100:1; R = 880:1.

gewebszellen und vereinzelte Plasmazellen beteiligten. In anderen Fällen (AR-
NING) fand sich ein richtiges *tuberkuloides Granulationsgewebe*, bestehend aus
Lymphocyten, Epitheloid- und Riesenzellen, teils von LANGHANSschem, teils
von Fremdkörpertypus. Vereinzelt wurden im Zentrum sowohl derartiger tuberkuloider Herde als auch im Papillarkörper an der Epidermis-Cutisgrenze umschriebene *Einschmelzungsherde* vorgefunden, die von segmentkernigen Leukocyten angefüllt waren.

Die *Epidermis* ist in solchen Fällen acanthotisch, von unregelmäßiger Gestalt;
verlängerte und verbreiterte Epithelleisten wuchern in die Tiefe und grenzen
vergrößerte und unregelmäßig geschwollene Papillen ab. Suprapapillär kann
die Epidermis hingegen auf wenige Zellagen zusammengeschrumpft sein, wobei
dann das Stratum granulosum fehlt und die sonst einfach hypertrophische Hornschicht umschriebene Parakeratose zeigt. Die unteren Epidermisabschnitte
sind deutlich ödematös; die verbreiterten Intercellularlücken von wechselnd
zahlreichen segmentkernigen Leukocyten durchsetzt.

Differentialdiagnose. Derartig verrukös gewucherte Hautabschnitte erinnern
klinisch außerordentlich an *Tuberculosis cutis verrucosa*. Da im Anschluß an

die Tatauierung wiederholt eine tuberkulöse Infektion beobachtet wurde, ist eine Entscheidung wichtig. Wenn gleichzeitig neben Zinnober — und das wird ja wohl meist der Fall sein — auch mit Tusche gearbeitet wurde (ARNING, ULLMANN) dürfte das Fehlen, der Veränderungen in diesem letzten Abschnitt ohne weiteres eine Entscheidung gestatten. Wo dies jedoch nicht der Fall ist, könnte eine Unterscheidung dem Ungeübten auch histologisch einige Schwierigkeiten machen (Näheres s. Tuberkulose).

Pathogenese. Die Entstehung der entzündlichen Veränderungen im Bereich der Zinnobertatauierung darf man mit ARNING auf eine Überempfindlichkeit des Trägers gegen die geringen Mengen von Quecksilber zurückführen, die aus dem Zinnober im Laufe der Zeit frei werden.

Der Vollständigkeit halber erwähnen wir hier die *Fremdkörpertumoren* infolge Eindringens verschiedenster corpusculärer Stoffe in die Haut (Austernschalenreste, DUBREUILH und VENOT; Raupenhaare [s. dort], SPITZER u. a.; Kuhhaare, LAUENER; Kaktus-Stacheln, WINER und ZEILENGA u. a.). Sie rufen grundsätzlich stets das gleiche sog. tuberkuloide Fremdkörpergranulationsgewebe hervor (ZIELER) und beanspruchen hier keine besondere Aufmerksamkeit. SAIPT sah dagegen bei *Glaswollschäden* nur subepidermale Blasen.

Hingewiesen sei lediglich auf das *Talkumgranulom*, das auch bei kleinen Verletzungen nach Einpudern der Haut auftreten kann. RÖSSLE betont die Massen von Fremdkörperriesenzellen, in denen sich Talkum an der Doppelbrechung erkennen läßt, sowie die starke Abscheidung von Grundsubstanz, die schließlich eine Sklerosierung des Gewebes hervorruft. Andere Silikate können Granulome mit tuberkuloider Struktur hervorrufen ähnlich dem Berylliumgranulom, bei diesem oft mit auffallenden Nekrosen. Diese Silikatgranulome können der Sarkoidosis täuschend ähnlich sehen. Besonders leicht kommt es deshalb zu Verwechslungen, weil auch in den Riesenzellen bei der Sarkoidosis und der Tuberculosis cutis luposa Einschlüsse gefunden werden, nämlich die Riesencentrosphären, Asteroide und SCHAUMANN-Körper, die letzten besonders bei Sarkoidosis (KALKOFF und MACHER). Selbst mit dem Polarisationsmikroskop gelingt es manchmal nicht, die chemische Natur der Substanzen zu erkennen und damit die Diagnose zu klären, auch nicht immer mit elektronenmikroskopischen und spektralanalytischen Verfahren. Auch dem Erfahrenen können Kristalle entgehen, wenn sie sehr klein sind (DUPERRAT). Von hier aus gewinnen die *Granulome* nach *Abschürfungen im Schwimmbad* ein neues Gesicht. Diese sind der Tuberculosis cutis luposa (HELLERSTRÖM) und der Tuberculosis cutis luposa verrucosa (REES und BENNETT) im klinischen und histologischen Aufbau ähnlich, jedoch zuweilen durch die fehlende Verkäsung, die fibrinoiden Nekrosen und den Befall der Cutis nach der Tiefe nur bis zu den Endstücken der Schweißdrüsen histologisch unterscheidbar (LINELL und NORDÉN). Sie werden von manchen auf die Inoculation von Silikaten zurückgeführt (TOLMACH und FANK), andere sehen ihre Ursache als ungeklärt an (SULZBERGER und BAER). LINELL und NORDÉN fanden in ihren Fällen als Erreger das Mycobacterium balnei, das, säurefest, sich im Schnitt oft nachweisen läßt, jedoch nicht mit dem Tuberkelbacillus identisch ist.

Die klinisch „*lupusähnlichen*" Entzündungsherde bei *branchiogenen Fehlbildungen* zeigten in den Fällen von HALTER zwar kalkkonkrementhaltige Riesenzellen, jedoch keine tuberkuloide Struktur.

In *Plasmazellen* wird die *Speicherung eiweißartiger Körper* beobachtet. HAM-PERL und KALKOFF fanden sie in der Haut in Knoten lymphoreticulären Aufbaus. Quergetroffen sind die Eiweißkristalle doppelbrechend.

Schließlich bringen FELDAKER, PERRY und HANLON Granulome in Art der Fremdkörpergranulome mit Bluteiweißveränderungen (Cryoglobulinämie) in Verbindung (s. auch varicöser Symptomenkomplex S. 163).

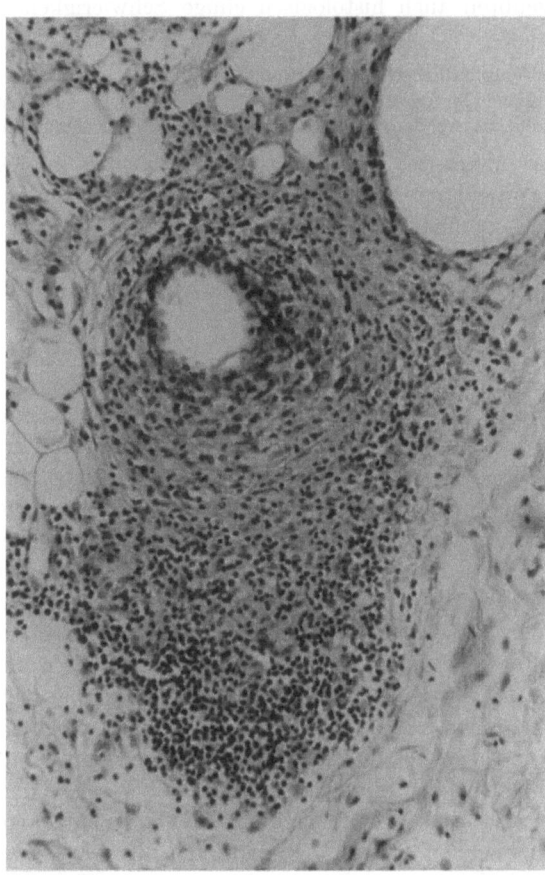

Abb. 90. Granulom mit Knötchen von Epitheloiden im subcutanen Fettgewebe nach Injektion von in Öl suspendiertem Wismut. Man erkennt in der unteren Cyste am Rande feinkörniges schwärzliches metallisches Wismut (♀, 51jähr., rechte Hüfte). Hämatoxylin-Eosin. O = 125:1.

Paraffinome, Vaselinome.

Paraffine bzw. *Vaseline* haben wiederholt zu eigenartigen Störungen dort geführt, wo sie, meist aus kosmetischen Gründen, unter die Haut gespritzt worden sind. Diese subcutane Injektion von Paraffinum solidum zur Erzielung dauernder, funktionell oder kosmetisch vorteilhafter Gestaltsveränderungen (Plastiken) geht auf GERSUNY und ECKSTEIN zurück. Ähnliche Veränderungen werden auch im Anschluß an *Campheröl*injektionen beschrieben. Diese häuften sich namentlich während des ersten Weltkrieges, wo bekanntlich nicht immer einwandfreies Paraffinum liquidum verwandt werden konnte.

Die *unerwünschten Folgeerscheinungen* treten in Gestalt verschieden großer, oft entzündlich geröteter und schmerzhafter (DU BOIS, ARZT, BOTHE), mehr oder weniger scharf umschriebener, zum Teil frei beweglicher, zum Teil mit der Haut verwachsener Knoten auf, die gelegentlich zu derart schweren Entstellungen führen können, wie sie JACOBI 1913 wohl erstmalig beschrieben hat.

Histologisch findet sich ein *entzündliches Granulationsgewebe*, das sich um das eingespritzte Paraffin langsam entwickelt. In seinem Aufbau erhält es dadurch eine besondere Note, daß (vielleicht durch Phagocytose kleinster Paraffinteilchen) in einzelnen geschwollenen Bindegewebs- und vor allem Riesenzellen eigentümliche *Vacuolen* auftreten (VAN GELDEREN). Daneben trifft man auch mehr oder weniger große runde *Hohlräume*, die infolge Eindringens des Paraffins

zwischen die Gewebsfasern entstehen (SAKURANE). Das *Bindegewebe* in der unmittelbaren Umgebung der Paraffinablagerungen erleidet dabei eigentümliche
Änderungen seiner färberischen Affinitäten; nach VAN GIESON färbt es sich nicht
rot, sondern gelb, nach MALLORY nicht blau, sondern braunrot (VAN GELDEREN).
Bei länger bestehenden Herden findet sich ein aus Lymphocyten, Epitheloiden,
LANGHANSschen und Fremdkörperriesenzellen aufgebautes tuberkuloides Granulationsgewebe, welches allmählich zellärmer wird und gelegentlich zu adenomatösen Gebilden führt (HEIDINGSFELD), ein Befund, der uns nach Kenntnis der
Genese gewisser experimentellen Geschwülste (Scharlachrot, Teer) nicht mehr
überraschen kann.

Differentialdiagnose. Histologisch kann große Ähnlichkeit mit *Tuberkulose*
und *Syphilis* bestehen, denn vereinzelt wurde auch eine zentrale Verkäsung
(HEIDINGSFELD) beobachtet. Das Paraffin scheint dabei, wenigstens als solches,
schließlich völlig zu schwinden. Dieser Vorgang selbst ist jedoch noch nicht
geklärt. Ob es allmählich völlig abtransportiert wird, wobei auch in den regionären
Lymphdrüsen ein tuberkuloides Granulationsgewebe mit eigenartiger Cystenbildung auftreten kann (FAVRE und CIVATTE), oder ob es zum Teil als eine fettartige, dann mit Sudan färbbare, innerhalb der entzündlichen Herde wechselnd
stark nachweisbare Masse erhalten bleibt, ist noch strittig.

Erwähnt seien hier die bereits im 1. Band geschilderten *mikrocystischen
Steatonekrosen*, die durch die Injektion das Fettgewebe schädigender Stoffe
hervorgerufen werden können. Ihre Struktur kann, wie in einem eigenen Fall
nach Verschleppung von intramuskulär glutäal injiziertem Wismut in das abdominale Fettgewebe (Abb. 90), so tuberkuloid sein, daß Verwechslungen mit
den chronischen sog. spezifischen Infektionskrankheiten vorkommen können,
falls sich nicht Reste der injizierten Substanz (eventuell unter dem Polarisationsmikroskop) nachweisen lassen.

Argyrie.

Die Argyrie tritt als grau- bis blauschwarze, umschriebene (lokale) oder allgemeine
(generalisierte) Verfärbung der Haut und der Schleimhäute auf. Die *exogene* Form findet
sich stets als Folge eines äußerlichen Eindringens des Metalls; sei es in Form von feinen
Splitterchen, die zu hanfkorngroßen oder noch größeren blauschwarzen Flecken führen
(Gewerbeargyrie der Silberarbeiter, BLASCHKO u. a.) oder infolge Imbibition nach längerer
Ätzung der Haut oder Schleimhäute mit Höllenstein (lokale flächenhaft ausgebreitete Argyrie).
Bei der zweiten Form, der allgemeinen, auf dem Blutwege sich ausbreitenden chronischen
Argyrie — Fälle akuter Verfärbung sind nicht bekannt — findet sich das Silber nicht nur in
Haut, Schleimhaut und Nägeln, sondern auch so gut wie in allen inneren Organen. Sie ent-
steht meist nach innerlichem Gebrauch von, oder nach lange Zeit fortgesetzter Behandlung
der Schleimhäute oder in seltenen Fällen auch größerer Wundflächen mit Argentum nitri-
cum. Argyrie wurde auch im Anschluß an intravenöse Kollargol- (CRISPIN, TELLER) oder
Silbersalvarsan-Injektionen (UMBER, HABERMANN) wiederholt beobachtet.

Die der Verfärbung zugrunde liegenden Ablagerungen finden sich — ähnlich
der Ochronose — ausschließlich im bindegewebigen Teil der Haut, und zwar
in erster Linie in der Elastica, während die Epidermisepithelien sowie alle die
Anhangsorgane der Haut völlig frei bleiben. Beide Formen unterscheiden
sich durch gewisse Eigentümlichkeiten, die aus der Art des Eindringens des
Metalls ohne weiteres erklärlich sind. Bei der *exogenen* Argyrie fand BLASCHKO
in der Cutis, in eine bindegewebige Kapsel eingelagert, wechselnd große, bei

durchfallendem Licht schwarze, bei auffallendem hell glänzende, metallische Silberteilchen, die zum Teil mit einer schwarzen Kruste überzogen und von mehreren
kleinen und kleinsten, bei jeder Beleuchtung schwarz erscheinenden Bröckeln
(Schwefelsilber) umlagert waren.

Das kollagene Bindegewebe des Bezirks war gelbbraun bis violett verfärbt,
die elastischen Fasern, sowohl die des eigentlichen Bindegewebes als der Gefäßwände, der Tastkörperchen und
der Anhangsgebilde der Haut
bis weit in die Umgebung,
unter Umständen bis an die
Epidermisgrenze hin mit kleinsten metallischen Silberkör-
nern imprägniert (NEUMANN).

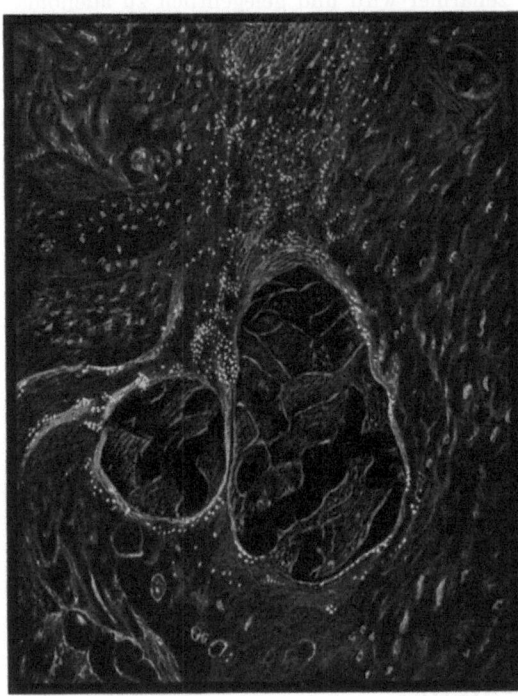

Die Veränderungen bei der
allgemeinen Argyrie stimmen
qualitativ mit denjenigen bei
der lokalen völlig überein, wenn
auch der Grad der Pigmentierung sehr verschieden ist, nicht
nur für den einzelnen Fall, sondern auch für die einzelne
Körpergegend. Die Angaben
der verschiedenen Untersucher
(FROMANN, RIEMER, KANITZ,
DOLIS, KÖLSCH, ZOON, HILL
und MONTGOMERY u. a.) stimmen im allgemeinen überein.
Die Haut des Kopfes ist gewöhnlich viel stärker befallen
als die des Rumpfes und diese
wiederum stärker als die der
Gliedmaßen, ohne daß bisher
ein Grund dafür bekannt wäre.
Nach den übereinstimmenden

Abb. 91. *Argyrosis cutis* (nach Neo-Silbersalvarsan). In der bindegewebigen (bläulich aufleuchtenden) Grenzmembran einer Talgdrüse bzw. den Muskelbündeln und in deren Umgebung zahlreiche
(goldgelb aufleuchtende) Körnchen. Elastische Fasern matt-grün-
blau schimmernd. Polychromes Methylenblau. Leuchtbildmethode
E. HOFFMANN. (Sammlung HABERMANN.)

Angaben aller Untersucher ist auch hier das *Deckepithel* vollkommen *frei.* Unter
diesem findet sich manchmal ein ihm parallel verlaufender breiter, tiefbrauner bis
violett-schwarzer, an den Follikeln ein wenig nach abwärts reichender Streifen
dichter körniger Einlagerungen, der in anderen Fällen (JAHN, SILEX, KANITZ,
KINO) fehlen kann, ohne daß man bis heute eine Erklärung für dieses wechselnde
Verhalten anzugeben wüßte. WEYHBRECHT sah die elastischen Fasern um die
Follikel besonders intensiv imprägniert.

Im bindegewebigen Hautabschnitt sind in erster Linie, wenn auch in wechselnder Stärke, die elastischen Fasern, dann aber auch vereinzelte kollagene Bindegewebsfasern in der oben beschriebenen Weise verändert. Der Prozeß reicht,
allmählich schwächer werdend, bis in das subcutane Fettgewebe hinab. Die
elastischen Fasern erscheinen als zarte, geschlängelte dunkle Linien, die sich im
Gegensatz zu den nicht imprägnierten, mit Weigert tiefschwarz färbbaren normalen Fasern nicht so stark färben wie diese, also wohl eine chemische Umwand-

lung erfahren haben. Das Kollagen ist blasser getönt und plumper. In den rhombischen Maschen des Bindegewebes hat KANITZ eine interfibrilläre Silberausscheidung beobachtet, wobei allerdings die Frage noch zu prüfen ist, ob es sich hier nicht um imprägnierte Gitterfasern gehandelt hat. Die Membrana propria der Schweißdrüsen, der bindegewebige Teil der Haarbälge, besonders die Glashaut, sowie die elastisch-bindegewebige Hülle der Talgdrüsen, die glatte Muskulatur der Haut, das Sarkolemm der quergestreiften Muskulatur sowie das Neurilemm, zeigen einen zwar wechselnd starken, aber deutlichen feinkörnigen Belag (Silberweiß UNNAs). Die kleinsten Arterien und — wenn auch naturgemäß schwächer — die Venen sind stets reichlich mit Körnchen bedeckt, während die größeren Gefäße der Subcutis, wie diese überhaupt, nur sehr spärlich und die Capillaren gar nicht imprägniert sind. Die von KANITZ beobachtete intracelluläre Anhäufung von Silber in Bindegewebszellen ist nur von einigen Autoren bestätigt worden (LENARTOWICZ und JALOWY, HILL und MONTGOMERY).

Die Veränderungen an der *Schleimhaut* entsprechen denen an der äußeren Haut.

Besonders geeignet für den *Nachweis feinster Silberniederschläge* in den Geweben ist die *Leuchtbildmethode* von E. HOFFMANN. HABERMANN bestätigte auch mit ihr, die ein weitaus ausgiebigeres Ergebnis zeigte, das völlige Freibleiben epithelialer Elemente von Silber. Bemerkenswerterweise und im Gegensatz zur Auffassung UNNAs, nach der jene von RIEMER sowohl wie NEUMANN in den Hautmuskeln gefundenen Silberniederschläge nur dem Bindegewebe oder den elastischen Fasern angehört haben könnten, gelang es HABERMANN mit der Leuchtbildmethode, einen ausgesprochenen, diffusen *Silberschein* in allen *Hautmuskelfasern* festzustellen. Dieser verschwand nach Cyankalieinwirkung schnell und wurde daher als eine Imbibition von allerfeinsten ultravisiblen Silberteilchen (Amikronen) angesehen. Besonders erwähnenswert erscheint noch die Feststellung von Silber in den *Gefäßwänden*, wobei die Media wenig, die Intima und besonders die Endothelzellen stärker betroffen waren.

Differentialdiagnose. Schwierigkeiten dürften nur bei beginnenden Fällen vorhanden sein. Das gute Allgemeinbefinden schützt vor Verwechslung mit der kachektischen Farbe der Tuberkulösen, Carcinomatösen u. a.; im Gegensatz zum Bronzediabetes fehlen die internen Veränderungen (der Eisennachweis im Pigment ist beim Bronzediabetes oft unmöglich), der bei Argyrosis stets — oft vor den Hautveränderungen — vorhandene Silbersaum des Zahnfleisches ist gegenüber der ADDISONschen Krankheit differentialdiagnostisch zu verwerten.

Während bei der Ablagerung von Silber und seinen Verbindungen die Epidermis frei bleibt, findet sich bei der *Chrysiasis*, also der Verfärbung der Haut durch metallisches Gold bzw. durch Goldverbindungen, dieses auch im Epithel. Stark lichtbrechende in Reihen angeordnete Korpuskeln waren meist nicht in Bindegewebszellen, wie CASCOS meint, und Endothelien fixiert, sondern lagen frei im Gewebe, am intensivsten in der obersten Cutis, wo sie saumartig die Epidermis begleiten, aber auch noch in die Basalzellen eindringen. In den höheren Epidermislagen ist das Gold diffus verteilt. Die Subcutis war ebenso wie Mark und Rindensubstanz der Haare bei dem Falle von KOCHS frei. In den Haarwurzelscheiden, im bindegewebigen Haarbalg und in den Schweißdrüsen fand er angehäufte amorphe Massen, in Talgdrüsen und Haarpapillen war die Verteilung äußerst fein. Es handelte sich teils um metallisches Gold, teils lag es in noch unbekannten Verbindungen vor. Mikrochemisch läßt sich das Gold nachweisen.

Im Gegensatz zur Argyrie findet sich die Chrysiasis nur an den belichteten Partien der Haut.

Pathogenese. Die *Entstehung* der Silberkörner im Gewebe setzt eine Verbreitung des Silbers durch Blut und Gewebsflüssigkeit voraus, wahrscheinlich als Silberalbuminat. Für die histologischen Veränderungen ergibt sich kein grundsätzlicher Unterschied hinsichtlich der Aufnahme des Silbers in Ionenform per os oder als kolloiddisperses Metall intravenös. Dabei scheint es sehr wahrscheinlich, daß für die elektive Silberaufnahme bestimmte vitale Eigenschaften der einzelnen Gewebsarten von Bedeutung sind. (Größere biologische Aktivität der Zellen bedingt schnelle Aufnahme und schnelle Ausscheidung, trägerer Stoffwechsel führt zu längerem Festhalten der einmal aufgenommenen Silberteilchen, HABERMANN.)

Andere Fremdkörper-Pigmentierungen.

Der Vollständigkeit halber sei noch kurz auf jene exogenen Pigmentierungen hingewiesen, wie sie als *exogene Siderosis* in der Umgebung von in die Haut eingedrungenen kleinsten Eisensplittern (auch Kupfersalze können durch Diffusion eine Verfärbung des Gewebes hervorrufen) manchmal beobachtet werden.

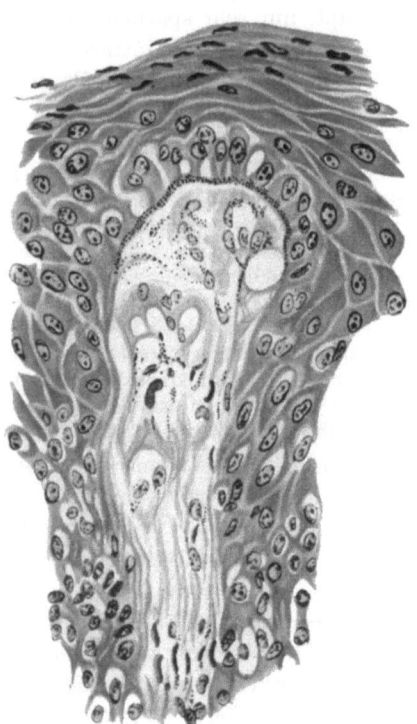

Ihnen kommt über die erwähnten Fremdkörperreaktionen hinaus höchstens eine kosmetische Bedeutung zu. Dies ist eher bei der Ablagerung von Blei im Organismus der Fall, wie sie sich, schon makroskopisch sichtbar, am Zahnfleisch als der bekannte **Bleisaum** äußert.

Mikroskopisch entspricht demselben eine Ablagerung schwarzer Körnchen von Schwefelblei, die jedoch nicht im Epithel, sondern *nur* im *Bindegewebe,* und zwar in verschiedener Form und an verschiedenen Stellen gefunden werden. SIEGMUND und WEBER bezeichnen als *erstes Stadium* der Veränderung die Ablagerung der Bleikörnchen in den *Adventitialzellen der Gefäße* des Papillarkörpers, wo sie sich nach Art der granulären Speicherung saurer Farbstoffe vorfinden. Die Aufnahme von seiten der aktivierten Adventitialzellen in der Umgebung der kleineren und größeren Gefäße erfolgt wohl aus dem im Blute gelöst kreisenden Blei zunächst in feinen Körnchen, die innerhalb der Zellen zu größeren Ge-

Abb. 92. *Bleisaum* (♂, 37jähr., Anstreicher). Vorgerücktes Stadium; feinkörnige Ablagerung von Schwefelblei in Bindegewebszellen, -fasern und Basalmembran. (Sammlung SIEGMUND.)

bilden anwachsen. Der Leib dieser Zellen nimmt erheblich an Größe zu und rundet sich gelegentlich vollständig ab, wobei die Zellen aus dem syncytialen Verbande frei werden, in das lockere perivasculäre Gewebe wandern und hier in den Gewebsspalten liegenbleiben.

In *älteren Fällen* finden sich die Bleikörnchen nicht mehr in diesen freien Zellen, sondern im Protoplasma der langgezogenen spindeligen Gerüstzellen bzw. in der plasmatischen Grundsubstanz des fibrillären Gewebes, dessen Fibrillen schließlich mit schwarzen Bleikörnchen dicht imprägniert sind; auch die *Basalmembran* an der Epithel-Bindegewebsgrenze ist schließlich mit Schwefelblei beladen.

Pathogenese. SIEGMUND und WEBER führten das Auftreten des Bleisaumes *genetisch* auf eine vorher bestehende Gingivitis zurück, in deren Bereich eine Stoffwechselerhöhung für die Aktivierung der Gefäßwandzellen und die Entstehung jener zelligen Proliferationen die Vorbedingung ist, welche die Aufnahme des Bleis in das Zellprotoplasma gestattet. Dabei scheinen die speichernden Zellen den im Blute kreisenden fremden Stoff zunächst in gelöster Form aufzunehmen und ihn erst innerhalb des Protoplasmas zu sichtbaren Körnchen zu verdichten. Die Umsetzung zu Schwefelblei, als welche der im Gewebe auftretende schwarze Farbstoff angesprochen werden muß, erfolgt dann erst durch die Gegenwart von Schwefelwasserstoff, der infolge Zersetzung von Eiweißzerfallsprodukten in den entzündeten Zahnfleischtaschen entsteht. Vielleicht weisen die Ergebnisse von WELS und seinen Schülern über

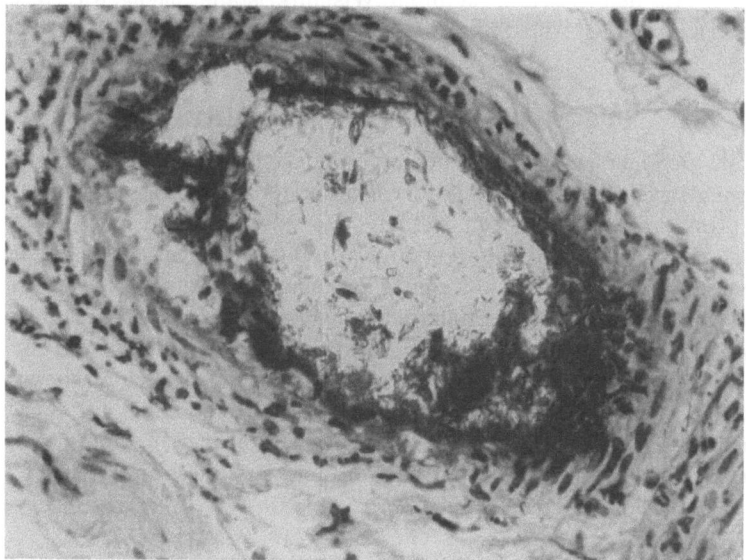

Abb. 93. Metallisches Wismut in cutan-subcutanem arteriellem Gefäß bei Wismutembolie.
(♂, 65jähr., rechte Hüfte.

die Reduktion von Metallsalzen in der Epidermis auf eine andere Entstehungsweise hin. Wir müßten dann annehmen, daß primär das Schwefelblei in der Epidermis gelegen hätte.

Anhang: **Aurantiasis cutis** BAELTZ.

Unter diesem Namen schilderte BAELTZ 1896 eine eigenartige, durch länger dauernden Genuß größerer Mengen von Apfelsinen hervorgerufene gelbe Hautverfärbung, die auch nach Zufuhr anderer Früchte (Kürbis, Mohrrüben u. a.) auftreten kann.

Die Gelbfärbung ist *histologisch* in der Epidermis, und zwar in erster Linie in der *Hornschicht* festzustellen, die einen intensiven, diffus gelblichen Ton aufweist. Die übrigen Epidermisschichten sind ähnlich, wenn auch erheblich schwächer gefärbt. Eine Steigerung weist die Gelbfärbung um die *Schweißdrüsenausführungsgänge* innerhalb der Hornschicht auf. Hin und wieder finden sich im Protoplasma der Basalzellen grobe, intensiv rötlich-gelbe Granula eingestreut. Stratum papillare, Cutisbindegewebe und Schweißdrüsenepithel sind ebenfalls diffus gelb gefärbt, doch wiederum erheblich schwächer als die Epidermiszellen. Das subcutane Fettgewebe bleibt in der Regel frei bzw. die Verfärbung tritt hier viel langsamer und viel später auf als in der Epidermis. Postmortal hingegen nimmt das Fettgewebe den gelben Farbstoff sehr stark an (DOHI und OHNO, MIYAKE).

Der Farbstoff ist ein *Carotin* (YAMADA). Ob eine gewisse individuelle Disposition zur Entstehung der Aurantiasis cutis notwendig ist, oder ob jeder nach reichlichem Genuß carotinhaltiger Stoffe die Gelbfärbung bekommen kann, scheint noch strittig.

Embolia cutis medicamentosa.

(Lokale embolische Hautveränderungen nach intramuskulärer intraarterieller Injektion.)

Bei oder nach meist intraglutäaler Injektion, z. B. von Quecksilber-, besonders aber Wismutpräparaten, kann es gelegentlich durch Eindringen in die Arterien zur Embolie kommen. Diese ist mit heftigen Schmerzen, Allgemeinstörungen, Nervenschädigungen (Embolie der A. comitans N. ischiadici, STEIGLEDER) und blitzschlagähnliche Verfärbungen der Haut, manchmal mit folgender Nekrose, verbunden. In den Arterien konnten Wismutkristalle nachgewiesen werden (FREUDENTHAL u. a., s. Abb. 93).

IV. Störungen des Kreislaufs.

Die Art der hier zu besprechenden Veränderungen bringt es mit sich, daß zur Klärung ihrer Genese vorwiegend und in erster Linie Fragestellungen funktioneller Richtung herangezogen werden müssen. Die in unserer Darstellung stets angestrebte enge Beziehungsetzung zwischen histologischem Befund und Pathogenese wird daher hier nur mittelbar eine Bedeutung erlangen können. Die Betrachtung der Gewebsveränderungen mag uns auch heute noch mehr über die *Folgen* der krankhaften Störungen aufklären als über ihre Ursachen. Doch scheint die genaue Kenntnis dieser Gewebsveränderungen auch an dieser Stelle und unter dem angeführten Gesichtspunkt für das Verständnis des ganzen Ablaufs unentbehrlich; gewährt sie uns — wenn auch nicht den Anfang — so doch wenigstens einen sicheren Standpunkt, von dem aus die grundlegenden Fragestellungen entwickelt werden können.

A. Störungen des Blutkreislaufs.

Unter den *Kreislaufstörungen* spielen für den Dermatologen die Varicen der Unterschenkel und die damit in engstem Zusammenhange stehenden, unter der Bezeichnung des „*varicösen Symptomenkomplexes*" zusammengefaßten Veränderungen (Stauungsdermatose, Ulcus cruris) eine Hauptrolle.

Möglicherweise sind jedoch die Varicen keineswegs die Hauptursache der Hautveränderungen, sondern beide Ausdruck einer gemeinsamen Störung (s. Pathogenese). Unter der Überschrift, Störungen des Blutkreislaufs, könnten noch zahlreiche Krankheitsbilder besprochen werden, die wir jedoch aus historischen und didaktischen Gründen und vor allem aus dem Bestreben, Wiederholungen zu vermeiden, an anderer Stelle erwähnt haben.

Hierher gehörten die „strangförmigen Gefäßerkrankungen", die außer als *Phlébite file de fer* und MONDORsche *Krankheit* noch unter anderen Namen beschrieben wurden (FIESSINGER und MATHIEU 1922, NYLANDER, KAHLE, GREWE), vielleicht schon teilweise in der *strangförmigen Sklerodermie* untergegangen sind. Auch arterielle Prozesse können, auch nach eigener Erfahrung, besonders im Sulcus coronarius, ein ganz ähnliches Krankheitsbild verursachen (s. Bd. I, S. 408).

Unter diesem Kapitel kann im besonderen die *Necrobiosis lipoidica* besprochen werden, worauf bereits hingewiesen wurde (Bd. I, S. 163). Von dem inzwischen häufiger beschriebenen Krankheitsbild der *Granulomatosis disciformis progressiva*

MIESCHER (Lit. s. GÖTZ) konnten wir 4 eigene Fälle beobachten (A. DORN) und teilweise auch den Verlauf verfolgen. Ein Vergleich mit zahlreichen Kranken mit Necrobiosis lipoidica, auch in atypischer Lokalisation (Nacken, Gesicht, Arme bei Diabetes) läßt erkennen, daß nur die von MIESCHER und LEDER hervorgehobene tuberkuloide Struktur *allein* zu einer Sonderstellung berechtigen kann, falls es sich überhaupt nicht nur um ein Symptom verschiedener Ätiologie handelt (HARE). Die Beziehung zum Formenkreis der Tuberkulose muß noch näher überprüft werden. Ein eigener Fall zeigte später eine Ausbildung ganz charakteristischer tuberkuloider Knötchen in den Bindegewebssepten der Subcutis, was jedoch nicht die Ätiologie beweist.

Erwähnt seien auch die Befunde von HEINE, der bei der *Induratio penis plastica* neben einem lymphocytären Infiltrat um Capillaren und Arteriolen der Cutis (wie auch bei der DUPUYTRENschen *Kontraktur*) eine Verdickung des Kollagen von Fascie und Albuginea beobachtete bei Veränderungen der Aa. dorsales im Sinne der *Endangiitis obliterans*, vor allem mit fibrinoider Nekrose der Intima und nachfolgender Bindegewebswucherung.

Der varicöse Symptomenkomplex.

Wegen der unmittelbaren und engen *Abhängigkeit der Hautveränderungen* von den *Störungen des Blut- und Lymphgefäßapparates* müssen wir auch diese hier wenigstens kurz besprechen. Die *Formen*, unter denen die varicösen Erweiterungen an den unteren Extremitäten, und diese kommen ja so gut wie ausschließlich in Frage, auftreten, sind äußerst verschieden und ihr Schicksal mannigfach. Die zylindrischen, spindel- und sackförmigen Erweiterungen bedingen ein vielgestaltiges Bild. Schon vor dem Auftreten des eigentlichen Geschwürs finden sich oberflächliche Gefäßerweiterungen *(Teleangiektasien)*, herdförmige, netzartige, hell- bis dunkelbraune *Pigmentierungen* in einer Haut, die durch *ödematöse*, „*ekzematöse*" und auch *atrophisierende* Prozesse weitgehend verändert sein kann.

Die *Ulcera* selbst entstehen meist im Anschluß an ein zufälliges Trauma oder auch im Verlauf der eben erwähnten Hautveränderungen. Sie sind zwischen dem 30.—60. Lebensjahr und in den ärmeren Bevölkerungsschichten am häufigsten. Bei ihrer Entstehung spielen neben körperlicher Anlage auch Störungen der Blutzirkulation im Bereich des Beckens eine Rolle (Näheres s. Pathogenese). Die Ulcera finden sich hauptsächlich an der unteren Hälfte der Unterschenkel, teils vereinzelt, teils zu mehreren, oft zusammenfließend und dann eine mehr oder weniger unregelmäßige Kreisform bildend, so daß gelegentlich der gesamte Unterschenkel umgriffen ist. Sie sind mit ihrer Unterlage und der von Blutpigment durchsetzten, häufig atrophischen Umgebung meist fest verwachsen; die Ränder mehr oder weniger steil abfallend oder unterminiert, manchmal schwielig verdickt und infiltriert. Der Geschwürgrund ist mit einem mehr oder weniger schmierigen, eitrig-serösen Exsudat bedeckt, unter welchem eine meist schlecht granulierende, düster blau bis rote Geschwürsfläche sichtbar wird. Bei *länger* bestehenden Ulcera wird die ganze Umgebung durch wiederholte Lymphangitiden, Ödeme u. a. schließlich in eine derbe *sklerotische* Masse umgewandelt. Häufig folgt diesen schwieligen Ulcera mit ihrer auffallend schlechten Heilungstendenz, mit ihrer ödematös-sklerotischen Umgebung infolge stärkerer entzündlicher Veränderungen eine *elephantiastische Verdickung* des ganzen befallenen Gliedes, dessen Oberfläche dann vielfach verrukös oder papillomatös, oder auch glatt und atrophisch *(Dermatosklerose)* erscheint.

Von diesen lokalen Veränderungen kann es ohne erkennbaren Grund zu Streuungen über die gesamte Haut kommen, wobei die verschiedenartigsten Exantheme beobachtet werden (HAXTHAUSEN), auf deren Histologie um so weniger eingegangen werden kann, da sie jeder Kennzeichnung entbehren.

In diesem bunten Milieu spielen sich nun eine Reihe von *Gewebsveränderungen* ab, die in ihrem Durcheinander von exsudativen, proliferativen und regressiven Vorgängen nur dann verständlich werden, wenn man die Veränderungen der Haut getrennt von den eigentlichen Gefäßstörungen betrachtet. Da diese letzten jedoch in den meisten Fällen den Hautveränderungen vorausgehen, seien sie auch zuerst geschildert. Einleitend ist zu betonen, daß sie eine übereinstimmende Bewertung bisher noch nicht erhalten haben. Dies liegt weniger an mangelnden Untersuchungen, sondern daran, daß die vielfachen, schon im Verlaufe ein und desselben Gefäßes feststellbaren Veränderungen, eine einheitliche Deutung außerordentlich erschweren. Dieses *Nebeneinander von Aufbau und Abbau*, das dazu noch auf außerordentlich lange Zeiträume verteilt ist, macht eine einheitliche Darstellung des Entwicklungsganges sehr schwierig. Als *Anfangsstadium der Venenveränderungen* betrachtet man heute allgemein eine Wandverdickung, die auf eine *Proliferation* sowohl des *kollagenen als auch des elastischen* Gewebes zurückgeführt wird und in der *Media* der Gefäßwand ihr stärkstes Ausmaß hat (HODARA, NOBL, DELBET und MOCQUOT u. a.). Dazu tritt eine wechselnd starke *Wucherung* auch der *Intima*, die das Gefäßlumen erheblich verengen kann und damit eine Erschwerung des Kreislaufes bedingt.

Sehr bald jedoch machen die proliferativen den *regressiven Veränderungen* Platz (SCHAMBACHER, KALLENBERGER). Zunächst leidet das *elastische* Gewebe Not, womit — da dies stets an mehr oder minder umschriebenen Abschnitten vor sich zu gehen scheint — eine unregelmäßige Erweiterung des Gefäßlumens eintritt. Auch die Muscularis hält mit der Wucherung des Bindegewebes nicht gleichen Schritt, so daß schließlich, trotz der Wandverdickung, eine starke kavernöse Erweiterung der Gefäße einsetzt, da das elastische Gewebe aus allen Lagen der Gefäßwandschichten mehr oder minder verschwunden und durch ein widerstandschwaches, *fibröses, zellarmes Bindegewebe* ersetzt ist. Jetzt treten auch die früher vielfach (CORNIL u. a.) und fälschlicherweise als Ursache der Venektasien angesprochenen *entzündlichen Begleiterscheinungen* stärker in den Vordergrund. Zwischen den kollagenen Faserbündeln der Muscularis finden sich bandförmige oder auch mehr oder weniger runde Lymphocytenherde, die auch auf die Adventitia und Intima übergreifen. Der starke Druck, der auf diesem starren und unnachgiebigen Röhrensystem lasten muß, führt schließlich zu einer Unterwühlung der einzelnen Gefäßschichten, wodurch *blutgefüllte, unregelmäßige Hohlräume* innerhalb der verbreiterten Wandungen entstehen (HODARA), und es gelegentlich auch zum *Einreißen einzelner Wandschichten* kommt. Dadurch wird jener Entwicklung zu ampullenartigen Erweiterungen der Weg gebahnt, die schließlich *aneurysmenartig* den stärksten Grad der Wandentartung darstellen. Die schlaffen Gefäßwände bestehen dann aus gleichmäßig geschichteten fibrösen Bündelringen, die nur vereinzelt umschriebene Ansammlungen elastischer Fasern enthalten und in denen die Muskulatur völlig geschwunden ist (NOBL).

Alle eben beschriebenen Veränderungen sind an den *Klappensegeln*, deren Anheftungsstellen und den schleifenförmigen Verstärkungen der einmündenden Seitenäste am deutlichsten ausgeprägt. Die Klappensegel selbst verfallen dabei besonders frühzeitig der Atrophie (BELBET), eine Feststellung, die auch für die Pathogenese (s. unten) von entscheidener Bedeutung ist, da Schrumpfung und Fältelungsvorgänge bzw. Dehnung und Verlängerung der Klappensegel die Funktion erheblich beeinträchtigen.

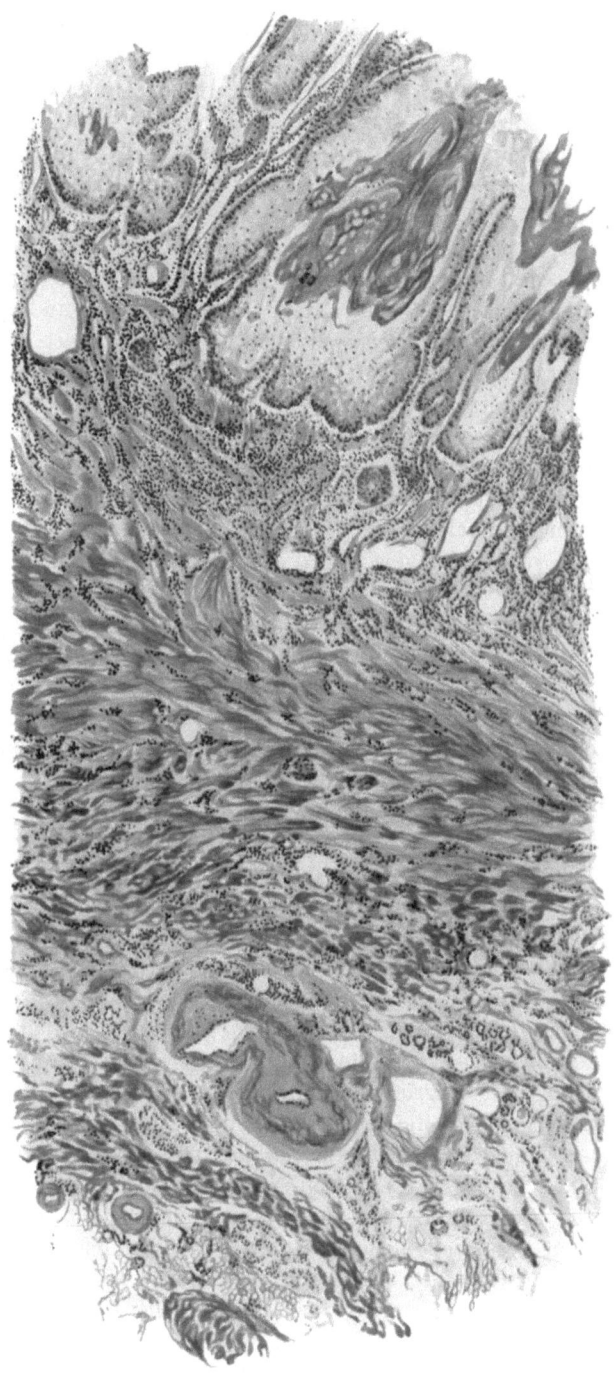

Abb. 94. *Ulcus cruris* (Elephantiasis verrucosa) (♂, 49jähr., Unterschenkel, unteres Drittel, seitlich innen). Übersichtsbild. Polychromes Methylenblau und Orcein. O = 35:1; R = 25:1.

Eine der häufigsten Begleiterscheinungen der Phlebektasien, die **Thrombophlebitis,** findet sich sowohl bei den einfach hypertrophischen Veränderungen als auch bei allen anderen Formen der varicösen Entartung. Ihre *Entstehung* kann man mit Nobl dahin kennzeichnen, daß zunächst exsudative Zellinfiltrate die kollagenen Faserzüge umspinnen, während gleichzeitig das seröse Exsudat die Bindegewebsfibrillen ödematös auflockert und den Schwund des elastischen Fasergewebes sowie der Muscularis beschleunigt. Im weiteren Verlauf derartiger, nun in den Vordergrund getretener entzündlicher Erscheinungen, breitet sich das perivasculäre, lymphocytäre Infiltrat langsam diffus aus und durchsetzt sämtliche Wandschichten, während gleichzeitig ein anfangs fibrinreicher, wandständiger, dem Endothel fest aufsitzender *Thrombus* das Gefäßlumen verengert. Schwinden die entzündlichen Erscheinungen, folgt ihnen die bindegewebige Umwandlung des zelligen Exsudats, so setzt eine Rückbildung dieser thrombotischen Massen oder aber auch ihre bindegewebige Organisation ein. Anfangs durchsetzen zahlreiche junge Gefäßsprossen und Fibroblasten das thrombotische Gewebe; nach und nach wird ihre Zahl geringer; der organisierte Thrombus ist in eine ziemlich homogene, hyaline Masse umgewandelt.

Im Gegensatz zu der für gewöhnlich ausgedehnten Beteiligung der Intima an derartig progressiven Formen der Entzündung betont Nobl, daß die von Gerinnungsmassen erfüllten erweiterten *Saphenaäste* selbst bei völliger Verlegung ihrer Lichtung und sklerotischer Umwandlung, eine außerordentliche *Verdünnung* ihrer Wandschichten erleiden, indem in diesen nur noch vereinzelte Reste elastischer Fasern und Muskeln bestehenbleiben. Häufig kommt es im Bereich der proliferativ-entzündlichen Gewebswucherungen zu *Kalkinkrustationen* und damit zu jenen Gebilden, die als *Phlebolithen* entweder seitlich der Gefäßwand aufsitzen oder auch das Lumen völlig verschließen. In anderen Fällen wieder erfolgt im Verlaufe der Organisation — von der dabei auftretenden Gefäßneubildung her — eine *Rekanalisation* der thrombotischen Massen, wodurch das Gefäß nachträglich wieder durchgängig werden kann.

Auch die **Phlebosklerose** ist eine häufige Begleiterscheinung varicöser Veränderungen. Sie scheint, ebenso wie die Arteriosklerose, im Verlauf einer allgemeinen Erkrankung des Gefäßsystems auftreten zu können (Sack). Im Gegensatz zu der für gewöhnlich vorhandenen Verschmälerung kommt es in solchen sklerotischen Venen zu einer beträchtlichen *Verbreiterung und Verdickung* der *Intima* infolge Vermehrung und Vergrößerung des kollagenen Gewebes. Dieser Vorgang umgreift jedoch meist nicht die ganze Gefäßinnenwand; er beschränkt sich auf einzelne Wandabschnitte. Daher findet man hier auf der Höhe der Veränderung spärliche elastische Faserreste in Bündeln oder kurzen Strängen zusammenhanglos in ein dichtes, breites, kollagenes Fasermassiv eingelagert. Zellig-infiltrative Vorgänge sind nur vereinzelt vorhanden, auch Gefäßneubildung wird vermißt. Nur selten findet man im Bereich der die Media ersetzenden Bindegewebszüge eine erweiterte Capillare. Oft wird diese interstitielle Bindegewebswucherung von wechselnd starken, manchmal mächtigen *Kalkinfarkten* durchsetzt (Nobl). Stärkere *entzündliche Veränderungen* im Bereich dieser Sklerosen hat B. Fischer beobachtet, jedoch konnte Nobl diesen Befund nicht bestätigen. Wenn daher auch ein großer Teil der sklerosierenden Prozesse mit stärkeren entzündlichen Veränderungen einhergeht, so ist doch nach Nobls Untersuchungen zum mindesten die Möglichkeit ihrer Entstehung auch ohne Vermittlung entzündlicher Prozesse zuzugeben.

Die eben erwähnten Veränderungen sind an so gut wie allen Venen der unteren Extremitäten in mehr oder weniger ausgebreitetem Maße festgestellt worden. Sie lassen sich von den größeren Gefäßen bis in diejenigen des subcutanen und cutanen Geflechtes hinein verfolgen, wenn sie hier auch nicht jenes eindrucksvolle Bild erreichen. Grundsätzlich handelt es sich jedoch um den gleichen Vorgang.

Je nachdem nun zu den eben beschriebenen varicösen Veränderungen ödematös-elephantiastische, „ekzematöse", geschwürige oder narbige Prozesse hinzutreten, ergibt sich ein klinisch sowohl wie histologisch außerordentlich buntes Bild, dessen Verständnis am besten ermöglicht wird, wenn die einzelnen Erscheinungsformen getrennt voneinander betrachtet werden.

Die *oberflächlichen Veränderungen*, wie sie im Anschluß an länger vorhandene Varicen häufig beobachtet werden, bestehen im *Anfangsstadium* lediglich darin, daß durch die an sich kaum veränderte Haut die stark erweiterten Venen bläulich durchschimmern und sich zum Teil in kleinen Vorwölbungen abheben. War die Stauung schon längere Zeit ausgesprochener, so tritt eine braune bis graue Verfärbung der Haut auf, die durchaus nicht immer auf einen vorangegangenen geschwürigen Zerfall hinweist; sie ist vielmehr auf Blutungen, vielleicht auch auf eine Vermehrung des melanotischen Hautpigments zurückzuführen. Auch ohne Geschwürsbildung kann die Haut allmählich deutlich *atrophisch, derb infiltriert, fibrös* oder im Sinne der *Dermatitis eczematosa* umgewandelt werden. Hierher gehört vielleicht auch die sog. *Atrophie blanche* von MILIAN, bei der sich klinisch depigmentierte Narben mit hyperpigmentiertem Randsaum, histologisch eine Bindegewebsverdichtung ohne entzündliche Veränderungen finden. Ulcerationen können sekundär entstehen. In 7 von 10 histologisch untersuchten Fällen der *Atrophie blanche* fand GONIN umschriebene Arterienveränderungen, bestehend in einer Mesarteriitis oder auch Endarteriitis. Das Vorkommen von Infiltraten und schweren allgemeinen Veränderungen im Falle NÖDLS erlaubt anzunehmen, daß es ein Sonderfall ist.

In fast allen derartigen Fällen zeigt das histologische Bild eine deutliche *Atrophie der Epidermis* mit Neigung zu *Hyper-* und *Parakeratose. Die Stachelschicht* erscheint verhältnismäßig dünn, die Hornschicht im Gegensatz dazu verhältnismäßig dick. Die Basalzellschichten enthalten reichlich Melanin, wobei, wie auch bei anderen Erkrankungen, dieses der Zahl der hämosiderinspeichernden Zellen vielleicht parallel geht. Der Papillarkörper kann auf weite Strecken völlig verstrichen sein; an anderen Stellen wieder ist er unverändert. In fast allen Fällen stößt man im Bereich des gesamten Coriums neben zahlreichen hämosiderinbeladenen Bindegewebszellen auf kleinere oder größere, in erster Linie lymphocytäre *Infiltrate* um die veränderten *Gefäße.* Deren Wandungen sind durch die Bindegewebswucherungen verdickt, die Muscularis meist geschwunden; der Übergang der einzelnen Schichten ineinander sowie auch die Begrenzung zum perivasculären Gewebe ist hier durch eine diffuse Bindegewebssklerose unscharf verwaschen. Auch die Gefäßwände selbst sind, wenn auch nicht häufig, von lymphocytären Infiltraten durchsetzt. Das Gefäßlumen ist durch eine mehr oder weniger unregelmäßige Wucherung der Intima verengt, manchmal durch Thromben völlig verschlossen. Diese Gefäßveränderungen sind naturgemäß in den etwas älteren Fällen deutlicher ausgesprochen als zu Anfang, aber sie lassen sich auch hier bereits feststellen.

Die oberflächlichen Gefäße können erweitert sein, zugleich erscheinen sie durch eine stärkere Schlängelung sowie durch eine Schwellung und Wucherung aller Elemente der Gefäßwand vermehrt, weil häufiger im Schnitt getroffen. Es entstehen so Veränderungen, die vom Bilde der „Capillaritis" französischer Autoren bis zu einem Gewebsaufbau führen, der dem Unerfahrenen ein Sarcoma haemorrhagicum KAPOSI vortäuschen kann, zumal dann, wenn sichtbare Venen-veränderungen bei Hypertrophie der Epidermis zurücktreten.

Das *Corium* ist in den älteren Fällen in ein grobfaseriges, derbes, kollagenes Bindegewebe umgewandelt; das elastische Fasernetz mehr oder weniger zerrissen und stellenweise zu kurzen Klumpen und Brocken zusammengeballt. Die kleineren *Venen* im Stratum subpapillare sind zum Teil erweitert und stark mit Blut gefüllt;

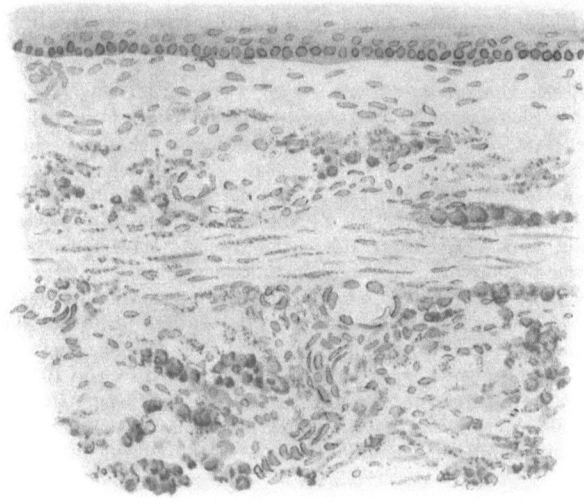

Abb. 95. *Narbe nach Ulcus cruris.* Alte Blutung (♂, 60jähr., Unterschenkel lateral). Atrophie der Epidermis und des Papillarkörpers. Reichlich Blutpigment, teils in Zellen, teils frei in den Bindegewebsspalten; in der oberen Cutis deutlich parallele Lagerung zur Epidermis. Gefäße weit und starr. Geringgradige Gewebsreaktion. Lithioncarmin. O = 290:1; R = 250:1.

in anderen Fällen wieder eng und blutleer. Überall dort, wo die bindegewebige Umwandlung stärkere Grade angenommen hat, sind die *Anhangsgebilde* der Haut zugrunde gegangen. Das gleiche gilt in manchen Fällen hochgradigster Binde-gewebszunahme und Sklerosierung für einen großen Teil des subcutanen *Fett-gewebes*. Hier kann es gelegentlich zu *metaplastischer Knochenbildung* kommen (YAMATO u. a.). Innerhalb der tieferen Cutis und Subcutis finden sich neben frischen Blutungen stets blutpigmentführende Bindegewebszellen, zuweilen mit Fetteinlagerungen auch extracellulär im Kollagen, die so mächtig sein können, daß an eine Necrobiosis lipoidica gedacht wird. Das subcutane *Nervengeflecht* ist mit seinen eigentlich nervösen Elementen der fibrösen Verdickung des peri- und endoneuralen Bindegewebes häufig zum Opfer gefallen.

Den **Veränderungen im Sinne der Dermatitis eczematosa** entsprechen histo-logisch Befunde, die sich von den eben beschriebenen vor allem dadurch unter-scheiden, daß die *Epidermis in Wucherung* geraten ist. Die Stachelzellschicht ist verbreitert, zahlreiche Mitosen weisen auf das rege Wachstum hin. Breite und lange Reteleisten drängen zur Cutis vor und führen zu entsprechender Umbildung des Papillarkörpers. Gleichzeitig ist die ganze Epidermis ödematös geschwollen;

die Intercellularlücken sind verbreitert. Ein starker Exsudatstrom schwemmt Lymphocyten und Leukocyten in die Epidermis hinein, die hier zusammen mit den oberen Lagen vielfach ödematöser, zerfallender Epithelien kleinere und größere, von Fibringerinseln durchsetzte Hohlräume bilden. Über solchen ödematösen Abschnitten fehlt das Stratum granulosum und die geschwollene Stachelschicht geht unvermittelt in eine parakeratotische Hornschicht über. Diese ist von Krusten bedeckt bzw. an weniger exsudatreichen Stellen in lockeren, trockenen Schuppen abgehoben.

Überall dort, wo es sekundär zum Eindringen banaler Eitererreger gekommen ist — und das pflegt bei diesen serösen Oberhautkatarrhen fast immer der Fall zu sein (UNNA) —, nehmen naturgemäß die entzündlichen Veränderungen zu. Den von der äußeren Decke einwuchernden Eitererregern drängen dann von unten Leukocytenschwärme entgegen. Das Exsudat und damit die Krustenbildung wird stärker, die parakeratotische Hornschicht auf größere Strecken abgehoben. Es entspricht dieses Bild jenen Fällen, die wir mit ihrer nässenden, zerfallenden Epidermis so häufig als das *Anfangsstadium der geschwürigen Umwandlung* betrachten dürfen (*Ulcera eczematosa* JEANSELME).

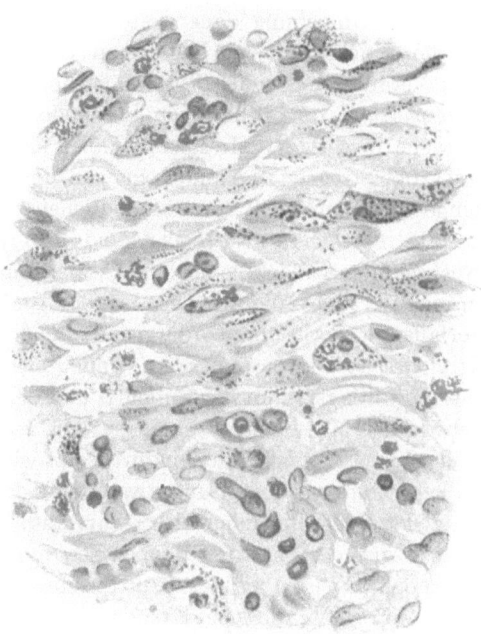

Abb. 96. *Dermatitis eczematosa varicosa cruris.* Ausschnitt aus der Cutis (♂, 65jähr., seit 20 Jahren bestehend. Nie geschwürig zerfallen gewesen). Extra- und intracelluläre Ansammlung von Blutpigment. Polychromes Methylenblau. O = 1100:1; R = 1100:1.

Tritt die seröse Exsudation jedoch zurück, führt die Wucherung der Stachelzellschicht lediglich zu einer Verbreiterung der gesamten Epidermis, zu einer Hypertrophie der Epidermisleisten unter entsprechender Verlängerung und Vergrößerung der Papillen, zu ausgedehnter Vermehrung und Verbreiterung des Stratum corneum, so entwickelt sich jener Zustand, der in schwächerem Grade als *Lichenifikation* bezeichnet wird, in stärkerem Grade jedoch den *verrukösen* und *papillomatösen Wucherungsvorgängen* entspricht.

Aber auch bei der **Geschwürsbildung** stößt man auf diese Wucherungsvorgänge in der Epidermis, wenn auch nicht unmittelbar in den Randabschnitten, so doch mehr oder weniger weit davon entfernt (UNNA): Lange und breite Epidermisleisten dringen hier in die Tiefe, und die Papillen des Papillarkörpers entsprechend weit nach oben vor. Die Wucherungsvorgänge führen häufig zur Abtrennung einzelner Epithelverbände von den Epidermisleisten. Sie finden sich dann als isolierte epidermale Zellinseln in der in solchen Fällen auch sehr stark zellig infiltrierten Cutis und können hier leicht zu diagnostischen Irrtümern — Carcinombeginn — führen. Das *Corium* ist bis weit in die Subcutis hinein, ja oft bis zum Knochen,

von einem entzündlichen *Infiltrat* durchsetzt, das aber auch hier in der Regel
seine Vorliebe für die Umgebung der in solchen Fällen durch *endophlebitische*
bzw. *endarteriitische* Prozesse schwer veränderten Gefäße beibehält. Auch alle
übrigen, bei der Besprechung der varicösen Veränderungen geschilderten Störungen finden wir jetzt hier wieder. Sie beschränken sich nicht nur auf die Venen,
sie können vielmehr gelegentlich auch die Arterien ergreifen. In den ausgeprägte-
sten Fällen sind die Gefäße in der Nachbarschaft der Geschwüre völlig verschlossen, ein Befund, der die schlechte Ernährung des Geschwürs und seiner
nächsten Umgebung ohne weiteres verständlich macht. Überall dort, wo eine
starke Wucherung des kollagenen Bindegewebes vorhergegangen ist, tritt zu
den Veränderungen der Blutgefäße noch eine außerordentliche *Erweiterung der*
Lymphräume, die oft als breite klaffende Spalten und Höhlen das fibrös entartete
Gewebe durchsetzen. In solchen Fällen sind die *Anhangsgebilde* der Haut ebenfalls
auf große Strecken zugrunde gegangen, die *Nervenbündel* in ein derbes Bindegewebe
eingebettet, zum Teil von entzündlichen Zellmassen durchsetzt.

Die *Geschwürsfläche* selbst und ihre *Ränder* bieten einen außerordentlich
wechselnden Anblick, je nachdem klinisch mehr die derbe callöse oder die schlaffe,
atonische, mehr die wuchernde oder die hämorrhagisch-ödematöse, matschig
zerfallende Form im Vordergrund steht (UNNA). Unter den torpiden *hyper-*
keratotischen Geschwürsrändern findet sich ein derbes, narbiges Bindegewebe,
das die Cutis mitsamt der Subcutis und den tieferen Gewebslagen zu einer festen,
schwieligen Masse umgewandelt hat, die nur von spärlichen sklerosierten Gefäßen
und schmalen Lymphräumen durchsetzt wird. Die Epidermis am Geschwürsrande
ist sehr stark verhornt, und zwar greift die Hyperkeratose auch auf die Unterseite des überhängenden Geschwürsrandes über. Eine Epithelisierung des Geschwürsgrundes ist auf diese Weise nur unmittelbar, von den Randwinkeln
aus möglich, wird aber hier dadurch sehr erschwert, daß die Sekretzersetzung stets
eine starke entzündliche Exsudation unterhält, die das „Granulationsepithel"
(FRIEDLÄNDER) nur schlecht ernährt, so daß hier Mitosen selten zu sehen sind.
Der *Geschwürsgrund* selbst wird von einem schlecht durchbluteten und daher
äußerst hinfälligen Granulationsgewebe bedeckt. Nur in unmittelbarer Nähe
des Geschwürsrandes bilden sich hier und da schmale Epithelinseln, die jedoch
allenthalben durch ihre schlechte Färbbarkeit dem Kundigen ihre Hinfälligkeit
verraten.

Aber auch dort, wo lebhaftere Wucherungsvorgänge des Geschwürsgrundes
(überwucherndes Geschwür UNNAs) eine schnellere Ausfüllung des Substanzverlustes gewährleisten würden, macht die Überhäutung Schwierigkeiten. Das
seröse Exsudat kann zusammen mit dem Stauungsödem, das sich ja so gut wie
bei allen Geschwürsformen vorfindet, zu einer derartigen *Aufquellung* des Geschwürsgrundes führen, daß eine Epithelisierung unmöglich wird, obwohl die
Stachelschicht des Geschwürsrandes gut entwickelt ist. Immer wieder drängen
vom Rande her flache Epithelzüge auf das Granulationsgewebe über, um dort
stets durch das serös-eitrige Exsudat abgehoben zu werden und dem Untergange
zu verfallen.

Der ganze Geschwürsgrund und auch dessen nähere Umgebung erhält gelegentlich durch den Reichtum an *Blutpigment* eine besondere Note. Treten
gar *stärkere Blutaustritte* im Gewebe auf, was verhältnismäßig häufig der Fall

ist, so wird das Bild noch bunter. Die gequollenen kollagenen Randabschnitte, das seröse, serofibrinöse, oft eitrige Exsudat, zusammen mit der zelligen Infiltration, namentlich um die in kennzeichnender Weise veränderten Gefäße, der reichliche Blutaustritt, Pigmentschollen und Reste des elastischen Gewebes gewähren auch histologisch einen Anblick, der dem klinischen an Vielseitigkeit durchaus nicht nachsteht.

Einen anderen Befund bieten jene Abschnitte, wo ein *Ödem* mehr oder weniger das Bild beherrscht, sei es nun als allgemeine Stauung in der ganzen Extremität, sei es als rein örtliches Ödem nur in der Umgebung des Geschwürs. Dem blassen, durchscheinenden, feuchten, weichen Granulationsgewebe entspricht histologisch

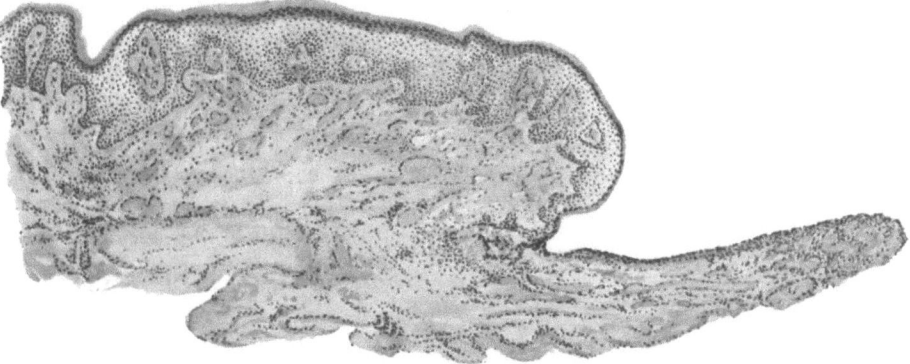

Abb. 97. *Ulcus cruris* (♀, 53jähr.). Übersicht. Rechts Geschwürsgrund, durch den überhängenden Geschwürsrand von der acanthotisch verdickten, ödematösen Umgebung abgesetzt. In dem von zahlreichen, erweiterten Gefäßen durchzogenen, homogenisierten und leicht basophilen Bindegewebe eine mäßig starke Zellinfiltration; darunter viele Mastzellen (violettrot). Polychromes Methylenblau. O = 35:1; R = 30:1.

ein im Gegensatz zu den sonstigen Befunden auffallend zartes kollagenes Fasergerüst, das gallertartig aufgequollen und von weiten Lymphspalten durchsetzt ist; entzündlich-infiltrative Veränderungen treten nahezu völlig in den Hintergrund. Die oberen Lagen dieses oft von zahlreichen segmentkernigen Leukocyten durchsetzten Gewebes sind dabei erheblich geschwollen, die Blutgefäße meist zusammengepreßt, seltener erweitert; Epithelinseln, wenn sie überhaupt auf diesem weichen schwammigen Gewebe Fuß gefaßt haben, aufgelockert und hinfällig.

Die *atrophischen und narbigen Endausgänge* des varicösen Unterschenkelgeschwürs bieten im histologischen Bilde an sich nichts Kennzeichnendes dar (UNNA, NOBL). Überall dort, wo der Gewebszerfall auf das Corium übergegriffen hat, kommt es naturgemäß zur narbigen Abheilung. Innerhalb dieser **Narbe** ist das gesamte Bindegewebe in eine zellarme, kompakte kollagene Fasermasse umgewandelt, die von spärlichen erweiterten Gefäßen mit mehr oder weniger dichten Infiltrationsmänteln durchzogen wird. Als Endstadium alter organisierter Thromben findet sich jetzt häufig eine eigenartige kavernöse Umbildung, *Rekanalisation* der Venen (YAMATO). Das gesamte Corium und Unterhautfettgewebe erscheinen stark geschrumpft; die *Anhangsgebilde* der Haut nur noch in spärlichen Resten erhalten. Innerhalb der Geschwürsnarbe kann man gelegentlich Ansätze zur *Neubildung elastischer Fasern* finden. Meist ist dies jedoch nicht der Fall; es findet sich lediglich eine Wucherung der Elastica in den Grenzbezirken des ehemaligen Geschwürs. Häufig kommt es in der sklerosierten Bindegewebsschicht zu *metaplastischer Knochenneubildung*. Eine besondere Note erhalten die alten Unterschenkelgeschwürsnarben durch den manchmal ganz außerordentlich

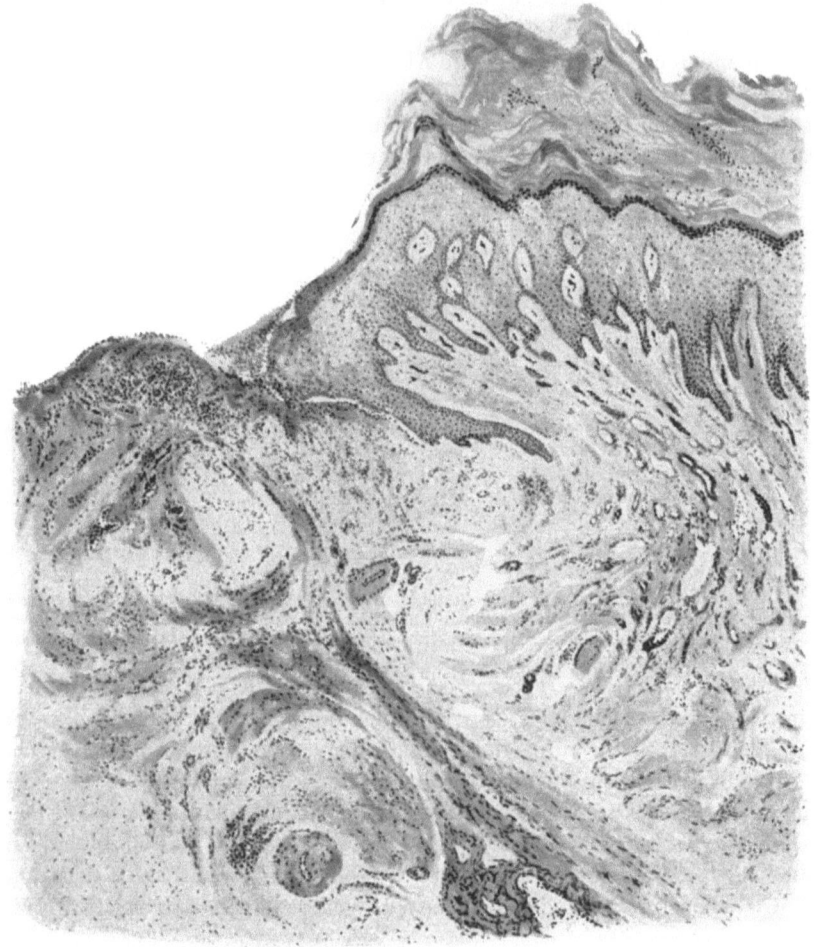

Abb. 98. *Ulcus cruris callosum*. Randabschnitt. Links Geschwürsgrund, rechts callöser, wallartig aufgeworfener Rand. O = 35:1; R = 30:1. (Sammlung P. SCHNEIDER.)

reichen *Hämosideringehalt*, der sich sowohl innerhalb als auch außerhalb der Bindegewebszellen vorfindet.

Die *Epidermis* besteht, entsprechend der Narbenbildung, meist nur aus wenigen Zellreihen. Das gleiche gilt für die ohne Narbenbildung allmählich atrophisierenden Bezirke. Unterhalb dieser atrophischen Epidermis ist der Papillarkörper abgeflacht bzw. sind die Papillen völlig geschwunden. Hier fehlt auch jenes zarte elastische Netz, das für den Papillarkörper so kennzeichnend ist.

Der varicöse Symptomenkomplex erhält durch einige *häufige Begleiterscheinungen* oftmals noch eine besondere Note. Außerordentlich oft entwickelt sich in dem der Infektion leicht zugänglichen Geschwürsrande ein **Erysipel.** Hier findet sich dann histologisch das Bild einer subakuten, serofibrinösen Entzündung. Die Streptokokkenketten sind in dem **aufgelockerten** adventitiellen Gewebe der erweiterten, mäßig infiltrierten, oft fibrinös thrombosierten Lymph- und Blutgefäße regelmäßig nachzuweisen. Je näher man der tieferen Cutis und Sub-

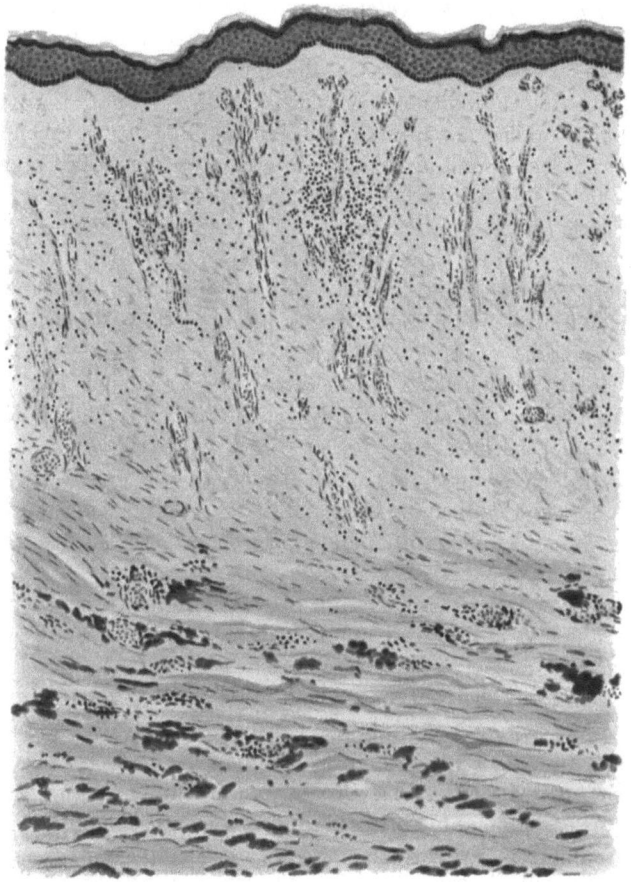

Abb. 99. *Ulcus cruris.* Frisch vernarbte zarte Oberhaut. Gefäß- und zellreiches junges Narbengewebe. Starker Blutpigmentgehalt in den unteren Schichten. O = 66:1; R = 66:1.

cutis kommt, um so häufiger trifft man auf segmentkernige Leukocyten; in der Subcutis umspinnen sie die Fettläppchen in dichten Netzen. Das ganze cutane Bindegewebe ist aufgelockert und geschwollen; die oberen Lagen von verhältnismäßig wenigen Leukocyten, dagegen einem oft dichten fibrinösen Netzwerk durchzogen. Die obersten Epidermisschichten sind nekrotisch, die Stachelzellschicht vielfach gewuchert, der Papillarkörper ödematös geschwollen und ebenso wie die Cutis von Streptokokkenzügen durchsetzt, die zum Teil frei in den Lymphspalten, zum Teil in leukocytären Infiltraten in der unmittelbaren Umgebung der Gefäße angetroffen werden.

Eine andere, vielleicht noch häufigere Begleiterscheinung des Ulcus cruris sind **elephantiastische Verdickungen** des befallenen Abschnitts, ein Befund, der ja ohne

weiteres verständlich wird, wenn man berücksichtigt, in welch ausgedehntem
Maße der Blut- oder — was für die Entstehung der Elephantiasis ja schwerwiegender ist (SABOURAUD, TEICHMANN) — auch der Lymphkreislauf Not gelitten
hat. Genetisch sind diese elephantiastischen Veränderungen in erster Linie wohl
auf wiederholte entzündliche Schädigungen zurückzuführen, in deren Verlauf
es zu *Störungen der Lymphzirkulation* und zur Anhäufung seröser und zelliger
Exsudatmassen im Haut- und Unterhautbindegewebe kommt (VIRCHOW,
ESMARCH u. a.). Dabei hat jedoch die Beteiligung der Blutgefäße, vor allem der
Hautvenen, noch eine besondere Bedeutung (UNNA, NOBL). Durch Zusammentreffen dieser sekundären, auf varicös-ulcerösem Boden entstehenden Elephantiasis mit der Sklerose und Atrophie kommt es an der erkrankten Extremität
zu Bildern, die als *Elephantiasis glabra, tuberosa* oder *verrucosa* (s. dort) eine
besondere Bezeichnung erhalten haben. Es entwickelt sich ein zunächst zellreiches Bindegewebe, das, vom tieferen Corium zur Cutis und späterhin zum
Papillarkörper vordringend, sich schließlich in jene derben, fibrösen Massen um-
wandelt, die der narbenähnlichen *Bindegewebssklerose* entsprechen. An den erweiterten Venen des erkrankten Bezirks findet sich eine lebhafte Endothelproliferation, eine beträchtliche Verdickung der Intima und Adventitia (NOBL).
Dichte lymphocytäre und plasmacelluläre Infiltrate umscheiden die derart veränderten Gefäße; sie durchsetzen aber auch weiterhin das gesamte Corium
und sind wohl als Ausgangspunkte zu betrachten, von denen in immer wiederholten entzündlichen Schüben die Umwandlung des Coriums in ein derbes, fibröses,
von mächtig erweiterten Lymphbahnen durchzogenes, narbenartiges Gewebe
ausgeht (s. auch Elephantiasis).

Erheblich viel seltener kommt es auf dem Boden des Unterschenkelgeschwürs
zur Entwicklung einer verhältnismäßig gutartigen **carcinomatösen Neubildung.**
Der Vorgang wird eingeleitet durch eine das gewohnte Maß weit überragende
Wucherung der Epithelleisten und zwar, abweichend von dem gewöhnlichen
Befunde, in weitverzweigter, atypischer Epithelproliferation und mächtiger Entwicklung der Papillen. Es besteht also ein fließender Übergang von den „normalen" Wucherungsvorgängen der Geschwürsränder über die atypische Epithelwucherung zu carcinomähnlichen Bildungen bis einschließlich zum voll entwickelten Carcinom. *Klinisch* äußert sich dieser Entwicklungsgang im Auftreten
zunächst papillärer, warziger, blumenkohlartiger Wucherungen, die von einer
hinfälligen Epidermis überdeckt sind. Es handelt sich dabei ebensowenig um
Narbencarcinome wie etwa beim Lupuscarcinom, sondern um Gebilde, die von
den entzündlich infiltrierten Geschwürsrändern ausgehen. Auch der weitere
Verlauf entspricht dem des Carcinoms bei Tuberculosis cutis luposa; denn Wucherung und starke Verhornung, Aufschießen und Zerfall der schmierig belegten
Massen gehen auffallend lange ohne Metastasenbildung einher (s. S. 272).

Differentialdiagnose. Im Einzelfall kann die Unterscheidung dieser an und
für sich ziemlich seltenen *carcinomatösen Neubildung* von der einfachen atypischen
Epithelwucherung hier die gleichen Schwierigkeiten machen, wie wir dies von
anderen, langwierigen, mit starker Epithelproliferation einhergehenden geschwürigen Zerfallsprozessen (Tuberkulose, Lues, Blastomykosen u. a.) her kennen.
Histologisch entsprechen derartige Blastome vollkommen dem *Papillarkrebs,*
nur treten die entzündlichen Begleiterscheinungen und in den tieferen Hautschich-

ten die Eigentümlichkeiten des varicös-ulcerösen Mutterbodens deutlich hervor. Diese tiefen, aus derben Kollagenmassen bestehenden Abschnitte bleiben von der Epithelwucherung meist verschont; die Neubildung spielt sich vielmehr nur in den mehr oder weniger oberflächlicheren, lockeren Cutisbezirken ab. Die Entscheidung, ob maligne Neubildung oder lediglich atypische Epithelwucherung vorliegt, kann jedoch im Einzelfall sehr schwer sein (s. auch Molluscum pseudocarcinomatosum [Keratoacanthom], Papillomatosis cutis carcinoides [GOTTRON]).

Weniger Schwierigkeiten macht hingegen die Feststellung *tuberkulöser* Prozesse, wobei in erster Linie die *Tuberculosis cutis luposa* und *colliquativa* in Frage kommen. Bei der ersteren gestattet der verhältnismäßig kennzeichnende tuberkuloide Aufbau — immer mit der Einschränkung, die wir gegenüber dieser sog. „Spezifität" stets vertreten haben — in den meisten Fällen eine Unterscheidung von dem als einfacher, chronischer Entzündungsprozeß verlaufenden Ulcus cruris, wobei noch insbesondere das verschiedenartige Verhalten des Gefäßsystems in der näheren und weiteren Umgebung der Geschwüre wertvolle Anhaltspunkte bietet. Noch leichter kann die Entscheidung dann sein, wenn zu dem sog. tuberkulösen Granulationsgewebe nun noch die zentrale Verkäsung tritt, wie bei der colliquativen Tuberkulose. Andererseits haben mir auch sicher auf den Tuberkelbacillus zurückzuführende Geschwüre vorgelegen, die in einzelnen Abschnitten den kennzeichnenden Aufbau völlig vermissen ließen; bei ausdauernder histologischer und klinischer Durcharbeit war aber auch in solchen Fällen eine Entscheidung schließlich zu treffen. Das gleiche gilt für die ulcerösen Formen des *Erythema induratum* BAZIN und anderer Arteriitiden, wo ja meist das klinische Bild genügend Anhaltspunkte liefert.

MARTORELL hat von den Ulcera cruris eine Gruppe abgegrenzt, die bei Frauen mit Hypertonie meist symmetrisch auftritt und mit einer infarktartigen Hämorrhagie beginnt, der dann die Ulceration folgen kann.

Histologisch findet sich eine Hyalineinlagerung zwischen Endothel und Elastica interna, ferner eine Wucherung der Endothelien. SCHMITZ sah eine größere Arteriole mit hyalinisierter Media, sonst aber Veränderungen, wie wir sie bereits oben beschrieben haben. Obwohl auch andere Autoren das Krankheitsbild anerkennen, darf man nicht übersehen, daß zahlreiche Ulcera cruris keine Varicosis erkennen lassen und andererseits Varicosis und Arterienveränderung sich keineswegs ausschließen (s. unten), wofür auch die Angaben von FARBER und BATTS sprechen, die beim Ulcus cruris verdickte Arteriolenwandungen erwähnen, neben den bekannten Veränderungen an den Venen, wie überhaupt bei erhöhtem Blutdruck sich häufiger Mediaverdickungen der Arteriolen vorfinden.

Ähnlich liegen die Verhältnisse für jene selteneren, infektiösen Granulationsgeschwülste (Lepra, Aktinomykose, Madurafuß u. a.), bei welchen neben dem klinischen Gesamtbilde ja auch der *Nachweis der spezifischen Erreger* so gut wie stets möglich ist. Bei der *Dermatrophia cutis idiopathica* und auch der *Sklerodermie* bestehen klinische Unterschiede selbst dann noch genug, wenn es hier im späteren Verlauf der Erkrankung zu den derben sklerodermartigen Umwandlungen des Bindegewebes gekommen ist. Bei der Dermatrophie läßt die besonders deutliche Venenzeichnung jegliche varicöse Umwandlung vermissen.

Für die Praxis kommt jedoch die größte Bedeutung der Unterscheidung varicöser von *syphilitischen Unterschenkelgeschwüren* zu. Die Trennung der umschriebenen Variko-Thrombophlebitis von der syphilitischen, strangförmigen Erkrankung der Vena saphena (E. HOFFMANN), wie sie nicht selten bereits in den *Frühstadien* der Syphilis vorkommt, kann klinisch außerordentlich schwer durchführbar sein. Wir finden durchaus nicht immer gleichzeitig noch exanthematische Veränderungen der Haut- oder Schleimhaut, die uns auf den richtigen Weg weisen. Wenn auch das Vorhandensein allgemeiner varicöser Gefäßentartung einen gewissen Anhaltspunkt gewährt, so scheint dieser doch problematisch, wenn man berücksichtigt, daß ja vielleicht gerade dort ein Locus minoris resistentiae für die Ansiedlung des Syphiliserregers vorhanden ist. Histologisch wird eine Entscheidung allerdings stets möglich sein; denn bei der syphilitischen Gefäßwanderkrankung spielt die sog. „spezifische Reaktion" des Gewebes eine ausschlaggebende Rolle (Näheres s. Syphilis). Viel schwieriger liegen die Verhältnisse jedoch bei den *ulcerösen und gummösen Geschwürsformen der Spätsyphilis*. Die klinische Differenzierung kann hier vollständig im Stich lassen; das gleiche gilt für die histologische und bakteriologische. Der Spirochätennachweis aus dem Geschwürssekret ist nach meiner Erfahrung in solchen Fällen — wie ich im Gegensatz zu NOBL betonen muß — überhaupt nicht zu verwerten; auch die Durchforschung des versilberten Gewebsschnitts wird bei der bekannten Spirochätenarmut dieser syphilitischen Spätlinge meist im Stich lassen. Die serologischen Reaktionen, einschließlich Trepanosomenimmobilisierungstest, können uns im Stiche lassen, so daß wir tatsächlich gezwungen werden, erst mit Hilfe des Behandlungserfolges schließlich ex juvantibus die Diagnose zu klären.

Stärkere Schlängelung der oberflächlichen Gefäße bei Wucherung der Gefäßwand, Blutungen, Speicherung von Hämosiderin kann, wie bereits erwähnt, an ein *Sarcoma haemorrhagicum idiopathicum* KAPOSI, Fetteinlagerungen an die *Necrobiosis lipoidica* denken lassen.

Differentialdiagnostisch dürften histologisch die *Eczematid-like Purpura* (DOUCAS und KAPETANAKIS) sowie die chronischen Purpuraformen (s. Bd. I, S. 417) in Frage kommen. Bei der ersten entsprechen die histologischen Veränderungen einer Dermatitis eczematosa mit Parakeratose, Acanthose, Spongiose und entsprechender Bläschenbildung, wobei die ausgedehnten Hämorrhagien in der Cutis auf die Diagnose hinweisen, während die folgende Hämosiderinspeicherung zu Fehlschlüssen verleiten kann (s. auch RICHTER und OYAL). Eine sichere Abgrenzung wird nur klinisch zu treffen sein, zumal auch noch die Streuherde (s. oben) bei „Stauungs"-Veränderungen berücksichtigt werden müssen.

Ferner kommen Ulcera zur Beobachtung, bei denen diese nur Teilsymptome weiterer Störungen sind, so beim FELTY-Syndrom (rheumatische Arthritis, Splenomegalie, Leukopenie), ohne daß sich irgendwelche Charakteristica im histologischen Bild fänden (SCHOCH). Ulcerationen werden ferner bei Krankheiten mit *Cryoglobulinämie* berichtet. FELDAKER und Mitarbeiter sahen Fremdkörpergranulome an den Unterschenkeln, ferner verbreiterte Gefäßwände und Verschluß des Lumens durch Endothelproliferation bei Arteriolen, Befunde, welche einer weiteren Abklärung bedürfen.

Erwähnt seien Ulcera bei *Sichelzellenanämie*, in denen als einziges Charakteristicum sich Sichelzellen vorgefunden haben (CUMMER und LA ROCCO).

Pathogenese. Über die Ursachen der Entstehung der Varicen sowohl wie des varicösen Symptomenkomplexes besteht noch keine völlige Übereinstimmung. Sicherlich spielen den

Blutabfluß rein mechanisch hindernde Widerstände für die Entwicklung der krankhaften Drucksteigerung im Gebiet der Unterschenkelvenen und damit für die Auslösung des Prozesses eine Rolle. Über die Grundlagen dieser Widerstände allerdings sind die Meinungen noch sehr geteilt. Im Thorax gelegene, zu allgemeiner Stauung führende Ursachen, mehr oder weniger örtlich umschriebene Veränderungen (Geschwülste, Gravidität, chronisch entzündliche Erkrankungen der Beckenorgane) wurden angeschuldigt. Dazu treten jedoch sicherlich konstitutionelle Momente, die man geneigt ist (SCHAMBACHER, YAMATO) als die Hauptursache der Varicenbildung anzusehen; angeborene Schwäche der Venenwand infolge unregelmäßiger Ausbildung und Anordnung der contractilen Elemente, vor allem der elastischen Fasern. Von der Annahme einer angeborenen (KRAEMER) oder sich allmählich im Laufe des Lebens entwickelnden, mangelhaften Klappenausbildung (KLOTZ) ist man heute wohl völlig abgekommen (BENDA). Auch die chronisch entzündliche Veränderung der Gefäßwand wird als primäres pathologisches Geschehen (CORNIL, B. FISCHER) heute bestritten. Feststehend scheint lediglich, daß konstitutionelle und konditionelle Eigentümlichkeiten den einzelnen Menschen zur varicösen Erkrankung disponieren. Was mechanische (Stauungshyperämie) und chemische Momente (Kohlensäureüberladung des Blutes) als auslösende Faktoren bedeuten, ist noch nicht entschieden. Da einerseits Menschen mit mächtigen Varicen keine Beschwerden und kein Ulcus haben, andererseits ohne Varicen ausgedehnte Ulcera mit allen zugehörigen Veränderungen auftreten, ist auch die Rolle der Venenerweiterungen durchaus unklar. Störungen der arteriellen Durchblutung konnten in einem Teil der Fälle nachgewiesen werden (SHAPIRO und NOMLAND, PLÜSS, GABRIEL und LUGER u. a.). Die Neigung zur Sklerosierung erklärt sich vielleicht aus den Befunden von DOLJANSKI und ROULET, daß Reticulinfasern extracellulär unter dem Einfluß von Mesenchymzellen im Eiweißsol entstehen können. Vereinigen sich diese Reticulinfasern zu Bündeln, so entwickeln sich kollagene Fasern (Näheres s. bei GANS 1953). Der Einbau der Unterschenkelvenen in die Umgebung findet erst neuerdings größeres Interesse (K. GOERTTLER). Eingehendere Bearbeitung dieses Gebietes fehlt bisher, obwohl nur gleichzeitige Untersuchungen dieser zwischen der Makroskopie und Mikroskopie liegenden Strukturen und ihrer Funktion uns weiterhelfen kann.

Anhangsweise sei hier noch eine eigentümliche Kreislaufstörung angeführt, die als

Essentielle Teleangiektasie

bezeichnet wird und bei der es sich um das *spontane Auftreten* sichtbarer Gefäßerweiterungen *als selbständiges Krankheitsbild ohne* anderweitig vorausgehende oder begleitende Symptome handelt. Es ist dabei von vornherein zu betonen, daß die Veränderung weniger durch ihre Spezifität — die sie eigentlich nicht besitzt —, sondern mehr durch ihre quantitativen Proportionen, als ihre qualitative Eigenart auffällt (MIESCHER). Bei dem bereits 1902 von BROCQ genauer herausgehobenen Krankheitsbilde treten *spontan fleckförmige Teleangiektasien in exanthematischer Anordnung* auf. Dabei scheinen jene Körperteile bevorzugt, an welchen sich gewöhnlich Stauungserscheinungen zuerst bemerkbar machen. Klinisch hat man einen kleinfleckigen und einen großfleckigen Typus, diffuse und circumscripte Formen unterschieden (BROCQ, MIESCHER). Die ersteren zerfallen in solche ohne bestimmte Lokalisation (LANCEPLAINE, SEQUEIRA, GAUCHER und CROUZON), mit Bevorzugung der Extremitätenenden (Acroform, MIESCHER) und schließlich livedoartige in Netzform (PANTURRI, GASTOU, BROCQ). Unter die circumscripten Formen werden Naevi und erworbene Teleangiektasien kleinfleckiger, exanthematischer und großfleckiger, herdförmiger Art eingereiht. Die einzelnen Gruppen sind jedoch klinisch nicht scharf gegeneinander abzugrenzen. So läßt sich die *kleinfleckige* Form nicht immer leicht von den in exanthematischer Form auftretenden Naevi tardi unterscheiden (KOPP und MANDELBAUM). Die *großfleckige* Form ähnelt manchmal sehr den diffusen Teleangiektasien mit mehr herdförmiger Lokalisation. Fälle, in denen das Krankheitsbild ziemlich klassisch und rein in Gestalt fleckförmiger Teleangiektasien in exanthematischer Anordnung spontan aufgetreten ist, schildern VIDAL, BROCQ und MAY, LEVI und LENOBLE bzw. DELHERM, LANCEPLAINE, MIESCHER.

Neben der exanthemartigen Form sind noch Fälle bekanntgeworden, wo sich die Gefäßerweiterung diffus, aber langsam fortschreitend, über die ganze Körperhaut entwickelte und auch die Schleimhaut ergriff (FRICK). Dieser Fall gehört wohl zu jenen Formen, wo den Tonus der Venen herabsetzende schädigende Momente eine Rolle spielen, sei es, daß diese

Schädigungen zentral angreifen (Beteiligung des Sympathicus), sei es, daß es sich um örtliche entzündliche Prozesse handelt (Lupus pernio, Lupus erythematoides u. a.). Die auftretenden Teleangiektasien sind hier in der Regel die Äußerung eines dauernd erschwerten Blutabflusses bei erhöhter Blutzufuhr. Diese Formen sind jedoch von den essentiellen Teleangiektasien im engeren Sinne *streng zu trennen*.

Histologisch sind die Veränderungen meist außerordentlich geringfügig. Sie beschränken sich auf eine nicht sehr erhebliche *Erweiterung* der subpapillären sowie auch der gröberen, an der Cutis- bzw. Subcutisgrenze gelegenen Venen (MIESCHER), bzw. enorme Ausdehnung der Capillaren (FRICK). Die Gefäßwandungen selbst waren jedoch stets unverändert.

Differentialdiagnose. Die Unterscheidung von anderen *Gefäßnaevi* ist auch histologisch nicht immer zu treffen, zumal auch bei diesen sehr ausgebreitete und exanthematische Ausbrüche beschrieben sind (MORROW, PARKES-WEBER, v. ZUMBUSCH u. a.). Sie gelingt nur dort, wo Veränderungen in Gestalt von Vermehrung, Hypertrophie und Erweiterung der Capillaren vorliegen, was zu einer völligen Veränderung des Cutisaufbaus führt. Die *Purpura anularis teleangiectodes* MAJOCCHI, die von BROCQ ebenfalls zu den essentiellen Teleangiektasien (en plaques acquies) gerechnet wird, läßt sich histologisch ebenso wie die anderen zugehörigen Purpuraformen ohne weiteres abgrenzen, da wir bei ihr wechselnd ausgedehnte, endarteriitische bzw. endophlebitische Veränderungen und perivasculäre Zellinfiltration die Erweiterung der Gefäße begleiten sehen (s. Bd. I, S. 417).

Pathogenese. MIESCHER nimmt als Erklärung für die Erweiterung der Gefäße bei den essentiellen Teleangiektasien eine allgemeine Herabsetzung ihres Muskeltonus an. Inwieweit dieser konstitutionell bedingt oder auf überstandene, die Gefäßwand schädigende Erkrankungen zurückzuführen ist, wird im Einzelfall nicht immer zu entscheiden sein.

Teleangiektasien der Haut bei 5-Oxytryptamin abgebenden *multiplen Dünndarmcarcinoiden* (sog. CASSIDY-SCHOLTE-Syndrom) bestehen histologisch aus ganz immens erweiterten Venolen und Gefäßen mit verdickten Capillarhäutchen (Perjodsäure-SCHIFF-Reaktion positiv), denen innen ein Endothel aufliegt und die strotzend mit Erythrocyten gefüllt sind. Elastische Fasern fehlen in diesen Gefäßen meist vollständig (HEGGLIN und FOLLINGER).

B. Störungen des Lymphkreislaufs.

Bei den Kreislaufstörungen sind schließlich noch die

Lymphangiektasien

zu erwähnen, jene höchstwahrscheinlich durch Blut- *und* Lymphstauung und darauffolgende Erweiterung der Lymphgefäße entstehenden Gebilde, die in mannigfacher Gestalt, in verschiedenartigster Lokalisation an so gut wie allen Körperstellen beobachtet worden sind. Besonders häufig finden sie sich an den Genitalien oder in deren Umgebung (BORNEMANN, KAPOSI, MÜLLER, NOBL, TÜRK u. a.); sie fanden sich ferner am Thorax (SCHNABEL), an der Brust (BROCQ, LENGLET und DELANNEZ), an der Wangenschleimhaut (BRUHNS). Häufig kam es im Anschluß an eine Verletzung dieser Gebilde zu mehr oder weniger länger dauernder oder anfallsweise auftretender *Lymphorrhoe* oder *Chylorrhoe* (ERB, NEUMANN, MATZENAUER, VOLHARD, BORNEMANN, PREISS, MÜLLER u. a.).

Klinisch handelt es sich um stecknadel- bis hanfkorn- oder auch erbsengroße, *hellgraue Bläschen* (KAPOSI, MÜLLER, SCHNABEL u. a.), federkiel- bis fingerdicke Hohlräume, die mit Lymphe gefüllt waren. Sie lagen teils oberflächlich, waren dann gewöhnlich kleiner, teils tiefer und waren dann gewöhnlich größer. Vielfach sind sie in der Literatur als „*Lymphangioma simplex*" bezeichnet, was jedoch mit Rücksicht auf die Möglichkeit einer Verwechslung mit echten Lymphangiomen zu Irrtümern führen kann und daher unzweckmäßig erscheint.

Im Bereich der Lymphangiektasien kommt es häufig zu einer derben, ödematösen Infiltration des Gewebes, die, namentlich am Genitale, zu *elephantiastischen Bildungen* führen kann.

Der *Inhalt der Bläschen* ist in Fällen reiner Lymphangiektasie oder auch Lymphorrhoe wasserklar; bei Chylorrhoe von ausgesprochen weißer, nicht durchsichtiger Farbe, etwa fetter Milch ähnlich.

Das *histologische Bild* ist sehr eindeutig. Die Lymphgefäße der Cutis, der Subcutis und häufig auch des subcutanen Bindegewebes sind verschieden, oft zu außerordentlich großen, mannigfach gestalteten und unregelmäßig verteilten cystischen *Hohlräumen* ausge-

weitet. Auch die Blutgefäße in diesem Stauungsbezirk, und zwar die Venen, sind manchmal erweitert und strotzend mit Blut gefüllt. Die Hohlräume lassen sich häufig als varicös geschlängelte Lymphgefäße von der Subcutis durch die Cutis bis zum Papillarkörper hinauf verfolgen. Hier stehen sie mit jenen ein- und mehrkammerigen cystenartigen Bildungen im Zusammenhang, die klinisch den Bläschen entsprechen. Sie enthalten die Lymphe als eine feinkörnige, durchsichtige, von einzelnen Lymphocyten durchsetzte, geronnene Masse. Über diesen Bläschen ist die *Epidermis* deutlich verschmälert.

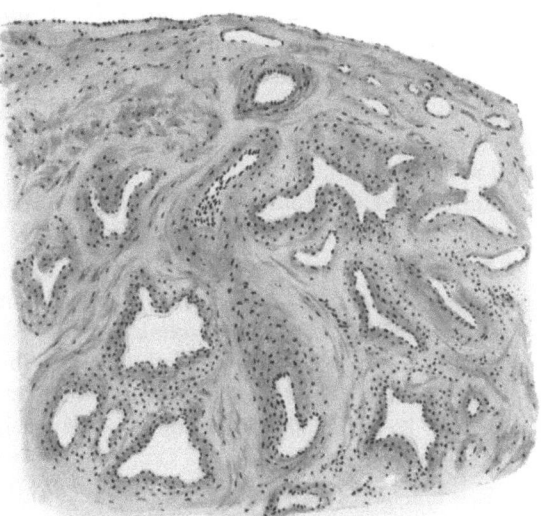

Abb. 100. *Lymphangiektasie* (♀, 6jähr., Labium majus). Ausschnitt aus der tiefen Cutis. Lymphgefäße mächtig erweitert, mit einschichtigem Endothel, das in dem Querschnitt rechts oben stellenweise fehlt. O = 77:1; R = 60:1.

Wanddicke und Wandaufbau dieser erweiterten Lymphgefäße sind verschieden, je nach der Hautschicht, innerhalb deren sie auftreten. In der tieferen Cutis und Subcutis besteht die Lymphgefäßwandung neben dem gelegentlich bei Proliferationserscheinungen noch mehrschichtigen Endothelbelag aus dicken kollagenen und muskulären Elementen, zwischen denen spärliche elastische Fasern eingelagert sind, ohne daß diese wie bei den Blutgefäßen ringartig die Gesamtwand durchsetzen. Nach der oberen Cutis zu werden die Wände dünner; sie bestehen hier lediglich aus einer gewöhnlich einschichtigen Endothellage, die gelegentlich durch Proliferation auch hier einmal mehrschichtig werden kann. Daneben trifft man häufig auch auf Hohlräume, wo der Endothelbelag fehlt bzw. nur an einzelnen Stellen nachweisbar geblieben ist; augenscheinlich hat hier die Lymphstauung über eine maximale Erweiterung hinaus zum Bersten der Lymphgefäßwandung geführt.

Das cutane und subcutane Bindegewebe in der Umgebung der stark erweiterten und strotzend mit Lymphe gefüllten Lymphgefäße ist hier im *Gegensatz zur Lymphangitis* völlig frei von irgendwelchen entzündlichen Reizerscheinungen. In späteren Stadien allerdings, wo im Verlauf der Lymphstauung nun sekundär entzündliche Veränderungen sich eingestellt haben, liegen die Dinge nicht mehr so einfach. Einen gewissen Anhaltspunkt gewährt dann noch die Tatsache, daß in diesem entzündlich infiltrierten Gewebe eine besondere Vorliebe der Zellansammlung für die Nachbarschaft der ektatischen Lymphräume nicht feststellbar ist, diese sich vielmehr mehr oder weniger diffus über den ganzen Bezirk verteilt.

Schwierig, ja gelegentlich sogar undurchführbar kann die Trennung von *echten Lymphgefäßgeschwülsten* werden, namentlich dort, wo eine stärkere Endothelwucherung den Prozeß begleitet. Diese findet sich allerdings meistens nur in den gröberen, dickwandigen Lymphgefäßen und dabei sind jene, auch in den einfachsten Lymphangiomen vorhandenen, neugebildeten, durch Sprossung entstandenen Lymphräume nie festzustellen. Trotzdem sind *Übergangsformen* von den Lymphangiektasien zu den einfachen Lymphgefäßtumoren morphologisch nicht immer streng abzusondern. Histologisch scheint ein Unterschied zwischen beiden jedoch dadurch gegeben, daß die Lymphangiome sich in der Regel in Form eines anastomosierenden Netzes aus den *feinsten* lymphatischen Ausläufern und Capillaren aufbauen (NOBL).

Entzündliche Veränderungen können dabei völlig fehlen, namentlich in frischeren Fällen. Bei länger bestehender Stauung findet man jedoch so gut wie stets eine *entzündliche Zellinfiltration*, die entweder die Lymphgefäße umgibt oder auch diffus das ganze Gewebe durchsetzt. An ihrem Zustandekommen sind dabei sicherlich auch sekundäre Einflüsse beteiligt, zumal man in solchen, länger bestehenden Krankheitsherden in den oberflächlichen Hautschichten häufig banale Eitererreger antreffen kann.

Erwähnenswert erscheint noch eine gelegentlich zu beobachtende, sehr starke *Epithelwucherung* in der durch die Lymphangiektasien vorgewölbten Epidermis. Es handelt sich dabei um einen Vorgang, der durch eine starke Verbreiterung der gesamten Epidermisschichten und Wucherung der Epithelleisten gekennzeichnet ist, was nun wieder — im Gegensatz zu dem gewöhnlichen Bilde — eine Auflösung des Papillarkörpers in unregelmäßig gestaltete Papillen bedingt (MÜLLER). Wir haben es dann mit Veränderungen zu tun, die in ihrer Art eine gewisse Ähnlichkeit mit jenen blutgefüllten Hohlräumen aufweisen, wie sie beim *Angiokeratoma* MIBELLI beobachtet werden, ein Befund, der auf die formale Genese derartiger Gebilde ein bezeichnendes Licht wirft.

Differentialdiagnose. Eine Verwechslung mit akuten oder chronischen *Lymphangitiden*, wie sie gelegentlich auch in der Literatur festzustellen ist (FRIEDRICH u. a.), wird bei genauer Untersuchung leicht zu vermeiden sein.

Über die Unterscheidung von echten Lymphangioblastomen s. oben.

Pathogenese. Die Lymphstauung oder Erweiterung der Lymphräume mag in einem Teil der Fälle mit Stauungen im Blutabfluß zusammenhängen; sie mag gelegentlich mit entzündlichen Veränderungen im umgebenden Gewebe in Beziehung stehen. In einer großen Reihe von Fällen jedoch sind wir über die Ursache noch völlig im unklaren. Vereinzelt wurden Zusammenhänge mit einer kongenitalen Mißbildung der Lymphgefäße vermutet; namentlich in jenen seltenen Fällen von Chylorrhoe mag eine primäre fehlerhafte Bildung der Lymphbahnen im Sinne LUSCHKAS vorhanden sein (v. ESMARCH und KULENKAMPF, BORNEMANN, REISS u. a.).

In engstem Zusammenhang mit Hindernissen der Blut- bzw. Lymphabfuhr steht eine als

Elephantiasis

bezeichnete Hautveränderung, die auf die verschiedensten Grundursachen zurückzuführen ist und daher auch *nicht als genetische Einheit* betrachtet werden darf.
Auch der Krankheitsbegriff als solcher scheint noch nicht vollständig hinreichend
gekennzeichnet. Wenn man auch im allgemeinen damit eine chronische Bindegewebshyperplasie des Haut- und Unterhautzellgewebes bezeichnen will, so be-

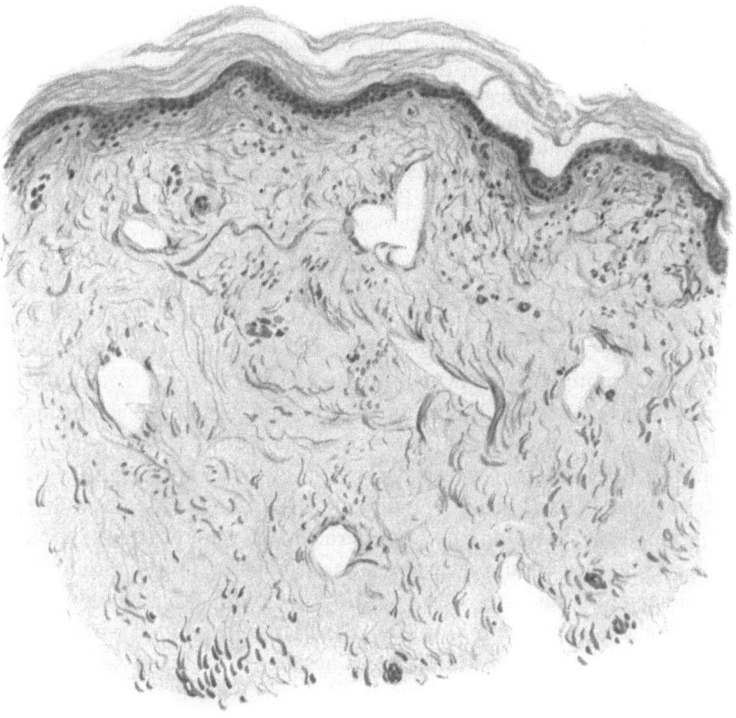

Abb. 101. *Elephantiasis mollis* (lymphatisches Ödem Virchows). (♂, 43jähr., Unterschenkel, Beugeseite, nach
Verschluß der abführenden Lymphwege ziemlich rasch entstanden.) Das Ödem steht weitaus im Vordergrund
der Veränderung; Bindegewebswucherung und Zellinfiltration noch nicht deutlich ausgesprochen. Atrophie der
Stachelzellschicht und Schwund des Papillarkörpers. Hyperkeratose in lockeren Lamellen.
Eisenhämatoxylin-v. Gieson. O = 128:1; R = 128:1.

steht doch über das zur „Elephantiasis" erforderliche Ausmaß dieser Wucherung
noch keine Einstimmigkeit.

Im allgemeinen pflegt man damit ein Krankheitsbild zu bezeichnen, das mit mehr oder
weniger starkem Ödem, bei mangelnder oder auch bei vorhandener Entzündung, in erster
Linie an den unteren Extremitäten, dann auch am Genitale beider Geschlechter in Gestalt
plumper, polsterartig verdickter, bald harter *(Elephantiasis dura)*, bald weicher *(Elephantiasis mollis)* Schwellung und Bindegewebsvermehrung auftritt. Die Epidermis kann dabei
glatt bleiben *(Elephantiasis glabra)*, oder auch knollig, papillomatös oder verrukös gewuchert
erscheinen *(Elephantiasis tuberosa, papillaris, verrucosa)*. Die Hautverdickung kann umschrieben auftreten; meist allerdings pflegt sie die ganze Extremität einzunehmen, deren
Umfang oft auf das Mehrfache vergrößert ist. Die Farbe wechselt von auffallendem Weiß,
über Dunkelblau- oder Braunrot bis Braun. Auf den Wucherungen erscheinen bald weiche,
eindrückbare, große Bläschen *(Lymphangiektasien)*, die nach Eröffnung häufig Lymphe
entleeren *(Lymphorrhoe)*; bald sind sie von einer grauschwarzen dicken Hornschicht, von
Krusten und macerierten Epidermismassen bedeckt. Gelegentlich kommt es im Anschluß
an derartige elephantiastische Veränderungen zu oberflächlichem *geschwürigem Zerfall*.

In engem Zusammenhang damit steht ein als „Esthiomène" (HUGUIER), *Ulcus vulvae chronicum elephantiasticum* (JADASSOHN) bezeichneter Symptomenkomplex am äußeren Genitale der Frau, bei dem jedoch nach Ansicht verschiedener Forscher die stets vorhandene Geschwürsbildung der Elephantiasis *vorausgeht*. Die Geschwürsbildung ist verschiedener Ätiologie, vielfach handelt es sich um Folgen eines Lymphogranuloma inguinale (NICOLAS-FAVRE).

Die Elephantiasis zieht sich, meist unter allmählicher Verstärkung ihres Ausmaßes, über Jahre und Jahrzehnte hin und bleibt in der Regel während des ganzen Lebens bestehen. Nach ihrer Ätiologie unterscheidet man verschiedene Formen; einmal die *Elephantiasis* im Anschluß an wiederholte Infektionen, meist mit Streptokokken, oder auch als sog. sekundäre Form im Anschluß an Tuberkulose, Syphilis u. a. chronische Infektionskrankheiten, ferner die *Elephantiasis filariosa* (vornehmlich in tropischen Ländern, als Folge einer Ansiedlung der Filaria Bancroft in den Lymphgefäßstämmen und Lymphdrüsen), meist mit bakterieller Sekundärinfektion und schließlich die Verlegung der Lymphwege durch Tumorzellen. Die letzten Voraussetzungen für die Entstehung der verschiedenen Elephantiasisformen sind allerdings noch nicht völlig geklärt (s. Pathogenese). Auf die angeborenen Formen der Elephantiasis wird an anderer Stelle hingewiesen.

Histologisch entspricht der *weichen Form der Elephantiasis*, die vielfach auch als *Anfangsstadium* betrachtet wird, eine *mäßige Hyperplasie* sämtlicher Bestandteile der Haut (mit Ausnahme der elastischen Fasern, eines Teils der Venen und der Hautanhangsgebilde) sowie eine venöse und lymphatische *Stauung* wechselnden Grades. Die Bindegewebswucherung, wie sie sich im Anschluß an diese Stauung allmählich entwickelt, schreitet von den tieferen Schichten der Subcutis zur Cutis vor. Sie beginnt mit einer Wucherung der Bindegewebszellen, die in Gestalt großer, vielfach verzweigter Zellnetze das kollagene Gewebe durchsetzen. Auch dieses ist in grobe, gequollene Faserbündel umgewandelt, die sich *gleichmäßig* zunächst allerdings nur im Bereich der tieferen Cutisabschnitte vorfinden. Sie zeigen aber bereits jetzt eine kennzeichnende Verlaufsrichtung parallel der Oberfläche, ein Umstand, der von UNNA auf die allgemeinen Spannungsverhältnisse der Haut in dem erkrankten Bezirk zurückgeführt wird. Die *erweiterten Blut- und Lymphgefäße* sind manchmal bereits im Anfangsstadium von einem breiten perivasculären *Zellmantel* umscheidet, an dessen Aufbau Plasmazellen oft in so überwiegendem Maße beteiligt sind, daß man von einem „*Plasmom*" gesprochen hat. In dem Maße, wie jedoch die *Hypertrophie des kollagenen Gewebes* zunimmt, tritt das plasmacelluläre Infiltrat zurück zugunsten eines mehr lymphocytären. Jetzt stößt man gelegentlich auf mehr- und vielkernige Riesenzellen, deren Entstehung auf eine amitotische Teilung der in ihrem Zelleib geschädigten Plasmazellen zurückgeführt wurde (UNNA). Auch Mastzellen sind am Aufbau dieser perivasculären Infiltrate beteiligt, was durch EHRICH und Mitarbeiter kürzlich erneut bestätigt wurde. Die *glatten Muskelfasern* erscheinen verdickt und verlängert; gelegentlich kann man myomartige Bilder beobachten (RINDFLEISCH).

Im Gegensatz zur Wucherung der kollagenen und Muskelfasern sind die *elastischen Fasern* überall dort völlig oder fast völlig geschwunden, wo cellulär-entzündliche und proliferative Vorgänge Platz gegriffen haben. Dies gilt nicht nur für das Bindegewebe an sich, sondern auch für die größeren *Blutgefäße*, die dort, wo sie in das verdichtete kollagene Gewebe eingebettet sind, ihre Elastica teilweise verlieren. An deren Stelle tritt ebenfalls eine Bindegewebswucherung, so daß die an sich erweiterten Blutgefäße von einer verdickten Wandung umgeben sind. Doch finden sich derartige Veränderungen nicht regelmäßig über den ganzen Abschnitt verteilt vor, sie treten vielmehr in den Frühstadien zunächst nur fleckförmig auf. Man trifft ferner innerhalb des elephantiastischen Gewebes ursprünglich thrombosierte Gefäße, deren meist leukocytärer, mit Fibrin durchsetzter Inhalt in die bindegewebige Umwandlung einbezogen ist. An anderen Stellen wieder, und zwar augenscheinlich an älteren, hat bereits eine Rekanalisation dieser Gefäße stattgefunden, so daß man hier Gebilde vorfinden kann, die in ihrem Aufbau an Angiome erinnern.

Neben den Blutgefäßen sind auch die *Lymphgefäße* und Lymphspalten außerordentlich erweitert, ja es kann sogar dieser Befund in den Frühstadien das Bild

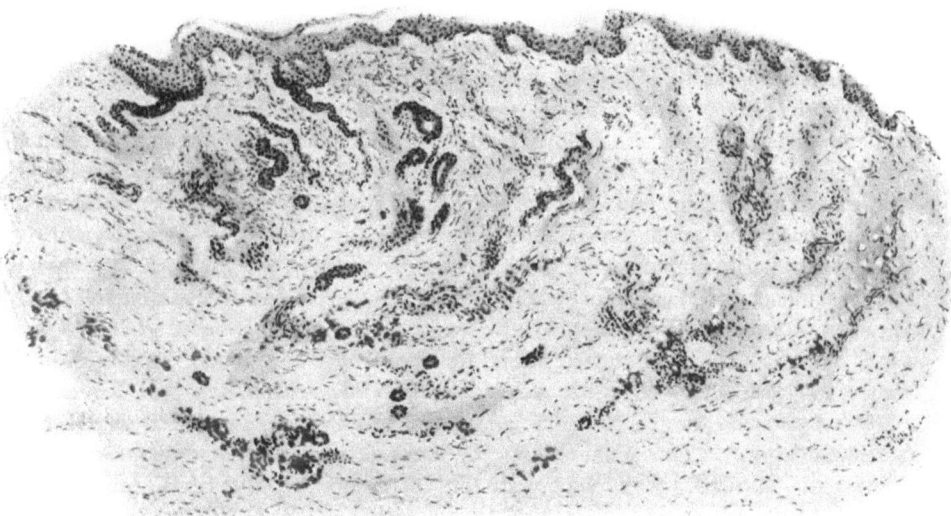

Abb. 102. *Elephantiasis dura* (♂, 53jähr., Unterschenkel, Beugeseite). Die gesamte Cutis und Subcutis in ein derbes, fibrilläres Gewebe umgewandelt. Um die wenigen, kaum erweiterten Gefäße dichte (braun-rote) Blutpigmentschollen. Hautanhangsgebilde bis auf wenige Reste geschwunden. Epidermis nur noch mäßig verbreitert; Papillarkörper unregelmäßig gestaltet. O = 35:1; R = 35:1.

völlig beherrschen (*lymphatisches Ödem* VIRCHOWS), nämlich zu einer Zeit, wo die Bindegewebswucherung eben erst einzusetzen pflegt (s. Abb. 101). Diese Stauungsvorgänge im Blut- und Lymphgefäßsystem dürften demnach das Primäre des ganzen Vorganges darstellen. Die erkrankten Lymphgefäße finden sich sowohl in Cutis als auch Subcutis und zeigen in ihren Wandschichten die gleichen Wucherungsvorgänge wie die Blutgefäße. Auch diese Veränderungen sind jedoch nicht gleichmäßig über das ganze Gewebe verteilt; sie finden sich meist lediglich in der Subcutis, während in der Cutis nur eine allgemeine und gleichmäßige Erweiterung der Lymphgefäße und Lymphspalten statthat.

Das Verhalten der *Nerven* innerhalb der ödematösen Abschnitte ist verschieden. In einem Teil der Fälle macht die fibröse Kollagenwucherung auch vor dem peri- und endoneuralen Bindegewebe nicht halt, so daß die Nervenfasern schließlich zugrunde gehen. Gelegentlich soll eine eigentümliche Umwandlung vorkommen, indem das *Myelin* zugrunde geht, die SCHWANNsche Scheide unmittelbar an den Achsencylinder herantritt und dann mit diesem verwächst, so daß kleineren oder größeren Nervenabschnitten die Markscheide fehlt. Schließlich soll auch der

Achsencylinder schwinden, die ganze Nervenfaser degenerieren und im fibrösen Gewebe aufgehen (DOPER).

Die starke Lymphstauung führt gelegentlich, namentlich am Genitale *(Lymphscrotum)*, zur Entwicklung bläschenartiger *Cystchen*, die histologisch im wesentlichen als lymphangiektatische, verschieden große, meist von wenigen Zellagen verdünnten Epithels bedeckte Hohlräume erscheinen. Zuweilen (HAFERKORN, ERB, BORNEMANN, REISS) schließt sich ihnen eine *Lymphorrhoe* an, besonders in der Umgebung der Genital-Analregion und auch der Oberschenkel. Dabei lag manchmal nicht nur eine örtliche Lymphstauung vor, sondern unzweifelhaft ein Austritt von Lymphe auf Wegen, die mehr oder weniger unmittelbar mit den großen Lymphgefäßen des Rumpfes in Zusammenhang standen. Auch hier lagen wohl Erschwerungen im Abflußgebiet vor; jedoch war man in allen Fällen gezwungen, als direkte Ursache dieser hier nur der Vollständigkeit halber erwähnten Erkrankung eine primäre, kongenitale, anormale Bildung der lymphatischen Bahnen im Sinne LUSCHKAS anzunehmen (Näheres s. Lymphangiektase bzw. kongenitale Mißbildungen).

In dem Maße wie das lockere, weitmaschige, weiche, kollagene, von erweiterten Lymphgefäßen durchsetzte Gewebe durch die allmähliche Zunahme der Bindegewebswucherung in eine dichtere, fibrilläre derbe Masse umgewandelt wird, setzt der Übergang von der weichen in die *harte Elephantiasis* ein. Sie entsteht ganz allmählich und unmerklich aus der ersten, indem das kollagene Gewebe mehr und mehr die lockeren Lymphspalten ausfüllt und das Lymphgefäßsystem zusammenpreßt (UNNA). Dieser Vorgang entwickelt sich zunächst in enger umschriebenen, auch klinisch als feste, derbe Knoten fühlbaren Abschnitten innerhalb des weicheren Gewebes, ohne daß man bis heute in der Lage wäre, den Grund dieser anfänglichen Beschränkung anzugeben. An solchen Stellen ist das Ödem erheblich zurückgegangen; Lymphspalten und Lymphgefäße sind ebenso wie die Blutgefäße zum Teil geschwunden, zum Teil erheblich zusammengepreßt. Das lockere Gewebe hypertrophischer Bindegewebszellen ist in eine parallelfaserige, homogene fibröse Masse umgewandelt, innerhalb deren die zelligen Elemente, sowohl Spindelzellen als auch Plasmazellen und schließlich auch Lymphocyten an Zahl mehr und mehr abnehmen. Nach und nach greift die Veränderung weiter um sich; schließlich sind Fettgewebe, subcutanes Bindegewebe und die unteren Cutisschichten in ein trockenes, fibrilläres, derbes Bindegewebe umgewandelt, in welchem auch die Hautanhangsgebilde bis auf wenige Reste atrophischer Knäueldrüsen zugrunde gehen. Auf diese Weise entsteht eine derbe, sklerodermartige, bleibende Schwellung des gesamten cutanen und subcutanen Gewebes.

Der anfänglichen ödematösen Schwellung und allgemeinen Hypertrophie sämtlicher Cutisbestandteile geht eine Wucherung der gesamten *Epidermis* parallel, die sich sowohl in einer Vermehrung der Zahl, als auch einer Vergrößerung der einzelnen Stachelzellen äußert. Es entwickelt sich daraus eine erhebliche Verbreiterung und Vergrößerung der Epidermisleisten, die sich jedoch mit dem Einsetzen der fibrösen Umwandlung wieder zurückbildet, und zwar in demselben Maße, wie der *Papillarkörper* in derbes Bindegewebe umgewandelt wird. Das Deckepithel selbst verhält sich verschieden. An vielen Stellen ist es entsprechend der Atrophie des Papillarkörpers auf einige wenige Zellagen beschränkt; an anderen Stellen wieder kommt es zu einer Hyperkeratose, die unter Umständen zusammen mit ausgetretenem Serum zu dicken Krustenbildungen führt. Häufig jedoch kommt es mit der fibrösen Umwandlung des Papillarkörpers zu einer Wucherung der Papillen, der dann jene als *verrukös* oder *papillär* bekannte Form der *Elephantiasis* entspricht. Aber auch in solchen Fällen pflegt das Endschicksal doch die fibröse Atrophie zu sein, die allmählich von der Subcutis und Cutis nach oben fortschreitend, schließlich auch den Papillarkörper ergreift.

Die als **Esthiomène** bezeichnete Veränderung entspricht in ihrem anatomischen Aufbau im großen ganzen dem oben Geschilderten. Solange hier der geschwürige Zerfallsprozeß mit seiner serös-entzündlichen Exsudation im Vordergrunde steht, beherrscht in der Cutis eine uncharakteristische, zum Zerfall neigende diffuse Zellinfiltration das Bild. Im Bereich der Veränderung gehen das elastische und kollagene Gewebe zunächst zugrunde (HELLER). Die Lymph- und Blutgefäße jedoch sind vielfach erweitert, zum Teil stark gefüllt, zum Teil ist ihr Inhalt auch als ausgedehntes Blutextravasat in die Umgebung ausgetreten. Die akut entzündlichen Veränderungen lassen jedoch allmählich nach. Es setzt schließlich jener bindegewebige Wucherungsprozeß ein, wie wir ihn vorstehend bei der Elephantiasis geschildert haben. Dabei bleibt die Geschwürsbildung in mehr oder weniger ausgedehntem Maße bestehen, so daß eine weitgehende *Ähnlichkeit* dieser an und für sich *in ihrer Ätiologie verschiedenen* Geschwüre mit *tuberkulösen, syphilitischen* oder anderen *chronisch infektiösen Zerfallsprozessen* besteht. Ätiologisch muß vor allem an das *Lymphogranuloma inguinale* und das *Granuloma venereum* (s. dort, Bd. I) gedacht werden. Histologisch ist jedoch eine *Trennung* von diesen allen dadurch leicht möglich, daß bei der Esthiomène alle jene mehr oder weniger kennzeichnenden Gewebsveränderungen fehlen, welche wir sonst bei derartigen Granulationsgeweben kennen. Eigentümliche Riesenzellen wurden von CASPAR, wie auch schon von A. BABÈS u. a. beschrieben. Diese hatten rosettenförmig gelagerte Kerne, umgeben von einem Plasma mit „hyalinen" und sudanophilen Tropfen, bei der verschiedenen Ätiologie der Erkrankung ein wohl mehr für die Lokalisation als für das Krankheitsbild als solches kennzeichnender Befund.

Besonderes Interesse hat die *Vergrößerung der Lippen*, die *Makrocheilie*, gefunden. Unter diesem Namen werden Erkrankungen völlig unterschiedlicher Genese und Gewebsaufbaus zusammengefaßt. Die *Cheilitis granulomatosa* (MIESCHER), die von manchen Autoren der Sarkoidosis zugerechnet wird und ihre Beziehung zum MELKERSSON-ROSENTHAL-Syndrom haben wir bereits dort erwähnt. Daß TAPPEINER und auch FINDLAY sie durch eine Überempfindlichkeit ausgelöst sahen, beweist höchstens die wiederholt vertretene Auffassung, daß das gleiche Gewebsbild durch ganz verschiedene Ursachen hervorgerufen werden kann. Bei der erwähnten Erkrankung fehlen trotz mehrjährigem Verlauf Fibrose und Bindegewebshyperplasie im Gegensatz zu anderen chronischen Cheilitiden und auch zur Elephantiasis. Die Lippenspeicheldrüsen waren abgesehen von interstitiellen Infiltraten unverändert. Überwiegend ist im Gegensatz zum sog. ASCHER-Syndrom die Unterlippe befallen. Bei diesem ist die Anschwellung mehr umschrieben, gelappt und weich (FINDLAY). Außerdem sind die Oberlider geschwollen mit Blepharochalasis sowie Vergrößerung der Schilddrüse. Auf die Lippe beschränkte Formen imponieren als Doppellippe. *Histologisch* findet sich zuweilen nur ein Ödem (SCHIMPF), jedoch manchmal eine glanduläre Hyperplasie kombiniert mit entzündlichen Veränderungen und Verdichtung des Bindegewebes, bei der kongenitalen, immer hinter der normalen gelegenen Doppellippe, nur vermehrte mucinöse Drüsen normalen Baues (CALNAN). Bei der *Cheilitis glandularis apostematosa* (VOLKMANN) handelt es sich um einen durch rein entzündliche Veränderungen der — vielleicht hyperplastischen und heterotopen (COVISA, BEJARANO und GAY PRIETO) — Drüsen bedingten Zustand (MIESCHER). Die *Cheilitis glandularis simplex* (ACEVEDO und PUENTE) befällt ausschließlich die Unterlippe und wird von den genannten spanischen Autoren folgerichtig als eine Vorstufe der eben angeführten Form betrachtet. Sie besteht in einer Verdickung und Schuppung der Lippen bei Hypertrophie und Hyperplasie der Speicheldrüsen sowie deren Heterotopie am Lippenrot (WENDLBERGER), wobei es sich jedoch um eine Variante des normalen handelt (KUSKE). Sie ist öfters mit frühzeitiger Vergreisung der Gesichtshaut verbunden (PUENTE). *Histologisch* finden sich hypertrophische und heterotope Speicheldrüsen mit erweiterten Ausführungsgängen ohne entzündliche Veränderungen aber angeblicher Verdichtung des Bindegewebes um die Drüsen und tinktoriell unterschiedlichem Verhalten gegenüber der Norm bei Rarefizierung und Verklumpung der elastischen Fasern. COVISA und Mitarbeiter fanden in ihrem Fall eine papillomatöse Wucherung des Epithels ohne Zellentartung und infiltrierendes Wachstum. Doch sollen häufig maligne Entartungen vorkommen. Ähnlich findet sich bei der *Cheilitis actinica* bzw. deren Sonderform in Zentralanatolien eine Verbreiterung des Epithels im Sinne einer Acanthose neben banal entzündlichen Veränderungen (MARCHIONINI und TOR). KUSKE hat an seinen Fällen aufgezeigt, wie ein allmählicher Übergang von der klinisch meist übersehenen *Cheilitis glandularis simplex*, über die *Cheilitis glandularis suppurativa superficialis* (BÄLTZ) zu der VOLKMANNschen tiefen Form führt. Nach TOURAINE können Carcinome sich auch von den hyperplastischen Drüsen in der Tiefe herleiten, was die Beurteilung des Zusammenhangs Cheilitis-Carcinom weiter erschwert.

Die große Unklarheit bezüglich der Einordnung und Ätiologie der Cheilitiden kann nur durch systematische Beschreibung der klinischen und histologischen Eigentümlichkeiten — nicht nur der lokalen — eines jeden Falles behoben werden. Sehen doch WOODBURNE und PHILPOTT die Cheilitis glandularis als eine rein psychisch bedingte Manifestation an. Bei der *Cheilitis granulomatosa* zeigte sich bald, daß auch andere Partien des Gesichts, vielleicht auch des Körpers befallen werden können und daß neben Haut und Schleimhaut quergestreifte Muskulatur, Nervensystem und lymphatisches System ergriffen sein können (SCHUERMANN). An die unilaterale Makroglossie des Morbus RECKLINGHAUSEN sei erinnert (AYRES und Mitarbeiter).

Pathogenese. Die Entstehung elephantiastischer Gewebsveränderungen muß auf eine Erschwerung des Kreislaufs zurückgeführt werden. Ob dabei dem Lymphgefäßsystem die größere Bedeutung zukommt (VIRCHOW u. a.) oder den Blutgefäßen, vor allem den Venen (UNNA u. a.), wird allgemein deshalb schon nicht zu entscheiden sein, weil höchstwahrscheinlich beide dabei eine sich ergänzende Rolle spielen. Man hat die Elephantiasis auftreten sehen im Anschluß lediglich an eine Veröffentlichung oder Entfernung der zum Abflußgebiet gehörenden regionären Lymphdrüsen; sie entwickelte sich auch unabhängig von irgendwelchen primären Veränderungen am Lymphgefäßapparat, lediglich infolge Erschwerung oder Verlegung des Blutabflusses im Venensystem. Als auslösende Ursache dieser elephantiastischen Umbildung des Gewebes treffen wir neben mechanischen Voraussetzungen alle jene subakut (rezidivierendes Erysipel) oder chronisch (Tuberkulose, Syphilis u. a.) auftretenden Entzündungsprozesse, die nach Art ihrer Entwicklung im Bindegewebe zur Erschwerung bzw. Verlegung des Blut- und Lymphkreislaufs in umschriebenem oder ausgedehnterem Ausmaß führen.

Rhinophyma.

In allerdings nur mittelbarem Zusammenhang mit umschriebenen Kreislaufstörungen steht schließlich höchstwahrscheinlich noch eine meist bei Männern in höherem Lebensalter auftretende, mehr oder weniger starke, unregelmäßig höckerige, oft außerordentlich entstellende Verdickung der Nase, an der besonders eine trichterförmige, starke *Erweiterung der Talgdrüsenöffnungen* auffällt. Die Veränderung schließt sich meist an eine *Rosacea* an; sie beginnt daher wie diese mit roten Flecken, auf denen kleine Knötchen auftreten, die sich allmählich zu weichen oder auch derben, von *Pusteln* durchsetzten *Wucherungen* vergrößern, während gleichzeitig der veränderte Bezirk eine tief dunkelblaurote Farbe annimmt und von zahlreichen *Teleangiektasien* durchzogen wird. Bis hierhin stimmen Rosacea und Rhinophym auch in ihrem geweblichen Aufbau überein, weshalb von einer besonderen Besprechung der ersten abgesehen werden kann, zumal wir bei der Differentialdiagnose der Acne vulgaris (Bd. I, S. 389) schon ausführlich darauf eingegangen sind.

Trat diese blaurote Verfärbung mehr zurück, ging die *Talgdrüsenwucherung* ohne Erweiterung der oberflächlichen Gefäße einher, so hat man von einer *hypertrophischen Acne* gesprochen (VIDAL und LELOIR), eine Bezeichnung, die insoweit irreführend ist, als die Veränderung mit der Acne vulgaris eigentlich keinen Zusammenhang hat. Daher erscheint es zweckmäßig, sie als *einfach hypertrophische Form des Rhinophym* von jener *angiektatisch-fibrösen Form* zu unterscheiden.

Das Krankheitsbild setzt sich *histologisch* aus einer Reihe regelmäßig vorhandener, aber stets in verschieden starkem Grade ausgeprägter Veränderungen zusammen. Es handelt sich um das *Nebeneinander hyperplastischer, hypertrophischer und entzündlicher Vorgänge*. Der bunte Wechsel der verschiedensten Grade akuter und chronischer Entzündung, die Entwicklung des derben, sklerotischen oder des gefäßreichen, lockeren Granulationsgewebes führt im Verein mit den stets hypertrophischen und erweiterten Talgdrüsen bei Überwiegen der einen Richtung zur einfach hypertrophischen, im anderen Falle zur fibrös-angiektatischen Form.

Zu Beginn, in *jüngeren Rhinophymherden*, trifft man auf eine cystische *Erweiterung der Talgdrüsen*, die sich auch auf die Ausführungsgänge erstreckt. Die Veränderung bleibt jedoch beim Rhinophym nicht auf eine rein passive, durch Sekretstauung hervorgerufene cystische Erweiterung beschränkt; zu ihr tritt vielmehr schon sehr frühzeitig eine *Hypertrophie* und *Hyperplasie*, die bereits bei wenige Monate bestehenden Knötchen sehr ausgesprochen sein kann (WENDE

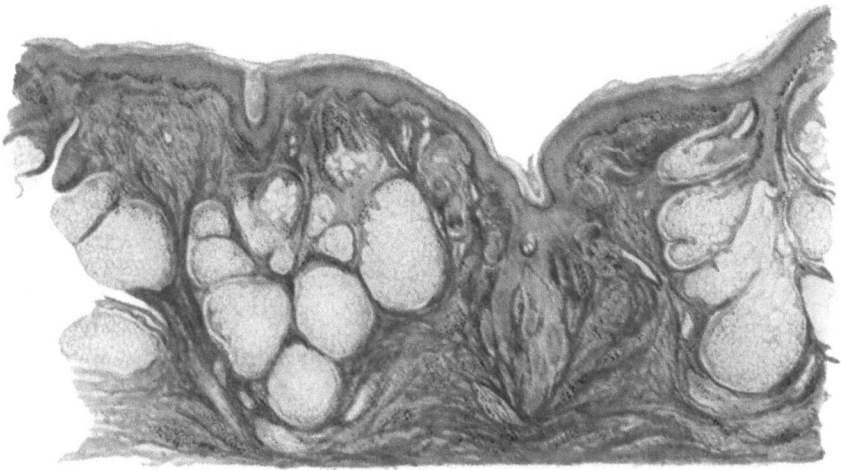

Abb. 103. *Rhinophym* (♂, 56jähr., seit etwa 10 Jahren bestehend). *Einfach hypertrophische Form.* Sehr stark gewucherte Talgdrüsen in ein derbes, hier verhältnismäßig kernarmes fibröses Bindegewebe eingelagert. An umschriebenen Stellen Basophilie des Kollagens (links oben im Stratum papillare und subpapillare besonders deutlich). Polychromes Methylenblau — neutrales Orcein. O = 18:1; R = 18:1.

und BENTZ). Die schon normalerweise (KÖLLIKER) vorhandene Verhornung der Drüsenausführungsgänge hat stärkere Grade angenommen. Auch die übrigen Schichten der epidermalen Wandbekleidung nehmen an Ausdehnung zu, wobei es zu epidermis-epithelleistenähnlichen Gebilden kommen kann (DOHI, POTTGIESSER). Die Talgdrüsen sind dann in mehrfache große Läppchen geteilt, die — zum Teil ganz kurz unter der Epidermis — in den ursprünglichen Talgdrüsenausführungsgang münden.

Das *kollagene Gewebe* erscheint erheblich gewuchert und wird von zahlreichen *erweiterten Blutgefäßen* durchzogen. Diese Erweiterung betrifft neben den Präcapillaren vor allem die kleineren Venen. Ein Teil von diesen ist zu weiten, runden, unregelmäßigen Hohlräumen entwickelt, deren dünne Wandung aus nur einer Endothellage besteht, die von einer dünnfaserigen Bindegewebsschicht umhüllt ist. Eine Unterscheidung dieser varicösen Gebilde von erweiterten Lymphgefäßen, die man ja ebenfalls in dem veränderten Bezirk antrifft, ist — wenn überhaupt — häufig nur auf Grund ihres Blutgehaltes möglich. Daneben finden sich auch erheblich engere Blutgefäße mit geschwollenen Endothelien und dickerer Wand, wodurch das erweiterte Lumen zunächst weniger auffällt. Diese sind in jüngeren Herden bei weitem in der Mehrzahl. In älteren Herden überwiegen hingegen die varicös erweiterten, dünnwandigen Venen. Beide Veränderungen kommen jedoch vielfach auch nebeneinander vor.

Im Anfang ist das gesamte Corium *ödematös* aufgelockert; durch weite, mit feinsten körnigen Massen geronnener Lymphe ausgefüllte Zwischenräume getrennt. Die Bindegewebszellen sind erheblich vergrößert; ihr Protoplasma ist gequollen, von netzförmigem oder auch schaumigem Bau. Die kollagenen Fasern sind weit auseinandergedrängt, jedoch ebenso wie die elastischen, anfangs bis

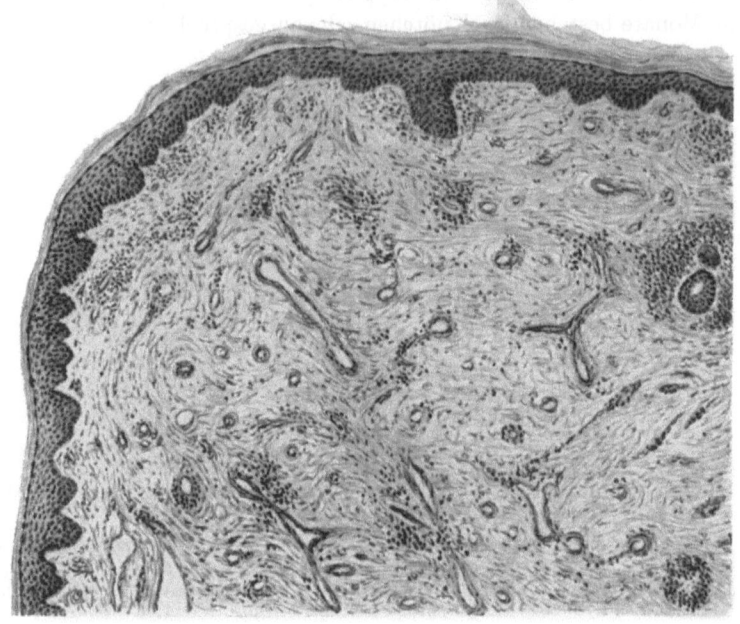

Abb. 104. *Rhinophym.* Angiektatisch-fibröse Form. In dem derben Bindegewebe zahlreiche erweiterte, starrwandige Gefäße mit mäßiger perivasculärer Zellinfiltration. O = 42:1; R = 42:1. (Sammlung KYRLE.)

zum Papillarkörper hinauf deutlich sichtbar. Der ödematösen Auflockerung der Cutis geht eine erhebliche Erweiterung der Blutgefäße parallel.

Zu diesen Veränderungen tritt nun eine *Zellinfiltration*, die manchmal so ausgedehnt sein kann, daß die Cutis in ihren oberen und mittleren Abschnitten in eine Art Granulationsgewebe umgewandelt scheint. Am Aufbau der Zellherde, die teils diffus, teils perivasculär das Gewebe durchsetzen, beteiligen sich neben großen, zum Teil gequollenen Bindegewebszellen, viele Lymphocyten, segmentkernige Leukocyten und Plasmazellen. Die letzten nehmen in älteren Herden an Zahl erheblich zu; sie umlagern besonders die Gefäße. Diese Zellansammlung ist in der Umgebung der Talgdrüsen besonders ausgeprägt. Hier trifft man neben vereinzelten Fremdkörperriesenzellen vor allem zahlreiche segmentkernige Leukocyten, die das Gewebe oft in Gestalt *miliarer Abscesse* durchsetzen. In solchen Fällen sind dann häufig ganze Läppchen oder Teile derselben mitsamt dem umgebenden Bindegewebe bis zur Epidermis hin eitrig eingeschmolzen, was sich klinisch in der oben erwähnten *Pustelbildung* äußert. Die Leukocytenmassen folgen dabei durchaus nicht immer dem Ausführungsgang; dieser bleibt häufig erhalten und die eitrige Einschmelzung bricht sich durch das periacinöse Bindegewebe unmittelbar zur Oberfläche Bahn.

Die Zellansammlung führt allmählich zum *Schwund des kollagenen* und auch des *elastischen Gewebes*, das nur in spärlichen zarten Fasern erhalten bleibt. Ödem, Gefäßerweiterung und Zellinfiltration umfassen meist das gesamte Corium; andererseits ziehen sie sich auch bis zur Subcutis und zum subcutanen Fettgewebe hin.

In *älteren Herden* nimmt die Stärke der Zellinfiltrate und auch die Zahl der Abscesse allmählich ab. An ihrer Stelle entwickelt sich ein narbig sklerotisches Bindegewebe, das gelegentlich *fibromartigen* Charakter annehmen kann. In diesem Bezirk ist das elastische Gewebe völlig geschwunden. Neben den außerordentlich erweiterten Talgdrüsenausführungsgängen fallen jetzt die kleinen *atrophischen Talgdrüsen* besonders auf. Das sklerotische Binde- oder Narbengewebe führt manchmal zur *Abschnürung einzelner Follikel*, zum Verschluß der Ausführungsgänge und damit zur Bildung von *Retentionscysten*.

Die *Epidermis* über den fibrösen Knoten ist jetzt erheblich *verdünnt*. Stellenweise, und zwar dort, wo die oben erwähnten Mikroabscesse aufgetreten sind, ist sie geschwürig zerfallen, der Papillarkörper geschwunden; nach der narbigen Abheilung ist die Epidermis-Cutisgrenze in eine mehr oder weniger flach verlaufende Linie umgewandelt.

Die eben beschriebenen Veränderungen: die Erweiterung der Gefäße, die anfängliche Wucherung und spätere Sklerosierung und narbige Umwandlung des Bindegewebes, die Erweiterung und Hyperplasie der Talgdrüsen und ihre cystische Degeneration, die akut entzündliche, vor allem lympho- und leukocytäre und die mehr chronische, plasmacelluläre Infiltration finden sich nun im einzelnen Krankheitsherde durchaus nicht immer in der Reinheit vor, wie sie oben als dem Entwicklungsgang des Rhinophyms entsprechend, aus Gründen einer übersichtlichen Darstellung mitgeteilt wurden. Man stößt vielmehr im gleichen Knoten, ja oft auch im gleichen Gewebsschnitt auf ein *enges Nebeneinander* dieser Veränderungen. Trotzdem gilt zusammenfassend, daß ein *Überwiegen hyperplastischer Talgdrüsenwucherung und Bindegewebsproliferation für die rein hypertrophischen Formen*, daß mehr oder weniger weit vorgeschrittene *Rückbildung der Talgdrüsen, Bindegewebssklerose* und *varicöse Gefäßerweiterung* für die *fibrös-angiektatischen Formen* kennzeichnend ist.

Differentialdiagnostisch macht die Veränderung keine Schwierigkeiten. Die Trennung von *echten Talgdrüsenadenomen* ist gegeben durch den immer typischen Bau, die Zugehörigkeit der Läppchen zu Ausführungsgängen, das Beschränktbleiben der Drüsenhypertrophie auf die Cutis, die meist regelrechte Talgabsonderung. Über die Abgrenzung der Rosacea von bestimmten Tuberkuliden s. Bd. I, S. 389.

Pathogenese. Man führt heute die Veränderung primär auf Zirkulationsstörungen zurück, sei es, daß diese „angioneurotischer" Art sind, mehr oder weniger hormonell beeinflußt, sei es, daß sie im Anschluß an Kälteschäden (Perniosis) entstehen. Die Störung der Blutzirkulation führt zur Stauung, zur Bildung eines chronisch entzündlichen Granulationsgewebes, zur Bindegewebshypertrophie verschiedenen Grades mit rein sekundären Oberhautveränderungen und schließlich zur Pfundnase (FICK). Warum allerdings einmal rein hypertrophische, das andere Mal mehr fibrös-angiektatische Formen auftreten, ist bisher noch völlig ungeklärt.

V. Entwicklungsstörungen.

Zu den Entwicklungsstörungen der Haut rechnen wir einmal die „Mißbildungen" im engeren Sinne, die wir in Anlehnung an SCHWALBE betrachten als „eine während der Entwicklung zustande gekommene Veränderung der Form eines oder mehrerer Organe oder Organsysteme oder des ganzen Körpers, welche außerhalb der Variationsbreite der Art gelegen ist". Dabei müssen wir jedoch über diese engere Begriffsfassung an manchen Stellen hinausgehen. Für unsere Sonderbetrachtung scheiden andererseits hier jedoch von vornherein alle jene frühzeitigen, im intrauterinen Leben auftretenden und meist mit anderen allgemeinen Entwicklungsstörungen verbundenen Mißbildungen der Haut aus, die das Absterben des Fetus bedingen. Hier handelt es sich vielmehr lediglich um *leichtere, meist umschriebene, seltener schwerere, allgemeine Mißbildungen der Haut*, die keine wesentliche oder überhaupt keine Beeinträchtigung ihrer Gesamtfunktion, auf alle Fälle aber keinerlei Störung des Gesamtlebens bedingen; eine klinische oder praktische Bedeutung kommt ihnen im übrigen nur vereinzelt zu.

Die *postembryonalen Entwicklungsstörungen der Haut*, die im Gegensatz zu jenen angeborenen Mißbildungen erst später im extrauterinen Leben zur Entwicklung kommen oder bemerkbar werden, sind zum Teil an anderer Stelle (s. Dermatopathien, Bd. I) berücksichtigt worden. Sicherlich wäre die eine oder andere von ihnen zweckmäßiger an dieser Stelle zu erwähnen gewesen, wie auch andererseits von den nachstehend beschriebenen Veränderungen vielleicht manche dort hätte angeführt werden sollen. Ich habe jedoch geglaubt, in Anlehnung an SCHWALBE eine Trennung versuchen zu sollen. Daher werden *hier die Dauerzustände* und sind dort die Vorgänge abgehandelt, wobei ich mir selbstverständlich bewußt bin, eine Darstellungsweise gewählt zu haben, die manchen Angriffspunkt bietet.

Aus diesem zwangsläufig entstehenden und für jede einzelne Form fast regelmäßig wieder auftauchenden Widerstreit in der eigenen Meinung sowie auch in der anderer Forscher geht ohne weiteres hervor, daß „ein befriedigendes Einteilungsprinzip für die detaillierte und systematische Besprechung der Mißbildungen der Haut kaum zu finden sein wird" (BETTMANN). Die unserer Darstellung bisher zugrunde gelegte pathogenetische Betrachtung der Hautveränderungen ist hier schon deshalb nicht durchführbar, weil wir ja tatsächlich über die formalen, erst recht aber über die kausalen Grundlagen dieser Entwicklungsstörungen nur außerordentlich unzulänglich unterrichtet sind. Vielleicht bahnt sich auch für die Entwicklungsstörungen der Haut auf Grund der Untersuchungen von F. BÜCHNER und seiner Schüler eine Klärung an.

Ich habe mich daher darauf beschränkt, eine Trennung nach *hypoplastischen* (Defekt-) und *hyperplastischen* (Überschuß-) *Bildungen* zu treffen, und dieser noch eine Gruppe der *Dysplasien im engeren Sinne* angeschlossen. Diese verschiedenen Gruppen zerfallen wiederum zwanglos in 2 Unterabteilungen, die der *allgemeinen* und die der *umschriebenen Dysplasien der Haut*.

A. Hypoplastische (Defekt-) Bildungen der Haut.

1. Allgemeine Hypoplasien.

(*Ektodermale Dysplasien* [WEECH], *Ektodermale Polydysplasien* [TOURAINE].)

Kongenitale Defektbildungen der Haut, namentlich die *allgemeinen Hypoplasien* sind, selten. Es handelt sich dabei um Entwicklungsstörungen, die sich meist nicht nur auf die äußere Haut beschränken, sondern auch andere ektodermale Gebilde in Mitleidenschaft gezogen haben (Zähne, Nägel, Schweiß- und Milchdrüsen, Talgdrüsen, Linse des Auges). Beim Menschen kommen diese Entwicklungsstörungen in allen möglichen Kombinationen von Mißbildungen der eben genannten Gebilde vor. Verhältnismäßig häufig ist die reine kongenitale allgemeine *Hypotrichosis* (BETTMANN, BONNET, JONES und ATKINS, KRAUSE und SCHEUER, PINKUS, SCHEIDE, ZIEGLER u. a.). Dabei ist der Haarmangel viel häufiger und ausgeprägter an Stamm und Extremitäten als am Kopf, wo fast immer noch einzelne Haare vorhanden sind. Einzelne *Zahnkeime* fehlen, während das Ausbleiben ganzer Gruppen oder gar Zahnkeimreihen seltener ist. Auffallend häufig ist mit dem Mangel der Zahnanlage ein *Fehlen der Schweißdrüsen* verbunden (CHRIST, GUILFORD, GARRÉ, LOEWY, TENDLAU, WECHSELMANN, WIETING, UPSHAW und MONTGOMERY, KLINGMÜLLER und KIRCHHOFF u. a.). Unterschieden werden Formen mit Anidrose, Hypotrichose und Hypodontie mit bevorzugtem Befall des männlichen Geschlechts von Krankheitsbildern, deren Kardinalsymptome die Hypotrichie mit Nagelanomalien bei normaler Schweißsekretion bilden (s. dazu FRANCE-SCHETTI). In solchen Fällen von Hypoplasie der gesamten Haut ist diese nach Art einer *Hautatrophie* sehr verdünnt. Gerade wie bei der Dermatrophia idiopathica cutis läßt sie sich leicht in nur allmählich wieder sich ausgleichenden Falten abheben. Das subcutane Fett- und Bindegewebe fehlen oder sind nur sehr schwach entwickelt. Die Blutgefäße, besonders die Venen und an manchen Stellen auch die Sehnen der oberflächlichen Muskellagen sind deutlich sichtbar. Die Behaarung ist allgemein sehr gering und beschränkt sich auf wenige Haare. Auffallend ist das *Fehlen der Schweißdrüsenporen* an vielen Stellen, sowie der Brust-warzen und Milchdrüsenanlagen und die geringe Zahl der Talgdrüsen.

Die Untersuchung ergab in den wenigen bisher *histologisch* untersuchten Fällen *keine nennenswerte Abweichung* von der normalen Struktur der Haut. Epidermis und Papillarkörper waren regelrecht, elastisches Gewebe und Gefäße, besonders die horizontal verlaufenden, deutlich stärker entwickelt als gewöhn-lich. Neben dem völligen Fehlen der Schweißdrüsen sowie einer erheblichen Verringerung der Haaranlagen und Talgdrüsen wird als auffallend erwähnt, daß die Epidermis nicht glatt verläuft, sondern nach Art einer Fältelung etwa in Ab-ständen von je 4 oder 5 Papillen sich in kleinen Einsenkungen in den Papillar-körper hinabzieht. FLECK sah in seinem einzigartigen Fall Fehlen der Schweiß-drüsenausführungsgänge bei rudimentärer Anlage des Drüsenkörpers. TOURAINE sah stellenweise sogar hypertrophische Talgdrüsen. CHRIST betont einen relativen Mangel sowie eine rudimentäre Ausbildung der Cutispapillen, das Fehlen jeglicher Haarkeimbildung, Talg- und Schweißdrüsen- sowie Muskelanlagen. Die Gefäße waren im Vergleich zu den WECHSELMANNschen Fällen zahlreicher und stärker erweitert. Veränderungen im Sinne der *idiopathischen Hautatrophie* (TENDLAU) wurden nicht festgestellt, insbesondere war das mäßig entwickelte Fettgewebe histologisch normal. SUNDERMAN fand, im Gegensatz zu dem Fall von BRAUN-FALCO und GÜRTLER, bei 2 Fällen die apokrinen Drüsen der Achseln unbeteiligt. HELWEG-LARSEN und LUDVIGSEN sahen die verbliebenen Schweißdrüsen hyper-trophisch.

Die Epidermis und auch die Cutis können verschmälert sein. Die Excisionen der Mundschleimhaut und des oberen Atmungstraktes zeigten Hypoplasien des Epithels und der darunterliegenden Drüsen (UPSHAW und MONTGOMERY).

TOURAINE, DAMSTÉ und PRAKKEN u. a. sahen Horncysten der Epidermis, die in Anbetracht der Beobachtungen von MONTAGNA und Mitarbeitern bei haarlosen Mäusen sowie EPSTEIN und KLIGMAN über die Entstehung von Milien als rudi-mentäre Haaranlagen gewertet werden dürfen. Die Störungen des Verlaufs der Papillarleisten zusammen mit dem Fehlen der Schweißdrüsen dürfte vielleicht weniger auf das Eintreten der Störung vor einer bestimmten Entwicklungsstufe hinweisen, als darauf, daß Papillarleisten und Schweißdrüsen eine funktionelle

Einheit im Dienste der Tastempfindung bilden (Cauna). Sehr selten wird über das Fehlen der Brustwarzen sowie der Brust als solcher berichtet (Osbourn).

Auf den eigenartigen bisher nicht befriedigend einzuordnenden Fall von Antoine sei lediglich hingewiesen.

Vielleicht läßt uns der klinische und histologische Befund bei Kranken mit *Dysostosis multiplex* (Pfaundler-Hurler) die Defektbildungen tiefer verstehen. Es handelt sich um eine erbliche Verwertungsstörung der Polysaccharide, die bei Kindern von Hyper-, bei Erwachsenen meist mit Hypo- oder Atrichosis begleitet ist. Lausecker sah an der Wange Parakeratose und Acanthose bei perivasculären Infiltraten, die nicht näher bestimmt werden, während andere Einlagerungen in Epithel und Bindegewebszellen gesehen haben wollen (Hyaluronsäure ? Ullrich und Wiedemann).

2. Umschriebene Hypoplasien.

Im Gegensatz zu den vorstehenden sind Fälle umschriebener kongenitaler Defektbildung häufiger beobachtet worden, und zwar in erster Linie an der Haut des Schädels, seltener an anderen Körperstellen.

Klinisch handelt es sich durchaus nicht um einheitliche Veränderungen; teils werden offene, mehr oder weniger gut granulierende oder eitrig sezernierende Wunden, vernarbende oder völlig überhäutete, meist kreisförmige Veränderungen beschrieben. Sie finden sich meist einzeln, seltener zu mehreren, gewöhnlich auf der Höhe des Scheitels, vereinzelt über der großen Fontanelle, hinter den Ohren oder an anderen Hautstellen (Rücken, Bauch, Finger, Knie). Die Ränder dieser vollständig haarlosen Bezirke bestehen aus normaler Haut und setzen sich scharf gegen den Defekt ab. Die Oberfläche liegt meist tiefer als die umgebende normale Haut, manchmal aber auch höher. Meist fehlt den Defekten die Überhäutung, wenigstens bei der Geburt; in anderen Fällen findet sich eine dünne, durchscheinende zart gefältelte Epidermis, die oft von einer serösen oder auch serös-hämorrhagischen Flüssigkeit emporgehoben wird. Oft besteht eine außerordentliche Ähnlichkeit mit traumatischen Zerstörungen. Meist wurden die Veränderungen bei der Geburt beobachtet, dann gewöhnlich noch nicht überhäutet oder gar vernarbt (Neumann, Vörner u. a.); bei allen im späteren Leben angetroffenen handelte es sich nur noch um Narbenbildungen.

In den *histologisch untersuchten Fällen* (Ahlfeld, Bonnaire, Dittrich, H. v. Hebra, Keller, H. O. Neumann, Sitzenfrey, Vörner u. a.) war der Befund naturgemäß ein unterschiedlicher, je nachdem man es mit vernarbten oder mehr oder weniger schlecht granulierenden Substanzverlusten zu tun hatte; dabei waren auch hier die Veränderungen durchaus nicht einheitlicher Art. In der Regel fanden sich Basal- und Stachelzellschicht der äußeren Haut am Rande des Defektes regelrecht ausgebildet und setzten sich scharf gegen die Kante des Defektes ab. Auch das Corium im Bereich des Randbezirkes war wohl erhalten und mitsamt den Anhangsgebilden durchaus der Norm entsprechend. *Verändert* zeigten sich in der Randzone lediglich die *Gefäße*, die von einem, vornehmlich aus wuchernden Bindegewebszellen, Lymphocyten und wechselnd zahlreichen Leukocyten bestehenden Infiltrat umscheidet waren. Die Stärke dieser Zellansammlung scheint dabei weitgehend abhängig zu sein von dem Grade der entzündlichen Veränderungen, die der *eigentliche Defekt* bietet. Hier findet sich je nach dem Zeitpunkt der Untersuchung ein Gewebe, das einem *frühen Entwicklungszustand* der Frucht entspricht (6. Monat, H. v. Hebra, Keller) in Gestalt eines feinmaschigen Bindegewebes mit großen, bläschenförmigen Kernen, überdeckt von einer Blutkruste oder aber ein junges zellreiches, auch ein mehr oder weniger gallertiges Bindegewebe (VÖRNER). War eine Überhäutung eingetreten (MATHES), so bestand diese aus einer einschichtigen, aus platten bis kubischen Zellen bestehenden Membran nicht verhornter Zellen (BONNAIRE, NEUMANN). Manchmal war eine nekrotische, oberflächliche Bindegewebszone, meist nur von wenigen Leukocyten und Fibroblasten durchsetzt, durch einen dichten Leukocytenwall nach Art einer Demarkation gegen die unmittelbare Umgebung abgeschlossen. Diese bestand dann aus jungem Granulationsgewebe, das nach der Tiefe hin von normalem Bindegewebe abgelöst wurde, in dem nur noch eine wechselnd starke perivasculäre Zellinfiltration auf die Veränderung hinwies.

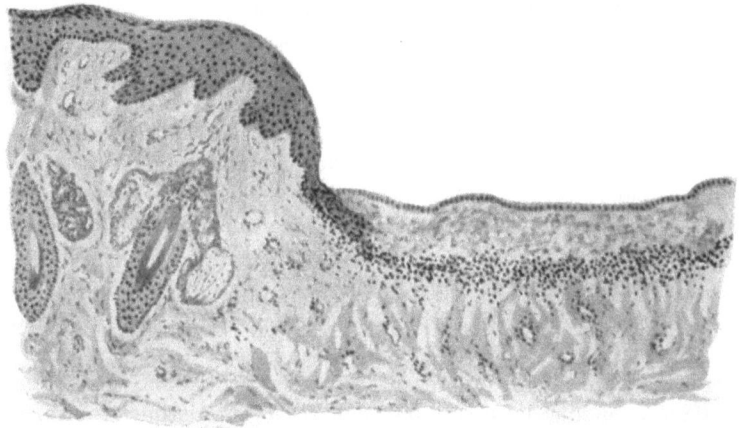

Abb. 105. *Hypoplasia cutis congenita circumscripta* (Neugeborenes; zarter, zweimarkstückgroßer Defekt auf dem Scheitel). Defekt wallartig scharf von der normalen Umgebung abgesetzt. Unter einer einschichtigen, aus kubischen Epithelien aufgebauten Membran liegt ein gallertartiges, nekrobiotisches Gewebe, das gegen die von erweiterten Gefäßen durchzogene gesunde Umgebung durch einen Leukocytenwall abgeschlossen ist. O = 66:1; R = 66:1.

Nach Abstoßung der oberflächlichen, zerfallenden Massen, oft auch schon vorher (NEUMANN), dringt von der dann oft buckelartig gewucherten, epidermalen Randzone her eine mehrschichtige Lage junger epidermaler Zellen unter die Nekrose vor bzw. sie bedeckt den zurückgebliebenen Substanzverlust. Damit ist die endgültige Überhäutung und narbige Abheilung eingeleitet. Übereinstimmend wird angegeben (BONNAIRE, DITTRICH, H. V. HEBRA, KELLER, NEUMANN, VÖRNER u. a.), daß nach *Überhäutung des Defektes* eine glatte Narbenbildung mit zwar schmaler, aber in allen Schichten vorhandener Epidermis vorliegt, unterhalb welcher der Papillarkörper sowie sämtliche Anhangsgebilde der Haut, Haare, Talg- und Schweißdrüsen, elastische Fasern, meist auch das Fettgewebe vollständig fehlen oder, soweit dies die beiden letzten betrifft, reduziert bzw. verschmälert sind. Daher setzt sich diese Schicht gegen die normale darunterliegende Cutis mit ihrem regelrechten Aufbau aus kollagenem und elastischem Gewebe usw. stets scharf ab.

Differentialdiagnose. Die Unterscheidung der umschriebenen kongenitalen Cutisdefekte von *traumatischen,* während der Geburt entstandenen oder auch anderen *(infektiös-entzündlichen)* Veränderungen ist klinisch nicht immer leicht. Histologisch sind sie gegenüber diesen letzten durch das Fehlen der mehr oder weniger spezifischen Gewebsveränderungen meist jedoch leicht zu erkennen;

ebenso dürften *traumatische* Schädigungen — soweit sie nicht das gesamte Integument betroffen haben — von den eigentlichen Defektmißbildungen dadurch zu unterscheiden sein, daß hier die Anhangsgebilde der Haut, die elastischen Fasern sowie schließlich auch das Fettgewebe unterhalb des Substanzverlustes nachweisbar bleiben.

Hingewiesen sei auch auf die Fälle von *Panatrophia cutis localisata*, wie sie BETTLEY und auch STORCK demonstrieren konnten, doch scheinen uns die Fälle histologisch und klinisch nicht einheitlich, es handelt sich auch um einen in seiner Ursache noch unklaren Prozeß (nervösen?), der zu einer Atrophie aller Hautschichten einschließlich der Muskulatur führen kann.

Abzugrenzen sind von den Defektbildungen jene eigenartigen Narbenbildungen im Anschluß an schon bei der Geburt bestehende Blasen (Epidermolysis bullosa congenita, CAROL und PRAKKEN).

Erwähnt seien hier nochmals die sog. *infantilen Poikilodermien* (ZINSSER, THOMPSON), zumal auch sie mit Haar- und Nagelveränderungen (BLOCK, ZINSSER), ja mit einer Epidermolysis bullosa dystrophica einhergehen können. Sie wurden bereits im 1. Band (s. S. 40) erwähnt. Hier wurde auf die kongenitale cutane Dystrophie von THOMPSON eingegangen. Strichförmige Rötung vor allem des Gesichts mit folgender narbig atrophischer Umwandlung werden in Verbindung mit einer Katarakt und endokrinen Störungen als ROTHMUND-Syndrom bezeichnet.

Dieser Erkrankung fehlt im Gegensatz zu den im 1. Band erwähnten Formen der Poikilodermien die Progressivität der Hautveränderungen. Einmal eingetreten, bleiben sie stationär (FRANCESSCHETTI und MAEDER, GREITHER). Die histologischen Befunde von ROTHMUND selbst besagen, daß einem Stadium der Gefäßerweiterung ohne entzündlich-proliferative Vorgänge ein narbig atrophisches folgt. Leider lassen sich aus den in der Literatur niedergelegten Fällen nähere Einzelheiten über die histologischen Veränderungen nicht entnehmen.

Von dem ROTHMUND-Syndrom abzugrenzen ist trotz vieler Verwechslungen das von WERNER (1904). Hier liegt nicht eine infantile, sondern eine juvenile Katarakt vor, auch die Hautveränderungen setzen erst nach der Pubertät ein. Es kommt zu Störungen der Funktion der endokrinen Drüsen, Ergrauen der Haare, Pigmentverschiebungen und hartnäckigen Ulcerationen. Im Gegensatz zum ROTHMUND-Syndrom finden wir eine Schuppung. Es stellen sich progerieähnliche Veränderungen ein, ohne daß aber diese mit denen im Sinne von GOTTRON identifiziert werden dürften (GREITHER).

Histologisch wissen wir über das WERNER-Syndrom mehr als über das ROTHMUND-Syndrom, wenn auch die Befunde sich sehr widersprechen. BLOCH, MARCHIONINI und LUX, FRANCESSCHETTI und MAEDER vergleichen die histologischen Veränderungen mit denen der Skleropoikilodermie, wie sie von ARNDT und JAFFÉ beschrieben wurde. Jedenfalls unterscheidet sich der Gewebsaufbau von dem aller Sklerodermieformen (THANNHAUSER, GREITHER). MONTGOMERY vergleicht sie in einem Falle von THANNHAUSER mit denen der Acrodermatitis atrophicans HERXHEIMER. Das Wesentliche scheint in einer Verschmälerung von Epidermis, Cutis und Subcutis zu sehen zu sein. Die Haut ist besonders über den Gelenken straff gespannt und scheint deshalb sklerosiert. Verständlicherweise kommt es leicht zu hartnäckigen Ulcerationen. WINER sah in einem Falle verruköse Hautveränderungen, innerhalb der die Epidermis acanthotisch war, mit breiter in die Follikel vordringender Hyperkeratose. In den oberen Cutisschichten waren nur einzelne Kollagenbündel verdickt, in der Tiefe jedoch so ausgesprochen, daß die mittlere und tiefe Cutis verbreitert erschien. WINER sah hier die elastischen Fasern vermehrt, außerdem unregelmäßige granuläre Massen auftreten, die Elasticafärbung annahmen. In den Fällen von THANNHAUSER war die Elastica unverändert. PECK erwähnt basophile Degeneration und Untergang des Kollagen. In den Fällen THANNHAUSERs fanden sich im atrophischen Stadium Kalkeinlagerungen in den subcutanen Gefäßen.

Wir haben also beim WERNER-*Syndrom* mit einer Atrophie aller Cutisschichten zu rechnen, denen möglicherweise hypertrophische Veränderungen vorausgegangen sind oder — vorerst — gehen können.

Bei der schwierigen Einordnung, den wenigen Befunden, vor allem zu ganz verschiedenem Zeitpunkt in unterschiedlicher Lokalisation, kann die Beschreibung nur unvollständig bleiben. Der von COLE, DRIVER und COLE als ROTHMUND-Syndrom beschriebene Fall war wohl eher eine Cutis hyperelastica mit Katarakt.

Pathogenese. Man war früher der Ansicht, daß die kongenitalen Hautdefekte durch Verwachsungen der Hautplatte mit dem Amnion zustande kommen. Heute wissen wir, daß Fehlanlagen wohl in erster Linie verantwortlich sind, da bei einem Elternteil und dem Kinde solche Mißbildungen oft an gleicher Stelle zu beobachten sind.

Bei den *allgemeinen Hypoplasien* spielen hereditäre Momente eine große Rolle, auch bei den umschriebenen sind sie von Bedeutung, da diese zusammen mit anderen Mißbildungen vorkommen. Es sei erwähnt, daß auch die Incontinentia pigmenti BLOCH-SULZBERGER (s. Bd. I, S. 135) häufiger mit Mißbildungen kombiniert ist (WODNIANSKY, CRAMER und SCHMIDT u. a.), sei es keimplasmatisch oder durch Infektion während der Schwangerschaft bedingt.

Hypotrichia (Atrichia) congenita.

Der angeborene Haarmangel, eine an und für sich sehr seltene, vielfach familiär oder hereditär auftretende Veränderung, stellt eine Mißbildung, und zwar eine Hemmungsmißbildung dar. Es handelt sich dabei eigentlich nicht um ein einheitliches Krankheitsbild, auch nicht — wie die alte Bezeichnung „Alopecia congenita" besagte — um ein pathologisches Ausfallen früher vorhandener Haare, sondern um *das gänzliche Fehlen* oder *die mangelhafte Anlage der Haare von vornherein* (BONNET). Dieser angeborene Haarmangel tritt gepaart mit *Zahnmangel* oder Unregelmäßigkeiten der Zahn- und Nagelbildung oder auch für sich allein auf. Vielfach kommen derartige Menschen mit dem gewöhnlichen fetalen Haarkleid zur Welt; dieses fällt in der gewohnten Weise aus, dann aber folgt in Abweichung von der Norm ein nur mangelhafter oder auch gar kein bzw. ein verspätet und nur spärlich einsetzender Nachwuchs bleibenden Haares. Gelegentlich wird dabei eine *entgegengesetzte Entwicklung des Haarkleides* beobachtet, indem Atrichie auf der einen und Hypertrichose auf der anderen Körperstelle am selben Kranken gleichzeitig vorhanden sind.

Man hat eine *essentielle primäre* von einer *sekundären* Form der Veränderung unterschieden (BROCQ). Unter Berücksichtigung der die Mißbildung zeitlich auslösenden Störungen kann man diese trennen in solche, die den Fetus vor Anlage der Haarkeime (mögliche Folgen: völliges Unterbleiben oder Verspätung der Haaranlagen), während der Ausbildung der Primärhaare (verzögerte oder definitive Unterbrechung der Ausbildung bzw. Dysplasie der Haarkeime) oder endlich als Störung des fetalen Haarwechsels (Unterbleiben oder Verzögern des Haarwechsels) befallen (BETTMANN).

Die *histologischen Untersuchungen* stimmen in ihren Ergebnissen nicht völlig überein und zwingen zur Annahme mehrerer, bis zu einem gewissen Grade verschiedener Typen, die sich klinisch durch die Kombination mit anderen Mißbildungen (s. S. 191, Unterteilungen) ergeben.

Die *Haut* zeigt im ganzen ihre sämtlichen Schichten in gewohnter Weise angelegt. Die Hornschicht ist meist unverändert, insbesondere findet sich keine Hyperkeratose (WAELSCH, SCHEUER und COHN). FRIEDERICH sah allerdings parafollikuläre geringgradige Hyperkeratosen. Die übrigen Epidermisschichten verhalten sich nicht immer gleich. Gelegentlich atrophisch (HOFFMANN, SCHEUER und COHN), in anderen normal (ZIEGLER und SCHEDE), fehlte in wieder anderen Fällen das Stratum granulosum bzw. es war auf die Haarbalgtrichter beschränkt; das Stratum basale fand sich verschmälert (WAELSCH). Der *Papillarkörper* verhielt sich ebenfalls wechselnd; teils unverändert, teils mit schmalen oder nur schwach entwickelten bzw. völlig fehlenden Papillen (JONES und AITKINS), an deren Stelle sich derbe, narbenartige Bindegewebszüge vorfanden.

Das gesamte *Corium* wird regelmäßig als sklerotisch, kernarm, mit nur wenigen oder auch fehlenden elastischen Fasern beschrieben. Wo diese doch vorhanden waren (WAELSCH), sind sie spärlich und nur als feinste, schlecht färbbare Fäserchen erkennbar gewesen. In anderen Fällen (SCHEUER und COHN) war das Corium zwar ebenfalls kernarm, die elastischen Fasern jedoch in Verteilung und Beschaffenheit durchaus normal. FERREIRA-MARQUES sah eine mukoide Degeneration der Kollagenbündel.

Die *Verdichtung des kollagenen Gewebes* und die *Störungen im Elastinaufbau* treten in erster Linie in der Umgebung eigenartiger *Epidermiseinstülpungen* auf, die als Atherome (SCHEDE), Epithelschläuche (ZIEGLER), Cysten (BETTMANN, SCHEUER und COHN) beschrieben sind. Während nämlich in den untersuchten Fällen die Wollhaare in normaler Weise angelegt waren, kam es nach deren Ausfall nicht oder auf weite Strecken nicht zur Ausbildung bleibender Haare; die vorhandenen *Haaranlagen* waren vielmehr hochgradigen *regressiven Veränderungen* anheimgefallen. An solchen Stellen fanden sich nämlich lediglich die der äußeren Wurzelscheide entsprechenden Gebilde, während Papille, innere Wurzelscheide und Haare völlig fehlten. Daneben traf man jedoch auch auf Stellen, die mit mehr oder weniger reichlich und normal entwickelten Haaren und Haaranlagen bedeckt waren. Auch an den scheinbar unbehaarten Stellen sah man vereinzelte, wenn auch meist mangelhaft ausgebildete Haare, die teilweise bis in die Subcutis hinabreichten und hier als *Haarstümpfe* in *Epithelstränge* eingelagert schienen (BETTMANN, KRAUS, WAELSCH). An Stellen, wo ausgebildete Haare oder Reste von solchen fehlten, traf man auf „*Äquivalente der äußeren Haarwurzelscheiden*" in Gestalt sowohl solider als auch *cystenartiger, epithelialer Wucherungen* (BETTMANN). Die *Cysten* bestanden aus epidermalen Zellen, deren äußere Reihe deutlich die zylindrische Form der Basalzellen zeigte; auch fand sich neben den Stachelzellen eine keratohyalinhaltige Innenzone. Diese Innenzone war cystisch erweitert; vielfach zu großen, kugelförmigen, mit Hornmassen ausgefüllten Gebilden (Haarbalgcysten). Die *soliden Epithelwucherungen* hielten sich im allgemeinen innerhalb bescheidener Grenzen (BETTMANN, WAELSCH): es handelte sich auch dabei stets um Reste sekundär gewucherter Haarbalganlagen. Man traf sie, wenn auch nicht sehr hochgradig, so doch ziemlich reichlich als kleine, dicht aneinander gelagerte, gut färbbare Zellhaufen, die seitlich Knospen und Sprossen aussandten und oft durch hirschgeweihartig verzweigte Epithelstränge miteinander in Verbindung standen. Statt normaler Haarbälge fanden sich dann noch spärliche oder zahlreichere, in ihrer Entwicklung zurückgebliebene, teils haarlose, teils Haarstümpfe enthaltende Haarbälge mit kleinen Talgdrüsen. Die oben beschriebenen Epithelsprossen sah man andererseits auch noch in Gestalt von *Epidermiseinstülpungen*, die grundsätzlich nichts anderes darstellten als rudimentäre Haarwurzelscheiden. Sie sind mit jenen abgeschnürten Epithelcysten identisch, die den Zusammenhang mit der Epidermis verloren haben und als scheinbar selbständige, Hornperlen enthaltende und Epithelsprossen aussendende, zum Teil cystische Gebilde, die Cutis durchsetzen.

Namentlich am Kopf wird das mikroskopische Bild beherrscht von den überreich vorhandenen, mächtig entwickelten *Talgdrüsen*, deren Ausführungsgänge auffallend, oft trichterförmig, erweitert und vielfach durch Hornmassen verstopft sind. Zwischen ihnen finden sich den oben genannten entsprechende Epithelcysten, die, in verschiedener Höhe der Cutis gelegen, mit der Kuppe oft bis nahe an die Epidermis heranreichen und auf Grund ihres Wandaufbaues aus mehreren Reihen abgeplatteter, radiär gestellter Epithelzellen ohne weiteres als *Cysten der Talgdrüsenausführungsgänge* anzusprechen sind. Im Gegensatz zu den oben beschriebenen kleinen Hohlräumen in den Haarwurzelscheiden oder den von diesen ausgehenden Epithelsprossen, sind diese Talgdrüsencysten auffallend groß und oberflächlich gelegen. Nicht immer sind die Talgdrüsen jedoch besonders gut entwickelt (SCHEDE, ZIEGLER, BETTMANN, SCHEUER und COHN); vereinzelt waren sie auch auffällig hypoplastisch (WAELSCH, KINGSBURY, FRIEDERICH und WEYHBRECHT). Auch nach Form und Lagerung weichen sie manchmal von der Norm ab; sie treten dann nicht als sackförmige Follikelausstülpungen auf, sondern erstrecken sich schlauchartig in die Tiefe, nach Art von auf einer niedrigeren Entwicklungsstufe stehengebliebenen Talgdrüsen (KRAUS).

Die Veränderungen der *Schweißdrüsen* sind ebenfalls verschiedener Art; es finden sich alle Übergänge von normal entwickelten (SCHEDE, HOFFMANN, SCHEUER und COHN, KRAUS) zu völlig fehlenden (JONES und AITKINS, QUILFORD) bis zu cystisch erweiterten Formen (WAELSCH). Entsprechend den Abweichungen der Talgdrüsen von Lage und Form, kann man gelegentlich die *Arrectores pilorum* als Muskelbündel antreffen, die entgegen der Norm die Talgdrüsen überhaupt nicht berühren (KRAUS), oder aber bei fehlenden oder nur rudimentär entwickelten Haarbälgen vermehrt und besonders kräftig erscheinen (WAELSCH). SHELLEY und BUTTERWORTH fanden bei Abwesenheit der Achselhaare bei Mongolismus und verschiedenen Formen von Idiotie ein Fehlen der apokrinen Schweißdrüsen.

Bei den wenigen bisher beobachteten Fällen von *Hypotrichosis congenita hereditaria* (MARIE UNNA) sind die histologischen Befunde ebenfalls nicht einheitlich. Die Epidermis der betroffenen Kopfhaut ist verdickt und zeigt seitliche Sprossungen des Haarbalges mit Bildung von Hornperlen (M. UNNA). Bei Alopecie im älteren Herd können die Haaranlagen fast völlig fehlen (BORELLI). Hier fehlte eine Hypertrophie der Talgdrüsen, während diese bei anderen Familienmitgliedern durchaus zu beobachten war.

Die *Monilethrix* zeigt eine Haarspindelbildung, wahrscheinlich in einem bestimmten Rhythmus, wie der Fall von MIESCHER und STIERLIN und der von G. KLINGMÜLLER zeigt. Diese Störung ist schon im Haarwurzelgebiet zu erkennen (GUSZMAN). Schließlich wird die Haarpapille aufgelöst, und es kommt zu ähnlichen Bildern, wie wir sie bei der Alopecia areata in diesem Stadium erwähnt haben. Follikuläre Hyperkeratosen sind wohl sekundär bedingt (MIESCHER).

Pathogenese. Das histologische Bild liefert jedoch keine genügende Erklärung der Ursachen, die den Nachwuchs bleibender Haare verhindern; wir sind nicht in der Lage, die

Grundlagen dieser Störung anzugeben. Eine abnorme Dicke der Epidermis, wie sie z. B. Bonnet an seiner haarlosen Ziege feststellen konnte, ist bei Menschen, wenn man von einer gering-gradigen follikulären Hyperkeratose absieht, nur einmal — Audry, *kein* histologischer Befund — festgestellt worden. Experimentelle Untersuchungen (Thalliumalopecie, Buschke u. a.) haben die Frage ebenfalls nicht zu klären vermocht. Einzig das Vorhandensein einer Hemmungsmißbildung, vielleicht auf familiär-erblicher Grundlage, scheint gesichert (Audry, Pinkus u. a.).

Leukopathia congenita.

Der Vollständigkeit halber sei hier noch kurz der *Albinismus* erwähnt, obwohl wir es dabei nicht mit einer eigentlich hypoplastischen Bildung, als vielmehr mit funktionellen Störungen der Pigmentbildungsfähigkeit auf hereditärer Grundlage zu tun haben dürften. Die eigenartige Veränderung kommt häufiger bei farbigen als bei weißen Rassen vor. Ihre Träger sind durch einen völligen oder umschriebenen Pigmentmangel (der letzte oft bei mehreren Gliedern der gleichen Familie an der gleichen Stelle; Ormsbys Fälle u. a.) gekenn-zeichnet.

Histologisch sind derartige Hautstellen durchaus *nicht* immer *völlig* pigmentlos, nament-lich bei farbigen Rassen. In den Haaren zweier Negeralbinos z. B. fand Frédéric ein diffuses und ein feinkörniges Pigment, von denen das erstere große Ähnlichkeit mit dem bei Rot-haarigen in den Pubes auftretenden Farbstoff hatte.

Der angeborene Pigmentmangel ist hereditär bedingt; diese Vererbung geht nach be-stimmten Gesetzmäßigkeiten vor sich (Näheres s. Lehrbücher über Vererbungsfragen).

B. Hyperplastische (Überschuß-) Bildungen der Haut.

1. Allgemeine Hyperplasien.

Hyperkeratosis universalis congenita.

(Ichthyosis fetalis.)

Die Hyperkeratosis universalis congenita ist eine über den ganzen Körper verteilte massige Hornauflagerung, die infolge ihres starren Zusammenhalts ein Wachstumshindernis für den Organismus darstellt und durch dessen Druck schließlich gesprengt wird. So ent-stehen mehr oder weniger tiefe Einrisse und Furchen, durch die die Hornmassen in viel-gestaltete Felder abgeteilt werden. Klinisch lassen sich eine schwerere und eine leichtere Form unterscheiden. In den *schweren Fällen* sind die Neugeborenen nicht lebensfähig; sie sterben wenige Stunden bis Tage nach der meist vorzeitig erfolgenden Geburt. Im einzelnen ist bei diesen hochgradigen Fällen die ganze Haut mit dicken, gelbweißen bis grauen, unregel-mäßigen, zackig oder sägezahnartig umrandeten Hornplatten bedeckt, die durch ziemlich regelmäßige, längs oder quer, an den Körperöffnungen vielfach radiär verlaufende, wechselnd tiefe und breite Furchen getrennt sind. Deren Grund ist mit einem zarten Epithelbelag bedeckt oder er liegt bis auf das glänzend rote Corium bloß. Die Lider sind ektropioniert, die Ohrmuscheln mit der Kopfhaut verwachsen, die Nase abgeflacht, die Mundöffnung schmal, fischmaulartig. Dazu kommen eine Reihe anderer Mißbildungen der Mundhöhle, des Genitale, der Hände und Füße sowie Störungen im Haarwachstum.

In den *leichteren* Fällen, die sich von den ersteren nur durch die schwächere Entwicklung der Anomalie unterscheiden, bleiben die Kinder gelegentlich am Leben.

Riecke hat neben diesen als Hyperkeratosis (Ichthyosis) congenita gravis bzw. larvata bezeichneten noch eine dritte Form als Ichthyosis congenita tarda unterschieden, bei der die Veränderung erst einige Zeit nach der Geburt auftritt, aber allmählich auch zu den anderen Gruppen entsprechenden Störungen führt. Die Neigung mancher Schriftsteller, diese Form als Übergang zur Ichthyosis vulgaris zu betrachten, muß wohl zurückgewiesen werden, da eine Reihe grundsätzlicher Unterschiede zu bestehen scheinen (s. unten), wenn diese auch in einzelnen Fällen einmal sehr geringfügiger Natur sein können. Daher ist auch der Name Ichthyosis fetalis weniger zweckmäßig als der nichts vorwegnehmende Hyperkeratosis congenita universalis.

Die Eigentümlichkeiten des klinischen Befundes werden im großen ganzen einheitlich dargestellt; dagegen weichen die Ergebnisse der *mikroskopischen* Untersuchung und besonders deren Deutung in manchen Punkten voneinander ab. Übereinstimmung herrscht nur in der Bezeichnung der *Hyperkeratose* als des bemerkenswertesten Befundes. Die meist kernlose — nur an umschriebenen Stellen parakeratotische — Hornschicht ist zu wellenförmig verlaufenden, lamellär geschichteten, an den verschiedenen Körperstellen wechselnd breiten und festen Hornplatten umgewandelt, die zahlreiche, je nach der Schnittrichtung kreisrunde bis längsovale, spiralige oder langgestreckte *Lücken* umschließen.

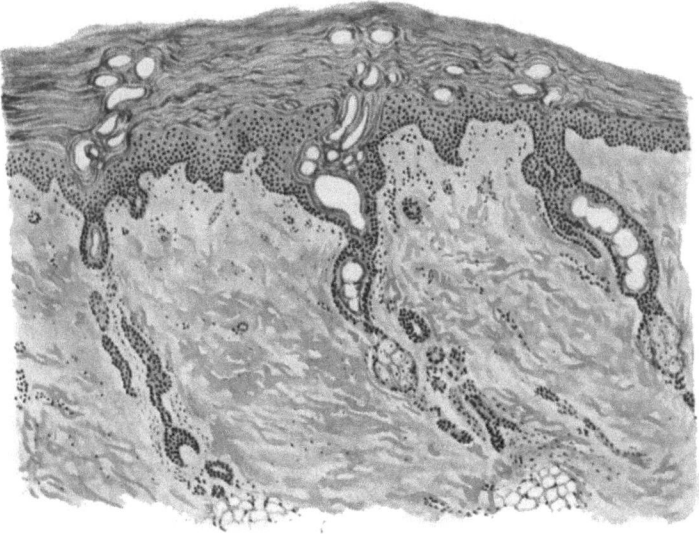

Abb. 106. *Hyperkeratosis universalis congenita.* Hyperkeratose. In der Hornschicht die kennzeichnenden Lücken. Erweiterung und Verhornung der oberen Follikelabschnitte. Fehlen des Stratum granulosum, umgestalteter Papillarkörper. Eisenhämatoxylin-van Gieson. O = 66:1; R = 66:1. (Sammlung RIECKE.)

In diesen lassen sich bei entsprechender Fixation und Färbung außer den Haaren auch Fettmassen nachweisen. Auf Reihenschnitten läßt sich der Zusammenhang derartiger Lücken mit Haarfollikeln und Talgdrüsen, gelegentlich auch mit den Schweißdrüsenausführungsgängen ohne weiteres feststellen; es handelt sich also um deren Fortsetzung ins Stratum corneum. Diese verdickte *Hornschicht* geht ohne Bildung eines deutlichen Stratum lucidum unmittelbar in die *Körnerschicht* über. Allerdings ist auch diese manchmal völlig vermißt worden; in anderen Fällen bot sie wiederum nur die physiologischen Intensitätsschwankungen dar. Vereinzelt fand sie sich auch nicht in Form typischer Keratohyalinkörner; es ließ sich vielmehr wiederholt an Stelle des Stratum lucidum und granulosum eine aus 4—5 Zellagen aufgebaute, eigentümliche Schicht feststellen, die gewisse färberische und strukturelle Eigentümlichkeiten beider miteinander vereinigte: ein Befund, den MEYENBERG als überstürzten Verhornungsvorgang gedeutet hat. Auf einen sehr reichlichen Fettgehalt dieser Schichten hat INGMAN aufmerksam gemacht.

Die *Stachelschicht* zeigt meist keine Veränderungen; eine vereinzelt festgestellte Verschmälerung oder Verbreiterung geringen Grades dürfte um so

weniger zu verwerten sein, als erfahrungsgemäß hier erhebliche individuelle
und örtliche Verschiedenheiten bestehen. Die zum Papillarkörper hinziehenden
Epithelleisten zeigen in der Umgebung der Furchen und Einrisse einen eigentümlichen Verlauf. Für gewöhnlich mehr oder minder senkrecht zur Oberfläche,
folgen sie hier den besonderen Druck- und Zugwirkungen und nehmen daher
in der unmittelbaren Nähe der Furchen einen ganz schrägen, fast horizontalen
Verlauf an, der dann in entsprechender Entfernung von diesen wieder gerade
und schließlich senkrecht wird, und bald darauf in der Nähe der folgenden
Furche wieder schräg abbiegt. Dementsprechend ändert sich auch die Verlaufsrichtung der einzelnen Papillen; jedoch wird die eigentümliche Vielgestaltigkeit
und Vergrößerung des *Papillarkörpers* dadurch allein nicht geklärt. Es finden sich
nämlich im Gegensatz zur Haut normaler Neugeborener längere und kürzere
Papillen von wechselnder Breite, und zwar ändert sich diese letztere nicht nur bei
verschiedenen Papillen, sondern auch innerhalb der gleichen Papille. Am Kopf
kolbenartig verbreitert, manchmal die Epithelleisten fast abschnürend, sitzen
sie vielfach mit schlankem, sich schneller oder langsamer verschmälerndem Fuß
der Cutis auf. Sie enthalten ein weitverzweigtes Netz stark gefüllter und erweiterter Capillaren, das sich bis tief in die Cutis hinab verfolgen läßt. Diese
selbst zeigt im allgemeinen keine Besonderheiten; eine vereinzelt beobachtete
Verschmälerung oder Verdickung ihrer Bindegewebsschicht, eine geringe Verstärkung ihrer elastischen Fasern scheint kein regelmäßiger Befund zu sein.

Eine besondere Besprechung verlangen jedoch die *Anhangsgebilde* der Haut,
vor allem die Haare und Talgdrüsen. Die *Schweißdrüsen* wurden zwar sowohl vermehrt (?) — eine Feststellung, deren Richtigkeit bei den normal beim Neugeborenen schon sehr zahlreichen Schweißdrüsenanlagen fraglich erscheint —
als auch vermindert, vereinzelt gar nicht vorgefunden, zeigten aber dort, wo sie
überhaupt vorhanden waren, einen normalen Aufbau. Anders die *Talgdrüsen*!
Ganz abgesehen von der wechselnden Zahl ihres Vorkommens — vereinzelt
vermindert, meist jedoch vermehrt — zeigen sie außerdem noch eine weit- und
tiefgehende *Verhornung* ihrer Ausführungsgänge, die in mehrfach gewundenem
und ampullenartig erweitertem Verlauf bis in die Nähe der Drüsenanlage reicht.
Manchmal lassen sich derartig erweiterte und verhornte, mit Talg und Detritus
gefüllte Gänge bis in die Hornschicht hinauf verfolgen; sie erscheinen im Schnitt
oft als mehr oder weniger *homogene Einlagerungen* von unregelmäßiger Gestalt,
die sich durch ihre färberischen Eigentümlichkeiten von der Umgebung abheben. Daneben hat besonders RIECKE auf ähnliche Einlagerungen hingewiesen,
die er von abgeschnürten und umwachsenen Cutisanteilen ableiten wollte, die
schließlich durch die umgebenden Hornlamellen völlig aus ihrer Verbindung mit
dem Mutterboden gelöst werden, eine Annahme, die auch INGMAN als wahrscheinlich hinstellte. Ob es sich dabei tatsächlich um ursprüngliche *Cutis*bestandteile
handelt, ist jedoch nicht erwiesen.

Haaranlagen finden sich am ganzen Körper in normaler und reichlicher Weise
vor; ihre Entwicklung ist allerdings verschieden. Auf der Kopfhaut pflegen die
kräftigen Haare, deren Talgdrüsen als kleine Anhängsel erscheinen, die Hornschicht ungehindert zu durchbrechen; an den übrigen Körperstellen steht jedoch
meist eine Hypertrophie der Talgdrüsen im Vordergrund. Gelegentlich kommt
es überhaupt nicht zur Bildung eines Haares. Im allgemeinen ist dies aber doch

der Fall. Die Haarpapille ist dann immer normal entwickelt, ebenso das untere Drittel des Haarbalges; dagegen zeigen die oberen Abschnitte neben der oben erwähnten Verhornung ihres Trichters noch eine Abweichung vom normalen Verlauf: ihr Durchtritt durch die Oberhaut erfolgt vielfach erheblich schräger als dies im allgemeinen den Verhältnissen beim Neugeborenen entspricht. NEU-MANN setzt diesen Befund in Analogie zu der Haaranlage, die sich bei Tieren vorfindet, da die infolge der Einrisse der Epidermis auftretende Verschiebung der Hornplatten allein den Vorgang nicht hinreichend erklären kann.

Kurz erwähnt sei noch der *Aufbau der Risse und Furchen*. Die letzteren, wohl ausnahmslos intrauterin entstanden, sind mit einer verschmälerten Oberhaut bedeckt, unter der ein gegenüber den Bezirken mit normalen Hornplatten abgeflachter Papillarkörper mit verdünnter Cutis liegt. Die Risse reichen vielfach weitklaffend bis in das Corium hinab. Sie finden sich besonders an den Beugeseiten der Gelenke und am Halse und entstehen meist während und nach der Geburt.

Differentialdiagnose. Wenn die Veränderung auch so eigenartig ist, daß sie mit keiner anderen verwechselt werden kann, so muß doch ihre Stellung zur *Ichthyosis vulgaris* aus den einleitend erwähnten Gründen hier erörtert werden. Wenn auch zugegeben werden muß, daß allein schon durch die Natur der an der Veränderung beteiligten Hautabschnitte, insbesondere der Hornschicht, gewisse Ähnlichkeiten bestehen, so zeigen sich doch auch eine Reihe wichtiger Unterschiede. Die Hornschicht ist bei der Hyperkeratosis congenita nicht nur verdickt wie bei der Ichthyosis, sondern sie ist auch abnorm fest und unnachgiebig. Sie wird daher für den Körper zu klein und muß einreißen, bzw. das cutane und subcutane Gewebe verziehen. Die Ichthyosis bevorzugt die Streckseiten und läßt im allgemeinen die Beugeseiten, sowie die Palmae und Plantae, Gesicht und Hals frei, also Körperteile, die bei der Hyperkeratosis congenita vorzugsweise befallen sind. Zu diesen Gegensätzen treten noch eine Reihe histologischer Unterschiede, die sich aus einer Gegenüberstellung der beiden Veränderungen ohne weiteres ergeben. Im Gegensatz zu KAPOSI, CASPARY, BRUHNS, MÉNÉAU, HODARA, ING-MAN u. a. muß daher mit UNNA, RIECKE, GASSMANN u. a. an einer Trennung dieser beiden Krankheitsbilder und daher auch der Erythrodermia ichthyosiformis congenita BROCQ (s. dort) von der Ichthyosis vulgaris festgehalten werden.

Pathogenese. „Der letzte Grund der Hyperplasie der Epidermis, somit der Erkrankung ist unbekannt." Dieser von LEBERT 1864 aufgestellte Satz besteht heute noch zu Recht, wenn man nach UNNAS Vorschlag statt „Hyperplasie der Epidermis" übermäßige Festigkeit der gesamten Hornschicht und an Stelle von „Erkrankung" die Worte „keimplasmatische Störung" setzt, womit lediglich eine begriffliche, aber keine sachliche Abänderung des Ausspruchs vorgenommen sei. Auch die vereinzelt beobachtete Aplasie der Schilddrüse (FULCI), Blutsverwandtschaft der Eltern usw., mögen nur als Wegweiser dienen auf einem Wege, dessen Verlauf noch völlig unbekannt ist.

Die *Histogenese* der Veränderung läßt sich aus dem abnorm festen Zusammenhalt der Hornzellagen leicht ableiten. Zeitlich dürfte das Einsetzen der Mißbildung in den 3.—4. Fetalmonat zu setzen sein. Dieser Zeitpunkt läßt sich — neben der Entwicklungsstufe, auf der die meist mißbildeten Sinnesorgane beim Einsetzen der Störung stehengeblieben sind — auch aus dem Verhalten der Anhangsgebilde der Haut erschließen.

Hypertrichosis congenita.

Mikroskopische Untersuchungen über das Haarkleid der sog. „Haarmenschen" sind mir nicht bekanntgeworden, obwohl an beschreibenden und bildlichen Darstellungen der kongenitalen Anomalie kein Mangel besteht.

Genetisch wollte UNNA im Anschluß an ECKER die Veränderung als eine *Hemmungs-mißbildung* auffassen, und zwar in dem Sinne, daß der kurz vor der Geburt einsetzende physiologische Haarwechsel des Embryo hier ausbleibt, daher die embryonalen Haarbälge, anstatt sich zu verkürzen, ihre doppelte Länge und den Haarbestandteil beibehalten; andererseits wollte UNNA aber auch die Möglichkeit einer echten Hypertrichose bzw. eine Kombination dieser beiden Vorgänge nicht ausgeschlossen wissen. Ähnlich wie bei den partiellen Hypertrichosen der Pubertät usw. müsse man dann ein verstärktes Wachstum, eine erneute Vergrößerung und Verlängerung der Lanugohaarbälge annehmen. Alle derartigen Angaben erschöpfen jedoch die Fragestellung insoweit nicht vollständig, als sie die engen Zusammenhänge zwischen Störungen im Haarkleidwachstum und regelwidrigem Ablauf innersekretorischer Vorgänge unberücksichtigt lassen.

2. Umschriebene Hyperplasien.

Elephantiasis congenita.

Als angeborene Elephantiasis sind eine Reihe der verschiedenartigsten Veränderungen beschrieben worden, und zwar lediglich unter dem zusammenfassenden Gesichtspunkte, daß es sich dabei um hyperplastische Bildungen handelt, die bei der Geburt oder bald nachher festgestellt wurden bzw. auf Grund kongenitaler Anlagen später aufgetreten sind. Hier ist das nach KEHRER ebenfalls besser als *Elephantiasis congenita hereditaria* (NONNE 1891), meist aber Trophödem MILROY-MEIGE genannte Krankheitsbild, sowie ein Teil der anderen von ihm angeführten „*Vergrößerungen umschriebener Körperabschnitte*" einzuordnen. Wir sind demnach heute ebensowenig wie früher in der Lage, mit dem Begriff der kongenitalen Elephantiasis ein pathologisch-anatomisch einheitliches Bild zu verbinden. Es handelte sich daneben aus rein äußerlichen Gesichtspunkten als Elephantiasis congenita bezeichnete, verschiedenartigste Geschwulstbildungen (Fibrome, Lipome, Hämangiome- und Lymphangiome u. a.), von denen sicherlich ein Teil zur RECKLINGHAUSENschen Krankheit gehört. Derartige Bildungen treten mit Vorliebe am behaarten Kopf auf; sie sind vielfach mit anderen Entwicklungsanomalien der Haut vergesellschaftet.

Nach Lage der Dinge ist eine zusammenfassende Besprechung der geweblichen Veränderungen an dieser Stelle weder angebracht noch zweckmäßig. Die betreffenden Gebilde werden vielmehr dort beschrieben werden, wo sie auf Grund ihres geweblichen Aufbaues hingehören; hier müßte dies lediglich zu unnötigen Wiederholungen führen.

C. Dysplasien im engeren Sinne.

1. Allgemeine Dysplasien.

Epidermolysis bullosa hereditaria.

Die Veränderung ist gekennzeichnet durch eine eigentümliche Fähigkeit der Haut, manchmal auch der Schleimhaut, auf irgendwelche mechanischen Reize hin mit der Bildung von Blasen oder mit Abhebung der Epidermis zu antworten, ohne daß im übrigen das Allgemeinbefinden der Kranken irgendwie gestört wäre. Sie wurde erstmals 1882 von GOLDSCHEIDER als „hereditäre Neigung zur Blasenbildung" genauer beschrieben; die jetzt allgemein angewandte Bezeichnung stammt von KÖBNER (1886). Innerhalb des Krankheitsbildes unterscheidet ein Teil der Forscher noch eine *einfache* (Epidermolysis bullosa hereditaria, KÖBNER) von einer *schweren, dystrophischen* Form. Von der einfachen Form ist in letzter Zeit eine *familiäre rezidivierende Blaseneruption* an den Füßen bei heißem Wetter (WEBER-COCKAYNE) abgegrenzt worden, die LUTZ wohl unter der Bezeichnung *Epidermolysis bullosa tarda* wiedergibt. Eine Abgrenzung dürfte wohl allein klinisch möglich und auch nötig sein.

Bei der ersten wahrscheinlich dominant vererblichen treten auf normal aussehender Haut seröse oder auch hämorrhagische Blasen bzw. Abhebungen der Haut in oder unter der Hornschicht, aber auch in den tieferen Schichten der Epidermis nach vorausgehender Schädigung auf. Die betreffenden Stellen schmerzen nicht und überhäuten sich meist schnell. Die Veränderung tritt mit Vorliebe in den Bezirken auf, die auch für gewöhnlich häufiger Traumen ausgesetzt sind (Hände, Füße, Ellenbogen, Knie; auch Mundschleimhaut); sie kann durch leichte mechanische Traumen jederzeit ausgelöst werden. Die Blasen sind von verschiedener Größe; zu Beginn prall gespannt, mit hellem oder auch hämorrhagischem Inhalt. Sie sitzen auf unveränderter Haut und zeigen keinerlei Entzündungserscheinungen in ihrer Umgebung. Eine vielleicht nur scheinbare rezessiv vererbliche Kombination dieser „leichten" einfachen Form mit der dystrophischen bei gleichen Kranken kommt vor (BETTMANN); ferner wurde erstes Auftreten im späteren Alter beobachtet (BLUMER, TÖRÖK, WISE und LAUBMANN u. a.).

Bei der schwereren *dystrophischen* Form (HALLOPEAU), die, wenn nicht wesensgleich, so doch sicherlich in engster Wesensverwandtschaft (BETTMANN) mit der vorhergehenden steht, folgt der Blasenbildung häufig, aber nicht regelmäßig, eine *Atrophie oder Narbenbildung* mit nachfolgender Pigmentierung oder auch Depigmentierung. In den sich überhäutenden Abschnitten treten verhältnismäßig häufig kleine, gelbweiße, milienartige *Epithelcysten* auf. Dieser Nebenbefund ist jedoch an und für sich für diese Form der Epidermolysis durchaus nicht kennzeichnend; er wird sowohl bei der einfachen Epidermolysis als auch bei einer Reihe anderer Hauterkrankungen (Pemphigus vulgaris, Erysipel u. a.) beobachtet. Kennzeichnender, wenn auch in verschiedenem Grade ausgeprägt, sind hingegen häufigere *Schleimhautbeteiligung* und *Dystrophien der Nägel* in Gestalt von Furchung, Aufsplitterung, Verkümmerung oder Wucherung, die bei der dystrophischen Epidermolysis stets vorhanden sind. Vereinzelt sind auch *Störungen des Zahn-* (GALLOWAY, LINSER u. a.) oder des *Haarwachstums* (HOFFMANN, BOSELLINI u. a.) beschrieben.

Beide beginnen meist in der Jugend. Bei beiden Formen gelingt es, allein schon durch mechanische Provokation experimentell Blasen hervorzurufen; bei beiden Formen ist Mitbeteiligung der Schleimhäute, sind psychische und körperliche Anomalien beobachtet.

Als „*Formes frustes*" der Epidermolyse sind in ihrer Bedeutung allerdings noch sehr umstrittene Fälle beschrieben (VIDAL, HALLOPEAU), die sich vielleicht aber, wenn man sie überhaupt zur Epidermolysis bullosa in Beziehung bringen will, auch in das oben beschriebene Krankheitsbild einreihen lassen.

Anhangsweise sei hier kurz auf wenige, selten beobachtete Krankheitsbilder hingewiesen, deren Zusammenhang mit der Epidermolysis bullosa dystrophica ebenso ungeklärt scheint, wie ihre engere Stellung im Rahmen der kongenitalen Dyskeratosen. Es handelt sich um das *Zusammentreffen hyper- bzw. dyskeratotischer mit bullösen Veränderungen*, Zusammenhänge, auf welche LENGLET und SIEMENS besonders eingegangen sind. Auch degenerative *Schleimhautveränderungen* werden dabei erwähnt (NICOLAS, MOUTOT und CHARLET, vereinzelt der Kehlkopfschleimhaut, SIEBENMANN, MIESCHER). Ferner jene zuerst von NICOLAS, MOUTOT und CHARLET hervorgehobenen Fälle mit der Blasenbildung folgenden *hyperplastischen* Wucherungen (MIESCHER, MARCHIONINI, VILANOVA, KEINING und WOHNLICH u. a.), endlich die eigentümliche in ihrer Besonderheit erstmalig von PASINI erkannte *albo-papuloide* Form, die beide im Zusammenhang mit der dystrophischen Epidermolysis bullosa auftreten.

Histologische Untersuchungen, die an klinisch scheinbar *normalen Hautstellen* von Epidermolytikern wiederholt durchgeführt wurden (ENGMAN und MOOK, STANISLAWSKI, MALINOWSKI, STÜHMER u. a.), haben zwar zu abnormen, aber nicht zu pathologisch einheitlich verwertbaren Ergebnissen geführt, ja ihnen stehen sogar eine recht erhebliche Zahl von Beobachtungen gegenüber, wo Veränderungen überhaupt nicht festgestellt werden konnten. Es ist daher der Verdacht nicht ganz unbegründet, daß in den verändert befundenen Fällen dies vielleicht auf das Trauma der Excision zurückgeführt werden muß, eine Annahme, die bei der leichten mechanischen Verletzbarkeit der Epidermolytikerhaut ohne weiteres einleuchtet. Auch in den Fällen, wo die gesunde Haut schon pathologisch verändert schien, war dies nur *stellenweise* der Fall.

Die *Epidermis* wird bald als unverändert beschrieben (STÜHMER), bald war sie durch ein intercelluläres Ödem aufgelockert; die Hornschicht saftreich mit Neigung zur Bläschenbildung (ENGMAN und MOOK). Die Veränderungen in der *Cutis* schwanken sowohl nach Art als auch nach Stärke. Derart ausgedehnte Störungen, wie sie STANISLAWSKI als *Periarteriitis* und *Periphlebitis*, als *Atrophie des elastischen Gewebes* in Papillarkörper und oberer Cutis erwähnt, sind nur vereinzelt bestätigt worden, wenigstens an klinisch unveränderter Haut. Wiederholt beschrieben wurde hingegen eine eigentümliche, *ödematöse Auflockerung* und *Vacuolisierung*, sowohl der basalen als auch der unteren Stachelzellagen, Veränderungen, die an einzelnen Stellen sogar als colliquative Degeneration angesprochen wurden. Besonders deutlich waren Ödem und vacuoläre Umwandlung jedoch im Stratum papillare. Ohne daß bereits eine Abhebung der Epidermis vorlag, waren die Papillen in solchen Abschnitten abgeflacht, das Bindegewebe aufgelockert, die Schicht unmittelbar unter der Epidermis ödematös gequollen, die elastischen Fasern zarter als an anderen, histologisch unveränderten Gewebsstellen.

Man hat vielfach in diesen Veränderungen eine Erklärung für die leichte Abhebbarkeit der Epidermis bzw. die Blasenbildung gesucht, eine Annahme, die jedoch nicht ohne weiteres als begründet anerkannt werden darf; denn einmal werden derartige Befunde von der Mehrzahl der Forscher nicht erwähnt, zum anderen aber kann man ähnliche Veränderungen, insbesondere am elastischen Gewebe auch bei klinisch völlig Hautgesunden gelegentlich einmal antreffen (SIEMENS, GANS). Ferner ist ja die Blasenentstehung augenscheinlich durchaus nicht in allen Fällen an den Ort der eben beschriebenen Veränderungen gebunden. Es wurde vielmehr neben ausgesprochen *hypepidermaler* — diese in sehr vielen untersuchten dystrophischen Fällen (BECK, BUKOWSKY, CAPELLI, HODARA, HOFFMANN, MALINOWSKI, MAYR-KATZ, MÖLLER, PETRINI-GALATZ, POLLAND, SAKAGUCHI, STÜHMER, WENDE, WISE-LAUTMANN u. a.) — andererseits rein *intradermale, subcorneale* oder *acantholytische* (im Sinne der in der Allgemeinen pathologischen Anatomie der Haut gegebenen Definition, also nicht im Sinne der „Acantholyse" mancher Autoren, die unter dieser Bezeichnung den Verlauf der ballonierenden Degeneration zusammenfassen) Blasenentstehung beschrieben (bei den typischen Fällen einfacher Epidermolyse: BLUMER, COLOMBINI, ELLIOT, GANS, vielleicht auch GOLDSCHEIDER, KÖBNER, TÖRÖK u. a.). Neben Fällen, die als Übergänge zu etwas oberflächlicherer Blasenbildung bei dystrophischer Epidermolyse angesehen werden dürfen (HODARA, LINSER, NOBL und WOLF, BETTMANN, ENGMAN-MOOK u. a.), sind solche beobachtet, die bei gleichen Kranken Blasen in den verschiedenen Epidermisschichten und subepidermal aufweisen. Demnach scheint eine histologische Abgrenzung der dystrophischen von der einfachen Form, etwa in dem Sinne, daß bei der ersten subepidermale, bei der anderen mehr oberflächliche Blasen sich finden, unmöglich. Vielmehr dürfte die Tiefe der bullösen Abhebung in der Haut von der Stärke des einwirkenden Traumas abhängig sein.

Die cytologischen Untersuchungen haben gezeigt, daß Zellveränderungen im Sinne einer *ballonierenden Degeneration*, wie sie sich etwa beim echten malignen Pemphigus findet, nicht vorliegen.

Sub- bzw. *intracorneale Blasenbildung* wurde wiederholt bei mechanisch provozierten Blasen (SIEMENS) beobachtet, kommt jedoch auch spontan vor (TÖRÖK,

GANS), eine Feststellung, die darauf hinweist, daß die Verbindung zwischen Epidermis und Cutis nicht unbedingt lockerer zu sein braucht als zwischen Hornschicht und Stachelzellschicht. In solchen Fällen wird die *Blasendecke* von nahezu der ganzen Hornschicht gebildet, wobei allerdings die untersten, dem Blaseninhalt zugewandten Lagen, fleckweise *parakeratotisch* erscheinen können. Entsprechend finden wir dann auch die obersten Lagen des *Blasenbodens* von parakeratotischen Hornzellen durchsetzt; es fehlt das darunterliegende Stratum granulosum, so daß die parakeratotische Hornschicht stellenweise unmittelbar in die mäßig ödematöse oder auch leicht gewucherte Stachelzellschicht übergeht.

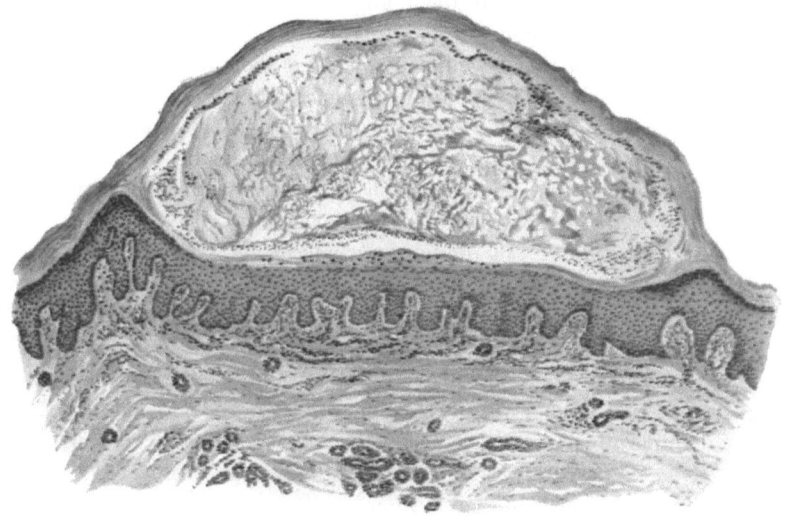

Abb. 107. *Epidermolysis bullosa* (♂, 12jähr., Unterarm, Streckseite, seit 12 Std bestehend). Intracorneale Blase. Die jüngeren Hornschichtlagen in Decke sowohl wie Blasenboden stellenweise parakeratotisch. Stratum granulosum fehlt, Stratum spinosum ödematös und leicht gewuchert. Coriumveränderungen gering. Hämatoxylin-Eosin. O = 50:1; R = 40:1.

Der *Blaseninhalt* besteht aus serösem, bei länger bestehenden Blasen vereinzelt auch serofibrinösem Exsudat, dem rund- und segmentkernige Leukocyten, darunter manchmal bis zu 10 und mehr Prozent eosinophile, vereinzelt auch wenige deutlich gequollene ödematöse Epidermisepithelien beigemischt sind. Die *Ränder der Blase* sind in den Fällen rein subcornealer Blasenbildung verhältnismäßig scharf gegen die Hornschicht der Umgebung abgesetzt. Dort jedoch, wo die Hohlraumbildung innerhalb der Stachelzellschicht erfolgt, kann man gelegentlich kleine *Nebenbläschen* vorfinden, die durch zusammengepreßte, säulenförmig geschichtete, schmale Septen bildende Epithelien von der Hauptblase abgeschlossen sind (ELLIOT). Immerhin scheint ein derartiger Befund selten zu sein. Für gewöhnlich ist die Blase durchaus als *einkammerige Verdrängungsblase* zu bezeichnen.

In den Fällen, wo die Blasenbildung als *Übergangsform der oberflächlicheren zu der tiefen, hypepidermalen Blasenbildung* beschrieben wird, handelt es sich oft um eine rein hypepidermale Hohlraumbildung, von der aus in den Randpartien die Flüssigkeit keilförmig in die unteren Lagen der Stachelzellschicht hinauf vorgedrungen ist (SAKAGUCHI, BECK u. a.). Im Zentrum der Blase wird dann die

Blasendecke von der gesamten abgehobenen Epidermis gebildet. Am *Blasenboden* finden wir den ödematös geschwollenen Papillarkörper, dem nur noch hier und da wenige ödematöse, schlecht färbbare, basale oder auch Stachelzellen anliegen. In den *Randabschnitten* jedoch wird der Blasenboden dann noch durch mehrere Lagen der Stachelzellschicht gebildet, von welcher andererseits wieder einige Schichten der Blasendecke anhaften. Kommt man sehr früh nach Entstehung der Blase zu ihrer histologischen Untersuchung, so sind diese Zellen oft kaum verändert, ein Zeichen dafür, daß wir es hier mit einem sehr plötzlich einsetzenden Flüssigkeitserguß zwischen die unveränderten Epithelien zu tun haben. Diese Beobachtung ist nicht eben sehr dazu angetan, von einer der Blasenbildung vorhergehenden Schädigung der „vitalen Energie" jener Epithelien zu überzeugen.

Die *Veränderungen im Corium* sind in solchen Fällen verhältnismäßig geringfügiger Natur. Sie beschränken sich auf ein meist nur mäßig starkes Ödem, eine geringgradige Erweiterung der Blutgefäße in Papillarkörper und oberer Cutis mit meist nur schwacher perivasculärer Zellinfiltration, die häufig auch völlig fehlt. Auch bei der *tiefen, dystrophischen Form* sind die Veränderungen des Coriums sehr gering, häufig überhaupt nicht vorhanden.

Die *Blasendecke* besteht bei diesen *hypepidermalen Blasen* aus der ganzen Epidermis, deren Leistensystem gleichmäßig abgeflacht ist. Die Hornschicht und ebenso das Stratum lucidum sind immer sehr deutlich, die Stachelzellschicht und das Stratum basale meist am besten erhalten. Die einzelnen Zellen sind wechselnd stark ödematös geschwollen und durch ein intercelluläres Ödem auseinandergedrängt und abgeplattet. Nach dem Blasenrande und damit zum Gesunden hin nehmen die Basalzellen wieder ihre langgestreckte, zylindrische Gestalt an. *Papillarkörper* und Stratum subpapillare sind ödematös geschwollen; der Papillarkörper in frischen Fällen stärker, in älteren weniger stark abgeplattet.

Das meist nur schwache, die erweiterten Capillaren und die Gefäße des oberflächlichen horizontalen Netzes umspinnende *Zellinfiltrat* besteht aus segmentkernigen Leukocyten, darunter bald vielen, bald wenigen eosinophilen, aus spärlichen Plasmazellen, Lymphocyten und gewucherten Bindegewebszellen. In anderen Fällen wieder ist die Zellinfiltration diffus über Stratum papillare und oberes Corium verteilt.

In den erweiterten Gefäßen finden sich neben roten Blutkörperchen ebenfalls Lymphocyten und segmentkernige Leukocyten, meist zahlreiche eosinophile, die oft auf ihrer Durchwanderung zu verfolgen sind (SAKAGUCHI). Auch die Lymphspalten der oberen Cutis sind erweitert, oft sackartig und mit einem serösen Exsudat erfüllt. Zur *tieferen Cutis* hin beschränken sich die Veränderungen auf ein mäßiges Ödem des Bindegewebes, sowie erweiterte und stark gefüllte Gefäße.

Überall dort, wo *Anhangsgebilde* der Haut (Schweißdrüsen, Haar-Talgdrüsenfollikel) in den Bereich der blasigen Abhebung einbezogen sind, bleibt ihr Epithelbelag mit dem in die Tiefe führenden Epithelrohr verbunden und daher oft noch am Blasenboden haften. Diese Beobachtung verdient insoweit Beachtung, als sie das Vorhandensein acantholytischer (s. oben) und trotzdem nicht rein hypepidermaler Blasenbildungen vortäuschen könnte. Im übrigen weisen die Hautanhangsgebilde keinerlei Veränderungen auf.

Eine besondere Beachtung hat das *Verhalten der elastischen Fasern* sowohl in der klinisch nicht veränderten als auch in der atrophischen Haut und unterhalb der Blasen gefunden. Man nahm vielfach Zusammenhänge zwischen der mehr oder wenig gut erhaltenen Elastica und der epidermolytischen Blasenbildung an. In der klinisch *gesunden Haut* der Epidermolytiker beschreiben ENGMAN-MOOK, KANIKY und SUTTON, SAKAGUCHI u. a. einen verschieden stark ausgeprägten Schwund des elastischen Gewebes, eine Beobachtung, die jedoch STANISLAWSKI, HODARA, BECK u. a. nur in den Cutisabschnitten *unterhalb* der Blase feststellen konnten, sei es, daß die elastischen Fasern hier ganz fehlten, sei es, daß sie verdünnt, vermindert oder auch in dünne, brüchig aussehende Massen umgewandelt waren. Die große Mehrzahl der Forscher fand jedoch am elastischen Gewebe

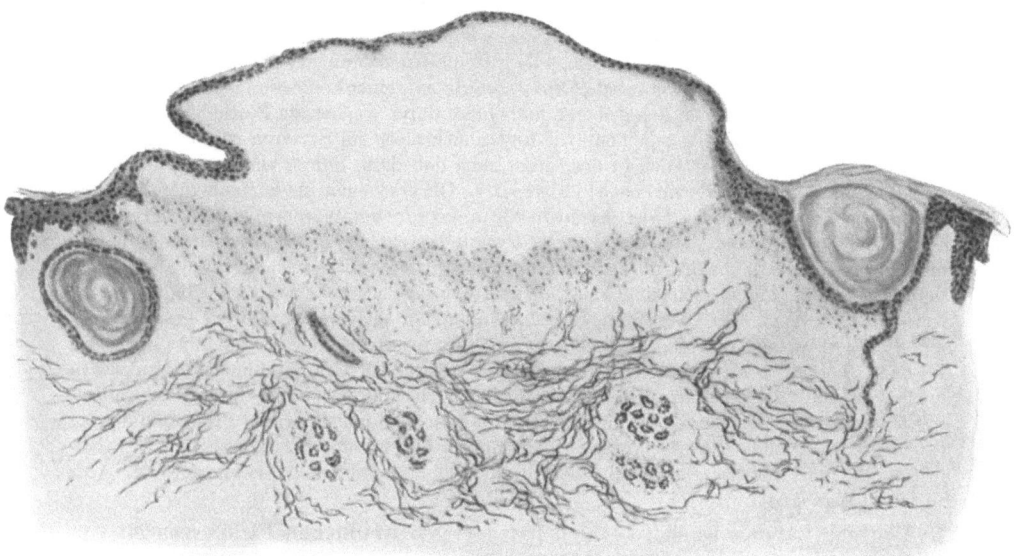

Abb. 108. *Epidermolysis bullosa* (♂, 16jähr., Brust). Hypepidermale Blase in atrophischem Hautabschnitt, Horncysten; rechts in sehr stark erweitertem Schweißdrüsenporus. Gesamte Epidermis blasig abgehoben und abgeflacht. Stratum papillare und subpapillare ödematös; diffus aber nur mäßig zellig infiltriert, Elastica darin geschwunden bzw. nur schwach darstellbar. O = 66:1; R = 66·1.

keinerlei Veränderungen, eine Beobachtung, die ich durchaus bestätigen muß. Es ist schon an und für sich schwer vorstellbar, daß ein so widerstandsfähiges Gewebe wie das elastische, in so unverhältnismäßig kurzer Zeit degenerativ umgewandelt oder gar zerstört werden soll, während die anderen Gewebsbestandteile noch gut erhalten bleiben.

Anders steht es mit dem *Verhalten der Elastica in atrophischen Hautbezirken.* Unterhalb der Blasen im Bereich atrophischer Haut ist sie im Stratum papillare und subpapillare außergewöhnlich schwach sichtbar und wird erst in den unteren Cutisschichten wieder deutlicher. Die gleiche Verminderung und Verdünnung der Elastica findet sich jedoch auch dann in atrophischer Haut, wenn eine Blasenbildung nicht besteht; es liegt daher nahe, diese der Atrophie parallel gehende Elastinveränderung einfach als eine Folgeerscheinung der oberflächlichen Narbenbildung anzusehen (SIEMENS). Dazu kommt, daß sicherlich auch Differenzen der Färbbarkeit der Elastica bestehen, je nachdem sich die zugrunde liegende Hautveränderung in einem mehr sauren oder mehr alkalischen Milieu abspielt

(Näheres s. allgemeine Histopathologie). Auf alle Fälle darf man meines Erachtens nicht, wie das autistisch denkend so oft geschehen ist, die mehr oder weniger deutliche Färbbarkeit und damit den Nachweis vieler oder weniger zarterer oder derberer elastischer Fasern — d. h. einen in seinem Zustandekommen noch völlig ungeklärten Vorgang — heranziehen, um damit einen noch dunkleren, nämlich die Entstehung der hypepidermalen Blase zu erklären.

Eine kurze Besprechung verlangt noch die Entstehung *der milienartigen Gebilde*, obwohl für den abnormen Hautzustand, wie schon gesagt, darin durchaus nichts Kennzeichnendes liegt. Cysten können wahrscheinlich aus Epidermis und Anhangsgebilden entstehen (EPSTEIN und KLIGMAN). Die Cysten kommen nur an Stellen vor, wo Blasen vorhanden waren; sie entstehen in seltenen Fällen auch dann, wenn die Heilung ohne Narbe erfolgt ist. Die Mehrzahl der milienartigen Gebilde sah GANS — durchaus wie SAKAGUCHI — in den Ausführungsgängen der Schweißdrüsen, seltener in den Haartalgdrüsenfollikelöffnungen. Es handelt sich dabei um bald runde, bald ovale oder spindelförmige, häufig mit einer homogen färbbaren Masse gefüllte Hohlräume, von denen die größeren manchmal durch wuchernde Epithelmassen in verschiedene Abschnitte geteilt scheinen. Sie finden sich meist im Stratum papillare und subpapillare, gelegentlich aber auch in der Cutis, ohne daß immer ein unmittelbarer Zusammenhang mit der Epidermis nachweisbar wäre. Oft erscheinen sie auch als reine Epithelcysten, die mit lamellösen, zwiebelschalenartig angeordneten, verhornten und verfetteten Epithelien angefüllt sind. Die Wand dieser Cysten besteht aus stark abgeplatteten, häufig vacuolisierten Zellen, die im übrigen durchaus jenen der äußeren Epidermis entsprechen. Derartige Cysten finden sich manchmal auch in der Epidermis bzw. sogar lediglich in der Hornschicht. Wenn aus derartigen Einzelbefunden ein allgemeiner Schluß gestattet ist, sind diese letzten im Verlaufe des Degenerationsprozesses der Epidermis dorthin aufgerückt, um dann schließlich abgestoßen zu werden. Den Anstoß zur Cystenbildung müssen wir in einem Verschluß der Ausführungsgänge sehen, der höchstwahrscheinlich durch jene *Epithelproliferation* zustande kommt, die sich im Anschluß an die hypepidermale Blasenbildung bei der *Überhäutung* bildet. Dieser Verschluß bedingt eine Hemmung der Sekret- bzw. Epithelabstoßung, die ihrerseits wieder zu einer Stauung und damit einer Erweiterung der Ausführungsgänge führt.

Dagegen handelt es sich bei den papelartigen weißlichen Efflorescenzen von PASINI um von der Blasenbildung unabhängige Gebilde, bei denen sich *histologisch* teils unter einer abgeflachten ausgezogenen Epidermis, teils aber auch unter einer verbreiterten hyperkeratotischen Epidermis mit erhaltenen, manchmal sogar gewucherten Reteleisten kernreiches (GÖTZ und MEINICKE) verdichtetes kollagenes Gewebe findet. Dieses bestand in den Fällen von GASSER und WALTHER im Papillarkörper aus feinen, in der Tiefe aus breiteren Bündeln, die sich in der VAN GIESON-Färbung gelblich tingierten. Die Elastica war in diesen Bezirken zerbröckelt bzw. ganz geschwunden, dagegen in der Nachbarschaft erhalten. In den oberen Cutisschichten findet sich ein Infiltrat aus Fibroblasten und Rundzellen um erweiterte Gefäße. Das Pigment wird in den Basalzellen zum Teil als geschwunden, teils als erhalten, teils als vermehrt bezeichnet.

Die in ihrer Ursache noch ungeklärten, der Blasenbildung folgenden Hyperplasien bestehen nach den Angaben von MARCHIONINI und VILANOVA und Mitarbeitern am Rande aus Epithelwucherungen mit entsprechend breiter Körner- und Hornschicht. Das ulcerierte Zentrum wird von einer Nekrose aus Fibrin, Lympho- und Leukocyten und deren Trümmern eingenommen. Darunter findet sich ein Gewebe, das an ein Granuloma teleangiectaticum erinnert, mit vielen Plasmazellen. Die Elastica und auch das Kollagen sind fast vollständig verdrängt. Unter dem Granulationsgewebe findet sich ein straffes Narbengewebe mit wenigen Gefäßen und gut erhaltener Elastica. JOHN fand mit der Methode von

BIELSCHOWSKY-GROSS in dem Granulationsgewebe keine, in der Umgebung verminderte Nervenbahnen.

Differentialdiagnose. Die Unterscheidung der Epidermolysis bullosa von anderen, stets oder nur gelegentlich mit Blasenbildung einhergehenden Hauterkrankungen ist in erster Linie auf *klinische* Anhaltspunkte angewiesen, da histologisch im Gewebsaufbau verwertbare Unterschiede nicht bestehen. Dies gilt auch für die Trennung der dystrophischen von der einfachen Form. Hingewiesen sei schließlich auf die „nicht erblichen Epidermolysis bullosa-Formen" besonders bei Stoffwechselstörungen (SIEMENS, MARCHIONINI, GOTTRON), die differentialdiagnostisch nicht durch eine einzige Excision, sondern nur durch das Gesamtbild abzugrenzen sein können. Sind ballonierend degenerierende Zellen vorhanden, ist die Differentialdiagnose gegenüber dem *Pemphigus vulgaris* leicht, da eine ballonierende Degeneration bei beiden Formen der Epidermolysis bullosa fehlt.

Fälle der sog. *Acrodermatitis enteropathica* (DANBOLT und CLOSS) sind als Epidermolysis bullosa bezeichnet worden. Die Einordnung des ganzen Krankheitsbildes ist noch umstritten, ebenso der Ort, wo die primäre Schädigung zu suchen ist. Nach BLOOM und SOBEL handelt es sich um eine Fehlanlage.

Histologisch ist eine Abgrenzung nicht möglich. Es finden sich Bilder, die der Epidermolysis bullosa entsprechen könnten. Daneben erwähnen BLOOM und SOBEL intraepidermale Bläschen. Wir sahen ein Bild, das durchaus einer Psoriasis hätte entsprechen können, abgesehen von einem etwas stärkeren lymphocytären Infiltrat um die Gefäße des Stratum subpapillare. In der Hornschicht fanden sich bei abgeblendetem Kondensor Gebilde, die Sporen und Mycelfäden hätten entsprechen können, was sich aber weder durch entsprechende Färbemethoden noch durch andere Untersuchungen, einschließlich Kultur erhärten ließ (Mosaikfungi?).

Schließlich wird von manchen Autoren der *gutartige familiäre Pemphigus* (der Morbus HAILEY und HAILEY, vielleicht doch als Morbus GOUGEROT-HAILEY und HAILEY zu bezeichnen [HERZBERG]), hier eingeordnet (s. Bd. I, S. 83).

Pathogenese. Die Veränderung gehört, wie der Name sagt, in die Gruppe der hereditären Mißbildungen der Haut.

Formalgenetisch ist allerdings auch die Frage der Entstehung der Blasen noch immer nicht spruchreif. Die Annahme eines Zusammenhanges mit mehr oder minder guter Entwicklung des *elastischen Gewebes* kann dabei kaum noch vertreten werden. Andererseits hat auch die Vorstellung einer *abnormen Reaktion der Hautgefäße*, wie sie von einer Reihe von Forschern etwa im Sinne einer Angioneurose vertreten wurde, vorläufig noch eine nur unsicher begründete Unterlage, die auch dann nicht fester steht, wenn man zu der Hilfshypothese einer temporären „*Blasenbereitschaft*" der Haut seine Zuflucht nimmt, die durch einen besonderen Reizzustand der Capillaren oder der Gefäßnerven, oder durch beides hervorgerufen wird (MAYR und KATZ). KISSEL, BEUREY, BARBIER und DORNIER sehen die Epidermolysis als „Genoneuroectodermose" an, da sie mit oft nur im Elektroencephalogramm erkennbaren Störungen des Zentralnervensystems einhergehe. Trifft dies zu, so ist auch die Frage der dominanten bzw. rezessiven Vererbung neu zu überprüfen.

Zu den allgemeinen *kongenitalen Dyskeratosen* zählen wir ferner die

Erythrodermia ichthyosiformis congenita.

Die Veränderung wurde 1902 eingehend erstmals von BROCQ und unabhängig von ihm unter der Bezeichnung „Keratosis rubra congenita" (cum Hypertrichosis) 1903 von RILLE beschrieben. Vielleicht handelt es sich dabei um nichts anderes als eine *benigne* Form der sog. Ichthyosis congenita. BROCQ unterschied 2 Formen; eine vor allem im jugendlichen Alter mit Blasenbildung auftretende von einer anderen, trockenen Form die dieselbe. Die *wichtigsten Kennzeichen* des Krankheitsbildes sind: Vorhandensein bei oder Beginn kurz nach der Geburt, Rötung der Haut, die gelegentlich besonders im Gesicht indianerfarben (RASCH) aussehen, in manchen Fällen aber auch ebenso wie die allgemeine Hyperkeratose ganz oder fast ganz fehlen kann (BROCQ, JADASSOHN). Die Hyperkeratose ist im *Gegensatz zur Ichthyosis* besonders stark an Gelenkbeugen und Handtellern ausgeprägt; sie tritt gelegentlich auch in Form scharf abgesetzter schuppender Herde auf (NICOLAS und JAMBON). Ferner besteht stets eine reichliche Seborrhoe des behaarten Kopfes, manchmal übermäßiges Haar- und Nagelwachstum sowie in jüngeren Jahren, zuweilen aber auch bei länger bestehenden Fällen (RILLE, GOECKERMAN) *Blasenbildung.*

Diese kongenitale Dysplasie bleibt das ganze Leben über ohne stärkere Störungen der allgemeinen Gesundheit bestehen, führt jedoch in der Regel zur *Schrumpfung der Haut,* die dann von großen, polygonalen braunen Schuppen bedeckt ist. Neben der starken Hyperkeratose kommt es in einzelnen Fällen, besonders an Hals, Nacken und Gelenkbeugen, zu einer beträchtlichen Steigerung der *Papillenwucherung,* die gelegentlich an Ichthyosis hystrix

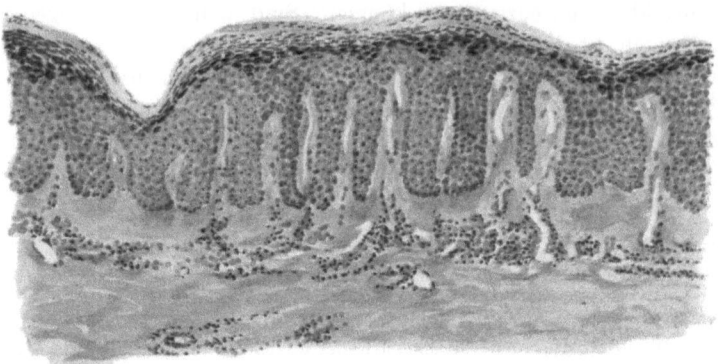

Abb. 109. *Erythrodermia ichthyosiformis congenita* (♂, 60jähr., Unterarm, Beugeseite, Mitte eines größeren Krankheitsherdes). Parakeratose über breitem Stratum granulosum, mäßige Acanthose, Papillomatose, Atrophie der Cutis und Basophilie des Kollagens. Erweiterung des oberflächlichen, horizontalen Gefäßnetzes mit mäßiger perivasculärer Zellansammlung. Polychromes Methylenblau, neutrales Orcein. O = 66:1; R = 66:1.

erinnern kann. Palmae und Plantae entsprechen manchmal den Befunden hereditärer Keratodermie. Bei allen diesen Fällen können „Faits de passage" durch atypische Kombinationen der Einzelsymptome, und dadurch anscheinend neue Krankheiten entstehen (JADASSOHN). Daher wird es verständlich, daß Übergangsformen zu den systematisierten Naevi (RASCH), zum Keratoma palmare et plantare (Mal de Meleda, NICOLAS und JAMBON), aber auch „Formes frustes" (RILLE) beobachtet werden.

Die *histologischen* Untersuchungen gestatten bisher keine einheitliche Darstellung, wenn man nicht annehmen will — was auch unserer Erfahrung widerspricht —, daß ein Teil der Forscher (RASCH, SCHONNEFELD, GALEWSKY u. a.) lediglich atrophische Hautabschnitte, ein anderer (BROCQ, GANS, LAYMON und MURPHY) zufällig nur hypertrophische, ein dritter (MACKEE und ROSEN u. a.) beides untersucht hat.

Den ersten fiel eine beträchtliche *Verschmälerung der Epidermis* auf. Das Stratum corneum war mäßig verdickt, an umschriebenen Stellen parakeratotisch; das Stratum granulosum unter derartigen parakeratotischen Stellen geschwunden, so daß die verschmälerte Stachelzellschicht unmittelbar in die Hornschicht überging. Überall dort, wo hingegen das Stratum granulosum erhalten blieb, war es auch gut entwickelt und die Hornschicht mäßig verdickt (SCHONNEFELD). Das horizontale Gefäßnetz war bedeutend erweitert und vermehrt sowie von einer kleinzelligen Infiltration umgeben; das elastische und kollagene Gewebe nicht verändert, die Anhangsgebilde der Haut normal. Diese Untersuchungsbefunde stimmen jedoch in ihren Ergebnissen nicht überein mit den Ergebnissen histo-

logischer Untersuchungen von BROCQ u. a. Sie widersprechen auch *eigenen*
Befunden, wo im Gegensatz zu den vorigen und in Übereinstimmung mit den
französischen Forschern keine Abflachung des Papillarkörpers, sondern vielmehr
neben einer fleckweisen Hyper- und vor allem *Parakeratose* und *Acanthose* eine
Art *Papillomatose* bei auffallend stark entwickeltem Stratum granulosum festgestellt wurde, wie sie auch RASCH an einzelnen Stellen vorfand, während andere
Stellen wieder ziemlich niedrige und breite Papillen zeigten. Alles in allem
scheinen die Befunde nicht nur im Einzelfall, sondern auch im einzelnen Gewebsschnitt auf engem Raume schnell zu wechseln, wie dies auch MACKEE und ROSEN
betont haben. Vielleicht spielen dabei auch örtliche Unterschiede im Gewebsaufbau der Haut eine Rolle.

Derartige Beobachtungen weisen also eine große Ähnlichkeit mit den Ver-
änderungen der Psoriasis auf, wenigstens für Epidermis und Papillarkörper.
Allerdings fand sich in den *Randabschnitten* der Krankheitsherde dieses von
GANS untersuchten Falles neben starker Hyperkeratose eine *Verschmälerung* der
Stachelzellschicht über einem fast ganz *verstrichenen Papillarkörper*, Veränderungen, die also eine Anknüpfung an die oben von RASCH, SCHONNEFELD und
GALEWSKY erhobenen Befunde gestatten. Auffallenderweise war die Hypertrophie
des Stratum granulosum auch über den peripheren Bezirken festzustellen, wenn
sie auch unterhalb der zentralen Parakeratose — im Gegensatz zu allem Gewohnten — eher stärker erschien. Es handelt sich im vorliegenden wohl um einen der
ältesten und am längsten bestehenden Fälle bei einem 60jährigen Manne, bei
welchem es zu einer deutlichen Atrophie der cutanen und subcutanen Gewebe
mit starker Basophilie des Bindegewebes gekommen war. Hier fanden sich im Zentrum des Herdes auch die *erweiterten und vermehrten Gefäße* des oberflächlichen
horizontalen Gefäßnetzes, es fanden sich — namentlich im Papillarkörper — die
auffallend weiten, aber leeren Blutcapillaren und Lymphgefäße, es fand sich ferner
die fleckförmige Parakeratose. In der Randzone waren hier die Gefäße sehr eng,
die perivasculäre Zellinfiltration nur sehr schwach.

In einem anderen, von GANS beobachteten Falle, wohl einem der *jüngsten* der
bisher untersuchten (5 Monate altes Mädchen, s. Abb. 110), war die dachziegelartige Übereinanderhäufung der *parakeratotischen Hornmassen*, wie sie von
BROCQ betont wird, deutlich ausgesprochen. Es wechselten dabei stockwerkartig
Hornschichtlagen mit reichlicherem Kerngehalt mit solchen ab, wo diese spärlicher waren oder auch ganz fehlten. In den Haarfollikel- und Schweißdrüsenausführungsgängen, die ja in der kindlichen Haut auf engem Raum zusammengedrängt, daher scheinbar reichlicher anzutreffen sind, senken sich tiefe Horn-
zapfen in die Stachelzellschicht hinab. Das gleiche läßt sich allerdings auch an
Stellen beobachten, wo kein vorgeformter Hohlraum der Hornschicht das Eindringen leichter ermöglicht.

Das *Stratum granulosum* verhält sich entsprechend dem früher Geschilderten:
es fehlt überall dort, wo der Stachelzellschicht unmittelbar parakeratotische
Hornschichtlagen folgen; es ist überall und unter Umständen sogar besonders
stark entwickelt, mit zahlreichen Keratohyalinkörnern in auffallend großen
Zellen, dort, wo eine regelrechte Verhornung darüber vorhanden ist.

Die *Stachelzellschicht* ist gegenüber der Hornschicht verhältnismäßig schmal,
suprapapillär oft auf wenige Zellagen beschränkt. Anderseits reichen tiefe und

schmale Epithelleisten ziemlich gleichmäßig weit ins Bindegewebe hinunter und fassen schmale und lange fingerförmige *Papillen* zwischen sich. An vereinzelten Stellen sind die Papillenspitzen kolbig aufgetrieben und verdickt. Die zugehörigen Blutgefäße erscheinen im Gegensatz zu dem gewöhnlichen Verhalten außerordentlich stark erweitert und prall gefüllt. Diese *Stauungserscheinungen,* denn um

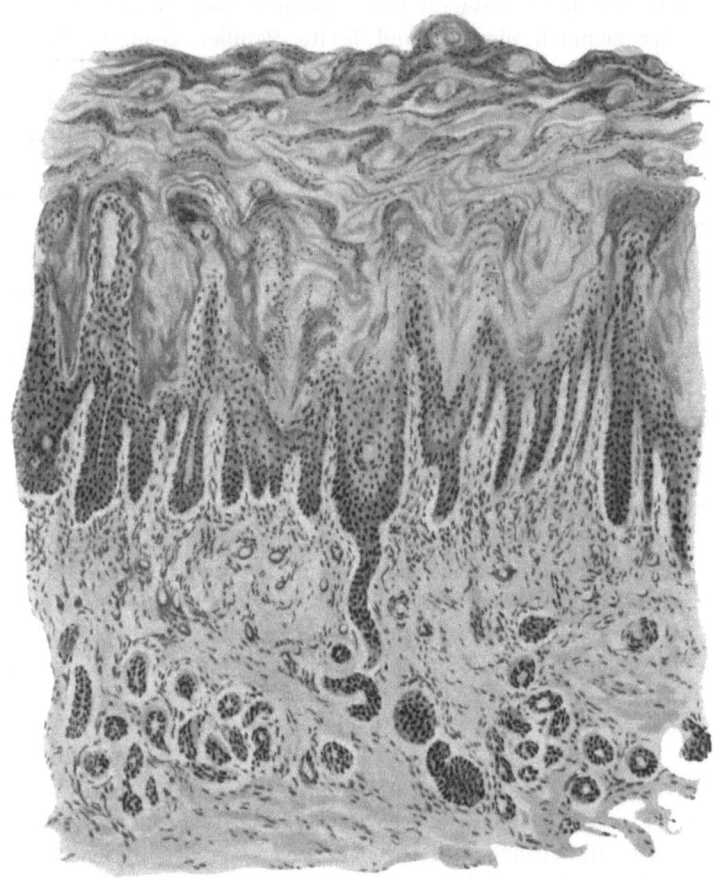

Abb. 110. *Erythrodermia ichthyosiformis congenita* (♀, 5 Monat, Brust). Dachziegelartige Lagerung der fleckweise para- bzw. hyperkeratotischen Hornschicht, schmale Stachelschicht mit langen dünnen Epithelleisten; langgestreckte Papillen. Starke Erweiterung der Gefäße. O = 66:1; R = 66:1.

solche handelt es sich wohl, finden ihre Erklärung vielleicht darin, daß an solchen Stellen die Hornschicht mit tiefen und breiten Zapfen tief in die Stachelzellschicht hinabreicht und diese mitsamt den Papillen hier in der Tiefe stellenweise *kragenförmig einschnürt.*

Bei der vereinzelt beobachteten Blasenbildung (RILLE, GOECKERMAN u. a.) handelt es sich um ein intra- und intercelluläres Ödem, welch letzteres zur Entwicklung einfacher Verdrängungsblasen führt.

Der *Papillarkörper* und die obere Cutis sind von einem in erster Linie perivasculären *Infiltrat* eingenommen, das die namentlich in der oberen Horizontalschicht erweiterten Gefäße als kleine, rundzellige (lymphocytäre?) bzw. gewucherte adventitielle Zellherde umgibt. Diese Zellansammlung hört unmittelbar unterhalb der oberen horizontalen Gefäßschicht ziemlich plötzlich auf. Unter ihr findet man in der Cutis und hinabreichend bis zur Subcutis zwar auch noch zahlreiche Bindegewebszellen; ihre Zahl entspricht jedoch lediglich dem bekannten Zellreichtum der kindlichen Haut. Diese Bindegewebszellen unterscheiden sich auch dadurch von den gewucherten und gequollenen Zellen des krankhaft veränderten Abschnittes, daß sie dort auffallend groß sind, mit blasig gequollenen Kernen, während sie in der übrigen Cutis und Subcutis viel kleiner und kompakter erschienen.

Das *kollagene Gewebe* ist in dem zellig infiltrierten Abschnitt aufgelockert; die einzelnen Fasern sind, ebenso wie die elastischen, stärker gewunden, zum Teil auch aufgesplittert. Der Befund entspricht durchaus jenem, wie man ihn bei entsprechender cellulärer Infiltration des Gewebes und mäßigem Ödem überall anzutreffen gewohnt ist.

Grundsätzlich unterscheidet sich demnach auch dieser Befund nicht von dem am Erwachsenen und älteren Menschen zu beobachtenden. Immerhin fällt es auf, wie außerordentlich schmal die gesamte Cutis ist, wenn man den sehr geringen Abstand der Schweißdrüsenknäuel von der Epidermis berücksichtigt, und zwar gilt dies auch dann, wenn man bedenkt, daß es sich um Säuglingshaut handelt, wo ja an und für sich in dieser Hinsicht ein Unterschied von der Haut des Erwachsenen besteht.

Differentialdiagnose. Bei der Gegensätzlichkeit der Meinungen, die lange Zeit und zum Teil auch noch heute über die Berechtigung zur Abgrenzung der kongenitalen, ichthyosiformen Erythrodermie von der gewöhnlichen Ichthyosis besteht, scheint eine Stellungnahme hierzu unbedingt erforderlich. Die Erkrankung scheint sowohl klinisch als auch histologisch weder mit der *Ichthyosis vulgaris* noch der *Hyperkeratosis congenitalis* (Ichthyosis fetalis) etwas zu tun zu haben. Wenn diese Stellungnahme auch nicht von jedem Forscher geteilt wird, so scheint sie doch dadurch berechtigt, daß wir im Verhalten des Gefäßapparates (Rötung der Haut), in der Lokalisation, dem Beginn bei der Geburt, der Seborrhoea capillitii, dem manchmal übermäßigen Wachstum der Haare und Nägel, und endlich in der Blasenbildung Veränderungen vor uns haben, welche die ichthyosiforme Erythrodermie von der Ichthyosis vulgaris hinlänglich unterscheiden. *Histologisch* findet diese Trennung ihre Berechtigung in der Verlängerung der Papillen, der Verbreiterung der Stachelzellschicht, der fleckweise auftretenden Hypertrophie des Stratum granulosum und endlich der außerordentlich verbreiterten und auf weite Strecken parakeratotischen Hornschicht. Differentialdiagnostisch kommt ferner die Unterscheidung von der *Pityriasis rubra* (HEBRA-JADASSOHN) in Frage. Auch bei dieser Erkrankung finden wir zunehmende Röte und Abschilferung, Veränderungen, zu denen allerdings die stets deutlich ausgesprochene Atrophie der Haut hinzutritt. Diese und die damit unmittelbar im Zusammenhang stehenden Retraktionserscheinungen, bieten neben der schweren Beeinträchtigung des Allgemeinbefindens klinisch hinlängliche Unterscheidungsmerkmale. Die frischen Stadien der Erkrankung können allerdings dort, wo genauere anamnestische Angaben fehlen, den Arzt vor eine fast unlösbare Aufgabe stellen.

Der einzelne Krankheitsfall kann gelegentlich, namentlich bei jüngeren Kranken oder dann, wenn eine Exacerbation eingesetzt hat, klinisch sowohl

wie auch histologisch eine große Ähnlichkeit mit der *Psoriasis* aufweisen (Nicolas und Jambon, Gans). Das Gesamtbild wird jedoch auch hier, wenn nicht
sofort, so bei längerer Beobachtung, stets eine Entscheidung gestatten. Schwierigkeiten können jene Fälle von „*Formes frustes*" bereiten, wie die von Rille u. a.
beschriebenen, wo vorwiegend *Blasenbildung* das Krankheitsbild beherrschte,
während die Keratose bedeutend schwächer ausgeprägt war; aber auch hier ergab
ja die genaue klinische Untersuchung hinreichende Anhaltspunkte zur Klärung.

Erwähnt sei noch das von Jadassohn und Lewandowsky *Pachyonychia
congenita* genannte Krankheitsbild, bei dem sich Blasenbildung mit sehr verschiedenen Verhornungsstörungen auch der Mundschleimhaut (dystrophische
Veränderungen der Nägel, palmare und plantare Hyperkeratose, Dyskeratosen
der Cornea, Leukoplakien, follikuläre Hyperkeratosen besonders an Knie und
Ellbogen [Ormsby und Montgomery]) vorfinden. Die Blasen bilden sich hauptsächlich auf der Fußsohle. Das mikroskopische Bild ist dementsprechend wechselnd. Andrews sah corps ronds. Hierher gehören wohl auch die Fälle von
Dyskeratosis congenita (Cole, Rauschkolb und Toomey), bei denen sich histologisch atrophische Veränderungen der Epidermis neben Hyperkeratose, Parakeratose, Acanthose und selten dyskeratotische Veränderungen (corps ronds)
fanden, während die obere Cutis neben Ödem und geringen perivasculären Rund-
zellinfiltraten erhebliche Mengen von Melanin zeigte. Garb und Rubin vermißten
in ihren Fällen die Dyskeratose, dagegen sahen sie eine Verminderung und Rhexis
der Elastica bei normalem Kollagen. Moon-Adams und Slatkin zählen schließlich Fälle zur Dyskeratosis congenita nur mit Nagelveränderungen und Pigment-
störungen.

Histologische Angaben sind bei derart komplexen ganz verschiedenen Veränderungen selbstverständlich nur dann zu verwerten, wenn die Einzeleffloreszenz
genauestens klinisch beschrieben und erst dann exzidiert wird.

Als *Acroceratoélastoidosis* bezeichnet Costa kleine hyperkeratotische Papeln an den Streckseiten von Händen und Füßen einschließlich Zehen und Fingern, denen histologisch eine Hyperkeratose, ein verbreitertes Stratum granulosum, eine Hypopigmentierung des Stratum basale,
eine verminderte und zerbröckelte Elastica bei homogenisiertem Kollagen in den oberen
Cutisschichten und weiteren oberflächlichen Gefäßen als normal zugrunde liegt, alles in
allem ein Krankheitsbild, das noch weiter abgegrenzt werden muß.

2. Örtlich umschriebene Dysplasien.

Cutis verticis gyrata (Jadassohn-Unna).

Als Entwicklungsanomalie der Haut ist ferner eine eigentümliche Art von Faltenbildung
zu bezeichnen, bei der es sich lediglich um eine Verbreiterung meist der *normalen* Kopfhaut
handelt, die gleichzeitig auf der Unterlage lockerer aufsitzt. Zu dem Begriff der Veränderung
gehört, daß sie durch keine erkennbare äußere Krankheitsursache hervorgerufen ist. Damit
scheiden von vornherein alle jene Befunde aus, bei denen sich mikroskopisch entzündliche
oder hyperplastische Bildungen, Blastome, Neurofibrome, celluläre Naevi u. ä. nachweisen
lassen, sowie schließlich auch jene Veränderungen, die als Allgemeinerkrankungen mit Gewebs-
zunahme der Haut einhergehen: Akromegalie, Myxödem usw.

Die Anomalie hat im klinischen Bilde eine große Ähnlichkeit mit den Gyri der Gehirn-
oberfläche (Unna). Sie besteht in einer eigentümlichen Furchung der Haut in Längs- sowohl
wie Querfalten, die sich in erster Linie am Hinterkopf, dann aber auch bis weit nach der
Stirne einerseits, Nacken und Ohren andererseits erstrecken, die isoliert umschrieben oder
auch über den ganzen Kopf verbreitet vorkommen können. Bald verlaufen die Wülste und

Falten mehr in anterior-posteriorer Richtung, gerade (*Cutis verticis striata* v. VERRES) oder miteinander in Verbindung stehend (*Cutis verticis mammellonata* PASINI). Im Bereich der Anomalie streben die *Haare* nach verschiedenen Richtungen in unregelmäßigen, kurzen oder längeren Streifen auseinander. Auf dem Scheitel der Wülste *scheinen* die Haare weniger dicht, in den Furchen enger zu stehen. Die Kopfhaut ist von normaler Farbe und Konsistenz, scheint verdickt und läßt sich über der Unterlage leicht verschieben oder in Falten abheben. Eine ganze Reihe von Fällen ist beschrieben, die zwar nach der äußeren Form, jedoch nicht nach dem histologischen Befund hierher gerechnet werden dürfen.

Die hier lediglich und allein zu berücksichtigenden, auf eine *angeborene Veranlagung* zurückzuführenden Fälle — die extrauterin, durch lokale oder allgemeine Ursachen veranlaßten müssen wir von diesen scharf trennen — sind dadurch gekennzeichnet, daß die *Haut histologisch keinerlei Veränderungen* zeigt (WAELSCH, PARAVICINI, v. VERRES, VÖRNER, BETHLAY).

Differentialdiagnose. Differentialdiagnostisch gestattet daher lediglich das histologische Bild eine Unterscheidung dieser echten, angeborenen Cutis verticis gyrata von den oben erwähnten, klinisch ähnlichen oder durchaus entsprechenden Veränderungen auf anderer Grundlage. So wurden in manchen Fällen *entzündliche Veränderungen* nachgewiesen. Es handelte sich dabei z. B. um Fälle (v. FERRES), wo in der Jugend lange Zeit Entzündungen der Kopfhaut bestanden hatten und in der Haut an der Stelle der Furchen histologisch Zeichen einer chronischen Entzündung bzw. neben den entzündlichen Prozessen vielfache Sklerosierung (VIGNOLO-LUTATI) gefunden wurde (VÖRNER). Neben Bildern, die jenen der *Folliculitis scleroticans* entsprachen, handelte es sich hier auch um jene Form der *Dermatitis papillaris capillitii* (KAPOSI), welche ohne komplizierende Alteration oder Zerstörung der Epidermisdecke verläuft (VÖRNER). Auch *furunkelartige* Veränderungen wurden beschrieben (LICHAREW, FISCHER), in deren Gefolge dann die Cutis verticis auftrat. Alles in allem handelt es sich also um Cutis verticis gyrata-*ähnliche Erkrankungen* der Kopfhaut, die als *Endprodukte chronisch entzündlicher Prozesse* zu betrachten sind (v. VERRES, VIGNOLO-LUTATI, PASINI, RAZINOWSKI, SPRINZ u. a.). In anderen Fällen wieder fanden sich *Naevi* (Naevus cerebriformis capillitii) (MALARTIE und OPIN, SILVESTRI, SPRINZ, MÖLLER, LENORMANT, FISCHER, DE BERGH u. a.), *akromegale* Veränderungen des Kopfes (ADRIAN und FORSTER). Alle diese Fälle sind ebensowenig zu der in Rede stehenden Veränderung gehörig, wie solche von *erworbener* oder *angeborener elephantiastischer Verdickung* der Kopfhaut, die zum Teil heute als *Neurofibrome* erkannt sind.

TOURAINE, SOLENTE und GOLÉ haben als „*Syndrome ostéodermopathique*" Fälle zusammengestellt, bei denen klinisch der Cutis verticis gyrata entsprechende Veränderungen auch an der Stirn, im Gesicht, an Händen und Füßen mit Knochenveränderungen besonders der Hände und Füße auftraten. Diese bestehen im wesentlichen in einer *Pachyperiostose*. Die Vergrößerung der Hände und Füße läßt an eine Akromegalie denken, deren übrige Symptome aber fehlen. In der Haut werden *histologisch* eine Hypertrophie und Hyperplasie der Anhangsgebilde, ganz besonders der Talgdrüsen und auch des kollagenen und elastischen Bindegewebes, sowie entzündliche Veränderungen hervorgehoben (BUSSALAI, TOURAINE und Mitarbeiter), also ein von der *Cutis verticis gyrata* völlig verschiedenes Bild. Hierher gehören wohl auch die Fälle von ZEISLER und WIEDER.

Hingewiesen sei ferner auf das Krankheitsbild der *Dermatofibrosis lenticularis disseminata* mit Osteopoikilie, von dem kürzlich SEROWY einen Fall beschreiben konnte. In der Haut fand sich histologisch eine Verdickung kollagener Bündel neben schlechterer Anfärbbarkeit anderer. Durch Vermehrung von Fibroblasten, deren Degeneration in verdichtetem homogenisiertem Kollagen und Vermehrung von kleinsten Gefäßen, gewinnt man den Eindruck, als ob es sich um den Ausgang eines vorausgehenden entzündlichen Prozesses handele. Die Elastica war nicht wesentlich verändert. Der Befund entspricht weitgehend einem nicht näher eingeordneten Fall von DUVERNE, COUDERT und COLOMB.

Pathogenese. Pathogenetisch muß man die als Cutis verticis gyrata beschriebene Veränderung lediglich als ein Symptom auffassen, das durch die verschiedensten Ursachen hervorgerufen werden kann. Strenggenommen sollten hierher nur diejenigen Fälle gerechnet werden, wo die Grundlage der Erkrankung in erblichen Faktoren zu suchen ist, die meist wohl erst später manifest werden, wo es sich also um eine auf ererbter Anlage beruhende Faltenbildung der *normalen* Kopfhaut handelt (FISCHER). Neben diesen hereditär bedingten oder embryonal angelegten, im späteren Leben sichtbar werdenden Mißbildungen der Haut kann das gleiche Bild auch durch eine Reihe anderer Ursachen hervorgerufen sein (SPRINZ); diese wären besser als „entzündliche Veränderungen der Kopfhaut in der Form der Cutis verticis gyrata, als celluläre Naevi, oder als akromegale Bildung der Kopfhaut in der Form der Cutis verticis gyrata zu bezeichnen" (FISCHER).

Gummihaut (JADASSOHN), Cutis hyperelastica (UNNA).

Von dieser Gruppe ist die *Dermatolyse* (ALIBERT) und die *Chalazodermie* (BAZIN) abzugrenzen. Die unter dieser Bezeichnung beschriebenen Fälle gehören wohl eher zur *Chalodermie*, ganz abgesehen von den Fällen die zur Neurofibromatosis RECKLINGHAUSEN oder sogar zu den Fibromen den angeborenen Elephantiasisformen usw. gehören. PETGES und LECOULANT halten die Chalodermie für eine umschriebene Form der Dermatolysis.

Die eigentliche „*Gummihaut*" ist nicht so selten, wie man früher geglaubt hat. Schon HIPPOKRATES scheint sie bekannt gewesen zu sein (s. dazu jedoch McKUSICK). Häufig wird sie nicht diagnostiziert, da sie den Patienten keine Beschwerden bereitet.

Die Haut umschriebener Körperbezirke oder auch fast des ganzen Körpers (JADASSOHN) läßt sich abnorm dehnen, springt aber sofort wieder „mit hörbarem Geräusch" beim Nachlassen des Zuges in ihre ursprüngliche Lage zurück. Es handelt sich dabei im physikalischen Sinne nicht um eine geringe (UNNA), sondern vielmehr um eine sehr vollkommene Elastizität (JADASSOHN), bei welcher stärkste Dehnung durch geringste Kraftauswirkung erreicht wird. Kombiniert mit einer *Überstreckbarkeit* der Gelenke, Neigung zu *Hautdefekten* mit *Narbenbildung*, *Blutungen* und dem Vorkommen von *Tumoren*, die sich meistens als Lipome erweisen, spricht man von einem EHLERS-DANLOS-Syndrom, einer Bezeichnung, die man so lange beibehalten sollte, bis eine geeignete kürzere gefunden ist. Kombinationen des EHLERS-DANLOS-Syndroms mit dem von GROENBLAD-STRANDBERG scheinen vorzukommen (s. Bd. I) (COTTINI), auch finden sich zahlreiche Kombinationen mit anderen Mißbildungen (McKUSICK).

Im Zusammenhang mit dem EHLERS-DANLOS-Syndrom haben die histologischen Veränderungen größeres Interesse gefunden, ohne daß den ursprünglichen Beschreibungen viel hinzuzufügen wäre. Meinungsverschiedenheiten sind wohl dadurch bedingt, daß einmal Fälle unter der Diagnose „Gummihaut" beschrieben wurden, die nicht hierher gehören, zum andern die Untersuchungen zu einem ganz verschiedenen Zeitpunkt durchgeführt wurden und die Autoren zu unterschiedlichen Befunden gelangten. Dies war schon bei den von DU MESNIL, O. SEIFFERT, UNNA und WILLIAMS untersuchten Patienten der Fall und ergibt sich auch in Analogie etwa zum Myxödem.

Erhebliche Unterschiede in der Menge der *elastischen Fasern*, auf die man ja in erster Linie achten müßte, sind im Vergleich zur gesunden Haut meist nicht gefunden worden; dagegen wohl eine stärkere Schlängelung und Verlängerung der elastischen Fasern und eine größere Unregelmäßigkeit und Enge des elastischen Netzes (DU MESNIL, WILLIAMS). Auch UNNA betonte eine stärkere Krümmung der Elastica, von der ein beschränkter Teil in Elacin umgewandelt schien.

Auffallendere Veränderungen zeigten sich am *kollagenen Gewebe*, das bei DU MESNIL gallertartig erschien und mikroskopisch in eine strukturlose, homogene, von stern- und spindelförmigen Bindegewebszellen und elastischen Fasern durchsetzte *myxomatöse Masse* umgewandelt war, wie auch in dem Falle von KORTING und E. GOTTRON, ohne daß sich allerdings färberisch eine Metachromasie nachweisen ließ. In dieser war gewöhnliches Bindegewebe nur in unmittelbarer Nähe der Hautanhangsgebilde und Gefäße erhalten geblieben. Eine derartig weit vorgeschrittene Umwandlung des kollagenen Bindegewebes wurde allerdings von anderen Untersuchern nicht beobachtet. WILLIAMS konnte lediglich im Papillarkörper ähnliche Veränderungen finden, die sich jedoch in engen Grenzen hielten, von UNNA sogar als recht unbedeutend (kein Mucin) bezeichnet wurden. Vor allem waren die Bindegewebszellen normal, ebenso das elastische Gewebe. Ein Überblick über die bisher vorliegenden Befunde zeigt, daß Veränderungen des Kollagens, mögen sie durch ihre unregelmäßige Lagerung der Bündel, scholligen Zerfall oder degenerative Veränderungen imponieren, immer wieder hervorgehoben werden, so daß für die eigentlichen Veränderungen eher das kollagene als das elastische Bindegewebe in Frage kommt. Schon UNNA war die *Aufsplitterung des kollagenen Gewebes* aufgefallen, die sich vom Papillarkörper bis zum Hypoderm im Auftreten einer gleichmäßigen Masse kurzer gekräuselter Kollagenflocken äußerte, denen jeder festere Zusammenhang durch gröbere oder längere Bindegewebsbalken fehlte.

Bemerkenswerterweise *fehlen* oft *entzündliche Zellinfiltrate* um die Gefäße; andere, wie z.B. PAUTRIER sahen ein umschriebenes aus fixen Bindegewebselementen, Histiocyten und Plasmazellen. Aufgefallen ist allen Untersuchern eine *Verwickelung, Drehung und spiralige Windung* aller Hautbestandteile (Gefäße, Nerven, Muskeln, Follikel, Schweißdrüsenknäuel). Alle in die Haut eingelagerten Organe schienen freier beweglich, da die feinen Bindegewebsfasern, mit welchen sie gewöhnlich in der Cutis verankert sind, größtenteil fehlten (UNNA) und daher ausgedehnte, wenn auch nicht besonders weite Lymphspalten, aber kein Ödem (UNNA im Gegensatz zu WILLIAMS) nachweisbar waren. KORTING und E. GOTTRON betonen, wie schon PAUTRIER beim Falle von DANLOS, eine Gefäßerweiterung, vielleicht sogar Gefäßneubildung. Außerdem sahen sie wie auch schon BIELSCHOWSKY Veränderungen an den Nerven, die in erster Linie in Wucherungen der SCHWANNschen Kerne bestanden. RINGROSE, NOWLAN und PERRY fanden reichlich Fibroblasten und mit Hämosiderin beladene Chromatophoren, wahrscheinlich als Zustand nach Dermatorrhexis mit beginnender Narbenbildung. Die Zahl der Hautmuskeln war vielleicht vermehrt (WILLIAMS, UNNA).

Die *Epidermis* erschien, abgesehen von einer starken Fältelung (DU MESNIL, WILLIAMS, UNNA), teils nicht verändert, teilweise acanthotisch oder atrophisch. WILLIAMS betonte dabei, daß die Stachelzellen und die Talgdrüsen größer seien als normal. Die Veränderungen des subcutanen Bindegewebes waren wenig charakteristisch. Übergänge von besonders starker Entwicklung bis zu völligem Fehlen wurden beobachtet (SCHAPER). Ferner finden sich in der Cutis Hämatome und die ihnen folgenden resorptiven Veränderungen sowie eigentümliche cystenartige Gebilde, die von manchen als den Gefäßen zugehörig angesehen werden.

Pathogenese. Die Veränderung wird heute *kausalgenetisch* als eine (dominant?) *erbliche Mißbildung* aufgefaßt. KAPOSI nahm ein Stehenbleiben des Cutisgewebes auf embryonalem

Zustand, KOPP einen kongenitalen Defekt der Bindegewebsstränge an. *Formal* führten
UNNA und WILLIAMS die abnorme Dehnbarkeit der Haut ebenso wie DU MESNIL auf eine
besondere Nachgiebigkeit zurück, als deren mikroskopischen Ausdruck sie eine Verwicklung,
Drehung und spiralige Windung aller Hautgewebe sowie eine Aufsplitterung des Kollagens
ansahen (UNNA). Bei kritischer Betrachtung muß man allerdings zugeben, daß die bisherigen
Untersuchungsbefunde ein zufriedenstellendes Verständnis für den eigentümlichen Zustand
nicht zu geben vermögen, was auch noch heute genau so gilt wie vor 30 Jahren. Am meisten
Wahrscheinlichkeit hat, wobei wir JANSEN und McKUSICK zustimmen, die Auffassung für
sich, daß es sich um eine Störung der Vernetzung des Kollagens, vielleicht des Bindegewebes
überhaupt, handelt.

Chalodermie.

Oft mit der Gummihaut verwechselt, wenn auch davon scharf zu trennen, ist das von
v. KÉTLY als *Chalodermie, Schlaffhaut*, geschilderte Bild, die *Dermatochalasis*. Es fehlt hier
der elastische und kollagene Halteapparat der Haut, so daß diese herunterhängt und das
vermehrte subcutane Fett vorfallen läßt. Die Haut ist auffallend weich. Die Veränderung
zeigte sich an umschriebenen Körperabschnitten, vor allem am Gesäß, Oberschenkel und
Rumpf, ohne daß der Körper im übrigen irgendwie krankhaft beteiligt schien. Im Gegensatz
zur Gummihaut mit ihrer abnorm erhöhten Dehnbarkeit und Elastizität, hängt hier die Haut
infolge der bedeutenden Gewichtszunahme — durch eine Vermehrung des Unterhautzellgewebes — in großen Falten herab. Als Ursache dieser Vermehrung nimmt v. KÉTLY ent-
zündlich-degenerative Veränderungen an, doch sollte man die Formen, die im Anschluß an
entzündliche Veränderungen umschrieben oder generalisiert auftreten von den angeborenen
abtrennen (CARNEY und NOMLAND). Die *Blepharochalasis* ist wahrscheinlich eine umschriebene
Form dieses Krankheitsbildes, während Dermatochalasis bei Morbus RECKLINGHAUSEN auf
einer Zerstörung des cutanen Halteapparates durch derartige Tumoren, also auf einem ganz
anderen Vorgang beruht.

Histologisch war dieser Zustand auf Verlängerungen der tieferen Cutis und Subcutis
zurückzuführen. Hier fand sich nämlich ein *Mangel an dicken kollagenen und elastischen
Fasern*, an deren Stelle feine, schnörkelförmig verlaufende, kollagene und körnig zerfallende
elastische Fasern gefunden wurden. Daneben zeigte sich eine *hochgradige Erweiterung der
Blutgefäße* sowie eine *Zellinfiltration*, die letzte namentlich in der Umgebung der Schweißdrüsenknäuel. Manche der Venen waren durch teils frische, teils organisierte *Thromben* verschlossen, das perivasculäre Gewebe häufig *ödematös*. Das Zellinfiltrat bestand aus vielen
großen sternförmigen Bindegewebszellen mit basophilem oder auch acidophilem Protoplasma
sowie zahlreichen acidophil gekörnten Zellen (Eosinophilen?). In dem Fall von CARNEY
und NOMLAND war die Epidermis verdünnt unter Verlust der Papillen, in der Pars papillaris
fehlte die Elastica. Sie fanden kein Infiltrat ebenso wie GOTH, dessen Fall dem von KÉTLY
auffallend ähnlich war, und der außer spärlichen abgerissenen unregelmäßigen elastischen
Fasern keine histologischen Hautveränderungen aufwies.

Das seltene Krankheitsbild der *Progerie* ist zweifelsohne mit der Chalodermie verwechselt
worden, deren nicht entzündlich entstandenen Formen es vielleicht verwandt ist. Von anderen
wird es in Beziehung zum bereits erwähnten WERNER-Syndrom gebracht. Es handelt sich
um eine vorzeitige Vergreisung der Haut mit Fehlen der Haare, Nagelmißbildung, allgemeiner
Unterentwicklung und Störungen der endokrinen Drüsen, die nach GOTTRON denen der Haut
parallel gehen. Beide sind durch Gefäßsklerose bedingt. Die Intelligenz ist gut entwickelt.

Als *Akrogerie* hat GOTTRON ein Krankheitsbild beschrieben, bei dem — bei verminderter
Körpergröße — die Veränderungen der Haut und der Knochen im wesentlichen auf die
Acren beschränkt waren.

Histologische Untersuchungen der Haut sind uns bei einem reinen Fall von
Progerie nicht bekanntgeworden. In dem Fall von Akrogerie von GROMZIG
fand sich am Handrücken keine deutlich verschmälerte Epidermis, Follikel und
Talgdrüsen fehlten, die Papillen waren verstrichen, die Gefäße und Schweißdrüsen eigentümlich hochgelagert, die elastischen Fasern waren stellenweise
unterbrochen und verklumpt. Die Cutis war sehr schmal. Am Rücken waren

die Talgdrüsen vorhanden. Um erweiterte Capillaren fanden sich im Stratum papillare Rundzellinfiltrate, deren Ausdehnung nicht angegeben wird.

In diesem Zusammenhange sei hier noch eine eigentümliche, als

Teleangiectasia haemorrhagica hereditaria (RENDU-OSLER)

bezeichnete Veränderung erwähnt, die vielleicht in naher Beziehung steht zu jenen, bei den Kreislaufstörungen beschriebenen essentiellen Teleangiektasien. Zum Unterschied von diesen haben wir es jedoch hier mit einem dominant *erblichen Leiden* zu tun. Es handelte sich um streng *umschriebene Gefäßerweiterungen*, die besonders in der Haut des Gesichts, in der Nasen- und Wangenschleimhaut, aber auch an anderen Körperstellen (Fingerspitzen: HANES, KELLY) beobachtet wurden und meist erst in den 30er bis 40er Jahren zu außerordentlich häufigen Blutungen führten.

Als zuerst auftretendes und das Leiden beherrschendes Symptom wird *Nasenbluten* angegeben. Während dieses, meist sehr heftig und häufig, schon im Kindesalter beginnt, treten die Teleangiektasien zu dieser Zeit nur ausnahmsweise, gewöhnlich jedoch erst in den 30er Jahren, oft eruptionsartig, in längeren Zwischenräumen auf. Die Gefäßerweiterungen sind von Stecknadelspitz- bis Erbsengröße; die kleineren von roter, die größeren von dunkler bis blauroter Farbe, erhaben und scharf begrenzt. Gelegentlich wurde spontanes Schwinden vereinzelter Teleangiektasien beobachtet (CHIARI, LAFFONT). Irgendwelche Beziehungen zur Hämophilie bestehen naturgemäß nicht.

Im *histologischen* Bilde fällt neben der Erweiterung der Gefäße überall dort, wo diese an die Epidermis unmittelbar heranreichen, das Verstrichensein des Papillarkörpers, sowie eine entsprechende *Verdünnung der Epidermis* mit Rück- bildung der Epithelleisten auf. In solchen Fällen findet man dann lediglich eine mehr oder weniger schmale Bindegewebsschicht zwischen die blutgefüllten Hohl- räume und die verdünnte Epidermis eingelagert, ein Befund, der die leichte Ver- letzbarkeit dieser Gebilde ohne weiteres verständlich macht.

Sie stellen sich im mikroskopischen Bilde als kleinere oder größere, *blut- gefüllte Hohlräume* dar, deren Wandung aus einer einzigen Endothelzellschicht besteht, die von einem schmalen Bindegewebsring ohne glatte Muskelfasern oder elastische Fasern begrenzt wird. Sie finden sich durch das ganze Corium ver- teilt, in der Hauptsache im Stratum papillare und subpapillare und nur ver- einzelt bis in die Subcutis (s. auch Bd. I, S. 240). Es scheinen den arterio- venösen ähnliche Anastomosen vorzukommen (NÖDL), wie sie auch bei den Sternchenangiomen (s. S. 458) bekannt sind.

Erwähnt sei die von FINGERLAND und JANUŠEK beobachtete Verengerung der venösen (?) Präcapillaren und die gleichzeitige Vermehrung der Adventitiazellen. Außerdem fanden sie Thromben in den Teleangiektasien, die dann resorbiert wurden, sowie die Residuen resorbierter Hämatome in deren Umgebung.

Differentialdiagnostisch gestattet das klinische Bild (Form und Ort der Gefäß- erweiterungen, familiär auftretende Blutungen ohne Anzeichen von Hämophilie oder anderen Störungen der Blutgerinnung) stets eine Entscheidung (GJESSING).

Als

Lingua geographica hereditaria

und damit als eine angeborene Anomalie der Zungenoberfläche wurde von KLAUSNER jene als Landkartenzunge bekannte chronische Veränderung bezeichnet, bei der auf der Zungen- oberfläche, besonders an den Rändern und der Spitze, in Form und Größe sehr schnell wechselnde, meist runde, lebhaft gerötete, leicht erhabene Flecken auftreten, die oft von einer grauen Randzone umsäumt werden. Diese besteht aus den verbreiterten, mit verdicktem Epithel bedeckten Papillae filiformes. Die Veränderung macht keine Beschwerden; nur selten kommt es, besonders im Zusammenhang mit einer Faltenzunge (Lingua scrotalis) zur Rhagadenbildung (KÜMMEL).

Histologisch entspricht der erhabenen Randpartie ein *Ödem mit wechselnd starker Spongiose und Acanthose der Schleimhautepithelien*, wobei die einzelnen Zellen geschwollen, ihre Zahl vermehrt und die gesamte Stachelzellschicht verbreitert erscheint (PAROT und MARTIN, KLAUSNER). Der Grad der ödematösen Schwellung ist nach KLAUSNER verschieden, indem einer beträchtlichen Verbreiterung des Epithelbelages an der einen, eine Verschmälerung an anderen Stellen entspricht. Die erste findet sich überall dort, wo in der Submucosa eine spärlichere, aus dichtgedrängten Lymphocyten, zahlreichen Plasmazellen und Mastzellen bestehende Infiltration auftritt. Die *Blut- und Lymphgefäße* sind hier beträchtlich erweitert, besonders die Venen. Der Wandaufbau ist dabei völlig normal. In den mittleren Bezirken mit verschmälerter Epidermis ist die *Zellinfiltration* ausgedehnter; zahlreiche polynucleäre Leukocyten beteiligen sich hier an ihrem Aufbau, vielfach auch die ödematöse Epidermis durchsetzend. Das *kollagene Gewebe* erscheint ödematös aufgelockert; die *Elastica* stellenweise deutlich rarefiziert oder gar geschwunden.

Eigenes Material steht mir nicht zur Verfügung; immerhin scheint es sich nach ähnlichen Befunden bei anderen ödematösen, aber nicht zur Bindegewebszerstörung führenden Prozessen, bei dem Verhalten der Elastica hier wohl eher um eine *herabgesetzte oder geschwundene* Anfärbbarkeit als um eine wirkliche Zerstörung zu handeln. Zusammenfassend liegt also eine entzündliche, ödematöse Infiltration der Randzonen vor, die hier zu einer Quellung der Epithelien führt, während in den mittleren Abschnitten das ödematöse Epithel größtenteils abgestoßen wird, meist nach Einschwemmung zahlreicher segmentkerniger Leukocyten (KLAUSNER).

Pathogenese. Bei der Lingua geographica handelt es sich höchstwahrscheinlich um eine angeborene Dysplasie der Zungenoberfläche, die unter noch nicht näher bekannten Voraussetzungen manifest wird.

Auf die *Glossitis rhombica mediana* wird S. 459 hingewiesen. Erwähnt sei hier noch ein Befund von GUIDUCCI und HYMAN, die bei einer 54 Jahre alten Frau in der Zunge Talgdrüsen und Rudimente von Schweißdrüsen und Haarfollikeln fanden.

D. Cysten.

Die epithelialen Cystenbildungen, die in der Literatur unter den verschiedensten, zum Teil einander geradezu widersprechenden Bezeichnungen beschrieben worden sind, trennen wir unter Berücksichtigung der von E. KAUFMANN, CHIARI, P. G. UNNA, L. ASCHOFF, F. A. HESSE u. a. betonten Gesichtspunkte in *traumatische Epidermiscysten, follikuläre und syringeale Retentionscysten*. Dabei fassen wir als „follikuläre Retentionscysten" alle jene Cystenbildungen zusammen, die durch eine Retention von Follikelprodukten — Horn- oder Talgmassen — zustande kommen, also alles das, was man eigentlich auch als Atherome bezeichnen könnte. Da es sich jedoch hier um Gebilde handelt, die Klinik und Sprachgebrauch je nach Sitz und Ausdehnung in Milien, Comedonen und Atherome zu trennen pflegt, dieser Trennung — trotz gleichartiger Genese — auch gewisse histologische

Unterschiede zugrunde liegen, so ziehe ich den Namen „*follikuläre Retentions-cysten*" als Gattungsbezeichnung vor; die oben genannte klinisch-histologische Namengebung gestattet dann eine zwanglose Gruppierung in Unterabteilungen. Hingegen scheint mir die von UNNA vorgeschlagene besondere Einteilung in Horn- und Talgcysten, und die ersten noch in kleine zylindrische (Comedo), kleine kugelige (Milium), große Horncysten (Pseudo-Atherome) — die also unseren Atheromen entsprechen — und schließlich noch Talgcysten zu weitgehend, denn es handelt sich ja meist um gleichzeitige Retention sowohl von Horn als auch Talg und dabei doch schließlich nur um mengenmäßige Unterschiede eines grund-sätzlich gleichartigen Vorgangs, eben der Retention von natürlichen Aus- bzw. Abscheidungsstoffen des Körpers in vorgebildeten Räumen, den Follikeln.

Als *syringeale* bzw. spirale *Retentionscysten* bezeichnen wir in Anlehnung an UNNA die entsprechenden Gebilde der Schweißdrüsen, bei denen jedoch — wie im Gegensatz zu UNNA betont werden muß — auch cystische Erweiterungen der Knäuel vorkommen, wenn sie auch meist nur histologisch feststellbar sind und klinisch nicht in Erscheinung treten.

Aus rein klinischen Gesichtspunkten heraus könnte man noch Dermoide und Epidermoide anschließen, zumal eine scharfe Abtrennung auf Grund ihrer Genese vielleicht nicht so berechtigt erscheint wie früher angenommen (EPSTEIN und KLIGMAN). Da eine endgültige Klärung jedoch aussteht, muß die alte Einteilung beibehalten werden.

Traumatische Epidermiscysten.

Als „traumatische Epidermiscysten" bezeichnet man Gebilde, die meist im Anschluß an Verletzungen verschiedenster Art, besonders an Traumen häufig ausgesetzten Körperstellen (Volarseiten der Finger, Hände) entstehen. Gelegent-lich ist der unmittelbare Zusammenhang mit dem Trauma auch noch durch eine entsprechende, zarte, mehr oder weniger in die Tiefe ziehende Narbe nachweisbar.

Die Cysten wurden jedoch auch an anderen Körperstellen beobachtet (Stirn, behaarter Kopf, Brust, Regio scapularis [TAKASUGI], hier augenscheinlich an-geboren, u. a.). Sie finden sich nicht eben selten im Anschluß an blasenbildende Dermatosen (Erysipel, Pemphigus vulgaris, Dermatitis herpetiformis, Zoster, Epidermolysis bullosa hereditaria (WARNER), aber auch bei Tuberkulose der Haut (BRÜTT), nach „Ekzemen" (MARTINOTTI) und anderen, banal-entzündlichen Hautveränderungen (GUTMAN). Die rundlichen Gebilde wurden meist einzeln, gelegentlich jedoch — und das gilt namentlich für die im Anschluß an aus-gedehntere blasenbildende oder entzündliche Hautveränderungen auftretenden — in der Vielzahl vorgefunden (LITTLE u. a.).

Es handelt sich dabei um meist nur kleine, stecknadelkopf-, gelegentlich aber auch bis linsen- und selbst walnußgroße Gebilde von weißer oder gelbweißer Farbe, prall elastisch oder derb und fest, mit der bedeckenden Haut meist locker verwachsen und über ihrer Unter-lage verschieblich. Der *Inhalt* besteht aus weißgelben, bröckeligen, breiartigen Massen, die unter dem Mikroskop als ein dichtes Gemenge von Epidermisschuppen, Hornsubstanz, Cholesterintäfelchen erkennbar werden; manchmal findet man auch nur eine zwiebelschalen-artig geschichtete Hornmasse (Epithelperlen).

Die *histologische* Untersuchung deckt ein verschiedenartiges Bild auf, je nachdem es auf Reihenschnitten gelingt, den ursprünglichen Zusammenhang mit der Epidermis aufzudecken oder nicht. Die Cysten sitzen für gewöhnlich ziemlich nahe unter der Epidermis. Man kann dann ihre Entstehung durch *Abschnürungs-vorgänge vom Oberflächenepithel* aus manchmal verfolgen. Vielfach läßt sich dabei ein fistelartiger *Ausführungsgang* von der in der Cutis liegenden Cyste zur Epidermis hin feststellen. In anderen Fällen wieder sitzt das Gebilde isoliert abgeschlossen im Corium, von der Epidermis durch eine mehr oder weniger breite Bindegewebsschicht getrennt. Manchmal gelingt es, hier noch als Kennzeichen des vorangegangenen Traumas eine kleine Narbe nachzuweisen; erkennbar vor allem an einem umschriebenen Fehlen des normalen Papillenaufbaus und einer flachen Epidermis. Überall dort, wo es auf engem Raum zur Bildung mehrerer Cysten gekommen ist, gehen diese oft unmittelbar ineinander über; gelegentlich kann es dabei zu vielkammerigen Gebilden kommen (GUTMAN u. a.), die mit der Außenwelt durch mehrere Gänge verbunden sind und auf dem Schnitt schwer deutbare, oft an Schrägschnitte erinnernde Bilder darbieten.

Die Cystenwand besteht aus meist kennzeichnend aufgebauten Epidermisepithelien: Basalzell-, Stachelzell-, granulierte und verhornte Schicht sind in gewohnter Weise vorhanden. Je größer allerdings die Cyste wird, um so schmaler ist ihre epidermale Hülle, ein Befund, der ohne weiteres auf den zunehmenden *Druck* der in dem Hohlraum sich ansammelnden, von der normal verhornenden Epidermis abgestoßenen, vielfach zwiebelartig geschichteten Hornmassen zurückgeführt werden kann. In solchen Fällen sind die Epidermisepithelien in der Cystenwand abgeplattet, die Intercellularbrücken nur noch sehr schwer erkennbar. Gelegentlich kann die derart gedehnte Epithelschicht den andrängenden Hornmassen nicht mehr standhalten; sie reißt an mehreren Stellen ein und der Hornkörper liegt dann scheinbar frei im Gewebe. Dies kann zu einer, für gewöhnlich nicht vorhandenen, *entzündlichen Gewebsreaktion* führen. Dann kommt es im Bindegewebe zur Entwicklung eines Zellinfiltrats, das seine Entstehung aus entzündlicher Fremdkörperreaktion vielfach auch schon dadurch offenbart, daß Fremdkörperriesenzellen sich in wechselnd, oft auffallend großer Zahl (BOHM) an seinem Aufbau beteiligen. Ähnliches findet man häufig auch dort, wo durch das die Cystenbildung auslösende Trauma gleichzeitig kleinste Fremdkörper (Eisen-, Glassplitter) ins Corium versenkt wurden.

Nicht immer handelt es sich jedoch beim Auftreten entzündlicher Zellherde um derartige Vorgänge. Es scheint ohne weiteres verständlich, daß überall dort, wo eine derartige Epidermiscystenentwicklung im Anschluß an genetisch andersartige, entzündliche Hautveränderungen sekundär vor sich geht, wir unter Umständen das entsprechende mehr oder weniger „spezifische" Granulationsgewebe vorfinden.

Im allgemeinen zeigt jedoch die nächste *Umgebung der Cystenwand* keinerlei Zeichen von Entzündung. Sie besteht aus derberen oder zarteren kollagenen Bindegewebszügen, die mehr oder weniger scharf von dem umgebenden Corium abgesetzt sind. In den Fällen, wo die Cyste auf eine allmähliche Verlagerung eines kleinen Abschnittes der äußeren Decke zurückzuführen ist — was vor allem im Anschluß an chronisch-entzündliche Granulationsgewebsbildung, aber auch sonst auftritt —, kann man auch an der fertigen Cyste den *Papillarkörper* gelegentlich noch nachweisen. Namentlich im Bereich des oben erwähnten, fistelähnlichen Verbindungsganges zwischen der Cyste und der Außenwelt, bleibt die normale Hautstruktur bestehen: regelrechte Epidermisschichten, Epithelleisten — diese oft acanthotisch gewuchert — und ein dementsprechend gebauter Papillarkörper. Mit dem Heranwachsen der Cyste verstreichen die Papillen allerdings infolge des Drucks der in der Cyste sich ansammelnden Hornmassen ebenso wie die Epithelleisten. Erfolgte die Cystenentwicklung jedoch lediglich durch eine Verlagerung nur epidermaler Gewebsschichten, so fehlt von vornherein diese Andeutung des Papillarkörpers und die Cystenwand geht ohne scharfe Grenzen in das Cutisgewebe über.

Differentialdiagnose. Die Unterscheidung der kleinen Gebilde von ähnlichen (Milien, Comedonen, Follikelcysten, Atheromen) ist daher histologisch und klinisch oft möglich, zumal die traumatischen Epidermiscysten mit Vorliebe gerade dort auftreten (Volarfläche der Finger), wo die Voraussetzungen für die Entstehung jener Gebilde *nicht* gegeben sind.

Pathogenese. Diese Art der Cystenbildung der Epidermis setzt eine Verletzung und Versenkung epidermaler Gebilde (Enkatarrhaphie, KAUFMANN) — der Epidermis selbst (REVERDIN, GARRÈ) oder auch ihrer Anhangsgebilde (PELS-LEUSDEN, HESSE) — in das Corium voraus, und zwar so, daß dort ihre Funktion weiterhin gewährleistet ist; sei es, daß dem abgesprengten Gewebe selbst eine hinreichende Regenerations- (LUBARSCH) bzw. Proliferationsfähigkeit (PELS-LEUSDEN) innewohnt, sei es, daß rein mechanisch Teile der Epidermis mit den versorgenden Gefäßen in die Tiefe verpflanzt werden und die darüberliegende Hautschicht sich schließt, sei es, daß bei Operationen die Wunde über versenkten oder zurückgebliebenen Epidermisresten zuheilt (Nagelmatrix, MARTIN). Schließlich entstehen derartige Cysten auch durch Abschnürung von Oberflächenepithel — selbstverständlich unabhängig vom Follikelepithel — wie wir es häufig bei verrukösen oder papillomatösen Formen entzündlicher Hautveränderungen sehen. Hierher gehört wohl auch die Bildung von Cysten nach Verletzung durch Haare zwischen den Fingern bei Friseuren (JOSEPH und GIFFORD) mit Bildung von Pseudofollikeln. Gelegentlich kann der Cystenbildung auch eine angeborene Entwicklungsstörung zugrunde liegen (TAKASUGI). Diese Cysten können allerdings nur dann hier eingeordnet werden, wenn diesen ein entsprechender Entstehungsmechanismus zugrunde liegt.

Cysten der Haarbalg-Talgdrüsenfollikel.
Comedo.

Unter den *follikulären Retentionscysten* ist der Comedo bei weitem die häufigste; wir finden ihn vor allem bei der Acne vulgaris; aber auch verschiedene andere Hautveränderungen (Keratosis follicularis, Keratosis follicularis contagiosa MORROW-BROOKE, Ichthyosis, Chloracne, Narben u. a.) geben zur Entwicklung dieser kleinen zylindrischen Gebilde Anlaß. Durch Gewebseinschmelzung (s. Acne) kommt es häufig zur Entwicklung von *doppelten,* drei- und mehrfachen Comedonen, deren Entstehung auf das Zusammenfließen mehrerer Haarbälge zurückzuführen ist (TÖRÖK). Interne und externe Einflüsse können zur Comedobildung, auch mit milienartigen Horneinschlüssen, führen (s. S. 225), darunter Seifenschaum (FISCHER, SULZBERGER u. a., WULF und FEGELER). Comedonen finden sich zusammen mit Xanthelasmen in hyperpigmentierten Augenlidern gehäuft (Trias von HUTCHINSON), wobei die Pigmentierung auf zahlreiche Chromatophoren in der Cutis zurückzuführen ist (W. JADASSOHN, FRANCESCHETTI und GOLAY).

Der Comedo besteht aus einer länglichen, die erweiterte Follikelöffnung ausfüllenden Horn- und Talgmasse, die an ihrer Oberfläche braunschwarz verfärbt ist und auf Druck als wurmartiges Gebilde hervortritt. Die braunschwarze Verfärbung ist auf ein ,,Reduktionsprodukt der Keratins'' zurückzuführen (UNNA). Am Aufbau des Comedo sind in wechselndem Grade sowohl Horn- als auch Talgmassen beteiligt, die, in mehr oder weniger zylindrischer Gestalt, oft am unteren Ende bauchig erweitert, den Follikelhals und das Ostium vollständig ausfüllen.

Histologisch findet man, unter einer stark verdickten Hornschicht, die mehr oder wenig tonnenförmig erweiterte Follikelmündung von Hornmassen angefüllt, zwischen denen sich Talg in wechselnder Menge angesammelt hat. Dabei ist die

Mitte gewöhnlich stärker talghaltig. In der Mitte ist auch eine unregelmäßige
Septenbildung der Hornmassen am deutlichsten (s. Abb. 139, Bd. I); zum Rande
und auch nach oben hin — „schwarzer Kopf des Comedo" — sind diese dichter
gefügt und lamellär geschichtet. Reste des Haares lassen sich manchmal im
Innern noch nachweisen. In anderen Fällen jedoch besteht diese gemischte
Horntalgcyste aus einem wirren Durcheinander von abgestoßenen Hornzellen,
Talgdrüsenepithelien und einzelnen Haarresten. Je *älter* der Comedo wird, je
stärker die durch Verschluß des Ausführungsganges auftretende *Atrophie* der

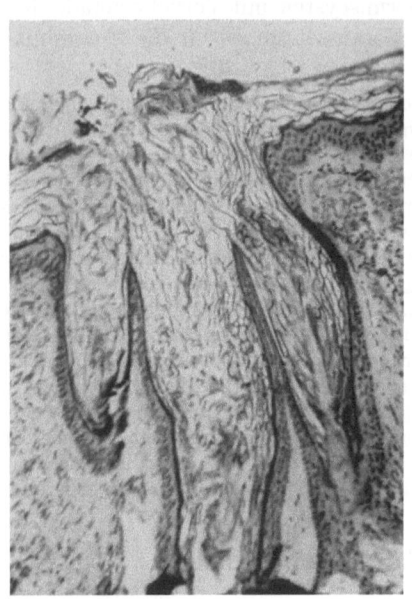

Talgdrüse und schließlich auch des Haarbalges in den Vordergrund rückt, um so
mehr verliert die Cyste ihren Talgcharak-
ter und wir finden schließlich lediglich
nur noch reine *Hcrncylinder.*

Über die innerhalb der Horn- und Fettmassen
des Comedo anzutreffenden Mikroorganismen
s. Bd. I, S. 384.

Doppel- oder mehrfache Comedonen entwickeln sich bei der Abheilung eitrig ein-
geschmolzener comedonenhaltiger Hautabschnitte, wie dies besonders bei der *Acne*
der Fall ist, durch Verwachsen mehrerer
Follikelausführungsgänge. Es muß dabei
jedoch nicht immer die strenge Trennung
der einzelnen Follikel und damit das selbständige Auftreten der einzelnen Comedonen gewahrt bleiben. Häufig kommt
es vielmehr nach völliger Vereiterung
weiterer Abschnitte der Balgmembran

Abb. 111. Dreifacher Comedo (♂, 21jähr., Gesicht).
O = 90:1; R = 90:1.

zur Verwachsung mehrerer benachbarter
Haarbälge miteinander und es entsteht

eine große, mehr oder weniger unregelmäßige *Höhle*, aus welcher der dicke, plumpe
und unregelmäßig gestaltete „Riesencomedo" sich schwer oder gar nicht herausdrücken läßt. Zurückzuführen ist seine Entwicklung auf die vielen Reste von
Haarbälgen und Talgdrüsen, die sich meist am unteren und seitlichen Rande
eines solchen vereiterten Sackes erhalten haben. Manchmal beschränkt sich
die eitrige Einschmelzung auch auf die mittleren Balgabschnitte, so daß die
ursprünglichen Follikelöffnungen erhalten bleiben. Aus jedem von ihnen drängt
dann ein geschwärzter Comedonenkopf hervor, dessen Schwanz in der Tiefe in das
gemeinsame Bett mündet. Die oben erwähnten Haarbalg-Talgdrüsenreste
bestehen aus kurzen, wohlerhaltenen, von Zeit zu Zeit kleine Wollhärchen er-
zeugenden Haarbälgen oder aus mehr oder weniger atrophischen, durch den
Cysteninhalt zusammengepreßten Talgdrüsen (UNNA).

Derartige Doppel- und Mehrfachcomedonen finden sich auch häufig als
Narbencomedonen, indem nach der Gewebszerstörung zwei benachbarte oder
auch mehrere wechselnd ausgedehnt zerstörte Follikelwandungen miteinander
verwachsen. Sie finden sich neben der Acne noch besonders häufig bei der *colli-*
quativen Tuberkulose der Haut, können jedoch auch nach Traumen auftreten.

Nicht immer fällt jedoch die Talgdrüse der *völligen Atrophie* anheim. Gerade bei der Acne bleibt sie nicht selten mehr oder weniger vollständig erhalten. Das gleiche gilt für einige andere follikuläre Hyperkeratosen, wie die oben erwähnte Keratosis follicularis. Bei der Ichthyosis hingegen atrophiert sie meistens. Derartige, gegensätzliche Befunde sind mit der rein mechanischen Vorstellung einer zwangsläufig entstehenden Atrophie infolge Verschluß des Ausführungsganges schwer vereinbar und zwingen zu der Annahme, daß neben rein mechanischen doch noch andere, uns vorläufig unbekannte, vielleicht aber im Wesen der Veränderung gelegene Bedingungen zu dieser Atrophie führen.

Über die weiteren Veränderungen der Follikelwand (Atrophie, Eitercysten usw.) siehe Acne vulgaris.

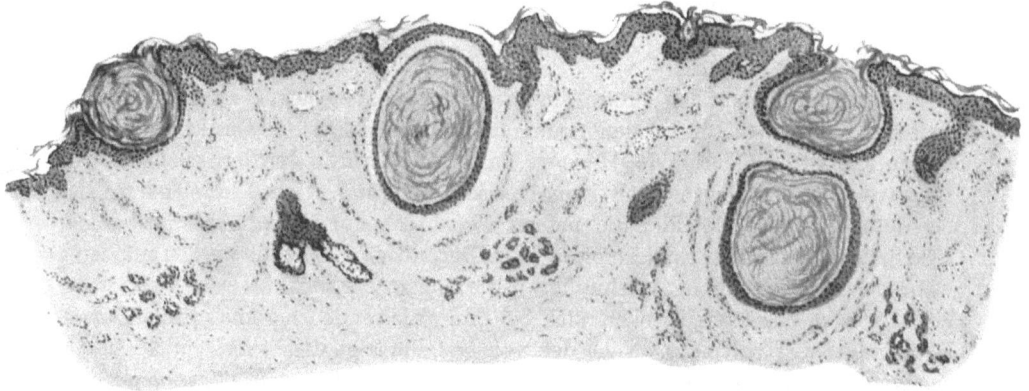

Abb. 112. *Milien* (♂, 50jähr., Jochbeingegend). Horncysten im Follikelhalse bzw. im atrophischen Follikel. O = 66:1; R = 66:1.

Milien.

Hirsekorngroße und größere Knötchen, die im Gegensatz zu den Comedonen lediglich auf eine Retention von *Hornmassen* zurückzuführen sind. Sie finden sich meist in Lanugohaarbälgen und hier wieder in deren mittleren Abschnitten (VIRCHOW), seltener in Schweißdrüsenausführungsgängen, als kugelrunde, gelbe bis mattweiße, körnige, sehr oberflächlich gelagerte Gebilde, meist gruppenweise auftretend, häufig im Gesicht, seltener an den Genitalien. Die kleinsten sitzen, nur mikroskopisch sichtbar, im Follikelhalse (Pityriasis rubra pilaris, Lichen ruber), größere im mittleren Follikelabschnitt (Keratosis suprafollicularis), bei den größten (Keratosis follicularis cont. MORROW-BROOKE) sind die Follikel zu völlig atrophischen Kugeln aufgetrieben (UNNA). Sie treten ferner in oberflächlichen flachen Narben auf, namentlich bei der Epidermolysis bullosa hereditaria, der Impetigo contagiosa (JADASSOHN) und pflegen nach mehr oder weniger langem Bestande gelegentlich von selbst wieder zu verschwinden. Auch in diesen „Hornperlen" kann es zentral zu geringgradiger Fettansammlung und Cholesterinausscheidung kommen (VIRCHOW). Entgegen dieser Auffassung halten EPSTEIN und KLIGMAN die Milien nicht für Retentionscysten, sondern für Neoplasmen, ausgehend von der Epidermis. Wir selbst sahen hinter den Ohren Milien, deren Entstehung sich von follikulären Hyperkeratosen verfolgen ließ und die wahrscheinlich auf Seifenschaum zurückzuführen waren (s. S. 223).

Histologisch besteht ein Milium aus konzentrisch geschichteten, im Gegensatz zum Comedo zwiebelschalenartig angeordneten Hornlamellen. Dabei läßt sich ein fester geschichteter zentraler Kern von der lockerer gefügten Randzone meist deutlich unterscheiden. Diese Horncystchen sitzen in einem völlig atrophischen Epithel; sie entwickeln sich meist in kleinen Lanugohaarbälgen, und zwar im

mittleren Teile, diesem einseitig blasenartig aufsitzend (UNNA). Reste des Lanugo-
haarbalges sind als zusammengepreßte Epithelstränge in der nächsten Umgebung
dieser Horncysten im Schnitt stets noch festzustellen. Der Übergang des Haarfollikels in die Cyste erfolgt stets *oberhalb* der Eintrittsstelle des Talgdrüsenausführungsganges. Die Talgdrüse selbst wird dabei ebenso wie das gesamte
Follikelepithel atrophisch. Das Lanugohaar läßt sich in der Regel stets nachweisen, sei es, vom Haarfollikel in die Cyste hineinziehend, sei es seitlich die
Cystenwand durchschneidend (CSILLAG).

Milienartige Gebilde finden sich — wie im Gegensatz zu UNNA betont werden muß —
jedoch auch in *Schweißdrüsenausführungsgängen* (s. Abb. 108), wenn auch seltener, so daß
klinisch mit der Diagnose Milium nicht immer gesagt ist, daß es sich nun lediglich und allein
um Follikelcysten handelt.

Retentionsatherome.

Unter dem Namen „Atherom" sind die genetisch verschiedenartigsten Hautcysten zusammengefaßt worden (traumatische Epithelcysten, GARRÈ; Follikelcysten, CHIARI; Epidermoide, HESCHL, FRANKE). Auch in der dermatologischen
Literatur besteht heute noch keine restlose Klarheit. UNNA bezeichnete als
„echte"Atherome" Gebilde, die meines Erachtens auf Grund ihres histologischen Aufbaues zu den Epidermoiden bzw. Dermoiden gerechnet werden müssen,
während das, was wir in Anlehnung an die allgemeine pathologische Anatomie
als Atherome bezeichnen wollen, sich bei ihm als Pseudoatherome, große Horn-
bzw. Talgcysten vorfindet. Nach den von uns eingangs dieses Abschnittes festgelegten Voraussetzungen haben wir unter Atheromen *Retentionscysten der Haut*
zu verstehen, die namentlich an der Kopfhaut, aber auch im Gesicht, Nacken,
Rücken, Brust, Genitalien u. a. beobachtet werden und als deren Vorstufen,
genetisch mit ihnen in engem Zusammenhang stehend, wir Milien und Comedonen
betrachten dürfen (ASCHOFF). Der Inhalt aller dreier Gebilde besteht nämlich
gleichermaßen aus Fett- und Hornmassen, von denen im einzelnen Falle einmal
das Horn, im anderen das Fett überwiegt. Alle sind jedoch durch Retention in
den Haarbälgen bedingt und unterscheiden sich dadurch grundsätzlich von den
Dermoiden und Epidermoiden, die wir ebenfalls wieder in Anlehnung an den
allgemein pathologischen Sprachgebrauch zu den Mischgeschwülsten rechnen.
Es ist dabei gegenüber den früheren Anschauungen ohne weiteres zuzugeben, daß
ein solches Dermoid klinisch auch einmal als Atherom in Erscheinung treten
kann und die Diagnose daher vielfach nur auf Grund der histologischen Untersuchung zu stellen ist. Wir hätten also, um weitere Mißverständnisse auszuschließen — zumal sich der Name Atherom wohl kaum völlig wird ausmerzen
lassen, wie das auch schon vorgeschlagen wurde —, zu unterscheiden *Retentionsatherome*, wie sie hier besprochen werden sollen, und Dermoid- bzw. Epidermoidatherome, die auf fetalen Epithelabschnürungen beruhen.

Die *Retentionsatherome* sind *nie* angeboren; sie entstehen nach CHIARI nie vor dem
15. Lebensjahr, gehen meist von den Haarbalg- oder Talgdrüsen, in seltenen Fällen auch
von den Schweißdrüsen aus (AUDRY, PRAKKEN, CAROL und PRAKKEN). Sie sitzen anfangs in
der Cutis, später liegen sie cutan-subcutan und können schließlich auch vollkommen in die
Subcutis übergehen. Manchmal läßt sich an ihnen der durch einen Hornpfropf verschlossene
Ausführungsgang noch nachweisen. Man hat versucht, dieses als eine *Unterscheidungsmöglichkeit* von den Dermoidatheromen festzulegen; da dieser Ausführungsgang jedoch völlig obli-

terieren oder bei den größeren Cysten völlig zugrunde gehen kann, so kommt ihm differential-diagnostisch nur eine beschränkte Bedeutung zu.

Die Cysten erreichen bis zu Haselnußgröße, sind von runder oder ovaler Form, häufig gegenüber ihrer Umgebung frei beweglich. Sie enthalten eine breiige, geruchlose oder auch unangenehm riechende, unter Umständen mit Haarresten durchsetzte Horn- und Fettmasse; sie treten für gewöhnlich vereinzelt auf, werden gelegentlich aber auch multipel vorgefunden (z. B. bei der Acne, Chloracne). Hier sind auch jene eigentümlichen an der Raphe des Scrotum beschriebenen Cysten anzuführen (WOOLDRIDGE), die wahrscheinlich einem ehe-maligen von Epithel ausgekleideten Gang entsprechen, vielleicht sind sie auch den Cylinder-epithelcysten (s. S. 236) zuzuordnen.

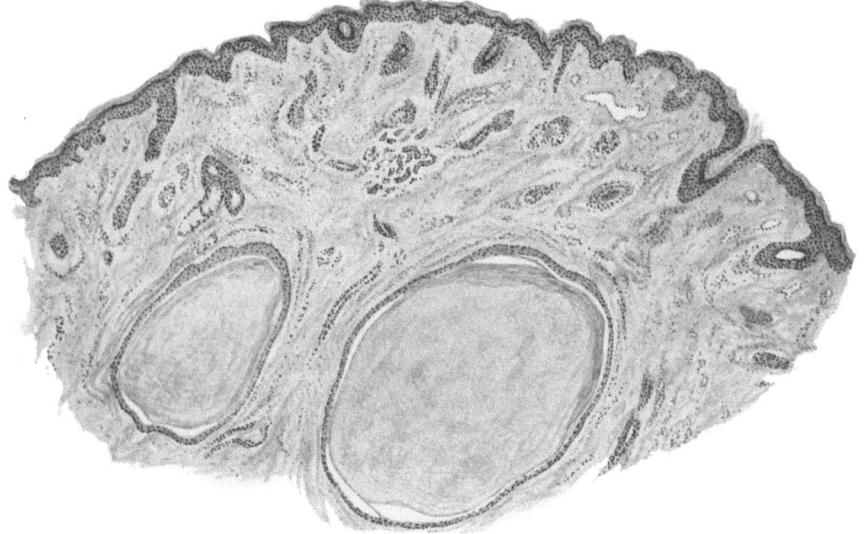

Abb. 113. *Retentionsatherom* (♂, 40jähr., Ohrläppchen). Retentionscysten; atrophisches Wandepithel. Inhalt: Hornmassen mit Talg durchsetzt. O = 31:1; R = 25:1.

Histologisch besteht im Aufbau der Retentionsatherome kein grundsätzlicher Unterschied von den vorher beschriebenen Milien oder Comedonen. Auch hier ist der Follikel zu einer mehr oder weniger runden, mit konzentrisch geschichteten oder verschiedenartig geknickten und gefalteten Hornlamellen ausgefüllten Cyste aufgetrieben. In wechselndem Maße sind diese Hornmassen mit Talg, Chole-sterin, Zelltrümmern durchsetzt; häufig kann man darin noch das Haar vorfinden. Die *Cystenwand* besteht aus abgeplattetem Balgepithel, an welchem sich für gewöhnlich der regelmäßige Aufbau aus allen Epidermisschichten einschließlich der granulierten, der eleidinhaltigen und Hornschicht feststellen läßt. Gelegent-lich findet sich auch eine unregelmäßige Verhornung, bei welcher Keratohyalin entweder ganz fehlt oder nur streckenweise vorhanden ist (UNNA).

In der Cystenwand, bzw. dieser anhängend oder aufsitzend, finden sich Reste sowohl des Follikelfundus als auch der Talgdrüse, und zwar, je nach dem Grade der Dehnung bzw. der Atrophie dieser Gebilde, in wechselnder Größe.

Der breiige *Inhalt* ist manchmal noch durch einen mehr oder weniger breiten, dem erweiterten Follikelhalse entsprechenden Gang mit der Außenwelt verbunden.

Die Retentionsatherome sind von einer mehr oder weniger schmalen *Binde-gewebsschicht* umgeben, innerhalb deren sich Blutgefäße und elastische Fasern in *scheinbar* vermehrter Zahl feststellen lassen. Es handelt sich dabei jedoch lediglich um eine Verdrängungserscheinung, bei der wir am Cystenrande alle die Gewebselemente angehäuft vorfinden, die sie bei dieser Ausbreitung aus ihrer ursprünglichen Lage verdrängt hat.

Die *Anhangsgebilde* der Haut in der Umgebung der Atherome werden in wechselndem Maße aus der Richtung gedrängt, so daß sie die Cystenwand mehr oder weniger konzentrisch begleitend, nach außen abgebogen werden. Der Druck des Atheroms kann naturgemäß auch hier unter Umständen zur *Atrophie der Anhangsgebilde*, in erster Linie der Talgdrüsen und Haarfollikel, seltener der Schweißdrüsen führen. Gelegentlich kann es auch zu anderen eigenartigen Störungen kommen, daß z. B. durch den Druck der Cyste verlagerte Talgdrüsen teilweise als mit ziemlich gut erhaltenen *Talgdrüsenzellen ausgefüllte intraepidermale Blase* erscheinen (E. HOFFMANN).

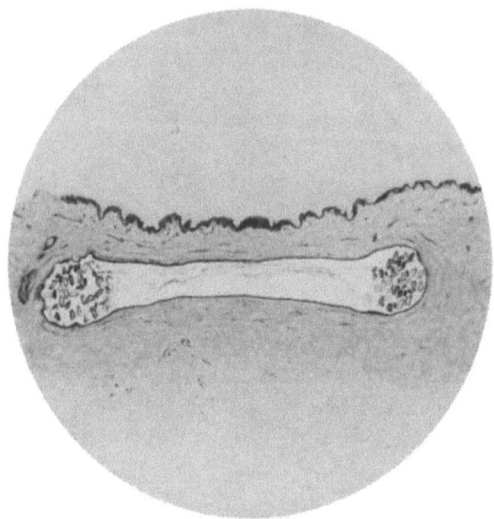

Gelegentlich läßt sich in der Bindegewebshülle der Cyste unmittelbar unter der epithelialen Cystenwand ein wohl entwickelter *Papillarkörper* feststellen (TÖRÖK, CHIARI, UNNA), eine Beobachtung, die deshalb besondere Erwähnung verdient, weil damit ein Hauptunterscheidungsmerkmal dieser Retentionsatherome von den Dermoidatheromen hinfällig wird (UNNA, ASCHOFF).

Abb. 114. *Rollhaarcyste.* Querschnitt durch eine flache Follikelcyste mit randständiger Haarwelle von etwa 50 cm Gesamtlänge. O = 14:1; R = 14:1. (Sammlung E. HOFFMANN.)

Differentialdiagnose. Derartige Schwierigkeiten dürften jedoch nur in seltenen Ausnahmefällen vorhanden sein. Für gewöhnlich liegen die Dinge doch so, und ich kann das für eine ganze Reihe untersuchter Retentionsatherome bestätigen, daß ein Papillarkörper, wenn überhaupt, so doch nur andeutungsweise bzw. an einer umschriebenen Stelle der Cyste und hier auch nur zeitweise vorhanden sein wird. Diese Tatsache wird ja ohne weiteres dadurch verständlich, daß wir es mit einer rein passiv durch die gestauten Sekretmassen gedehnten Follikelwand zu tun haben, bei welcher der die Dehnung auslösende Druck aus uns unbekannten, in der besonderen Lage des Einzelfalles gelegenen anatomischen Gründen, nun an einer umschriebenen Stelle nicht zu völliger Verstreichung des Papillarkörpers geführt hat. Bei den *Dermoidatheromen* (s. dort) hingegen habe ich den Papillarkörper nie vermißt, was ja aus dem Grunde schon selbstverständlich erscheint, da das Dermoidatherom zu den Mischgeschwülsten, d. h. Gebilden mit selbständigem Wachstum und daher den entsprechenden Voraussetzungen bezüglich seiner Ernährung gehört. Auf alle Fälle läßt daher der Nachweis eines regelrecht entwickelten Papillarkörpers ein Retentionsatherom ausschließen, während andererseits das Vorhandensein vereinzelter Papillen nicht unbedingt gegen ein solches sprechen muß. Die Trennung der Retentionsatherome von den Dermoidatheromen wird allerdings unter Umständen nur auf Grund genauer histologischer Untersuchung des Einzelfalles (Serienschnitte, FREI) durchzuführen sein. Die grundsätzliche Berechtigung zur Trennung beider wird auch dadurch nicht hinfällig, daß vereinzelt einmal auch aus der Wand eines Retentionsatheroms (Follikularcyste CHIARIs) sich ein Carcinom entwickelt hat, zumal die maligne Umwandlung des Follikelepithels (oder der umgebenden Epidermis) im Falle FREIs doch wohl auf eine Mitwirkung bzw. Auslösung durch Mineralöle, d. h. wohl auf ähnliche Stoffe zurückzuführen ist, infolge deren Einwirkung wir sowohl klinisch als auch experimentell echte epitheliale Neubildungen unabhängig haben auftreten sehen.

Nach den bisher vorliegenden Untersuchungen von FRANKE, CHIARI, TÖRÖK u. a. spricht vieles dafür, daß die *Atherome des behaarten Kopfes* wohl meist als Dermoid- bzw. *Epidermoidatherome* anzusprechen sind (FREI). Für diejenigen des übrigen Körpers ist ein derartiger Zusammenhang, falls überhaupt, so nur auf Grund der histologischen Untersuchung zu beweisen. Als unterstützender Befund für das Vorliegen eines Retentionsatherom hat dabei die Feststellung von Resten des Haarbalgfundus, der Talgdrüse oder des schrägen Hautmuskels zu gelten (UNNA).

Talgretentionscysten (sog. Milien) der Neugeborenen.

Gelegentlich beobachtet man bei Neugeborenen, meist im Gesicht und auf dem behaarten Kopf, seltener auf Brust und Rücken oder auch an anderen Körperstellen (mit Ausnahme der Handteller und Fußsohlen) zahlreiche, weißliche bis gelbliche, kaum stecknadelkopfgroße, harte Gebilde, die, ohne irgendwelche entzündliche Erscheinungen auszulösen, fest in der Epidermis liegen und auf Grund ihrer Farbe bzw. ihres aus verfetteten Epithelien, Lanugohärchen und freien Fetttropfen bestehenden Inhalts schon klinisch ohne weiteres als Talgdrüsenretentionscysten anzusprechen sind. Es handelt sich dabei in der Hauptsache um Talg, welcher im Ausführungsgang eines Talgdrüsenacinus oder im Haarbalgtrichter aufgestaut ist (PHILIPPSON).

Die Gebilde pflegen sich nach wenigen Tagen bis Wochen allmählich von selbst abzustoßen. Nur in vereinzelten Fällen kommt es sekundär durch Eindringen von Kokken zu entzündlichen, dann der Acne tatsächlich ähnlichen Erscheinungen (HINSELMANN), die jedoch im Gegensatz zu dieser mehr oder weniger schnell wieder völlig schwinden.

Histologisch findet sich eine starke Erweiterung der Follikelausführungsgänge, deren Mündung durch eine dünne Hornschichtlage verschlossen (UNNA) oder auch offen sein kann (JACQUET und RONDEAU, KÜSTNER, GALEWSKY). In mehreren von GANS untersuchten Cystchen eines Falles hatten sich mächtige Talgmassen oberhalb der, wie im Gegensatz zu UNNA betont werden muß, für die Verhältnisse beim Neugeborenen durchaus nicht hypertrophischen Talgdrüse im Follikelhals angesammelt und rein mechanisch den obersten Teil des Ausführungsganges verlegt, wobei die eigentliche Hornschicht durchaus nicht weiter verdickt schien.

Aus dem erweiterten Follikel ragt ab und zu ein feines Haar hervor.

Pathogenese. Die Veränderung ist auf eine Talgstauung zurückzuführen, die vielleicht primär durch eine dichte Auflagerung der Vernix caseosa und eine dadurch geschaffene Abflußhemmung (GALEWSKY), vielleicht aber auch lediglich durch eine Hypersekretion der fetalen Talgdrüsen an sich bedingt ist, also im Grunde genommen lediglich eine Steigerung und Ausdehnung eines fast physiologischen Vorgangs. Das Auftreten dieser starken Talgsekretion hängt funktionell vielleicht mit dem um die Zeit der Geburt einsetzenden, ausgedehnten Haarwechsel zusammen.

Sebocystomatosis.

Als Steatocystoma multiplex (PRINGLE), Sebocystomatosis (GÜNTHER) ist wiederholt ein Krankheitsbild beschrieben worden (BOSELLINI, PRINGLE, GÜNTHER, vielleicht auch DUBREUILH und AUCHÉ, sowie SABRAZÈS und PHEDRAN, PRAKKEN u. a.), das aus multiplen, hirsekorn- bis haselnußgroßen, rundlichen oder ovalen, follikulären, zum Teil hautfarbenen, zum Teil bläulich durch die Haut durchschimmernden Talgdrüsencysten mit gelblich öligem Inhalt besteht. Ein Zusammenhang mit der äußeren Haut ist nicht zu erkennen gewesen. Die eigenartige Veränderung wurde bisher nur bei Männern beobachtet, teils an der Brust, über dem Sternum oder am Bauch, aber auch über den ganzen Rumpf und die Oberarme verteilt, manchmal teilweise wieder verschwindend oder auch gelegentlich vereiternd. Sie war stets von einer *Atrophie des befallenen Haarfollikels* begleitet. ANDERSON hält die Fälle von DUBREUILH und AUCHÉ für die ersten beschriebenen.

Die Gebilde ragen über die Haut etwas hervor, sind verschieblich und zeigen in ihrer Verteilung eine gewisse Symmetrie (PRINGLE). Acnepusteln oder Comedonen fehlten.

In ihrem *histologischen Aufbau* stimmen die Cysten, die von verschiedenster Größe sein können, im wesentlichen überein. Ihre *Wand* besteht aus einer ein- bis dreischichtigen Lage glatter, polygonaler oder abgeflachter Zellen mit einem dann länglichen, oft fast stäbchenförmigen Kern. Eine äußere, zarte, schmale, umgebende *Bindegewebsmembran* umhüllt die Cyste kreisförmig. Das elastische Gewebe ist, wie stets in solchen Fällen, in dieser Randzone zusammengepreßt; es erscheint daher vermehrt und durchsetzt als feines dichtes Netz das kollagene Gewebe. Dieses feinmaschige elastische Netzwerk wird zum Gesunden hin gröber, und geht schließlich in das normale Gefüge über.

In der Nachbarschaft der Wand oder unmittelbar dieser außen anliegend und dann von ihr nur durch wenige Bindegewebszüge getrennt, trifft man auf kleine, mehr oder weniger flach gedrückte, aber — soweit aus dem Aufbau ihrer Zellen geschlossen werden darf — in ihrer Funktion zunächst nicht gestörte *Talgdrüsen* bzw. Talgdrüsenläppchen. Die bindegewebige Hülle enthält in ihren äußeren Abschnitten ferner verhältnismäßig viele *Blutgefäße*, die insbesondere die flachgedrückten Talgdrüsen in einem dichten Netz umspinnen. An manchen Stellen ließ sich ein unmittelbarer Übergang der in ihrer unteren Hälfte kegelförmig erweiterten Haartalgfollikel in eine Cyste feststellen, womit ein sicherer Beweis für die Abstammung dieser Cysten gegeben war (BOSELLINI). Der *Musculus arrector* bleibt zunächst auch an den veränderten Follikeln gut erhalten und stark entwickelt. Hat aber schließlich die herangewachsene Cyste die Drüse auseinandergedrängt und abgeplattet, dann findet man nur noch schmale, von ihrem gewöhnlichen Platz verschobene, sich bisweilen der Cyste eng anschmiegende Hautmuskeln vor.

Von der *Epidermis* sind die Cysten durch einen meist schmalen Bindegewebssaum getrennt; von einer je nach der Größe der Cyste verschieden starken Abflachung des Papillarkörpers und dementsprechend der Epidermis abgesehen, findet sich hier sonst keine Veränderung.

Der *Inhalt* der Cysten besteht aus einer gelblich-weißen, dickflüssigen, geruchlosen Masse, die ausschließlich aus Fettresten besteht und — im Gegensatz zu anderen Follikelepithelcysten — keinerlei Epitheldetritus enthält und neutral reagiert.

Die *Entstehung der Cysten* wird auf eine *Stauung des Drüsensekrets bei seinem Eintritt aus dem Drüsengang in den Haarfollikel* zurückgeführt. Diese Stauung ist die Folge einer *Epithelproliferation* mit nachfolgender Hornpfropfbildung dicht oberhalb der Eintrittsstelle des Talgdrüsenausführungsganges in den Follikel. Die Erweiterung bleibt stets auf den Follikel beschränkt; die Talgdrüsen nehmen niemals daran teil. Die Cyste wächst so lange heran, bis die zwischen Cysten-wand und Bindegewebsring zunächst flach gedrückte Talgdrüse völlig atrophisch geworden ist, womit naturgemäß eine Absonderung in die Cyste und damit deren Wachstum aufhört (BOSELLINI). PRINGLE stellte eine Hypertrophie der Talgdrüsen mit Verflüssigung und Retention des Inhaltes als das Primäre der Cystenbildung hin.

Hier sei anhangsweise noch eine als „*Talgstauung nach Dermatitis*" mitgeteilte Beob-achtung v. ZUMBUSCHS erwähnt, die eine gewisse Verwandtschaft mit den milienartigen Bildungen nach blasenbildenden Prozessen hat. Durch Verschluß der Follikelostien infolge Hyperregeneration der nach einer akuten Hauterkrankung zugrunde gegangenen Aus-führungsgangsepithelien kam es zur Sekretstauung und damit Erweiterung der Follikel. Eine gleichzeitig vorhandene überstarke Talgsekretion führte im Gesicht zur Bildung trocken-fettiger Borken, während am übrigen Körper der Talg sich in den Mündungen der Talgdrüsen staute und so zur Bildung zahlreicher, milienähnlicher, aber größerer und weicherer Knötchen Anlaß gab. Irgendwelche Entzündungserscheinungen bestanden dabei nicht.

Die Talgdrüsen waren im *histologischen Bilde* in mehr oder weniger große Cysten um-gewandelt, zum Teil mit atrophischem Parenchym. Daß es wirklich zu einer *völligen* Zerstörung des Talgdrüsengewebes gekommen war, erscheint mir jedoch nicht wahrscheinlich, weil ja nach einiger Zeit eine Rückbildung der Erscheinungen und damit die normale Funktion wieder einsetzte.

Cysten der Schweißdrüsen.

Erweiterungen der *Ausführungsgänge* der Schweißdrüsen innerhalb der Cutis sind bei stark schwitzenden Personen vielfach beobachtet worden (ASCHOFF). Diese Formen der Schweißdrüsencysten hat UNNA als *Gangcysten*, d. h. Cysten des epithelialen Ganges *innerhalb der Cutis* von einer anderen Gruppe von Cysten unterschieden, die sich *innerhalb der Epidermis* entwickeln, den *Poruscysten*, bei welchen das Austrittshindernis stets in der Hornschicht liegt. *Cysten des Knäuels* selbst, also des eigentlich sezernierenden Anteils, lehnte UNNA als nicht vorkom-mend ab, eine Stellungnahme, deren Berechtigung allerdings von verschiedenen Forschern (PETERSEN, LANG, KYRLE) bestritten wurde und der gegenüber auch GANS feststellen mußte, daß namentlich bei mit Wucherungserscheinungen ver-laufenden Hautveränderungen (Tuberkulose, Carcinom u. a., Schweißdrüsen-adenom, RINDFLEISCH, THIMM, BRAUNS u. a.) cystische Erweiterungen in Gestalt mehr oder weniger rundlicher, vergrößerter Hohlräume auch hier vorkommen können, wenn auch oft die Entscheidung schwer ist, ob es sich lediglich um alte, durch wucherndes Bindegewebe auseinandergedrängte Drüsen oder nicht doch um wirkliche Vermehrung derselben handelt. UNNA hat schließlich ja auch ent-sprechende Bilder gesehen, wenn er derartige Veränderungen zwar nicht als „Cysten", sondern als „*erhebliche einfache Dilatationen*", beispielsweise beim Lichen ruber, der Ichthyosis u. a. beschrieben hat. Mit der Dilatation geht eine membran-artige Verdickung der Drüsenzellen nach dem Lumen zu einher, die sie den Gang-epithelien sehr ähnlich erscheinen läßt; ein Befund, welcher der Stauungsatrophie der Talgdrüsenzellen und ihrer Rückverwandlung in einfache Stachelzellen ent-spricht (UNNA). Wenn hier also auch keine *Aplasie* der Drüsenzellen stattfindet, die UNNA als Kriterium der reinen cystischen Umwandlung verlangt, so liegen doch schließlich die gleichen Verhältnisse vor wie bei manchen Follikelcysten;

der Unterschied scheint nur ein gradueller. Bei ausreichend langem Bestand fallen auch die Schweißdrüsenknäuel einer völligen cystischen Zerstörung anheim, genau wie dies bei den bekanntlich hinfälligeren Talgdrüsen schon früher eintritt. Bei Verlegung der Gänge der Schweißdrüsen durch Tumoren findet sich im Stroma dieser Schweißdrüsenerweiterungen ganz besonders bei der Nabeladeno-fibromatosis (LAUCHE) ein erhebliches Ödem (RANDERATH).

Cysten der Schweißdrüsenknäuel.

Auf eine Hypertrophie und Dilatation der Schweißdrüsen mit nachfolgender fettiger Degeneration im Anschluß an Tuberkulose hat VIRCHOW bereits 1858 hingewiesen. Die früher schon physiologischerweise als hypertrophisch bezeichneten Schweißdrüsen waren apokrine Drüsen, die bekanntlich hormonell beeinflußt werden. Sie sind vor allem während der Menstruation sowie bei Graviden (Achsel-, Analdrüsen) als besonders weit bezeichnet worden (SEITZ, REBAUDI, WAELSCH, LOESCHKE), mit gleichförmiger Vergrößerung des Drüsenlumens in vorgeschrittenen Stadien der Schwangerschaft. Dabei erfahren die Drüsenknäuel in ihrem sekretorischen Anteil eine starke Erweiterung, wodurch sowohl das peri- als auch interacinöse Bindegewebe zu schmalen Septen reduziert wird, während die glatten Muskelfasern sehr stark vergrößert erscheinen. Das Epithel der stärkst erweiterten Knäuel ist stark abgeflacht, stellenweise kann es sogar fehlen; in weniger erweiterten Knäueln bleibt es flach kugelig oder gar zylindrisch erhalten. Gelegentlich kommt es zu proliferativen Vorgängen, die dann zu syncytiumähnlicher Zusammenballung von Epithelgruppen mit zahlreichen Kernen führen (WAELSCH). Die von SEITZ angenommene *Umwandlung der Achselschweißdrüsen in Milchdrüsen* während der Gravidität wurde von WAELSCH sowie FRIEDRICH und SCHOSSBERGER bzw. KROMPECHER u. a. abgelehnt, wahrscheinlich handelte es sich um atypische gelagerte Anteile der Milchdrüse. Auch die Angabe REBAUDIs, der bei *Eklampsie* am Epithel der hypertrophischen, axillaren Schweißdrüsen schwere Degenerationserscheinungen und Nekrosen festgestellt haben wollte, hat einer Nachprüfung bisher nicht standgehalten.

Doch können die apokrinen Drüsen eine mächtige Vergrößerung erfahren und im Gegensatz zu dem normalen Drüsenkörper große apokrin sezernierende Epithelien enthalten, wie wir sie in Adenomen des apokrinen Typs (s. S. 291) beschrieben haben.

HOLYOKE und LOBITZ fanden Erweiterungen der ekkrinen Schweißdrüsenknäuel weniger oft als solche der Ausführungsgänge. Sie unterscheiden absolute Erweiterung mit augenscheinlicher Kompression der begrenzenden Zellen, Erweiterung mit Anhäufung und Atrophie dieser Zellen und schließlich scheinbare Erweiterung durch Atrophie der das Lumen umgebenden Elemente.

Anhangsweise sei hier auf das eigentümliche Bild der lokalisierten *Chromidrosis* hingewiesen. Diese Veränderung kann an allen Körperabschnitten vorkommen und besteht nach SHELLEY und HURLEY in einer Absonderung gelben, grünen, braunen oder schwarzen Sekretes aus normaler- oder pathologischerweise dort vorkommenden apokrinen Schweißdrüsen. Die Menge des Schweißes ist der Intensität der Farbe umgekehrt proportional. *Histologisch* und histochemisch fanden die genannten Autoren in den apokrinen Drüsen Pigmentkörner in Art des Lipofuscin gegenüber der Norm vermehrt. Der Farbton dürfte durch den

Grad der Oxydation bestimmt werden, den die Pigmentkörner erfahren. Die Sekretion apokrinen farbigen Schweißes ist nicht so selten, nur verliert er meist seine Farbe durch die Vermischung mit dem Sekret ekkriner Drüsen.

Cysten der Schweißdrüsenausführungsgänge.

Bei den syringealen Cysten kann man mit UNNA die nur innerhalb der Epidermis gelegenen *Poruscysten* von den in der Cutis auftretenden *Gangcysten* unterscheiden. Bei den ersten erwähnt er ferner je nach dem Inhalt zwei verschiedene Formen, die Horncysten und die Schweißcysten, die nun wiederum nach ihrer Lagerung in der Stachelschicht oder lediglich in der Hornschicht getrennt werden. Bei den sog. *Horncysten* handelt es sich lediglich um zylindrische oder kugelförmige Ansammlungen von konzentrisch geschichteten Hornmassen, wie sie sich im Porus z. B. bei den verrukösen Lichenformen u. a. (s. Abb. 117, Bd. I, Abb. 108, Bd. II) vorfinden. Dabei kommt es durch die auf den Porus übergreifende allgemeine Hypertrophie der Epidermis zu einer Erweiterung und Verhornung und damit zu einem Verschluß.

Als eigentliche *Schweißcysten des Porus* kann man eine in vielen Lehrbüchern als *Miliaria crystallina* (TÖRÖK) oder **Sudamina** bezeichnete Veränderung ansprechen. Um Verwechslungen mit der Miliaria rubra und alba — mit welcher die Veränderung fälschlicherweise oft gleichgesetzt wird — zu vermeiden, stellte UNNA sie unter dem Namen „Crystallina" als selbständiges Krankheitsbild hin. Sie findet sich noch unter den verschiedensten anderen Namen (Prickly heat, POLLITZER, Heat rash, Lichen tropicus u. a.) und wird als solche von manchen irrtümlicherweise wieder der Miliaria rubra gleichgestellt. Die unbedeutende Veränderung tritt in Gestalt kleinster, pfefferkorn- bis erbsengroßer, bläschenartiger Erhebungen der Hornschicht, vereinzelt oder auch gruppiert stehend, in wechselnder Zahl plötzlich einmal oder auch in nacheinander folgenden Schüben auf. Subjektive Beschwerden entstehen oft nicht; die Bläschen trocknen schnell ein, die Epidermis schuppt leicht ab, womit der normale Zustand wieder hergestellt ist. Die Veränderung kommt meist in den heißen Zonen vor; auch bei uns tritt sie gelegentlich im Sommer (unter abschließenden Verbänden, JADASSOHN), häufiger aber bei schweren fieberhaften Allgemeinerkrankungen (Typhus u. a.) auf.

Diesen **Poruscysten** entspricht histologisch eine Erweiterung des Porus innerhalb der Stachel- oder auch der Stachel- und unteren Hornschicht. Zu *Beginn* stimmen sie nach Form und Größe mit dem trichterförmig erweiterten Porus überein und nehmen erst später ovale, seltener völlig runde Form an. Bei weiterer Vergrößerung greifen sie auch in die unteren Lagen der Hornschicht über, so daß eine lediglich auf diesen topischen Unterschieden beruhende Trennung der Crystallina von anderen Poruscysten — im Gegensatz zu UNNA — nicht notwendig erscheint. Die innerste *Cystenwand* besteht aus abgeplatteten Hornzellen; diese werden gelegentlich in die Cyste abgestoßen, wodurch das für gewöhnlich farblose Bläschen weißlich erscheint (JADASSOHN). Auch die unterhalb der abgeplatteten Hornschicht liegenden epidermalen Zellen werden mehr oder weniger abgeflacht, ja es kann sogar zum Verstreichen der Papillen und Leisten kommen. Außer diesen rein mechanisch ausgelösten sind irgendwelche Veränderungen nicht festzustellen.

Vielfach finden sich jedoch derart scharfe Grenzen der Cystenwand nicht vor; namentlich bei größeren und schnell herangewachsenen Cysten. In solchen Fällen ist die Entscheidung oft sehr schwer, ob lediglich nur die einfache Erweiterung des Porus vorliegt oder ein neues Gebilde, das dadurch zustande kommt, daß der Schweiß nach Einreißen der ursprünglichen Poruswand sich in der Hornschicht ein neues Lager gebildet hat (UNNA). Auf derartige Vorgänge weisen Befunde hin, wo man von der Mitte der Schweißcystendecke Poruszellen herabhängen sieht, die aus ihrem Verbande losgerissen sind.

Eine Abtrennung der *Prickly heat*, wie sie POLLITZER beschrieben hat, scheint hingegen nicht berechtigt, zumal die von UNNA als Unterscheidungsmerkmal angegebene Beschränkung der Cysten auf die Stachelschichtabschnitte der Epidermis gelegentlich auch bei der Crystallina gesehen wird.

Diese *Prickly heat* hat während des zweiten Weltkrieges besondere Beachtung vor allem im nordamerikanischen Schrifttum gefunden. Nach den Untersuchungen von O'BRIEN, von SULZBERGER, ZIMMERMAN, HERRMANN und Mitarbeitern u. a. entsprechen die Veränderungen den Befunden von POLLITZER: Durch eine Ausbreitung der die Follikelmündung umgebenden Hornschicht oder durch eine folliküläre Hyperkeratose oder auch als schwächere Variante durch eine „gewundene Masse von Spinalzellen", die wie eine „Epithelperle" aussah, war nach diesen Autoren der Porus verschlossen. GANS sah in eigenen Fällen (Indien) den Beginn in einem Ödem der Hornzellen und hornschichtnahen Epithelien der Ausführungsgangsmündung, ein Beginn wie ihn auch POLLITZER angenommen hat. Auch SULZBERGER und ZIMMERMAN haben die erwähnte „Epithelperle" gesehen und als „minor variant" des Keratinverschlusses bezeichnet. Das Ödem der Hornschicht soll durch Eindringen des Schweißes infolge Fettverlust zustande kommen. Da der Schweiß nicht mehr abfließen kann, wird der Ductus cystisch gedehnt. Die Zellen, die den Porus zusammenpressen, werden durch den Druck emporgehoben, und es entsteht nun das Bild der „Gänsehaut". GANS konnte eine Blockade durch Hornmassen nicht feststellen. CORMIA und KUYKENDALL sahen die Ausführungsgänge mit einem Material erfüllt, das eine positive Perjodsäure-SCHIFF-Reaktion gab. Bakterien finden sich erst sekundär. Bläschenartige Gebilde in der umgebenden Epidermis traten auf, ohne daß sich eine Verbindung zum Schweißdrüsenausführungsgang fand. Die Capillaren der umgebenden Papillen sah GANS erweitert und dicht mit Erythrocyten gefüllt. SULZBERGER und ZIMMERMAN beschreiben ein Infiltrat aus Lymphocyten mit vereinzelten Segmentkernigen und Mononucleären, das ebenso wie das Ödem der Cutis in die Epidermis vordrang.

Auch die Untersuchungen von SHELLEY, so wertvolle Erkenntnisse sie im einzelnen gebracht haben mögen, scheinen uns die Genese noch nicht befriedigend geklärt zu haben. Er fand bei Applikation von Aluminiumchlorid einen Verschluß der Ausführungsgänge durch einen Keratinpfropf und nimmt an, daß bis zur Ruptur des Schweißdrüsenganges die ekkrinen Drüsen ihre Tätigkeit einstellten, da diese einen hohen Glykogengehalt zeigten. Ungeklärt bleibt, wie dann die Ruptur zustande kommen soll, da der Druck nicht mehr zunimmt.

Differentialdiagnostisch ist zu betonen, daß irgendwelche *entzündlichen Veränderungen häufig fehlen.* Daraus ergibt sich die Berechtigung zur Trennung von der klinisch oft ähnlichen *klein-papulösen* Dermatitis eczematosa, sowie der ohne Beziehung zu den Schweißdrüsen stehenden *Miliaria rubra* und *alba* (TÖRÖK).

Cystenbildungen in den tieferen Lagen der Schweißdrüsenausführungsgänge, also eigentliche **Gangcysten,** kommen in jedem Abschnitt derselben vor. Sie finden sich sowohl unmittelbar oberhalb des Schweißdrüsenknäuels als auch im weiteren Verlauf des Ganges, bleiben allerdings stets auf einzelne, kleinere oder größere Abschnitte beschränkt, wo sie dann als kugel-, ei- oder birnen-, bei Vorhandensein zweier Anschwellungen auch sanduhrförmige Gebilde auftreten (UNNA). Kleinste derartige Cysten werden häufig durch umschriebene Leukocytenanhäufung bei akut entzündlichen, exsudativen Prozessen hervorgerufen. Größere finden sich, meist als Folge einfacher Sekretstauung überall dort, wo in narbig abheilenden Hautabschnitten oder durch andere Umstände es zu einer Stauung des Schweißes im Ausführungsgang kommt. Die Cystenwand bildet hier das je nach dem Grade der Flüssigkeitsansammlung stärker oder weniger stark abgeflachte Epithel. Der Eintritt des Ganges in die Cyste ist meist leicht aufzufinden (UNNA). Experimentelle Untersuchungen haben gezeigt, daß histologisch sich nur dann Erweiterungen des Schweißdrüsenausführungsganges nachweisen lassen, wenn diese eine gewisse Dauer und Stärke erreicht hatten (SHELLEY, LOBITZ). Doch konnte offensichtliche Verlegung des Porus ohne erweiterten Ductus bestehen (s. auch S. 237).

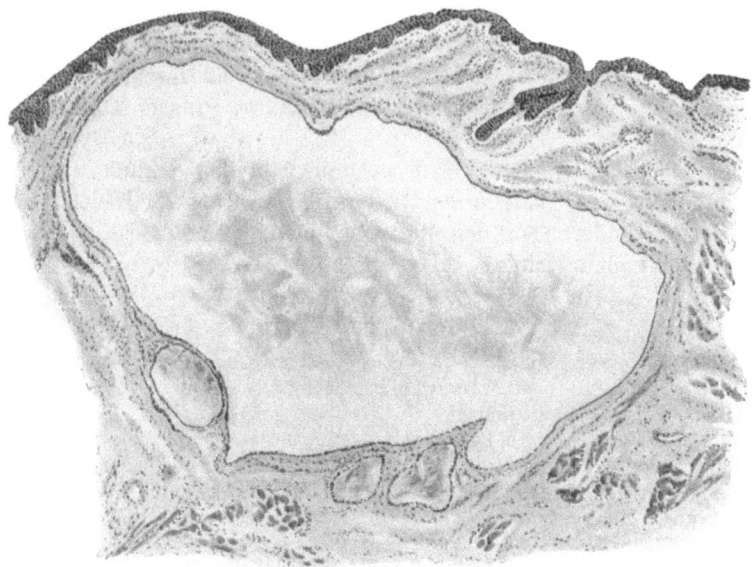

Abb. 115. *Hydrocystoma faciei* (♂, 40jähr., rechter äußerer Augenwinkel). Große Cyste mit mehreren papillenartigen Vorsprüngen; daneben 3 kleinere Cysten. O = 16:1; R = 12:1.

Hydrocystom.

Multiple, senfkorn- bis erbsengroße, infolge Sekretstauung plötzlich und ohne entzündliche Erscheinungen oder Allgemeinstörungen auftretende Bläschen. Sie finden sich, namentlich bei weiblichen Personen, im Gesicht als die Oberfläche halbkugelig überragende, transparente, glänzende Gebilde, die, ohne zu platzen, eintrocknen und sich so allmählich wieder zurückbilden. Sie entwickeln sich oft in außerordentlich großer Zahl, sitzen in verschiedener Tiefe des Coriums, sind prall gespannt, von derber Konsistenz, sehen gelegentlich gekochten Sagokörnern ähnlich; manche schimmern bläulich durch die bedeckende Haut durch. Der *Inhalt* reagiert sauer (UNNA u. a.) oder auch neutral (KENEDY und LEHNER).

Die Gebilde entpuppen sich *histologisch* als wechselnd große, meist unregelmäßige, seltener rundliche *Cysten*, deren Wand oft papillenartige Vorsprünge trägt und nirgends Verhornungsvorgänge zeigt. Die Einmündung des drüsenwärts gelegenen Abschnitts der Schweißdrüsenausführungsgänge in diese Hohlräume läßt sich auf Reihenschnitten ohne weiteres feststellen. Vielfach geht der Gangerweiterung eine mehr oder weniger starke cystische Umwandlung der Schweißdrüsenknäuel parallel. In der Umgebung der Cysten werden gelegentlich syringomartige Bilder beobachtet (SCHIDACHI).

Die *Cystenwand* besteht aus einer inneren Lage stärker abgeplatteter, nicht verhornter, und einer oder mehreren äußeren Lagen mehr kubischer, selten zylindrischer Epithelien. Sie ist von einer bindegewebigen Kapsel umgeben, die lediglich dem verdrängten und verdichteten normalen kollagenen und elastischen Gewebe des Coriums entspricht. Im Inhalt findet man neben homogenen Massen in Zerfall begriffene Zellen und Zelltrümmer. Nach außen vom Epithel fand LUDWIG Zellen, die den Muskelzellen der Schweißdrüsen entsprechen. Die *Anhangsgebilde der Haut* in der Umgebung dieser Cysten werden ebenfalls aus ihrer Lage verdrängt; auch der *Papillarkörper* oberhalb der Cyste kann dem Druck nachgeben und schließlich, ebenso wie die Epidermis, verstreichen. Stets bleibt jedoch, selbst dann, wenn auch die ganze Epidermis in diesen Vorgang einbezogen wird, zwischen ihr und der Cystenwand ein schmales Bindegewebsband erhalten. Eine *Verbindung* derartiger, cystisch erweiterter Schweißdrüsenausführungsgänge *mit der Epidermis* vermißten jedoch JARISCH, LEBET, PINKUS, DARIER, LEWAN-DOWSKY u. a.

Der papilläre Bau mancher Hydrocystome läßt den Schluß zu, daß neben Retention und passiver Erweiterung des Ausführungsganges vielleicht auch noch proliferative Veränderungen desselben für die Cystenentwicklung eine Rolle spielen (KENEDY und LEHNER).

Besondere Cystenformen.

Neben diesen in erster Linie für den Dermatologen in Frage kommenden Cystenbildungen seien dann noch einige *seltenere Formen* kurz erwähnt, die sich als Lymph- oder auch als Schleimhautcysten vorgefunden haben.

Lymphcysten kommen sowohl nach Traumen usw. (s. Lymphangiektasien) als auch infolge kongenitaler fehlerhafter Anlage vor. Die letzteren werden besonders am Halse beobachtet. Sie bestehen aus solitären oder auch multilokulären Cysten, die vielfach miteinander im Zusammenhang stehen, meist subcutan vorgefunden werden, jedoch in Gestalt miliarer Cystenbildung auch auf die Haut übergreifen können. Sie sind an und für sich sehr selten. (Näheres über diese sowie auch über die schweißdrüsenähnlichen Cysten in der Mamma siehe die Lehrbücher der pathologischen Anatomie.)

Schleimhautcysten der äußeren Haut kommen namentlich in der Umgebung der männlichen Urethra, besonders an der Raphe, teils kongenital, teils erworben vor. Die letzteren entsprechen in ihrer Genese durchaus den entsprechenden Cystenbildungen der äußeren Haut. Die ersteren sind stets auf kongenitale Schleimhautepithelversprengungen zurückgeführt worden, und zwar auf eine embryonale Entwicklungsstörung in der Schlußlinie der Genitalrinne. Von ihnen erwähnen wir hier vor allem die *Cylinderepithelcysten*, sei es, daß diese mit oder ohne Schleimdrüsen auftreten. Außer der Urethralschleimhaut und ihren Anhangsgebilden kommen für die Entwicklung von Cysten an diesen Stellen vielleicht auch noch die Talgdrüsen der äußeren Haut in Betracht (Adenomcysten FISCHERS, WECHSELMANN).

Bei den *Cylinderepithelcysten* handelt es sich um auf der Unterlage und in der Haut verschiebliche, transparente, erbsen- bis haselnußgroße Cysten. Sie finden sich meist an der Unterseite des Penis und sind gewöhnlich ohne irgendeine Verbindung mit der Epidermis oder der Urethralschleimhaut. Die Wand dieser Cysten, die teils einkammerig (THÖLE, ORO), teils mehrkammerig — oft zugleich mehrlappig und papillentragend (MERMET, MATZUMOTO) — aufgetreten sind, besteht aus einem mehrschichtigen Cylinderepithel, dessen Zellen für gewöhnlich streng zylindrische, gelegentlich aber auch Becherform (REDARD, GUTMANN) zeigen. An einzelnen Stellen fand sich auch geschichtetes Plattenepithel, wobei dieses letztere jedoch weder Körner- noch Hornschicht zeigte, so daß es sich wohl doch nur um abgeplattete Schleimhautepithelien handelt (GUTMANN, THÖLE). Diese Cylinderzellenschicht, von der manchmal noch zahlreiche, drüsenartige, an cystadenomatöse Gebilde erinnernde Ausstülpungen ausgehen können (ORTH im Falle von FISCHER), wird nach außen hin meist — aber nicht immer (THÖLE) — von einer Bindegewebsschicht umgrenzt, an welcher sich deutlich eine äußere, lockere, gefäßreiche, von einer inneren, dichtgefügten, stellenweise entzündlich infiltrierten

Bindegewebsschicht scheiden läßt. Das elastische Gewebe kann in dieser Bindegewebsschicht gelegentlich ziemlich reichlich entwickelt sein. GROPPER und NIKOLOWSKI erwähnen einen Cuticularsaum und flimmerbesatzähnliche Sekretionseinrichtungen, zahlreiche Gefäße verschiedenen Kalibers sowie markhaltige Nervenstämmchen.

Der *Gesamtaufbau* derartiger Cysten zeigte in den beschriebenen Fällen histologisch mehr oder weniger weitgehende *Unterschiede*; im Falle von MATZUMOTO stimmte er mit dem der LITTREschen Drüsen so weitgehend überein, daß eine Entwicklung aus der Urethralschleimhaut gesichert schien.

Auf die an den Interphalangealgelenken vorkommenden „*synovialen Cysten*" mit reiner Bindegewebskapsel ohne Epithel- oder Endothelbelag und gelatinösem mukinösem Inhalt sei hingewiesen. Sie werden von manchen als der Endzustand degenerierter Fibrome ange-

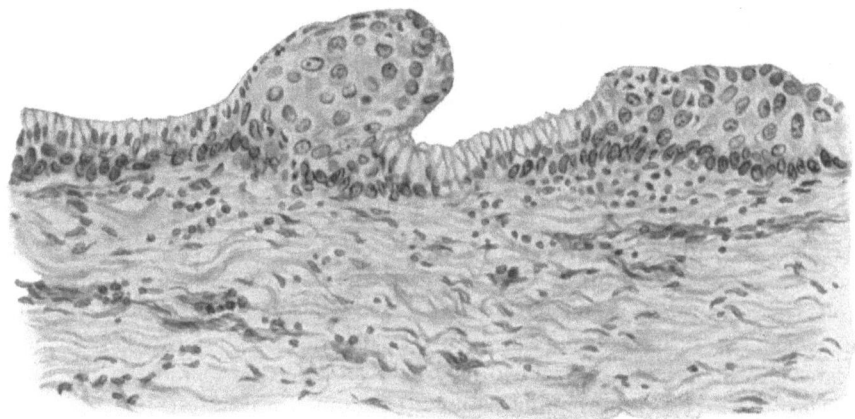

Abb. 116. *Kongenitale einkammerige Cyste* mit gemischtem Epithelbelag und schleimigem Inhalt. Man erkennt das Cylinderepithel mit Becherzellen, in der Mitte einen umschriebenen Plattenepithelherd (abgeplattetes Schleimhautepithel?) unter Cylinderepithel, rechts ebenfalls Plattenepithel. O = 290:1; R = 290:1. (Sammlung TEUTSCHLAENDER.)

sehen (SAVATARD), ohne daß bisher die Genese klar ist. Verbindungen zu den Gelenken werden bestritten (GROSS, WOODBURNE).

Mit einer gewissen Berechtigung könnten hier auch manche Formen der Syringome angeführt werden.

Für die *Differentialdiagnose* der Cysten der Haut sei daran erinnert, daß auch der *Cysticercus* (s. dort) in der Haut in Cystenform auftritt.

Anhang:
Granulosis rubra nasi.

Als Granulosis rubra nasi hat JADASSOHN 1901 eine hauptsächlich bei Kindern zu beobachtende Veränderung des häutigen Nasenanteils beschrieben. Sie besteht in einer unscharf begrenzten Rötung, aus der sich dunkelrot gefärbte, bis stecknadelkopfgroße, stets vereinzelt auftretende Knötchen abheben. Gleichzeitig findet sich in der Mehrzahl der Fälle eine Hyperidrosis wechselnden Grades.

Die kennzeichnenden *histologischen Veränderungen* finden sich im Corium, und zwar in dessen oberen und mittleren Abschnitten in Gestalt eines zylindrischen Infiltrates um die Blut- und Lymphgefäße. Das Infiltrat besteht bald mehr aus großen, blaßkernigen Zellen, bald mehr aus Lymphocyten und vereinzelten Plasmazellen. Das kollagene und elastische Gewebe ist meist nicht verändert, es fällt lediglich eine Zunahme der fixen Bindegewebszellen auf.

Innerhalb der Infiltrate finden sich gelegentlich auch segmentkernige Leukocyten, besonders in der Mitte größerer Knötchen, selten auch LANGHANSsche Riesenzellen (CORTELLA). In diesen ist dann auch das normale kollagene Gewebe schlechter darstellbar. Nehmen diese

Leukocytenansammlungen stärkere Grade an, rücken sie gegen die Oberfläche vor, so kommt es zu einer auch klinisch sichtbar werdenden Pustelbildung.

Diese Zellansammlung findet sich in gut entwickelten Fällen besonders häufig und besonders stark um die Schweißdrüsenausführungsgänge (JADASSOHN). Sie beginnt ungefähr in der Gegend, wo der zylindrische Drüsenausführungsgang in die „Drüsenleiste" einmündet und führt infolge Abflußhemmung hier gelegentlich zu cystenartiger Erweiterung.

Es handelt sich demnach um eine subakute oder auch chronische Entzündung, welche sich vor allem um die Gefäße der Schweißdrüsenausführungsgänge ansiedelt. Ob dabei einer hier und da zu beobachtenden Erweiterung der Schweißdrüsenknäuel bzw. einer Hyperämie der Schweißdrüsen der Nase für die Entstehung der Veränderung eine Bedeutung zukommt, bleibt unentschieden; auch das Wesen der Krankheit ist noch völlig ungeklärt. Vielleicht spielt eine kongenitale dominant vererbliche (TOURAINE) umschriebene Hyperplasie der Schweißdrüsen eine Rolle; daher die Einordnung der Veränderung an dieser Stelle.

Differentialdiagnostisch kommt die Trennung von der Acne vulgaris, von der Tuberkulose bzw. dem Lupus erythematodes in Frage. Sie ist sowohl klinisch wie auch histologisch leicht durchführbar. Das gleiche gilt für die papulöse Dermatitis eczematosa bzw. die Dysidrosis (PICK).

E. Naevi.

Einer zusammenfassenden Darstellung der hier in Betracht kommenden, umschriebenen Mißbildungen der Haut stellen sich heute noch eine Reihe schwerwiegender Hindernisse entgegen. Das, was wir als „Naevus" bezeichnen, ist histologisch ein recht verschiedenartiges Gebilde, selbst dann, wenn klinisch scheinbar keine Unterschiede bestehen. Dazu kommt, daß die verschiedenartigsten Kombinationen einzelner dieser kongenitalen Mißbildungen in einem „Naevus" gleichzeitig vorkommen können (LENGLET, JADASSOHN).

Eine Einteilung nach ätiologischen Gesichtspunkten erscheint wenig fruchtbar und ist kaum durchzuführen. Alles, was wir in dieser Hinsicht mit Sicherheit aussagen können, beschränkt sich auf die Annahme einer abnormen Keimanlage — vielleicht auf hereditärer Grundlage — die sich auf das Vorhandensein bei der Geburt, das Auftreten in früher Jugend, das familiäre Vorkommen und die Vorliebe der Naevi für gewisse, entwicklungsgeschichtlich bedeutsame Lokalisationen stützt (s. unten).

Die Naevi sind vielfach, namentlich seit den Untersuchungen KROMPECHERs, zu den gutartigen Epitheliomen gerechnet, d. h. also als echte Geschwülste angesehen worden. Sie kommen zustande durch Mißbildungen verschiedenster Art, von denen wir mit EUGEN ALBRECHT insbesondere unterscheiden müssen: Chorista, d. h. Mißbildungen durch Gewebsversprengung bzw. Gewebsverlagerung, und Hamarta, d. h. Mißbildungen durch falsche Gewebsmischung. Treten diese Mißbildungen klinisch geschwulstähnlich auf, so werden sie als Choristome bzw. Hamartome bezeichnet; zeigen sie dauerndes Wachstum und ausgesprochenen Geschwulstcharakter, so nennt man sie Choristo- bzw. Hamartoblastome. Ob diese oder jene tumorähnliche oder tumorartige Bildung vorliegt, ist naturgemäß nur von Fall zu Fall zu entscheiden. Eine Einteilung der Naevi in Hamartome bzw. Choristome kann jedoch nicht ohne weiteres für jeden Fall im streng pathologischen Sinne durchgeführt werden. Einer Darstellung auf dieser Grundlage stehen jedoch auch noch andere Bedenken entgegen; denn vieles was wir als „Naevus" bezeichnen, ist oft nur eine reine Hyperplasie.

Es scheint daher hier eine Betrachtung lediglich auf Grund des Gewebsaufbaues das Gegebene (JADASSOHN). Dabei fassen wir die Naevi als umschriebene

Mißbildungen der Haut auf, die stets auf kongenitaler Grundlage beruhen, jedoch durchaus nicht schon bei der Geburt vorhanden sein müssen, sondern sich zu jeder Lebenszeit entwickeln können. Wir bleiben uns dabei bewußt, daß auch die obige Einteilung etwas Unbefriedigendes an sich hat.

In der nachfolgenden Darstellung haben wir, um Wiederholungen zu vermeiden, die zu den Organnaevi gehörigen Gefäßmäler nicht ausführlicher geschildert, da sie sich von gewissen Hämangiomen (s. dort) histologisch nicht unterscheiden lassen.

1. Gewebsnaevi.

a) Oberhautnaevi.

Die *harten, hyperkeratotischen Naevi* treten sowohl in systematisierten (HALLO-PEAU, JADASSOHN) bzw. linearen (UNNA), wie nicht-systematisierten, einfachen, umschriebenen Formen auf. Jene sind im Schrifttum unter den allerverschiedensten Bezeichnungen zu finden (Naevus verrucosus, papillaris, unius lateris, neuroticus, ichthyosiformis oder gar einfach als Ichthyosis linearis usw.), wobei es sich jedoch durchaus nicht immer um echte Hornnaevi gehandelt hat, da häufig eine Verdickung der Hornschicht nicht vorlag (GASSMANN). Vielfach beschränkt sich die Hyperkeratose lediglich auf die Follikel (Naevus acneiformis, comedo-follicularis). Sie finden sich manchmal mit anderen Naevusformen kombiniert vor (weichen angiomatösen Naevi, Organnaevi, besonders auch Talgdrüsennaevi). Ob man die Angiokeratome als solche Mischtypen ansehen darf, erscheint noch fraglich (s. dort unter Angiome).

Die vielen Varianten, sowie die oft an den wesentlichen Charakteristica vorbeigehende histologische Beschreibung schränken die Möglichkeit einer zusammenfassenden Betrachtung sehr ein.

Klinisch handelt es sich um ein außerordentlich buntes Krankheitsbild, bei welchem man auch noch heute Gefahr läuft, beim Versuch einer zusammenfassenden Darstellung verschiedenartige Formen zusammenzuwerfen. Es scheint daher für eine befriedigende Bearbeitung hier bis auf weiteres lediglich die genaueste Darstellung der einzelnen Befunde angebracht. Eine derartige Aufgabe geht jedoch über den Rahmen unserer Arbeit weit hinaus.

Rein aufzählungsmäßig sei erwähnt, daß diese *hyperkeratotischen Naevi* eine mehr oder weniger gelbe bis braune Farbe aufweisen. Ihre Oberfläche ist bald warzig, bald glatt, bald zerfallen oder baumrindenartig zerklüftet, wobei die einzelnen Horngebilde in mehr oder weniger deutlicher Leisten-, Prismen- oder Zahnform erscheinen. Die Oberfläche schuppt nicht, bröckelt vielmehr in kleinen Stückchen ab. Wiederholt wird Comedonenbildung erwähnt: Naevus acneiformis u. ä. (BETTMANN, HODARA, MAYR u. a.). Unter den *systematisierten* Formen kann man mit GASSMANN einen ,,Naevus keratoticus hystriciformis bzw. papillomatosis bzw. verrucosus" unterscheiden, womit jedoch durchaus nicht alle Möglichkeiten erschöpft sind. Es sind noch zu erwähnen die systematisierten juvenilen *Hauthörner* und Kombinationen mit andersartigen Mißbildungen. Vereinzelt wurden auch Gebilde beschrieben, die in keine der vorhergehenden Gruppen passen und daher vorläufig abseits gestellt werden müssen (Fälle von NEUMANN, CURTIS, CUTLER u. a.).

Die *systematisierten Hornnaevi* u. ä. treten mit Vorliebe halbseitig auf. Man hat dafür gewisse Verhältnisse im besonderen Aufbau der Haut verantwortlich gemacht (Haarstromrichtung, JADASSOHN-WERNER, Wachstumsstörungen an den Grenzlinien der Dermatome oder im fetalen Spaltenschluß, BLASCHKO, VOIGTsche Grenzlinien, PHILIPPSON u. a.); eine völlig zufriedenstellende Lösung aller hier auftauchenden Fragen gestattet bis heute jedoch noch keine dieser Theorien. Hier sei der Hinweis gestattet, daß an bestimmten Tierarten beobachtete Abläufe der Entwicklung sich nicht ohne weiteres auf den Menschen übertragen lassen. Auch hat die Entwicklungsphysiologie gezeigt, daß die Lage von Zellen zueinander sowie zu den sog. Organisatoren von größter Bedeutung ist, ohne daß diese Erkenntnisse bisher genügend berücksichtigt worden wären.

Nicht systematisierte ichthyosiforme Naevi finden sich als Ichthyosis hystrix oder cornea bzw. ungewöhnliche Ichthyosisformen beschrieben, obwohl sie mit der Ichthyosis vulgaris nichts zu tun haben dürften (UNNA). Es handelt sich dabei teils um Riesennaevi, teils um kleine Gebilde (keratoide harte Naevi UNNAS). Sie sind gegen die umgebende Haut mehr oder weniger scharf abgesetzt und tragen in der Hyperkeratose das gemeinsame Kennzeichen. In dieser Gruppe sind eigentlich kaum völlig gleiche Fälle vorhanden. GASSMANN faßte sie auf Grund einiger wichtiger gemeinsamer Symptome zusammen; er unterscheidet *Naevi keratotici hystriciformes s. ichthyosiformes*, bei welchen die unterliegende Haut nach Entfernung der Hornauflagerungen *keine* papillomatösen Erhebungen und keine beträchtliche Hyperplasie zeigt. Im Gegensatz dazu stehen die *Naevi keratotici papillomatosi hystriciformes*

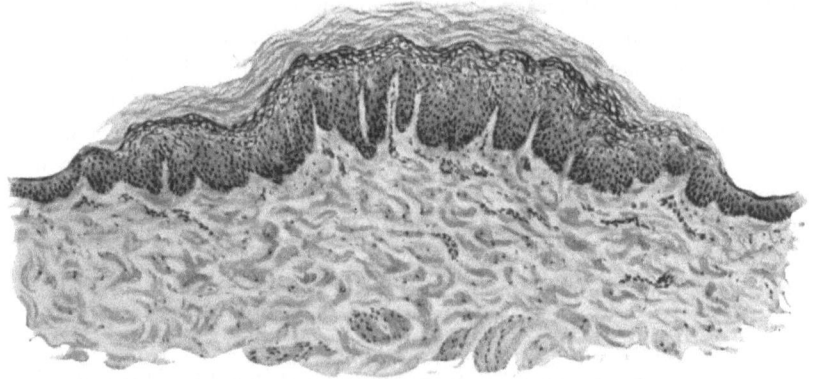

Abb. 117. *Harter hyperkeratotischer Naevus* (♂, 33jähr., Unterarm, Streckseite). Umschriebene Verbreiterung der ganzen Epidermis, vor allem der regelrecht verhornten Horn- und der Stachelschicht; letztere in ihren oberen Lagen durch ein deutliches inter- und intracelluläres Ödem aufgelockert. Verbreiterung der Reteleisten, Verschmälerung der Papillen. O = 77:1; R = 77:1.

s. ichthyosiformes, wo nach Abhebung der Hornmassen das darunterliegende Epithel durch Papillarhypertrophie *papillomähnlich* vorgewölbt erscheint. Dazu kommen schließlich Formen ohne Papillomatose, die aber mit anderen Hyperplasien kombiniert sind.

Schließlich gehören noch dazu die nicht systematisierten *juvenilen Hauthörner* (JADASSOHN, DUBREUILH). Im Gegensatz zu GASSMANN habe ich das Keratoma hereditarium palmare et plantare sowie die symmetrischen Keratodermien BESNIERS abseits gestellt (s. Bd. I).

Jener Pleomorphismus in der anatomischen Beschaffenheit, den JADASSOHN für die systematisierten Naevi betont hat, findet sich auch bei den nicht systematisierten ichthyosiformen Naevi (GASSMANN). Demgegenüber ist die Zahl der gründlich histologisch untersuchten Fälle klein, so daß sich ein zuverlässiges Gesamtbild nicht geben läßt. Eine allen Befunden gerecht werdende zusammenfassende Darstellung ist daher nicht möglich, wenn man auch mit UNNA bei den harten Naevi 2 Hauptgruppen, die acanthoiden und keratoiden unterscheiden kann, je nachdem hauptsächlich die Stachel- oder Hornschicht verdickt erscheint. Dabei finden sich unter den Fällen von UNNA, wie MONTGOMERY zuzustimmen ist, möglicherweise senile Warzen. Schließlich finden sich auch beide Epidermisschichten gleichmäßig beteiligt vor sowie auch deutlich follikuläre Anordnung [Naevus comedo-follicularis s. acneiformis (BETTMANN u. a.)].

Wir finden bei den systematisierten, genau wie bei den nicht systematisierten hyperkeratotischen Naevi eine steilwellige Schichtung der mehr oder weniger verdichteten Hornschicht. Gelegentlich bleiben die Kerne in dieser stellenweise erhalten (JOSEPH, TOMMASOLI, GASSMANN). Dazu kommt eine Hypertrophie der Papillen und eine geringgradige perivasculäre lymphocytäre Infiltration bzw. Proliferation der Bindegewebszellen der Cutis (HODARA u. a.), die jedoch durchaus nicht regelmäßig vorhanden (ADAMSON), vielleicht auf sekundäre Einflüsse (mechanische Reize usw.) zurückzuführen ist. Die Epidermis über den Papillen wird teils als verschmälert, teils als etwas verdickt angegeben (JOSEPH). Gelegentlich erscheinen die Epidermisleisten gewuchert, selbst bis zu Condyloma acuminatum-artigen Gebilden (KONZERT). Oft finden sich alle Übergänge von eben beginnender Epithelwucherung bis zu langen, zotten- oder fingerartigen, manchmal verzweigten Fortsätzen, die überall von den gewucherten, wechselnd breiten Epithel- und Hornschichtlagen überdeckt sind (WAELSCH). Keratohyalin fehlt (JOSEPH u. a.) oder es ist vermehrt (DE AMICIS u. a.). Pigment (Melanin) findet sich manchmal nur in der Basalschicht oder auch in den nächsthöheren Schichten (KONZERT), manchmal auch im Stratum papillare oder fehlt auch (MUSGER). Das Stratum granulosum wird oft als verbreitert geschildert (GASSMANN, HODARA u. a.); das abnorm häufige Vorkommen von Mitosen in den darunterliegenden Schichten der Epidermis wird wiederholt erwähnt. Gelegentlich findet sich eine eigenartige Umwandlung der Stachelzellen der oberen Stachelschicht, sowohl im Protoplasma als auch im Kern. Sie beschränkt sich einmal auf ein leichtes inter- und intracellulares Ödem. In anderen Fällen schwinden die Stacheln, sobald die ersten Keratohyalinkörner in den Zellen auftreten. Es entstehen ziemlich große, nicht färbbare Hohlräume. Unterhalb dieser Schicht findet sich dann das Keratohyalin in Form von kleineren, rundlichen, unregelmäßigen Körnern. Dabei kann das ganze Stratum granulosum außerordentlich verbreitert sein (GASSMANN). Die hier gegebenen Veränderungen weichen völlig von den Befunden beim weichen Naevus (s. dort) ab; sie finden sich selten mit diesem (in 87 Fällen UNNAS nur 3mal), jedoch häufig mit anderen Mißbildungen vergesellschaftet: cystische Erweiterung der Haarbalgdrüsen (BOEGEL), der Schweißdrüsengänge (BREDA), mit Talgdrüsenhypertrophie (GASSMANN), Comedonenbildung (Naevus acneiformis, BETTMANN u. a.), Horncysten sowie tiefgreifenden Epithelwucherungen (JADASSOHN).

Die Haare gehen in der Regel unverändert durch die Hornmassen durch (Ausnahme z. B. Fall BREDAs), im Gegensatz zur Ichthyosis, wo sie oft im Follikel aufgerollt sind. Andererseits zeigen manche acneiformen Naevi weitgehende Störungen im Aufbau des Haarapparates; Fehlen der Papillen (BETTMANN u. a.), auffallende Cystenbildung an den ungemein erweiterten Haarbälgen sind beschrieben [Naevus follicularis keratosus (WHITE, KLEIN, HODARA, DAVIS u. a.)].

Differentialdiagnose. Schwierigkeiten bezüglich der Deutung der histologischen Befunde als solche bestehen eigentlich nicht. Es kann sich lediglich darum handeln, die Zugehörigkeit oder Nichtzugehörigkeit einzelner derartiger Fälle zur *Ichthyosis vulgaris* zu entscheiden. Denn es kommen echte Ichthyosisfälle vor, in welchen an den verschiedensten Stellen des Körpers sich horn- oder stachelartige Gebilde entwickeln. Histologisch sind derartige Gebilde von harten Naevi tatsächlich nicht zu unterscheiden. Das klinische Bild, das Vorliegen einer wahren Ichthyosis, wird dies jedoch ohne weiteres möglich machen. Ähnlich liegen die Bedingungen auch für gewisse Fälle umschriebener primärer

Keratosen, die als ,,circumscripte Formen der Ichthyosis'' wiederholt beschrieben
sind (BESNIER, VIGNOLO-LUTATI u. a.). Auch hier ist für die endgültige Stellungnahme, soweit eine solche heute überhaupt schon möglich ist, das klinische Bild
entscheidend.

Umwandlungen im Sinne einer Präcancerose oder eines Carcinoms dürften
durch die Zellatypien leicht, diejenigen im Sinne einer Verruca vulgaris bzw.
plana dann sehr schwer zu unterscheiden sein, wenn Einschlußkörperchen fehlen.
Die manchmal herangezogene wabenartige Auflockerung der Epidermiszellen
ist nicht für die vulgären oder planen Warzen allein entscheidend, sondern
kommt auch bei anderen Erkrankungen mit gestörter Verhornung vor (s. Epidermodysplasia verruciformis, Bd. I, S. 86) auch bei den harten Naevi (BINZER,
MUSGER). Dies zeigte, wie auch WAISMAN und MONTGOMERY betonen, die
Abb. 109 der 1. Auflage dieses Bandes (jetzt Abb. 117). Klinisch an die harten
Naevi der beschriebenen Art erinnern können jene histologisch völlig andersartigen
seltenen Fälle wie der von RODIN und vor allem von CARNEY, die nur aus Basalzellen aufgebaut waren und im Falle CARNEYs in Basaliome übergingen. Ganz
besonders schwierig dürfte histologisch und zuweilen auch klinisch die Abgrenzung gegenüber der *Epidermodysplasia verruciformis* LEWANDOWSKY-LUTZ sein,
zumal einige als harte Naevi beschriebene Fälle wahrscheinlich zu dieser Erkrankung zu rechnen sind. Die Abgrenzung gegenüber der *Acanthosis nigricans*
kann sehr schwierig sein, sie muß im Einzelfall die dort gegebenen Charakteristica (s. Bd. I, S. 100) berücksichtigen, ohne daß man von einem einzigen
Merkmal allein die Diagnose abhängig machen könnte. Epithelnaevi können im
Zusammenhang mit anderen Fehlanlagen die Mundschleimhaut befallen und
als Leukoplakien (s. S. 414) imponieren.

b) Bindegewebsnaevi.

Die Kenntnis dieser Gebilde ist nur auf wenige Fälle beschränkt, die unter
den verschiedensten Bezeichnungen mitgeteilt worden sind (Naevus elasticus
LEWANDOWSKY; Dystrophia élastique folliculaire thoracique WITH und KISS-
MEYER; Naevus pseudocolloide perifolliculaire MONTPELLIER und LACROIX;
Bindegewebsnaevus SACHS; pflastersteinförmiger Bindegewebsnaevus LIPSCHÜTZ
u. a.). Soweit aus den vorliegenden Beobachtungen geschlossen werden darf,
stellen diese Gebilde trotz des unterschiedlichen histologischen Befundes (s. unten)
eine klinische und genetische Einheit dar, und zwar liegt eine Fehlbildung vor,
an der *alle Teile* des *Bindegewebes* in verschiedenem Ausmaß teilnehmen können
(Bindegewebsorgannaevi GUTMANN).

Klinisch handelt es sich um teils solitäre, teils band- oder streifenförmig bzw. zosterartig
halbseitig oder disseminiert symmetrisch auftretende Gebilde. Sie bestehen aus wechselnd
zahlreichen, zu Gruppenbildung neigenden, aber niemals zusammenfließenden Einzel-
effloreszenzen von 1—2 mm Größe, rundlicher oder polygonaler, die Haut kaum oder wenig
überragender Gestalt und flacher oder leicht gewölbter Oberfläche. Sie sind von ziemlich
derber Konsistenz, gelblich-weißer bis schneeweißer Farbe, entwickeln sich meist schon in
frühester Jugend und bleiben in der Regel unverändert bestehen. Vereinzelt werden zarte
fleckförmige Atrophien beschrieben, die vielleicht aus den Naevi hervorgegangen sind (SACHS).

Auf Grund ihres geweblichen Aufbaus kann man mit GUTMANN *zwei verschiedene Typen* unterscheiden. In der einen Gruppe ist eigentlich nur das *kollagene
Gewebe* beteiligt (s. Abb. 119); es ist hypertrophiert und homogenisiert (LIP-

SCHÜTZ, SACHS). In den anderen Fällen beherrschen Veränderungen am *elastischen* Gewebe das Bild (LEWANDOWSKY, WITH-KISSMEYER, MONTPELLIER-LACROIX, GUTMANN u. a.) (s. Abb. 118), oder auch beide Anteile sind in gleichem Maß betroffen (LUTZ). Ein weiterer Unterschied, nämlich Sitz der jeweiligen Veränderungen in den obersten Cutisschichten in einem Teil der Fälle, und im Gegensatz dazu, Beschränktbleiben auf die unteren Cutisanteile in anderen Fällen (LIPSCHÜTZ), Vermehrung der glatten Muskulatur bei den einen, nichts Derartiges bei den anderen, scheint nicht tiefgreifend genug, um daraus die Berechtigung zu einer weiteren Trennung abzuleiten. Es dürfte sich hier schließlich um nichts anderes handeln, als um das, was wir unten für die Pathogenese der weichen Naevi

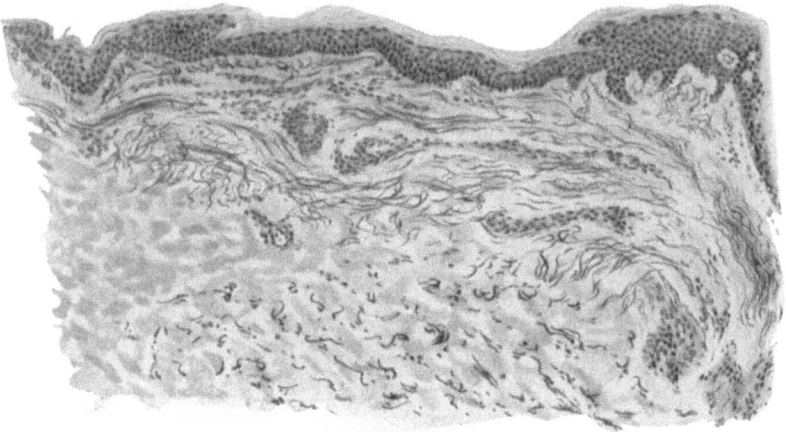

Abb. 118. *Bindegewebsnaevus.* Vorherrschend Veränderungen des *elastischen* Gewebes; links elastinfreier Abschnitt, rechts unregelmäßige Häufung und Zerfall zarter und grober elastischer Fasermassen. O = 77:1; R = 77:1. (Sammlung GUTMANN.)

ausführlich besprechen werden und wie es für die Bindegewebsnaevi erstmalig GUTMANN betont hat: daß nämlich derartige Fehlbildungen an allen Abkömmlingen des Mesoderms auftreten können. Daraus geht ohne weiteres hervor, daß sowohl alle Abschnitte der Cutis daran beteiligt sein können, als auch das eine Mal Veränderungen des elastischen, ein anderes Mal des kollagenen Gewebes im Vordergrunde stehen.

In den Fällen, wo die Veränderung sich in erster Linie auf das *elastische Gewebe* beschränkte (LEWANDOWSKY, WITH-KISSMEYER, MONTPELLIER-LACROIX, GUT-MANN u. a.), finden sich schwere Störungen im Aufbau der elastischen Fasern, und zwar in erster Linie innerhalb des Stratum papillare und subpapillare. Es handelt sich dabei sowohl um einen mehr oder weniger ausgeprägten Mangel, als auch eine Zerstörung des elastischen Gewebes (s. Abb. 118). Es fehlen die elastischen Fasernetze des Stratum subpapillare sowie die in die Papillen aufsteigenden Fasern. Neben völlig elastinfreien Abschnitten findet man zahlreiche zarte Fasern und Faserreste, daneben einzelne gröbere und dichter gefärbte, unregelmäßige Bündel und Knäuel, sowie schließlich mannigfache Reste der Elastica in Gestalt mehr oder weniger runder Gebilde von Kern- oder auch Zellgröße, die entweder homogen erscheinen oder auch bei stärkerer Vergrößerung ein sehr dichtes, unentwirrbares Elastingeflecht aufweisen.

Eine derartig ausgeprägte Umgestaltung des elastischen Apparates (LEWAN-
DOWSKY, GUTMANN, BLAICH u. a.) findet sich jedoch nicht immer vor. Manchmal
handelt es sich nur um eine außerordentliche Armut, um nicht zu sagen ein völliges
Fehlen der Elastica im Stratum papillare und subpapillare, sowie in der oberen
Cutis. An den Follikeln entlang kann diese Veränderung noch etwas tiefer in die
Cutis hinabreichen (GUTMANN). Inwieweit eine Veränderung des kollagenen
Gewebes bei diesen Fällen kennzeichnend ist (dichtere Fügung der Bindegewebs-
fasern, GUTMANN, BLAICH u. a.), inwieweit eine Vermehrung und Vergrößerung

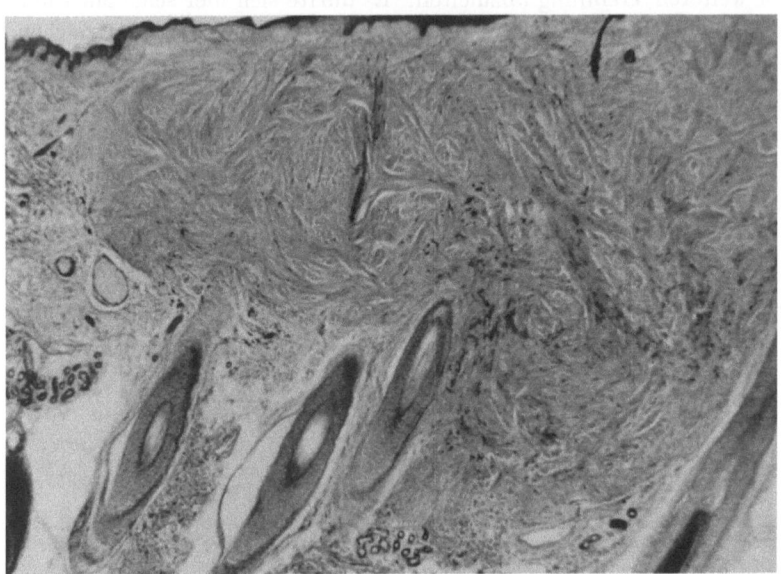

Abb. 119. Bindegewebsnaevus (♂, 54jähr., Schläfe). Vorherrschende Veränderungen des kollagenen Gewebes.
Auftreten breiter homogener Bindegewebsbündel in der mittleren Cutis. Am rechten unteren Bildrand mit
Melanin beladenen Zellen (Blauer Naevus ?). Hämatoxylin-Eosin. O = 125:1.

glatter Muskelfasern vorkommt — diese finden sich teilweise ohne irgendeinen
Zusammenhang mit den Haarfollikeln (LEWANDOWSKY, SACHS, GUTMANN)—, läßt
sich an Hand der wenigen bekanntgewordenen Fälle auch heute noch nicht end-
gültig entscheiden. Man muß sich daher auf die einfache Anführung beschränken.
Das gleiche gilt auch für die acidophilen Granula und granulaartigen basophilen
Gebilde, die SACHS im Papillarkörper bei seinen Fällen nachwies.

Die Fälle muß man allerdings mit jenen von LIPSCHÜTZ in eine zweite Gruppe
einreihen, bei denen die *Veränderungen am kollagenen Gewebe* das Bild beherrschen (s. Abb. 119). In den mittleren und tieferen Coriumanteilen finden sich
ziemlich scharf umgrenzte, dicht gefügte hypertrophische Bindegewebsbündel,
die wie gequollen oder homogenisiert aussehen. SACHS beschreibt seine beiden
Fälle als gekennzeichnet durch eine umschriebene Hyperplasie und Homogenisierung des rarifiziert erscheinenden kollagenen Bindegewebes im Stratum papillare.
Veränderungen der elastischen Fasern waren bei dieser letzten Gruppe weniger
nachzuweisen, abgesehen von jenen geringen Unterschieden gegenüber der Norm,
die SACHS an den Stellen beobachten konnte, die der in einzelnen Efflorescenzen
schon klinisch nachweisbaren Atrophie entsprachen.

Fuss erwähnt — neben einem im Papillarkörper eigenartig feinschollig hyalin-
degenerierten kollagenen Bindegewebe — besonders um die leicht gequollenen
Gefäßwände eine Anhäufung kleinzelliger, vor allem plasmacellulärer Elemente
bei reichlicher Elastica.

Differentialdiagnostisch erhebt sich die Frage, inwieweit die durch Veränderungen des elastischen Gewebes gekennzeichneten Bindegewebsnaevi mit
dem Pseudoxanthoma elasticum in Beziehung zu bringen sind (GUTMANN).
Doch handelt es sich bei dem letzten um eine Erkrankung des elastischen Systems
des ganzen Körpers. Mit der zur Sklerodermie gehörigen „White spot disease"
der „Weißfleckenkrankheit" wie auch mit dem Lichen albus (v. ZUMBUSCH)
bestehen keine Zusammenhänge.

Anhangsweise sei hier eine eigenartige, von E. HOFFMANN und ZURHELLE als

Naevus lipomatodes cutaneus superficialis

beschriebene Naevusform erwähnt. Sie fand sich an der linken Glutäalgegend eines Mannes,
bestand von Geburt an und setzte sich aus zahlreichen einzelstehenden, in der Mitte weitgehend zusammengeflossenen, die Haut leicht überragenden flachen Gebilden von gelblicher
Farbe zusammen. Makroskopisch erinnerte der Naevus am meisten an einen Talgdrüsennaevus; *mikroskopisch* handelte es sich jedoch um eine *Einlagerung von Fettzellhaufen in die
oberen Schichten der Cutis* ohne Zusammenhang mit dem subcutanen Fettgewebe und ohne
Beziehung zu den völlig unveränderten Anhangsgebilden der Epidermis. In unmittelbarer
Nähe dieser Fetteinlagerungen war das *elastische Gewebe geschwunden*, während das kollagene
Gewebe insoweit verändert erschien, als es aus gegenüber der Norm sehr viel zarteren Fasern
aufgebaut war, die bei entsprechender Färbung (polychromes Methylenblau) metachromatisch
rot gefärbt wurden. Ähnliche, wenn auch nicht ganz entsprechende Beobachtungen werden
von BROCQ, RIST, DARIER u. a. erwähnt (s. HOFFMANN und ZURHELLE). In den sonst sehr
ähnlichen Fällen von ROBINSON und ELLIS und von THÖNE fehlten im Gegensatz zu denen
von NIKOLOWSKI die Veränderungen des umgebenden Bindegewebes. THÖNE fand die elastischen Fasern im Bereich der Fettzellen etwas spärlich, aber im übrigen normal. K. H. HOLTZ
sah bei seinem eindrucksvollen Fall eine Entwicklung des Fettgewebes in der Umgebung
der Venolen in einer Form, wie sie nach WASSERMANN embryonal auch beim subcutanen
Fett aus den Primitivorganen erfolgt.

c) Weiche Naevi.

Nach dem *klinischen* Verhalten kann man bei den „weichen Naevi im engeren Sinne"
verschiedene Formen unterscheiden, die sich in erster Linie aus der Beschaffenheit ihrer
Decke ergeben. Man kann auch hier verruköse von rein *weichen* Formen trennen, von denen
die ersten besonders häufig „systematisiert" auftreten. Eine weitere Unterscheidungsmöglichkeit ist die, welche gleichzeitig den Pigmentgehalt berücksichtigt. Sie hat sich praktisch am besten bewährt, obwohl sich hinter den verschiedenen Formen dieser pigmentierten
Naevi histologisch voneinander erheblich abweichende Dinge verbergen (s. unten). Man pflegt
als flache glatte Naevi *(Naevi spili)* jene Formen zu bezeichnen, bei denen die an und für sich
unveränderte Haut von ihrer Umgebung lediglich durch eine wechselnd starke Pigmentierung
abgehoben ist. Diese braunen bis schwarzen Flecken sind von verschiedener Gestalt und
Größe und treten in jedem Alter auf. Sie stehen sicherlich unter ähnlichen Einflüssen wie die
gesamte Pigmentbildung im Organismus. Die größeren, unregelmäßig geformten, bis zu
handtellergroßen *Leberflecke* werden dabei von den linsengroßen *Lentigines* unterschieden. Von
diesen findet man alle Übergänge zu den über die Haut hervorragenden, pigmentierten,
weichen oder warzenförmigen und schließlich den mit Haaren besetzten *Naevi pilosi*.

Zu den reinen Pigmentnaevi zählt man ferner die „*blauen Naevi*" JADASSOHNS und die
diesen histologisch völlig entsprechenden „*Mongolenflecke*" (s. diese).

Im Bereich der glatten Naevi zeigt sich klinisch keinerlei Veränderung, weder der Hautstruktur noch der Hautfunktion. Die warzenförmigen und weichen Naevi haben eine mehr

oder weniger veränderte, unebene höckerige Oberfläche, die schließlich bei den geschwulstartigen Naevi zu einer wechselnd ausgedehnten Vorwölbung, bei den linearen Naevi zu
strichförmigen, in ihrer Anordnung vielfach Hautmetameren entsprechenden Gebilden führt.
Sie bestehen allerdings meistens (s. oben) aus harten verrukösen, mehr oder weniger scharf
abgesetzten Gebilden. Sie sind vereinzelt auf den Schleimhäuten aufgetreten. Abnorme
Behaarung findet sich bei weitem häufiger bei den papulösen, geschwulstartigen als bei den
flachen Naevi. Gelegentlich werden Riesennaevi (Tierfellnaevi, Schwimmhosennaevi)
beschrieben.

Pigmentflecke auf der Mundschleimhaut kommen bei verschiedenen Systemerkrankungen, aber auch schon normalerweise vor, ohne daß es bei den wenigen

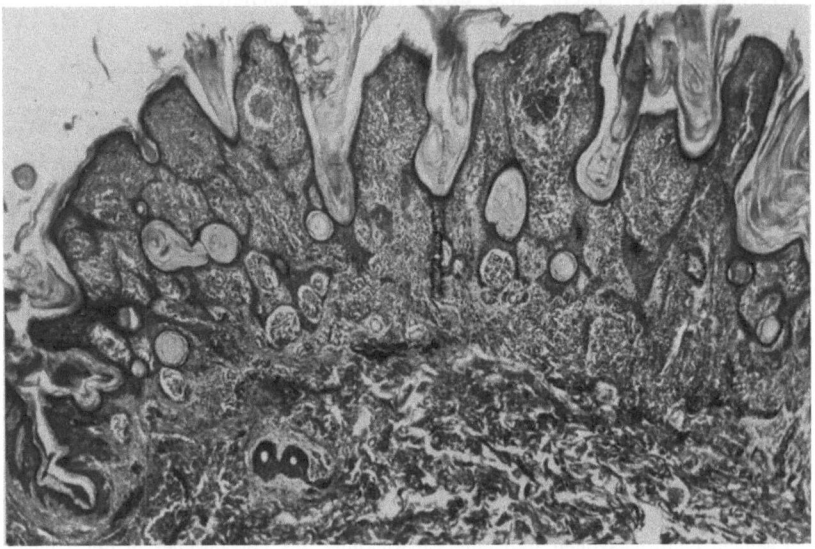

Abb. 120. Verruköser Naevus pigmentosus (♀, 18jähr., Rücken). Hämatoxylin-Eosin. O = 30:1.

histologischen Untersuchungen möglich wäre, bestimmte Krankheiten abzugrenzen, wie etwa das Syndrom von PEUTZ (TROXELL).

Histologisch bestehen zwischen den glatten pigmentierten Naevi und den
papulösen Formen gewöhnlich erhebliche Unterschiede, die sich vor allem darin
äußern, daß die bei den letzten vorhandenen, als kennzeichnend angesehenen
„Naevuszellen" bei jenen fehlen. Es ist jedoch nicht zu bezweifeln, daß man histologisch alle Übergangsformen von den einen zu den anderen beobachten kann,
wie auch papulöse und systematisierte Formen *ohne* Naevuszellen bekanntgeworden sind (OKAMURA, POLLAND u. a.). Auf diese Feststellung sei wegen ihrer Bedeutung für die Naevogenese hier schon ausdrücklich hingewiesen.

Beim *einfachen, glatten, pigmentierten Naevus* beschränkt sich die Abweichung
von der Norm vielfach lediglich auf eine *Vermehrung des Pigments* im Stratum
basale. Dieses findet sich hier, durchaus entsprechend der normalen Pigment-
verteilung, innerhalb der Zellen, vielfach dem Kern haubenartig zur Oberfläche
hin aufsitzend. Irgendeine Veränderung der epithelialen Zellen selbst läßt sich
dabei morphologisch nicht feststellen; funktionell und auch für die Beurteilung
der Naevogenese von einer gewissen Bedeutung scheint die Beobachtung, daß in
jüngsten derartigen Naevi spili, wie man sie nicht eben selten bei aufmerksamer

Beobachtung auch beim Erwachsenen feststellen kann, die BLOCHsche *Dopa-reaktion* sehr viel intensiver ausfällt, als man dies nach dem Pigmentgehalt zunächst erwarten sollte. Eine Verlängerung der Epithelleisten, wie sie POLLIO u. MONTGOMERY und KERNOHAN erwähnen, ist tatsächlich manchmal zu beobachten.

Der Pigmentgehalt des im übrigen nicht veränderten Coriums wechselt von nur wenigen Schollen und Körnern bis zu zahlreichen, dicht gelagerten Pigmenthaufen. Dabei findet sich der Farbstoff, das Melanin, so gut wie immer intracellulär. Eine gelegentlich zu beobachtende zwischenzellige Lagerung mag zum Teil auf mechanische Ursachen — Verschleppung der Pigmentkörner bei Herstellung der Schnitte —, zum Teil aber auch wohl auf wirklichen Pigmenttransport zurückzuführen sein, wie er ja wiederholt beschrieben wurde (JADASSOHN u. a.). Es sei ausdrücklich betont, daß in derartigen Flecken besondere Beziehungen dieser pigmenttragenden Zellen zu Blut- oder Lymphgefäßen nicht festzustellen sind. Sie finden sich in deren Nähe durchaus nicht häufiger als in dem ganzen Bezirk.

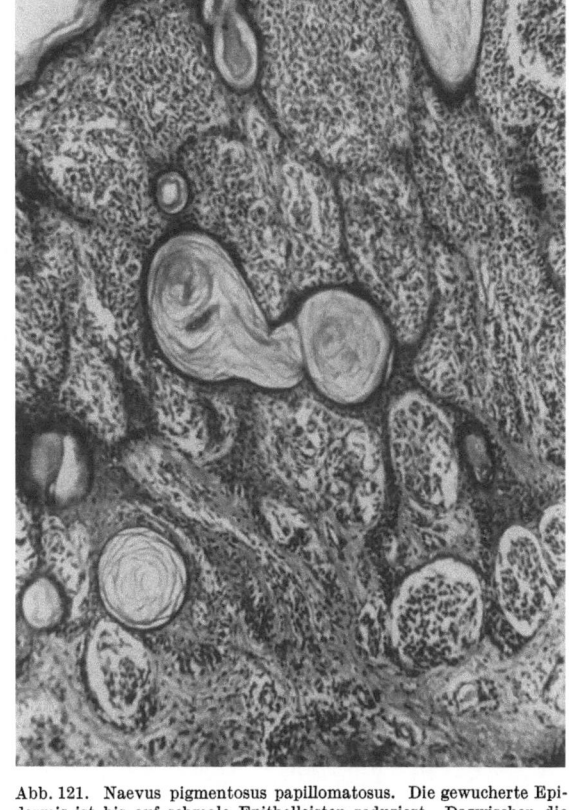

Abb. 121. Naevus pigmentosus papillomatosus. Die gewucherte Epidermis ist bis auf schmale Epithelleisten reduziert. Dazwischen die Cutis völlig von Naevuszellen angefüllt. Rechts unten erkennt man Naevuszellnester noch im Zusammenhang mit der Epidermis (gleicher Fall wie Abb. 120). Hämatoxylin-Eosin. O = 80:1.

Der Vollständigkeit halber sei daran erinnert, daß der histologische Bau dieser Naevi spili durchaus demjenigen der *Epheliden* entsprechen kann (s. Bd. I, S. 219 und s. unten). Auch bei jenen dürfte es sich daher um eine keimplastisch bedingte, verschiedene Veranlagung umschriebener Hautbezirke, d. h. verschiedene Pigmentbildungsfähigkeit, handeln (JESIONEK). Die Abhängigkeit ihrer Entwicklung von aktinischer Energie ließ jedoch ihre Anführung an jener Stelle berechtigt erscheinen.

Der gewebliche Aufbau der *Lentigines* berechtigt durchaus zu der bereits in klinischer Hinsicht vertretenen Anschauung, daß wir es bei ihnen mit *Übergangsformen* von den Naevi spili zu den pigmentierten weichen Naevi zu tun haben. In einem Teil dieser klinisch sicher als Lentigines anzusehenden Gebilde finden sich nämlich die kennzeichnenden Naevuszellen nicht vor, wie dies schon POLLIO

festgestellt hat. Von den einfachen Naevi spili unterscheiden sie sich jedoch durch
einen stärkeren Pigmentgehalt sowohl der Basalzellschicht als auch vor allem des
Coriums. Dazu kommt hier im Gegensatz zu dort eine deutliche *Wucherung der*
Epidermisleisten in Gestalt tief in das Bindegewebe hinabreichender, unregelmäßiger Gebilde. Als besonders bemerkenswert erscheint das Auftreten protoplasmaarmer, pigmentfreier Zellen mit länglich ovalen, gelegentlich runden,
schwächer oder stärker färb-
baren Kernen, die einmal deutlich perivasculäre Anordnung
zeigen, in anderen Fällen wieder das Bindegewebe diffus
durchsetzen. Sie unterscheiden
sich also von den gleich zu erwähnenden typischen Naevuszellen morphologisch. Eine
Entscheidung ob es sich um
eine Naevuszelle oder eine
Bindegewebs- oder eine zum
Nervengewebe gehörige Zelle
handelt kann im Einzelfalle
sehr schwer, wenn nicht unmöglich sein.

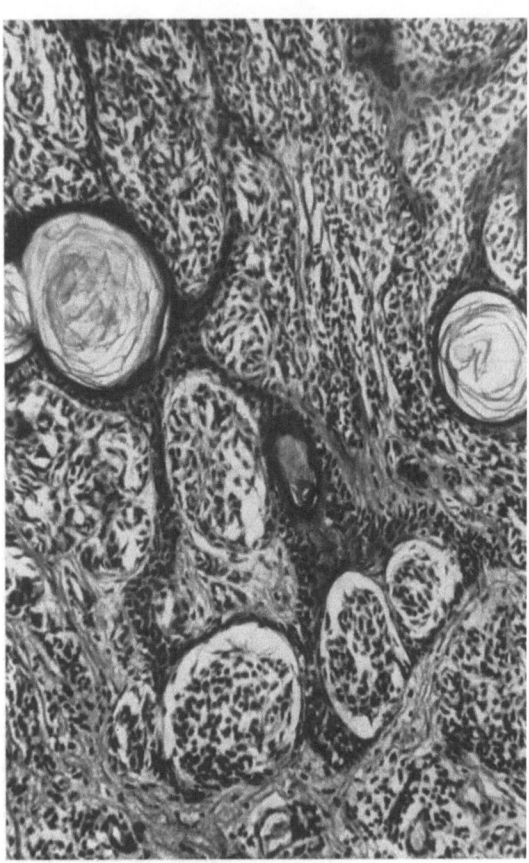

Abb. 122. Ausschnitt aus voriger Abbildung. Man erkennt deutlich nervenendkörperchenartige Wucherungen der Naevuszellen
innerhalb der gewucherten Epithelleisten. O = 125:1.

Man findet durchaus nicht
selten Gebilde, die klinisch nur
als Lentigines, wegen ihres
histologischen Aufbaues jedoch als weiche Naevi zu bezeichnen sind, was durch die
Entwicklung der Naevi (siehe
unten) verständlich wird. Als
kennzeichend betrachtet man
allgemein jene in Haufen, in
runden Nestern, in parallel zur
Hautoberfläche verlaufenden
Strängen oder auch vereinzelt
im Corium liegenden, epithelähnlichen Zellen, die *Naevus-*

zellen. Sie sind von runder oder ovaler Gestalt, entsprechen in der Größe den
Epidermiszellen und enthalten in einem nur wenig gefärbten leicht acidophilen
hellen Protoplasma einen bläschenförmigen, epithelähnlichen Kern mit einem
oft sehr großen Nucleolus, manchmal auch mehreren. Auf das Vorkommen
vacuoliger Naevuszellen sowie Einlagerung von Fetten und fettähnlichen Körpern
und cholesterinartigen Kristallen in den noch zu erwähnenden Riesenzellen hat
FEYRTER hingewiesen. Neben diesen klassischen Formen findet man in anderen
weichen Naevi jedoch kleinere, mehr abgeplattete, mehr oder weniger ovale Zellen,
welche die ganze Cutis in schmaleren oder breiteren Zügen oder auch unregelmäßig
begrenzten Haufen, und oft in den verschiedensten Richtungen, bis in die tieferen

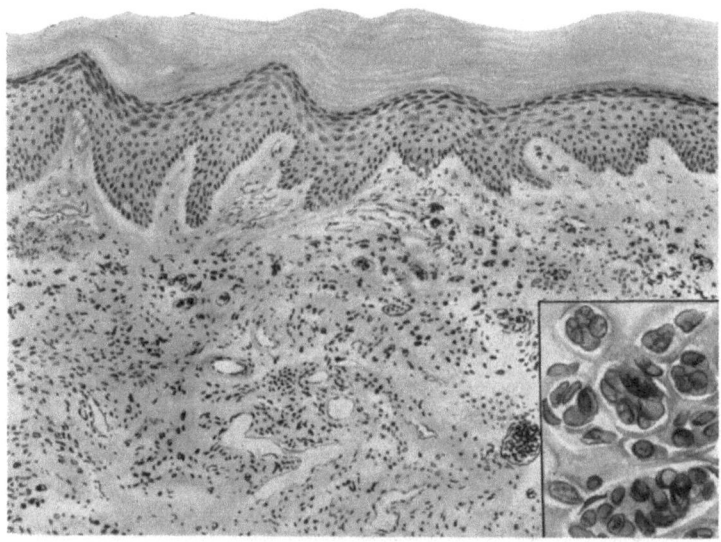

Abb. 123. *Weicher „ruhender" Naevus* (♂, 32jähr., Handrücken). Übersichtsbild. Hornschicht verdickt (?), Epidermis und Papillarkörper im übrigen unverändert. In der Cutis zahlreiche Naevuszellen, einzeln, in Strängen, Nestern, zum Teil in riesenzellartiger Anordnung. Rechts Riesenzellhaufen. O = 77:1; R = 77:1 bzw. O = 560:1; R = 560:1.

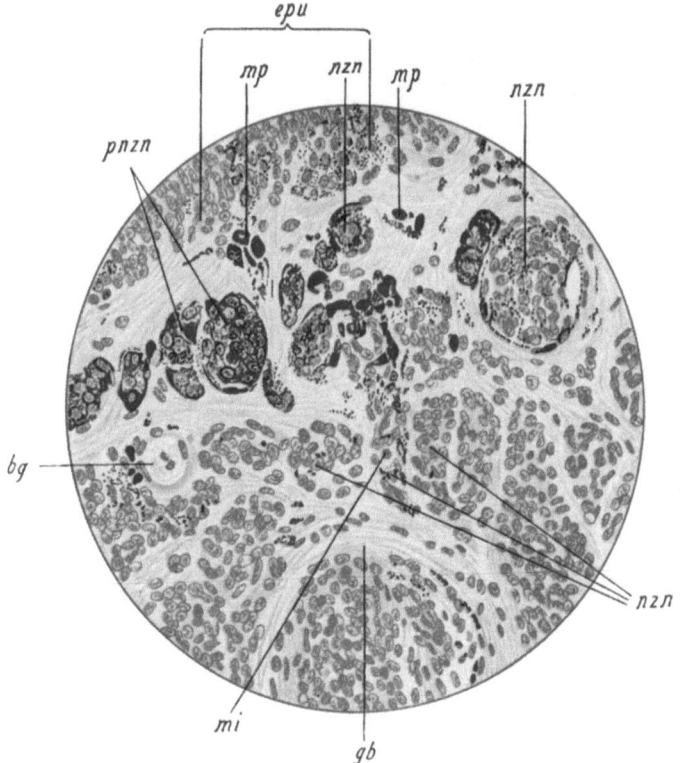

Abb. 124. *Zelliger pigmentierter Naevus.* *epu* Epithelunterfläche; *mp* melanotisches Pigment; *nzn* Naevuszellennest; *pnzn* pigmentiertes Naevuszellennest; *bg* Blutgefäß; *mi* Mitose; *gb* geschichtetes Bindegewebe. (Sammlung ARNDT.)

Schichten durchsetzen. Andererseits reichen schmalere Stränge oft bis in die
Papillen und gar zur Epidermis hinauf. Der Protoplasmaleib dieser Zellen ist
manchmal so schmal, daß Kern neben Kern zu liegen scheint. Sämtliche Übergangsformen zu den eigentlichen, oben beschriebenen Naevuszellen und diese
selbst finden sich jedoch auch in solchen Fällen vor, wenn auch meist in wechselnder Zahl. Werden diese Übergangsformen aber nicht gefunden, und das ist
doch in größeren Untersuchungsreihen häufiger der Fall, so erinnern jene scheinbaren Kernhaufen mehr an geschwollene nackte Bindegewebskernmassen als an
epitheliale Gebilde. Während die typische Naevuszelle ein wohl gekennzeichnetes

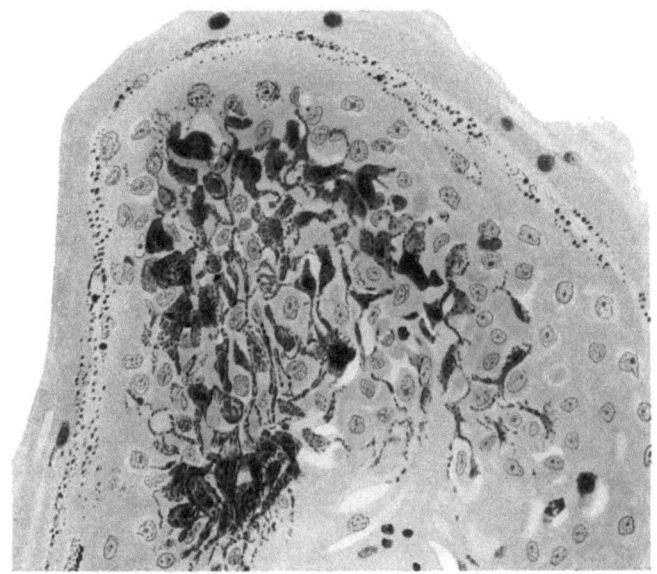

Abb. 125. Dendritenzellen in proliferierendem Naevus. (Sammlung Br. Bloch.)

Gebilde darstellt, ist gerade in solchen Fällen die Frage: wo hört, rein morphologisch betrachtet, die Naevuszelle auf und wo fängt die Bindegewebszelle an,
kaum genau zu beantworten (Fick).

Naevi mit deutlicher „Abtropfung" und sarkomartiger Anordnung der Naevuszellen in
der Cutis hat Miescher als *fasciculären Spindelzellnaevus* hervorgehoben. Gelegentlich
kommen solche Fälle in Art der sog. „Juvenilen Melanome" vor (Steigleder und Wellmer,
s. auch S. 426). Die Diagnose ist dann histologisch sehr erschwert, wenn Melanin vermißt
wird (Gertler). Auf die Ähnlichkeit der Gertlerschen Fälle mit dem Fall 1 von Steigleder und Wellmer sei hingewiesen.

Unna deutete die Anwesenheit der Naevuszellen im Sinne der Keimversprengungstheorie
von Cohnheim als während des embryonalen Lebens verlagerte Keime. In diesem Sinne
schien die Überzahl von Haarbälgen zu sprechen, die vielfach beobachtet wird (Abesser).

Überall dort, wo dieser weiche Naevus pigmentiert ist, findet sich das Pigment,
ein Melanin, in unregelmäßig gestalteten, vielfach sternförmig verästelten, wechselnd großen Zellen, teils in vereinzelten Körnern, teils in groberen Schollen und
Haufen.

Wie verhalten sich nun die typischen Naevuszellen zu diesen verästelten, *pigmenttragenden
Zellen?* Handelt es sich hier um verschiedene Entwicklungsformen derselben Zellgattung

oder sind es zwei ganz verschiedene Zellarten? Die Beantwortung dieser Frage hängt eng zusammen mit der Entscheidung der Genese jener Zellen. Sie hat um so größere Bedeutung gehabt, als man früher versuchte, auf diese Weise die Frage nach der Herkunft des melanotischen Pigments überhaupt zu beantworten. Gerade diese pigmenttragenden Zellen haben die Ansicht einer mesodermalen Abstammung der Naevi gestützt, und zwar auf der Annahme fußend, daß alle polymorphen und verästelten Pigmentzellen der Naevi als mesodermale Chromatophoren anzusehen seien (RIBBERT). Diese pigmenttragenden Zellen finden sich meist nicht in jenen typischen Naevuszellnestern, sondern — und dies gilt namentlich für die größeren Naevi — vornehmlich in dem die Naevuszellnester umgebenden Bindegewebe. In jüngsten Entwicklungsstadien der Naevi fällt diese verschiedene Lagerung der Zellen allerdings um so weniger auf, als in diesen auch die *pigmentführenden Zellen in allen Übergangsformen von mehrfach verästelten, sternförmigen, durch spindelige und ovale bis schließlich zu den runden typischen Naevuszellen vorkommen.* Die Anhänger einer mesodermalen Naevogenese betrachteten die verzweigten großen Pigmentzellen, deren mesodermale Herkunft sie für bewiesen ansahen, als Mutterzellen aller pigmentierten und unpigmentierten Naevuszellen und diese letzten als unvollkommen entwickelte Jugendformen der ersten.

Von entscheidenderer Bedeutung war jedoch die Feststellung BLOCHs und seiner Schule, daß die *Naevus*zellen, ganz besonders im Beginn der naevoiden Umwandlung, eine sehr stark ausgesprochene *Pigmentbildungsfähigkeit* besitzen, und zwar gilt dies in erster Linie für die intraepidermalen Naevuszellnester, während entsprechend der Abnahme der Pigmentmenge nach der Tiefe der Cutis zu, auch die Stärke der Dopareaktion hier abnimmt. Danach muß man also die pigmenttragenden Naevuszellen des Coriums als Melanoblasten und damit die *Herkunft von Zellen der Neuralleiste* nach den entwicklungsphysiologischen Untersuchungen von WILLIER und RAWLES, DU SHANE u. a. als gegeben ansehen.

Mit dieser Auffassung wird die schon von SOLDAN 1896 vertretene aber unter dem Einfluß der Lehren von UNNA damals nicht beachtete neurale Herkunft der Naevuszellen bestätigt. Auch E. HOFFMANN hatte an die neurale Abstammung von Naevuszellen gedacht. Die Herkunft der pigmentbildenden Zellen aus der Neuralleiste würde sehr gut deren Potenz zur *Bindegewebsbildung* verstehen lassen, da sich aus der Neuralleiste neben den SCHWANNschen Zellen, den Grenzstrangganglien, und den Paraganglien, auch Bindegewebe herleiten läßt.

Unabhängig von den Ergebnissen von SOLDAN hatte 1926 MASSON seine Untersuchungen durchgeführt, die später von STOUT, EWING, FOOT, MIESCHER und v. ALBERTINI, BECKER, EBERT u. a. bestätigt wurden. Auch FEYRTER und JOHN sind sich über die Herkunft der Naevuszellen von den Nerven zugehörigen Elementen einig, der erste leitet sie von den Zellen des Perineuriums her, die er als neuroendotheliale bezeichnet.

JOHN nimmt an, daß die Epidermis bei der Naevusbildung mit der Entwicklung einer neuen Zellform reagiere, den *Stalagmocyten*, die sich nur in der Versilberung darstellen. Diese sollen weder mit den Dendritenzellen noch mit den LANGERHANS-Zellen identisch sein und vielleicht sekretorische Funktionen haben, eine Auffassung, die der weiteren Bestätigung bedarf. JAEGER hält sie für Artefakte, während FERREIRA MARQUES die gleichen Zellen sah.

Die Befunde von MASSON werden den modernen entwicklungsphysiologischen Erkenntnissen ebenso gerecht, wie den früher erhobenen, die sich, einschließlich der Konzeption der ,,*Abtropfung* von UNNA'', als richtig bestätigt haben, nur daß ihre Auslegung heute als falsch angesehen werden kann. Meinungsverschiedenheiten sind wohl im wesentlichen darauf zurückzuführen, wie auch MIESCHER betont, daß eine einwandfreie geeignete Fixierung und eine entsprechende Färbung (z. B. Bouin, bzw. die Trichromfärbung nach MASSON) erforderlich sind, um zu den Befunden von MASSON zu gelangen, vielleicht konnten auch deshalb manche Forscher nicht oder nur in einem Teil ihrer Fälle eine Herkunft von

Naevuszellen aus den *Cellules claires*, den Bläschenzellen KROMAYERs, den Melanoblasten KREIBICHs, bestätigen.

Erfahrene Untersucher wie ALLAN und SPITZ halten an der alten Konzeption der Abtropfung von Epithelzellen im Sinne UNNAS fest. Es seien neben einer ausführlicheren
Darstellung der Konzeption MASSONS einige Befunde erwähnt, die UNNA und andere Forscher
zu — aus der heutigen Sicht — Fehlschlüssen veranlaßt haben. Ein Eingehen auf die älteren
Theorien erübrigt sich um so mehr, als bereits in der 1. Auflage auf ihre Mängel hingewiesen
wurde.

MASSON betrachtet die *Pigmentnaevi* als eine Fehlbildung, die den Tastkörperchen entspricht. Die Naevuszellen entstehen aus 2 Quellen: den Melanoblasten —
vielleicht besser als Melanodendrocyten, deren unreife Vorstufen die Melanoblasten sind (MONTGOMERY und Mitarbeiter), bezeichnet — und den SCHWANNschen

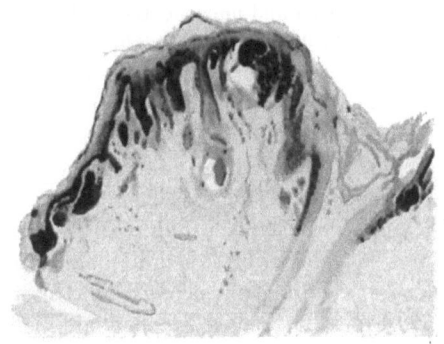

Kernen der Nervenendigungen in der
Haut. Der Beginn ist in einer übermäßigen Produktion von Pigment in der
Epidermis zu sehen vielleicht mit Ab-
gabe an die Epithelzellen. Die Vermehrung der pigmentbildenden Elemente
ist ein zweiter Schritt. Die enge Nachbarschaft mit den Basalzellen sowie
die Weitergabe des Pigmentes an diese
haben zu dem Fehlschluß geführt, als
ob die Epidermiszellen selbst unmittelbar beteiligt seien.

Abb. 126. Naevus im Wachstum. Dopareaktion. Starke
Dopareaktion der abtropfenden Naevuszellhaufen.
(Sammlung BR. BLOCH.)

Die *Naevi pigmentosi* sind Mißbildungen,
„an denen *alle Bestandteile des Integuments
teilnehmen können*" (MASSON), eine Auffas-
sung, wie sie schon in der 1. Auflage vertreten wurde. Sie wird erklärt durch die Erkenntnis
der Entwicklungsphysiologie, daß sich Gewebe gegenseitig beeinflussen und von übergeord-
neten Zentren gemeinsam beeinflußt werden können (s. dazu STARCK), wie dies z. B. in der
allgemeinen Pathologie von BÜCHNER oder von STEIGLEDER bei den Syringomen und bei der
Poikilodermia vascularis atrophicans dargestellt wurde.

Neben den nervösen Anteilen spielen die übrigen, wie Epidermis, Haare,
Gefäße, Drüsen und Bindegewebe nur eine sekundäre Rolle. Die Annahme ist
wohl erlaubt, daß die alten untergehenden Melanodendrocyten, die mit der Hornschicht abgestoßen werden, *nur* ersetzt werden durch amitotische Teilung entsprechender jüngerer Zellen, die man öfters antrifft im Gegensatz zu der sehr
seltenen mitotischen.

Die Entwicklung der weichen Naevi kann nur verstanden werden, wenn das
Alter dieser Gebilde und das der Träger berücksichtigt wird, wobei bekannt ist,
daß sie in jedem Alter auftreten können.

Der beginnende Naevus ist durch die bereits erwähnten Stadien ausgezeichnet,
vermehrte Pigmentbildung und Proliferation der Melanodendrocyten, die nicht
mehr zwischen den Basalzellen angeordnet sind, sondern sie von den Stachelzellen
abtrennen und auch zwischen diese vordringen, während sie zugleich Pigment
an die Basalzellen und an Melanophoren in der Cutis abgeben. Der Gestalt-
wechsel, den die Zellen neuraler Herkunft dabei durchmachen und das Auftreten
von Pigment in Melanophoren, also Bindegewebselementen, machen Verwechslungen verständlich, obwohl bereits früher an dieser Stelle ausgeführt wurde,

daß, wie man aus Gewebekulturen weiß, die Form von Zellen sehr stark von ihrer Umgebung beeinflußt wird. Ein weicher Naevus mit dem angegebenen Aufbau kann ohne je maligne zu entarten in der gleichen Form bestehenbleiben. Er würde dem entsprechen, was in der amerikanischen Literatur als „Junction Nevus" bezeichnet wird. Wir stimmen LUND und STOBBE, MONTGOMERY und S. W. BECKER u. a. darin völlig zu, daß dieser Name schleunigst fallen gelassen werden sollte, da er mit ganz verschiedenen Dingen verbunden wird und damit ihm nicht eine prognostische Bedeutung zukommen kann. Die sog. *Juvenilen Melanome* sind wahrscheinlich nichts anderes, als solche „aktiven" Naevi, wie

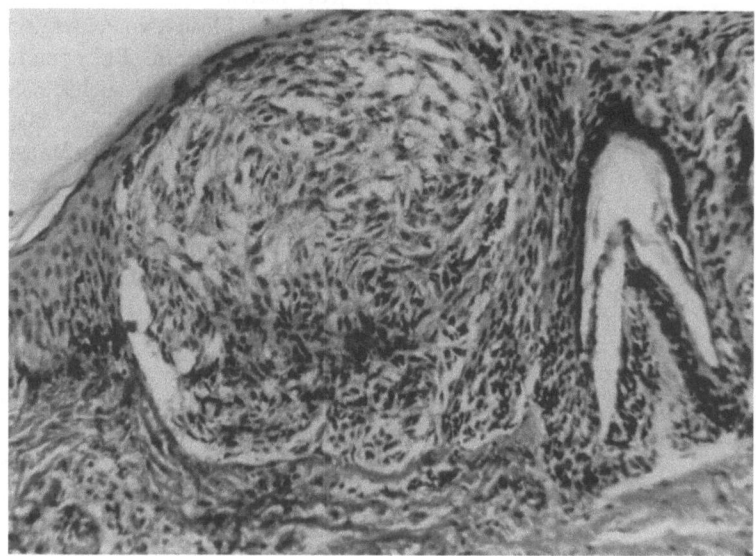

Abb. 127. Naevus pigmentosus in aktivem Stadium in der Epidermis und an der Epidermis-Cutisgrenze. „Junction type" (♀, 2jähr., Stirn). Van Gieson. Vergr. 125mal.

sehr deutlich eigene Fälle zeigen. Ausführlich wird auf diese Tumoren bei der Differentialdiagnose des malignen Melano(blasto)m einzugehen sein (s. S. 426).

Bei der Entstehung des *weichen Naevus* in Epidermis und Cutis, dem „Compound Nevus" der amerikanischen Literatur, haben wir es nun nach MASSON mit einem Gebilde zu tun, daß sich — wie bereits erwähnt — aus den beiden Ausgangszellen, den Melanodendrocyten und den SCHWANNschen Kernen bildet. Dabei *tropfen* von der Epidermis Elemente in die Cutis ab, wie dies UNNA in so glänzender Weise dargestellt hat.

Das was an der UNNAschen Konzeption sich geändert hat, ist nur die Herkunft der Zellen aus Elementen, die von der Neuralleiste herstammen. Auch die Auffassung des rein dermalen Naevus als ruhenden, des epidermalen und „abtropfenden" als noch aktiven ist keineswegs neu, sondern schon damals diskutiert worden.

MASSON nimmt eine entsprechende Auswanderung von Zellen aus den Ausführungsgängen der Schweiß- und Talgdrüsen an. Er weist besonders darauf hin, daß die ganz jungen Naevuszellen sich noch nicht versilbern lassen.

Die Proliferation der SCHWANNschen Kerne soll *rein* amitotisch erfolgen zunächst innerhalb der HENLEschen Scheide, die später durchbrochen wird. Daraus wird die Auffassung von FEYRTER verständlich, daß es sich um Zellen dieser

Scheide, nämlich neuroendotheliale handelt. Die ausgewanderten Naevuszellen verlieren frühzeitig ihr Pigment. Schließlich hört die Abtropfung auf, der Naevus liegt rein intradermal. Sehr oft lassen sich jedoch bei genauer Untersuchung Verbindungen zur Epidermis nachweisen.

Die pigmentlosen Naevuszellen in der Tiefe der Cutis — nur die in der Nähe der Epidermis liegenden behalten ihr Melanin — werden nach der Konzeption von MASSON den aus den SCHWANNschen Kernen entstandenen völlig gleich und bilden gemeinsam mit diesen ein Syncytium. Jede Zelle hat mit einer anderen

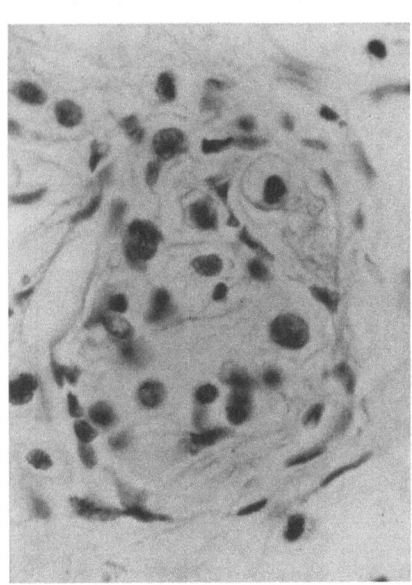

Abschnitte des Plasma gemeinsam. Dabei ist jede isolierte Zelle und jeder Zellkomplex umschlossen von einer „reticulokollagenen" Membran. FEYRTER hält die „kollagene" Natur für nicht sicher erwiesen.

Schließlich können nach MASSON die weichen Naevi noch mehr differenzierte Formen, vergleichbar den MEISSNERschen Tastkörperchen annehmen, es handelt sich um die *Lame foliacée* bzw. die Naevuskörperchen. Die erste ist bedingt durch eine Ausbreitung eines kernhaltigen Naevusareales in Form eines „Blattes", nur daß nicht ein Stiel vorhanden ist, sondern durch die Anastomosen des Plasmas viele Verbindungen zu anderen Zellen bestehen. Reticulokollagene Fasern bedingen eine Unterteilung, die aber nie ganz vollständig ist. Durch Unterteilung und Verdickung entstehen Gebilde *ähnlich* — nicht identisch — den Tastkörperchen.

Abb. 128. Lame foliacée. Hämatoxylin-Eosin.
O = 320:1.

Sie unterscheiden sich z. B. dadurch, daß diese nur an einer Stelle mit dem SCHWANNschen Syncytium in Verbindung stehen. Erwähnt sei in diesem Zusammenhang, daß wie die Autoren auch selbst erwägen und die Abbildungen vermuten lassen, die „*Pacinian Neurofibromata*" von PRICHARD und CUNTER weiche Naevi sind, bei denen derartige Körper überwiegen.

Die Nervenfasern scheinen zu Beginn der Naevusbildung nicht betroffen. Später ziehen durch die Fehlbildung Nerven teils völlig unbeeinflußt, teils fasern sie sich zwischen den Naevuszellen auf, ohne daß es bei der schwierigen Beurteilung derartiger Vorgänge möglich wäre, eine Abweichung sicher festzustellen.

Die Naevuszellen liegen meist in säulenförmig oder alveolär angeordneten Zellsträngen und Haufen, in erster Linie in Papillarkörper und oberem Abschnitt der Cutis. Sie sind „bis auf den fehlenden Stachelpanzer den Deckepithelien sehr ähnlich" (UNNA). Dieser Eindruck wird noch dadurch verstärkt, daß sich manchmal überhaupt keine bindegeweblichen Einlagerungen zwischen diesen Zellen nachweisen lassen. In anderen Fällen hingegen ist der Gehalt an kollagenem und elastischem Gewebe sehr erheblich. Vielfach scheinen die einzelnen Zellen von einer kollagenen Hülle umgeben, ja gewissermaßen als Ausgangspunkt derselben. Gerade derartige Beobachtungen haben den Anhängern der Bindegewebsabstammung dieser Zellen der weichen Naevi immer wieder Anhänger zugeführt. ALLAN und SPITZ sehen neben der Abtropfung den Zellreichtum, das Vorkommen von Riesenzellen und einigen Mitosen für ein Zeichen des noch jugendlichen Naevus, dagegen den Reichtum an Bindegewebselementen als ein solches des älteren an.

In diesem Zusammenhang sei darauf hingewiesen, daß nach den gleichen Autoren an den Händen und Füßen und Genitalien derartige noch Abtropfung zeigende Naevi nahezu ausschließlich vorkommen, und hier — wegen der mechanischen Reizung — besonders leicht zu malignen Melanomen entarten sollen? Die alte Auffassung über aktive epidermale bzw. epidermocutane Pigmentnaevi und ruhende intracutane erfahre eine weitere Stütze durch das Auftreten der ersten Form in Zusammenhang mit dem Auftreten eines malignen Melanoms und wahrscheinlich bei ACTH-Therapie (GOLDMAN und RICHFIELD).

Die *Epidermis* über dem voll entwickelten pigmentierten weichen Naevus ist für gewöhnlich kaum verändert. In seiner unmittelbaren Umgebung findet sich gelegentlich eine vitiligoähnliche Depigmentation, die schon HEBRA bekannte sog. SUTTONsche *Krankheit, Leukoderma acquisitum centrifugum* (v. LESCZINSKI u. a.). Die Hornschicht und das Stratum lucidum sind regelrecht entwickelt. Die Stachelzellschicht zeigt bei „ruhenden Formen" keine nennenswerten Wucherungserscheinungen. In manchen Naevi findet man eine mangelhafte Bildung von *Keratohyalin* (UNNA, FRÉDÉRIC), das sogar manchmal vollständig fehlt. In anderen Fällen wieder kann das Stratum granulosum erheblich verbreitert sein. Die Hornschicht erscheint dann wechselnd verdickt, manchmal geradezu warzenförmig unregelmäßig, ein Befund, der jenen Naevi entspricht, die durch ihre stark zerklüftete *verruköse* Oberfläche auffallen. In vielen Fällen ist die Stachelzellschicht von gewöhnlicher Breite, in anderen wiederum verdünnt, und zwar mitunter in recht erheblichem Maße. Dieses gilt namentlich für jene über die Oberfläche der Haut hervorragenden, jedoch nicht verrukösen Naevi. In wieder anderen Fällen ist die Oberhaut im Bereich der Naevi gleichmäßig verbreitert; dabei ist die Schichtung der einzelnen Epidermislagen in solchen nicht verrukösen Fällen meist gleichmäßig durchgeführt. Auch die Körnerschicht ist dann gut ausgebildet und geht regelmäßig in die mehr oder weniger breite, aber ebenfalls gleichmäßig entwickelte Hornschicht über.

Der Vollständigkeit halber erwähnen wir noch das verschiedene *Verhalten der Haare* in den Naevi pilosi. Je nach der Anordnung der Haare kann man dabei mehrere Formen unterscheiden. Einmal bleiben die Haare auf ihrem ganzen Verlauf von der Subcutis bis zur Epidermis selbständig, mit völliger Ausbildung der zugehörigen Anhangsgebilde. In einer anderen Gruppe verlaufen derartige Haare zwar durch das ganze Corium getrennt, fließen jedoch bei der Ausmündung aus der Epidermis scheinbar zusammen; sie sind auch in solchen Fällen durch eine äußerst dünne Epidermisschicht voneinander getrennt, wenn diese auch so dünn sein kann, daß die Haare makroskopisch derselben Öffnung zu entsprießen scheinen. Schließlich finden sich noch Haare, die von der Tiefe her gleich so sehr konvergent verlaufen, daß ihr Austritt aus einer einzigen Öffnung erfolgt, wobei die zwischenliegende Epidermis stark eingebuchtet wird (MARTINOTTI). LUND und STOBBE fanden besonders bei Kindern Naevuszellen um die Follikel.

Zwischen jenen, das Corium nach Art einer echten Geschwulst oft dicht gedrängt durchsetzenden Naevuszellen, finden sich eigentümliche *riesenzellartige Haufen* vor. Diese bestehen aus 4—6 und mehr, eng zusammenliegenden,

chromatinreichen Kernen, die manchmal von einer schmalen Protoplasmazone
eingehüllt sind und den durch die Verschiedenheit der Kerne hervorgerufenen
bunten Eindruck noch verstärken. (Über Riesenzellen bei sog. Juvenilem Melanom
s. S. 426.)

Von der Epidermis sind solche geschwulstartigen Naevuszellhaufen vielfach
durch eine völlig zellfreie bindegewebige Grenzschicht abgetrennt; eine Beziehung
zur Oberhaut läßt sich dann nirgendwo feststellen. Diese scheint vielmehr lediglich passiv durch die andrängenden Zellmassen vorgebuchtet und abgeflacht.
Vielfach kommt es dabei zu einer Verlängerung und auch Verbreiterung einzelner
Cutispapillen, wobei jedoch diese Papillen meist den Raum mehrerer ursprüng-
licher Papillen einnehmen. Wieweit es sich
dabei um einfache mechanische Verdrängungserscheinungen, wieweit es sich dabei um eine
sekundäre Wucherung des Bindegewebes handelt, muß dahingestellt bleiben.

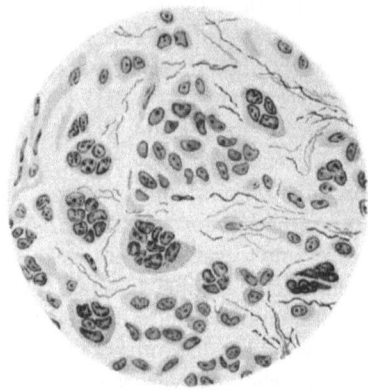

Die Zellmassen liegen oft so dicht beieinander, daß sie sich gegenseitig Gestalt geben
und bei dem völligen Mangel irgendeines Zwischengewebes einen durchaus epithelähnlichen
Eindruck machen. Sie durchsetzen mehr oder
weniger diffus und gleichmäßig die Cutis. Sie
haben jedoch keinerlei Protoplasmafaserung
(s. dazu aber FEYRTER, nächster Absatz) und
erinnern vielfach nun auch noch dadurch
besonders an Bindegewebszellen, daß sich
zwischen diesen Zellmassen feinste kollagene

Abb. 129. *Weicher Naevus.* Riesenzellnester.
Elastische Fasern zwischen den einzelnen
Zellverbänden. O = 1100:1; R = 1100:1.

Gewebsfasern und daneben auch mehr oder weniger zarte elastische Netze
nachweisen lassen. Beide, sowohl das elastische als auch das kollagene Gewebe,
umspinnen dabei nicht nur die größeren Zellstränge und Nester, sondern sie
dringen als zarte Fibrillen und Fasern zwischen die Zellmassen vor und umfassen vielfach die einzelnen Zellen selbst. Es handelt sich dabei um die erwähnten reticulokollagenen Membranen von MASSON.

Aufmerksam gemacht sei auf die *Talgdrüsenzellen-artigen* Strukturen innerhalb
von weichen Naevi (MIESCHER), die sich von den Talgdrüsen vor allem durch
deren Bindegewebskapsel und deren großwabige Zellen unterscheiden, sowie auf
die bereits von UNNA erwähnten, auch von NIKOLOWSKI beobachteten Fettzell-
gruppen und Fettzellreihen in weichen Naevi, die an solche beim *Naevus lipomatodes cutaneus superficialis* erinnern. Talgdrüsenähnliche Zellen gaben in dem
Fall von BRUNCK die FEYRTERsche Einschlußfärbung. Die Beobachtung MIE-
SCHERs gewinnt besondere Bedeutung im Zusammenhang mit Angaben von
FEYRTER. Nach ihm zeigt ein Teil der Naevuszellen vacuolige Beschaffenheit.
Diese Blasenzellen stellt er der den MEISSNERschen Tastkörperchen ähnlichen
Strukturen MASSONs gegenüber. So wie die MASSONsche Auffassung sich im
wesentlichen aus dieser Strukturähnlichkeit herleiten lasse, so stelle die Blasen-
zelle auch den Ausgangspunkt seiner Auffassung dar. Die Arbeit FEYRTERS
zeigt, ebenso wie die von ALLAN und SPITZ, MONTGOMERY und KERNOHAN u. a.,
wie viele Schwierigkeiten sich heute noch einer Lösung des Naevusproblems ent-

gegenstellen. So befriedigend die Auffassung MASSONs ist, sie beantwortet keineswegs alle den Naevus betreffenden Fragen. Wie schon früher angeführt, hatte FISCHER die Naevuszellen als faserbildende angesehen. FEYRTER stimmt KROMAYER zu, daß sich im Leib der Naevuszelle Fasern entwickeln, nur sei es noch nicht sicher, daß es sich um Kollagenfasern handele, bei der Unklarheit der Entstehung der letzten und dem Vorkommen von Faserbildung in Zellen als

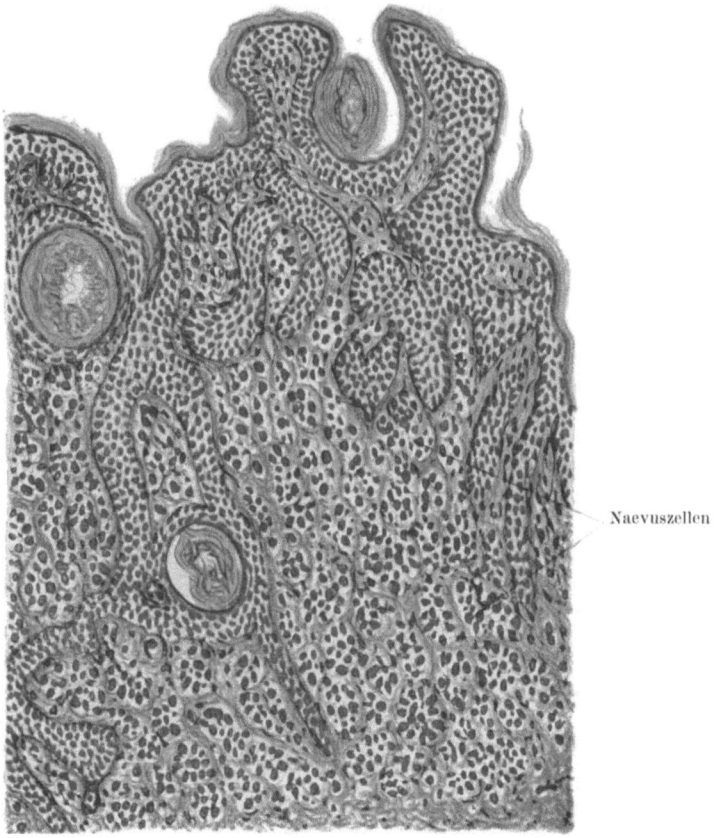

Naevuszellen

Abb. 130. Naevus papillaris. Die Zellen des alveolär gebauten Naevus liegen zu kleineren und größeren Haufen vereinigt und sind von einem bindegewebigen Netz umsponnen, das auch zwischen die einzelnen Zellhaufen vordringt. O = 110:1; R = 110:1. MALLORY-Färbung. (Sammlung KYRLE.)

Zeichen der Proteinsynthese, ein Befund, der zwar — wie so viele — beim Naevus registriert, aber nicht befriedigend erklärt werden kann.

Die Arbeit FEYRTERs fördert außerordentlich das Verständnis seiner Genese. Sie befriedigt nicht nur deshalb nicht, weil sie vom Verfasser selbst als nur eine Teillösung und nicht für alle weichen Navi gültig angesehen wird, wie auch von verschiedenen Autoren die MASSONsche Darstellung. Es ist außerdem nicht sicher, ob die Zellen des Endo- und Perineuriums aus der Neuralleiste stammen und damit den Vorteil der Konzeption von MASSON bieten, die modernen biologischen Ergebnisse zu bestätigen und zu erweitern.

Differentialdiagnose. Differentialdiagnostische Schwierigkeiten, wie sie sich früher aus dem vermeintlichen Gegensatz: Epheliden, Lentigines, pigmentierte,

weiche Naevi ergeben haben, sind heute dadurch hinfällig geworden, daß wir
(s. oben) eine fortlaufende Reihe von Übergängen zwischen diesen Formen nachweisen können. MONTGOMERY und KERNOHAN betonen allerdings mit ZEISLER und
BECKER, daß die *Epheliden* nur eine Pigmentvermehrung innerhalb der Epidermis,
die *Lentigo* dagegen mit einer Wucherung der Epidermisleisten verbunden sei.

Eisenhaltige pigmentspeichernde *Histiocytome* (s. dort) sind durch entsprechende Färbungen leicht abzugrenzen, wenn dies nicht schon durch den

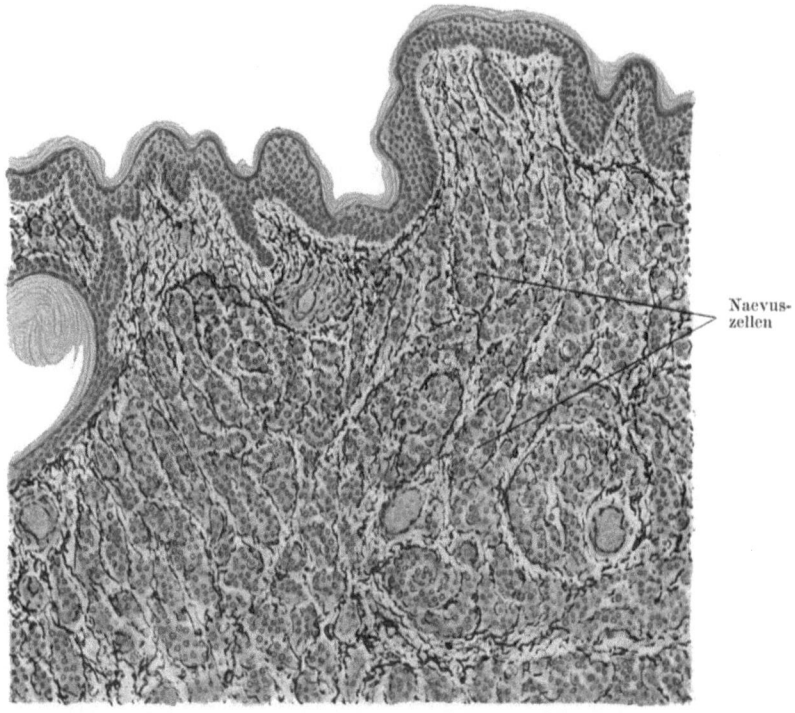

Naevus-
zellen

Abb. 131. Naevus papillaris. (der gleiche Fall wie Abb. 130). Darstellung des elastischen Fasernetzes. Zarte
elastische Fasern dringen in die einzelnen Zellverbände vor. O = 42 : 1, R = 42 : 1. WEIGERTs Elasticafärbung.
(Sammlung KYRLE.)

andersartigen Aufbau möglich ist. Von größter Bedeutung ist hingegen die Frage
nach der benignen oder malignen Natur eines weichen Naevus. An und für sich
werden diese ja nicht als Geschwülste, sondern lediglich als örtliche Gewebsmißbildungen (Hamartome bzw. Choristome im Sinne ALBRECHTs) aufgefaßt. Jedoch
sollen aus diesen echte Blastome entstehen, die meist außerordentlich bösartig
sind. Doch ist die Herkunft maligner Melanome aus Naevi pigmentosi wahrscheinlich früher häufig zu Unrecht angenommen worden (eine Übersicht dazu s. bei
HERZBERG). Destruierendes, infiltrierendes Wachstum, Neigung zu Rezidiv- und
Metastasenbildung werden dabei beobachtet. Allerdings ist das infiltrierende Wachstum als solches für sich allein noch nicht als Beweis der Bösartigkeit zu verwerten.
Wir kennen *histologisch maligne*, infiltrierend in den Randabschnitten unter
Zerstörung von Muskel- und Bindegewebe wachsende Naevi, die trotzdem klinisch
sich gutartig verhalten. Dahingestellt sei, ob es sich bei den im Lymphknoten

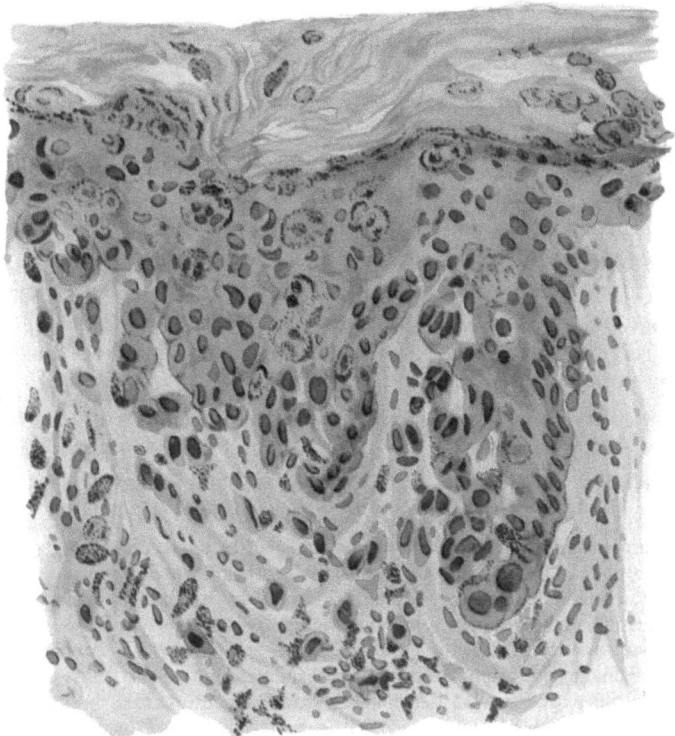

Abb. 132. Naevus pigmentosus (♀, 2jähr., Rücken). „Epithelabtropfung" ins Bindegewebe. Mäßiger Pigmentgehalt. Melanin zum Teil frei in den Gewebsspalten, zum Teil intracellulär. Spaltbildung sehr deutlich. Rechts fingerförmige Verlängerung und Verbreiterung der Epithelleisten. Einzelne „abtropfende" Zellen auffallend vergrößert, zum Teil abgerundet, zum Teil spindelförmig. Hämatoxylin-Eosin. O = 290:1; R = 290:1.

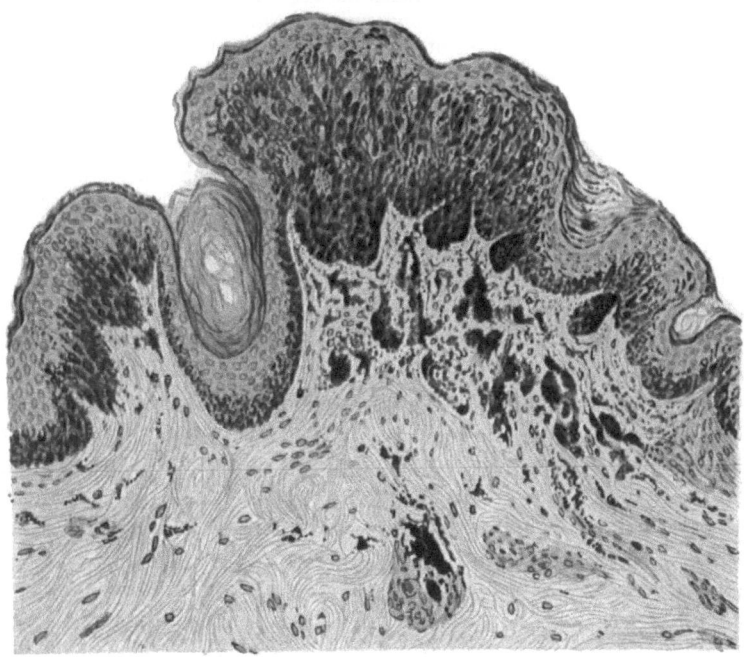

Abb. 133. Naevus pigmentosus. Anfangsstadium. Übersichtsbild. Abtropfung. Hämatoxylin-Eosin.
(Sammlung KYRLE.)

metastasierenden und gutartig verlaufenden von BRUNCK wirklich um einen Naevus gehandelt hat. Es liegt bei diesen Naevi vielfach lediglich eine geschwulstartige Steigerung des Wachstums unter Wahrung des ursprünglichen Aufbaues vor, wie sie, neben FISCHER, von SILVESTRI, MÖLLER, MALLARTIE und OPIN beschrieben worden sind. Diese Fragen bedürfen ausführlicher Stellungnahme bei der Besprechung des malignen Melanoms. Hier sei lediglich angeführt, daß LUND und STOBBE bei ihrem großen Material Infiltrate meist aus Lymphocyten, dann auch an nächster Stelle Eosinophilen bei Menschen höheren Alters um nicht proliferierende Naevi sahen. Auf die sog. *Juvenilen Melanome* wird an anderer Stelle eingegangen (s. S. 425).

Pathogenese. Unsere Stellung zur formalen und kausalen Genese der weichen Naevi ergibt sich aus dem Gesagten.

d) „Blaue Naevi" (JADASSOHN-TIÈCHE) und Mongolenflecke.

Zu den Pigmentmälern zählen ferner die auch als „benigne Melanome" der Haut oder „Chromatophorome" bezeichneten Naevi, meist scharf begrenzte Flecken von schiefergrauer oder heller bis dunkelblauer Farbe. In ihrem Bereich fällt daneben an einzelnen Stellen eine bald mehr bräunliche, bald mehr schwarze Pigmentierung bzw. kleinste weiße Fleckung auf. Die blauen Naevi sind meist nicht über erbsengroß, mehr oder weniger rundlich bis oval, ragen nicht oder nur wenig über die Haut empor und bieten dem tastenden Finger gelegentlich eine mehr oder weniger deutlich fühlbare Verdichtung in den oberen bis mittleren Cutisschichten. Sie finden sich an den verschiedensten Körperstellen, besonders im Gesicht und an den Streckseiten der Extremitäten, seltener am Rumpf und wurden in jedem Lebensalter beobachtet. In manchen Fällen vereinzelt und nur für sich allein vorkommend, finden sie sich gelegentlich auch zusammen mit anderen Pigmenthypertrophien (Lentigenes STRANZ, weiche Naevi DUBREUILH), eine Feststellung, die der Ansicht RIBBERTS, daß die Zellen der blauen (RIBBERTS Chromatophorome) und weichen Naevi genetisch identisch (und zwar mesodermaler Herkunft) seien, als Stütze gedient hat. Die blauen Naevi scheinen genetisch in engem Zusammenhange mit den „Mongolenflecken" zu stehen (s. unten); sie haben in bezug auf Sitz und Aussehen eine große Ähnlichkeit mit gewissen Pigmentflecken der Affenhaut.

Der auffallend blaue bis fast blauschwarze Farbenton der Flecke wurde bereits von TIÈCHE darauf zurückgeführt, daß das Pigment im Gegensatz zu den gewöhnlichen pigmentierten Naevi in der Hauptmasse in den mittleren Cutisschichten liegt und von dem relativ pigmentfreien Papillarkörper sowie der Epidermis nach Art einer Mattscheibe überdeckt wird, die die braune Eigenfarbe der Pigmentkörnchen als blauen Farbenton durchschimmern läßt. Vor JADASSOHN-TIÈCHE haben diese blauen Naevi nur vereinzelt Beachtung gefunden (RIECKE, KREIBICH).

Histologisch sind Epidermis und Papillarkörper meist nicht von der Norm abweichend, nur vereinzelt wird eine geringgradige Abflachung der Papillen bzw. Epithelleisten beschrieben. Der Pigmentgehalt dieser Abschnitte insbesondere entspricht durchaus dem an anderen, klinisch nicht weiter auffallenden Hautstellen. Er findet sich in erster Linie in den Basalzellen und den meist spärlichen Cutischromatophoren; auch diese letzteren entsprechen in Lagerung, Form und Bau den normalen Gebilden dieser Art und reichen nirgends über das oberste Cutisdrittel hinaus.

Die dem „blauen Naevus" zugrunde liegende *Pigmentansammlung* findet sich erst in den *mittleren und unteren Cutisabschnitten.* Einzelne Ausläufer können sich auch in die Subcutis, ja sogar das subcutane Fettgewebe erstrecken. Von der Epidermis und den Cutischromatophoren des Papillarkörpers trennt sie jedoch stets eine pigmentfreie, mehr oder weniger breite Bindegewebszone. Das *Pigment* selbst unterscheidet sich von dem normalen Cutis- und Epidermispigment sowohl durch Farbe und Masse als auch durch die Anordnung der Pigmentkörner. Es findet sich in mehr oder minder dichten, miteinander unregelmäßig verflochtenen Zügen, die im allgemeinen wellenförmig zwischen den Bindegewebsfasern und damit parallel der Hautoberfläche verlaufen. Nur an einzelnen Stellen finden sich

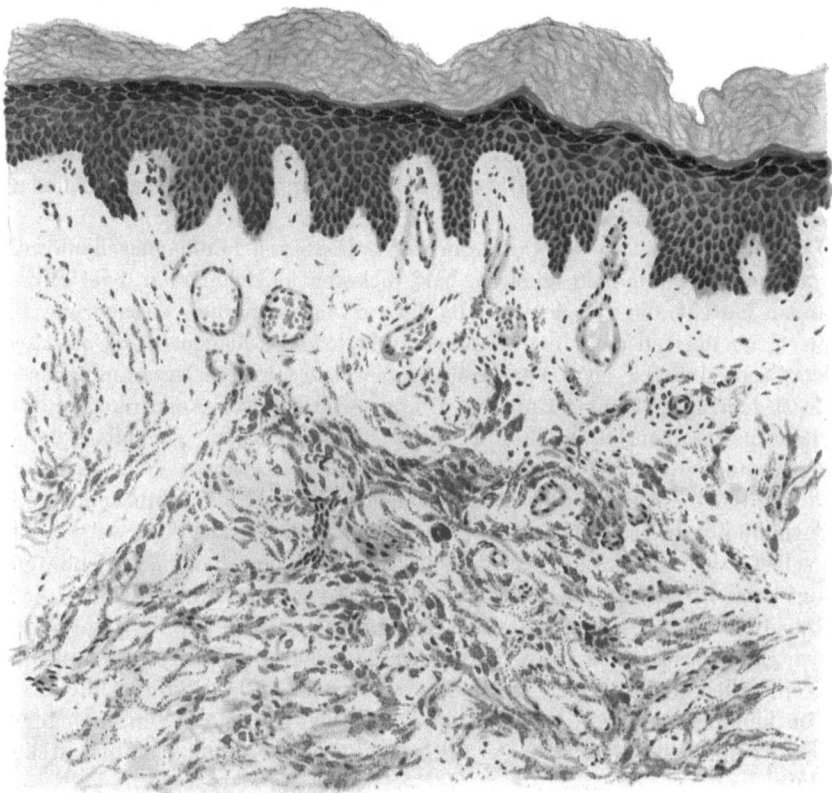

Abb. 134. „Blauer Naevus" (♀, 32jähr., Handrücken). Epidermis und Papillarkörper pigmentfrei. Pigment in kennzeichnender Lagerung in langgestreckten Zügen in der Cutis. Angiomatös (?) erweiterte Blutgefäße des oberflächlichen Netzes. Hämatoxylin-Eosin. O = 77:1; R = 70:1.

mehr schräge oder gar senkrechte Pigmentzellzüge, manchmal in Nähe der Haarfollikel.

Die *Pigmentzellen* selbst zeigen die verschiedensten Formen. Die meisten sind langgestreckt und zu länglichen oder gar bandartigen Gebilden aneinandergereiht; daneben finden sich auch unregelmäßig spindelförmige, platten- und klumpenartige, mehr oder weniger abgerundete oder auch polygonale Formen. Sie sind mehrfach so groß wie die Dendritenzellen der Epidermis. Die Pigmentkörner sitzen, soweit das feststellbar ist, fast ausschließlich intracellulär. Finden sie sich doch einmal außerhalb der Zellen, so kann man auf Reihenschnitten meist feststellen, daß hier angeschnittene Zellkörper vorliegen, deren Kern und Protoplasma auf einem der nächstfolgenden oder vorhergehenden Schnitte liegt. Das Pigment läßt dabei die zentralen Zellabschnitte mit den meist ovalen, großen, blaßgefärbten

Kernen frei; es tritt hauptsächlich in den sich nach den verschiedensten Richtungen erstreckenden Fortsätzen des Zellkörpers auf, dessen Länge seine Breite meist um ein Vielfaches übertrifft. Durch die Anordnung in langen Zügen kommt der eigenartige, fibrillenähnliche Aufbau der Pigmentmassen zustande. Daneben findet man die gewöhnlichen dopanegativen (s. unten) Melanophoren. Ihr Pigment ist im Gegensatz zu den Tumorzellen grobkörnig, rundlich und schollig, auch mehr gelblich (MIESCHER). Sie finden sich subepidermal, seltener innerhalb der Tumorzellen.

Der Pigmentgehalt der Zellen wechselt von wenigen kleinsten Körnchen bis zu zahlreichen groben und massigen, unregelmäßig geformten Klumpen, die einen großen Teil des Zelleibes ausfüllen. Neben diesen pigmenttragenden Zellen finden sich auch nach Größe und Aufbau diesen durchaus entsprechende Zellen vor, welche *völlig pigmentfrei* sind.

Das Ganze bildet in der Cutis ein unregelmäßiges, häufig maschenförmiges Pigmentnetz, das aus bald feineren, bald dickeren, bald längeren, bald kürzeren Strängen besteht, die sich dem — von der rein mechanischen Verlagerung abgesehen — im übrigen nicht nennenswert veränderten kollagenen und elastischen Fasersystem einfügen. Nur vereinzelt fanden sich stärkere Ansammlungen von feinfaserigem, fast ganz elastinfreiem Bindegewebe, dessen Anordnung in durcheinander gewundenen Bündeln mit nicht sehr reichlichen, schmalen, spindelförmigen dunklen Kernen an ein *fibromartiges* Gewebe erinnert oder auch an die Norm bezüglich Größe und Zahl übertreffende Bündel glatter Muskelfasern, bei welchen ein Zusammenhang mit den Haarbälgen nicht festzustellen war (TIÈCHE). Wir selbst sahen gleichzeitig parallel zur Epidermisoberfläche verlaufende breite hyalinisierte Kollagenbündel, die an einen Bindegewebsnaevus denken ließen.

Die *Anhangsgebilde* der Haut sind häufig von den Pigmentmassen annähernd konzentrisch umschlossen (SATO, MIESCHER, DORSEY und MONTGOMERY u. a.). In anderen Fällen wieder lassen sie die bindegewebige Hülle der durch die Tumormassen hindurchtretenden Follikel und Talgdrüsen frei und treten nur näher an die Schweißdrüsenknäuel oder — noch häufiger — an die Gefäßwand heran (TIÈCHE).

Das Pigment ist ein *Melanin*. Mit Wasserstoffsuperoxyd kann man es mehr oder weniger vollständig entfärben, mit Methylenblau nimmt es einen grünlichen Farbton an. Bei Behandlung der blauen Naevi mit Dioxyphenylalanin (Dopa) wurde wiederholt ein positives Ergebnis erzielt (BLOCH, MIESCHER, SATO u. a.). Dabei reagieren jedoch durchaus nicht alle Zellen positiv; gelegentlich kann sogar der weitaus größte Teil sich negativ verhalten. FITZPATRICK fand entsprechend in älteren blauen Naevi die Tyrosinasereaktion negativ.

KREIBICH (ebenso FISCHER) sahen bei einem sonst typischen Fall Lipoideinlagerungen in manchen Zellen in Form von Tropfen und Kristallen in Art des Malteserkreuzes. Demgegenüber waren andere Zellen sicher mit Melanin beladen. Wir selbst sahen besonders in Nähe eines Follikels Zellen mit massenhaft doppelbrechendem Fett beladen.

Differentialdiagnose. Die blauen Naevi zeichnen sich schon klinisch durch ihre eigentümliche Farbe von den gewöhnlichen Pigmentnaevi aus. Mikroskopisch wird das Wesensverschiedene dieser beiden Gebilde noch dadurch bestätigt, daß sie frei von eigentlichen Naevuszellhaufen sind (TIÈCHE). *Siderosis* und

Anthracosis cutis, vorübergehend auch *Hämorrhagien*, oder auch vereinzelte, besonders stark gefärbte „Tâches bleues" können zwar klinisch ganz ähnliche Bilder hervorrufen, jedoch gibt die histologische Untersuchung stets Klarheit. Das gleiche gilt für die *Epheliden* sowie die glatten braunen Pigmentmäler. Hier findet sich das Pigment ausschließlich im Epithel sowie in den oberen Abschnitten des Papillarkörpers; irgendwelche Veränderungen der Cutis fehlen völlig. ALLAN und SPITZ nehmen neben dem einfachen „blauen Naevus" eine weitere Form, den „cellular blue nevus" an, eine besonders zellreiche Form, die mit malignen Entartungen leicht verwechselt werde, auch Metastasen mache, die dann aber benigne verliefen.

Gelegentlich sind *Kombinationen* der die blauen Naevi aufbauenden Zellelemente mit den Zellen des weichen Naevus beobachtet worden, und zwar nicht nur mikroskopisch (DUBREUILH und PETGES, STRANZ u. a.), sondern selten auch makroskopisch (SCHOHL, STRANZ u. a.). Die Pigmentanhäufungen des blauen Naevus bildeten hier ein Netzwerk von braunen Strichen und Knoten aus langen, schmalen, teils bündelförmigen Zellen, in welches die lockeren Naevuszellnester eingelagert waren.

DORSEY und MONTGOMERY fanden solche Formen in 30 von 200 Fällen. Die Naevuszellen bildeten Inseln in denen des blauen Naevus. Sie waren in Art eines Syncytiums verbunden. Die Kerne waren basophil, oval, kleiner als die des blauen Naevus. Das Cytoplasma dieser Elemente ist ebenfalls basophil wolkig und mit Vacuolen versehen. Dadurch entstehen Verwechslungen mit malignen Melanomen, es fehlen jedoch die Mitosen und die Kerne sind durchaus normal. DORSEY und MONTGOMERY glauben, daß diese Elemente in dem „*cellulären Typ des blauen Naevus*" sich von denen der weichen Naevi unterscheiden, und zwar durch die Anwesenheit eines „Netzwerkes von Fibrillen, hängend an äußerst dünnen dendritischen Fortsätzen, die feine Melaningranula enthalten, wie die Silbernitratfärbung zeigt". Größere Zellinseln seien von einer Bindegewebskapsel umgeben und könnten sogar die Zellen des eigentlichen blauen Naevus, die zwischen den Lagen dieser Kapsel sich fänden, völlig zur Seite drängen. So entstehe ein histologisches Bild, das weder an den gewöhnlichen blauen Naevus noch an den cellulären Typ mit geringem Zellgehalt erinnere. Diese Auffassung bedarf um so mehr der Beachtung, als die Autoren über ein ungewöhnlich großes und einzigartiges Material verfügen. Auf die von ihnen beobachtete seltene maligne Entartung — *auch von Mongolenflecken* — sei hingewiesen.

Eine Kombination mit einem *Bindegewebsnaevus* haben wir S. 244 abgebildet.

Eine teilweise gewebliche Übereinstimmung besteht mit jener eigentümlichen, als

Mongolenflecke

bekannten Veränderung, auf die erstmalig nachdrücklich BÄLZ hingewiesen hat, wenn sie auch schon früher bekannt gewesen ist (FABIE 1816 bei grönländischen Kindern, ESCHRICHT 1849 bei Eskimos; nach ADACHI finden sie sich auch bei alten japanischen populärmedizinischen Schriftstellern erwähnt). „Diese „Mongolenflecke", mehr oder weniger ausgedehnte — bis handtellergroße (FISCHER) — schieferblaue Flecke von verschiedener Gestalt und Sitz, wurden ursprünglich für ein typisches Merkmal der mongolischen Rasse gehalten. Sie finden sich jedoch nicht nur bei dieser, sondern augenscheinlich bei allen Menschenrassen. Allerdings scheint bei nur makroskopischer Untersuchung das Vorkommen bei den einzelnen Rassen außerordentlich verschieden (100% bei Japanern und anderen Mongolen, 80% bei Negern, bis zu wenigen Promille bei Europäern) (ADACHI, BAHRAWY, COMBY, FERREIRA, FUJISAWA, GRIMM, v. KOOS, SCHRAMEK u. a.). Die Flecke finden sich meist in der Kreuzbeingegend und ihrer nächsten Umgebung, doch kommen sie auch an anderen Körperstellen vor (Brust, Bauch, Extremitäten, Schultern, Gesicht, sehr selten Mundschleimhaut). Sie können schon bei der Geburt vorhanden sein oder erst später entstehen (ADACHI). Sie pflegen zunächst an Ausdehnung und Stärke zuzunehmen, dann allmählich wieder zu verschwinden, so daß sie bei Erwachsenen nur noch selten anzutreffen sind.

Bei *mikroskopischer* Untersuchung (ADACHI, BAHRAWY, BIRKNER, BLOCH, COZZOLINO, FISCHER, GRIMM, MARTINOTTI, WATEFF u. a.) finden sie sich jedoch sehr viel häufiger, und zwar als eigentümlich gestaltete, pigmenthaltige Zellen im Corium, als sog. „Mongolenzellen". Sie liegen, genau wie die Pigmentzellen der blauen Naevi, fast ausschließlich in den unteren zwei Dritteln bzw. in der unteren Hälfte des Coriums, und gelangen nur vereinzelt in die Nähe der Epidermis oder das subcutane Fettgewebe (KATÔ und YAMAGIWA haben sie gelegentlich zwischen den Epithelien der Haarscheiden und auch im Haarkeim beobachtet). Papillarkörper und obere Cutis bleiben frei und bedingen hier genau wie bei den blauen Naevi die eigentümliche blaue Farbe der Pigmentzellhaufen.

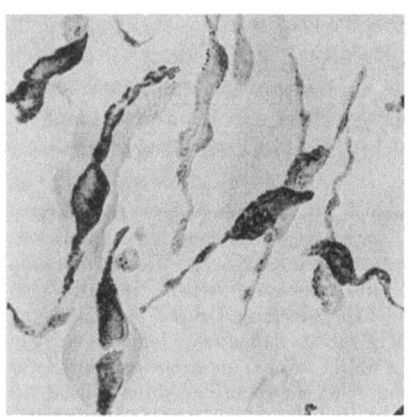

Abb. 135. Mongolenfleck. 21 Monate altes Kind. Mongolenpigmentzellen. Dopareaktion der cutanen Melanoblasten: „Mongolenzellen". Ok. L. J. Tub. 16,7. (Sammlung BAHRAWY.)

Diese liegen in dichteren oder lockeren Zügen und Nestern angeordnet, entweder auf einzelne kleinere Bezirke beschränkt oder aber auf weite Strecken verteilt. Nie finden sie sich in dichten Klumpen beieinander wie die Cutischromatophoren, sondern stets als mehr oder weniger lockeres, von nicht pigmentierten Bindegewebszellen und -streifen durchsetztes Fasersystem, das den Bindegewebsfasern folgend, meist mehr oder weniger waagerecht der Hautoberfläche verläuft, manchmal aber auch schräge oder senkrechte Richtung einschlägt.

Von den *Hautanhangsgebilden* sind die Pigmentzellen meist durch einen schmalen, pigmentfreien Bindegewebssaum getrennt; nur selten schließen sie sich enger an ein Schweißdrüsenknäuel an. Hingegen trifft man sie häufiger in der Umgebung der Gefäße, ja sogar innerhalb der Adventitia (ADACHI, BAHRAWY u. a.). Die *Zellen* entsprechen in ihrem Aufbau durchaus jenen des blauen Naevus, d. h. es handelt sich um langgestreckte, spindelige, oder unregelmäßig wellige, häufig bandförmig bis fast fibrilläre Zellen, deren Länge (30—50—100 μ) ihre Breite (5—10 μ) bei weitem übertrifft. Hingegen finden sich nie die kennzeichnenden, dentritisch verzweigten, ganglienzellenähnlichen Zellformen, wie sie sonst so häufig in stark pigmentierter Epidermis vorkommen.

Der *Nachweis der Mongolenzellen* wird außerordentlich erleichtert durch 2 Verfahren; einmal durch die Versilberungsmethode (Reduktion des Melanins durch das Silbernitrat zu Silber bzw. Silberoxyd, BIZZOZZERO, SCHREIBER und SCHNEIDER, bzw. Bildung einer komplexen Silbermelaninverbindung, MIESCHER). Ferner durch die Dopareaktion, welche das ganze Protoplasma der Zellen mitsamt ihren Ausläufern mehr oder minder stark diffus, stellenweise auch granulär dunkel färbt, worauf dann die Zellen leicht auffindbar sind. Dabei besteht jedoch in dem Ausfall der beiden Reaktionen keine Übereinstimmung, was BLOCH damit erklärte, daß die Silberreaktion lediglich eine einfache chemische Reaktion des Pigmentes, die Dopareaktion hingegen ein Indicator für die Anwesenheit des pigmentbildenden Fermentes ist.

Genese. Es handelt sich nach MIESCHER bei den Mongolenflecken „lediglich um die stärkere (erblich gebundene) Ausbildung eines an und für sich physiologischen Vorkommnisses" (BAHRAWY), also ähnlich wie z. B. die braune oder schwarze Augenfarbe, sie sind Anomalien der cutanen Pigmentzellen und daher denen der epidermalen, also den Naevi spili, an die Seite zu stellen.

Bei dem Naevus fusco-caeruleus ophthalmomaxillaris von OTA handelt es sich um eine Sonderform der Mongolenflecke (DORSEY und MONTGOMERY). Bezüglich der malignen Entartung s. S. 415 und 427.

2. Naevi organomatosi.

Als Organnaevi betrachten wir mit JADASSOHN diejenigen Bildungen, „die auf kongenitaler Grundlage beruhen und aus an sich normalen Hautorganen bestehen, die nur für ihren Standort abnorm groß oder zahlreich, ja selbst im eigentlichen Sinne heterotop sein können". Ihr vollständig normaler Aufbau berechtigt, zum mindesten theoretisch, zu dem Versuch, diese Drüsenorgannaevi von den adenomatösen Naevi abzusondern, wenn dies auch praktisch durchaus nicht immer möglich sein dürfte, zumal auch Kombinationen dieser verschiedenen Formen vorkommen können. Doch haben gerade die Untersuchungen von LEVER gezeigt, daß z. B. aus den Naevi sebacei einzelne Fälle durchaus als Adenoma sebacei sich wegen ihres unreiferen Aufbaus herausschälen lassen. Soweit eine derartige Abgrenzung möglich ist, sollte man sie durchführen, doch zeigen z. B. der Fall von PAUTRIER und auch die Beispiele von NIKOLOWSKI eindeutig, daß verschiedene Differenzierungsstufen nebeneinander vorkommen können und daß daneben noch eine Entartung im Sinne des Carcinoma basocellulare möglich ist. Abzugrenzen sind natürlich davon alle jene Fälle, bei denen sich ein Carcinom im Sinne eines der Anhangsgebilde differenziert. Je nachdem bei den epithelialen Organnaevi lediglich eine einzige Gewebsart vorgefunden oder Kombinationen mit anderen Naevusformen vorhanden sind, kann man daher reine und gemischte Formen unterscheiden. Eine gewisse Sonderstellung nimmt innerhalb der Talgdrüsennaevi das sog. Adenoma sebaceum PRINGLE ein (s. unten).

a) Talgdrüsennaevi.

Klinisch treten die Talgdrüsennaevi isoliert, systematisiert oder multipel und symmetrisch (Naevus PRINGLE) auf. Man kann ferner auch die sog. senilen Talgdrüsennaevi (CROCKER, UNNA, HIRSCHFELD) hierher rechnen, wenn es auch dahingestellt bleiben muß, ob diese — vor allem an der Stirn älterer Männer auftretenden Gebilde — wirklich Naevi oder rein funktionelle Hypertrophien sind, denn heterotopen (FORDYCEschen) Talgdrüsen in der Mundhöhle (JADASSOHN, BETTMANN). Vereinzelt kommen bei diesen senilen Formen Übergänge in baso- und spinocelluläre Carcinome vor (PICK, GAVAZZENI), wie wir das ja auch von isolierten Talgdrüsen- bzw. Schweißdrüsennaevi her wissen (ARNDT).

Die *systematisierten Talgdrüsennaevi* finden sich häufig kombiniert mit cystischen Epitheliomen, Atheromen, weichen Naevi, Schweißdrüsennaevi, sowie Schweißdrüsenhyperplasien, Hydrocystomen, Naevus syringo-adenomatosus papilliferus (JADASSOHN, FABRY, BERGMANN, BUSCHKE, DORST, DELBANCO, ARZT und KUMER, DOERFFEL, GRUND u. a.).

Die *isolierten Talgdrüsennaevi* sind pfefferkorn- bis erbsengroße und noch größere, gelblichweiße, die Haut mehr oder weniger flach oder halbkugelig überragende, oft streifenförmig angeordnete Knoten und Knötchen, die auch häufig zu mehreren zu einer Platte verschmelzen.

Eine Unterscheidung, ob es sich bei den Vergrößerungen der Talgdrüsen um hypertrophische Veränderungen im engeren Sinne oder hyperplastische Vorgänge handelt, ist praktisch kaum durchzuführen, da die Größe auch der normalen

Talgdrüsenzellen je nach dem Fettgehalt außerordentlich wechselt (UNNA). Im Grunde genommen spielen wohl bei jeder Talgdrüsenvergrößerung beide Vorgänge eine Rolle.

Die *gewebliche Grundlage* der verschiedenen Formen der Talgdrüsennaevi *ist histologisch gleichartig.* Es handelt sich dabei stets um umschriebene Talgdrüsenhyperplasien, die sich nur durch ihr kleineres oder größeres Ausmaß und gewisse strukturelle Unterschiede von normalem Drüsengewebe unterscheiden. Erhebliche Unterschiede finden sich eigentlich nur hinsichtlich der Beteiligung der Drüsenläppchen einerseits und der Ausführungsgänge andererseits. Wir finden Bildungen, bei denen überhaupt keine Ausführungsgänge sichtbar sind, sich vielmehr lediglich mehr oder weniger runde und gegenseitig formende Durchschnitte kleinerer oder größerer Läppchen nachweisen lassen, während es sich bei anderen mehr um eine Überfunktion handelt (ARNOLD). Die einzelnen Läppchen werden dabei von meist zellarmen, wechselnd gefäßreichen bindegewebigen Septen getrennt. Je nach dem Grade der Hypertrophie dieser Drüsenläppchen ist dieses Bindegewebe stärker zusammengepreßt und dichter. Haare, Schweißdrüsen sind innerhalb dieser Talgdrüsennaevi für gewöhnlich gar nicht nachweisbar; die Hautmuskeln, wenn vorhanden — meist im Gesicht — zum mindesten atrophisch. Das *elastische Gewebe* ist geschwunden (Druckatrophie).

Zusammenfassend handelt es sich also um nichts anderes, als eine Wucherung der bereits vorgebildeten Talgdrüsen mit Beibehaltung des normalen Baues und der normalen Funktion, sowie Verdrängungserscheinungen an sämtlichen übrigen Teilen der Haut, dem kollagenen und elastischen Gewebe, den Blutgefäßen, Schweißdrüsen und Haaren.

Im einzelnen wechselt die Anordnung dieser Talgdrüsenläppchen von mehr oder weniger zahlreichen, mehr oder weniger regelmäßig um die Haarfollikel gruppierten Gebilden, von die Norm nicht übertreffender Größe bis zu völlig unregelmäßig, ohne irgendwelche Beziehungen zu den Haarbälgen oder den oft cystisch erweiterten Haarfollikeln auftretenden Drüsenläppchen. Die Zellen innerhalb dieser Läppchen sind oft sehr groß und von auffallender Homogenität. Es fehlt dann jegliche Differenzierung, wie wir dies von der normalen Drüse her gewohnt sind, so daß die für gewöhnlich in der Mitte der Läppchen weitgehend zerfallenen Fettzellen hier genau so wohl erhalten scheinen wie in den Randabschnitten. Auch das häufig nachweisbare Fehlen einer regulären Basalzellschicht weist auf gewisse Unterschiede sowohl im Bau als auch in der Funktion dieser Gebilde hin (KYRLE).

Derartige, aus typischen oder annähernd typischen hyperplastischen Talgdrüsen zusammengesetzte Gebilde sind als Talgdrüsennaevi, halbseitige Talgdrüsennaevi, als Naevus sebaceus u. a. häufig beschrieben worden (Einzelheiten siehe unter anderem Monographie von RICKER und SCHWALB). Dabei läßt sich zwanglos eine Gruppenteilung in jene Formen vornehmen, *die nur aus typisch hyperplastischen* Talgdrüsen zusammengesetzt waren (Beobachtungen von FÜHRER, PORTA, LÜCKE, WERNER und JADASSOHN, OPPENHEIMER-MAERKLIN, BANDLER, GOTTHEIL, AUDRY, HIRSCHFELD, BENKMANN, JÄGER, HIDAKA, STÜMPKE u. a.). Ihr stehen *andere* gegenüber, *wo leichte Abweichungen* von diesem Aufbau an den Drüsen selbst und ihrer Umgebung vorhanden waren; Eigentümlichkeiten, die, wenn auch nicht so ausgesprochen, auch bei der vorhergehenden Gruppe vorgekommen sind. Diese Abweichungen äußern sich als Cysten, als Atherome (MONTI, JADASSOHN), in einer Hyperplasie der Epidermis in der nächsten Umgebung der Talgdrüsennaevi (BENKMANN, MARTINOTTI). Ferner wird über die Anwesenheit von typischen Naevuszellen berichtet (MÖLLER, KLINGEL u. a.) (siehe dazu auch talgdrüsenzellenähnliche Differenzierung bei *weichen Naevi*, S. 256); auf eine nicht nur scheinbare Verdichtung, sondern wirkliche Vermehrung des die hyperplastischen Talgdrüsen umgebenden Bindegewebes wird vereinzelt hingewiesen (KLINGEL, COENEN). Nicht weiter überraschend ist das Vorkommen

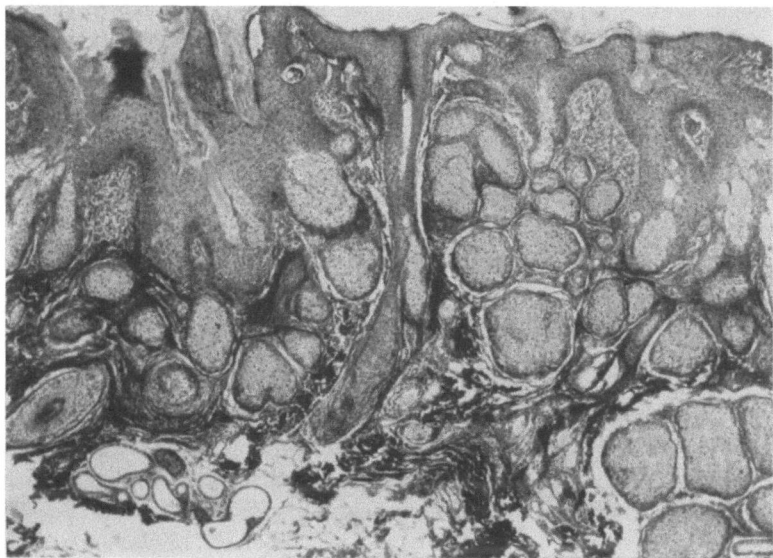

Abb. 136. Naevus sebaceus (♂, 12jähr., oberer Orbitarand). Teils freie, teils an Follikel gebundene Talgdrüsen. Links unten apokrine Schweißdrüsen. Van Gieson. O = 32:1.

von Schweißdrüsencysten (BUSCHKE) sowie Talgcysten und erweiterten Schweißdrüsen (POLLITZER). ROBINSON, KOCH, PAUTRIER u. a. haben darauf hingewiesen, daß es sich in ihren Fällen bei den erweiterten Schweißdrüsen um solche mit *apokriner* Sekretion gehandelt hat. Dies wird aus der gemeinsamen Entwicklung dieser und der Talgdrüsen aus dem primären Epithelkeim verständlich. Daneben wird für die Erklärung mancher Formen immer wieder auf die alte Annahme hingewiesen, daß in der Basalschicht noch pluripotente, also zur Ausbildung von Anhangsgebilden mehr oder weniger befähigte Elemente vorkommen (UNNA, JADASSOHN u. a.). Rückblickend sind sicher viele von den erweiterten ekkrinen Schweißdrüsen früherer Autoren tatsächlich apokrine gewesen. Da jedoch derartige erweiterte Drüsenknäuel auch in der Umgebung ganz verschiedenartiger Tumoren angetroffen werden, muß dies durchaus nicht immer der Fall gewesen sein. Wir selbst sahen „atopische" apokrine Drüsen mit Differenzierung einiger Zellen in Richtung von Talgdrüsen neben einem Pigmentzellnaevus. Auch die Hydrocystome, in denen FREUDENTHAL und GESEROWA Kristalle gesehen haben, die Harnsäurekristalle hätten sein können, sind wohl erweiterte apokrine Schweißdrüsen nach Beschreibung und Abbildung gewesen.

Ferner ist die Epidermis über den Talgdrüsenhyperplasien entsprechend den harten Naevi in unseren Fällen stets vorhanden gewesen, was auch den Beobachtungen von HABER entspricht. Stellenweise finden sich Wucherungen der Epithelleisten, unregelmäßige Formen der Talgdrüsen sowie epitheliale Auswüchse und Sprossenbildung an den Haarbälgen und Talgdrüsen, *Beobachtungen, die bereits zu den Epitheliomen hinüberleiten*, in erster Linie zum Epithelioma adenoides cysticum (s. dieses) (KOTHE, FELLÄNDER, KOPP, HARBITZ, BETTMANN u. a.) oder gar diesem sehr nahe kommen, da sie kaum Talgdrüsen enthalten, sondern hauptsächlich aus Epithelsträngen bestehen, die vom Deck- bzw. dem Follikelepithel ausgehen, sich weit verzweigen und zum Teil von typischen Basalzellen eingesäumt sind (MAYR). Statt mit Fett waren ferner die Ausführungsgänge und die damit im Zusammenhang stehenden cystischen Erweiterungen mit Hornmassen angefüllt (MÖLLER), Beobachtungen, die deshalb bemerkenswert sind, weil sie zeigen, daß das vermehrte Epithel der Talgdrüsenläppchen statt zu verfetten auch auf eine frühere Funktion zurückgreifen und verhornen kann. Diese Möglichkeit ist schon UNNA aufgefallen; sie kommt uns heute nicht mehr überraschend vor.

Eigentümlicher ist schon das Vorkommen voll entwickelten lymphoreticulären Gewebes im Falle von HÜBNER-RICHTER. Beweist es doch wie schwierig es ist, das zufällige gemeinsame Vorkommen von Fehlbildungen richtig zu deuten. Einen entsprechenden Befund konnte CARDENAL beim *Syringocystadenoma papilliferum* (s. dort) erheben.

Differentialdiagnose. Es wurde schon darauf hingewiesen, daß Unterschiede zwischen *angeborener* oder *erworbener* Talgdrüsenhyperplasie sich histologisch und auch klinisch nicht immer ohne weiteres feststellen lassen. Daher ist es durchaus verständlich, daß auch eine Unterscheidung: *Rhinophym* oder Talgdrüsenhyperplasie am einzelnen Gewebsschnitt nicht zu fällen ist; klinisch gibt es jedoch keine Schwierigkeiten. Die histologische Entscheidung wird noch dadurch erschwert, daß ja auch beim Rhinophym epitheliale Zapfenbildung mit Neubildung von Talgdrüsenzellen häufig zu beobachten ist, Prozesse, die ja schließlich bei einer ganzen Reihe chronisch entzündlicher Veränderungen der Haut im Verlauf der damit im Zusammenhang stehenden regenerativen Vorgänge auftreten. Finden sich in solchen Fällen Naevuszellnester, so wird die Entscheidung keine Schwierigkeiten machen. Andernfalls wird man, wie so oft, auch hier schließlich klinisches Bild und histologischen Befund gegeneinander abwägen müssen, um zu einer endgültigen Stellungnahme zu kommen.

b) Schweißdrüsennaevi.

Im Gegensatz zu den Talgdrüsennaevi sind solche der Schweißdrüsen, die als lediglich abnorm große und zahlreiche, vereinzelt auch heterotope Gebilde, d. h. als reine Organnaevi im Sinne JADASSOHNs bezeichnet werden könnten, außerordentlich selten beschrieben worden. Und selbst in den derart gelagerten Fällen hat es sich dabei nicht um reine, sondern um Mischformen mit anderen Mißbildungen (Angiomen, Pigmentanomalien) gehandelt.

Klinisch kann man — trotz der wenigen Fälle — auch hier *solitäre* und *multipel* auftretende Formen unterscheiden. WALDEYER erwähnt eine solitäre kirschkerngroße Geschwulst in der Ellenbogenhaut eines Kindes, die klinisch einem „Naevus vasculosus" entsprach, histologisch zum Teil aus typisch gebauten Schweißdrüsen, zum Teil aus weiten Blutgefäßen bestand. Ferner zählt der Fall BEIERS hierher; von Geburt an bestehender Knoten auf dem Dorsum des Ringfingers der linken Hand, halbkugelig, walnußgroß, von derber Konsistenz bei einem 17jährigen Mädchen. BLASCHKO erwähnt in seinem Referat über Syringocyst-adenome eine weiche Geschwulst vom Kopf eines Kindes, die mikroskopisch ,,kollosal vergrößerte" Schweißdrüsenknäuel ohne irgendwelche andere Veränderungen aufwies. KYRLE sah einen Schweißdrüsennaevus, der sich bei einem 15jährigen Mädchen neben mannigfachen anderen Mißbildungen der Haut vorfand (Elephantiasis des rechten Beines mit ausgedehnten behaarten Pigment-mälern, kavernösen Angiomen, Angiokerato-men). Histologisch zeigte sich eine gewisse Übereinstimmung mit der Beobachtung BEIERS (s. unten).

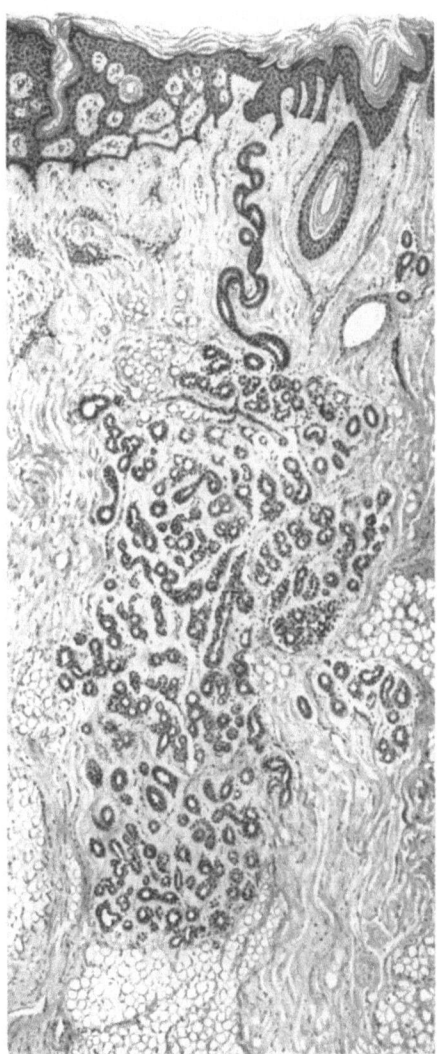

Es handelte sich in den beiden er-wähnten Fällen um *Mischgeschwülste*, indem neben dem gleich zu besprechen-den hyperplastischen Schweißdrüsen-knäuel ein kavernöses bzw. angio-matöses Gewebe vorhanden war. Auf die von BEIER erwähnte mäßige Ver-breiterung der Epidermis sollte kein allzugroßes Gewicht gelegt werden, da diese ja erfahrungsgemäß an den ein-zelnen Körperstellen sehr verschieden entwickelt und daher in ihren Aus-maßen schwer zu beurteilen ist. Die Schweißdrüsenanlagen fanden sich stets an der Cutis-Subcutisgrenze. Es handelte sich dabei nicht um eine Volumzunahme der einzelnen Tubuli, sondern nur um ein beträchtliches Plus an Acini bei KYRLE bzw. um sehr zahlreiche, stark vergrößerte und verlängerte, ziemlich dicht aneinander gelegene Schweißdrüsenknäuel(BEIER). KYRLE beschreibt die Drüsenschläuche als in der Hauptsache normal; eher atrophisch als hypertrophisch. Nur vereinzelt fanden sich hypoplastische

Abb. 137. *Schweißdrüsennaevus.* Übersichtsbild. Hyper-plastische Schweißdrüsenanlage. (Sammlung KYRLE.)

Zustände an den Tubuli in Gestalt von schmalen, lumenlosen Bildungen, die er als Vorstadien vollentwickelter Tubuli auffaßt. Im Gegensatz dazu umschlos-sen im Falle BEIERs die hypertrophischen Epithellagen der Schläuche und der innerhalb der Knäuel gelegenen Ausführungsgänge sehr stark erweiterte Drüsen-lumina, deren Durchmesser das Zwei- bis Dreifache der Drüsenwandung betrug. Die Struktur der Drüsenschläuche war im übrigen vollständig normal; die Mem-brana propria überall vorhanden, nirgends eine Gabelung, Sprossen- oder

Cystenbildung wahrzunehmen, was mit Rücksicht auf die Trennung von den nachher zu besprechenden, häufiger beobachteten adenomatösen Mißbildungen der Schweißdrüsen ausdrücklich betont werden muß.

RICKER und SCHWALB erwähnen eine kleine Gruppe von Hyperplasien der Schweißdrüsen in Geschwulstform, die sich trotz der nicht unbeträchtlichen Abweichungen vom normalen Bau vielleicht hierher rechnen lassen. Es kommt vor allem die Beobachtung von CHANDELUX in Frage, wo sich am rechten Oberarm einer 54jährigen Frau eine im Laufe von 25 Jahren bis Erbsengröße herangewachsene Geschwulst vorfand, die aus erweiterten Knäueln mit vermehrter Schlängelung bestand, bei der jedoch der Ausführungsgang — im Gegensatz zu dessen normalem Verhalten in den Fällen von BEIER, KYRLE — mit *Plattenepithel* ausgekleidet und *innen verhornt* war. FUCHS erwähnt eine unter der normalen Lidhaut gelegene, kirschgroße Geschwulst, die einmal aus großen, in ihrem Bau den normalen Schweißdrüsen entsprechenden Schläuchen bestand, sowie aus kleineren Schläuchen mit dünnerer Membrana propria. Diese kleineren Schläuche faßt er als durch Sprossungsvorgänge aus den großen Schläuchen entstanden auf. Außerdem fanden sich blind endigende und cystische Erweiterungen dieser Drüsen. Ist schon die Verwertung dieses Falles nicht ganz leicht, so gilt dies noch mehr für eine Beobachtung FÜHRERS, wo auf dem Kopf eines halbjährigen Kindes mehrere solitäre bis haselnußgroße Geschwülste aus ,,acinösen Drüsen" von abnormer Größe und Zahl in baumartig verzweigter Anordnung beschrieben werden.

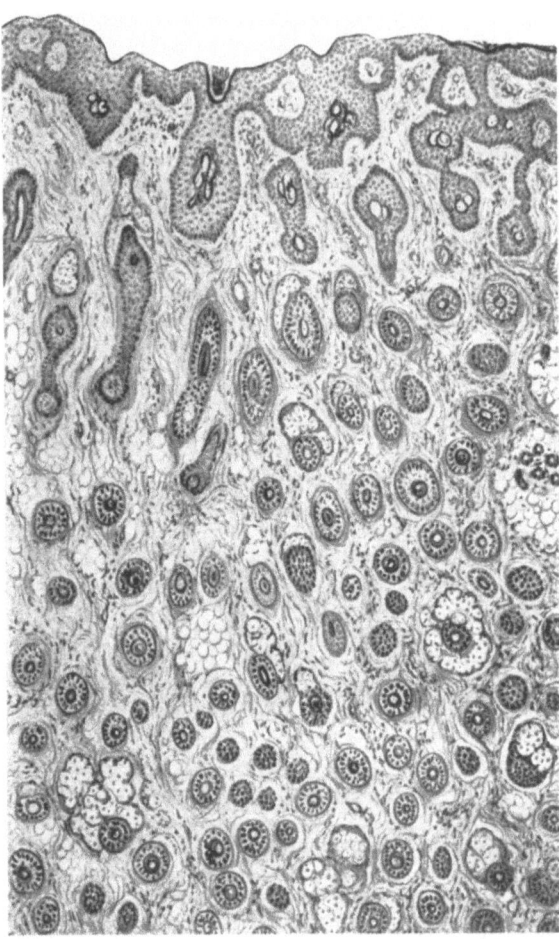

Abb. 138. *Haarfollikelnaevus.* Haselnußgroßer Tumor im Bereich der Ohrmuschel. Zahlreiche Follikelanlagen, zum Teil von Talgdrüsen umgeben. Weitgehende Ausdifferenzierung der Haarkeime. O = 42:1. (Sammlung WIESNER.)

Als Beispiel *multipler* Geschwulstbildung aus typisch hyperplastischen Schweißdrüsen ist der von PERRY beschriebene, ebenfalls von RICKER und SCHWALB erwähnte Fall zu verwerten, wo bei einer 31jährigen Frau seit der Kindheit zahlreiche bis erbsengroße, weiße Knötchen im Gesicht und auf der Stirn aufgetreten waren, die histologisch aus außerordentlich vergrößerten und zahlreich verzweigten Schweißdrüsenknäueln bestanden, ohne daß sich an diesen typisch hyperplastischen Gebilden irgendwelche anderen Veränderungen nachweisen ließen.

c) Haarnaevi.

Es scheiden hier jene Formen vollständig aus, bei denen es sich im Bereiche weicher Naevi um vermehrtes Auftreten von Haaren handelt (Naevi pili). Ein Vertreter der hier zu berücksichtigenden Naevusbildungen im Sinne eines echten Haar- bzw. Follikelnaevus ist der von FESSLER beschriebene Fall WIESNERs. Es handelte sich um eine kleine Geschwulst vom Ohr. Das bindegewebige Stroma des Knotens erschien im Schnitt von einer Unmasse von Haarbälgen durchsetzt, die vielfach an embryonale Entwicklungsstadien erinnerten. Die Wurzelscheiden waren nachweisbar, vielfach auch Haarpapillen und Haare sowie tumorartig gewucherte Talgdrüsen. Die Haarbalgmuskeln fehlten meistens. Einen ganz ähnlichen Fall veröffentlichte kürzlich DÖRING, bei dem sich reichlich *glatte Muskelzellen* vorfanden.

BOURNEVILLE-PRINGLESche Krankheit.

Mangelnde Einheitlichkeit zwischen klinischem Krankheitsbild und histologischem Befund kennzeichnet — wenn man so sagen darf — auch diese Veränderung, welche unter den verschiedensten Bezeichnungen in den Zeitschriften niedergelegt ist. Man hat ursprünglich geglaubt, mindestens *drei* verschiedene Typen unterscheiden zu müssen, deren Aufstellung allerdings weniger auf Unterschieden des klinischen Bildes als vielmehr des Gewebsaufbaues beruhte. Man hat einen Typus PRINGLE, einen Typus HALLOPEAU-LEREDDE und einen Typus BALZER, ja vielleicht auch noch einen Typus CASPARY und PERRY unterscheiden wollen. Es hat sich jedoch im weiteren Verlaufe der Forschung herausgestellt, daß eine solche Stellungnahme nicht nur unberechtigt, sondern auch ganz unmöglich ist. Im Falle CASPARYs handelt es sich meines Erachtens um eine Art traumatischer *Talgdrüsenretentionscystchen*, wie sie bei den verschiedensten entzündlichen Veränderungen (Erysipel, Variola u. a.) hin und wieder beobachtet wurden. Die als *Typus* BALZER herausgehobene Form hat weder mit der tuberösen Sklerose (s. unten), noch mit einem Adenom der Talgdrüsen das geringste zu tun. Es handelt sich bei ihm vielmehr um verschiedene Veränderungen *epithelialer Natur*, in erster Linie um benigne cystische Epitheliome (Trichoepithelioma papulosum multiplex, JARISCH; Acanthoma, UNNA; Epithelioma adenoides cysticum, BROOKE). Zwischen dem Typus PRINGLE und dem Typus HALLOPEAU-LEREDDE scheinen wesentliche Unterschiede nicht zu bestehen; abgesehen von denjenigen Fällen, in welchen ein verruköser vasculärer Naevus (s. dort) vorgelegen hat (DARIER).

Aber auch die Bezeichnung „Adenoma sebaceum", mit welcher PRINGLE die Erkrankung im Gesicht belegt hat, ist *irreführend*, da Adenome der Talgdrüsen eigentlich in keinem Falle gefunden worden sind, es sich dort vielmehr stets um einfache *Hyperplasien* gehandelt hat, vielmehr die hamartomartige Hyperplasie des kollagenen Bindegewebes im Vordergrund steht (CAROL, BUTTERWORTH und WILSON u. a.).

Betrachtet man kritisch vergleichend die verschiedenen als „Adenomata sebacea" beschriebenen „multiplen symmetrischen Gesichtsnaevi" (JADASSOHN), so stellt sich heraus, daß unter dem gleichen klinischen Bilde histologisch die verschiedenartigsten Veränderungen beschrieben worden sind; man findet, wie

Jadassohn ausgeführt hat, Naevi des verschiedensten Aufbaus: Talgdrüsennaevi, fibroangiomatöse Naevi, vielleicht auch Übergänge zwischen beiden (Bosellini, Buckowsky), Schweißdrüsennaevi bzw. Schweißdrüsenhyperplasien und Aplasien, Atrophien und Wucherungen der Wurzelscheiden, Epithelwucherungen, Zellhaufen weicher Naevi. Gleichzeitig wurden naeviforme Veränderungen an der Mund- und Nasenschleimhaut, an der Conjunctiva festgestellt (Felländer, Kofler, Kothe, Osler, Parkes-Weber, Roscher u. a.), ferner sind Übergänge zu den benignen cystischen Epitheliomen beschrieben (Bosellini, Felländer, Kothe), sowie gleichzeitiges Auftreten mit anderen naevusartigen Geschwülsten am übrigen Körper, mit weichen Naevi, mit dem Epithelioma adenoides cysticum (Krzystalowicz), mit Atheromen, milienartigen Veränderungen, mit Fibromen, Angiomen (Kofler u. a.). Bemerkenswert sind Kombinationen mit „Fibromen" (s. unten) und Papillomen an den Fingern und Zehen (Eitner, Kothe, Felländer, Fuhs, Hintz, Reitmann usw.).

Die keimplasmatische Bedingtheit des Leidens ist durch die nachgewiesene Heredität (Klauder, Reitmann, Riehl, Siemens, Taylor-Barendt u. a.), sowie sein gleichzeitiges Vorkommen bei Geschwistern (Fuhs, Randak, Reitmann, Winkler u. a.) und bei eineiigen Zwillingen (Fabing, Randak, Reitmann und Riehl u. a.) bewiesen, wobei es sich nach Fuhs u. a. um einen *dominanten Vererbungstypus* handelt.

Besondere Bedeutung haben diese multiplen symmetrischen Gesichtsnaevi, das *Hamartoma pilo-sebaceum* Carols, durch ihre *Beziehungen zur tuberösen Sklerose* erlangt. Die erste diesbezügliche Beobachtung stammt wohl von Pelagatti, der bei einem Epileptiker neben den Pringleschen Knötchen gliomatöse Hirnveränderungen, Leiomyome der Nieren und Rhabdomyome im Herzmuskelfleisch feststellen konnte. Einen weiteren einschlägigen Fall schilderte Harbitz (Hirnsklerose, Pringlesche Knötchen, Angio-fibro-lipo-sarkome der Nieren). Unter 58 von W. Fischer zusammengestellten Fällen von tuberöser Sklerose waren 22 mit Hautgeschwülsten behaftet, insbesondere mit Pringleschen Knötchen, die allerdings nicht in allen Fällen histologisch untersucht wurden. Der Zusammenhang der beiden Veränderungen ist inzwischen hinlänglich bewiesen, und wir hätten demnach die *Pringleschen Knötchen zu betrachten als eine der cutanen Äußerungen einer kongenitalen, keimplasmatisch bedingten allgemeinen Mißbildung.* Fehlen direkte psychische und somatische Erscheinungen, so kann man die Pringleschen Knötchen als „forme fruste" der Erkrankung auffassen, während sich bei der voll ausgebildeten Form Epilepsie und geistige Defekte zugleich vorfinden. Auch Erscheinungen der v. Recklinghausenschen Krankheit sind gleichzeitig festgestellt worden (Hintz u. a.).

Klinisch handelt es sich um meist schon im jugendlichen Alter vorhandene, symmetrische Gebilde, die zunächst fleckförmig im Gesicht, besonders in der Nasolabialfalte, auf den angrenzenden Wangenabschnitten und dem Kinn auftreten und sich sehr schnell zu kleinsten, runden oder ovalen flachen Knötchen entwickeln, die nur wenig über die Haut hervorragen. Sie haben eine glatte Oberfläche, mäßig derbe, seltener weiche Konsistenz und sind mit der Haut verschieblich. Die *Farbe* wechselt von blaßgelb bis braunrot. An der *Oberfläche* der Knötchen finden sich manchmal zarte, erweiterte Gefäßchen (Teleangiektasien).

Während diese Veränderungen sich in allen Fällen vorfinden, sind noch eine Reihe von Befunden bekanntgeworden, wo neben einzelnen weichen Naevi gleiche oder ähnliche Gebilde *auch an anderen Körperstellen* beobachtet wurden. Das 1890 erstmalig von Pringle erwähnte

Krankheitsbild besteht also nicht bloß aus diesen Veränderungen der Gesichtshaut, sondern es sind auch die an anderen Körperstellen festgestellten Knötchen als Teilerscheinung der Erkrankung zu bewerten. Die Übersicht der verschiedenen klinischen Erscheinungsformen, zusammen mit dem so äußerst abweichenden histologischen Aufbau veranlaßte JADASSOHN zu betonen, daß die Veränderungen weder als Adenome noch als Hyperplasien der Talgdrüsen zu bezeichnen seien, daß sie zwar „auf einer abnormen Keimesanlage beruhen", für die wir

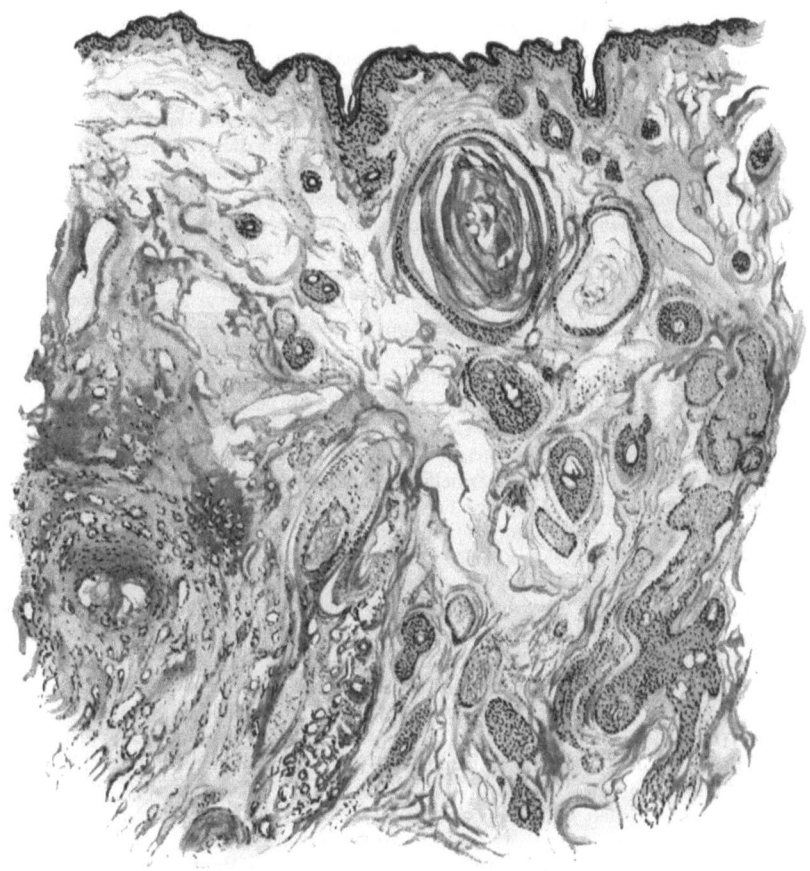

Abb. 139. PRINGLE*sche Krankheit* (♀, 24jähr., tuberöse Sklerose, Wange). Typus des gemischten Naevus. Rechts Epithelsproßbildungen, sowohl von Haarwurzelscheiden wie Talgdrüsen ausgehend, fast einem Epithelioma adenoides cysticum entsprechend, links fibroangiomatöser Naevus. Talgdrüsenhyperplasie nicht sehr ausgesprochen. Gefäße zum Teil stark erweitert. Bindegewebe stellenweise deutlich verdichtet. Hämatoxylin-Eosin. O = 35:1; R = 32:1.

einen pathologisch-anatomischen Namen jedoch nicht besitzen, höchstens noch den allgemeinen Begriff „Naevus".

Die *histologische* Untersuchung der Gebilde hat im Einzelfall zu ganz *verschiedenen Befunden* geführt. In erster Linie handelt es sich wohl um *fibromatöse Veränderungen*, die sich dadurch als etwas Besonderes kennzeichnen, daß ihnen die für gewöhnlich in der Subcutis reichlich vorhandenen *elastischen Fasern* nahezu völlig *fehlen*. Dabei handelt es sich nicht um eigentliche Fibrome, sondern um Bindegewebe des üblichen Aufbaus, abgesehen vom Fehlen der Elastica ohne entzündliche Veränderungen. Wenn auch aus diesem Grunde die Bezeichnung der

Geschwülste als Adenomata sebacea nicht berechtigt erscheint, so ist doch
zum anderen auch die Fibromnatur der Knötchen durchaus nicht immer vorhanden. Wir finden neben der *Hypertrophie des Bindegewebes* und dem Fehlen
der elastischen Fasern häufig *Gefäßdilatationen*, ferner *Naevuszellnester*. Die
Haarfollikel können zuweilen fehlen oder zum mindesten unterentwickelt sein;
die *Talgdrüsen* sind vielfach unverändert, gelegentlich aber auch hypertrophisch
oder gar sehr zahlreich. Die *Schweißdrüsen* können fehlen oder erscheinen besonders reichlich. BUTTERWORTH und WILSON sahen innerhalb der sog. Fibrome
mehrere Haare aus einem Follikel entsprossen.

Einige anschließend bezüglich ihrer geweblichen Veränderungen kurz besprochene Fälle
werden zeigen, daß von einer „Adenomnatur" bei ihnen nicht die Rede sein kann. Es liegt
vielmehr, *wenn* überhaupt eine Beteiligung des Talgdrüsenapparates vorhanden ist, lediglich
eine *typische Hyperplasie* vor und auch diese nur in vereinzelten Fällen. Dabei ist die Beurteilung im Gesicht äußerst schwierig, was noch als normale und was schon als vergrößerte
Talgdrüse angesehen werden soll. HALLERVORDEN und KRÜCKE sahen jedoch zugleich stark
erweiterte, wohl apokrine atopische Schweißdrüsen, was im Sinne einer echten Hyperplasie
angeführt werden kann (s. Talgdrüsennaevus). Meist findet sich eine *Bindegewebsvermehrung*
im Innern der Knötchen (PRINGLE: Vermehrung des Bindegewebes der oberen Cutis, vermehrte Talgdrüsen in den unteren Schichten, nur zum Teil mit Haarbälgen in Verbindung
stehend; HINTZ: reichlich vorhandenes fibrilläres Bindegewebe, in den zentralen Abschnitten
ödematös, neben den Haarbälgen sehr weite Gefäße, die oft sehr zahlreich und dicht neben-
einanderliegen, Fehlen des elastischen Gewebes innerhalb der Knötchen, zahlreiche, doch
völlig der Norm entsprechende Talgdrüsen; an anderen Stellen *typische* Fibrome von etwas
ödematöser Struktur; ROSENTHAL: vermehrtes Bindegewebe und vermehrte Talgdrüsen,
ähnlich PEZZOLI, SUTTON u. a.). Ferner sind Fälle beschrieben, wo *bei dem gleichen Kranken*
einmal Knötchen vorhanden waren, die aus *hyperplastischen Talgdrüsen* bestanden und
andere, die einen rein *bindegewebigen* Aufbau zeigten (HALLOPEAU und LEREDDE, DRABKIN-
SLUTZKY, BAUMGARTEN u. a.). Eine *Mittelstellung* zwischen diesen Fällen und reinen Fibromen
nimmt z. B. die Beobachtung EITNERS ein, wo sich mikroskopisch Fibrome mit Vorwölbung
und Abflachung des Papillarkörpers fanden, an anderen Stellen wieder lediglich ein fein- oder
auch grobfaseriges Bindegewebe. Die Gesichtsknoten bestanden aus reichlich normalen Talgdrüsen, die in ein feinfaseriges, elastinarmes Bindegewebe eingebettet waren. Reine Fibrome
zeigte die zweite Beobachtung von DRABKIN-SLUTZKY, daneben jedoch auch *Hämangio-
fibrome* und *Naevi pilosi* bzw. *pigmentosi*. In der Beobachtung KOFLERS überwogen in den
Knötchen, die sich auch auf den Schleimhäuten der Nase, des Mundes usw. vorfanden,
angiomatöse Veränderungen.

Vereinzelt waren in den Knötchen auch *alle Stadien des Talgdrüsenunterganges* festzustellen (BOSELLINI, BUKOWSKY), was in dem Sinne verwertet worden ist, daß die bindegewebigen Knötchen sich aus den Talgdrüsenknötchen nach deren Untergang sekundär
entwickeln könnten (BOSELLINI, RICKER und SCHWALB). Besonders bemerkenswert sind
noch die Fälle von AUDRY (teils normale Talgdrüsen, teils solche, deren Zellen größtenteils
Epidermischarakter angenommen hatten), KRZYSZTALOWICZ (Knötchen zum Teil aus normalen, aber zahlreichen Talgdrüsen und erweiterten Haarbälgen mit einzelnen epithelialen
seitlichen Auswüchsen, daneben reine zellige Naevi) und ähnlich PELAGATTI (große Talgdrüsen, die meist frei mündeten, daneben hornhaltige Cysten im Zusammenhang mit Drüsen-
resten. Dichte Bindegewebskapsel um die Knoten); ähnlich verhielt sich ein Fall von AJELLO.

Bei einer letzten Reihe von Fällen schließlich (FELLÄNDER, HARBITZ, KOPP, KOTHE)
fanden sich neben den Veränderungen des Bindegewebes und der Talgdrüsen auch noch
Epithelsproßbildungen, die von den Drüsen ausgingen bzw. von den Wurzelscheiden, und zwar
sowohl in Gestalt kurzer Knospen wie auch langgestreckter epithelialer Stränge, die zum Teil
in ihren mittleren Abschnitten Talgdrüsenzellen enthielten. In diesen eigenartigen Sproßbildungen sehen RICKER und SCHWALB Übergänge zum *Epithelioma adenoides cysticum*
(BROOKE; s. dort und bei Verruca senilis).

Genetisch handelt es sich um eine angeborene, zur Naevusgruppe gehörige
Anomalie, die auf keimplasmatische Störungen zurückgeführt werden darf und

mit dysplastischen Erscheinungen, mit Geschwulstbildung, nicht nur in der Haut, sondern auch in anderen Organen (Gehirn, Nieren u. a.) einhergeht, die weiterhin mit einer Reihe mehr oder weniger (forme fruste) deutlich ausgesprochener psychischer und somatischer Veränderungen vergesellschaftet sein kann und die nach den verschiedensten Richtungen Ähnlichkeitspunkte mit der v. Recklinghausenschen Krankheit aufweist (Jadassohn, Nobl), aber derselben nicht gleichgestellt werden darf (Carol).

Anhangsweise sei hier kurz auf einige andere, als „symmetrische Gesichtsnaevi" beschriebene Fälle hingewiesen, die unter dem gleichen klinischen Bilde des Adenoma sebaceum (Pringle) oder Epithelioma adenoides cysticum (Brooke) bzw. Trichoepithelioma multiplex papulosum (Jarisch) aufgetreten sind, jedoch histologisch einen von diesen abweichenden Aufbau zeigen. Die Geschwülstchen bestanden vielmehr aus *vermehrten und erweiterten Blutgefäßen* und *zellreichem Bindegewebe*. Sie wurden erstmalig von Darier als **Naevi vasculaires et verruqueux de la face,** später von Kopp, Winkler, Csillag u. a. als Naevi symmetrici fibro-angiomatosi beschrieben. Daneben sind schließlich auch Übergangsfälle aus jenen Gruppen in diese bekanntgeworden (Hallopeau-Leredde, W. Pick u. a.).

Histologisch finden wir in ein *zellreiches* und *feinfaseriges Bindegewebe stark erweiterte dünnwandige Blutgefäße eingelagert*, deren Wandung nur aus einer einzigen Zellreihe besteht. Ihr Lumen verbreitert sich zur Oberfläche hin zu kavernösen Hohlräumen, die wohl erweiterten Capillaren des Stratum papillare entsprechen. Innerhalb dieser Gebilde *fehlen die elastischen Fasern* (Winkler, Csillag), eine Tatsache, die histologisch die Abtrennung der nicht immer scharf gegen die Umgebung abgegrenzten Gebilde sehr erleichtert. In der Papillarschicht wird meist eine die Norm weit übersteigende Masse von gelblichem *Pigment* vorgefunden, das teils um die Bindegewebszellen, teils zwischen den Bindegewebsbündeln liegt (Kopp, Winkler, Csillag).

Sowohl diese Hyperpigmentation in der Papillarschicht als auch das Auftreten damit genetisch in Zusammenhang stehender, vereinzelt beobachteter Riesenzellen, die als *Fremdkörperriesenzellen* aufzufassen sind (Csillag), muß als zufälliger Befund betrachtet werden. Sie haben mit der Veränderung als solcher nichts zu tun und dürfen vielleicht auf traumatische Einwirkungen zurückzuführen sein. Bei den sog. *subungualen Fibromen* fanden Butterworth und Wilson Kollagenbündel, die breit und hyalin waren, die normale Verflechtung vermissen ließen und bis zu einem gewissen Grad an Keloide erinnerten, während in eigenen Fällen sie dem Aufbau eines Fibroma pendulans entsprachen.

v. Recklinghausensche Krankheit (Neurofibromatosis).
(*Neurinomatosis* Verocay.)

Seit v. Recklinghausens grundlegender Untersuchung ist aus der Gruppe der Hautfibrome endgültig ein eigenartiges Krankheitsbild herausgehoben worden, das sich neben sonstigen Mißbildungen bei den geistig durchschnittlich minderbegabten Kranken im Auftreten verschiedenartigster Geschwülste, Naevi und Pigmentierungen äußert. Wir unterscheiden dabei *weiche*, meist glänzende, *blaßblaue*, fast transparent erscheinende und *derbe härtere*, meist *weißliche* Geschwülste von verschiedenster Größe. Die ersten liegen bald flach in der Haut oder überragen sie kaum und lassen sich in diese hernienartig eindrücken, bald bilden sie außerordentlich große Tumoren von eigentümlich weicher Konsistenz, die sich auf

Druck etwas verkleinern. Die verschieden großen, derben Tumoren sitzen teils oberflächlich, teils tief; teils sind sie gestielt, teils breit aufsitzend; die kleineren häufig follikulär angeordnet. Ihre Farbe wechselt vom mehr Hellen bis Weißrot zum Bräunlichen. Zwischen diesen verschiedenen, meist in außerordentlich großer Zahl vorhandenen Tumoren findet man viele wechselnd dunkle und verschieden große *Pigmentflecke*, die gelegentlich große Teile der Körperoberfläche einnehmen oder auch eine zoniforme Anordnung zeigen, wie der *Naevus unius lateris*. Dazu

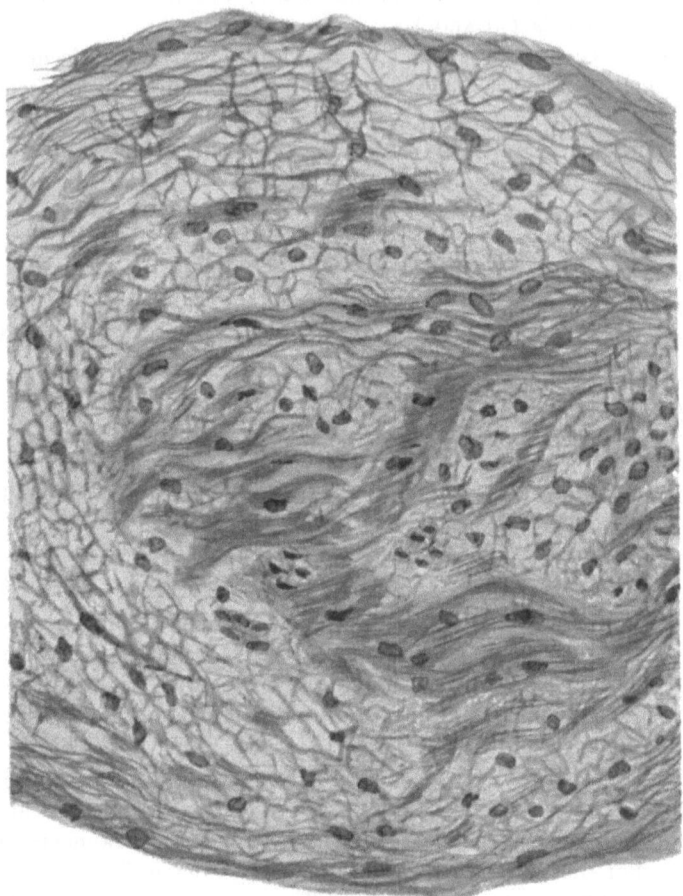

Abb. 140. v. RECKLINGHAUSENsche *Krankheit*. *Querschnitt* durch ein verändertes Nervenbündel mit in Auflösung begriffener lamellöser Scheide. Reticulum und kollagenes Gewebe. In der Mitte 2 Gruppen von quergeschnittenen Nervenfasern. Achsencylinder mit SCHWANNscher Scheide. Modifizierte VAN GIESON-Färbung. O = 800:1; R = 800:1. (Sammlung EHRMANN.)

kommen weichere oder härtere *naevusartige Gebilde*, die den Pigmentflecken als kleine Knötchen aufsitzen und häufig eine lokale Hypertrichose zeigen. Das Bild wird noch bunter durch eine wechselnde Menge von *Gefäßnaevi* der verschiedensten Formen; auch *Naevi anaemici* (NÄGELI) und *Adenomata sebacea* (NOBL), Geschwulstbildungen innerer Organe (peripheres und zentrales Nervensystem) sind beschrieben. Auf die klinisch und histologisch eingehend beschriebenen Fälle von Morbus BOURNEVILLE-PRINGLE und Morbus RECKLINGHAUSEN von URBACH und WIEDMANN sei besonders hingewiesen.

Gelegentlich fehlt auch die eine oder andere der eben geschilderten Veränderungen oder sie sind nur sehr schwach entwickelt, finden sich manchmal nur in Gestalt der Pigment- und Gefäßnaevi („*Formes frustes*", FEINDEL, OPPENHEIM).

Schließlich seien noch jene ebenfalls familiär auftretenden Tumoren erwähnt, bei denen v. Recklinghausen-Tumoren die elastischen Netze der mittleren Cutis zerstört hatten und die deshalb als Dermatochalasis, ja als Cutis laxa bezeichnet wurden, obwohl ganz anderer Natur, weil die Haut in großen Falten herabhing.

Die Veränderung erscheint meist im Jugendalter, und zwar gewöhnlich in Schüben; vereinzelt wurde Rückbildung beobachtet.

Der eigenartigen Erkrankung liegt eine Veränderung des ektodermalen und wohl gleichzeitig auch des mesodermalen Keimblatts zugrunde. Am Aufbau der multiplen Tumoren ist einmal ein eigenartiges, von der *peripheren Glia* der Schwannschen Zellen abgeleitetes blastomatöses Gewebe beteiligt (Verocay).

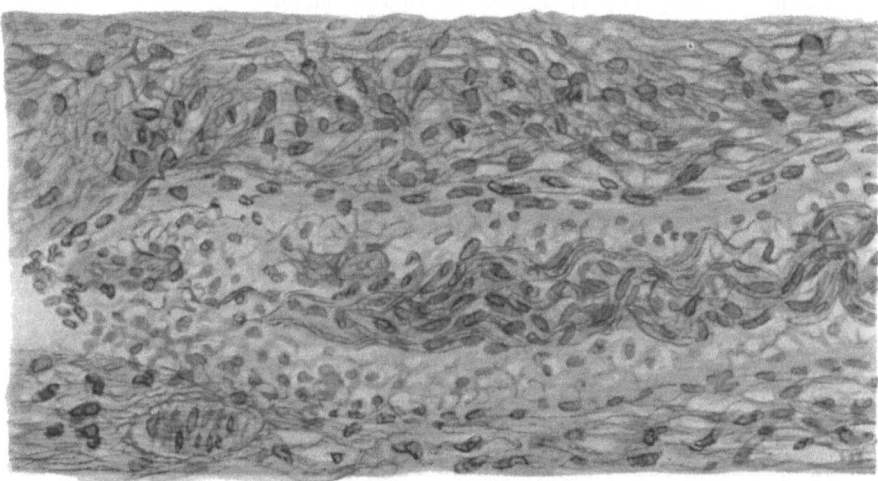

Abb. 141. v. Recklinghausensche Krankheit. *Längsschnitt* eines veränderten Nervenbündels aus den Rand-abschnitten eines Knotens. Lamellöse (gelb gefärbte) Scheide noch erhalten. Reticulum mehr peripherwärts sichtbar; in der Achse mehr das kollagene Gewebe. Reticulum hier nur in den Zwischenräumen des Kollagen sichtbar; ebenso im umgebenden Gewebe links. Modifizierte van Gieson-Färbung. O = 750:1; R = 750:1. (Sammlung Ehrmann.)

Daneben besteht vielleicht doch die Annahme v. Recklinghausens noch zu Recht, wonach ein anderer Teil der Geschwülste auf Wucherungsvorgänge der *bindegewebigen* Nervenscheiden zurückzuführen ist. Eingeschränkt wird diese letzte Auffassung dadurch, daß die Gliazellen Bindegewebe bilden können (Masson).

An dieser Stelle muß die Darstellung sich auf die *Hauttumoren im engeren Sinne* be-schränken und für die Gesamtveränderungen — wie noch häufig in diesem Abschnitt — auf die Handbücher der pathologischen Anatomie verwiesen werden.

Das Gewebe ist gekennzeichnet einmal ,,durch die Bildung eigentümlicher, kernhaltiger Bänder und blasser, feiner, spindelförmig angeordneter Fibrillen", die es von jedem Bindegewebe unterscheiden und vielfach an nervöses und gliöses Gewebe erinnern, jedoch weder mit typischen Nervenfasern noch mit Gliagewebe übereinstimmen. Es handelt sich dabei um eine *Wucherung* ektodermaler Ele-mente, und zwar *indifferenter Bildungszellen des Nervengewebes*, die sich nicht zu einer definitiven Gewebszelle des Nervensystems weiterentwickeln (Verocay). Diese Ansicht, wonach die Neubildungen mit dem nervösen Gewebe zusam-menhängen, ist schon recht alt. Sie wurde, auch unter Berücksichtigung der

SCHWANNschen Scheide, bereits von HELLER, WEGENER und KLEBS vertreten
und erst v. RECKLINGHAUSEN kam zu der Ansicht, daß es sich *nur* um eine *Hypertrophie des vorgebildeten Bindegewebes* bei intakten Nervenfasern handele. Trotzdem ist immer und immer wieder einzelnen Untersuchern der Unterschied wenigstens *eines Teiles* der die Geschwülste zusammensetzenden Bestandteile vom gewöhnlichen Bindegewebe aufgefallen (TRIBIER, GAUTIER, DURANTE, FRANCINI
u. a.). Diese Auffassung konnte schließlich durch VEROCAY auf Grund entwick-
lungsgeschichtlicher Forschungen (KOHN u. a.) dahin entschieden werden, daß
wir es tatsächlich wenigstens *teilweise* sicher mit eigenartigen, von den SCHWANN-
schen Scheiden ausgehenden Bildungen zu tun haben.

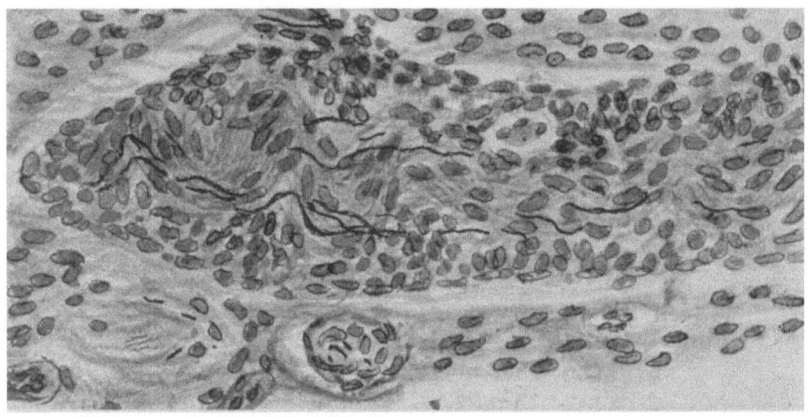

Abb. 142. v. RECKLINGHAUSEN*sche Krankheit*. Schnitt entsprechend Abb. 141. Reticulum nur noch durch
Zahl und Anordnung der Kerne deutlich. Kollagen axial wellenförmig angeordnet, darin (schwarz gefärbte)
Achsencylinder. Levaditi. O = 750:1; R = 750:1. (Sammlung EHRMANN.)

Man findet nämlich (und kann sich vor allem an jüngsten Knötchenbildungen
davon leicht überzeugen), und zwar am besten an Hand der VAN GIESON-Färbung,
daß wir es in solchen Fällen mit einem kernreichen, locker gefügten Gewebe zu
tun haben, das sich besonders häufig um die Knäueldrüsen gruppiert. Schon
in diesen kleinsten Knötchen lassen sich elastische Fasern nicht mehr nachweisen,
ein Befund, der innerhalb des elastinreichen cutanen Bindegewebes besonders
auffällt. Hingegen kann man bei genauer Untersuchung in den eben beginnenden
und durch das zellreiche, aufgelockerte Bindegewebe gekennzeichneten Bezirken,
in der Regel stets auch kleinste Nerven oder Reste von solchen feststellen, sei es,
daß ein solcher Nerv unmittelbar von unten her in den Herd eindringt, sei es, daß
von diesem aus ein schmaler Verbindungsast zu dem Nerven führt. In besonders
glücklichen Fällen trifft man auch auf Stellen, wo kleinste umschriebene, kernreiche, lockere Gewebsabschnitte einseitig oder auch zylindrisch einem Nervenästchen aufsitzen. McNAIRY und MONTGOMERY fanden in 12 von 15 v. RECK-
LINGHAUSEN-Tumoren marklose Nervenfasern.

Die *Nerven* selbst weisen eigenartige Veränderungen auf, die sich als von den
peripheren zu den zentralen Abschnitten der Geschwulstmassen *fortschreitende
Umwandlung* feststellen lassen. Während nämlich die Nerven dort noch deutlich
sichtbar und gegen die Umgebung gut abgegrenzt erscheinen, verliert sich dies
zur Mitte hin; sie gehen hier unmerklich in die Geschwulstmasse über, und es

läßt sich schließlich ihr Verlauf nur noch auf Grund der lockeren, schwammiger als die Umgebung aussehenden Struktur erkennen (Ehrmann). Auch diese Verhältnisse treten besonders deutlich bei der van Gieson-Färbung hervor. Im Gegensatz zu dem rot gefärbten, gewöhnlichen kollagenen Bindegewebe nimmt das Geschwulstgewebe eine *eigentümliche Gelbfärbung* an. Zunächst fällt der Nerv lediglich durch seinen Reichtum an parallel verlaufenden Bindegewebsfasern auf, in welchen neben den gewöhnlich vorhandenen langen, dünnen kom-

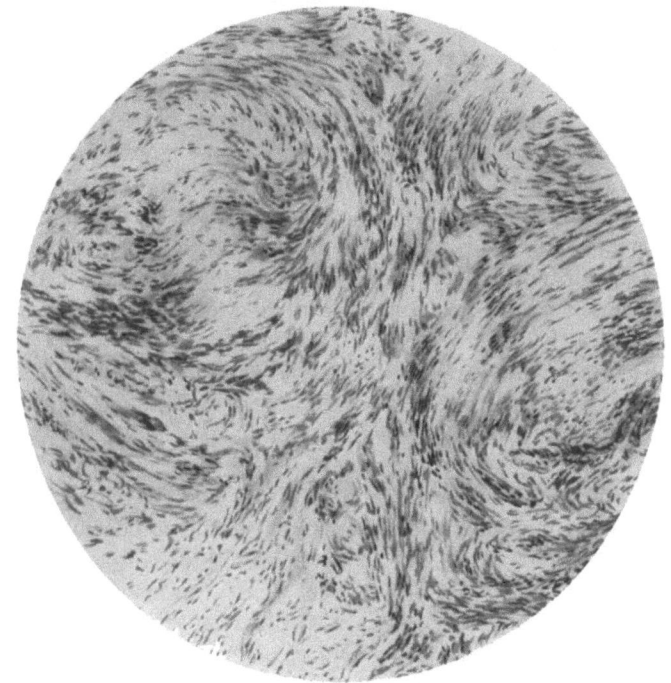

Abb. 143. *Neurinomatosis* (Verocay). „Paradestellung" der Kerne. O = 77:1; R = 70:1.
(Sammlung Teutschlaender.)

pakten Kernen, hellere, kürzere und breitere, oft in längeren Bändern angeordnete, auftreten. Bei weiter vorgeschrittener Veränderung nehmen diese großen hellen Kerne an Zahl erheblich zu; jetzt färbt sich dann auch das umgebende Bindegewebe im Gegensatz zum gewöhnlichen Bindegewebe gelb. Ganz vereinzelt findet man noch *Markscheiden* bzw. bei entsprechender Darstellung (Bielschowsky) *Achsencylinder*. Diese dünnen Achsencylinder quellen an einzelnen Stellen auf; augenscheinlich enthalten sie dort eine *starke lichtbrechende Masse*. Dabei erleiden sie verschiedenartige Knickungen und schlingenförmige Umbiegungen ihres Verlaufs; die Aufquellung drängt die einzelnen Fibrillen auseinander. Auf diese Weise entstehen netzförmige Anschwellungen, welche wir als erste Anzeichen des langsam fortschreitenden *Zerfalls des Achsencylinders* bezeichnen dürfen (Miskolczy). Gleichzeitig finden sich an diesem jedoch auch *Sprossungserscheinungen* in Gestalt von Seitenastbildungen und Gabelungen. Die derart zerfallenden Fasern werden von Zellen begleitet, die sich palisadenartig um den Achsencylinder anordnen. Es handelt sich dabei nach Annahme vieler

Forscher (VEROCAY, HERXHEIMER und ROTH, EHRMANN, MASSON u. a.) um
wuchernde SCHWANNsche Zellen. Diese hat man daher als *Mutterboden der Ge-*
schwulstentwicklung betrachtet.

An Hand dieser *kleinsten Geschwulstbildungen* lassen sich nun alle *Übergänge*
nachweisen, welche vom Nerven- zu dem die Geschwulstmasse aufbauenden
Gewebe führen. Anfangs kann man dabei in den mittleren Abschnitten noch deutlich einzelne oder in Gruppen zusammenliegende Achsencylinder erkennen. Sie
sind zunächst noch mit SCHWANNschen Scheiden versehen. Dabei geht die Umwandlung jedoch nicht gleichmäßig vor sich, sondern man kann im Verlauf ein
und desselben Nervenstammes die verschiedensten Grade dieser Veränderung
beobachten. Schließlich bleibt ein zellreiches, lockeres, sich mit van Gieson gelb-
färbendes Gewebe übrig, in welchem der Nerv kaum noch erkennbar ist; an seiner
Stelle hat sich überall das zell- und kernreiche Gewebe entwickelt. Aber auch
jetzt ist sein Verlauf noch an den helleren und größeren runden Kernen zu erkennen, während die perineurale Zellwucherung durch die dichter stehenden,
dunklen, langen, schmalen Kerne gekennzeichnet wird. Schon in einiger Entfernung vom Tumor fand MASSON Veränderungen am SCHWANNschen Syncytium.
Als weiterer Beweis für die neurogene Natur führt er das Vorkommen von Tastkörperchen an.

Neben VEROCAY, HARBITZ und PICK haben besonders HERXHEIMER und
ROTH darauf hingewiesen, daß diese eigenartige Umwandlung nicht nur an den
markscheidenhaltigen Nervenfasern vor sich geht, sondern *auch an sympathischen*
Nervenfasern, auf deren Umwandlung die letzten einen großen Teil, besonders der
kleinen Geschwulstbildungen zurückführen. JOHN und ORMEA fanden pathologische Veränderungen auch am Terminalreticulum, ein Befund den THIES bestätigte.
Damit war die besonders von VEROCAY betonte *Abstammung* eines Teiles der
v. RECKLINGHAUSENschen Geschwülste *vom äußeren Keimblatt* erwiesen. Diese
Tatsache ist jedoch durchaus noch *nicht als stets zutreffend* zu betrachten; vor
allem scheint sie nicht restlos für die Genese aller Tumoren gültig. Ganz abgesehen davon, daß sich mit ihr der manchmal zu beobachtende Übergang derartiger
Geschwülste in sarkomatöse Neubildungen schwer vereinbaren läßt, ist die spezifische Bedeutung der „Palisadenstellung" längst in Frage gestellt worden durch
Befunde, welche diesen Vorgang auch in gewöhnlichen Fibromen, Myomen, Sarkomen (v. HIPPEL, C. KRUMBEIN, LAUCHE) bzw. Keloiden (GANS, s. Abb. 243)
dargetan haben. Ferner haben HERXHEIMER und ROTH auf die *Beteiligung der*
Endothelien der perineuralen Lymphscheiden an den Wucherungsvorgängen aufmerksam gemacht, ein Befund, der im Zusammenhang mit den Untersuchungen
von FEYRTER das gleichzeitige Vorkommen von Abkömmlingen des Bindegewebes
und der Neuralleiste erklären könnte. — GILIBERTI bezweifelt allerdings, daß es
sich bei den beschriebenen sarkomatösen Entartungen wirklich um echte Sarkome
gehandelt hat, eine Auffassung, die bei den malignen Melanomen eine Parallele
findet.

Die *morphologischen* Stützen für eine *ausschließlich* ektodermale Genese —
alleinige Abstammung der Geschwulstmassen von den Zellen der SCHWANNschen
Scheide — sind daher nicht völlig ausreichend, obwohl diese Auffassung weitere
Stützen erhalten hat, so durch den Umstand, daß wahrscheinlich auch Glia Bindegewebe bilden kann (MASSON). Damit verschiebt sich die Beantwortung der

Frage auf entwicklungsphysiologisches Gebiet und das alte Problem Beteiligung des Bindegewebes oder nicht, wird aufgehoben. Ohne Zweifel kommen auch bei der v. RECKLINGHAUSENschen Erkrankung Tumoren vor, die nur aus SCHWANN-schen Zellen aufgebaut sind (MASSON, STOUT, FOERSTER und GAGEL u. a.), und die Schwannogliome, Neurilemmome darstellen (s. unten). Die anderen, auf den *färberischen Eigentümlichkeiten* des Geschwulstgewebes (Gelbfärbung bei VAN GIE-SON-Färbung) beruhenden, scheinen mir in ihrer Beweiskraft auch nicht unbedingt zwingend; kommt diese doch auch in jungem, kollagenarmem Granulationsgewebe vor; haben wir doch gelernt (v. MÖLLENDORFF u. a.), in wie weitgehendem Maße das färberische Verhalten der Gewebe von seinen wechselnden physikalisch-chemischen Reaktionszustand abhängig sein kann.

Ihrem Aufbau nach haben viele namentlich der großen und derben Geschwülste durchaus den Charakter von Fibromen und sind mit diesen dann besonders zu verwechseln, wenn sie außerhalb von Nerven liegen. Diese *bindegewebigen Geschwülste* fallen durch ihren größeren Kernreichtum und ihr lockeres Gefüge auf; sie sind von der umgebenden Cutis an den meisten Stellen scharf abgegrenzt und färben sich bei van Gieson mehr oder weniger hell bis dunkelrot wie auch das übrige kollagene Bindegewebe. In diesen Geschwülsten läßt sich in der Anordnung der einzelnen Fasern und ihrer Kerne ebenfalls eine gewisse Regelmäßigkeit fest-stellen, sei es, daß sie einander parallel verlaufen, sei es, daß sie sich mehr oder weniger deutlich ringförmig um ein kleines Blutgefäß anordnen. Der *Kernreichtum* dieser Fibrome kann dabei innerhalb ein und desselben Schnittes erheblich wechseln; stets bleibt er aber größer als in dem kollagenen Gewebe der Umgebung.

Innerhalb der Knoten sind die *Anhangsgebilde der Haut* mehr oder weniger weitgehend verändert. Dabei kann es zu ihrem völligen Schwund kommen. Dies geht augenscheinlich mit der Weiterentwicklung der *fibromatösen* Massen parallel. Die *Schweißdrüsenknäuel* werden zunächst entweder völlig verdrängt oder aber die Schlingen auseinandergezogen. Dabei kommt es jedoch durchaus nicht immer zur Atrophie; man findet sogar vereinzelt deutliche Epithelproliferation, Hyper-plasie der Drüsen (MALHERBE) und gelegentlich eine adenomartige Wucherung der Knäuel (UNNA u. a.). Dies tritt namentlich in den Randabschnitten ein, während es in den Geschwulstmassen selbst rein mechanisch zur Verlegung der Ausführungsgänge, damit zur Abflußerschwerung und manchmal zur umschrie-benen cystischen Erweiterung kommt (s. Abb. 144). Ähnlich wie die Schweiß-drüsen werden auch die *Talgdrüsen und Haarfollikel* rein mechanisch durch den Druck der Geschwulstmassen in Mitleidenschaft gezogen. Sie werden ebenso wie Schweißdrüsen und Muskeln zunächst von den fibromatösen Massen eingeschnürt. Dadurch geht das normale Bindegewebe in der Umgebung dieser Anhangsgebilde verloren und wird durch das eigenartige, zellreiche, lockere, neurofibröse Gewebe ersetzt, in welches jene gewissermaßen nackt eingebettet liegen (UNNA). Schließ-lich finden wir mehr oder weniger weit atrophisch gewordene Follikel mitsamt den Haaren und Talgdrüsen als kleine Reste mitten in den Knötchen liegend vor. Die *Arrectores pilorum* gehen ebenfalls allmählich zugrunde, indem die einzelnen Muskelfasern durch das zwischen ihnen wuchernde Bindegewebe zunächst aus-einander gedrängt und schließlich wohl erdrückt werden. *Nerven* kann man inner-halb dieser fibromatösen Knötchen, wenn überhaupt, so nur in Resten und auch diese nur auf Grund ihres allgemeinen Verlaufs feststellen; die Nervenfasern selbst sind nicht mehr nachzuweisen. Überall finden wir an ihrer Stelle das gleichmäßig (rot) gefärbte Bindegewebe.

Das *elastische Gewebe* geht innerhalb dieser Knoten vollständig oder nahezu vollständig zugrunde.

UNNA hat den reichen Gehalt der Neurofibrome an *Mastzellen* hervorgehoben, die sich ziemlich gleichmäßig über die Neubildung verteilt finden, in der um-

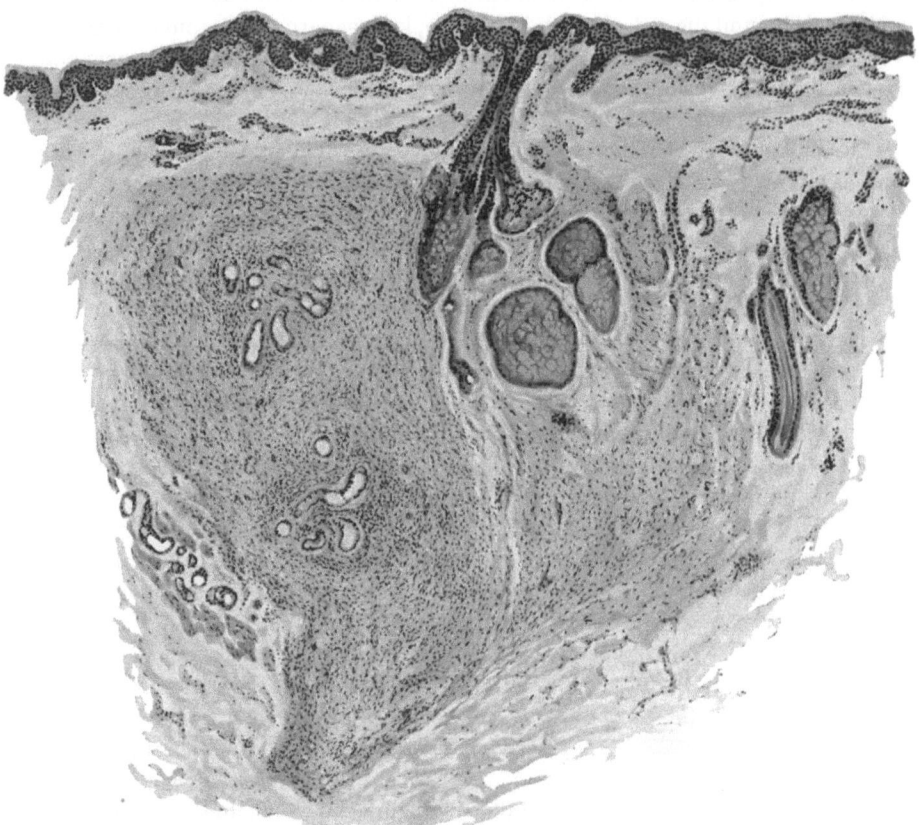

Abb. 144. V. RECKLINGHAUSENsche *Krankheit (Neurofibromatosis)*. Übersichtsbild (♂, 46jähr., Rücken). Kleines, klinisch eben sichtbares weiches Knötchen. Deutliche Anordnung um dilatierte Schweißdrüsenknäuel; scharfe Abgrenzung, großer Zellreichtum. Verdrängung der Talgdrüsen und Haarfollikel, die zum Teil „nackt" in den Geschwulstmassen lagern. Nach einer VAN GIESON-Färbung. O = 31:1; R = 31:1.

gebenden Cutis weniger zahlreich und hier vor allem an das perivasculäre Gewebe gebunden. Er unterscheidet dabei neben den gewöhnlichen noch besonders große, von einem großen roten Hof umsäumte Mastzellen. Dieser Hof besteht aus einem feinen, spongiösen, sich mit polychromem Methylenblau ebenso wie die Mastzellenkörner metachromatisch violettrot färbenden Protoplasma. Wir finden tatsächlich in manchen Neurofibromen reichlicheren Mastzellengehalt und auch Metachromasie; diesen Befund teilen sie jedoch mit manchen anderen Gebilden, ohne daß deshalb eine besondere Hinneigung zu schleimiger Umwandlung vorhanden wäre.

Die *epidermalen Bestandteile der Hautanhangsgebilde* werden jedoch ebensowenig wie die übrige Epidermis unmittelbar in die Veränderung einbezogen. Da das Neurofibrom für gewöhnlich auf die Cutis unterhalb des Papillarkörpers beschränkt bleibt, finden wir — wenigstens bei den kleineren Knötchen — das oberflächliche Corium einschließlich der *Epidermis* unverändert. Erst bei stärkerer Entwicklung der Knoten wird diese gedehnt und gestreckt, wobei dann schließlich jene *pseudoatrophischen* Umgestaltungen beobachtet werden können, in deren Bereich neben der Rückbildung sämtlicher Schichten der Epidermis auch die epidermale *Pigmentbildungsfähigkeit* notleiden kann, so daß es zu den klinisch pigmentfreien, atrophischen Herden kommt (MERK, MOWAT, DANLOS, POLLAK). Neben diesen trifft man jedoch auch auf eigentümlich blaurote atrophische Herde, die teils eingesunken sind, teils halbkugelig und faltig hervortreten (RILLE). Es handelt sich jedoch in allen Fällen nicht um eine echte Atrophie, sondern lediglich um eine *Druckatrophie*, ausgelöst durch die heranwachsenden Geschwülste. Nach eigenen Beobachtungen kann sich die neurofibromatöse Umwandlung von Nervenfasern so in der Nähe von Gefäßen abspielen, daß auch mit einer Atrophie durch mangelnde Ernährung zu rechnen ist. Inwieweit Störungen der Nervenfunktion, wie sie sich vereinzelt bei Sensibilitäts- u. a. Prüfungen der Kranken ergeben haben, für die Genese dieses sog. *Leukoderm* in Frage kommen, wird wohl nicht eher entschieden werden, als bis eine eventuelle Bedeutung der Nervenfunktion für die Pigmentgenese überhaupt klargestellt ist.

Diese pigmentfreien, atrophischen Flecke sind jedoch nicht zu verwechseln mit den — neben in ihrem histologischen Aufbau hier nicht erneut zu schildernden Pigment-, Gefäß- u. a. Naevi — manchmal vorhandenen *Naevi anaemici*, wie sie von einzelnen Forschern (NAEGELI u. a.) bei der Neurofibromatose besonders beschrieben worden sind. Bei ihnen handelt es sich um ein Zuwenig an *Blutgefäßen*, die sich umgekehrt in den blauen Flecken als erheblich *erweitert* erwiesen haben. Trotzdem ist der Blutgehalt der Neurofibrome kein besonders großer. Man muß die *blaue Verfärbung* wohl in erster Linie darauf zurückführen, daß verdünnte Epidermis und verstrichener Papillarkörper wie ein leichter durchlässiges Medium wirken, durch welches die Farbe des in den darunter gelegenen, erweiterten Gefäßen gestauten Blutes gedämpft, blaurot wiedergegeben wird.

Differentialdiagnose. Auf die Möglichkeit des Vorkommens von Geschwülsten, an deren Aufbau sowohl das Binde- wie auch das Nervengewebe beteiligt sind, bei welchen wir es also nach dem Vorherrschen des einen oder des anderen Gewebes mit *Fibroneurinomen* oder *Neurinofibromen* zu tun haben, wurde schon hingewiesen. Der gewebliche Aufbau der einzelnen knotenförmigen Veränderungen bei der v. RECKLINGHAUSENschen Krankheit ist daher stets nur auf Grund des histologischen Bildes zu entscheiden. Die außerordentlich kernreichen, aus wuchernden Fibroblasten und Rundzellen aufgebauten Herde, die in manchen Tumoren außerdem noch durch eine oft sehr geringe Entwicklung von Zwischensubstanz auffallen, können histologisch die Frage aufdrängen, ob es sich dann nicht um beginnende *Sarkome* eventuell sogar Metastasen maligner Melanome handelt. Die Entscheidung ist um so verantwortungsreicher, als ja wiederholt über das Auftreten von Sarkomen bei der Neurofibromatose berichtet worden ist (s. oben). Bei der histologischen Untersuchung werden in solchen Fällen alle Anhaltspunkte herangezogen werden müssen (Mitosenreichtum, infiltrierendes Wachstum usw.), die eine Entscheidung erleichtern.

Der Vollständigkeit halber sei noch darauf hingewiesen, daß einzelne der im Anfangsstadium des Neurofibroms auftretenden „blaue Flecke" klinisch gelegentlich eine gewisse Ähnlichkeit mit den „*Tàches bleues*" des „Filzläusexanthems" haben können; histologisch wird der auffallende Kernreichtum der Flecke, die Erweiterung der Capillaren und der Gefäßreichtum der Knötchen im allgemeinen ohne weiteres eine Entscheidung gestatten.

Auf die mangelnde Beweiskraft der Nervenveränderungen, insbesondere der Palisadenstellung der wuchernden Zellen der SCHWANNschen Scheiden für die ausschließlich neurale Genese der v. RECKLINGHAUSENschen Geschwülste wurde oben schon kurz hingewiesen. Die gleichen Befunde ergeben sich nicht nur in *anderen Geschwülsten* (Myom, Fibrom: KRUMBEIN, LAUCHE), sondern sie sind auch als Pseudo-Bandstellung bei anderen Veränderungen (KRUMBEIN), bei *entzündlichen Veränderungen* an den Nerven nachgewiesen worden. Auch hier kam es nicht zu einem einfachen Zugrundegehen der Nervenfasern mit nachfolgender Wucherung des Bindegewebes, sondern zur Wucherung der Zellen der SCHWANNschen Scheiden in konzentrischer Anordnung um den Nerven, wenn auch in viel geringerem Grade (HERXHEIMER und ROTH).

Es wurde bereits erwähnt, daß die v. RECKLINGHAUSENschen Tumoren einen Aufbau nur aus SCHWANNschen Elementen zeigen können. Sie sind auch isoliert ohne Systemerkrankung anzutreffen, nach der vielleicht nicht immer genügend gesucht wurde. Sie werden als

Neurinome (VEROCAY),

Schwannogliome (MASSON), *Neurilemmome* (STOUT) auch als *perineurale Fibroblastome* bezeichnet. Oft lassen sich in ihnen markhaltige oder marklose Nervenfasern nachweisen, Reste des Nerven, von dem die Wucherung ausging.

Histologisch unterscheiden ORZECHOWSKI, MASSON, STOUT u. a. mit ANTONI 2 Typen des Gewebsaufbaus, bei denen der zweite wohl durch Degeneration aus dem ersten hervorgeht. Bei dem einen finden sich innerhalb des Tumors lange Bindegewebsfasern, die gerade oder auch serpentinenförmig verlaufen und sich zwischen den Zellen befinden, ohne von diesen beeinflußt zu erscheinen wie etwa bei den fibroblastischen Tumoren. Die Zellen sind länglich, verzweigt. Sie bilden, indem sie miteinander anastomosieren, ein Syncytium. Treten die erwähnten Faserzüge massiert zwischen palisadenförmig angeordneten Kernen auf und sind diese dadurch am Rande eines kernfreien Bezirks angeordnet, spricht man von VEROCAY-Knötchen. Diese kommen vielleicht durch segmentale Zuordnung der Kerne zu den Gefäßen zustande und dadurch, daß die Kerne ihre Längsachse parallel zu den Endothelzellen haben (KRUMBEIN). Die VEROCAY-Knötchen erleichtern die Diagnose, sind aber nicht unbedingt beweisend, da sie auch in anderen Tumoren, z. B. in Leiomyomen vorkommen (s. oben S. 280, u. Abb 143). Bei dem zweiten Typ bilden die Fasern ein loses Netzwerk, das sich von der Neurofibromatose durch das Fehlen von Kollagenbändern und Achsencylindern unterscheidet. Schon die Faserzüge in den VEROCAY-Knötchen zeigten hyaline Degeneration, die nunmehr auch als mikrocystische Gewebsverflüssigung beobachtet wird. Das ganze Gewebe erscheint von Flüssigkeit erfüllt, es handelt sich jedoch nicht um Mucin. Manchmal kommt es zur völligen Nekrose mit Schwund der Kerne und Weiterbestehen der Faserstrukturen.

Übergänge zwischen den Neurofibromen und den Neurinomen einerseits und den Ganglioneuromen (s. dort) sollen vorkommen.

Pathogenese. Über die Histogenese s. oben.

Die Gesamterscheinungen der v. RECKLINGHAUSENschen Krankheit werden zusammenfassend als eine kongenitale Entwicklungsanomalie (THOMSEN, ADRIAN, HARBITZ u. a.), als Systemerkrankung, aufzufassen sein. Unter Berücksichtigung der deutlich vorhandenen familiären und hereditären Beziehungen darf man sie als eine Erkrankung des Keimplasmas betrachten, deren Beginn weit in die Embryonalzeit zurückreichen muß (BETTMANN, ADRIAN, LANGE, HERXHEIMER und ROTH, MEIROWSKY, EHRMANN u. a.). NOBL u. a. nehmen daher einen genetisch engen Zusammenhang mit der PRINGLEschen Krankheit an. Die Dysfunktion bestimmter Organe oder Organsysteme müßte man auf Störungen der Tätigkeit endokriner Drüsen zurückführen, deren sezernierendes Parenchym vielleicht schon in frühembryonaler Zeit durch die Geschwulstbildung in Mitleidenschaft gezogen wird. Das von MERK mitgeteilte Vorkommen eigenartiger, an Pflanzenteile erinnernder Gebilde hat für die Ätiologie der v. RECKLINGHAUSENschen Tumoren ebensowenig Anerkennung gefunden wie für andere Geschwülste. Schließlich sei hier daran erinnert, daß eine langsam wachsende *unilaterale Makroglossie* beim Morbus RECKLINGHAUSEN angeboren oder in den ersten Lebensjahren auftreten kann.

3. Naevi adenomatosi.

Schon in der allgemeinen Geschwulstlehre bietet die Einreihung der Adenome große Schwierigkeiten, die in erster Linie in der Frage offenbar werden, ob wir es bei dieser Geschwulstform mit Blastomen im eigentlichen Sinne oder aber lediglich mit Hamartomen, und zwar mit Naevi zu tun haben. Diese letztere Auffassung hat immer mehr Anklang gefunden. Für das hier zu besprechende Gebiet ist es jedoch notwendig zu betonen, daß eine Abtrennung dieser Naevi adenomatosi von den Organnaevi einerseits von den Epitheliomen andererseits vielfach kaum durchführbar, um nicht zu sagen — wenn dies doch geschieht — willkürlich erscheint (JADASSOHN). Über die Beziehungen zu den sog. Epitheliomen wird später noch mit Rücksicht auf die Differentialdiagnose ausgiebig zu sprechen sein. Für die Schwierigkeiten der Unterscheidung von den Organnaevi ist allein schon die Tatsache bezeichnend, daß je nach der Begriffsfassung, welche man den Adenomen zugrunde legt, die verschiedenartigste Stellungnahme möglich ist. Dies wird besonders deutlich bei den Adenomen der Talgdrüsen.

a) Talgdrüsenadenome.

Ihr Vorkommen wird je nach der Stellungnahme zum Adenombegriff von einzelnen Forschern bestritten, wenn nicht gar abgelehnt. Die Entscheidung ist tatsächlich außerordentlich schwierig. Der gewebliche Aufbau der Talgdrüsen bringt es mit sich, daß der Nachweis der für die Adenomnatur zu führenden Befunde gerade in der Abgrenzung gegen einfach hyperplastische Veränderungen kaum zu erbringen ist. Grundsätzlich verlangen wir für das Adenom den Ausgang vom Drüsenepithel und den Aufbau nach dem Typus des Drüsengewebes, jedoch als autonome Neubildung. Wir verstehen darunter also Neubildungen, in welchen „eine epitheliale Wucherung unter korrelativer Entfaltung des Bindegewebsapparates reguläre, mit bindegewebigen Wandungen versehene Epithelverbände erzeugt, welche in Form von einfachen und verzweigten Röhren (tubulöse Adenome), sowie von kugeligen, miteinander kommunizierenden oder allseitig geschlossenen Bläschen (alveoläre, follikuläre Adenome) auftreten" (BORST). Legt man diesen Maßstab an, so ist tatsächlich — wie dies mit anderen besonders CAROL betont hat — fast keines der vielen im Schrifttum als Talgdrüsenadenom, Adenoma sebaceum beschriebenen Gebilde als solches anzusprechen (Fälle von MONTI, REITMANN u. a.). Dies gilt insbesondere auch für den von UNNA als

echtes Talgdrüsenadenom anerkannten Fall BOCK, wenn auch die UNNAsche
Definition des Steatadenoms strenggenommen darauf paßt: „Geschwulstartige,
vom Talgdrüsenepithel ausgehende gutartige Wucherung von unregelmäßigem
Bau, in deren Auswüchsen eine fettige, aber keine hornige oder kolloide Metamorphose stattfindet." Gerade auf das alleinige Vorkommen dieser fettigen
Degeneration glaubte UNNA großes Gewicht legen zu müssen. Aber schon die
auch von UNNA hervorgehobene Ähnlichkeit mit dem Epithelioma adenoides
cysticum BROOKE beweist, daß hier von einem reinen Adenom keine Rede sein
kann, daß vielmehr zum mindesten epitheliomartige Wucherungen vorgelegen
haben, von welchen es ja hinlänglich bekannt ist, daß bei ihnen die verschiedenartigsten degenerativen Veränderungen auftreten können.

Es müssen daher alle Fälle von der Bezeichnung Talgdrüsenadenom ausgeschlossen werden, die sich zum Teil bei den einfachen Hyperplasien (Naevi organo-
matosi), zum Teil bei den Epitheliomen bzw. dem Epithelioma adenoides cysticum
einordnen lassen, wie dies auch RICKER und SCHWALB getan haben. Dies gilt
auch für die neueren Fälle. PAUTRIER und VAN DER VALK sprechen von
Epitheliomata sebacea, LEVER von „*Sebaceous Adenoma*". Es handelt sich hier
um sehr seltene Tumoren, bei denen neben den reifen Talgdrüsenzellen mehr
oder weniger Elemente gefunden werden, die denjenigen an der Peripherie
und am Hals der Talgdrüsen entsprechen, und deren Übergangsformen zu den
reifen Zellen, also den „Cellules génératrices" bzw. den „Cellules de transition"
von GRYNFELTT. Die ersten sind den Zellen des Carcinoma basocellulare sehr
ähnlich mit ihren länglichen, großen intensiv basophilen Kernen und dem geringen
Zellplasma, was wiederum eine enge Zusammenlagerung der Kerne bedingt.
Insgesamt handelt es sich meist um abgekapselte Tumoren mit schmalen gegenüber dem Naevus sebaceus mehr unregelmäßigen Läppchen, die Drüsenacini
nachahmen (LEVER). Der Anteil der einzelnen Zellformen kann sehr wechseln.
Immer enthalten die Zellen mehr oder weniger viele Fetttröpfchen. Überwiegen
die jugendlichen Zellelemente, kann eine Abgrenzung gegenüber anderen epithelialen Tumoren sehr schwierig sein. Vielleicht sind umschriebene Tumoren hier
einzuordnen bzw. als Vorstufen verwandter Formen anzusehen, die scharf abgekapselt sind, keinerlei Mitosen erkennen lassen, eine Unterteilung in Läppchen
haben, aber keinerlei hyaline Degeneration, mit Zellen, die an ein Cylindrom
erinnern.

b) Schweißdrüsenadenome.

Etwas einfacher liegen die Dinge bei den Adenomen der Schweißdrüsen, wenn
auch ihre Herkunft noch nicht ganz gesichert erscheint. Während einige Autoren,
z. B. BECK, LEVER u. a., ihre Herkunft vom primären Epithelkeim und damit
ihre Zugehörigkeit zu den apokrinen Schweißdrüsen als gesichert ansahen, wird
dies durch die Arbeiten von LENNOX (s. unten) und H. PINKUS wieder in Frage
gestellt. Diese halten den Naevus syringoadenomatosus papilliferus (s. unten) für
ein Hamartom des gesamten Hautareals und eine Herkunft von ekkrinen Drüsen
sowie auch von den pluripotenten Basalzellen UNNAs, JADASSOHNs u. a., wie
schon DÖRFFEL für möglich.

Die Zahl der als Schweißdrüsenadenome beschriebenen Hautveränderungen
ist nicht eben sehr gering; trotzdem herrscht bis heute noch keine Übereinstim-

mung darüber, was nun eigentlich als Schweißdrüsenadenom im strengen Sinne des Wortes zu bezeichnen sei. Das Auseinandergehen der Meinungen wird allerdings nicht so sehr durch die Verschiedenheit der Untersuchungsergebnisse bedingt, wenn diese auch erheblich sind, so daß — von ganz groben Unterschieden (s. unten) abgesehen — noch keine befriedigende zusammenfassende Einteilung möglich geworden ist. Die Ursache liegt vielmehr in der grundsätzlichen Stellungnahme der verschiedenen Forscher zu Gesichtspunkten mehr allgemein pathologisch-anato-

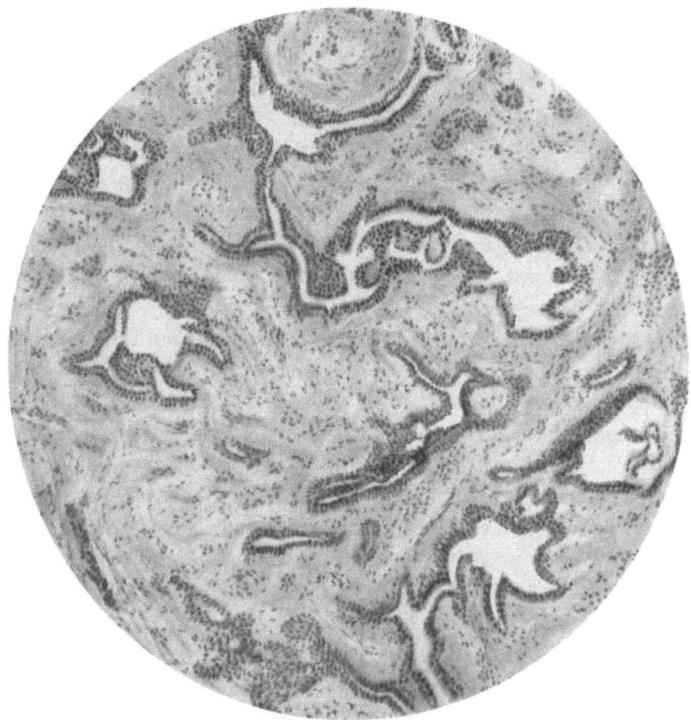

Abb. 145. *Hidradenom* (♀, 36jähr., Gesicht). Ausschnitt mit zum Teil cystisch erweiterten Drüsenschläuchen. O = 77:1; R = 77:1.

mischer Richtung. Es ist hier nicht der Ort, auf diesbezügliche Fragen einzugehen; es sei nur kurz darauf hingewiesen, daß insbesondere zwischen der KROMPECHER-schen Auffassung einerseits — die sich weitgehend an PICK anschließt — und derjenigen von RICKER und SCHWALB andererseits tiefgreifende Unterschiede bestanden, die auch heute noch fortzudauern scheinen. Als *Hidradenom* bezeichnet PICK Adenome, die nachweislich von fertigen, wohl ausgebildeten Schweißdrüsen ausgehen; als *Adenoma hidradenoides* solche, welche wohl die charakteristischen Eigenschaften von Schweißdrüsenadenomen aufweisen, aber nicht von fertigen Schweißdrüsen, sondern von rudimentären Schweißdrüsen oder vom Oberflächen-epithel der Epidermis ausgegangen sind. Zum Adenombegriff gehören im streng pathologisch-anatomischen Sinne eben doch Drüsenbildungen, eine Tatsache, die von dermatologischer Seite nicht immer genügend beachtet worden ist. Selbstverständlich können in einem Adenom solide lumenlose Stränge vorkommen, jedoch darf es sich dabei stets nur um die Vorstufen der Tubuli handeln.

Daher muß man es mit KROMPECHER und JADASSOHN auch als durchaus verfehlt
ansehen, eine gutartige epitheliale Geschwulst, die bloß solide Stränge und keine
drüsenartigen Schläuche enthält, als Adenom zu bezeichnen, wie das vielfach mit
dem Syringom geschehen ist. Als Schweißdrüsenadenome, *Hidradenome*, sind
nur die Gebilde zu betrachten, bei *denen schweißdrüsenartige Wucherungen nicht
destruierenden Charakters einen Zusammenhang mit durchaus als solche feststellbaren Schweißdrüsen aufweisen;* als *Adenoma hidradenoides* wären hingegen
diejenigen schweißdrüsenartigen Wucherungen zu bezeichnen, welche nachweislich
nicht von fertigen Schweißdrüsen ausgehen, bei denen es aber gelingt, an den
Schläuchen die kennzeichnenden Eigenschaften der Schweißdrüsen — nämlich
die doppelte Zellreihe des Schweißdrüsenknäuels und einer Membrana propria
bzw. limitans der Röhren — nachzuweisen. Schließlich sind auch noch aus
diesen beiden kombinierte Formen (KROMPECHER) beschrieben (PICK). Das
Hidradenoma cylindromatosum (COENEN u. a.) ist jedoch kein Hidradenom,
sondern ein Epitheliom vom Typus des Cylindroms (s. dort).

Im Anschluß an die Cylindrome wären noch Formen zu besprechen, die wir
Naevus myoepitheliomatosus benennen und die auch als Schweißdrüsentumoren
angesehen werden können.

Aber auch bei dieser Stellungnahme erheben sich für die Verwertung der bisher
vorliegenden Beobachtungen noch eine Reihe von Schwierigkeiten. Ein Teil der-
selben ist auszuschalten, wenn man den Versuch aufgibt, *alle*, besonders ältere
Veröffentlichungen einzugliedern; bei ihrer manchmal unzureichenden Schilderung muß ein solches Vorgehen zu einer willkürlichen und daher sehr angreifbaren
Stellungnahme führen, wie dies RICKER und SCHWALB in ihrer Monographie
Gefahr gelaufen sind. Ein anderer Teil der Schwierigkeiten ergibt sich aus dem
Vorkommen von Gebilden, deren Grundform zwar der Schlauch ist, deren weitere
Entwicklung jedoch einmal in die Richtung der Cysten und papillären Cysten,
zum anderen in die der soliden Epithelzellstränge und Züge führt. Diese Bildungen gehen dort in die Richtung der einfachen oder auch hyperplastischen
Cysten, hier jedoch in die der Basalzellgeschwülste, wo dann eine Unterscheidung
hinsichtlich des Ausgangs vom Schweißdrüsen- oder Epidermisepithel vielfach
überhaupt nicht zu führen sein dürfte.

Eine Einteilung bisher beschriebener Fälle von Schweißdrüsenadenomen in
der Hinsicht, ob sie mit der Epidermis in Verbindung stehen oder nicht (RICKER
und SCHWALB) erscheint kaum durchführbar, da hierfür Untersuchungen in
lückenlosen Reihen verlangt werden müssen, die meist nicht vorliegen; zudem
spricht ja das Fehlen eines solchen Zusammenhanges durchaus nicht dagegen,
daß ein solcher früher vorhanden gewesen ist. So beschreibt ESTEVES einen
Übergangsfall zwischen dem von ihm als oberflächlich wuchernden Epitheliom-
typ der Schweißdrüsenreihe bezeichneten Syringocystadenom und dem Typ mit
Tiefenwachstum, in unserer Nomenklatur zwischen dem Naevus syringoadenomatosus papilliferus und dem Schweißdrüsenadenom der Schamlippen.

An *klinischen Gesichtspunkten* ist zu erwähnen, daß die Naevusnatur der hier zu besprechenden Gebilde nicht immer ohne weiteres feststellbar sein dürfte bzw. gewesen ist.
Bei unserer Definition des Naevusbegriffes wird allerdings ein Beweis gegen die Berechtigung zur Bezeichnung derartiger Schweißdrüsenadenome als *Hamartome* bzw. *Choristome*
kaum zu erbringen sein. Wir betonen dies hier, um auf diese Weise zu begründen, daß wir
daher jenen Schweißdrüsenadenomen, die klinisch nicht ohne weiteres als Naevi im engeren

Sinne betrachtet werden können (z. B. die meist als Schweißdrüsenadenome der Schamlippen beschriebenen Geschwülste u. a.), keinen besonderen Abschnitt widmen, zumal ja
im Gewebsaufbau ein grundsätzlicher Unterschied nicht besteht (s. unten). In letzter Zeit
hat sich LENNOX dagegen gewandt, daß die oberflächlichen Hidradenomata, wie er den Naevus
syringoadenomatosus papilliferus und das Schweißdrüsenadenom der Schamlippen zusammen-
faßt, als Naevi der apokrinen Drüsen bezeichnet werden, ganz im Gegensatz zu LEVER, der
in dem ersten mehr einen nach den Zellen der Ausführungsgänge, in dem letzten mehr nach
den Zellen der sekretorischen Endstücke apokriner Drüsen hin differenziertes Gewebe sieht.
Kommen doch mit diesen Gebilden gemeinsam z. B. nicht nur apokrine Drüsen, sondern auch
ekkrine vor, und läßt sich auch nicht befriedigend erklären, warum nur an der Vulva oberflächliche Hidradenome einer ganz bestimmten Bauart (s. unten) zu finden sind.

Die Zahl der als Schweißdrüsenadenome beschriebenen Geschwülste — soweit sie der
oben gegebenen Begriffsfassung entsprechen — ist relativ gering. In der Mehrzahl der Fälle
handelt es sich dabei um das Adenoma hidradenoides und nur einige (THIERFELDER, PETER-
SEN, BRAUNS, THIMM) dürften in Anbetracht dessen, daß Zusammenhänge mit bzw. Übergänge in Schweißdrüsenknäuel vorhanden waren, als Hidradenome bezeichnet werden
(TÖRÖK, KROMPECHER), eine Stellungnahme, die allerdings von RICKER und SCHWALB
abgelehnt wurde.

Die Geschwülste treten teils angeboren auf, teils werden sie als in Monaten und langen
Jahren langsam heranwachsende Gebilde bezeichnet. Sie finden sich vorzugsweise im Gesicht,
seltener am Rumpf und an den Gliedmaßen, gelegentlich in der Achselhöhle (WOLTERS)
oder am Fußrand (KNAUSS, LANDSTEINER); auch naevusartiges Auftreten auf einer Körperhälfte wird beschrieben (PETERSEN, WOLTERS). Die linsen- bis hühnereigroßen Gebilde ragen
entweder über die Haut hervor und erscheinen dann glatt oder — seltener — verrukös
(WOLTERS, STAKELBERG) bzw. sie sitzen unterhalb der Haut und sind dann zum Teil ein-
gekapselt oder lappig gebaut. Auch wird von einer nässenden Oberfläche berichtet (STAKEL-
BERG). Die Tumoren traten erst nach der Pubertät meist im mittleren Alter auf.

Mikroskopisch sind diese Schweißdrüsenadenome durch das Vorhandensein
einer *wechselnden Zahl von Schweißdrüsen* und gleichzeitige *Cystenbildung* gekennzeichnet, auf welch letzte die klinischen Erscheinungen ausschließlich zurückzuführen sind. Die Schweißdrüsen können dabei — mit ihren Knäueln dicht an-
einandergedrängt gelagert — eine förmliche Drüsenschicht bilden. Sie unterscheiden sich von dem Typus der gewöhnlichen Schweißdrüsen vor allem dadurch,
daß neben den bekannten kleinen, in wechselnder Zahl und unregelmäßiger Anordnung auch außerordentlich große Gebilde vorhanden sind, die in ihrem
gröberen Aufbau an die apokrinen Schweißdrüsen der Achsel usw. erinnern und
auch eine apokrine Sekretion zeigen können (TAPPEINER, I. MAYER). Außerdem
finden sich alle Übergänge von den kleinen zu den groben Schweißdrüsen und
von diesen schließlich zu den Cysten, deren unmittelbarer Zusammenhang mit
jenen sich durch Reihenschnitte ohne weiteres beweisen läßt. Dabei kann allerdings die *Ähnlichkeit* mit dem Aufbau gewöhnlicher Schweißdrüsen *mehr oder
weniger deutlich* ausgesprochen sein, indem sich Schläuche und Gänge finden,
welche von Cylinder- oder Plattenepithel ausgekleidet sind und außerdem durch
das Vorhandensein einer Membrana propria, gelegentlich sogar auch durch eine
Zweischichtigkeit dieses Epithels (SALZMANN, FICK u. a.) an gewöhnliche Schweißdrüsen erinnern.

Die Fälle von I. MAYER zeigen sehr schön die Vielgestaltigkeit der Epithel-
auskleidung und der soliden Stränge dieser Tumoren (s. auch eigener Fall S. 292).
Einige Elemente kehren immer wieder: die größere rundliche oder polygonale,
manchmal auch deutlich prismatische Zelle, die mit einem Schlußleistennetz
versehen sein kann, ferner die bei zweischichtigem Aufbau peripher gelegenen

myoepithelialen Elemente mit langgestrecktem Plasma und dunklem stäbchen-
förmigem chromatinreichem Zellkern, die Drüsenschläuche und solide Epithelzapfen spindelförmig umschlingen können. Die letzten kommen nicht nur
peripher, sondern auch zwischen den zuerst erwähnten Zellen vor neben anderen
ähnlichen, aber sternförmigen, syncytial verbundenen. Schmale langgestreckte
Zellen finden sich auch zwischen den das Lumen begrenzenden prismatischen:
ein an die Magenschleimhaut erinnernder Befund. Vielleicht handelt es sich um
Ersatzzellen. MAYER fand in einem Fall *becherzellen*ähnliche Gebilde mit am
unteren Pol gelegenem Kern und schaumigem körnigem Plasma, die aber im Gegensatz zu KORPASSY, LENNOX und Mitarbeitern sowie einem eigenen Fall weder
Schleim noch Glykogen enthielten. Erwähnung verdienen noch die *pflanzenartigen
Zellen* von I. MAYER. Diese hatten deutliche Zellgrenzen, zentral gelegene dunkle
Kerne und enthielten in ihrem stark vacuolisierten Protoplasma Glykogen und
teilweise fettartige Substanzen, die sich mit dem Thioninweinsteinsäureverfahren
von FEYRTER anfärbten. Solche Zellen fanden sich einzeln zwischen den anderen
Elementen oder auch in kleinen Gruppen. Die das Lumen begleitenden prismatischen Zellen zeigten teilweise deutlich apokrine Sekretion, in einem eigenen
Fall sogar einen angedeuteten Bürstenbesatz, daneben auch Vacuolen, die
zwischen den Zellen lagen, und durch deren Plasmabrücken geformt waren,
ein Befund, der als ekkrine Sekretion gedeutet werden könnte.

Auf die Ablagerung von Eisen, Kalkkonkrementen in den epithelialen Elementen, sowie
auch Horn- und Knochenbildung sei hingewiesen.

Das Epithel der *cystisch erweiterten Drüsenschläuche* kann weitgehende Veränderungen zeigen, indem das Protoplasma hier und da zu kugeligen klumpigen
Massen zusammenschrumpft, die stark granuliert erscheinen; an anderen Stellen
wieder haben sich die Epithelien von der Wand abgelöst, indem einzelne ausgefallen oder beiseite gedrängt sind, so daß das Lumen der Cysten unregelmäßig
zackig aussieht und stellenweise bis an die Muskelschicht reicht. Vielfach findet
man die abgestoßenen Epithelien oder deren Überreste als gequollene unregelmäßige Gebilde, als Zellkerne, innerhalb des Lumens, das außerdem durchsetzt
wird von Detritusmassen, zerfallenden Leukocyten, gelegentlich auch *Kalkkonkrementen* in Form von Nadeln, Spießen und unregelmäßig gestalteten, stark
lichtbrechenden Schollen.

Die *Cystenwand* besteht aus einer Bindegewebsschicht, die nach außen zu
unmittelbar in das Bindegewebe der Cutis übergeht. Je nach der Größe der
einzelnen Cysten und damit der Stärke der Gewebsspannung sind die Bindegewebsfasern der Cystenwand gestreckt, die Bindegewebskerne parallel zur
Cystenoberfläche gerichtet, die etwa in dieser bindegewebigen Hülle verlaufenden
Blutgefäße und vereinzelten Fettläppchen des subcutanen Fettgewebes lang und
gestreckt. Die elastischen Fasern durchziehen dieses Gewebe bald zahlreicher,
bald weniger zahlreich, sich in verschiedenen Richtungen kreuzend und unregelmäßig verteilt die Cystenwand umgebend. Gelegentlich treten die elastischen
Fasern unmittelbar an den Epithelbelag der Cysten heran. Vereinzelt wurde die
Umwandlung von Schweißdrüsenzellen in solche vom Typus der Talgdrüsenzellen beobachtet (BRAUNS, THIMM, eigene Beobachtung), eine Feststellung,
die ja auch von anderen pathologischen Veränderungen an den Schweißdrüsen
her bekannt ist (ROTHE, JADASSOHN u. a.) und für die Verwandtschaft mit den

apokrinen Schweißdrüsen bzw. die Herkunft vom primären Epithelkeim sprechen könnte.

In diesem Sinne würde auch sprechen, daß in einem eigenen Fall Zellen mit apokriner Sekretion wie auch talgdrüsenähnliche Fettfärbung annahmen. Unser Fall (s. Abb. 147 und 148) entsprach sonst ganz dem von v. ALBERTINI ab-

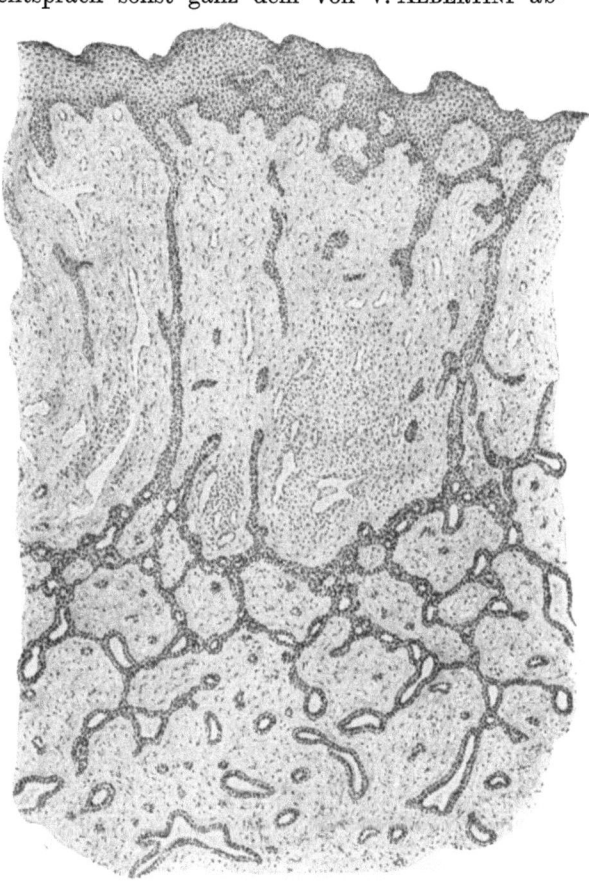

gebildeten *apokrinen Typ* des *Schweißdrüsenadenoms*, während er den Fall von PERTHES (unsere Abb. 146) dem ekkrinen Typus zuordnen möchte. In dem erwähnten Fall fanden sich in der Mamille in einem Knoten Strukturen eines Adenoma hidradenoides mit Gängen im Sinne der Ausführungsgänge und der Endstücke apokriner Drüsen, daneben die fetthaltigen eosinophilen Zellen mit apokriner Sekretion und Übergang zu Strukturen, die Talgdrüsenzellen immer ähnlicher wurden, bis schließlich Stränge völlig als Talgdrüsenzellen differenziert waren (s. Abb. 148). *Cutis* und *Subcutis* zeigen in der Umgebung der Cysten im übrigen lediglich Verdrängungserscheinungen. Das die Cysten umgebende Bindegewebe kann jedoch so zellreich erscheinen, daß es an ein

Abb. 146. *Adenoma hidradenoides.* (Nach PERTHES.)

Spindelzellensarkom erinnert (KNAUS, LANDSTEINER u. a.). Wiederholt wird auch auf den Reichtum an Mastzellen hingewiesen (PETERSEN, BRAUNS u. a.).

Auf die *Epidermis* bleiben die Störungen in einem Teil der Fälle ohne Einfluß; es findet sich überhaupt kein regelwidriger Befund. Dies gilt naturgemäß vor allem bei den tief in der Cutis und Subcutis gelegenen kleineren Geschwülsten. Vereinzelt wird über Papillenbildung innerhalb der Cysten berichtet (WOLTERS, WINTERSTEINER, KNAUS u. a.).

Die als *Hidradenome* im engeren Sinne zu bezeichnenden Gebilde scheinen hauptsächlich im subcutanen Gewebe aufzutreten. Ihre Erkennung als Schweißdrüsenadenome ist auf die Feststellung von unmittelbaren Übergangsbildern zu den Schweißdrüsen bzw. den Nachweis von Zusammenhängen mit den Knäueln der Nachbarschaft angewiesen, die vielfach ebenfalls im Sinne der Geschwulst

verändert sind. *Zusammenhänge mit der Epidermis* sind bei diesen subcutanen
Geschwülsten fast nie nachzuweisen, womit natürlich meines Erachtens durchaus
nicht bewiesen ist, daß solche nicht bestanden haben. (Als bindender Beweis für
die Abstammung dieser Geschwulstform vom Schweißdrüsenkörper kann daher
jene Tatsache nicht anerkannt werden.)

Im Gegensatz dazu sind die Fälle, wo ein solcher Zusammenhang vorgelegen
hat, mehr als *hidradenoide*, also schweißdrüsenähnliche *Adenome* aufgefaßt

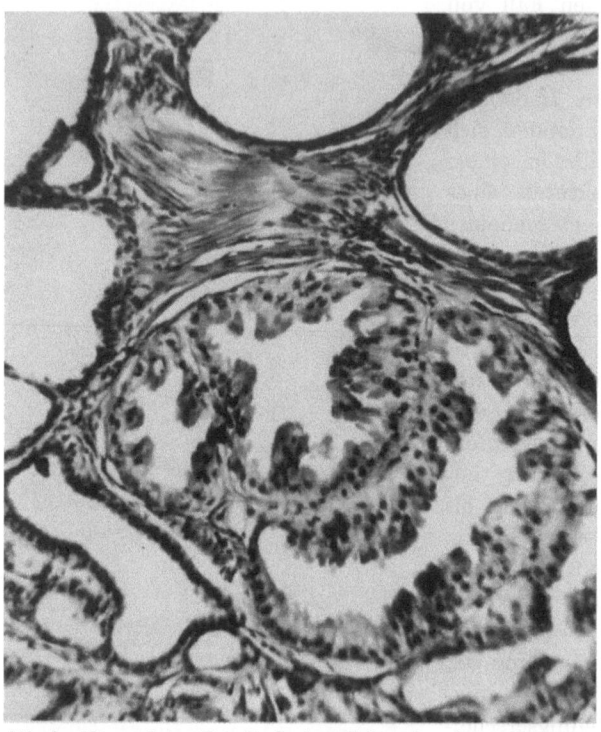

Abb. 147. *Adenoma hidradenoides*, apokriner Typ. Im Zentrum Zellen mit apokriner Sekretion mit dunklem Kern
und eosinophilem Plasma, das Fettfärbung annimmt. Um diese Tubuli weite Gänge, deren Epithel keine Sekretion
erkennen läßt. Mitte oben: Glatte Muskulatur. (♀, 35 Jahre, Mamille, Hämatoxylin-Eosin. O = 125:1.)

worden. Dabei war die Epidermis über den Geschwülsten zum Teil hyperplastisch,
mit verlängertem, vielfach verzweigtem Leistensystem, von welchem unmittelbar
schlauchähnliche Verbindungsstücke in die eigentlichen Adenome hinüberleiteten
(PETERSEN, v. NOORDEN, WOLTERS). Auf diese Weise war eine Verbindung
mit der Epidermis hergestellt (s. Abb. 146), wobei oft der obere Teil dieser
Schläuche richtigen Ausführungsgängen entsprach, deren Epithel in einzelnen
Fällen zentral verhornt erschien. Vereinzelt verliefen die auf die Epidermis zu-
laufenden Ausführungsgänge der Geschwulst in ein Netz von Schläuchen (STA-
KELBERG). Eine Sekretion aus diesen Adenomen, sofern sie an die Oberfläche
ausmündeten, scheint nur in diesem Falle vorhanden gewesen zu sein. Es werden
auch verruköse Wucherungen der Epidermis erwähnt (STAKELBERG) bzw. abgebildet (PERTHES).

In den vorstehenden Fällen hat es sich stets um Wucherung und Umwandlung des
Epithels und cystische Erweiterung an Zahl mehr oder weniger vermehrter Schweißdrüsen

gehandelt. Demgegenüber sei noch kurz auf eine Beobachtung KROMPECHERs hingewiesen, die er als reines diffuses Adenom der Schweißdrüsen bzw. *diffuse Hidradenomatosis* auffaßte, weil im Gegensatz zu jenen lediglich eine enorme Neubildung, d. i. Vermehrung von Schweißdrüsen vorlag. Ferner ist hier ein Fall von RICKER und SCHWALB zu erwähnen, der als *Fibroadenom* der Schweißdrüsen, mit papillärem Wachstum in Gängen und aus solchen heraus, eine Sonderstellung verdient.

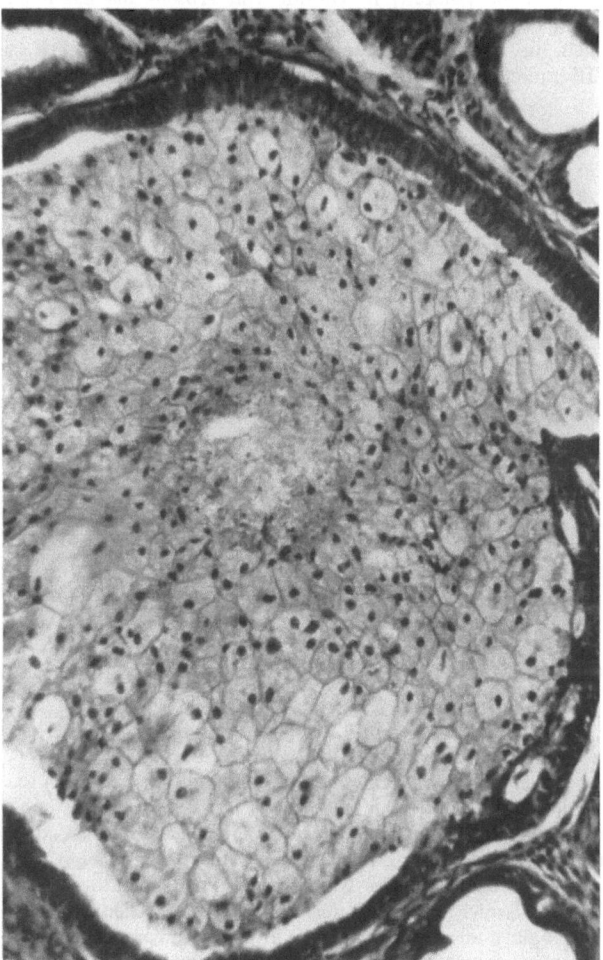

Abb. 148. Der gleiche Fall wie vorige Abbildung. In einem Drüsenlumen, umsäumt von apokrin sezernierenden Zellen, finden sich Zellmassen, die völlig zu Talgdrüsenzellen differenziert sind und im Zentrum zerfallen. (Hämatoxylin-Eosin. O = 320:1.)

In diesem Zusammenhang sei hier wenigstens kurz auf eine Geschwulstgruppe hingewiesen, die weniger wegen geweblicher Eigentümlichkeiten — wenn solche auch vorhanden sind — als wegen ihrer topographischen Lagerung eine Sonderstellung verdient. Es handelt sich um die meist als

Schweißdrüsenadenome der Schamlippen

beschriebenen, vorwiegend tubulös gebauten Geschwülste, andere nennen sie *Hidradenoma papilliferum.* Die Zahl der bekanntgewordenen Fälle würde wahrscheinlich größer sein, wenn einer Abtrennung der von den BARTHOLINIschen Drüsen ausgehenden, klinisch ähnlichen Gebilde mehr Aufmerksamkeit geschenkt worden wäre.

Die Geschwülste sitzen in den großen Schamlippen oder in deren nächster Nähe (Oberschenkelhaut, PICK; zwischen großen und kleinen Labien, GROSS), und zwar im Corium bzw. Unterhautfettgewebe (BRAUN) in Gestalt von erbsen- bis haselnußgroßen Knoten, teils solitär (BRAUN, PICK, RUGE), teils multipel. Nach LENNOX finden sich neben den oberflächlichen Formen, die, wie erwähnt, für diese Lokalisation eigentümlich sein sollen, solche die den tiefen Hidradenomen anderer Körperabschnitte entsprechen. Die oberflächlichen

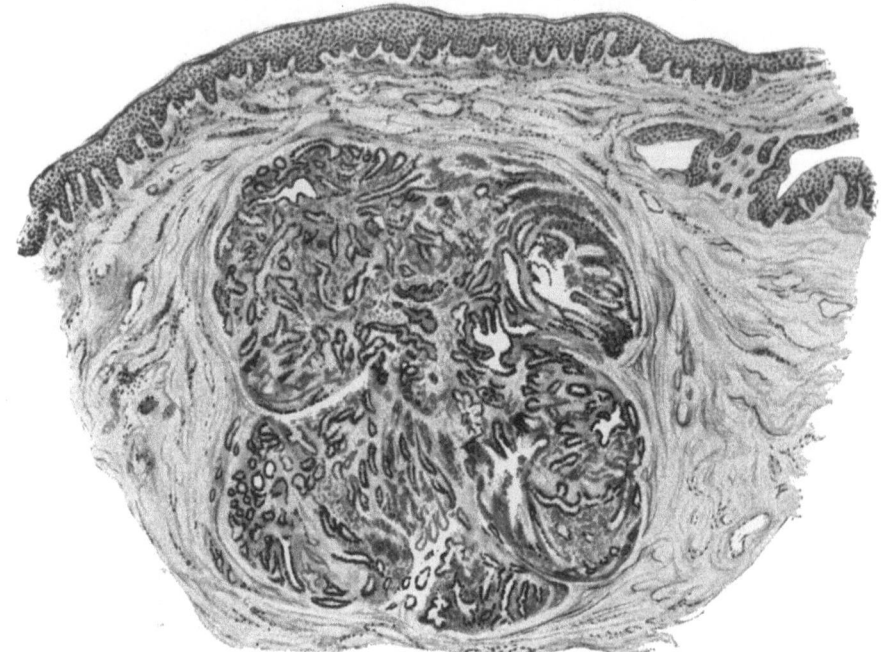

Abb. 149. *Schweißdrüsenadenom der Schamlippen.* (Nach PICK.)

stellen ein Papillom dar mit engen vielfach verzweigten anastomosierenden Gängen, ausgekleidet mit einem Epithel, das zwei verschiedene Bauarten aufweisen kann: ein „subapokrines Epithelium", das dem Bau des Naevus syringo-adenomatosus pap. (s. unten) entspricht, aber eine Basalschicht von kleineren und blasseren Zellen besitzt. Die Begrenzung des Lumens ist meist glatt, manchmal jede Zelle kuppelartig vorgewölbt, so daß eine apokrine Sekretion angedeutet wird, wobei es sich aber nicht um einfache apokrin sezernierende Zellen handelt. Diese letzten kommen ebenfalls vor, ohne daß ein fließender Übergang zu den ersten besteht. Die tieferen Schweißdrüsen sah LENNOX nie erweitert. CRAMER erwähnt bei seinen Fällen eine Auskleidung von Drüsenschläuchen mit hochgeschichteten Cylinderepithelzellen, die ein helles blaßrosa gefärbtes Protoplasma haben und an die „blassen Epithelien (Zellen)" bei der Cystenmamma erinnern (s. auch das Adenoma hidradenoides vom apokrinen Typ, S. 292, Abb. 147).

Schon früher wurde auf die eigentümliche Verlaufsart eines Teils der Geschwulstschläuche hingewiesen, die unter Aufnahme kleinerer Schläuche parallel, radiär oder konzentrisch am Rande bzw. in den Septen der Läppchen auftreten (PICK, GROSS, SCHICKELE). PRAKKEN sah in seinem Fall einen gewundenen Ausführungsgang, der Hornschuppen enthielt und in dessen Zellen, die um das Lumen lagen, Keratohyalinkörner zu sehen waren.

Die Genese dieser eigentümlichen Tumoren ist nach wie vor ungeklärt, SCHICKELE nahm an und RICKER und SCHWALB hielten diese Auffassung für möglich, daß es sich um vom

WOLFschen Gang abzuleitende Adenome gehandelt habe. CRAMER denkt an ein Vordringen von den Schweißdrüsen ausgehender Tumoren gegen die Epidermis, worauf diese dann sekundär zu einer Proliferation veranlaßt wird und gegen die Drüsenformation vorwuchert. Die Ausmündung der Cysten ist dann von oberflächlicher Epidermis ausgekleidet, ohne daß die Tumoren etwa von dieser ausgingen.

Eine Sonderform stellt der

Naevus syringo-adenomatosus papilliferus (WERTHER)

dar, wie das frühere *Hidrocystadenoma papilliferum* (BARTHELS) benannt wird. Die Veränderung stellt sowohl klinisch als auch histologisch eine Einheit dar, die ihre besondere Bedeutung dadurch erhält, daß das Epithel nach Art der papillären Cystadenome des Ovariums, der Brustdrüse usw. in Form von einfachen oder vielfach verzweigten *Papillen* innerhalb der Cysten und deren Ausführungsgängen wuchert (KROMPECHER). Gerade diese papilläre Wucherung unterscheidet dieses Cystadenom von dem einfachen Hidrocystom einerseits, dem tubulären Cystadenom der Schamlippen andererseits, wie überhaupt die eigenartige Struktur etwas so Kennzeichnendes darstellt, daß eine Verwechslung mit irgendwelchen anderen Geschwülsten der Haut nicht in Frage kommt. Eine solche mit dem Morbus DARIER (s. Bd. I, S. 85) [BEERMAN] dürfte bei näherer Untersuchung stets leicht auszuschließen sein. Fehlen hier doch alle jene Kennzeichen, die den Morbus DARIER auszeichnen.

Bei den Geschwülsten handelt es sich in der Hauptsache um cystisch erweiterte Hohlräume, deren oberster Abschnitt (Ausführungsgang) mit Deckepithel ausgekleidet, deren größerer Unterteil dagegen mit einem zwei- oder mehrschichtigen Epithel überzogen ist. Während das mehrschichtige Epithel meist aus unregelmäßig gestalteten, polymorphen Zellen besteht, wird bei dem zweischichtigen Epithel die untere Lage aus mehr kubischen, „myoepithelialen" (s. oben), die darüberliegende aus hohen zylindrischen, protoplasmareichen Zellen mit länglichem, peripher gelegenem Kern aufgebaut (HOFFMANN-FRIEBOES). Im *Gegensatz* zu den einfachen Schweißdrüsenadenomen ist die *Cystenwandung nicht glatt*, sondern von finger- oder septenförmig in das Lumen hineinragenden Gebilden durchsetzt. Auf dem Schnitt zeigen sich rundliche oder unregelmäßig vielarmig gestaltete, scheinbar frei im Cystenhohlraum gelegene oder mit der Cystenwandung zusammenhängende Zapfen, die auf einem gefäßhaltigen, bindegewebigen Grundstock einen zwei- oder mehrschichtigen Zellbelag tragen, der sich nicht von dem oben beschriebenen unterscheidet. Die durch das Deckepithel hindurchgehenden Öffnungen der cystischen Gebilde sind vielfach von hornigen Massen eingenommen, die in die Hornschicht der im Bereich der Geschwülste verbreiterten, sonst aber nicht veränderten Epidermis übergehen. HELWIG und HACKNEY konnten 100 Fälle untersuchen. Sie fanden die umgebende Epidermis oft acanthotisch gewuchert, mit Hyper- und Parakeratose, Mikroabscessen und Bakterienansammlungen. Das Epithel der Ausführungsgänge erinnerte manchmal an ein verändertes und metaplastisches Schweißdrüsenausführungsgangsepithel. Die Lumina dieser Gänge waren meist leer, manchmal enthielten sie losgelöste Epithelien, Lymphocyten, Segmentkernige, gelegentlich Histiocyten, angefüllt mit feinem granulärem Material. Einige mehr oberflächlich gelegene Gänge hatten ein verhornendes Epithel. In dem die papillenartigen Fortsätze aufbauenden Bindegewebsstock finden sich manchmal typische Naevuszellen (WERTHER); ferner —

neben zahlreichen Mononucleären — in Haufen liegende, gut ausgebildete Plasmazellen (Hoffmann-Frieboes), die gelegentlich sogar als tumorartige Anhäufungen (Granulationsplasmocytom) beobachtet wurden [(Roth-Biberstein), mit gleichzeitiger maligner Umwandlung des Adenoms (Hedinger, was auch von Vulvatumoren berichtet wird) (Schiffmann)]. Diese Ansammlung von Plasmazellen ist sogar äußerst kennzeichnend (H. Pinkus). Ihr Verhältnis zu den

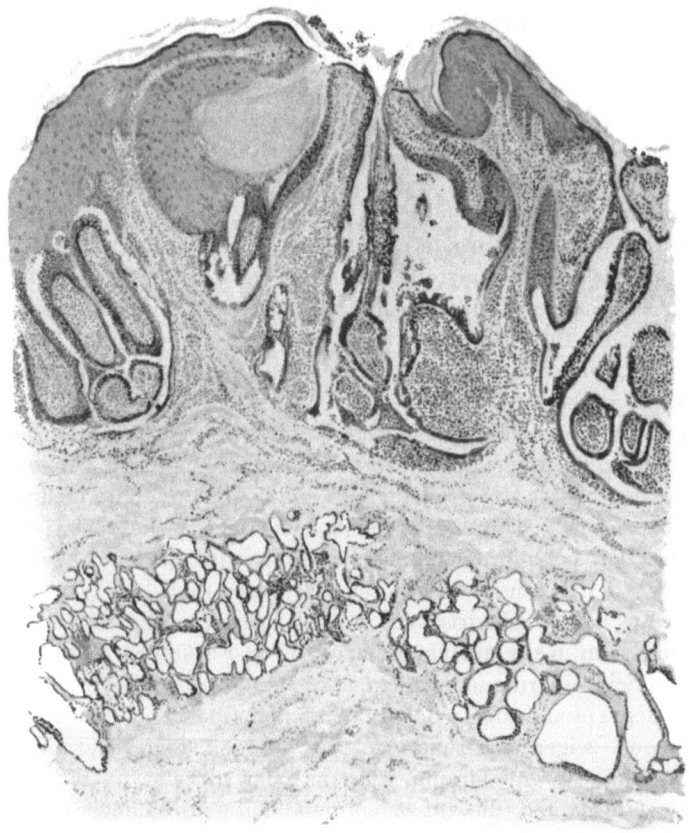

Abb. 150. *Naevus syringo-adenomatosus papilliferus.* Übersichtsbild. O = 19:1; R = 19:1. (Sammlung Werther.)

Bluteiweißkörpern und damit ihre biologische Bedeutung ist noch nicht geklärt. Eigentümlich ist auch der Befund von Cardenal, der wie Hübner-Richter beim Naevus sebaceus lymphoreticuläres Gewebe mit Keimzentren beobachten konnte. Nödl beschreibt eine Entartung im Sinne eines Carcinoma spinocellulare. Auf den Übergangsfall zum Schweißdrüsenadenom der Schamlippen wurde bereits hingewiesen. Kombination eines Naevus syringo-adenomatosus mit einem Carcinoma basocellulare ist nicht selten. Rein histologisch mag die sog. *sekundäre Endometriose* (Philipp) dann differentialdiagnostische Schwierigkeiten machen, wenn man das klinische Bild nicht berücksichtigt oder nicht berücksichtigen kann: die Beschwerden im Zusammenhang mit dem Cyclus sind hier wegweisend. (Das histologische Bild ist an anderer Stelle erwähnt s. S. 383.) Irgendwelche entzündlichen Veränderungen stärkeren Grades pflegen allerdings für gewöhnlich

sowohl in den Geschwülsten als
auch in dem diese umgebenden
Bindegewebe nicht vorzukommen.

PINKUS sieht die papilliforme
Wucherung als sekundär, vielleicht durch einen äußeren Reiz
auf Grund einer primären Mißbildung bedingt an.

Vereinzelt ist es zu oberflächlichem geschwürigem Zerfall dieser Geschwülste gekommen, wobei
dann im mikroskopischen Schnitt
Geschwulstparenchym und Oberflächenepidermis unmittelbar an-
einanderstoßen. In den durch die
papillomatösen Bildungen abgetrennten Hohlräumen findet sich
Zelldetritus und eine Art von
Schleim, wie wir dies ja auch
von den einfachen Schweißdrüsenadenomen her kennen.

Der vereinzelt unternommene
Versuch, auf Grund von mehr
oder weniger wesentlichen Einzelheiten bei den wenigen vorliegenden Beobachtungen (ARZT und
KUMER, BARTELS, BLASCHKO,
ELLIOT, HOFFMANN - FRIEBOES,
KREIBICH, KYRLE, PETERSEN,
PICK, ROTHE, WERTHER, WOL-
TERS u. a.) nun bereits besondere
Gruppenbildungen vorzunehmen,
erscheint vorläufig noch verfrüht.
Hingegen läßt die Einordnung
der späteren Entwicklungsstadien
zu den Epitheliomen sich durchaus vertreten (HEDINGER, BIBER-
STEIN u. a.). Für den Zusammenhang mit den apokrinen Drüsen
spricht, daß die Cysten von Zellen
begrenzt werden, die eine apokrine Sekretion zeigen, das Vorkommen von Drüsen apokriner
Sekretion in Nähe der Gebilde,
ihr Zusammenhang, die Einmündung beider Formationen in
den Haarbalg (LEVER) und das

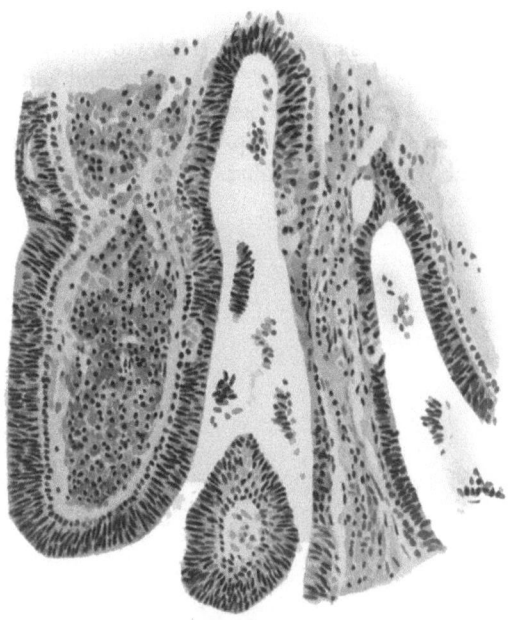

Abb. 151. *Naevus syringo-adenomatosus papilliferus.* Derselbe
Fall wie Abb. 150. „Papillen" längs und quer getroffen.
O = 190:1; R = 150:1.

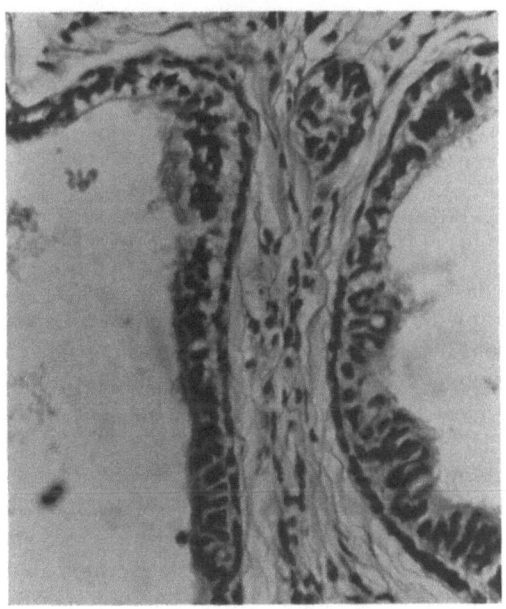

Abb. 152. Naevus syringo-adenomatosus papilliferus (♀, 36jähr.,
behaarter Kopf). Überwiegend zweischichtiger Aufbau der
Cystenwand. Außen eine regelmäßige palisadenartige Epithel-
lage mit kleinen dunklen Kernen, innen eine teilweise mehrreihige Cylinderepithelschicht mit deutlichem „Bürstenbesatz".
Hämatoxylin-Eosin. O = 125:1.

Vorkommen zusammen mit anderen Fehlanlagen des primären Epithelkeims, so Talgdrüsenhyperplasien (HELWIG und HACKNEY), schließlich die Entwicklung erst nach der Pubertät. TAPPEINER hat mit Recht auf die unterschiedliche Ausbildung apokriner Drüsen bei den einzelnen Rassen hingewiesen. Unseres Erachtens kann die Lokalisation derartiger Tumoren weder für noch gegen eine solche Genese angeführt werden (HELWIG und HACKNEY).

Als

Ekkrines Spiradenom

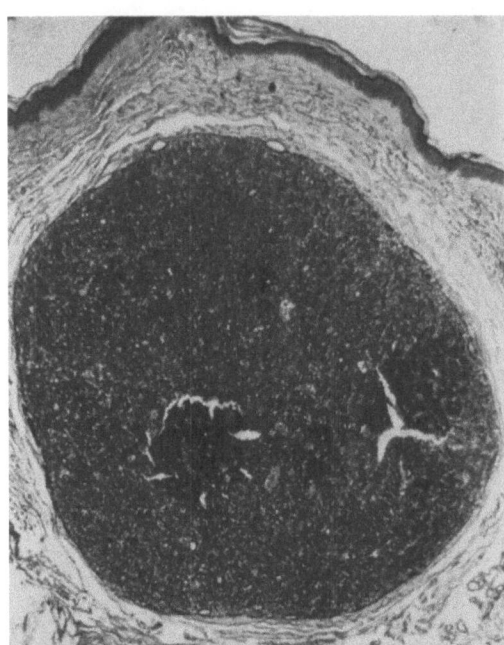

Abb. 153. Ekkrines Spiradenom (KERSTING und HELWIG), Typ A. Übersicht. Man erkennt den intensiv basophilen Tumor, der scharf abgekapselt in der Cutis liegt. Die Spaltbildungen in seinem Inneren sind Fixationsartefakte. Rechts unten außerhalb des Tumors einige Schweißdrüsenendstücke. (♀, 64 Jahre, linke Stirn, Hämatoxylin-Eosin.)

trennen KERSTING und HELWIG, gestützt auf ein Krankengut von 134 Patienten mit 136 Tumoren, eine neue Form der Schweißdrüsenadenome ab, die im Gesicht, am Stamm, sowie den Extremitäten, aber nicht an Handtellern, Fußsohlen und in der Genitalregion gefunden wurden. Klinisch waren die Tumoren druckschmerzhaft, so daß in solchen Fällen auch an Glomus-Tumoren gedacht wurde.

Histologisch zeichnet der Tumor sich durch seine intensive Basophilie von der umgebenden Cutis aus. Die Epidermis verändert er nur rein sekundär. Er kann bis in die Subcutis vordringen. Spaltbildungen zwischen Cutis und Tumorgewebe sind wohl auf die Schrumpfung des Tumorgewebes bei Fixation zurückzuführen. Umgeben ist das ekkrine Spiradenom von einer dichten Bindegewebskapsel. Besteht der Tumor aus mehreren Lappen, ist jeder von dieser eingeschlossen. Zwischen die einzelnen Tumorlappen können Gefäße und Nerven so eintreten, daß man an einen Lymphknotenhilus erinnert wird. Entzündung und Ulceration fehlen. In der unmittelbaren Nachbarschaft des ekkrinen Spiradenoms finden sich Schweißdrüsengänge und Endstücke. Das Parenchym des Tumors besteht aus diffusen, pseudotubulären und pseudoalveolären Zellzügen, aufgebaut aus Zellen mit homogenem, leicht acidophilem oder basophilem Plasma. Die Kerne sind groß regulär, ovoid bis sphäroid, sie färben sich nur leicht basisch und haben feine Chromatingranula, eine betonte Kernmembran und einen deutlichen Nucleolus. Mit der Perjodsäure-SCHIFF-Reaktion positives Material fehlt.

Eine zweite und davon unterschiedene Zellform mit kleineren chromatinreichen Kernen bildet die äußere Lage dieser Formation und gleichsam das Füllmaterial zwischen ihnen. Nur selten kommen Strukturen den Endstücken ekkriner Schweißdrüsen wirklich nahe. Dann umsäumen große Zellen mit blassem Kern das Lumen, dessen Rand eine dünne Membran bildet. Eine ekkrine Sekretion findet sich nicht. Es liegen aber Substanzen im Lumen, die sich, wie auch bei den Syringomen, mit der Perjodsäure-SCHIFF-Reaktion anfärben. Eine Art Basalmembran umgibt manche Strukturen. Nur in äußeren Partien finden sich gelegentlich Zellen, die an myoepitheliale erinnern. Ebenfalls selten kommt im Tumor hyalinartige Substanz vor. Mitosen sind ebenfalls nur selten.

KERSTING und HELWIG unterscheiden einen Typ A, B und C ihres Tumors, je nach der Ausbildung der Gefäße. Während zwischen den erwähnten Zellen auch beim Typ A Blut und Lymphgefäße vorkommen, fanden sich beim Typ B dilatierte Blutgefäße, beim Typ C erweiterte Lymphkanäle mit einer lymphartigen

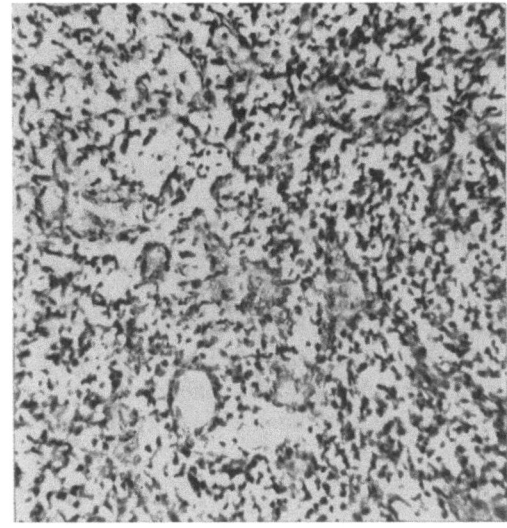

Abb. 154. Der gleiche Fall wie vorher. Man erkennt jetzt deutlicher die zwei Hauptzelltypen: Zellen mit chromatinreichen Kernen, die gleichsam als Füllmaterial dienen, zwischen anderen mit bläschenartigem hellem Kern. Diese bilden Stränge und Alveolen, welche an Schweißdrüsenendstücke erinnern. (Wie oben, O = 80:1.)

Flüssigkeit und Lymphocyten. KERSTING und HELWIG fanden in ihrem Material 65% der Tumoren zum Typ A gehörig, 6% zum Typ B, 7% zum Typ C.

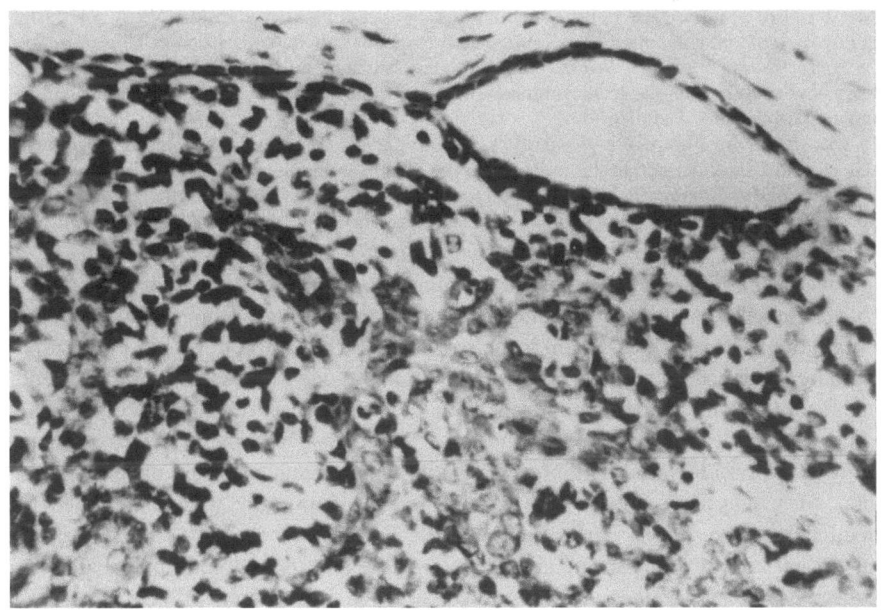

Abb. 155. Der gleiche Fall wie Abb. 153 und 154. Man erkennt im Tumor deutlich die zwei schon erwähnten Zelltypen, im Zentrum den 1. Typ strangartig angeordnet. Am oberen Tumorrand sieht man eine der auch schon in der Übersicht sichtbaren Cysten. Diese sind von langgestreckten Zellen mit wenig Plasma und einem chromatinreichen Kern ausgekleidet, die in zwei Lagen nicht nur die Cysten, sondern teilweise ebenso den Tumor umgeben. Sie finden sich samt Cysten streckenweise auch durch kollagenes Bindegewebe vom Tumor getrennt. Eine sichere Entscheidung, welcher Herkunft diese Gebilde sind, ist nicht zu treffen. (Hämatoxylin-Eosin. O = 320:1.)

In 2 Fällen konnten sie in Serienschnitten einen engeren Zusammenhang mit dem Schweißdrüsenapparat nachweisen.

Ein Überblick über die Literatur, wie ihn KERSTING und HELWIG gaben, zeigt, daß unter den Schweißdrüsenadenomen schon früher solche Fälle beschrieben wurden.

Es handelt sich bei dem ekkrinen Spiradenom, besonders beim Typ A, um einen Tumor, der eine Sonderstellung verdient und der eine Zuordnung zu den Hidradenomen, aber auch den Cylindromen, nahelegt, wie wir auch an eigenem Material sahen. Besonders aber wird die Einbeziehung von Typ B und C noch weiterer Beweise bedürfen. Sicher sind solche Fälle als Tumoren mit Ausgang vom Lymph- und Blutgefäßsystem verkannt worden (s. auch Abb. 258 und 290). Wir selbst sahen ein ekkrines Spiradenom zugleich mit einem Trichoepitheliom an zwei anderen Lokalisationen auftreten, auch legt die oft sehr deutliche Hyalinbildung eine Beziehung zu den Cylindromen nahe.

4. Naevi epitheliomatosi.

Syringom.

Die erstmalig von JACQUET und DARIER 1887 als „Hydradénomes éruptifs" beschriebenen Veränderungen sind häufiger, als man früher annahm. Die ausnahmslos multipel — aber selten exanthemartig — in sehr verschiedener Zahl beobachteten, stecknadelkopf- bis höchstens erbsengroßen, die Haut leicht überragenden, weißgelblich bis bräunlich gefärbten, an der Oberfläche matt- bis wachsartig glänzenden Geschwülste, sind von meist runder, gelegentlich auch unregelmäßiger Form und derber Konsistenz. Sie finden sich bei Frauen häufiger als bei Männern, treten langsam und unmerklich, vielfach nach dem Beginn der Pubertät auf, kommen gelegentlich auch familiär vor. Sie sitzen vor allem auf der Vorderseite der Brust und an den Lidern; sie kommen jedoch auch hier oder dort allein vor; ferner sind sie in den Schlüsselbeingruben, an den Mammae, am Bauch, den seitlichen Thoraxpartien, am Halse, seltener an den Armen oder auf dem Rücken, an Scrotum und Unterseite des Penis beobachtet worden. Nur vereinzelt war der ganze Körper — mit Ausnahme der behaarten Kopfhaut — befallen.

Die Syringome kommen gelegentlich mit Pigmentnaevi, mit Angiomen, Adenomata sebacea und Fibromen vergesellschaftet vor; nachdem sie eine gewisse Größe erreicht haben, bestehen sie über Jahre und Jahrzehnte unverändert fort, vereinzelt wird zentrale Einsenkung (Schwund) und dadurch Entwicklung von ringförmiger Anordnung der Syringomknötchen beschrieben (NAEGELI, CAROL).

Das Auseinandergehen der Meinungen über die Genese wird sofort offenbar, wenn wir die verschiedenen vorgeschlagenen Bezeichnungen berücksichtigen, die naturgemäß alle bestrebt sind, den morphologischen Aufbau zu kennzeichnen: Lymphangioma tuberosum multiplex (KAPOSI), Haemangioendothelioma bzw. Lymphangioendothelioma tuberosum multiplex, Naevus tuberosus multiplex, Epithéliomes adénoides des glandes sudoripares, Adénomes sudoripares, Hydroadénoms éruptifs, Schweißdrüsenadenom, Syringadenom, Syringocystadenom und Syringom. Mesenchymale sowohl wie ektodermale Abstammung wurde demnach für möglich gehalten, jedoch wurde die epitheliale Natur des Syringoms besonders durch die Arbeiten von GASSMANN, WINKLER, ARZT und GANS endgültig bewiesen.

Der *gewebliche Aufbau* der Geschwülste ist so kennzeichnend, daß eine Verwechslung mit irgendwelchen anderen Gebilden kaum möglich erscheint. Schwierigkeiten können nur dann auftreten, wenn die Schlauch- und Cystenbildung nur schwach oder andeutungsweise entwickelt ist und statt ihrer nur oder fast nur solide Zellstränge vorhanden sind (Frieboes). Die *Hauptveränderungen* liegen im mittleren Corium; nur vereinzelt (Herxheimer, Wolters u. a.) war der Papillarkörper befallen. Sie setzen sich aus meist scharf abgesetzten *Zellhaufen*, *Zellzügen* und *Cysten* zusammen, wobei im Einzelfalle die einen oder anderen überwiegen. Vielfach trifft man auch celluläre Verbindungsbrücken, sei es, daß ein vollständiger Strang epithelialer Zellen von einer Cyste zur nächsten hinüberzieht, sei es, daß diese Zellstränge lediglich angeschnitten und daher als kurze, schwanzartige Anhängsel der Cysten erscheinen. Die *Zellstränge* sind an manchen Stellen zahlreicher als die Cysten und umgekehrt; sie entsprechen in ihrem Aufbau vielfach den Schweißdrüsenausführungsgängen, dabei allerdings unregelmäßig, oft schräg verlaufend und sich kreuzend, oft horizontal im Gewebe hinziehend. Übergänge dieser Zellstränge in die Cysten finden sich häufig, indem unter Verbreitung des Stranges in dessen Mitte eine Cyste auftritt, oder auch der Strang in einer Cyste endigt. Daher erscheinen an manchen Stellen die Cysten als kleine Gebilde in die Zellstränge eingelagert, an anderen Stellen gehen sie aus deren Erweiterungen hervor; sie finden sich jedoch auch völlig frei im Gewebe. Die Zellstränge selbst bestehen aus polygonalen Epithelien, deren Kern

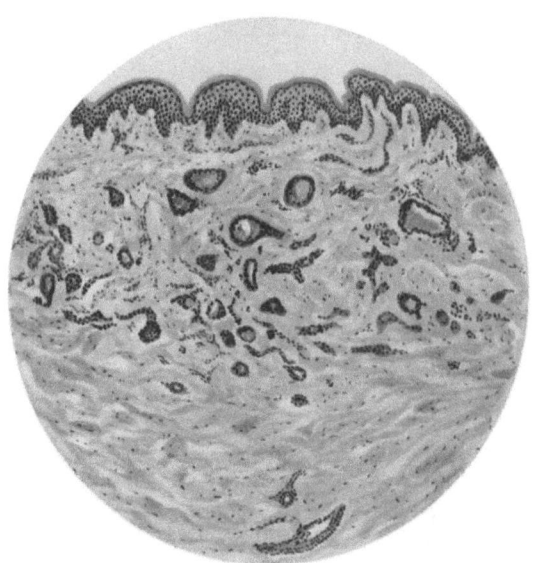

Abb. 156. *Syringom* (♂, 38jähr., Brust). Übersichtsbild. Epithelzüge und Cysten. O = 66:1; R = 50:1.

meist rund oder oval ist. Es handelt sich um typische epitheliale Zellen, die in der Regel ziemlich gleichmäßig geformt sind. Gelegentlich wurden an ihnen Wucherungsvorgänge mit den von anderen Horncysten her bekannten Gewebsreaktionen (Bildung von Riesenzellen) beobachtet (Arzt).

Die *Zellzüge* gehen oft von einem Pol einer Cyste aus, um sich kurz darauf zu verschmälern und dann wieder anschwellend, in zwei, manchmal auch drei Äste aufzulösen. An anderen Stellen wieder enden sie mit einem kurzen, sich schnell verjüngenden Schwanz oder einer kolbigen Auftreibung, in deren Mitte sich vielfach eine beginnende *Vacuolen- bzw. Cystenbildung* feststellen läßt. Bei dieser Vacuolenbildung sollte es sich um degenerativen Zerfall (Pseudocysten) oder auch — wie Kyrle meinte — um *Differenzierungsvorgänge* (Sekretionsvorgänge) innerhalb der die Zellzüge aufbauenden Epithelien handeln, die manchmal einen deutlichen Cuticularsaum tragen. Möglicherweise befinden sich in allen diesen Vacuolen Lipoide.

Die Zellstränge entsprechen bezüglich ihrer Dicke gewöhnlich den Schweißdrüsenausführungsgängen. Nur dort, wo die vorerwähnten Auftreibungen tangential angeschnitten sind, übertreffen sie diese bis um das Doppelte. Meist aus soliden Zellansammlungen bestehend, findet man doch auch hin und wieder eine *zentrale Lumenbildung*, ohne daß es sich dabei stets um direkt cystische Formen handeln müßte (s. unten). Die Zellzüge sind aus polygonalen Zellen aufgebaut, die einen manchmal mehr spindelförmigen und die Zelle nahezu ausfüllenden, manchmal einen mehr ovalen bis runden Kern zeigen. Diese Zellen können glykogenhaltig sein. Die Zellzüge sind vereinzelt, aber auch dann nur teilweise, von einer zarten, aber deutlich sichtbaren *Membrana propria* umgeben, die sich oft bis auf die Cystenwand verfolgen ließ.

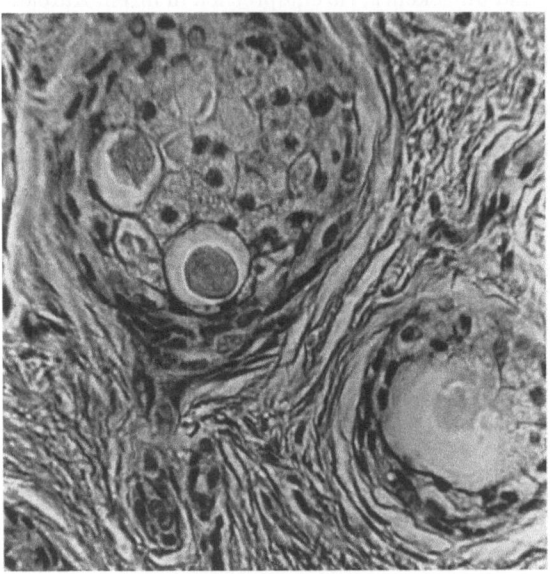

Abb. 157. Talgdrüsenartige Differenzierung einer Syringomcyste (♀, 52jähr., rechtes Schlüsselbein). Hämatoxylin-Eosin. O = 320:1.

Die *Cystenwand* selbst besteht aus einem meist mehrschichtigen Plattenepithel, das in seinen Formen mit dem der Epithelstränge übereinstimmt. Es ist zu betonen, daß die Zahl der Epithelreihen in ein und derselben Cystenwand wechseln kann. Man findet dann in einem Teil der Wandung einen Belag von sehr flachen Epithelien mit langgestreckten, glatten Kernen, wahrscheinlich myoepithelialen Elementen, manchmal ein-, manchmal auch zweischichtig, und in dem anderen Wandabschnitt ein höheres, mehr kubisches Epithel mit runden Kernen. Dieser Befund ist jedoch durchaus unabhängig von der Cystengröße, wie auch Cysten mit einschichtigem, glattem bis kubischem (Sée), oder mit kubischem bis zylindrischem Epithel beschrieben sind (Kromayer). Stockmann erwähnte schon Cysten, deren ein- oder auch mehrschichtige Wand kubischer Zellen nach außen von einer Spindelzelle begrenzt wurde, die an die Muskelschicht der *Schweißdrüsen* erinnere. Gassmann sah zwiebelschalenartig angeordnete, *talgdrüsenähnliche* Zellen, Steigleder Cysten talgdrüsenähnlichen Aufbaus. In manchen Cysten sitzt die kubische Basalzellage einer bindegewebigen Membrana propria auf; ihre Kerne sind vielfach basal gestellt und ihr Protoplasmaleib, der in einigen Cysten eine den sezernierenden Schweißdrüsenabschnitten entsprechende Cuticula trägt, schiebt sich weit nach dem Lumen vor. Eine apokrine Sekretion der das Lumen begrenzenden Zellen wurde verschiedentlich beobachtet (Weidman und Besancon, Riehl u. a.).

Als *Cysteninhalt* finden sich schwach färbbare Epithelien, die in eine formlose Masse eingelagert sind. In manchen der Cysten trifft man kokkenartige Granula, die man als aus dem Innern der kleinen Schweißdrüsen ausgestoßene Sekretkörper (Rabl) feststellen konnte. Gassmann fand Körnchen, die sich wie Keratohyalin verhielten; keratohyalinähnliche Körner erwähnen auch Csillag,

WINKLER u. a., echte Verhornung neben Keratohyalinkörnchen LANDSTEINER; WINKLER Stachelzellenbildung in der Wand einiger Cysten sowie *Horncysten*; letzteres sahen auch CSILLAG, STOCKMANN u. a.; PHILIPPSON das gleichzeitige Vorkommen von „Kolloid" in einer Cyste. Im allgemeinen wird der Inhalt überhaupt als „kolloid" bezeichnet; daneben werden auch schollige, krümelige Massen, selbst elastische Faserreste (NAEGELI), sowie leere Cysten und schließlich Massen beschrieben, die weder Horn noch Fett sind, sondern zwischen beiden stehen (KYRLE). Oft färbte sich bei eigenen Fällen der Cysteninhalt sowohl mit Sudan schwarz und Sudanfarbstoffen, in schwachprozentigem Alkohol gelöst, als auch mit der Perjodsäure-SCHIFF-Reaktion.

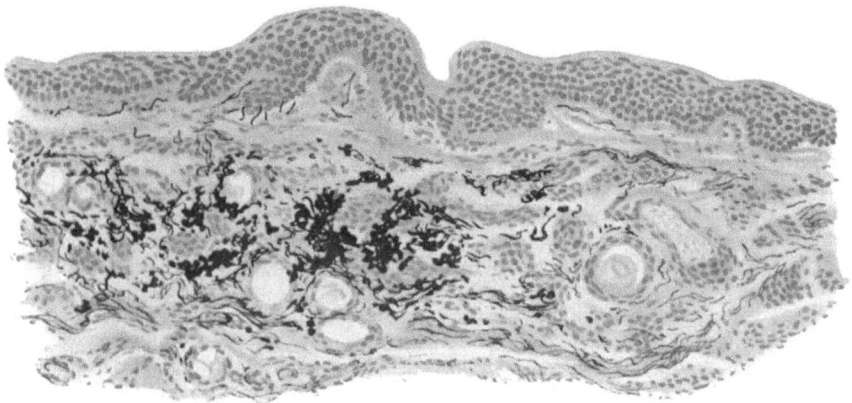

Abb. 158. *Syringom.* Cystenbildung steht im Vordergrund. Schwund bzw. Umlagerung und Verklumpung der elastischen Fasern. WEIGERTs Elastica. O = 147:1; R = 130:1. (Sammlung GUTMANN.)

Die *Größe der Cysten* wechselt; ein Teil übertrifft kaum den Querschnitt normaler Schweißdrüsenausführungsgänge, andere sind größer und erreichen etwa die Größe eines Schweißdrüsenknäuels. Sie sind von kreisrunder, ovaler, vereinzelt auch langgestreckter, schmal ovaler Form.

Rückbildungsvorgänge an den einzelnen Syringombausteinen sind vereinzelt beschrieben (NAEGELI).

Die *Epidermis* über den Geschwülsten ist vielfach unverändert, in anderen Fällen wieder deutlich verbreitert, oft hyperpigmentiert, namentlich das Stratum spinosum. Besonders werden die interpapillären Epithelleisten als verlängert und verbreitert beschrieben (CSILLAG, NEUMANN, PHILIPPSON, WINKLER, GANS u. a.), vereinzelt sogar mit stärkerer Proliferation zum tieferen Corium hin. Im Gegensatz dazu wird auch Verdünnung und Abflachung von Epidermis bzw. Papillen erwähnt (STOCKMANN, WHITE u. a.).

Das *Corium* wird durch die Entwicklung der Syringome rein passiv auseinandergedrängt; demzufolge sind die kollagenen Bindegewebsfasern zusammengedrückt und hyalinisiert, was gelegentlich den Eindruck einer Bindegewebsvermehrung, einer Verdichtung oder Homogenisierung machen kann (JACQUET und DARIER, TÖRÖK, STOCKMANN u. a.), vielleicht doch nicht nur als Verdrängungserscheinung aufzufassen sein dürfte (CHORAŹAK, RACINOWSKI, STEIGLEDER). Vereinzelt wurde ein stärkerer Zellreichtum beobachtet (WINKLER, JARISCH). Das *elastische* Gewebe ist meist verdünnt und rarefiziert (DARIER,

GASSMANN, WINKLER, NAEGELI u. a.). Manchmal trifft man um die Cysten und Zellhaufen einen breiten Ring elastinfreien Bindegewebes, an dessen Rande auseinandergerissene und dann dichter zusammengeschnurrte elastische Fasermassen liegen (Abb. 158). OPPENHEIM sah bei einem Fall die Einlagerung glatter Muskulatur, die teilweise sogar Cysten und Schläuche direkt umgab.

Die einzelnen Cysten und Zellhaufen sind gegen das umgebende Bindegewebe scharf abgesetzt.

Pathogenese. Trotz dieser übereinstimmenden Darstellung des histologischen Aufbaus ist die Genese des Syringoms lange Zeit äußerst umstritten gewesen. Abgesehen davon, daß Zusammenhänge mit den Lymphgefäßen ebenso wie mit den Blutgefäßen endgültig als widerlegt angesehen werden dürfen, haben sämtliche neueren Untersucher die epitheliale Natur der Gebilde betont. Sie stützen sich auf den Nachweis von epithelialen Knospenbildungen an den Schweißdrüsenausführungsgängen sowohl als auch an der Epidermis (GASSMANN), sowie sichere Zusammenhänge der Cysten mit den Schweißdrüsenausführungsgängen (WINKLER, GANS). Ein Teil der Forscher ist dabei für die Abstammung von den fertigen Schweißdrüsen oder deren Ausführungsgängen, also voll ausdifferenzierten Geweben eingetreten, ein anderer hat auf unausgereifte, embryonale Anlagen zurückgegriffen (TÖRÖK: Schweißdrüsenkeime; QUINQUAUD, ARZT: Epidermiszellen überhaupt). Als besonders bemerkenswert ist die Auffassung KYRLES zu nennen, wonach wir es beim Syringom mit nichts anderem als einer fehlerhaften Schwesterbildung apokriner Schweißdrüsen zu tun hätten, eine Auffassung, die weitverbreitete Anerkennung gefunden zu haben scheint (ROSENBERG, RIEHL, HOMMA und ESCHER, WENDLBERGER, LEVER u. a.). Eine Fehlbildung des „primären Epithelkeims" (MARKS) erklärt auch den engen Zusammenhang mit den Trichoepitheliomen, das gemeinsame Auftreten (FISCHER, LEVER) und das Vorkommen von Epithelioma adenoides cysticum im Gesicht und Syringomen im Schulterbereich (WEIDMAN und BESANCON). Auch scheinen an den Prädilektionsstellen apokriner — besonders an nur während der Entwicklung bestehenden — Drüsen entgegen früheren Beobachtungen sich Syringome zu entwickeln (ZEISSLER, YOSIKAVA, RIEHL u. a.). Der Zusammenhang zwischen der Pubertät, seltener der Gravidität und dem Inerscheinungtreten der Fehlbildungen ist unverkennbar.

Epithelioma adenoides cysticum.

Die verschiedene Namengebung: Epithelioma adenoides cysticum, BROOKE; Acanthoma adenoides cysticum, UNNA; Trichoepithelioma, JARISCH-WHITE, deutet darauf hin, daß über den Ausgangspunkt der nachher zu schildernden Veränderung durchaus keine Übereinstimmung herrschte, eine Tatsache, die jedoch durchaus verständlich wird, wenn man bedenkt, daß namhafte Forscher (PINKUS u. a.) die Abstammung dieser Geschwülste von einem bestimmten Organ oder Teilen eines solchen auf Grund sehr genauer Untersuchungen abgelehnt haben und zu dem Ergebnis gekommen sind, daß man tatsächlich nur ganz allgemein eine Abstammung von epidermalen Gewebsanteilen annehmen dürfe.

Das Epithelioma adenoides cysticum findet sich erbsen- bis walnuß- und taubeneigroß (DOHI) sowohl solitär als auch multipel, und zwar das letzte einmal in gruppenförmiger Anordnung, zum anderen — und dies besonders im Gesicht — in disseminierten, annähernd symmetrischen Knötchen. Diese Knötchen sind nicht in der Haut verschieblich und meist. von derber Konsistenz. Die Farbe entspricht der der umgebenden Haut, wird gelegentlich aber auch als zart rosa oder gelblich beschrieben. Die solutären Geschwülste fanden sich meist im Gesicht, die gruppierten teils an der Nase (BERNHARD), der Schulter (SHOEMAKER und BOSTON), am inneren Fußrand (JADASSOHN), zwischen Ohr und Scheitel (WOLTERS). Die disseminierten wurden teils im Gesicht, besonders an den Lidern oder der Nasolabialfalte (JARISCH, WOLTERS, WERTHER), ferner an der Kopfhaut, aber auch am Rumpf, den oberen und unteren Extremitäten festgestellt. Vereinzelt wurden die Knötchen nur am Rumpf (Brust und Hals, GAUCHER und GASTOU) angetroffen. Gleichzeitiges Vorkommen mit den als „Cylindrome" bekannten, multiplen knolligen Tumoren des Kopfes, ja sogar ein Hervor-gehen des einen aus dem andern haben E. HOFFMANN-FRIEBOES bzw. PINKUS-WATANABE und zahlreiche andere gesehen. Sie finden sich in jedem Alter, insbesondere aber in der Jugend, wurden vereinzelt auch angeboren beobachtet. Vielfach wird von familiärem Auftreten der multiplen symmetrischen Formen berichtet (BROOKE, CSILLAG, DOHI, DONAGH, FORDYCE, SUTTON, SIEMENS, WERTHER u. a.). Die Geschwülste entwickeln sich meist bei Frauen, wachsen nur langsam heran und pflegen eine gewisse Größe nicht zu überschreiten.

Neben diesen Geschwülsten wurden gelegentlich auch andere Hautveränderungen beobachtet (Psoriasis, McDONAGH; Acne oder Comedonen, BALZER und MÉNÉTRIER); vereinzelte multiple Fibrome, Trichofibroepitheliome (RUGGLES, ROBINSON); die Geschwülste waren histologisch mit Naevuszellen vergesellschaftet oder solchen benachbart (BERNHARD, JADASSOHN). Vereinzelt kam es auch zu geschwürigem Zerfall (JARISCH, ADAMSON, PRINGLE u. a.). Bemerkenswert erscheint noch das Vorkommen von Mischgeschwülsten (Epithelioma adenoides cysticum mit hämangiomatösen Bildungen [BACHER], wie sie ähnlich auch von den Schweißdrüsenadenomen her bekannt sind [LOTZBECK, MARTINI], ferner mit Schweiß- und Talgdrüsenhyperplasie [KREIBICH]). Unmittelbarer Zusammenhang mit, ja sogar Übergang in Cylindrome erwähnen z. B. PINKUS-WATANABE; auf Analogien dieser beiden Formen und die Möglichkeit des Vorkommens von Übergängen hatte schon WINKLER hin-gewiesen. Gleichzeitiges Vorkommen von Epitheliomen und Mischtumoren der Parotis FRIEBOES, HOFFMANN. Nahe Beziehungen bestehen zu den systematisierten Talgdrüsen-naevi und den Syringomen (DELBANCO und DORST, BETTMANN, MAYR u. a.); Vergesellschaf-tung mit Cylindromen am gleichen Kranken, wenn auch getrennt auftretend (FRIEBOES, PINKUS, BIBERSTEIN u. a.).

Auf Grund des Auftretens in mehreren aufeinanderfolgenden Generationen, des gut-artigen Verlaufs und der vermutungsweise familiären Anlage, ist man geneigt, das Epi-thelioma adenoides cysticum zu den Naevi bzw. zu den aus ihnen entstehenden Geschwülsten zu rechnen (JADASSOHN, FRIEBOES); adenoide Naevoepitheliome (E. HOFFMANN). Andere Forscher (RICKER und SCHWALB) rechnen sie zu den Talgdrüsengeschwülsten, Auffassungen, die bei einer Entstehung aus dem primären Epithelkeim leicht verständlich wären. Eine sog. erweiterte Pore mit einem Hornpfropf kann nach WINER ein „Trichoepitheliom" beson-derer Art darstellen, da an der Öffnung der Pore auf die äußere Haut eine Epidermisatrophie, in der Tiefe aber eine gutartige Papillomatose der Epidermis anzutreffen ist. Da es sich hier um eine nicht anlagemäßig bedingte Wucherung des Haarfollikels handelt, haben wir ein sekundäres Trichoepitheliom vor uns.

Der *gewebliche Aufbau* der Geschwülste wird im großen ganzen ziemlich *über-einstimmend* wiedergegeben. Die Veränderungen finden sich stets im Corium. Sie reichen manchmal bis ins Unterhautfettgewebe hinunter und sind andererseits in den meisten Fällen durch dünne Epithelstränge mit der Epidermis der Haut-oberfläche verbunden. In der Hauptsache setzt sich die Geschwulst aus *Epithel-zellsträngen* zusammen, die in den mannigfachsten (geweihartig, netzförmig, unregelmäßig) Formen miteinander in Verbindung stehen, oder auch isoliert in das Bindegewebe eingelagert sind. Neben diesen Zellsträngen kennzeichnen die Geschwulst mehr oder weniger große *cystenähnliche Gebilde*, die jedoch eigentlich diesen Namen nicht verdienen, da es sich in der Regel nicht um Hohlräume handelt, sondern vielmehr um mit *Horn*, mit *hyalinen* oder *kolloiden* Massen oder auch *Haaren* angefüllte Gebilde. Daneben fanden sich auch fettartige Massen, und bei deren Zerfall im Umkreis der Cystenkugeln *xanthomatöse* Zellen (FRIEBOES). Diese Cystenkugeln stehen mit den vielfach verzweigten Epithel-zellsträngen in teils innigerem, teils lockerem Zusammenhang; denn sie finden sich einmal im Zentrum eines solchen soliden Epithelzellstranges, und zwar derart, daß dieser, an solchen Stellen mehr oder weniger kugelförmig aufgetrieben, die Hornmassen umschließt. In anderen Fällen wieder sitzen sie dem Zellstranggewirr am Ende eines Zapfens oder auch an irgendeiner beliebigen Stelle seitlich auf

(s. Abb. 159). Irgendeine Regelmäßigkeit in der Anordnung dieser Horncysten oder Zellstränge im Bindegewebe oder auch in der Beziehung dieser beiden zueinander läßt sich nicht feststellen. Gerade dieses *wirre Durcheinander von Zellmassen, Zellhaufen und Strängen* mit den in diese eingelagerten oder ihnen aufsitzenden *Hornkugeln* gibt dem Epithelioma adenoides cysticum sein kennzeichnendes Gepräge.

Am *Aufbau der Zellstränge* beteiligt sich lediglich und allein *eine Zellform.* Es sind das mehr oder weniger runde bis ovale Zellkörper mit schmalem Protoplasmasaum und großem, mehr oder weniger rundem, dunkelgefärbtem Kern. Diese Zellen stimmen auffallend mit den Basalzellen der Epidermis oder auch der Anhangsgebilde überein. Als besonders kennzeichnend für den Aufbau dieser Zellmassen in den Geschwülsten kommt dann noch eine eigenartige, *palisadenförmige Randstellung* dieser Zellen in Frage. Diese zeigt sich besonders in der Abgrenzung von Zellschläuchen mit einschichtiger epithelialer Wand bzw. an den mehrschichtigen, soliden Zellsträngen und den Cystenwandungen. Diese palisadenartigen Randzellen färben sich dunkler als die anderen Geschwulstzellen, eine Beobachtung, die uns ja auch von den einfachen Basalzellkrebsen der Haut her bekannt ist.

Die *Horncysten* sind von mehr oder weniger rundlicher Form. Von den sie einschließenden Zellmassen dringen unregelmäßige *Zellsprossen* in das umgebende Bindegewebe vor. Den *Inhalt* der Cysten bilden meist konzentrisch geschichtete oder auch unregelmäßig schollige und faserige Massen. Sie bestehen aus Hyalin, Horn oder einem fettartigen Stoffe und liegen vielfach in einzelnen, scharf abgesetzten Lagen innerhalb der einzelnen Cysten eng neben- bzw. ineinander. Eine homogene *Membrana propria*, die etwa diese Geschwülste nach außen hin abschließen könnte, wurde *nie* beobachtet. Wo davon gesprochen wird (BROOKE, JARISCH, CHRISTIAN) handelt es sich lediglich um eine dichtere Anordnung des verdrängten Bindegewebes um die Geschwulstmassen (WOLTERS). Das *Bindegewebe* ist im übrigen nicht nennenswert verändert. Nur vereinzelt wird von einer Vermehrung berichtet (BALZER, CSILLAG u. a.). Da sich diese jedoch *nach Art einer Kapselbildung* auf die nächste Umgebung beschränkt, dürfte es sich auch hier lediglich um eine rein mechanisch bedingte, durch den Druck der Geschwulstmassen hervorgerufene *Verdichtung* des Bindegewebes handeln. Die gleichen Bedenken sind wohl gegenüber den wenigen Fällen gerechtfertigt, wo von einer Vermehrung des *elastischen Gewebes* gesprochen wird (GAUCHER und GASTOU). Im Gegensatz zu RICKER und SCHWALB konnten wir uns weder an Hand der niedergelegten Befunde noch eigener Gewebsschnitte von einer wirklichen Bindegewebsvermehrung überzeugen. Hingegen finden sich hin und wieder ausgesprochen *degenerative Umwandlungen des elastischen und kollagenen Bindegewebes*, teils als Hyalinisierung (SCHOPPER), teils als scholliger Zerfall der elastischen Fasern (WERTHER, FRIEBOES u. a.) (s. auch S. 303).

Die den Cysteninhalt begrenzenden Zellen werden durch den Druck der sich ansammelnden Massen abgeflacht und langgestreckt. Je weiter entfernt sie von der Cystenwandung liegen, um so mehr nähern sie sich im Aufbau wieder den gewöhnlichen Basalzellen. Dabei läßt sich an den innersten, abgeflachten Zelllagen vielfach deutlich eine *Keratohyalinbildung* beobachten, sowie auch hier und da das Vorhandensein von *Intercellularbrücken*. Gut ausgebildete Stachelzellen werden jedoch nur selten angetroffen (FRIEBOES).

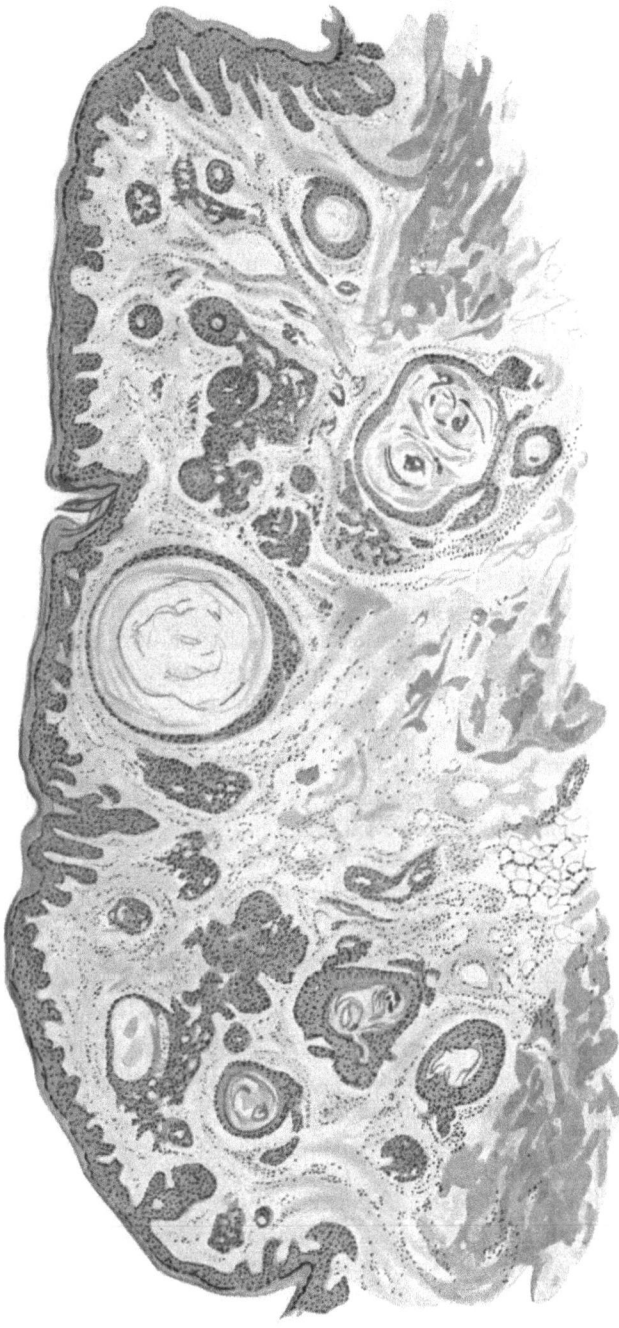

Abb. 159. *Epithelioma adenoides cysticum.* Übersichtsbild. Epithelzüge, Sproßbildungen, Horncysten.
Hämatoxylin-Eosin (Sammlung FRIEBOES). O = 128:1; R = 128:1.

Neben dem Horn trifft man innerhalb der Cysten auch auf Reste von *Haaren*, die unregelmäßig in die Hornmassen eingelagert sind. Daneben wird auch hin und wieder der Rest einer *Talgdrüsenanlage* beobachtet.

Die mikroskopische Untersuchung deckt eine Reihe von Veränderungen auf, die spontane *Rückbildungsvorgänge* außerordentlich wahrscheinlich machen. Ich sehe dabei ganz ab von jenen seltenen Fällen, wo ein *geschwüriger Zerfall der Geschwulstoberfläche* festgestellt worden ist (BERNHARD, JARISCH, KLEINTJES). Derartige Vorgänge müssen doch mehr oder weniger auf von außen angreifende Traumen zurückgeführt werden. Es finden sich aber auch echte Rückbildungsveränderungen, auf die erstmalig und ausdrücklich WOLTERS aufmerksam gemacht hat, die aber auch von anderen (SCHOPPER, BACHER, GAVAZZENI, WATANABE u. a.) beschrieben worden sind. Es handelt sich dabei einmal um *Verkalkungserscheinungen*, die innerhalb der cystenartigen Hohlräume beobachtet werden können. Gerade in solchen Fällen ist der auch unabhängig von dieser sekundären Umwandlung anzutreffende *degenerative Schwund* der die Cystenwand bildenden *Epithelien* besonders häufig und durch deren schlechte Färbbarkeit ohne weiteres zu erkennen. An Stelle der eigentlichen Cysten finden sich dann jedoch weder Kolloid noch Horn, wie man das hier für gewöhnlich zu sehen gewohnt ist, sondern formlose geballte Massen, die sich auf Grund ihres chemischen und färberischen Verhaltens als verkalkte Gebilde offenbaren. Es kommt dabei oftmals zu riesenzellartigen Bildungen, deren Kerne sich schlecht färben. Diese *Fremdkörperriesenzellen* liegen vielfach frei im Gewebe, und zwar trifft man sie in der Regel überall dort, wo der in degenerativem Zerfall begriffene Epithelsaum nun völlig geschwunden ist. Um derartige Kalkbildungen läßt sich gewöhnlich eine leichte *entzündliche Gewebsreaktion* feststellen in Gestalt von Vermehrung der Bindegewebszellen und Lymphocyteninfiltration. Derartige Umwandlungsvorgänge mit schließlichem Zerfall in riesenzellenähnliche Gebilde sind ja auch von anderen Veränderungen her (Atherome, Dermoidcysten) vielfach bekannt.

Weiterhin sind auch *Veränderungen des elastischen Gewebes* beschrieben worden. Bei diesen muß man es allerdings dahingestellt sein lassen, inwieweit es sich dabei um das gewohnte Bild der Elastinumwandlung gehandelt hat, wie sie im Gesicht bei den mannigfachsten Gelegenheiten auch ohne eine besondere Erkrankung vorkommt (RODNER, ZIELER, KYRLE, ARZT u. a.). Hingegen verdient noch das Auftreten einer *myxomatösen Bindegewebsdegeneration* besondere Erwähnung (WATANABE). In oder zwischen den Epithelsträngen finden sich dann hohlraumartige Bildungen, die von dünnen Fäden kreuz und quer durchzogen werden, in deren Schnittpunkten kernartig gefärbte Schollen wie geschrumpfte Zellkerne liegen. Das Ganze macht den Eindruck, als ob es sich stellenweise um talgdrüsenzellenähnliche Anhäufungen handle.

Von diesen Einzelheiten abgesehen, stellt *das histologische Bild im ganzen genommen etwas durchaus Einheitliches und Übersichtliches dar.* Erhebliche Meinungsunterschiede ergaben sich indes mit dem Augenblick, wo nun versucht wird, Einzelheiten der geweblichen Veränderungen für die Ableitung der *Histogenese der Geschwulst* zu verwerten. Jeder Anteil epidermaler Zell- und Gewebsschichten — wir können hier selbstverständlich ohne weiteres von jenen Angaben absehen, die irrtümlicherweise eine Beziehung der Zellmassen zum Bindegewebe wahrscheinlich zu machen suchen — ist mit der Entstehung der Geschwulst in Beziehung gebracht worden. Am häufigsten wurden wohl Zusammenhänge mit den Haarbälgen angenommen. Weniger häufig glaubte man einen unmittelbaren Übergang in die Epidermis gesehen zu haben; BALZER und GRANDHOMME,

SHOEMAKER und BOSTON, BERNHARD, CHRISTIAN, WERTHER, JARISCH, KLEINTJES, DOHI u. a. haben derartiges *nicht* feststellen können. Zusammenhänge mit den Talgdrüsen wurden ebenfalls (BALZER und GRANDHOMME bzw. MÉNÉTRIER, BERNHARD, KREIBICH und BETTMANN, MAYR u. a.) beobachtet. Die Beweisführung für diesen Zusammenhang scheint allerdings oft sehr fraglich. Ganz vereinzelt stehen Befunde, wie derjenige WERTHERs, wo im Gegensatz zu den häufig erwähnten Sprossungsvorgängen an der Epidermis bzw. den Haarbälgen und Talgdrüsen nun ausnahmsweise einmal derartiges an einem Schweiß-

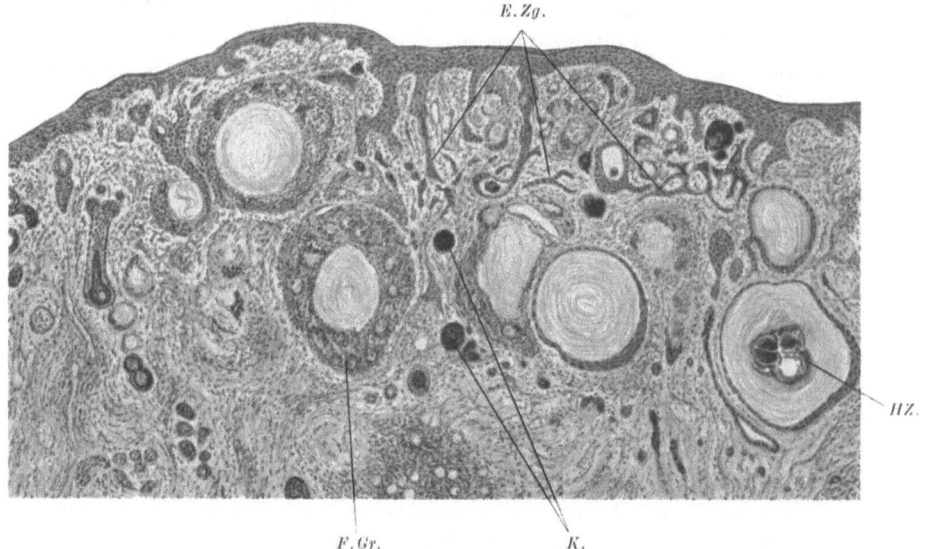

Abb. 160. *Epithelioma adenoides cysticum.* Unreifere Bildung als Abb. 159. *E.Zg.* von der Epidermis ausgehende Epithelzüge, zum Teil sich netzartig verzweigend; *HZ.* Horncysten; *K.* Kalkkugeln frei im Gewebe liegend: *F.Gr.* Fremdkörpergranulom um geschichtete Hornmassen, die frei in der Cutis liegen. O = 42:1; R = 42:1. (Sammlung KYRLE.)

drüsengange vorhanden war. In den meisten Fällen sind derartige *Zusammenhänge nur mit der Epidermis, den Haarfollikeln und Talgdrüsen* erwähnt.

Derartige Beobachtungen führten naturgemäß dahin, in diesen Wucherungsprozessen den *Ausgangspunkt* der Geschwülste zu suchen. Allerdings war damit noch nicht entschieden, ob dieser Ausgang nun vom fertigen Organ abzuleiten sei (RICKER und SCHWALB), oder ob es sich um versprengte embryonale Keime handele. Insbesondere auf dermatologischer Seite hat die seit langem von J. JADASSOHN vertretene Anschauung so gut wie allgemein Anerkennung gefunden, daß es sich hier um Wucherungsvorgänge handle, die sich im Anschluß an naevogene Anlagen entwickeln.

Als *Beginn der Veränderung* finden sich vielfach ganz rudimentäre Follikelbildungen, die nur noch selten ein Lanugohaar enthalten. Bei ihnen gehen von der Stelle, die dem einfachen, die Papille enthaltenden Wurzelteil entspricht, eine Reihe von parallel gestellten Zellzapfen senkrecht in die Cutis, welche sehr an die unregelmäßigen Ausläufer in der Gegend des UNNAschen Haarbeetes erinnern, bei welchem ja bekanntlich auch ähnliche, unregelmäßige kurze Epithelzapfen aus der äußeren Wurzelscheide hervorgehen können. Im Innern dieser unregelmäßigen

kurzen Gebilde kann man gelegentlich sogar Lappenbildung und kleine Horn-
cystenentwicklung feststellen. Gerade diese Gegend, die also schon unter
normalen Verhältnissen dazu geschaffen ist, Sprossen aus der äußeren Wurzelscheide auszusenden, wurde wiederholt als Ursprungsstätte des BROOKEschen
Epithelioms festgestellt. Es fanden sich dann *zahlreiche, vielfach verzweigte und
netzförmig verbundene Epithelsprossen, welche den ganzen Haarfollikel rundherum
einschlossen.* Dies ist jedoch durchaus *nicht immer* der Fall. *Meist hängt die Geschwulst mit dem Oberflächenepithel der Epidermis zusammen,* aber auch hier häufig
in der Nähe des Follikelostiums. In solchen Fällen geht von der Oberflächenepidermis ein dünner Epithelzapfen aus, dessen Zellen in ihrem Aufbau durchaus
den gewöhnlichen Epidermiszellen entsprechen. Innerhalb dieses Stranges findet
man vielfach, aber durchaus nicht immer, ein verhorntes Zentrum von verschiedener, stab- oder auch kugelförmiger Gestalt. Diese Horncysten sind nach LEVER
in der Regel von Zellen ohne Stachel umgeben. Die Anwesenheit von Stachelzellen betrachtet er als ein Anzeichen hoher Differenzierung, da diese sich wahrscheinlich aus der äußeren Haarscheide zu einem Zeitpunkt entwickelten, wo der
primäre Epithelkeim schon ziemlich weitgehend differenziert sei. SCHUERMANN
und WEBER heben dagegen das Vorhandensein von Stacheln am Rande des die
Hornmassen umgebenden epithelialen Gewebes hervor. Der Epithelstrang leitet
in ein im großen ganzen epitheliales Gebilde über, welches meist aus einem
schwammartigen Geflecht zarter rundlicher Epithelbalken besteht, die alle untereinander zusammenhängen und gegen die Umgebung durch ein vielfach leicht
verdichtetes Bindegewebe abgeschlossen sind, ohne daß es zu einer eigentlichen
Kapselbildung käme. Aus diesen Epithelnetzen gehen nun nach den verschiedensten Seiten hin kurze, stumpfe, oft fingerförmige Ausläufer hervor, die den rudimentären Haarfollikeln äußerst ähnlich sind (WATANABE).

Die *Epidermis* in der Umgebung der Geschwulst ist, von den Verbindungs-
strängen mit jener abgesehen, im übrigen meist nicht verändert. Bei größeren
Epitheliomen kommt es allerdings rein mittelbar zu einer Abflachung des Papillarkörpers, zu einem Verstreichen der Epithelleisten und schließlich auch zu einer
Verdünnung der gesamten Epidermisschichten. Über Geschwürsbildung siehe
oben.

Differentialdiagnose. Der histologische Aufbau des Epithelioma adenoides
cysticum ist ein so kennzeichnender, daß ganz im Gegensatz zu dem so wechselnden klinischen Bilde ein Irrtum kaum möglich erscheint. Die epithelialen, netzförmig verzweigten Stränge und Zellhaufen mit den horn-, hyalin- oder kolloid-
gefüllten Cysten bieten einen so eigenartigen Anblick, daß eine Entscheidung
nicht schwerfallen dürfte, wenigstens für die reinen Fälle.

Schwieriger liegen die Dinge dort, wo nun Übergangsformen zu den verschiedenen Organnaevi, vor allem den Talgdrüsennaevi (s. diese), vorzuliegen scheinen
(KOTHE, FELLÄNDER, KOPP, HARBITZ, BETTMANN, MAYR u. a.).

Die Trennung vom *Syringom* ist hingegen leicht durchzuführen, wenn man
berücksichtigt, daß dieses *nicht mit Haarbälgen zusammenhängt,* nie unregelmäßig
verzweigte oder gelappte Formen bildet, vielmehr stets in Gestalt der kennzeichnenden Gänge und Cysten auftritt. Dazu kommt, daß Zellen zylindrischer Art,
wie sie namentlich die äußere Randzone der BROOKEschen Geschwulst abgrenzen,
beim Syringom niemals vorkommen. Die Trennung der BROOKEschen Epitheliome

von etwa gleichzeitig mit ihnen vorkommenden *anderen Geschwulstformen* hat sich stets leicht durchführen lassen. Zum „Ekkrinen Porom" (H. Pinkus) s. S. 354.

Verwickelter liegen die Dinge dort, wo die Frage einer *malignen Umwandlung* zu erörtern ist. Die ganze Frage scheint deshalb so schwierig, weil einmal sicherlich auch Mischformen vorkommen, und zum anderen gerade in solchen Fällen die Frage gutartig oder bösartig histologisch oft nicht zu klären ist.

Um einen ganz eigenen Fall dieser Art scheint es sich bei der Patientin von Aisu gehandelt zu haben, bei dem neben vielleicht doch schon im Sinne eines Carcinoms anzusehenden Veränderungen epitheliale Bildungen entsprechend dem Naevus sebaceus, dem Epithelioma adenoides cysticum und den Syringomen, außerdem aber ein entzündlich proliferativer Prozeß, ja sogar Knorpelbildung vorhanden gewesen sei. Übergangsfälle zwischen Cylindrom und Epithelioma adenoides cysticum, in einem Fall kombiniert mit Mißbildungen — wie auch Binkley und Johnson —, im anderen mit Metastasenbildung beschreibt Laus-ecker.

Werden die „*sekundären Trichoepitheliome*" von Winer (s. oben) tangential im Schnitt getroffen, so können sie ein Keratoma senile, ein Cylindrom, ein echtes Epithelioma adenoides cysticum, ja ein Carcinoma basocellulare oder selbst eins vom intermediären Typ dem vortäuschen, der das klinische Bild nicht kennt.

Pathogenese. Die Einreihung in die Gruppe der Naevi, wie Gans sie mit Jadassohn u. a. hier vollzogen hat, bringt die ursprüngliche Brookesche Auffassung in den Vordergrund, daß es sich um eine kongenitale Mißbildung handelt. Ob es sich dabei um ein *Choristom*, d. h. eine Fehlbildung infolge Abtrennung und Verlagerung von Gewebskeimen während der Embryonalzeit handelt, oder aber um ein *Hamartom* im Sinne E. Albrechts, sei dies nun homologer oder heterologer Art, wird im Einzelfall nicht immer zu entscheiden sein, obwohl der allgemeine Aufbau der Geschwulst im einen oder anderen Sinne häufig verwertbare Anhaltspunkte bieten dürfte. Auf den „primären Epithelkeim" der Epidermis als Ausgangspunkt der Geschwulst hat schon Fischer hingewiesen; seine Ansicht entspricht im wesentlichen dem, was E. Hoffmann als „Gabeltheorie" aufgestellt hatte. Die meisten Autoren dürften den primären Epithelkeim als Ausgangspunkt der Fehlbildungen ansehen (s. auch Syringome S. 304).

Naevus epithelioma-cylindromatosus.
(Cylindrom der Haut.)

Bezeichnet man mit Jadassohn als „Naevus" nicht nur die *angeborenen,* kongenitalen Mißbildungen, sondern auch jene, die sich aus embryonal angelegten Keimen erst in späteren Jahren entwickeln, so kann man aus der Gruppe der gutartigen epithelialen Neubildungen außer dem Epithelioma adenoides cysticum hier unter den Naevi noch das „Cylindrom" anführen (Jadassohn-Winkler, Hoffmann-Frieboes). Zu dieser Stellungnahme berechtigen nicht nur klinische Gesichtspunkte: Vorkommen bei mehreren Familienmitgliedern, Heredität, außerordentlich langsames, trotz jahre- und jahrzehntelanger Dauer fast stets gutartiges Wachstum. Es sprechen dafür auch histologische Untersuchungsergebnisse, die den engen Zusammenhang, ja das Hervorgehen des Cylindroms nicht nur aus der Epidermis (Spiegler, Dubreuilh und Auché, Frieboes), sondern unmittelbar aus dem Epithelioma adenoides cysticum bewiesen haben (Pinkus-Watanabe). Daher ist auch die Stellungnahme E. Hoffmanns durchaus begründet, der als gemeinsamen Gruppennamen für diese beiden Geschwulstformen die Bezeichnung: „*Adenoide Naevoepitheliome*" vorgeschlagen hat. Krompecher zählte sie zu den Basaliomen, Ribbert zu den adenogenen Carcinomen.

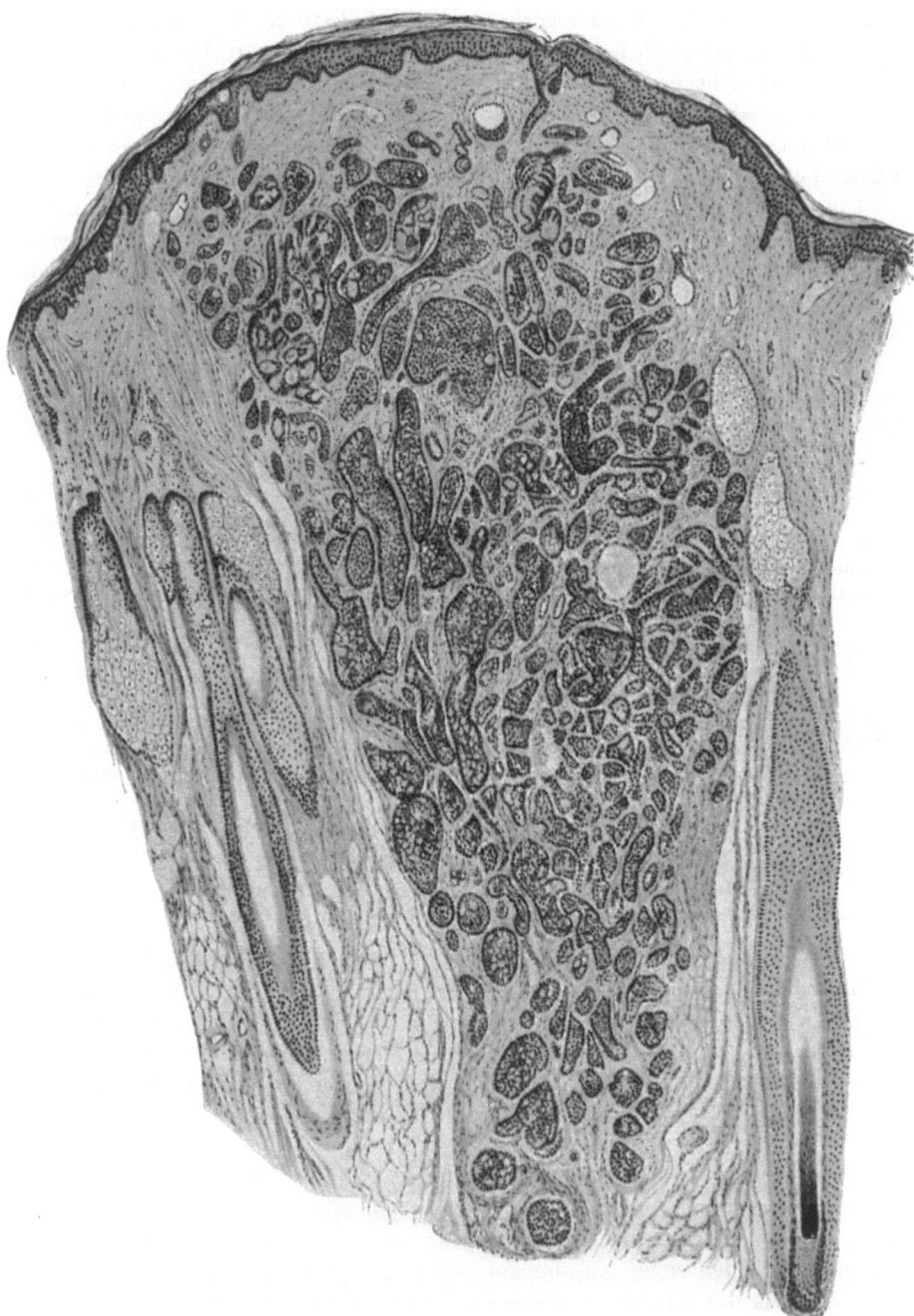

Abb. 161. *Naevus epithelioma-cylindromatosus.* Ubersichtsbild über einen kleinen Cylindromtumor.
(Sammlung PINKUS.)

LEVER nimmt eine Entstehung aus dem primären Epithelkeim an, nachdem
auch schon BALOG, sowie SCHUERMANN und WEBER auf die Beziehung zu den
apokrinen Schweißdrüsen hingewiesen hatten. Diese Auffassung kann, wie wir

LEVER zustimmen, nicht nur das gemeinsame Vorkommen mit anderen Naevi der gleichen Anlage, sondern auch manche Eigentümlichkeit des Gewebsaufbaus erklären, sie stellt im Grunde eine Bestätigung der Ansicht von HARTZELL (1904) dar, der Syringom und Cylindrom als Variationen des Trichoepithelioms ansah.

Die Darstellung der klinischen und histologischen Eigentümlichkeiten des Cylindroms der Haut geht auf einige in ihrer epithelialen Histogenese allerdings verkannte, klinisch und histologisch jedoch klassisch beschriebene Fälle SPIEGLERs zurück (Endotheliom), wenn auch schon vorher im Schrifttum eine Reihe von hierher gehörigen Beobachtungen niedergelegt sind (ANCELL — dessen Fall wegen seines bösartigen Verlaufes in etwa eine Sonderstellung verlangt —, PONCET, NASSE, MULERT, DUBREUILH und AUCHÉ, RIEHL u. a., später HEDINGER, DE BEURMANN, VERDUN und BITH, HOFFMANN und FRIEBOES, RICKER und SCHWALB, COENEN, DICK, PINKUS-WATANABE u. a.).

Die meist multipel, nur selten vereinzelt (ANITSCHKOW, HEDINGER, JADASSOHN, DICK NICOLAU u. a.), in erster Linie auf dem behaarten Kopf, dann aber auch im Gesicht, an Rumpf und Extremitäten, Genitale, bei Frauen häufiger wie bei Männern beobachteten Gebilde treten (nach einem jahrelang bestehenden naevusartigen, kleinpapulösen Vorstadium) meist zwischen dem 20.—40. Lebensjahre auf und wachsen zwar sehr langsam, aber ständig heran. Die kleineren, dann meist rundlichen oder kaum gelappten, die größeren, meist stärker gelappten und höckerigen Geschwülste, erreichen Stecknadelkopf- bis Mannsfaustgröße, liegen teils unter, teils in der Haut oder überragen diese, breitbasisch aufsitzend oder mehr oder weniger gestielt und pilzförmig. Sie sind gegen die Unterlage leicht verschieblich, mit der sie bedeckenden Haut jedoch meist fest verwachsen. Während die kleineren Geschwülste die Farbe der Haut zeigen, sind die größeren rosa- bis gelb- oder blaurot. Die Oberfläche ist meist unverändert; wo ein oberflächlicher Gewebszerfall vorhanden ist, kann er auf sekundäre Einflüsse zurückgeführt werden; auf dem Kopf sind bei den größeren Geschwülsten die Haare verlorengegangen.

Die Geschwülste sind in der Regel *gutartig*; maligne Umwandlung, d. h. *Metastasenbildung* und infiltrierendes Wachstum werden nur ganz vereinzelt beschrieben.

Neben *Kombination* mit dem benignen cystischen Epitheliom kommen die Cylindrome auch mit Mischtumoren der Parotis vergesellschaftet vor (FRIEBOES u. a.).

Der *gewebliche Aufbau* der Geschwülste entspricht durchaus dem, was man seit BILLROTH als *Cylindrom* zu bezeichnen pflegt. Dieses ist gekennzeichnet durch das Vorhandensein *hyaliner Kugeln*, besonders aber *zylindrischer* und vielfach *verzweigter hyaliner Stränge*, die man aus frischen Tumoren isolieren kann und deren Oberfläche meist noch spärlichere oder reichlichere Zellen anhaften. Soweit die Bildung hyaliner Stränge in Tumoren verschiedener Herkunft möglich ist, konnte man mehr als eine Art des Cylindroms unterscheiden. So beobachtet man auch in Sarkomen und in den Endotheliomen der Dura homogene Umwandlungen der Gefäßwände, die sich zugleich erheblich verdicken, wie man auch in Carcinomen cylindromartigen Aufbau antreffen kann (LUBARSCH). Im Gegensatz zu BORST, LUBARSCH u. a. hielt RIBBERT die typischen, im engeren Sinne so zu nennenden *Cylindrome* jedoch für eine wohl gekennzeichnete Geschwulstart *unzweifelhaft epithelialer Natur*.

Im Schnitt finden sich die Geschwülste *zwischen Epidermis und subcutanem Fettgewebe* eingelagert, wobei sie von der ersten durch eine wechselnd breite Bindegewebsschicht getrennt werden. Die Geschwulst selbst scheint nicht von einer besonderen Bindegewebskapsel umgeben, wenn sie auch scharf abgegrenzt in der umgebenden Cutis liegt. Von dieser aus durchziehen gröbere und feinere *Bindegewebssepten* die einzelnen Tumorabteilungen, manchmal sehr breit, manchmal nur aus wenigen Fasern bestehend, so daß die einzelnen Geschwulstbalken sehr eng aneinanderliegen. Die *Geschwulstmassen* bestehen aus *alveolären, strang-*

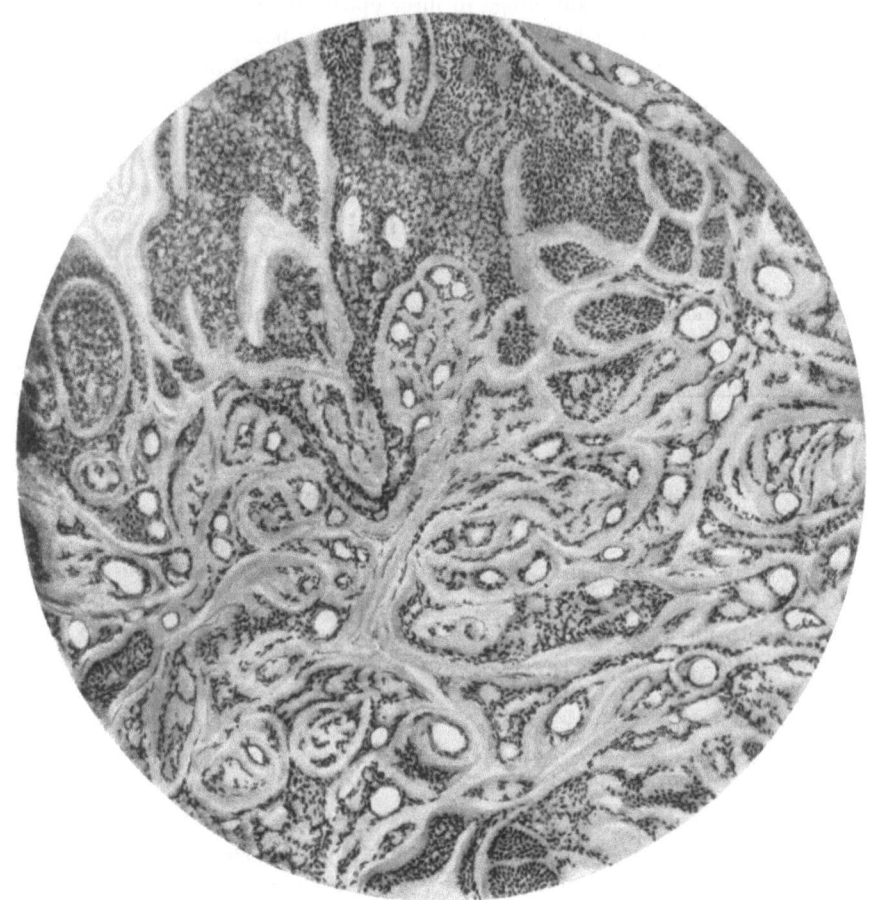

Abb. 162. Naevus epithelioma-cylindromatosus mit ausgedehnter Hyalinbildung. O = 128:1; R = 128:1.

oder schlauchförmig gestalteten, epithelialen Zellhaufen, die unregelmäßig in den verschiedensten Richtungen verlaufen und sich vielfach verzweigend, bald verjüngend, bald anschwellend, die Cutis durchsetzen. Dabei ist die äußerste Zellreihe der die Geschwulst aufbauenden Epithelien dunkler gefärbt und palisadenförmig angeordnet, wie wir es von den gewöhnlichen Basalzellgeschwülsten her kennen. LEVER sieht diese Zellen als Vorstufen der myoepithelialen Anteile der apokrinen Schweißdrüsen an.

Hier handelt es sich jedoch nicht nur um solide Zellbalken, sondern wir finden auch *hohle, schlauch-, wurst- und kugelförmige Gebilde.* Vielfach nimmt die äußerste Epithelreihe eine hohe Cylinderform an bei ausgesprochen radiärer Anordnung. Auch die das Lumen der hohlen Gebilde begrenzende Zellreihe kann den Charakter dieses hohen Cylinderepithels haben. LEVER fand bei einem seiner Fälle eine innere Reihe aktiv sezernierender das Lumen begrenzender Zellen und eine äußere Lage myoepithelialer Elemente. Die Grenzen dieser Geschwulstzellen sind meist undeutlich. Man hat vielfach den Eindruck, als wenn die *Kerne in einer faserigen oder mehr homogenen Grundsubstanz* eingebettet lägen. Trotzdem ist bei entsprechender Färbung die Zellgrenze stets zu erkennen.

Die Zellen selbst sind mehr oder weniger rundliche, durch die enge Zusammenlagerung einander Form gebende Gebilde mit schmalem Protoplasmasaum und großem, ovalem bis rundem Kern, der ein oder zwei, selten mehrere Kernkörperchen und viele mit Kernfarbstoffen intensiv gefärbte Körnchen (Chromatin) enthält. Diese trifft man jedoch in den mittleren Abschnitten der einzelnen Balken und Schläuche nur in erheblich geringerer Zahl an. Dadurch erscheinen diese Schichten im Schnitt blasser gefärbt.

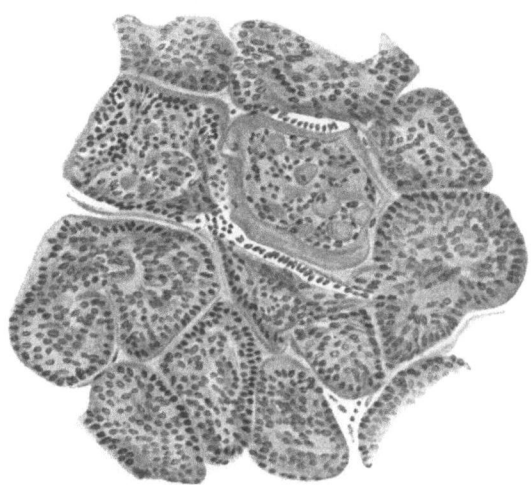

Die *Lymph- und Blutgefäße* sind vermehrt und erweitert, zeigen jedoch sonst keinerlei Veränderungen, insbesondere müssen alle jene Angaben, welche einen Zusammenhang der Geschwulstzellen mit den Gefäßen wahrscheinlich machen, als irrtümlich bezeichnet werden.

Abb. 163. Durchschnitt durch Cylindromzapfen; hyaline Einschlüsse und hyaline Hüllen um die Zapfen. (Sammlung PINKUS.)

Innerhalb der Geschwülste fehlen sowohl *Haare* als auch *Talgdrüsen*, die erst am Rande wieder auftreten (FRIEBOES). Das Verhalten der *Schweißdrüsen* wird verschieden angegeben, teils haben sie gefehlt, teils waren sie innerhalb der Geschwülste nachzuweisen.

Bezüglich des geweblichen Aufbaues stimmen alle Forscher in der Darstellung ihrer Fälle weitgehend überein. Abweichende Meinungen bestehen — wenn wir von der heute historischen Auffassung einer endothelialen Genese absehen — lediglich über das *Zustandekommen der Hohlräume und die Herkunft* der in diesen Hohlräumen nachweisbaren *hyalinen Massen*. Gerade diese sind es ja, welche das Cylindrom als solches kennzeichnen. Sie haben meist rundliche Gestalt und finden sich in wechselnder Menge, manchmal nur vereinzelt und manchmal in großer Zahl sowohl in Kugelform als auch in länglichen Strängen vor. Die meisten dieser hyalinen Gebilde sind ganz homogen. In ihrem Innern läßt sich gelegentlich eine bei Hämatoxylin-Eosinfärbung im Gegensatz zu dem roten Hyalin schwach blau färbbare Substanz feststellen.

Für die *Entstehung dieser hyalinen Massen* liegen zwei Möglichkeiten vor (s. Abb. 163 u. 164). Einmal können sich im Zellprotoplasma hyaline Tropfen abscheiden, die dann zu den großen Kugeln zusammenfließen. In solchen Fällen enthält also das Zellprotoplasma einzelne kleine, rundliche hyaline Einschlüsse.

Andererseits kann sich jedoch auch ein größerer Teil der Zelle selbst in Hyalin umwandeln, indem dann der äußere Teil des Protoplasmas als eine mit Protoplasmafärbungen darstellbare gleichmäßige Schicht erscheint, auf die das gewöhnliche, etwas faserige oder körnige Protoplasma folgt (ALEZAIS und PEYRON). Die Zellen enthalten dann in der Mitte zu Anfang noch den gut färbbaren Kern, der schließlich mitsamt dem zunächst noch vorhandenen Protoplasmarest in dem Maße schwindet, wie die Umwandlung der Zelle in Hyalin weiterschreitet und sich die gleichmäßig homogene Hyalinmasse bildet[1].

Das *färberische Verhalten der hyalinen Massen* — ob sie nun innerhalb der einzelnen Zellen oder Hohlräume liegen oder ob sie als homogene Hüllen die Schläuche und Zellbalken umgeben ist genau das gleiche wie der hyalinen Kugeln im Innern der Tumorbalken. Anscheinend werden dabei die innerhalb der Schläuche gelegenen hyalinen Massen in das Lumen hinein abgesondert (WATANABE). Diese Verhältnisse legen die Annahme nahe, daß die sämtlichen, innerhalb der Cylindrome vorhandenen *hyalinen Gebilde epithelialer Abkunft* sind, insbesondere auch jene die Geschwulstbalken und Schläuche umhüllenden hyalinen Massen, eine Ansicht, die allerdings von einem Teil der Forscher nicht geteilt wurde.

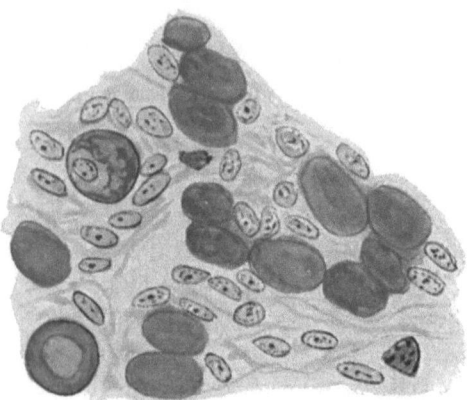

Abb. 164. Fortschreitende hyaline Umwandlung der Cylindromzellen. Homog. Im. Ocular 4. (Sammlung PINKUS.)

Insbesondere hat FRIEBOES wiederholt betont, daß es sich bei diesen hyalinen Hüllen um *umgewandeltes Bindegewebe* handele; zunächst schließe ein Mantel von feinfaserigem Bindegewebe die Geschwulstbalken gegen die Umgebung ab, um sich schließlich — aus uns allerdings noch unbekannten Gründen — in anscheinend homogenes, hyalines Gewebe umzuwandeln. Eine Entscheidung muß weiterer Forschung vorbehalten bleiben. Neuere histochemische Untersuchungen sprechen für eine epidermale Genese (BRAUN-FALCO). Auf die eigenartigen Bilder der übriggebliebenen hyalinen Stränge nach Untergang der Zellen und des Bindegewebes durch Röntgenbestrahlung (GRAUL) sei hingewiesen.

Die *Epidermis* in der unmittelbaren Nachbarschaft der Geschwülste ist meist gut erhalten; nur vereinzelt wurde über *geschwürigen Zerfall* berichtet. Hingegen wird die Epidermis oft als durch die andrängenden Geschwulstmassen *abgeflacht* beschrieben, wobei jedoch gleichzeitig eine *Acanthose* vorhanden sein kann. Überall dort, wo eine Verbindung der Geschwulstmassen mit der Epidermis besteht, sei es nun mit dem Deck- oder Haarfollikelepithel oder mit beiden, handelt es sich um breitere oder schmälere, wechselnd lange und unregelmäßig gestaltete Zellstränge, die beide Gebilde unmittelbar miteinander verbinden. Außerdem trifft man jedoch auch auf schlauchförmige oder solide Zellsprossen, die vom Deck- und Haarfollikelepithel ins umgebende Bindegewebe eindringen, vielfach

---

[1] Schließlich kann Hyalin in Strukturen des Cylindroms abgeschieden werden, die Schweißdrüsenausführungsgänge und Endstücke nachahmen, was Parallelen zu neuesten Ergebnissen von FORMISANO und LOBITZ nahelegt [s. Arch. of Dermat. **75**, 202 (1957)].

unter Bildung unregelmäßiger, fingerartiger Fortsätze. In der Regel stößt man jedoch niemals auf eine weitere Entwicklung, wie man sie bei bösartigen, verhornenden Plattenepithelkrebsen zu sehen gewohnt ist. Auf den von JACOBI vorgestellten, auch von SCHUERMANN und WEBER beschriebenen Fall mit Einlagerung von melanotischem Pigment in und außerhalb der Tumorzellen bei gleichzeitiger Entwicklung eines Epithelioma adenoides cysticum sei hingewiesen.

Differentialdiagnostisch macht das Cylindrom in der Eigenart seines Aufbaues keine Schwierigkeiten. Auf die gelegentlich engen Beziehungen zum

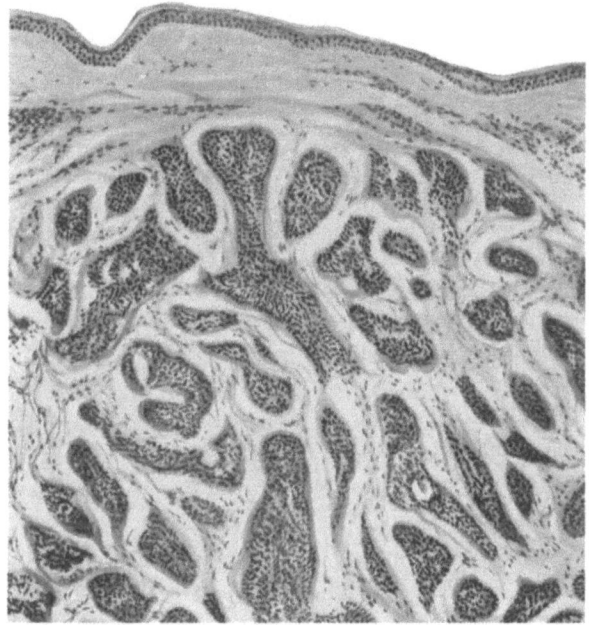

Abb. 165. *Naevus epithelioma-cylindromatosus.* Die (grauen) hyalinen Hüllen um die Zellstränge deutlich sichtbar.
O — 128:1; R — 110:1.

Epithel. adenoid. cyst. (PINKUS-WATANABE, BIBERSTEIN, FRIEBOES u. a.) wurde dort hingewiesen. Die epitheliale Genese, wie sie von der französischen Schule stets vertreten wurde, ist anerkannt. Schwieriger ist es hingegen, über die Stellung einer Reihe früher als Endotheliome (Lymphangioendotheliome: JULIUSBERG, Endotheliome: HASLUND, NATHER) bezeichneter Geschwülste zu urteilen. Die Anschauung über die Herkunft hängt engstens mit der Definition des Begriffes Epithel zusammen. Fassen wir ihn wie z. B. HUECK, BARGMANN u. a. rein morphologisch als einen Verband ohne Zwischensubstanz aneinandergereihter Zellen ohne Rücksicht auf die Herkunft auf, so sind die Gefäßendothelien Epithelien und daher die Schwierigkeiten verständlich, die sich bei der Einreihung derartiger Tumoren ergeben. Nach FRIEBOES war der Fall HASLUND ein in erster Linie in den Lymphspalten wachsendes bösartiges Carcinom, das von der hier in Rede stehenden Veränderung völlig verschieden ist; JULIUSBERGs Fall ist hingegen zu den Epitheliomen zu zählen (FICK). Ob dabei jedoch eine direkte Parallele zu den Fällen SPIEGLER, MULERT u. a. besteht, ist fraglich; ein zwingender Beweis für die eine oder andere Auffassung wurde nicht erbracht.

Maligne Degeneration von Cylindromen scheint jedoch vorkommen zu können, wie dies z. B. bei einem allerdings röntgenbestrahlten Patienten von LUGER der Fall war, während die Fälle von WIEDMANN wie auch GREITHER vielleicht etwas Besonderes darstellen. LAUSECKER sah bei einem histologisch zwischen Epithelioma adenoides cysticum und Cylindrom stehenden „Naevoepitheliom" Metastasen, während er in einem anderen biologisch sehr interessanten systematisierten Fall eine Kombination mit anderen Mißbildungen, auch des Knochensystems beobachtete.

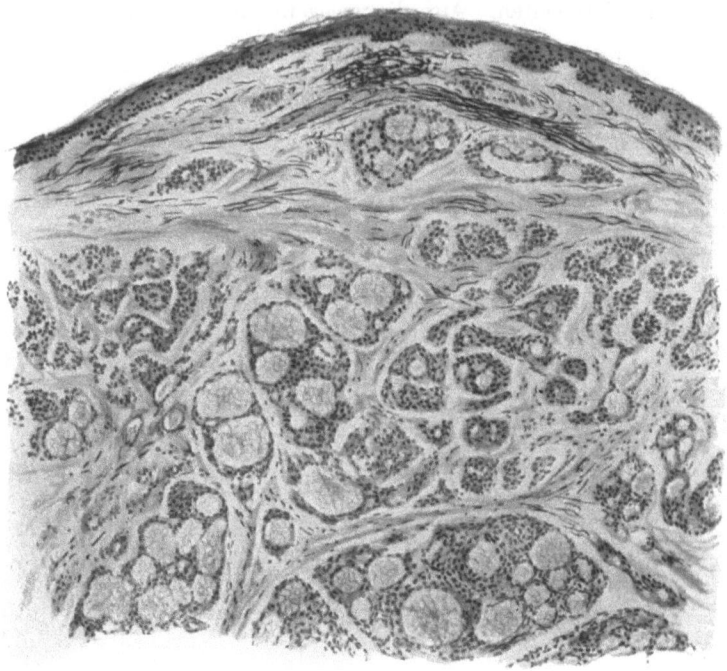

Abb. 166. *Solitäres Cylindrom des Unterkiefers.* Übersichtsbild. O = 77:1; R = 77:1. (Sammlung TEUTSCHLAENDER.)

Die *solitären*, im Gesicht auftretenden, und von dermatologischer Seite vielfach von den vorstehend besprochenen nicht ausdrücklich abgetrennten *Basaliome der Gesichtsgegend* sollte man mit KROMPECHER von den vorhergehenden sondern, da sie in ihrem histologischen Aufbau weitgehend mit den *Mischgeschwülsten der Speicheldrüsen* übereinstimmen. Von diesen wissen wir ja schon seit HINSBERG und WILMS, daß sie epithelialer Abstammung sind; KROMPECHER hat dann auf den Basaliomcharakter derselben besonders aufmerksam gemacht.

Die Geschwülste treten meist in mittleren bis älteren Lebensjahren auf und werden nur ganz ausnahmsweise im jugendlichen Alter beobachtet (DICK, ANITSCHKOW u. a.). In ihrem klinischen Bilde weichen sie von den oben beschriebenen multiplen Cylindromen nicht wesentlich ab, sind sogar auch auf dem behaarten Kopf, am Nacken (NICOLAU), Kreuzbeingegend (GRILLO, DICK) und an anderen Stellen beobachtet worden.

KROMPECHER sah die Basaliomnatur dieser Geschwülste dadurch als gesichert an, daß das Parenchym trotz des wechselnden Aufbaues stets aus rundlich-ovalen Zellen mit wenig Protoplasma, stark färbbaren Kernen mit Palisadenstellung in den Randzonen besteht. Daneben betont er auch die Umwandlung der Basalzellen zu zylindrischen Zellen und gelegentlich, wenn auch sehr selten, zu Stachelzellen, die verhornen und Cancroidperlen bilden können. Im Gegensatz zu den gewöhnlichen Basaliomen der Haut finden wir hier keine soliden plumpen Stränge, sondern *äußerst zarte, netzartig verteilte Basalzellverbände*, bzw. nur wenige Zellen kleinster Basalzellhaufen. Es finden sich *Spalten* und *Cysten*, die von ein- und mehrschichtigem Basalzellenepithel, sowie *Schläuche* und *Gänge*, die von einschichtigem Cylinderepithel begrenzt sind: Alles in allem also Verhältnisse, wie man sie auch bei den multiplen Cylindromen und anderen beobachtet. Der Charakter der Speicheldrüsenmischgeschwulst tritt dadurch in den Vordergrund, daß nun im Stroma statt des faserigen, schleimiges und hyalines Bindegewebe, Knorpel- und Knochengewebe in den verschiedensten Zusammenstellungen vorkommt. Je hyalinreicher das Gewebe, um so mehr Ähnlichkeit besteht mit dem multiplen Cylindrom der Kopfhaut.

Nach LEVER sind auch diese *Tumoren vom Bau der Speicheldrüsenmischtumoren* (W. KREIBIG) mit den Myoepitheliomen (s. unten) verwechselt worden, was ja, wie die Fälle von ARZT zeigen, verständlich ist. Der früher hier abgebildete Fall von Adenomyxoma cutis (S. 281, 1. Aufl.) war vielleicht ein solcher „Mischtumor", wird aber von RANDERATH als Ödem um die Schweißdrüsen in Nähe eines Tumors angesehen. Andere Fälle zeigen wiederum große Ähnlichkeit mit Syringomen, bei denen die dort erwähnte Bindegewebsverdichtung und Degeneration besonders ausgesprochen ist. LEVER hält alle diese Tumoren vielleicht für myoepitheliale. Unter den Fällen von LENNOX, PEARSE und RICHARDS waren *Naevi syringomatosi papilliferi* neben „echten" Mischtumoren zu finden. Auch ein Übergangsfall kam vor. Die genannten Autoren wiesen nach, daß das Mucin sich histochemisch weder innerhalb der Tumoren noch bei den einzelnen, wahrscheinlich allerdings nicht einheitlich fixierten Gewebsstücken, entsprach, so daß man nicht die schleimige Entartung zur Grundlage der Einteilung machen kann. Ganz abgesehen davon, daß hier all das gilt, was wir gegen den Begriff „Kollagenosen" angeführt haben (s. Bd. I). Nach LENNOX und Mitarbeitern handelt es sich bei diesen Tumoren um Hidradenome mit ausgedehnter Mucinproduktion, vielleicht auch nur Phanerose oder Ablagerung. GRISHMAN unterscheidet in diesen Tumoren histochemisch 2 Arten von Mucin, einen epithelialen in den Drüsenstrukturen von einem myxomatösen im Stroma. Immer noch einzigartig dastehend ist der Fall von WALTHER und MONTGOMERY, den GANS diese Autoren hatte beschreiben lassen: In der Hohlhand einer Frau fand sich eine warzenartige Erhebung seit der frühen Kindheit. In der Cutis fanden sich mächtige Epithelschläuche, die in normale Schweißdrüsenausführungsgänge mündeten. Außen um diese Schläuche lagen Zellen, die der Basalschicht entsprachen, dann folgten Spinalzellen und schließlich schleimhaltige, das Lumen umkleidende Elemente, in 1—3 Lagen übereinander. Diese sind bei einschichtiger Lagerung zylindrisch, sonst kubisch, die pyknotischen Kerne liegen an der Zellbasis, der strukturlose glasige Zelleib ist bei Hämatoxylin-Eosinfärbung leicht basophil, Mucinfärbung zeigt die typischen Schleimzellen. Schlußleisten waren nicht vorhanden. Die Schläuche besitzen eine Tunica propria und außerdem einzelne myoepitheliale Elemente. Es handelt sich nach dem anatomischen Aufbau um eine indirekte Metaplasie einerseits, andererseits um einen schleimproduzierenden Tumor, der aber mit den eben erwähnten sich nicht vergleichen läßt.

Auf das kürzlich von H. PINKUS u. Mitarbeitern beschriebene „*Ekkrine Porom*" können wir nur noch verweisen (s. S. 311 und 354).

Erwähnung bedarf an dieser Stelle eine Veränderung, die erst in den letzten Jahren vor allem von LEVER aus den vorigen und auch dem Formenkreis des Carcinoma basocellulare abgegrenzt und als *Myoepithelioma* bezeichnet wurde. Nach unserer Nomenklatur müßte die Bezeichnung

Naevus myoepitheliomatosus

lauten, wobei im Einzelfalle durch Zufügen eines weiteren Adjektivs die nähere Beziehung zu einem der Anhangsgebilde oder ihrer Fehlbildungen, z. B. als Naevus myoepithelio-cylindromatosus festgelegt werden könnte. Über die Herkunft besteht bis jetzt keine Klarheit. LEVER hält es für möglich, daß ekkrine und apokrine Schweißdrüsen das Ausgangsmaterial liefern.

Klinisch stellen sich diese Geschwülste als langsam wachsende solide Tumoren in Cutis und Subcutis dar. Über eine Prädisposition einer bestimmten Altersklasse oder Lokalisation läßt sich noch keine Aussage machen, von 21 Fällen von EFSKIND und EKER waren 16 Frauen. Die Epidermis ist über den Tumoren intakt, öfters leicht gerötet.

Nach LEVER handelt es sich um gut umschriebene Tumoren, die meistens von einer Bindegewebskapsel umgeben sind. Die epithelialen Zellen sind tubulär, bandartig verflochten und in lappenartigen Massen angeordnet. Sekretorische und myoepitheliale Zellen kommen vor, die letzten überwiegen. Immer umgeben die myoepithelialen Zellen die sekretorischen. Die sekretorischen Zellen haben ein eosinophiles Plasma und große blasse Kerne. Diese Elemente sind in Bändern oder in Strängen angeordnet. Umgeben sie ein Lumen, so liegen sie in einer Reihe. Die myoepithelialen Zellen besitzen dagegen kleine, dunkel gefärbte, spindelförmige oder längliche Kerne. In dem wenig gefärbten Protoplasma kann man gelegentlich Fibrillen erkennen. Diese Zellen sind mehr oder weniger zahlreich vorhanden, sie scheinen auch manchmal ohne scharfe Begrenzung in das Bindegewebe vorzudringen. LEVER und CASTLEMAN und EFSKIND und EKER sahen eine zweite Form von myoepithelialen Elementen: nämlich relativ große polygonale Zellen mit klarem vacuolisiertem Protoplasma und scharfer Begrenzung. Im Zelleib finden sich Granula, die sich wie Glykogen färben, daneben spindelförmige in Streifen und Bändern angeordnete Zellen mit amphotherem oder basophilem Protoplasma. Die Kerne sind rund oder oval, mit einem mittelmäßigen Chromatingehalt, von regelmäßiger Form mit

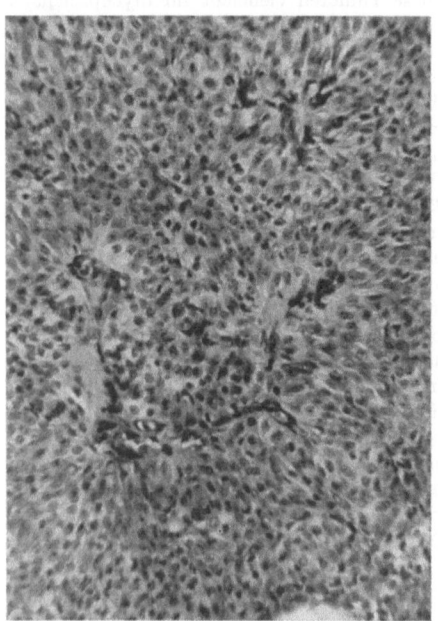

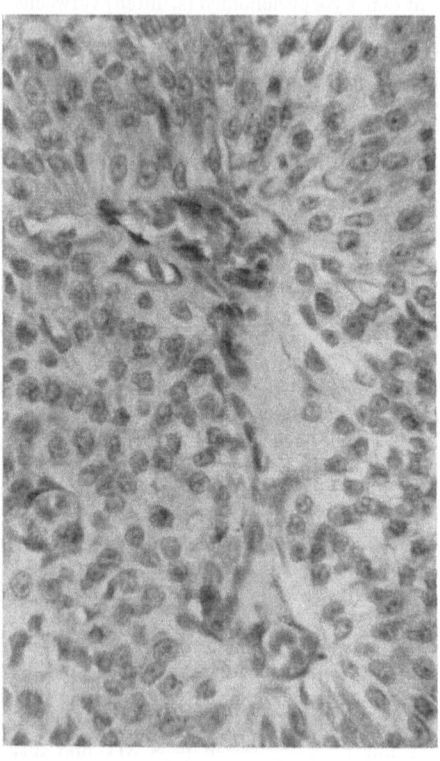

Abb. 167. Sog. Klarzellenmyoepitheliom. In der Mitte Einlagerungen von Hyalin (♂, 54jähr., Schulter). Hämatoxylin-Eosin. O = 125:1.

Abb. 168. Sog. Klarzellenmyoepitheliom. Der gleiche Tumor wie vorige Abbildung in stärkerer Vergrößerung. O = 320:1.

wenigen Mitosen. LIU bezeichnet die Kerne als pyknotisch, daher ist es zweifelhaft, ob seine Fälle nicht doch eine Sonderform des Carcinoma basocellulare darstellen. Lumina fanden sich von verschiedener Größe. Die begrenzenden Epithelien sezernierten manchmal Schleim, der sich auch teilweise im Lumen fand. LEVER und CASTLEMAN bezeichnen diese Formen als „Clear-cell-myoepithelioma". Sie sahen eine apokrine Sekretion der das Lumen begrenzenden Epithelien. Hierher gehören vielleicht auch die von LIU papilläres Klarzellencarcinom genannten Fälle und auch die als papilläre Cystadenome der Schweißdrüsen bezeichneten von STOUT und COOLEY. Auffällig ist das Vorkommen von Stachelzellen und Hornbildung.

Das Stroma war nach LEVER beim Myoepitheliom wechselnd ausgebildet, zum Teil hyalinisiert, knorpelartig oder mucinös. Das Hyalin schien zum Teil von den myoepithelialen Elementen ausgeschieden zu werden.

Alles in allem ergibt sich unseres Erachtens, daß es sich um Fälle handelt, die teils unter die Schweißdrüsenadenome, teils unter die Cylindrome eingereiht werden können. Die als myoepithelial bezeichneten Zellen sind bei allen diesen Formen in unterschiedlicher Menge zu finden und eine Abgrenzung daher mehr oder minder willkürlich, in vielen Fällen verwirrend. Die Fälle von SHELDON zeigen, daß das Myoepithel auch im Sinne eines malignen Neoplasma wuchern kann. KEASBEY und HADLEY sahen bei ihren Clear-cell-hidradenomata unter 50 Fällen in dreien Metastasen auftreten, wobei es sich nicht um eine sekundäre Entartung handelte. Daneben sahen die Autoren auch Fälle „lokaler“ Malignität mit infiltrativem Wachstum und ausgedehnter Ulceration.

Die sog. „verkalkten Epitheliome“ der Haut.

Die als „verkalkte Epitheliome“ bekannten Geschwülste der Haut werden heute allgemein auf eine epitheliale Genese zurückgeführt. Die Bezeichnung dient jedoch vielfach noch für zwei klinisch und auch histologisch völlig wesensverschiedene Geschwulstformen. Dies wird dadurch erklärlich, daß *Verkalkung* einmal in den hier zu besprechenden Tumoren, zum anderen aber auch bei echten Carcinomen vorkommt; in den letzten kann diese Verkalkung bzw. Verknöcherung vielfach soweit vorgeschritten sein, daß man von *ossifizierten oder petrifizierten Carcinomen* spricht. Die bestehende Verwirrung mag darauf zurückzuführen sein, daß man lange Zeit auch die verkalkten Epitheliome fälschlich für gewöhnliche, verhornte bzw. verkalkte Carcinome gehalten hat (FÖRSTER, v. NORDEN, DENECKE, STERNBERG, STRASSBERG, BILKE u. a.). Andere (VIRCHOW, KLEBS, ZIEGLER, sowie in einer Hinsicht auch MALHERBE und CHENANTAIS) leiteten sie von Atheromen bzw. embryonal abgesprengten Epithelkeimen ab und bezeichneten sie deshalb als Epidermoide (STERNBERG, KRÜGER, JOANNOVICS, FREY [Psammocarcinome] u. a.) bzw. besonders geartete Dermoide (SOULIGOUX und PILLIET), oder gar Papillome in Dermoidcysten (LINSER). Die Anschauung, daß die verkalkten Epitheliome Abkömmlinge von Atheromen darstellen, ist aufgegeben. Dafür kommen sie im Vergleich zu der außerordentlichen Häufigkeit der Atherome viel zu selten vor; zudem ist der histologische Aufbau ein völlig verschiedener. Mehr und mehr gewann die von MURAKAMI und von FIRKET vertretene Ansicht an Raum, wonach diese Geschwülste aus kongenital versprengten Talgdrüsenanlagen oder Epidermiskeimen hervorgehen. J. JADASSOHN, DOESSEKKER, BILKE hatten sich dieser Auffassung angeschlossen; der erste bringt die verkalkten Epitheliome folgerichtig mit den Naevi in engeren Zusammenhang. Der letzte hat auf die histogenetisch wie auch histologisch vorhandene weitgehende Ähnlichkeit mit dem *Cholesteatom* hingewiesen und gleichzeitig allerdings betont, daß eine Abtrennung von den unverkalkten gutartigen Epitheliomen nicht berechtigt sei. Insofern als wir für diese einen naevogenen Ursprung annehmen, erscheint diese Stellungnahme durchaus verständlich (s. später). LEVER und GRIESEMER denken auch hier an eine Herkunft von dem primären Epithelkeim. TURHAN und KRAINER halten die sog. basophilen Zellen für Haarmatrixzellen, die „Schattenzellen“ (s. unten) für einen Versuch der Haarschaftbildung.

Klinisch handelt es sich um im allgemeinen *gutartige*, in der Regel weder destruierend noch metastasierend wachsende Geschwülste. Sie finden sich als scharf umschriebene, mehr oder weniger runde, derbe bis steinharte Knoten in der Subcutis oder an deren Übergang zur Cutis. Sie treten an den verschiedensten Körperstellen auf, ohne daß eine besondere Vorliebe für die eine oder andere ersichtlich wäre.

Die *histologische* Untersuchung deckt für gewöhnlich eine *bindegewebige Kapsel* auf. Die Kapsel umschließt Nester und Stränge von Epithelzellen. Diese verlaufen in verschiedenster Richtung und sind von einer bindegewebigen Stützsubstanz eingefaßt, welche mit der äußeren Kapsel in Verbindung steht und nur selten vollständig fehlt (MALHERBE, BILKE). Die Zellen zeigen zwei Grundformen. Nach LEVER und GRIESEMER sind diese „*basophilen Zellen*" lebend und entsprechen weitgehend den Zellen des Carcinoma basocellulare. Sie haben nur wenig Plasma. Die Zellgrenzen sind oft undeutlich, so daß der Eindruck eines Syncytiums entsteht. In der Lagerung dieser Zellen im Geschwulstparenchym läßt sich vielfach eine mehr kubische Außenschicht von den im Innern gelagerten, mehr rundlichen und polyedrischen Formen unterscheiden. Meist abrupt, manchmal auch allmählich können die basophilen Elemente in die sog. *Schattenzellen* übergehen (LEVER und GRIESEMER). Nach diesen Autoren sind sie nur schwach mit Hämatoxylin-Eosin färbbar, mit Eosin und Methylenblau blau bis purpurfarben. Während die Zellgrenzen deutlich erkennbar sind, färben sich die Kerne nicht an. An ihrer Stelle findet sich ein mit Eosin-Methylenblau deutlicher als mit Hämatoxylin-Eosin erkennbarer „Schatten". Wichtig ist, daß basophile Elemente unregelmäßig eingestreut sein aber auch völlig fehlen können, ebenso wie die Verkalkung. In den Tumorzellen und im Stroma kann sich Melanin finden. Sowohl im Geschwulstparenchym als auch im Stroma und in der umgebenden Bindegewebskapsel finden sich eine Reihe *regressiver Veränderungen* in wechselndem Grade und Umfang. In dem fibrillären Bindegewebe äußern sie sich als *ödematöse Quellung* und *hyaline Degeneration*; in den Zellherden als Inseln von nekrotisiertem Epithel, kenntlich an den undeutlichen, schlecht färbbaren Zellen. Derartige Herde finden sich namentlich im Zentrum der Zellnester. Vielfach sind auch sämtliche Zellhaufen nekrotisiert (DUBREUILH und E. CAZENAVE). Neben dieser Nekrose stößt man dann noch auf eine verschieden weit vorgeschrittene *Verfettung*, *Verhornung* und *Verkalkung*. Neutralfette finden sich im Bindegewebe spärlich, ebenso in der Kapsel. In den nekrotischen Epithelien wurden Cholesterinester, Fettsäuren und fettsaurer Kalk festgestellt (BILKE).

Die *Verkalkung* äußert sich einmal im Auftreten homogener, stark färbbarer Massen sowohl in den Stachelzellen als auch in der Hornschicht; ferner in einer eigenartigen zarten Körnelung des Protoplasmas dieser Zellen, das wie bestäubt aussieht. Auf Grund der Nichtfärbbarkeit der verkalkten Epitheliommassen nahm DARIER an, daß die Verkalkung nicht in kristallinischer Form auftritt, sondern das Gewebe in molekularem Zustand durchsetzt.

Das *Bindegewebe* ist sowohl innerhalb der Geschwulst als auch in der Kapsel stellenweise von Zellansammlungen infiltriert. Es handelt sich dabei vor allem um eine Art von Riesenzellen vom Typus der Fremdkörperriesenzellen in wechselnder Zahl und Lagerung. Man sieht sie als abbauende, phagocytäre Zellen an, da sich in ihnen Einschlüsse verschiedenster Art (Hornreste, Talgmassen) vorfinden. E. LANGER und BAUM bezeichnen sie als osteoclastenähnlich. Das Bindegewebe ist im übrigen *gefäßreich*; die Lymph- und Blutgefäße sind zum Teil erweitert, zum Teil verengert und an manchen Stellen sogar durch *Endothelproliferation* verschlossen. In der nächsten *Umgebung* der Geschwülste ist das Bindegewebe völlig reaktionslos, insbesondere fehlt jegliche nennenswerte Zellinfiltration.

Innerhalb der Tumoren finden sich so gut wie regelmäßig wechselnd große *Höhlenbildungen*,, die zum Teil auf eine Einschmelzung ödematös gequollenen Bindegewebes (MURAKAMI) bzw. Verflüssigung oder auch nekrotischen Zerfall epithelialer Zellmassen zurückgeführt werden. Zum Teil mag die Entstehung dieser Hohlräume auch dadurch zu erklären sein, daß bei der starken Verhornung und Verkalkung der epithelialen Zellmassen mit dem Schwund der Gewebsflüssigkeit das Volumen derselben sich verringert, die veränderten Zellmassen sich vom Bindegewebe zurückziehen und so Spalträume auftreten, welche durch die schrumpfende Wirkung der Fixierungsflüssigkeiten noch vergrößert werden (Doessekker).

Die Verkalkungsvorgänge haben sicherlich eine ausgedehnte regressive Metamorphose des Tumorgewebes zur Voraussetzung. Diese bereitet für die Kalkablagerung vor; sie wird wahrscheinlich durch die auftretenden Fettsäuren eingeleitet (Hofmeister, Klotz, Bilke u. a.).

Die *Verkalkung* selbst ist daher als eine *dystrophische* aufzufassen. Die Ausbildung von *osteoidem Gewebe* (Denecke, Walkhoff, Strassberg u. a.), wie sie auch vereinzelt beschrieben wurde, fand sich sowohl in den epithelialen Anteilen als im Stroma (Wilckens, Lücke, Malherbe und Chenantais u. a., kürzlich E. Langer und Baum). Bilke sah eine vollständige Verknöcherung eines solchen Epithelioms. *Knochen*bildungen finden sich als Säume an den Epithelsträngen, als Balken mit und ohne Epitheleinschluß, als gröbere Teile in den kompakten Zellmassen und als feine aufgesplitterte Fortsätze zwischen den Epithelzellen; endlich an der Peripherie der Geschwülste stellenweise als knöcherne Schale, die mit den zentralen Knochenbalken in Verbindung steht (Henzi). Es dürfte sich hier grundsätzlich um die gleichen Vorgänge handeln, wie sie bei anderen derartigen Verknöcherungen im Gewebe auftreten (s. Bd. I, S. 168). Dort, wo Epithel und Bindegewebe ineinander ohne scharfe Grenze übergehen, werden typische Knochenkörperchen in das Epithel vorgeschoben (Denecke, M. B. Schmidt u. a.).

Die *Epidermis* oberhalb dieser Geschwülste ist ebenso wie Papillarkörper und Cutis nicht verändert, wenn wir davon absehen, daß gelegentlich einmal der heranwachsende Tumor rein mechanisch eine Abflachung bzw. Dehnung bewirkt.

Differentialdiagnose. Überall dort, wo die regressiven Veränderungen noch nicht aufgetreten sind, kann die Geschwulst nach Zellaufbau und Zellanordnung durchaus einem typischen *Basalzellencarcinom* entsprechen. Erst der Gesamteindruck läßt die Besonderheit des Bildes erkennen, die noch dadurch verstärkt wird, daß im Gegensatz zu den echten Carcinomen wir hier stets eine die Geschwulst vollständig abschließende Kapsel vorfinden. Diese stellt ein hinreichendes und stichhaltiges *Unterscheidungsmerkmal gegenüber echten Blastomen* dar.

Bei sehr oberflächlicher Excision soll jedoch ein ausgereiftes Carcinoma spinocellulare vorgetäuscht werden können, vielleicht auch ähnliche primär bösartige Geschwülste vorkommen (Castigliano und Rominger). Lever und Griesemer sehen den Unterschied des *calcifizierten Epithelioms* von Malherbe von verkalkten Atheromen in der Anwesenheit von Spinalzellen beim letzten, von basophilen Zellen beim ersten. Alle anderen Differenzen, wie die Lage der basophilen Elemente in Haufen, der Spinalzellen in Bandform, die reichlichen Schattenzellen und die geringe Hornbildung beim ersten im Gegensatz zum letzten, seien dagegen nur relativ. W. Fink kam zu einem ähnlichen Schluß, hält aber eine Abgrenzung in manchen Fällen für unmöglich, eine Auffassung, die auch der von Castigliano und Rominger entsprechen würde.

5. Naevi atheromatosi.

Dermoide und Epidermoide.

Bei der Begriffsbestimmung der Atherome haben wir uns dahin festgelegt, daß die Dermoide und mit ihnen die Epidermoide (Naevi atheromatosi, JADAS-SOHN) als Tumoren, deren Entstehung von embryonal abgeschnürten Epidermisteilchen oder Drüsenanlagen herzuleiten ist (FRANKE, ASCHOFF), zu den Entwicklungsstörungen der Haut zu rechnen sind. Diese Abschnürung kann Reste von Kiemengängen, ferner die Hautepithelien allein oder auch gleichzeitig mit diesen die Anhangsgebilde der Haut betreffen. Eine besondere Bezeichnung der ersten, wie sie verschiedentlich vorgeschlagen wurde (branchiogene Knorpelnaevi, Chondroplastoide, Naevi chondrosi bzw. Naevi dermatici, aus unveränderter Haut bestehende Naevi: SIEMENS), trägt derartigen Einzelheiten Rechnung, ohne im übrigen eine Sonderstellung außerhalb der ganzen Gruppe beanspruchen zu wollen. Das gleiche gilt für die „Epidermoide", die „Dermoidcysten einfachsten Charakters" (CHIARI). Es ist dabei notwendig zu betonen, daß eine *sichere* klinische und vielleicht auch mikroskopische *Trennung* der einfachen Epidermoide von manchen von uns als Retentionsatherome bezeichneten Gebilden (s. S. 226) durchaus *nicht immer durchzuführen* sein dürfte. Aus dieser Überlegung heraus muß man JADASSOHN und FREI zustimmen, wenn sie sowohl gewisse klinische Typen dieser Atherome als auch der noch einfacher gebauten Milien hierher rechnen, soweit diese eben auf kongenitaler Anlage beruhen (bestimmte Lokalisation, familiäres Auftreten). Daß andererseits Beziehungen von dieser Gruppe zu anderen, gutartigen Naevi epitheliomatosi bestehen können, erscheint daher ebenso verständlich wie der gelegentliche Übergang in Krebse, Hauthörner, Epitheliome (JADASSOHN, SCHOENHOF u. a.). Für die Verwertung der im Schrifttum niedergelegten, hierauf bezüglichen Beobachtungen ergibt sich allerdings insoweit eine Schwierigkeit, als eine Ableitung dieser bösartigen Neubildungen (Epithelioma papillare, Carcinome, Sarkome) von einfachen Retentionsatheromen oder wahren Epidermoiden auf Grund der mangelhaften Darstellung meist nicht durchführbar ist; im großen ganzen scheint auch kein Anhaltspunkt dafür vorzuliegen, daß es sich dabei um Epitheliome gehandelt hat, die unbedingt sicher als aus Retentionsatheromen hervorgegangen betrachtet werden müssen. Meist sind sekundäre Reizwirkungen für die Carcinomentwicklung verantwortlich zu machen (SCHOENHOFF u. a.; s. auch unten NÜRNBERGER).

In verschiedener Hinsicht bemerkenswert sind Untersuchungen, die sich mit dem Inhalt nach der *chemischen Seite* beschäftigt haben. TEUTSCHLAENDER sah darin einen wertvollen Beweis für die dysontogenetische Entstehung der Epidermoide.

Klinisch handelt es sich um in erster Linie an den „Schlußlinien" der Körperoberfläche (Kopf, Nacken, Hals, Kreuzbein u. a.) auftretende, scharf gegen die Umgebung abgesetzte Geschwülste von wechselnder Größe. Je nachdem es sich dabei um lediglich aus der oberflächlichen Epidermis (Epidermoide) oder der gesamten Hautdecke hervorgegangene Gebilde (Dermoide) handelt, ist der mikroskopische *Aufbau* der Wandung *verschieden.* Im ersten Falle treffen wir nur auf eine Wiederholung der äußeren Decke, allerdings mit meist *vollentwickeltem Papillarkörper*; — über seine Bedeutung für die Trennung von den einfachen Retentionscysten siehe dort —. Bei den *Dermoiden* sind auch *sämtliche Anhangs-*

gebilde (Talg-, Schweißdrüsen, Haare) an dem Wandaufbau beteiligt. Dabei kommt es gelegentlich im Inneren zu *Wucherungserscheinungen*, an welchen sich sowohl der epidermale als auch der bindegewebige Anteil der Hautwandung beteiligen kann, so daß im ersten Fall Gebilde entstehen, die als rein epitheliale Wucherungen (LINSER, DUBREUILH und TRIBONDEAU, FREI u. a.) erscheinen.

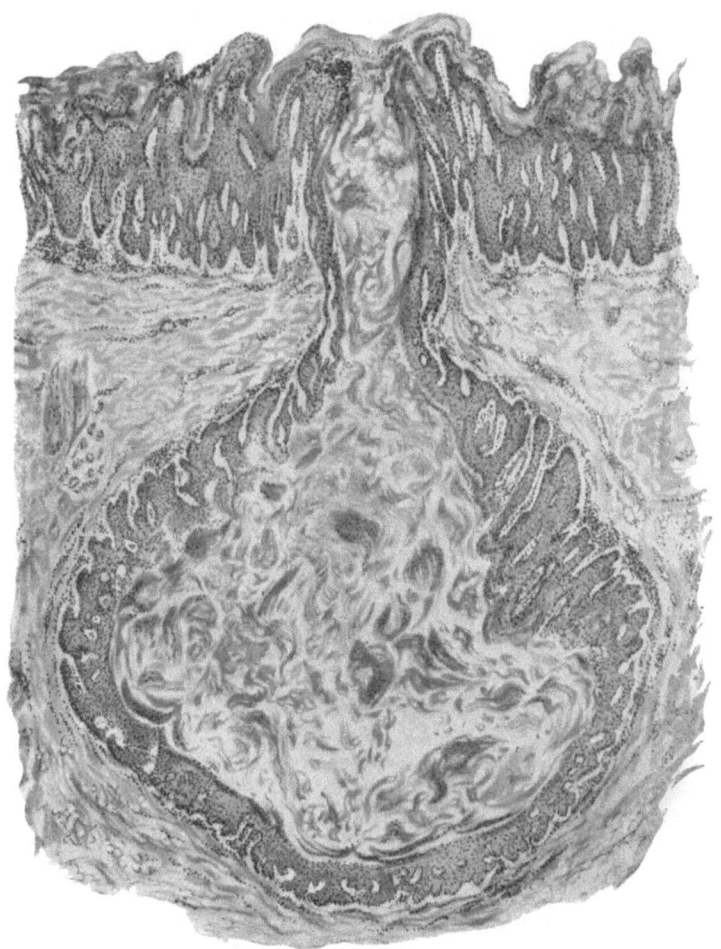

Abb. 169. *Epidermoid* (♂, 30jähr., Kreuzbeingegend). Wandung der äußeren Decke mit vollentwickeltem Papillarkörper. Als Inhalt unregelmäßig geschichtete, zum Teil parakeratotische Hornmassen.
O = 30:1; R = 24:1.

Das Epithel kann dabei dem Lumen zu oder nach außen wuchern. Eine einfache Epithelhyperplasie und ein atypisches Epithelwachstum sind nach NÜRNBERGER nicht verdächtig auf Malignität. Doch entwickeln sich Carcinome nach dem gleichen Autor fast ausschließlich aus Dermoiden und Epidermoiden, nur außerordentlich selten aus Retentionsatheromen. Als *Inhalt* der Dermoide finden sich geschichtete, grützbreiartige Massen erweichter Epithelien in wechselnd großen Cysten. Vereinzelt kommt es auch zu *Verhornung* und *Verkalkung* im Epithel bzw. Bindegewebe und dadurch zur Umwandlung der Dermoide in harte Knoten.

Das der Epidermis in seinen Schichten entsprechende Epithel verliert nach innen zu immer mehr Zellkerne und Zellgrenzen und geht dann unter normaler oder auch parakeratotischer Verhornung mit und ohne Ausbildung eines Stratum granulosum, manchmal auch unter Abstoßung ganzer Teile des Epithels, in die mehr oder weniger fettigen Hornmassen über, welche den Cysteninhalt bilden.

Die **branchiogenen Dermoide** treten am Ohr, im Gesicht oder am Hals, als Cysten oder solide Geschwülste, unter Umständen nur als Fistel- oder Divertikel-

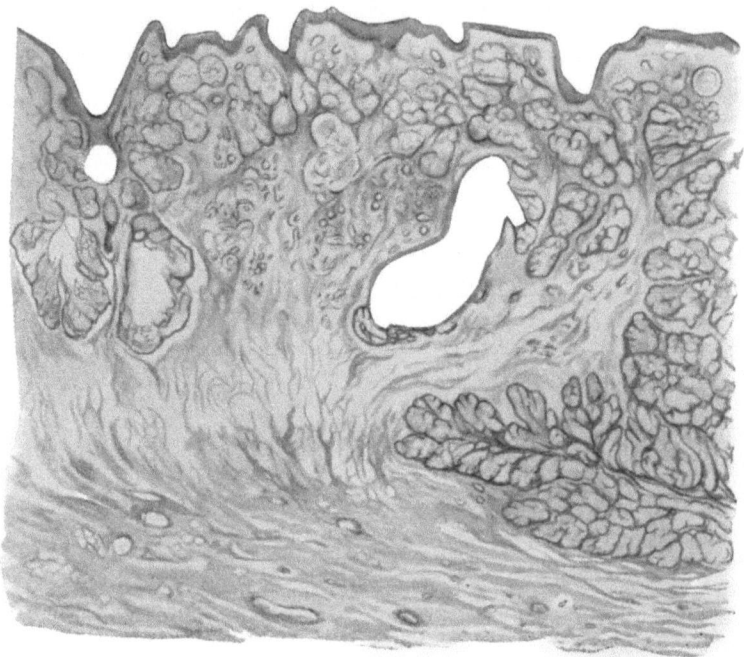

Abb. 170. Aus der Wand eines großen Dermoid; zahlreiche Talgdrüsen. O = 30:1; R = 24:1.

bildung auf und entstehen infolge einer Störung im Verschlusse der Kiemenspalten. Sie sind von verschiedener Form und Größe und enthalten unter Umständen sämtliche Anteile der Epidermis und Cutis bzw. Subcutis sowie Knorpel.

Der *gewebliche Aufbau* stimmt im großen ganzen mit dem des äußeren Ohres überein. Die Epidermis ist meist glatt, manchmal fein behaart; Cutis und Subcutis sind gelegentlich gefäßreicher als in der Norm. *Nervenfasern* wurden beobachtet, hingegen niemals *Muskeln*, allerhöchstens zarte Muskelfasern (POIRIER, und RETTERER, vielleicht auch LEJARS u. a.). Der *Knorpel* selbst ist von einer *Bindegewebsschicht* umgeben, an der sich eine innere, vollständig aus elastischen Fasern bestehende Zone von einer äußeren, in die Umgebung übergehenden, mit einem mehr oder weniger reichen Gehalt elastischer Fasern unterscheiden läßt. Meist handelt es sich um elastischen Knorpel, nur vereinzelt wird das Vorkommen von Hyalinknorpel erwähnt (ENGELMANN, MAJOCCHI) bzw. Übergang von elastischem in Bindegewebsknorpel (WEINLECHNER) oder überhaupt nur Bindegewebsknorpel (DUPLAY). *Verknöcherung* soll vorkommen (BORST); andererseits kann der Knorpel in den Anhängen auch völlig fehlen. Ganz vereinzelt wird auch über die Entwicklung von Adenomen aus Kiemengangsresten berichtet (FELDMANN: Adenoma tubulosum cysticum). Auf „lupusähnliche Entzündungsherde" (HALTER) bei branchiogenen Fehlbildungen haben wir bereits hingewiesen (s. S. 155).

6. Naevi teratomatosi.

Teratome und Mischgeschwülste.

Teratome kommen am häufigsten in den Geschlechtsdrüsen, aber auch an vielen anderen Stellen im oder am Körper des Wirtsorganismus (des Autositen) vor. Die Bezeichnung wechselt nach Größe und Sitz des Tumors (z. B. Naevi teratomatosi, JADASSOHN). Der *Gewebsaufbau* der Teratome ist äußerst *verschieden*, auch bezüglich der Entwicklungshöhe der einzelnen Gewebsarten im Vergleich zur Reife der Gewebe des Trägers, man unterscheidet demgemäß *embryonale* (bösartige) von *adulten* bzw. *coaetanen* (relativ gutartigen) Teratomen (BORST bzw. ASKANAZY). Es können alle Gewebsarten daran beteiligt sein, andererseits kann auch nur das eine oder andere Gewebe vorherrschen und die übrigen sehr zurücktreten. Die freien Teratome sind stets mit Haut bekleidet. Die sog. *subcutanen Parasiten* bestehen aus Teratomen in einem direkt unter der Körperoberfläche des Autositen liegenden Hautsack. Man könnte die *Dermoide* als ähnliche Bildungen auffassen, bei welchen das epidermale und cutane Element mit seiner Haarentwicklung und Talgdrüsenabsonderung vorherrschend ist.

Die Teratome nehmen eine Zwischenstellung zwischen Mißgeburten, Geschwülsten und einfachsten Mißbildungen ein; die höchst entwickelten entsprechen dem ersten, die niedrigst entwickelten dem zweiten Typus, während die an dritter Stelle erwähnten als in der Mitte stehend aufgefaßt werden dürfen.

Schilderungen teratoider Mischgeschwülste sind in der dermatologischen Literatur außerordentlich selten.

PETRINI sah eine kindskopfgroße Geschwulst an der Steißbeingegend eines einjährigen Kindes, die *mikroskopisch* aus Cysten bestand mit flimmerndem Cylinderepithel und Drüsen, aus hyalinem und elastischem Knorpel, gestreiften und glatten Muskelfasern, Bindegewebe mit Gefäßen, ferner markhaltigen und marklosen Nerven, die in ein Fettgewebe eingelagert waren. VÖRNER beschreibt einen Knoten am Nasenflügel eines Erwachsenen; mikroskopisch bestehend aus Bindegewebe in verschiedenen Stadien der Entwicklung, Fettzellen, teils jung, teils entwickelt, teils atrophisch, Knorpel von den ersten Anfängen der Entwicklung bis zur Verknöcherung, Haarbälge vom Typus der Lanugohaare, verändertes Talgdrüsenepithel. Eine gewisse Ähnlichkeit mit dem Trichoepithelioma JARISCH bzw. Epithelioma adenoides cysticum BROOKE wird erwähnt. Schließlich können zwischen Rectum und Os coccygeum gelegene Teratome zur Oberfläche vorstoßen (*sacrococcygeale Teratome* von HICKEY und LAYTON).

Zusammenfassend finden sich also in Mischgeschwülsten: Bindegewebe in allen Stadien der Entwicklung, Rund- und Spindelzellen, fibrilläres, kollagenes und elastisches Gewebe, Fettzellen, Knorpel und glatte sowie quergestreifte Muskelfasern, die letzten drei in wechselnd großen Herden; der Knorpel hyalin oder als Faserknorpel, ferner Blut- und Lymphgefäße und Nerven.

Epitheliale Zellen finden sich teils als solide Stränge, teils als cystenartige hohle Schläuche mit einschichtigem oder mehrschichtigem Epithelbelag, von kubischer oder zylindrischer oder auch flacherer Form. Gelegentlich werden auch hyalin- und kolloidentartete Abschnitte beschrieben.

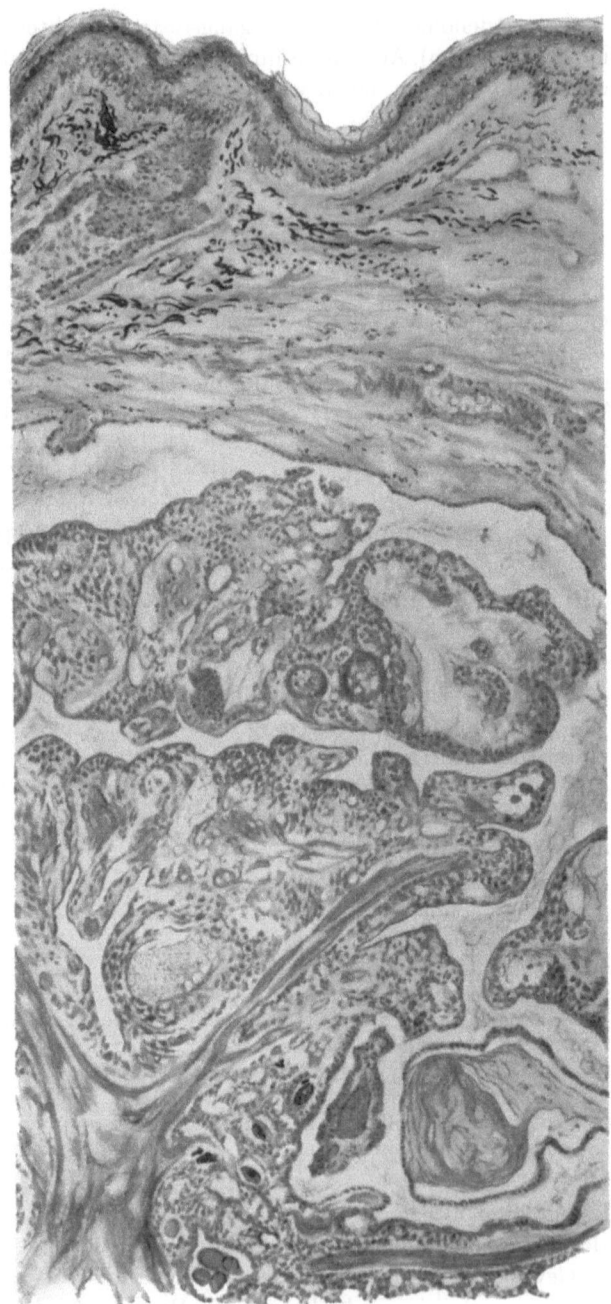

Abb. 171. Aus einer *Mischgeschwulst* der Oberlippe. Übersichtsbild. O = 77:1; R = 70:1.
(Sammlung TEUTSCHLAENDER.)

Einige der Geschwülste bleiben klein oder wachsen nur sehr langsam; andere erreichen bedeutende Größe und haben gelegentlich zu Metastasenbildung geführt.

VI. Echte Geschwülste (Blastome).

Die echten Geschwülste betrachten wir mit Borst als „Wachstumsexzesse von autonomem Charakter", bei welchen man nach dem Grade der mehr oder weniger weit vorgeschrittenen Gewebsreife ausdifferenzierte, homoiotypische, (meist gutartige) von unvollkommen ausgereiften, heterotypischen, im allgemeinen bösartigen Geschwülsten unterscheiden kann. Diese Gegensätze werden jedoch nicht immer streng aufrechtzuerhalten sein, indem gelegentlich auch einmal eine morphologisch typisch gebaute Geschwulst sich biologisch wie eine heterotypische Neubildung verhält; außerdem kommen Übergangsformen und Kombinationen vor.

Viele der hier anschließend zu besprechenden Geschwulstformen weisen in ihrem Gewebsaufbau keine Besonderheiten auf, die sie über den Rahmen des allgemein pathologisch-anatomisch Bekannten herausheben würden. Ihnen kann man an dieser Stelle mit verhältnismäßig wenigen Worten gerecht werden. Andererseits gehen gerade von der Haut eine Reihe echter Neubildungen aus, die nach ihrer ganzen Entwicklung und ihrem Aufbau so ausgesprochene, durch ihren Mutterboden bedingte Eigentümlichkeiten aufweisen, daß sie nicht nur für den Dermatologen eine ausführliche Erörterung verlangen.

Die *Naevi* passen als *angeborene, örtliche Fehl- oder Mißbildungen der Haut bzw. ihrer Anhangsgebilde* nicht in den eben festgelegten Begriff der echten Geschwülste hinein. Man kann sie — wie das ja von pathologisch-anatomischer Seite in der Regel geschieht — anhangsweise bei den einzelnen Geschwulstformen als Hamartome bzw. Choristome im Sinne E. Albrechts besprechen. Mit Rücksicht darauf, daß aber gerade in der Dermatologie die Lehre von den Naevi eine ganz besondere Bedeutung erhalten hat, habe ich geglaubt, sie als geschlossene Gruppe bei den Entwicklungsstörungen der Haut anführen zu sollen. Da jedoch andererseits der Gewebsaufbau mancher Naevi vielfach mit dem gewisser Geschwülste übereinstimmt, habe ich mich, um Wiederholungen zu vermeiden, hier häufig ganz kurz fassen können.

Für die Einteilung der Geschwülste sollen in erster Linie histogenetische Grundlagen maßgebend sein, wie dies in der Onkologie allgemein üblich geworden ist, ohne daß damit eine derartige Darstellung als letzte Lösung anzusehen wäre.

Jene für die „Hautkrankheiten im engeren Sinne" angestrebte Vollständigkeit in der Verwertung der bisher bekanntgewordenen Tatsachen ist für die Blastome noch weniger durchführbar als für die Naevi. Das zu behandelnde Gebiet hätte sonst — insbesondere unter Berücksichtigung der breiten und tiefen Zusammenhänge mit der allgemeinen Pathologie, der pathologischen Histologie und der Geschwulstlehre — als vollständig erschöpfende Darstellung einen Umfang annehmen müssen, der über den Rahmen der vorliegenden Bearbeitung weit hinausgegangen wäre.

A. Epitheliale Geschwülste.

Die durch die Überschrift gegebene Trennung der in dem ersten Teil des nunmehr folgenden Abschnittes dargestellten Veränderungen von den im vorhergehenden besprochenen Naevi wird insoweit willkürlich erscheinen, als gerade hier die dort schon angedeutete Frage der *Übergangsformen* noch einmal besonders hervorgehoben werden muß. Es läßt sich nämlich tatsächlich kaum eine Grenze ziehen von den verschiedenen Formen der sog. benignen cystischen oder cylindromatösen Epitheliome zu den malignen Epitheliomen und insbesondere den sog.

Basalzellenkrebsen. *Histologisch* ist dies, wie wir sehen werden, tatsächlich unmöglich. Aber auch die Grundsätze, die uns bis hierher als sicherer Führer bei
der Einordnung des Stoffes geleitet haben, lassen uns nunmehr im Stich; denn
die kongenitale Anlage, die erlaubte, einen Teil dieser benignen Epitheliome bei
den Entwicklungsstörungen unterzubringen, spielt möglicherweise auch eine Rolle
bei den malignen Geschwülsten. Wie weit allerdings hier diese Bedeutung geht,
ist sehr strittig. Auf der einen Seite möchte man z. B. nahezu alle Basalzellenkrebse auf eine kongenitale Entwicklungsstörung zurückführen (BORRMANN,
McDONAGH u. a.), auf der anderen Seite wird der postfetale Entstehungsmechanismus in den Vordergrund gestellt (KROMPECHER u. a.). In der Dermatologie insbesondere, hatte die Anschauung mehr und mehr an Boden gewonnen, wonach
die aus den *basalen ähnlichen Zellen* aufgebauten Geschwülste fast ausschließlich
schon intrauterin angelegt und daher den Naevi zuzuzählen seien (JADASSOHN,
ADAMSON, HOFFMANN, FRIEBOES u. a.).

Lange Zeit wurde die Haut als das wichtigste Gebiet zur Erforschung der
die Bösartigkeit einer Geschwulst begleitenden morphologischen Veränderungen
angesehen. Es wurde behauptet, daß Beginn und Verlauf der malignen Umwandlung an der Haut am besten erforscht und hier die Grundlage geschaffen
werden könne für eine gesicherte Kenntnis der Bedeutung des Gewebsaufbaus
für die Bösartigkeit einer Geschwulst. Diese Annahme hat sich nur sehr bedingt
als richtig erwiesen. Es hat sich herausgestellt — und dies ist durch die experimentelle Geschwulstforschung lediglich bestätigt worden —, daß ein Zusammenhang zwischen Gewebsaufbau und Bösartigkeit eines Blastoms durchaus nicht
immer notwendig bestehen muß. So zeigt insbesondere z. B. das örtlich häufig
durch außerordentlich schnelles und unaufhaltsares Vorwärtsschreiten gekennzeichnete Ulcus rodens histologisch den gleichen Zellaufbau, wie die einfache,
benigne sog. KROMPECHERsche Basalzellengeschwulst. Aber auch dort, wo die
spätere Entwicklung in einem verhornenden Plattenepithelkrebs die Bösartigkeit
des Gebildes offenbart, läßt sich im Anfangsstadium vielfach nur eine Wucherung
der Basalzellen feststellen, d. h. in den ersten Stadien der Veränderung ist die
Grenze zwischen bösartig und gutartig histologisch vielfach nicht zu ziehen. Wenn
im histologischen Bilde diese Bösartigkeit erst einmal feststellbar wird, dürfte sie
in vielen Fällen dem Kliniker auch offenbar sein.

Trotzdem gewährt eine Betrachtung nach den eben angedeuteten Gesichtspunkten die Möglichkeit einer *Einteilung*; man darf dabei nur nicht verlangen,
daß diese in bezug auf Gutartigkeit oder Bösartigkeit der Geschwulst etwas
Entscheidendes aussagt. Mit dieser Einschränkung behalten auch die alten
Gruppierungsversuche ihren Wert.

Es liegt ein erheblicher Fortschritt zwischen der auf grob klinischer oder
grob histologischer Grundlage aufgebauten Darstellung, etwa von HANNOVER
und PAGET, von THIERSCH und schließlich auch UNNA, und jenen Untersuchungen
die — auf der Suche nach einer histogenetischen Betrachtungsweise — schließlich
zu den Ergebnissen kamen, welche durch die Namen BORST, RIBBERT, BORRMANN,
KROMPECHER, DARIER, RICKER und SCHWALB gekennzeichnet sind. Trotzdem
die Darstellung der geweblichen Veränderungen für die verschiedenen Formen der
epithelialen Neubildungen bei allen diesen Forschern eine durchaus übereinstimmende ist, weichen ihre Ansichten über die Genese dieser Neubildungen weit-

gehend voneinander ab. Dies kann allerdings nur für denjenigen erstaunlich erscheinen, der vergißt, daß der Histologe doch eben auf seinen mikroskopischen Schnitten immer nur Zustandsbilder vor Augen hat; ihre Verwertung für eine genetische Betrachtungsweise scheint ebenso schwer, um nicht zu sagen unmöglich, wie die Deutung *einer* photographischen Aufnahme für den Ablauf einer ganzen Handlung.

Die *grob klinische Einteilung der Hautcarcinome* in *flache* und *infiltrierende*, wie sie seinerzeit THIERSCH im Anschluß an HANNOVER und PAGET durchführte, hat ebenso wie diejenige KAPOSIS — flache, tiefgreifende und papillomartige — zu vielfachen Mißverständnissen geführt, zumal der flache Krebs durchaus nicht immer als solcher weiterbestehen muß, sondern — in die Tiefe dringend — äußerst bösartig auftreten kann. Der vermeintliche Ausgangspunkt der flachen Krebse von dem Stratum MALPIGHI, der tiefgreifenden von den Barthaaren, den Schweiß- und Talgdrüsen, hat sich in dieser Form ebensowenig wie die Berücksichtigung des Zellaufbaues und der Zellentwicklung bewährt. Trotzdem ist THIERSCH der auch noch heute im Vordergrunde stehenden Gedankenrichtung KROMPECHERS (s. unten) schon sehr nahe gekommen. THIERSCH unterschied *histologisch* bereits den flachen Krebs, bei dem die epitheliale Wucherung nur zu flachen, indifferenten Zellformen führt von dem tiefliegenden, bei dem die Zellen sich zu flachen, scholligen Gebilden umwandeln, was im großen ganzen der KROMPECHERschen Einteilung in Basal- und Stachelzellenkrebse entspricht (DELBANCO und G. W. UNNA). Aber auch RICKER und SCHWALB haben in THIERSCH bereits einen Vorgänger für ihre Ableitung der Epitheliome von den Talg- und Knäueldrüsen, da THIERSCH den ersteren große Bedeutung als Ausgangspunkt epithelialer Neubildungen beilegte.

P. G. UNNAS Einteilung des Carcinomaufbaues beschränkte sich bewußt auf die Berücksichtigung *grob morphologischer Gesichtspunkte*, mit anderen Worten, er legte den Beziehungen zwischen Krebs und Wirtsorganismus die Hauptbedeutung bei und suchte diese als Ausdruck eines Kampfes zwischen Epithel und Bindegewebe, zwischen Krebsgewebe und Stroma, darzustellen. UNNA kam damit vielleicht auf diesem scheinbar so primitiven Wege dem tieferen Wesen des Carcinoms näher, als man später anzunehmen geneigt war. Eine Einteilung der Hautcarcinome nach ihrem histologisch vermeintlich nachweisbaren Ausgangspunkt etwa in solche des Deckepithels, des Follikelepithels, der Talg- oder Schweißdrüsen lehnte UNNA ab. Für die Bewertung dieser Stellungnahme scheint es von Bedeutung, daß viele auch heute noch ein solches Vorgehen für schwer durchführbar halten, da der ursprüngliche Typus der Epithelzelle einer ausschlaggebenden Differenzierung nicht mehr fähig sei, möge die Wucherung nun von der Keimschicht der eigentlichen Epidermis, der der Talgdrüsen-Haarfollikel oder Schweißdrüsen ausgehen. Begründet scheint diese Stellungnahme UNNAS noch durch die Tatsache, daß die mannigfachen degenerativen und regressiven Umwandlungen, welche die epithelialen Zellen im Laufe der Carcinomentwicklung erleiden, weder regel- noch gesetzmäßig verlaufen.

UNNA hatte der Einteilung der Carcinome drei Hauptformen und eine Nebenform zugrunde gelegt. Regellos das Bindegewebe durchwachsende und zusammenfließende massige Epithelklumpen bilden das *vegetierende Carcinom* mit seinen Untergruppen des villösen und papillären (Zotten-) bzw. grob reticulären Krebses. Der papilläre Krebs entsteht infolge eines Mißverhältnisses zwischen der Stärke der Epithelwucherung und der Unmöglichkeit, dementsprechend in das Bindegewebe vorzudringen.

Der *Walzenkrebs*, in seiner einfachsten Form mit zylindrischen Epithelzapfen, ferner als acinöser, styloider und reticulärer Typus, bildet die zweite Gruppe. Bei ihr liegt das Wesentliche in dem Widerstand, der dem vordringenden Epithel im Bindegewebe durch entzündliche, durch cellulär-exsudative oder proliferative Vorgänge entgegengestellt wird. Sie repräsentieren die relativ gutartigen Formen epithelialer Neubildungen und kennzeichnen besonders das *Ulcus rodens* (Ulcus JACOB).

Der *alveoläre Krebs*, die dritte Gruppe schließlich, mit seinem Auftreten in klein- und großalveolärer Form, ist durch die Entstehung echter Alveolen und ein unregelmäßiges, von vielen Zentren ausgehendes Wachstum gekennzeichnet. Nesterbildung und Abschnürung von Epithelherden treten hier in den Vordergrund.

Morphologisch steht mit dieser dritten Gruppe der als Nebenform bezeichnete *carcinomatöse Lymphbahninfarkt* in Zusammenhang, welcher der Ausbreitung des Krebses in vorgebildeten Lymphbahnen, d. h. den *sekundär* auf die Haut übergreifenden und den *meta-statischen* Krebsen entspricht.

Naevo- und Melanocarcinome, wie UNNA bei Annahme der epithelialen Abstammung der Naevuszelle jene Geschwülste bezeichnen mußte, werden abseits gestellt und besonders besprochen, ebenso die sog. *Präcancerosen*.

Der grob morphologischen Betrachtungsweise UNNAS stellen wir zunächst den Versuch KROMPECHERS gegenüber, der Einteilung der epithelialen Neubildungen *histogenetische Gesichtspunkte* zugrunde zu legen. Klinisch und histologisch unterscheidet er in der Hauptsache zwei Gruppen: den *Stachelzellenkrebs*, das *Carcinoma spinocellulare*, besonders an den Übergangsstellen von Haut und Schleimhaut auftretend, rasch infiltrierend und metastasierend wachsend, rezidivierend, histologisch aus Stachelzellen mit Neigung zur Verhornung aufgebaut. Ihm stehen gegenüber die *Basalzellenkrebse, Carcinoma basocellulare*, die auf der Haut des ganzen Körpers vorkommen, unter Bevorzugung des Gesichts, insbesondere bei älteren Leuten auftreten, über lange Zeit langsam wachsen, dann gelegentlich rasch zu pilzartigen, häufig geschwürig zerfallenden Geschwülsten emporschießen, fast nie metastasieren und selten rezidivieren. Sie bestehen nach KROMPECHER aus gewucherten Basalzellen, die einer weiteren Differenzierung nicht mehr fähig sind. SCOTT konnte kürzlich ein Carcinoma basocellulare veröffentlichen, das in der Kindheit aufgetreten sein soll und unverändert über Jahrzehnte bestand.

Übergangsformen zwischen beiden, *Carcinoma baso-spinocellulare*, finden sich nach KROMPECHER in 5% aller Fälle. Hier besteht entweder das Zentrum aus Stachelzellen und die Randabschnitte aus Basalzellen oder es kommen beide Formen nebeneinander vor.

Schließlich kennt KROMPECHER noch eine kleine Gruppe von Carcinomen, *Carcinoma cubocellulare*, die aus Epithelien bestehen, die man als *Zwischenglieder zwischen Basal- und Stachelzellen* betrachten darf. Es handelt sich um polymorphe, zahlreiche mitotische und amitotische Teilungsfiguren aufweisende, runde oder polygonale Zellen, ohne Epithelfaserung, gekennzeichnet durch Neigung zu hydropischer Degeneration und große Hinfälligkeit.

Besondere Beachtung verlangt ein Fall von linearem unilateralem *Basalzell-Naevus* mit Comedonen von R. G. CARNEY. Hier fanden sich durch die vorgestülpte Epidermis eingescheidet und darunter Züge von Basalzellen teils mit mehr oder weniger großen Horncysten, daneben an zahlreichen Stellen typische Carcinomata basocellularia.

Zwischenformen zwischen dem Carcinoma basocellulare und dem Carcinoma spinocellulare wurden 1922 von DARIER herausgehoben. Er ging von der Beobachtung aus, daß einige basocelluläre Carcinome besonders resistent gegen Röntgenstrahlen waren. Die *Épithéliomas parvimenteus mixtes* sollten baso- und spinocelluläre Elemente miteinander vermischt enthalten, eine Annahme die von verschiedenen Autoren, so von MIESCHER, bestritten wird. Dieser sieht in ihnen verwilderte Carcinomata basocellularia. Bei den Épitheliomas intermédiaires von DARIER handelt es sich um Tumoren aus Zellen, die weder den basalen, noch den spinalen entsprechen, sondern in allen ihren Zellen Zwischenformen zwischen beiden darstellen. Diese metatypischen Tumoren können auch als solche metastasieren (JUON, HALTER), erfahren andererseits Differenzierungen in Richtung des Carcinoma baso- und spinocellulare (HALTER, ESTEVES).

Zu wenig berücksichtigt erscheinen die Formen des Carcinoma basocellulare, die FOOT als den Primordialtyp des Pilartyps bezeichnet: der nämlich außen eine Basalschichtlage enthält und im Zentrum aus polymorphen helleren Zellen in willkürlicher Anordnung besteht (s. Abb. 186). Unserer Erfahrung nach wird gerade diese vielleicht mit häufigste Form als gemischte verkannt.

Sog. *echte Talgdrüsencarcinome*, die nicht mit mehr oder weniger im Sinne von Talgdrüsen differenzierten basocellulären Carcinomen verwechselt werden sollten,

seien erwähnt. Sichere Carcinome der Schweißdrüsenausführungsgänge sind wahrscheinlich noch nicht beobachtet, möglicherweise jedoch solche der Endstücke.

In Zahnnähe kommen basocelluläre Carcinome mit Entwicklung im Sinne
von *Adamantiomen* vor (CAMERA).

Bei Fibrose können Zellen und Kerne langgestreckt werden, daneben Inseln
von Elementen mit bläschenförmigen Kernen und hellem Plasma vorkommen.
Da manchmal die abgrenzenden Basalzellen fehlen, können sie baso-spinocellu-
läre Tumoren vortäuschen (UMIKER und DIREKTOR).

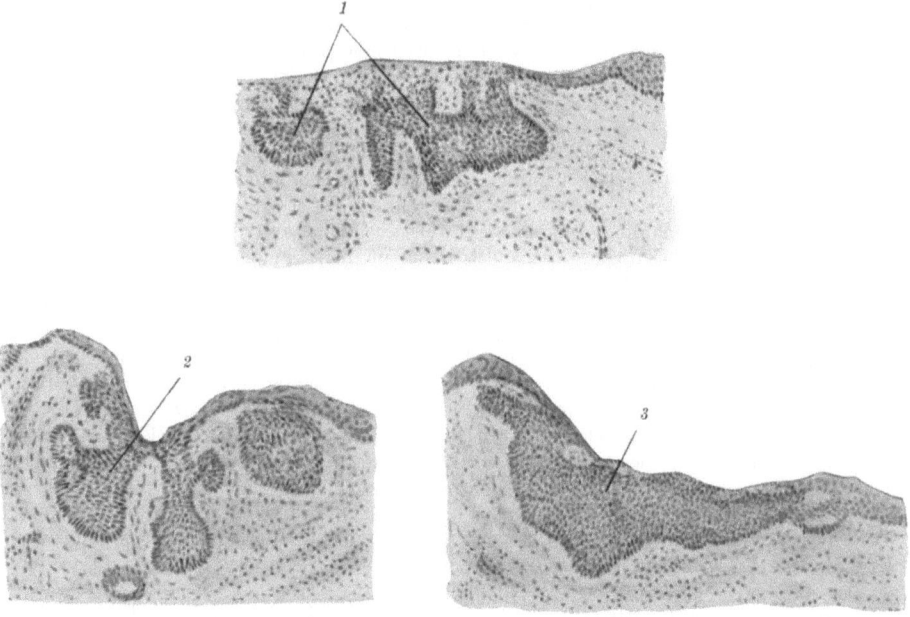

Abb. 172. *Beginnendes „multizentrisches" Basalzellencarcinom.* Zwischen den einzelnen Abschnitten normales
Epithel. *1* Scharfe Absetzung der Basaliomzapfen; *2* Wucherung in die Tiefe; *3* breite Ansetzung des Basalioms
an die Oberfläche. (Sammlung JADASSOHN.)

KROMPECHER gebührt das Verdienst, aus der großen Gruppe der Hautgeschwülste als „Basalzellen"carcinome einen bestimmten Typus herausgehoben
und als Eigenart hingestellt zu haben, der bisher trotz der konstanten morphologischen Eigentümlichkeiten mit den verschiedensten Namen belegt worden
war. KROMPECHER hat an Hand eines umfangreichen Beweismaterials dargetan,
daß wir es hier mit epithelialen Geschwülsten zu tun haben, eine Auffassung,
die heute von allen Forschern geteilt wird. Insbesondere war damit die Sarkom-
oder Endotheliomnatur der in Frage kommenden Gebilde ein für allemal erledigt.
Nicht erledigt war und ist hingegen die Frage, nach der *Histogenese dieser Basalzellengeschwülste*. Nach KROMPECHER sind für einen Teil zweifellos gewisse undifferenzierte Basalzellen der Oberhaut als Mutterboden zu betrachten. Ihre
Wucherung und ein dabei auftretender Mangel weiterer Differenzierungsfähigkeit,
eine Art *Stehenbleiben auf embryonalem Zelltypus*, bedingt den kennzeichnenden
Gewebsaufbau. Dieser Teil der Ansichten KROMPECHERs hat allerdings eine
allgemeine Zustimmung durchaus nicht gefunden.

Eine ganze Reihe maßgebender Forscher hat jene Auflösung der Hautcarcinome im Sinne KROMPECHERS in von den Basalzellen und den Stachelzellen abstammende Typen deshalb *abgelehnt*, weil ja die Stachelzelle schließlich nichts anderes sei als eine weiter differenzierte Basalzelle (v. HANSEMANN, ADAMI, HERTZLER u. a.). Insbesondere v. HANSEMANN hat eine Einteilung des Hautkrebses vorgeschlagen, die dessen Eigenheiten ausgiebig berücksichtigt, und mit der Trennung in Hornkrebse (Cancroide), schlauchförmige Carcinome und Medullarkrebse eine Einordnungsmöglichkeit geschaffen, die auch von dermatologischer Seite (KREIBICH u. a.) Anerkennung gefunden hatte.

Vor allem hat aber die RIBBERTsche Schule der Lehre KROMPECHERS nachdrücklichst widersprochen, eine Tatsache, die deshalb ohne weiteres verständlich erscheint, weil von dort ja schon die primäre Beteiligung des Bindegewebes bei der Genese des Epithels vertreten wurde, eine Auffassung, die neuerdings in den Arbeiten von G. HERZOG, HUECK, GOTTRON, HALTER, NÖDL u. a. und kürzlich auch H. PINKUS eine Stütze findet. BORRMANN ist an einem außerordentlich reichen und sorgfältig gesichteten Material der Frage der Beziehungen zwischen Geschwulst und Oberflächenepithel nachgegangen. Im Gegensatz zu KROMPECHER betrachtete er das, was dieser als Anfangsstadium der Krebswucherung bezeichnete, lediglich als eine *sekundäre Verwachsung* der Ausläufer der aus sich heraus sich vergrößernden Neubildung mit dem Oberflächenepithel. Insbesondere betonte BORRMANN die außerordentlichen Schwierigkeiten, welche die Entscheidung der Frage mit sich bringen muß, ob im histologischen Schnitt primäres Geschwulstwachstum aus dem Epithel heraus oder sekundäres Hineinwachsen von Geschwulstmassen in dieses hinein vorliegt. Nach BORRMANN entstehen diese Neubildungen nicht in bzw. aus der Epidermis, sondern *unter* derselben. Alles das, was an Verbindungen zwischen beiden zu bestehen scheint, ist ausschließlich sekundär. Mit anderen Worten, BORRMANN nahm die Abstammung aus embryonal verlagerten Zellen, die KROMPECHER nur für einen Teil der Basalzellenkrebse der Haut — nämlich für die sog. Gesichtsspaltengeschwülste — zugeben wollte, für die gesamten hier in Rede stehenden Tumoren in Anspruch. Entsprechend dieser Auffassung nennt BORRMANN sie „*Coriumcarcinome*", denen er die Stachelzellenkrebse als die eigentlichen, aus dem Deckepithel hervorgehenden Krebse gegenüberstellt. Aber auch für diese suchte er die primäre Abhängigkeit von Keimversprengungen im Embryonalleben im Sinne COHNHEIM-RIBBERTs darzutun; sie entstehen — wenn auch nicht alle — „aus allerkleinsten Zellkomplexen, die innerhalb des Deckepithels liegen und hier wahrscheinlich in der Fetalperiode beim Spaltenschluß durch irgendwelche Entwicklungsstörungen isoliert wurden".

Die Coriumcarcinome liegen unter der Epidermis, wachsen aus sich heraus (expansiv) und zeigen auch noch bei beträchtlicher Größe ihre Selbständigkeit dadurch, daß irgendeine Verbindung mit dem Oberhautepithel nicht festgestellt werden kann. Den Anstoß zur plötzlichen Wucherung dieser im Embryonalleben von der Oberfläche abgesprengten und ins Corium verlagerten Zellkomplexe legte BORRMANN irgendwelchen Reizen zur Last und lehnte damit die v. HANSEMANNsche Anaplasielehre ab. Seiner Ansicht sind eine Reihe von Forschern beigetreten (COLMERS, VEIT, ANITSCHKOW); andererseits hatte auch KROMPECHER immer mehr Anhänger gewonnen und zeitweilig fast allgemeine Anerkennung gefunden (CLAIRMONT, REINES [Basaliome], NÉKAM und PETERSEN [Matrixcarcinome], KYRLE u. a.).

Einen anderen, und zwar völlig abweichenden Standpunkt haben in ihrer ausführlichen Monographie RICKER und SCHWALB in dieser ganzen Frage eingenommen. Sie verstehen unter „Epitheliom" eine *paratypische* Neubildung, welcher das besondere Kennzeichen des Carcinoms, das seine sog. Bösartigkeit bedingt, nämlich die *atypische* Neubildung fehlt. Demzufolge lehnen sie für nahezu die meisten jener als Schweiß- oder Talgdrüsencarcinome beschriebenen Fälle den Charakter des Carcinoms ab, der neben der Atypie der Kerne und Zellformen durch unbegrenztes destruierendes Wachstum in die Nachbarorgane und Metastasenbildung gekennzeichnet sei. RICKER und SCHWALB verwerfen auch die Ansicht KROMPECHERS, wonach die Entstehung einer Geschwulst aus einigen wenigen zarten, von der Epidermis oder ihren Anhangsorganen in die Tiefe oder seitwärts aussprossenden Zellsträngen abgeleitet werden könne, die dann erst im Corium zu größeren geschwulstartigen Bildungen heranwachsen. Diese Bilder seien lediglich sekundäre Zusammenhänge, die für die Herkunft der Geschwulst nichts aussagen könnten. Wenn sie sich auch damit in diesem Punkte wenigstens der BORRMANNschen Auffassung annähern, so lehnen sie doch deren positiven Inhalt, nämlich den Ausgang der Geschwülste von versprengten, embryonalen Keimen im Sinne der

COHNHEIMschen Theorie ab, wenigstens insoweit, als derartige Geschwülste aus *nur* in der Embryonalzeit abgesprengten Keimen entstehen sollen. Sie nehmen vielmehr an, daß diese Neubildungen von den Talg- und Schweißdrüsen, wohl den apokrinen im heutigen Sinn, bzw. den Haarfollikeln abstammen. Ob demnach der vollentwickelte Tumor mit der Oberfläche oder den Anhangsgebilden der Haut im Zusammenhang steht oder nicht, ist von völlig untergeordneter Bedeutung für den Entscheid über den Ausgangspunkt. Für sie handelt es sich darum, die Umwandlung der Drüsen zu Geschwulstgewebe nachzuweisen. Nur dort, wo dieser Nachweis zu führen ist, sind genetische Rückschlüsse möglich. Erschwert wird diese Möglichkeit allerdings dadurch, daß oft jede gröbere Ähnlichkeit mit dem Ausgangsgewebe verlorengegangen ist. Für RICKER und SCHWALB liegt das Muttergewebe der Geschwülste der Haut in den fertigen Hautdrüsen, von welchen sie alle Übergänge festgestellt zu haben glauben über die einfachen Hyperplasien bis zu jenen Epitheliomen, die keinerlei Ähnlichkeit mit dem Muttergewebe mehr haben. Das Vorkommen von Basalzellencarcinomen an den Fußsohlen scheint in seltenen Fällen beobachtet und sollte in unseren genetischen Erwägungen nicht unberücksichtigt bleiben (PASCHER und SIMS [s. S. 354]).

RICKER und SCHWALB, und nach ihnen SPIETHOFF u. a. leiten also die Geschwülste der Epidermis von umgewandelten Hautdrüsen ab, BORRMANN bezieht sie alle auf in der Embryonalzeit verlagerte Epidermisanteile, was KROMPECHER nur für einen kleineren Teil von Geschwülsten annehmen will, während er bei den meisten für einen postembryonalen Entstehungsmechanismus eingetreten ist.

Von BLOODGOOD ist KROMPECHERs Schema noch erweitert und spezialisiert worden in einer Weise, daß von den baso- und spinocellulären Krebsen die malignen cutanen Warzen abgetrennt und diese wieder in stachel- bzw. basalzellige Warzen und basalzellige Carcinome geschieden wurden mit den klinischen Untergruppen des flachen Ulcus rodens, des knotenförmigen, des Ulcus rodens mit gewulstetem Rande, des einer eingesunkenen Narbe ähnlichen Krebses, des morphaeaähnlichen Krebses, des schwammigen und schließlich des tiefgreifenden, geschwürig zerfallenden Krebses. Eine derartig eingehende Aufteilung hat sich jedoch nicht durchsetzen können.

Einen *vermittelnden Standpunkt* zwischen jener rein morphologischen Betrachtungsweise UNNAS und der histogenetischen Einteilung KROMPECHERs hat LUBARSCH vertreten; systematisch durchgeführt wurde diese Stellungnahme von DARIER. Sie hat jedoch den nicht zu verkennenden Nachteil, daß auf Grund dieser klinisch-histologischen Darstellung gutartige und bösartige Formen eng nebeneinander stehen. DARIER unterscheidet Stachelzellen-, Basalzellen-, Naevuszellenepitheliome oder Carcinome und sekundäre Carcinome, welch letztere etwa UNNAS carcinomatösem Lymphbahninfarkt entsprechen; außerdem Übergangsformen (s. unten).

Die *Stachelzellen- oder lobulären Epitheliome* bauen sich nach DARIER aus den Stachelzellen der Epidermis auf, die trotz der carcinomatösen Umwandlung die gewöhnliche Entwicklung durchmachen, um nach dem Auftreten von Keratohyalin und Eleidin schließlich zu verhornen. Ein *oberflächlich wuchernder* oder *papillärer Typus* läßt sich von einem *tiefgreifenden*, dem *Cancroid*, unterscheiden. Das *verhornte papilläre Epitheliom* entwickelt sich primär oder auf dem Boden seniler Keratome, es tritt besonders im Gesicht und an den Lippen als zunächst kleine warzige Erhebung auf, deren Zentrum mit verhornten Zotten bedeckt, deren Rand leicht erhaben ist. Dieses Epitheliom neigt zu Blutungen, kann geschwürig zerfallen und in die tiefgreifende Form übergehen. Das *nackte, papilläre Epitheliom*, an der Oberfläche samtartig glänzend und gerötet, tritt ebenfalls unter gelegentlicher Geschwürs- und Cancroidbildung an den Schleimhäuten des Mundes oder der Vulva bzw. der Glans auf.

Neben der papillären gehört hierher die senile Form des *Cornu cutaneum*, das sich auf senil verhornter oder auf gesunder Haut entwickelt, und zwar im Gesicht, auf dem behaarten Kopf und an der Glans penis. Die Gebilde wachsen langsam heran und wandeln sich gelegentlich ebenfalls in die tiefgreifende Form um.

Der *tiefgreifende Typus* des Stachelzellenkrebses, das cancroide Epitheliom, entwickelt sich vor allem an den Haut- und Schleimhautübergangsstellen, insbesondere im Zusammenhang mit Leukoplakien, daneben auch sekundär im Anschluß an andere Hautveränderungen (Tuberculosis cutis luposa, Psoriasis u. ä.). Das anfänglich graufarbene, mit einer Schuppe oder Kruste bedeckte Knötchen nimmt an Ausdehnung sowohl nach den Seiten als auch nach der Tiefe zu, zerfällt geschwürig, zeigt dann wulstartig gewucherte Ränder, die steil in die unregelmäßig zerklüftete Geschwürsbasis übergehen; aus dieser lassen sich die sog. Krebsperlen herausdrücken. Die tiefgreifende Form hat ein sehr schnelles Tiefenwachstum und macht ausgedehnte Drüsenmetastasen.

Die Geschwülste der zweiten großen Gruppe, *die Basalzellenepitheliome*, Épithéliomes tubulés, beginnen als kleinste, oft warzenähnliche Knötchen bzw. Naevi, dehnen sich langsam oberflächlich aus, wobei vielfach ein fortschreitender Rand und spontane narbige Ausheilung vorhanden sind. DARIER unterscheidet mehrere Gruppen und zwar: Das flache Narbenepitheliom, das langsam sich peripher ausbreitend in der Mitte unter Sklerose und Atrophie des Gewebes einsinkt und am Rande von einem Kranz kleiner grauer, schuppender oder glatter Erhebungen umgeben ist (Épithéliome perlé). Obwohl fast nie Drüsenbeteiligung eintritt und

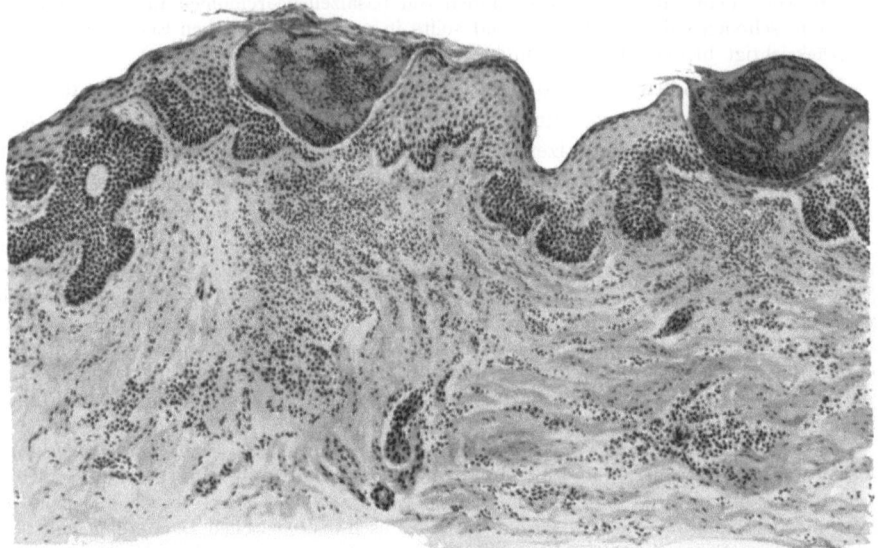

Abb. 173. *Flaches, multiples Basalzellencarcinom* (bei Xeroderma pigmentosum) (♀, 42jähr., Nasenwurzel). „Bläschenbildung" in der Epidermis; multizentrisches Wachstum. O = 77:1; R = 77:1.

die Veränderung sich über Jahre und Jahrzehnte hinziehen kann, führt sie gelegentlich zu außerordentlich tiefgreifenden Zerstörungen. DARIER trennt hiervon ab das typische Ulcus rodens, das Epithelioma terebrans, das sich primär oder im Verlauf einer der eben besprochenen Formen als mehr in die Tiefe denn peripher fortschreitende, geschwürige Neubildung mit kraterförmig nassem Grunde, roter körniger Oberfläche und ausgeprägter Verhärtung am Rande äußert. Auch diese Form ist in erster Linie ein lokal fortschreitender und nicht metastasierender Prozeß. Ihnen stehen gegenüber die Cylindrome und benignen adenoiden Epitheliome bzw. Adenome, welche von uns als Mißbildungen auf kongenitaler Basis im Anschluß an JADASSOHN bei den Naevi abgehandelt wurden.

Als dritte Gruppe führte DARIER die *Naevuszellepitheliome bzw. Carcinome* und als vierte schließlich die *sekundären* Carcinome an.

Von diesen Gruppen trennt er die *präcancerösen* Veränderungen, nämlich multiple Naevi, senile Epitheliomatose (Carcinoide deutscher Forscher), die sich auf dem Boden einer Keratosis senilis, einer senilen oder präsenilen Degeneration der Haut (Seemannshaut UNNAS, Landmannshaut JADASSOHNS) entwickelt und zu welcher man schließlich auch das Xeroderma pigmentosum, den Röntgen- und Arsenkrebs, ferner die Leukoplakien und schließlich verschiedene, zu Carcinomentwicklung neigende Hautkrankheiten, wie Tuberculosis cutis luposa, Psoriasis, Lupus erythematodes u. a. rechnen darf. Die von DARIER hierher gezählten Berufsdermatosen der Schornsteinfeger, Teer- und Paraffinarbeiter usw. sollte man zweckmäßiger in eine Reihe mit den Röntgen- und Arsenkrebsen stellen, da es sich ja genetisch grundsätzlich um den gleichen Vorgang handelt. Schließlich gehört hierher noch die PAGETsche Krankheit und die BOWENsche Dermatose, die letzte war DARIER damals allerdings noch nicht bekannt. Es ist unverkennbar, daß die neueren Arbeiten über die Genese der Basalzellencarcinome die alten Ansichten mit geringer Modifikation widerspiegeln. So sieht z. B. PINKUS in undifferenzierten basalen Zellen, LEVER im primären Epithelkeim von MARKS den Ausgangspunkt, während MIESCHER wie auch FOOT eine Entscheidung nicht fällen. MIESCHER denkt an Zellen der Epidermis, die in Richtung derjenigen differenziert sind, welche Schweißdrüsen bilden. Er zieht vor, von adenoiden Carcinomen anstatt von Basalzellencarcinomen zu sprechen. FOOT denkt an über den Basalzellen gelegene undifferenzierte Gebilde in der Nähe von Anhangsgebilden als Ausgangszellen. Die Auffassung von MIESCHER wird von ESTEVES an dem großen Material der Züricher Klinik belegt. HUECK erwägt, ob die ,,endokrinen epithelialen Organe'' von FEYRTER als Vergleichsorgane zu den basocellulären Carcinomen angesehen werden könnten. Mit FOOT müssen wir daran erinnern, daß diese Tumoren der Haut sich nicht mit

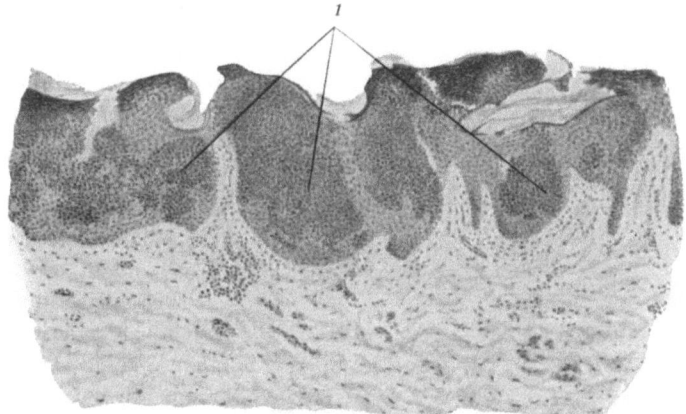

Abb. 174. *Intraepidermale Entwicklung eines Basalzellencarcinoms.* Bei *1*: Intraepidermale Basaliomherde. (Sammlung JADASSOHN.)

den maligneren, ähnlichen Gebilden anderer Organe ohne weiteres vergleichen lassen. Bei Versilberung sah FOOT dicke Bündel markloser Nervenfasern im Stroma seiner ,,Adnexal carcinomas''. Dies könnte der Auffassung von HUECK entsprechen. Aus unreiferen Zellen bestehen meist die bösartigeren Tumoren. Diese Erfahrung wird gegen die Entstehung der basocellulären Carcinome aus Basalzellen angeführt. Ferner scheint es fraglich, ob sich überhaupt die Spinalzellen aus den Basalzellen herleiten lassen. Einzuwenden wäre hier, daß ein Histiocytom sich auch nicht bösartiger als ein Fibrom erweist.

Es ist hier nicht der Ort, in diese Streitfragen tiefer einzugreifen: Da alle Autoren darüber einig sind, was wir unter einem Carcinoma basocellulare verstehen, über andere Bezeichnungen aber mehr oder weniger große Meinungsverschiedenheiten bestehen, behalten wir die Bezeichnung KROMPECHERs bei. Wir betonen jedoch, daß *die Genese bis heute noch nicht geklärt ist.*

1. Der ,,Basalzellen''-Krebs (Carcinoma basocellulare).

Auf Grund des morphologischen Aufbaues unterschied KROMPECHER bei den uns nunmehr beschäftigenden sog. *Basalzellenkrebsen* einen durch solide Nester, durch sich vielfach verzweigende Stränge mit spitzen und kolbigen Ausläufern gekennzeichneten soliden Typ, *Carcinoma basocellulare solidum* (Abb. 179), von einem drüsenartigen Typ, dem *Carcinoma basocellulare adenoides* (Abb. 183), bei welchem einreihige Epithelverbände guirlandenartig zusammenhängen (Spitzentuchform), ferner einen cystischen Typ: *Carcinoma basocellulare cysticum* (Abb. 182), aus Hohlräumen und Schläuchen bestehend, die nekrotische, talgartige Massen enthalten; den parakeratotischen Typ: *Carcinoma basocellulare parakeratodes*, bei dem die Basalzellen ohne weiteres parakeratotisch verhornen; den hyalinen Typ: *Carcinoma basocellulare hyalinicum* (Abb. 186), bei dem das umliegende Bindegewebe hyalin entartet (Cylindrome) und schließlich den myxomatösen Typus: *Carcinoma basocellulare myxomatodes*, bei dem das umliegende junge Bindegewebe schleimig entartet. Die soliden Formen sind die häufigsten, die adenoiden seltener. Schließlich kommen noch weniger scharf umschriebene Formen vor und solche, die aus dem Epithel der Hautanhangsgebilde ihren Ursprung genommen haben, wenn auch der Nachweis dieses Ursprungs manchmal kaum zu führen sein dürfte.

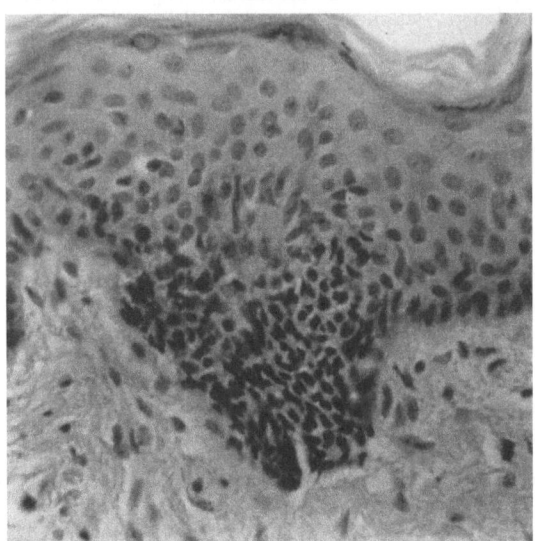

Abb. 175. Beginnendes Carcinoma basocellulare (♀, 61jähr., Sacrum). Entsprechend umgewandelter Epithelzapfen. Hämatoxylin-Eosin. O = 320:1.

Für unsere Darstellung scheint es angebracht, die einzelnen Formen nach klinischen Gesichtspunkten zusammenfassend zu erörtern, wenigstens insofern, als es sich um scharf umschriebene Typen handelt. Sie alle lassen sich histologisch auf den Basalzellen ähnliche, wenn auch nicht völlig entsprechende Elemente und die von diesen ausgehenden Wucherungen zurückführen, und sind sicherlich zu einem sehr großen Teil naevogener Herkunft. KROMPECHER zählte zu den Basaliomen (Basalzellengeschwülsten — im Gegensatz zu den „Acanthomen", den Stachelzellengeschwülsten —) den „sog. Epitheliomen der Haut" das Ulcus rodens, das Epithelioma tuberosum multiplex (Syringom), das Epithelioma adenoides cysticum, die multiplen Basaliome der behaarten Kopfhaut: Epithelioma adenoides, hydradenoides s. cylindromatodes capillitii, wobei er multiple und solitäre Form unterscheidet (s. dort) und die aus Hautcysten hervorgegangenen Basalzellenkrebse von WOLFF, KRIESCHE und LINSER; ferner den aus dem Pflasterepithel der Schleimhäute (Mund, Rachen, Harnwege) hervorgehenden, dem Hautbasalzellenkrebs sehr ähnlichen Pflasterepithel-Schleimhaut-, sowie den Drüsenepithel-Schleimhautkrebs. Mit dieser Betrachtungsweise ergibt sich eine sehr vereinfachte Zusammenfassung der epithelialen Geschwülste, zumal die größte Zahl jener als Cylindrome, Endotheliome, Peritheliome, Melano-Adenosarkome u. a. früher veröffentlichten Gebilde „Basalzellen"-Tumoren darstellen.

Klinisch fassen wir als Basalzellenkrebse, andere als Nicht-MALPIGHI-Epitheliome (ESTEVES) oder Rodensgruppe (LENNOX) eine große Geschwulstgruppe zusammen, deren wichtigster Vertreter der flache Hautkrebs (THIERSCH) ist. Wir rechnen — trotz einiger noch ungeklärter Beziehungen — hierher das typische Ulcus rodens (Ulcus rodens verum UNNA, Ulcus JACOB), das gewöhnlich im Gesicht, aber auch an den Extremitäten und sowohl solitär als — wenn auch seltener — multipel auftritt und dann sicher häufig naevogener Natur ist (ROSE, ALL-

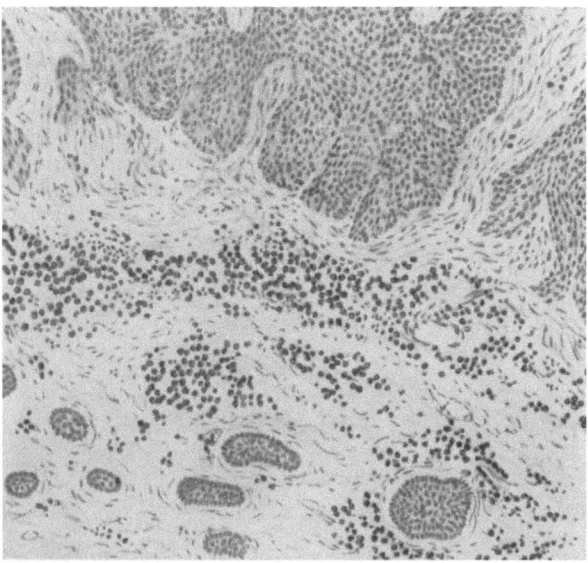

Abb. 176. *Carcinoma basocellulare* (♂, 43jähr., Rücken, multiple flache „Hautcarcinoide"). Fortschreitender Rand mit Plasmazellwall. Der gleiche Fall wie Abb. 177. O = 128:1; R = 128:1.

WORTHY und PERNET, CHEATLE, ADAMSON u. a.) (Carcinoide ARNINGS, multiple, flache Rumpfhautcarcinome: JADASSOHN, LIPSCHÜTZ, MAYR, SCHMIDT, FUHS u. a., Erythematoid benign epithelioma: LITTLE). Die am häufigsten in mittleren Lebensjahren, aber auch schon

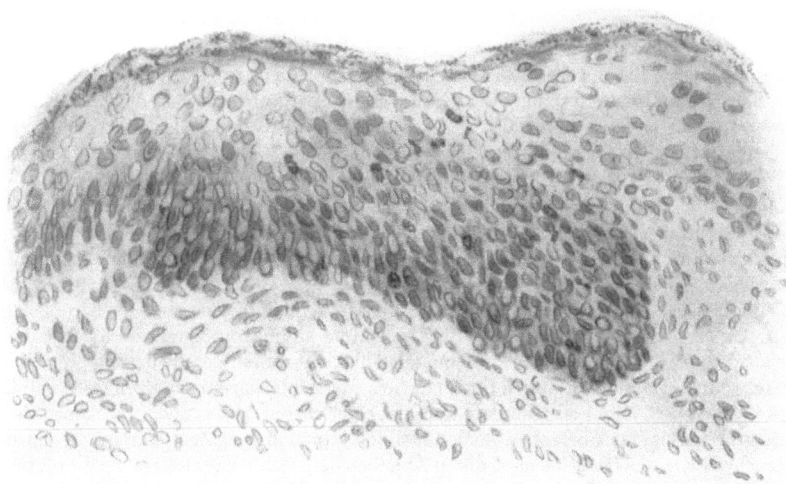

Abb. 177. *Carcinoma basocellulare* (♂, 43jähr., Rücken, multiple flache „Hautcarcinoide"). Beginn. Flächenhafte Absetzung der Geschwulstzellen. O = 280:1; R = 280:1.

in jüngeren beobachtete Veränderung geht oft aus einer bereits krankhaft veränderten Haut hervor (Hyperkeratosen, seborrhoische, senile Warzen, Narben, chronische Geschwürs-bildungen, Traumen und schließlich auf dem Boden verschiedener Hautkrankheiten:

Seemannshaut (UNNA), Landmannshaut (JADASSOHN), Psoriasis, Tuberculosis cutis luposa, Lupus erythematodes u. a.). Mit dieser letzten Feststellung ist ein gewisser Gegensatz zu dem Ulcus rodens JACOB gegeben, das sich auf völlig intakter Haut entwickelt, eine Tatsache, die manche Forscher (P. G. UNNA, DELBANCO und G. W. UNNA) veranlaßt hatte, das Carcinoma JACOB zu den Präcancerosen zu rechnen. Für eine derartige Stellungnahme können immerhin klinische Gesichtspunkte herangezogen werden, vor allem das regelmäßige örtliche Beschränkt-bleiben dieser an sich im übrigen aber durchaus nicht immer gutartigen Geschwulstform; denn die Zerstörung, die hier unaufhaltsam fortschreitet und schließlich weite Abschnitte des Gesichtes verunstaltet, ist alles andere denn gutartig. Für uns kommt eine besondere Darstellung indessen schon darum nicht in Frage, weil der histologische Aufbau des Ulcus JACOB weitgehendst mit dem übereinstimmt, was wir allgemein als Basalzellenkrebs kennen.

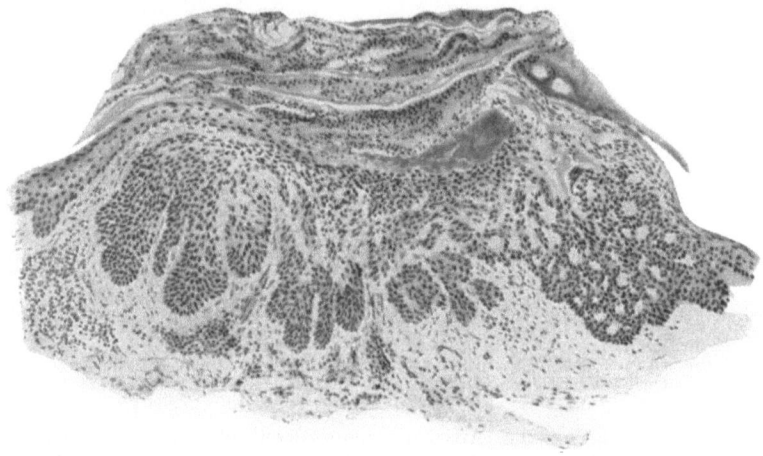

Abb. 178. *Carcinoma basocellulare incipiens* (♂, 43jähr., Rücken, multiple flache „Hautcarcinoide"). Links reticulär, rechts walzenförmig wachsend. Epidermis in eine parakeratotische Kruste umgewandelt. Der gleiche Kranke wie Abb. 176. O = 66:1; R = 66:1.

Das klinische Bild des Basalzellenkrebses wird durch das Überwiegen der epithelialen Wucherung über das Bindegewebe bestimmt. Beim Ulcus JACOB ist diese so wenig ausge-sprochen, daß Epithelwucherung und Bindegewebe einander auf lange Zeit das Gleichgewicht halten, während die gewöhnliche Form des Basalzellenkrebses durch die Epithelwucherung gekennzeichnet wird, die sich nun in den verschiedensten klinischen Formen (verruköse, fungöse, ulceröse, krustöse, schuppende Form) äußern kann.

Der *Beginn* ist meist gekennzeichnet durch die Entwicklung eines hautfarbenen oder auch rosaroten bis perlgrauen Knötchens, entweder auf scheinbar unveränderter Haut — wie beim Ulcus JACOB — oder aber auf einer der vorerwähnten, vorausgehenden krankhaften Veränderungen. Allerdings dürfte hier dieses erste Stadium durchaus nicht immer sichtbar werden; allenfalls ist es in den Randabschnitten zu erkennen. Nach und nach reihen sich mehrere dieser Knötchen aneinander, oft die Umgebung kaum überragend und sich langsam peripher ausdehnend, während das Zentrum einsinkt, oft unter geschwürigem Zerfall mit *narbiger Abheilung.* In anderen Fällen finden sich rundliche, linsen- bis münzengroße gelblich-rote Flecke, die zentral leicht eingesunken und mit einer zarten, glänzenden, trockenen, leicht schuppenden Hornschicht überzogen sind. Vielfach ist auch das Zentrum mit mehr oder weniger feuchten *Krusten* bedeckt, nach deren Abheben der seichte oder tiefere, leicht blutende, unregelmäßig zerklüftete, oft aber auch jauchig zerfallende Geschwürsgrund bloß liegt, der von einem unregelmäßig runden, derben, mehr oder weniger steilen und unebenen Rande eingefaßt ist. Je nachdem nun die Epithelverdickung, die Geschwürs- oder Narbenbildung im Vordergrunde stehen, kommen klinisch die verschiedenartigsten Bilder zustande, bei denen es sich jedoch schließlich nur um graduelle Unterschiede ein und desselben Vorganges handelt.

Fast die Hälfte aller Hautkrebse sind Basalzellenkrebse; am häufigsten findet er sich im Gesicht, mit 90% ebenso häufig wie der Hornkrebs; allerdings im Gegensatz zu diesem (Sitz fast ausschließlich an der Unterlippe) am häufigsten an Nase und Lidern (zu 25%), an der Wange (20%), an der Stirn (10%), an Oberlippe, Kinn, Schläfe, Ohr (je 5%) nach KROM-PECHER. Etwa 5% aller Fälle sind *Mischformen* von Basal- und Stachelzellenkrebsen, nach anderen jedoch 2—3mal soviel.

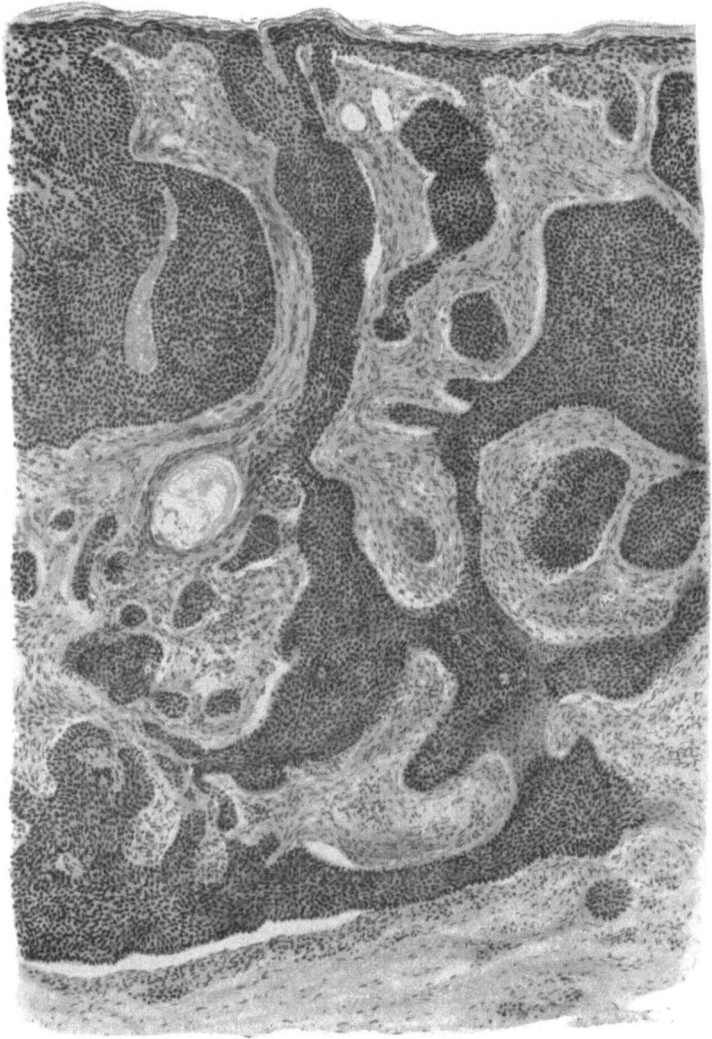

Abb. 179. *Carcinoma basocellulare* (♂, 41jähr., Wange). Übersichtsbild, vorwiegend solide Wachstumsform.
O = 77:1; R = 77:1.

Unter den Basalzellenkrebsen haben die sog. *Basaliome der Rumpfhaut* insbesondere seit JADASSOHN eine stärkere Beachtung gefunden. Sie sind viel häufiger als die Stachelzellen-epitheliome der Rumpfhaut (ROSE), allerdings beträgt ihre Zahl an Rumpf und Extremitäten nur den zehnten Teil der Gesamtbasaliome (KROMPECHER), sie sind aber nach SACHS und GARBE doch häufiger an den Extremitäten als man gewöhnlich annimmt. Sie bilden klinisch oft recht wenig kennzeichnende Veränderungen in Gestalt von kleineren oder größeren, blaß- bis bräunlichroten Flecken, oft mit einer fein höckerigen Oberfläche und mit etwas fest anhaften-den Schuppen, ohne oder mit sehr geringer oberflächlicher Infiltration. Sie ähneln bald einem Lupus erythematodes, bald einem lang bestehenden Psoriasisherd, einer chronischen Dermatitis eczematosa usw. Sie treten sowohl solitär als auch multipel auf, bleiben Jahre und Jahrzehnte bestehen, wachsen sehr langsam heran, gehen gelegentlich doch schließlich in ein destruierendes großes Geschwür über (JADASSOHN).

Histologisch gewähren gerade diese oberflächlichsten Rumpfhaut-Basalzellen-carcinome die Möglichkeit der Untersuchung allerfrühester *Entwicklungsformen*. Es lassen sich dabei zwei Entstehungsweisen unterscheiden (s. Abb. 173, 174). Entweder finden wir von verschiedenen Stellen des Epidermisepithels „*multizentrisch*" (s. u.) ausgehende Wucherungen, die nun entweder oft scharf abgesetzte Sprossen vom Stratum basale strang- und zapfenförmig *in die Tiefe* senden, oder aber — und hierauf ist insbesondere von BORST und JADASSOHN hingewiesen worden — *innerhalb der Epidermis* als scharf abgesetzte Herde von kleineren Zellen mit dunkleren Kernen auftreten (*intraepidermale Entwicklung* JADASSOHNs, s. Abb. 174). Dabei kann es sich um eine multizentrische als auch um eine intraepidermale Weiterentwicklung handeln, wobei sich nicht nur Basaliome, sondern auch Spinaliome, ja beide nebeneinander intraepidermal entwickeln können (MONTGOMERY u. a.). MONTGOMERY faßt die erythematodesähnlichen oberflächlichen basocellulären Carcinome, die als Carcinoide, Epitheliome vom BOWEN-Typ und anders bezeichneten Formen unter dem Namen „Superficial Epitheliomatosis" zusammen und betont den relativ langdauernden, gutartigen Verlauf, aber den histologisch carcinomatösen Aufbau mit späterem Vordringen in die Tiefe. Bestätigt wurde die Auffassung von MADSEN, der auf Grund von Horizontalschnitten annimmt, daß auch die scheinbar multizentrischen Basaliome von einer Zelle ihren Ausgang nehmen und daß nur im Vertikalschnitt viele gleichzeitige Zentren vorgetäuscht sind. Ob die intraepithelialen Epitheliome HABERs wirklich gegenüber den bisher beschriebenen intraepithelialen spinocellulären Carcinomen eine besondere Gruppe darstellen, ist noch nicht endgültig erwiesen.

Bei den soeben erwähnten oberflächlichsten Wucherungen läßt sich besonders häufig in den Randabschnitten der Übergang der oberflächlichen in die tieferen Formen feststellen. Schon in diesen jüngsten Stadien tritt die kennzeichnende *Umwandlung* gegenüber den normalen *Basalzellen* deutlich hervor (s. Abb. 175). Abweichend von dem normalen Verlauf und auch der Entwicklung beim Stachelzellenkrebs bleibt die morphologische Übereinstimmung der das Geschwulstparenchym bildenden Zellen mit den Ausgangszellen vollständig bestehen. Die Krebsstränge und -nester sind aus kleinen, kubischen, ovalen bis mehr oder weniger rundlichen Zellen mit schmalem Protoplasmasaum und chromatinreichen, daher sehr scharf darstellbaren Kernen aufgebaut. Auf die Ähnlichkeit dieser Geschwulstform mit Sarkomen, namentlich dann, wenn die Zellen zu langen, dünnen Stäben und Spindeln ausgezogen und damit das Ganze den Eindruck eines *Spindelzellensarkoms* macht, hat besonders KROMPECHER hingewiesen. Vereinzelt, wenn auch sehr selten, sind die Kerne chromatinärmer, so daß sich nur ein zartes, staubartiges Netzwerk darstellen läßt. Dadurch wird eine große Ähnlichkeit dieser Zellformen mit Endothelzellen hervorgerufen, was zu der irrtümlichen Deutung mancher „Endotheliome" geführt hat. Das Parenchym der Basalzellenkrebse wird im übrigen aus ziemlich gleichmäßigen, kaum polymorphen und daher sehr eintönigen Zellformen aufgebaut, *die eine Epithelfaserung völlig vermissen lassen.* In einer Minderzahl der Fälle wird diese allerdings doch angetroffen, wir haben es dann mit *Übergangs- bzw. Mischformen* zum Stachelzellenkrebs zu tun (s. dort).

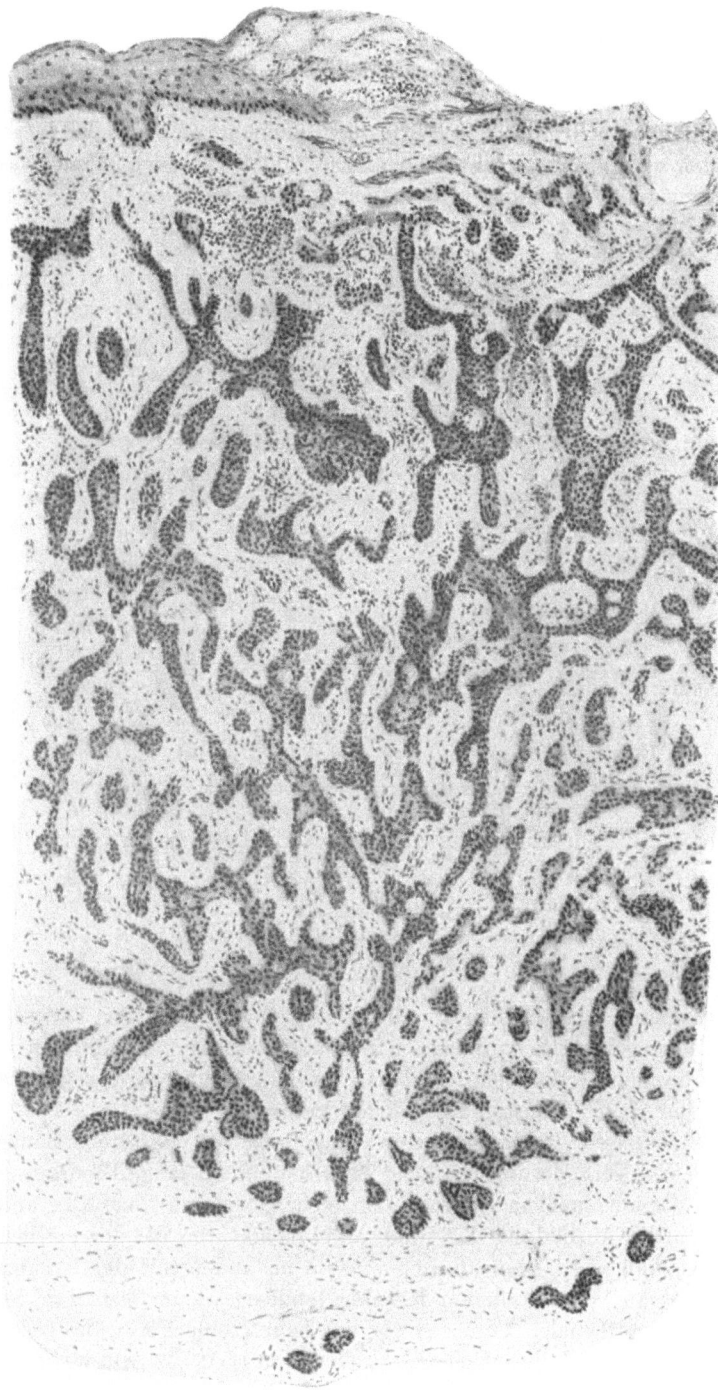

Abb. 180. *Carcinoma basocellulare* (♀, 30jähr., Stirn). Übersichtsbild, mehr netzartiger, styloider Aufbau. An der Oberfläche Krustenbildung. Bindegewebsreaktion sehr gering. O = 77:1; R = 77:1. (Vgl. Abb. 197, S. 364.)

Auch bilden die Zellen — vielfach wenigstens — scheinbar ein Syncytium, die
Stacheln fehlen oder sind nur angedeutet, die Knötchen von BIZZOZERO niemals
(FAVRE, JOSSERAND und MARTIN) vorhanden. Es ist jedoch eine Eigenschaft von
Tumoren, ihr Muttergewebe nur unvollkommen nachzuahmen. MALLORY fand
nach FOOT 1910 longitudinale Fasern ähnlich denen im embryonalen Haarfollikel,
verschieden von denen der Spinalzellen. Die Zahl der Mitosen in den Basalzellenkrebsen ist ziemlich reichlich, seltener sind amitotische oder Mehrteilungen.

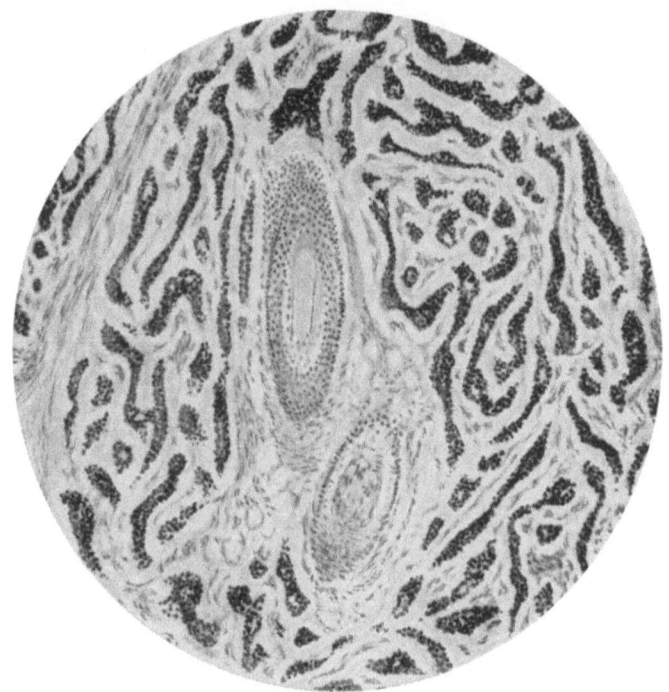

Abb. 181. *Carcinoma basocellulare.* Schweißdrüsenähnlicher Bau. O = 66:1; R = 66:1.
(Sammlung TEUTSCHLAENDER.)

Für gewöhnlich lagern sich die einzelnen Zellen parallel der Längsachse der
Krebsstränge; gelegentlich finden sie sich auch, wie wir dies ähnlich von zellreichen Fibromen her kennen, in schmaleren Strängen zusammen, die dann einander in den verschiedensten Richtungen kreuzen.

Das *Bindegewebe* in der nächsten Umgebung der Basalzellenhaufen zeigt
eine Reihe von Veränderungen, indem zunächst einmal junge Bindegewebszellen
auftreten, die an manchen Stellen einen mehr fibrillären Charakter annehmen.
Dabei kann die Ausbildung der Bindegewebsstrukturen die der epithelialen so
überwiegen, daß wir — bei klinisch unter Umständen mit der circumscripten
Sklerodermie zu verwechselnden Krankheitsbildern — im wahrsten Sinne des
Wortes „fibroepitheliale“ Tumoren vor uns haben, eine Form, die besonders in
den letzten Jahren — obwohl schon lange bekannt (DANLOS STELWAGON 1899) —
wieder besondere Beachtung gefunden hat (HUECK, CARO und HOWELL, H. PIN-
KUS, HERZBERG u. a.). CARO und HOWELL fanden unter 34 Fällen von
„*Morphea*-like Epithelioma“ 32 Basalzellencarcinome. Nur selten handelt es

sich um spinocelluläre oder intermediäre Carcinome (VILANOVA). In kurzer Entfernung hiervon finden sich dann wechselnd breite celluläre *Infiltrationszonen*,
die aus Lymphocyten und Plasmazellen, manchmal auch massenhaft eosinophilen Leukocyten bestehen, häufiger auch *lymphoreticulären* Bau zeigen. Sie
finden sich als größere und kleinere Zellansammlungen perivasculär vor und
bilden häufig einen wechselnd breiten Wall, der zwischen Krebsgewebe und
gesunder Umgebung eingelagert erscheint (s. Abb. 176). Man hat geglaubt, in

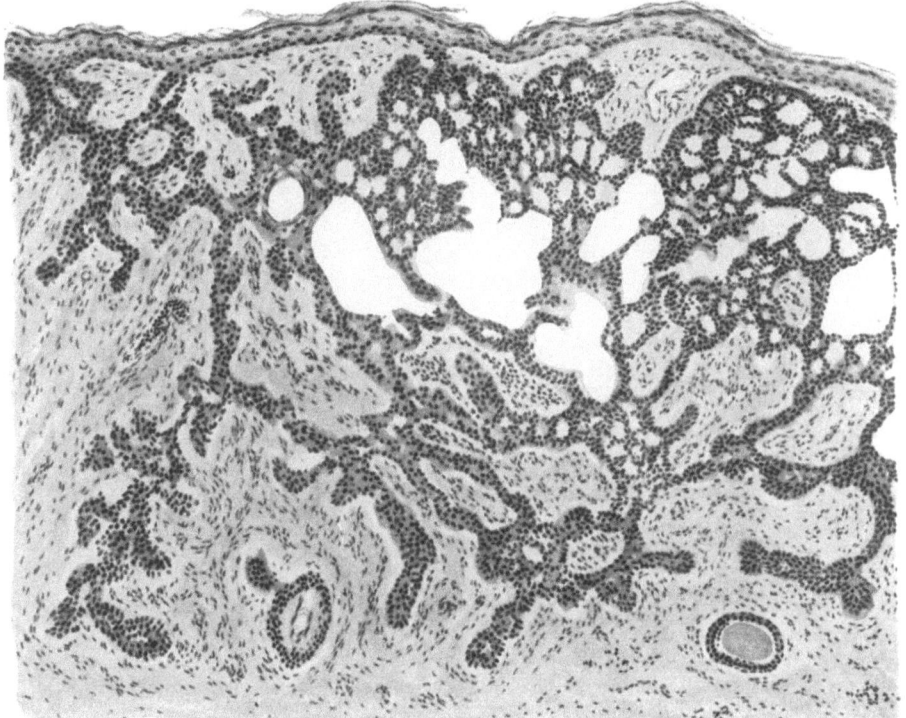

Abb. 182. *Carcinoma basocellulare* (♂, 43jähr., multiple flache Hautcarcinome). (Sog. „Spitzentuchform" mit
Cystenbildung.) Der gleiche Kranke wie Abb. 176. O = 128:1; R = 128:1.

der Ausdehnung dieser Zellherde einen Maßstab für die Abwehrkraft des Körpers
gegen die andrängenden Krebsmassen zu finden. Tatsächlich zeigen lange bestehende Basalzellencarcinome mit wenig Neigung zu fortschreitendem Wachstum
diesen Befund in erhöhtem Maße. Ob es sich allerdings bei der Entstehung
dieses Granulationsgewebes lediglich sekundär um die Folge einer chronischen
Reizwirkung handelt, welche das Krebsgewebe (bzw. sein Stoffwechsel) auslöst,
oder ob wir tatsächlich primär die Wucherungsvorgänge der Bindegewebszellen
als Abwehrmaßnahme des Organismus und *daher* das Beschränktbleiben des
Krebses annehmen dürfen, scheint noch nicht entschieden (TELON, s. auch S. 362).
Vielleicht gestattet die experimentelle Geschwulstforschung diese Frage zu klären.
   Die infiltrativen Veränderungen der Cutis finden sich vor allem in den Rand-
d. h. fortschreitenden Bezirken; die zentralen Abschnitte weisen entsprechend der
hier oft anzutreffenden *narbigen Umwandlung* ein aus feinen Bindegewebsfasern

bestehendes, verfilztes, elastinfreies Gewebe auf, das nur entlang den Gefäßen noch eine geringgradige Lymphocyteninfiltration trägt. Über diesem narbig umgewandelten Abschnitt findet sich dann eine dünne, meist pigmentfreie Epidermis mit zarter Hornschicht, jedoch ohne Reteleisten, Follikel, Schweiß- oder Talgdrüsen, d. h. diese Anhangsgebilde der Haut sind völlig zerstört. Auf eigenartige Granulome an der Epidermis-Cutisgrenze sei hingewiesen, welche

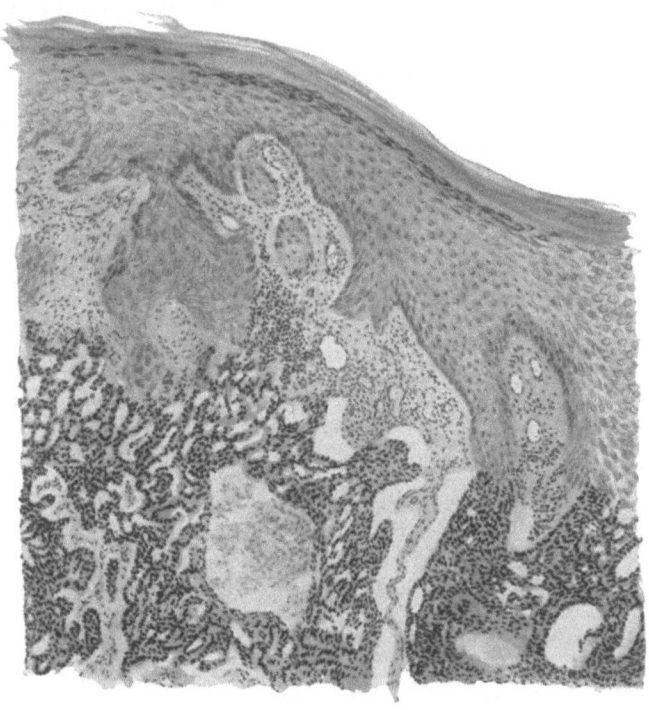

Abb. 183. *Carcinoma basocellulare* (♂, 75jähr., Stirn). Reticuläres Wachstum mit Cystenbildung, sekundäre Stachelzellenwucherung der Epidermis. O = 66:1; R = 66:1.

an die Radiärknötchen von MIESCHER erinnerten (Fall REICH), zuweilen findet sich, wie erwähnt, auch Gewebe lymphoreticulären Baus.

In den *Randabschnitten* läßt sich scheinbar die Umwandlung der polyedrischen, protoplasmareichen normalen Basalzellen in die Zellen des Geschwulstparenchyms deutlich verfolgen. Dabei geht diese „Umwandlung" ziemlich plötzlich vor sich, wie dies der bekannte Gegensatz des mit Hämatoxylin tief dunkel gefärbten Kernchromatins des Geschwulstparenchyms gegenüber dem heller erscheinenden der noch nicht umgewandelten Epidermis jederzeit hinlänglich dartut.

Im *Geschwulstparenchym* liegen die Zellen eng beieinander, oft an Sarkom- gewebe erinnernd. Dabei lassen sich deutlich *streifige* oder *wirbelartig konzentrisch geschichtete Zellzüge* feststellen. Der Rand wird durch große zylindrische Zellen gebildet, die durch stärkere Färbung der großen Kerne deutlich hervortreten. In anderen Fällen wieder — und dies trifft man namentlich bei jüngeren, von größeren Läppchen ausgehenden spindelartigen Fortsätzen — bleibt die Spindel- form der Zellen auch in den Randabschnitten gewahrt. Das gleiche zeigt sich, wo neugebildetes Bindegewebe das Geschwulstparenchym einhüllt. Die gewucherten Zellmassen hängen mit der Oberflächenepidermis durch feine Stiele, seltener durch breite Flächen zusammen. In besonders günstigen Fällen läßt sich auch die Beteiligung des Follikels in Gestalt seitlicher Sproßbildungen erkennen (FRIEBOES u. a.).

Die ausgesprochene Bindegewebsbeteiligung, die klinisch manchmal an Fibrome erinnert, veranlaßte H. PINKUS ,,*prämaligne fibroepitheliale Tumoren der Haut*‘‘ abzugrenzen. Ihr

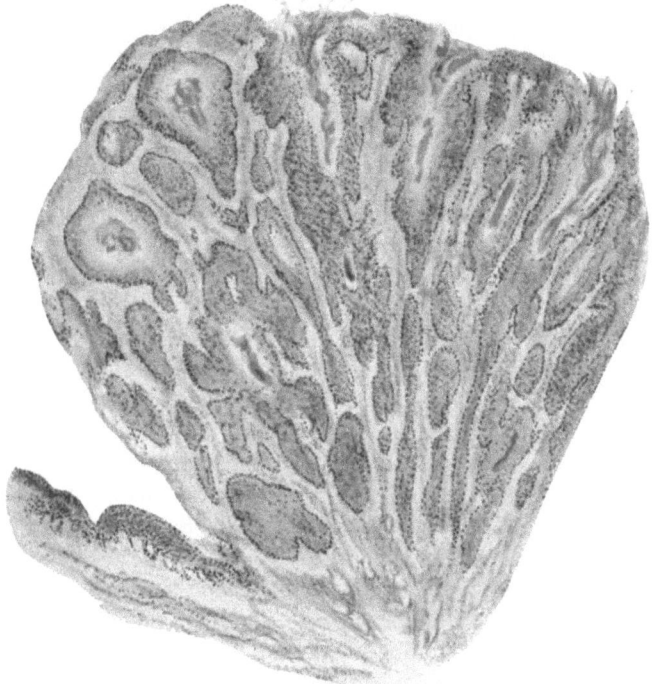

Abb. 184. *Papilläres Carcinom* (♀, 43jähr., Wange). Übersichtsbild. O = 16:1; R = 16:1.

histologisches Bild ergibt sich aus der Kombination des reticulären Typs der Verruca senilis mit Carcinomata basocellularia mit excessivem bindegewebigem Stroma und einem an die intracaniculären Fibroadenome der Mamma erinnernden Aufbau (s. auch S. 344). Diese Fälle bedürfen der weiteren Klarstellung; das gleiche gilt für Fibrome mit atypischer Epithelwucherung (BIBERSTEIN). Auf die morpheaähnlichen Bilder haben wir schon hingewiesen.

Überall dort, wo klinisch *Geschwürsbildung* vorliegt, finden sich unter dieser in der Tiefe meist ausgedehnte Krebszellnester, über welchen eine Epidermis nicht mehr festzustellen ist. Zelldetritus, Fibrin, Erythrocyten und Leukocyten bilden hier eine wechselnd ausgedehnte Schicht, die das eigentliche Geschwulstparenchym bedeckt.

Regressive Umwandlungen trifft man jedoch auch in den Geschwulstherden selbst an. Vielfach wird deren *Beginn* angedeutet durch das Auftreten kleiner, mit basischen Farbstoffen stark färbbarer Kernreste zwischen den noch unveränderten Zellen. Daneben findet sich vielfach eine mit sauren Farben darstellbare Zwischensubstanz. In anderen Fällen geht im Zentrum des Herdes die

Kernfärbung zum Teil oder völlig verloren, so daß hier eine homogene, mit sauren
Farben stark färbbare Masse übrigbleibt, in welcher Zellgrenzen nur bei starker
Abblendung erkennbar sind, bis schließlich auch dieses unmöglich wird.

Die *Anhangsgebilde* der Haut gehen innerhalb der Geschwulstherde schnell
zugrunde, zum Teil wohl infolge mechanischer Verdrängung, zum Teil durch die
celluläre Infiltration und Entwicklung jungen Bindegewebes. Dabei bleiben die
Schweißdrüsen meist länger erhalten als die Talgdrüsen.

Nicht immer kommt es jedoch zu einer solchen, als *Nekrose* zu bezeichnenden
Umwandlung, die uns ja aus der allgemeinen Pathologie von den verschiedenen
Carcinomformen her geläufig ist. Häufig beschränken sich die regressiven Vorgänge auf eine *vacuoläre Degeneration* (DUBREUILH, UNNA, KREIBICH u. a.), wobei
in der Nachbarschaft der Kerne zunächst kleinere Hohlräume entstehen, die allmählich die Zellen erfüllen. Durch Zusammenfließen mehrerer vacuolisierter
Zellen bzw. Einreißen der Grenzen entstehen mehr oder weniger große, *cystische
Hohlräume*. Schließlich kommt auch noch eine *hyaline Umwandlung* vor, wie
wir sie ähnlich und in höherem Maße von den Cylindromen her kennen (s. dort),
ein Befund, der gerade auf den Zusammenhang dieser Geschwulsttypen ein besonderes Licht wirft.

Diese regressiven Vorgänge an Epithel und Bindegewebe sind es, die neben
den Potenzen der Zellen zur Ausbildung drüsiger Strukturen zu den *verschiedenen
Gestaltungsformen* führen, unter denen die Basalzellenkrebse auftreten und nach
welchen sie eingeteilt worden sind. Überall dort, wo keine derartigen Umwandlungen vorhanden sind, wo wir also das ursprüngliche, unveränderte Geschwulstparenchym vor uns haben, tritt dieses in dem weitaus häufigsten, nämlich dem
soliden Typus auf (s. Abb. 179). Dabei bilden die Basalzellen wechselnd dicke,
vielfach verzweigte und miteinander zusammenhängende Massen, die spitz oder
kolbenartig aufgetrieben, oft finger- und griffelförmig (styloid) in das umgebende
Bindegewebe vordringen. Es kommt hier gelegentlich zu einem *netzartigen Aufbau*
dadurch, daß derartige ganz dünne und lange, aus wenigen Zellagen bestehende
Geschwulstflächen miteinander in Verbindung treten (s. Abb. 180). Den *drüsenartigen, adenoiden* Typus schildert KROMPECHER als Basalzellenwucherung, die
oft an mehreren Stellen gleichzeitig in Form einreihiger Epithelverbände falten-
artig in das Cutisgewebe vordringt und durch die Entwicklung dieser Falten in
den verschiedensten Richtungen zu den unregelmäßigsten Gebilden führt
(s. Abb. 183). Dicht aneinandergelagerte Epithelfalten umschnüren dickere oder
dünnere Bindegewebsbündel, die — häufig hyalin entartet — auf dem Querschnitt
als hyaline Kugeln und Ballen erscheinen, die zu Irrdeutungen Anlaß geben können.
Gerade bei diesem drüsenartigen Typus kommen häufig *spitzentuchartige Gebilde*
vor, wie man auch andererseits hier, besonders in den Randabschnitten, guirlandenartig angeordnetes Krebsgewebe antrifft, und zwar in Falten, die drüsen-
förmig in die Cutis vordringen und auf diese Weise unregelmäßige Schläuche,
Spalten und Röhren abgrenzen (s. Abb. 182). Der seltenste, *cystische Typus*
schließlich entsteht dort, wo die vacuoläre Umwandlung ausgedehntere Maße
erreicht und nun zahlreiche, mehr oder weniger runde oder unregelmäßig gestaltete Cysten — vielfach dicht nebeneinanderliegend und miteinander zusammenhängend — auftreten. Auch hier gehen von den Cystenwandungen kolbenartige
und styloide Ausläufer aus. Innerhalb dieser Schläuche und Cysten finden sich

dann die oben erwähnten nekrotischen Epithelreste, zum Teil mit Talg- und Pigmentmassen durchsetzt. In den Zellen kann man bei entsprechender Methodik feststellen, daß sich manchmal Fett in den Vacuolen vorfindet, sowie in dem Material innerhalb der Cysten, doch durchaus nicht immer.

Die *Entstehung dieser Schläuche und Cysten* führten KROMPECHER u. a. auf *verschiedene Ursachen* zurück. Neben den krebsig entarteten Follikeln und Folli-

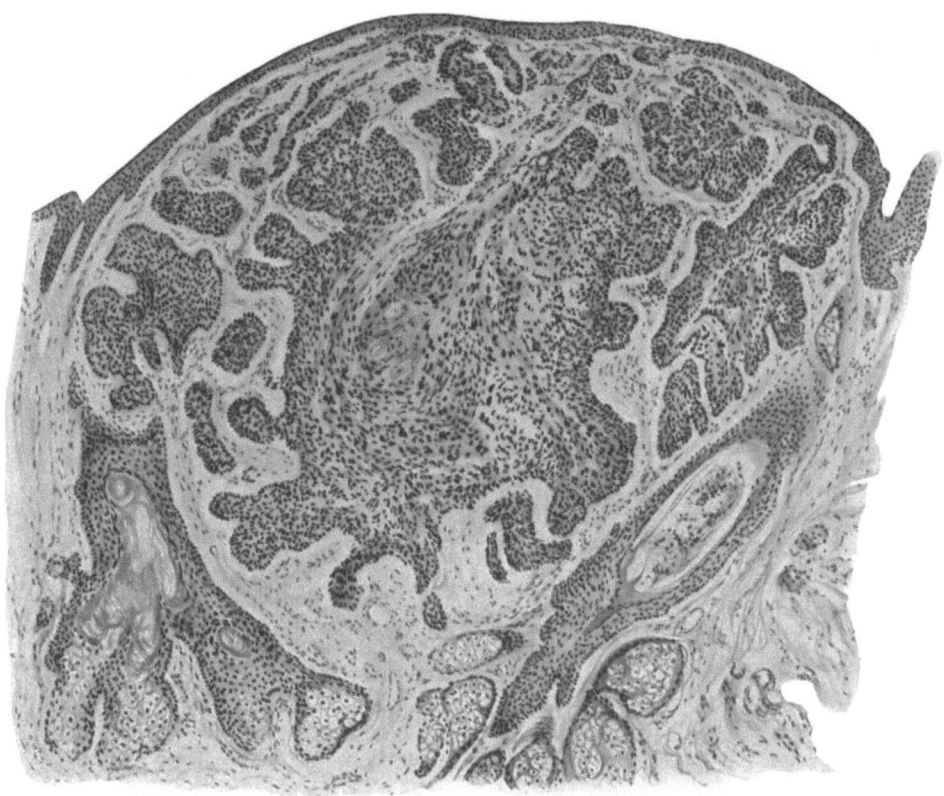

Abb. 185. *Carcinoma basocellulare* (♂, 51jähr., Nasenrücken). In dem mittleren, großen Krebszapfen „CLUMPING-Zellen", wie sie die BOWENsche Dermatose kennzeichnen. O = 77:1; R = 77:1.

kelcysten, wie sie besonders häufig bei den von den Follikeln bzw. Talgdrüsen ausgehenden Basalzellenkrebsen vorkommen, entstünden sie infolge kolloider Degeneration oder regressiver Metamorphose der Parenchymzellen, sowie auch schließlich durch Nekrose des zwischen den Krebssträngen bruchartig eingeklemmten Bindegewebes, wobei dann vielfach noch elastische aber auch kollagene Faserreste, vielfach in Elacin, Kollastin und Kollacin umgewandelt, sichtbar werden, ohne daß diese Veränderungen allein auf das Alter zurückzuführen wären (NEUBER, ARZT u. a.). Schließlich entwickeln sich cystische Basalzellenkrebse auch dann, wenn die Basalzellen präformierte Hohlräume, insbesondere Blut- und Lymphgefäße, umwuchern (KROMPECHER).

Neben Basalzellencarcinomen, bei denen sich Zellen in Richtung von Talgdrüsenelementen differenzieren, wie z. B. dem Fall von McMULLAN, dem Carcinoma sebaceum basocellulare von Loos, gibt es wesentlich seltener vorkommende Tumoren, die von den Talgdrüsen ausgehen und die Eigenschaften des Grundgewebes im wesentlichen beibehalten sollen. Diese wuchern in Drüsenform und werden von Loos als **Carcinoma sebaceum adenomatodes** bezeichnet. Nach diesem

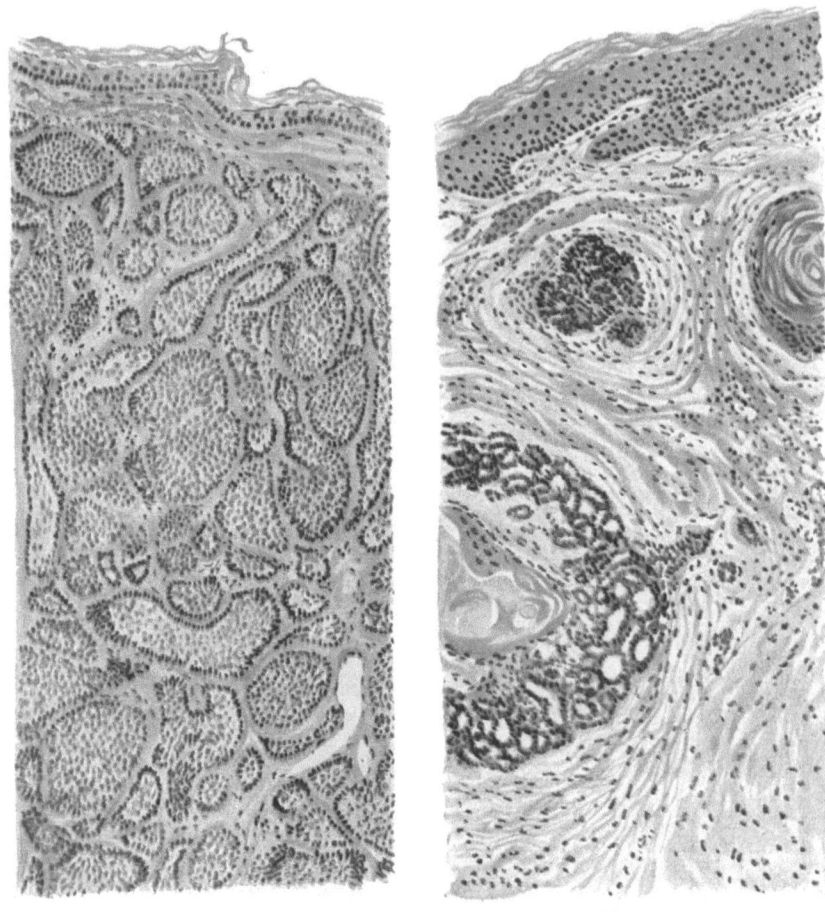

Abb. 186.   Abb. 187.

Abb. 186. *Carcinoma basocellulare* (♂, 55jähr., Wange). Eigenartiger Aufbau durch die hohen Cylinderzellen in der Randzone (ähnlich wie die Basalzellen beim Adamantinom) und die cylindromartige Hyalinisierung. (Es handelte sich klinisch um ein typisches Ulcus rodens.) O = 128:1; R = 128:1.

Abb. 187. *Carcinoma basocellulare* (der gleiche Fall wie Abb. 186.) Reticuläres Wachstum, links um einen hyperkeratotischen Haarfollikel. O = 128:1; R = 128:1.

würden die letzten eine selbständige Gruppe innerhalb der Hautcarcinome bilden. Wegen ihrer Seltenheit seien sie hier kurz eingefügt. Meistens sind die MEIBOMschen Drüsen der Augenlider, also modifizierte Talgdrüsen, der Ausgangspunkt. Nach Loos ist der acinöse Aufbau der Talgdrüsen meist erhalten, jedoch unregelmäßiger, mit Anordnung teils um den Haarbalg, teils mit freier Öffnung nach der Epidermis hin. Die schon bei den Adenomata sebacea erwähnten Matrixzellen der Talgdrüsen kommen neben ausgereiften Elementen sowie solchen mit hellem Plasma und Kern vor. Polymorphie, Mitosen und infiltratives Wachstum kennzeichnen den Tumor als maligne. Fett läßt sich in den meisten, besonders den talgdrüsenartigen Zellen nachweisen, zum Teil auch mehr oder weniger reichlich Melanin. Es gilt jedoch die gleiche Einschränkung wie bei den sog. Schweiß-drüsencarcinomen (s. S. 372). Es ist nicht sicher bewiesen, daß sie wirklich von reifen Adnexen herstammen. Bei einem eigenen Fall fehlten Zellen, die reifen Talgdrüsenzellen entsprachen, während teilweise die Epidermis aus Elementen bestand, die zwischen den Matrixzellen der Talgdrü-sen und großen runden pagetzellenähnlichen Zellen mit nur schwach basophi-lem Plasma und rundem relativ kleinem chromatin-reichem Kern alle Über-gänge bildeten. Besonders die oberen Follikel waren in dieser Weise verändert, jedoch nur oberhalb der völlig unveränderten Talg-drüsen. Der Tumor zeigte trotz reichlicher Mitosen nur wenig infiltratives Wachs-tum. Zwischen den erwähn-ten Zellen waren zuweilen ganz typische Myoepithe-lien anzutreffen. In unse-rem Fall war klinisch auch an ein Melanom gedacht worden.

Regelmäßig finden wir im Krebsstroma und den Krebssträngen des Basa-liom reichliche *elastische Faserreste* dort, wo auch das ursprüngliche Binde-

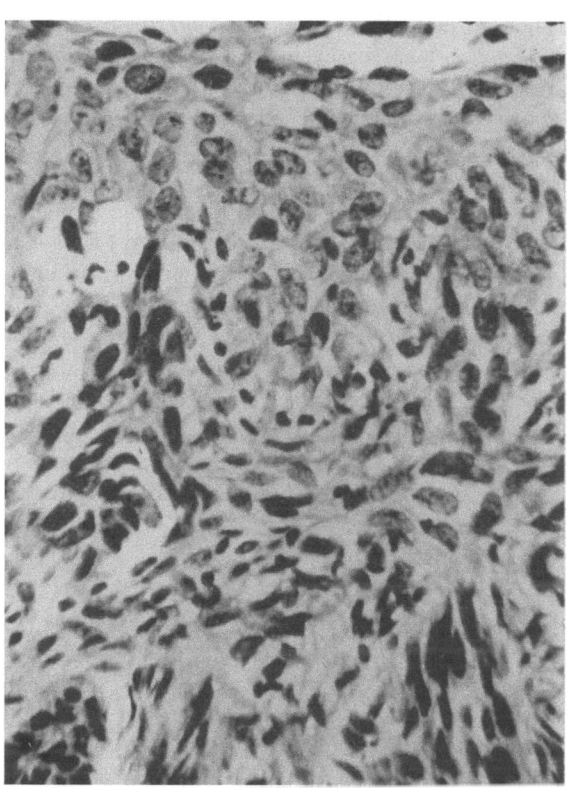

Abb. 188. *Carcinoma basocellulare.* Über Carcinomzellen basocellulären Typs Spinalschicht der Epidermis aufgelockert, erhebliche Zellunruhe. Es fehlt eine scharfe Begrenzung nach der Tiefe. Van Gieson. O=125:1.

gewebe elastinreich war. Die Einbettung der elastischen Fasermassen in diese Krebsnester erfolgt auf verschiedene Weise, sei es, daß wuchernde Krebsmassen die elastischen Fasern umfassen, sei es, daß durch Zusammenfließen benachbarter Krebsstränge zu einer Geschwulstmasse die in dem ursprünglich dazwischen-liegenden Bindegewebe vorhandenen elastischen Elemente in das Krebsstroma aufgenommen werden. Ob es im Krebsstroma zur Neubildung elastischer Fasern und zu deren aktivem Hineinwachsen in das Krebsparenchym kommt (NEUBER), erscheint äußerst fraglich. Wiederholt wurde auf das Vorkommen von Resten elastischer Fasern in einzelnen Krebszellen sowie Fremdkörperriesenzellen (Phago-cytose) hingewiesen (v. HANSEMANN, ZIELER u. a.).

Im Gegensatz zu den Stachelzellenkrebsen findet sich bei den Basalzellen-krebsen häufig *keine Verhornung.* Bei den Übergangsformen kann es hingegen häufiger zu einer *überstürzten Verhornung* im Sinne der *Parakeratose* kommen, wobei dann das bekannte Bild entsteht: Reduktion der epidermalen Gewebsschichten, indem kein Keratohyalin auftritt und statt dessen die kernhaltigen verhornten Zellen unmittelbar den Basal- und Stachelzellen anliegen. Dabei kann es infolge einer *hydropischen* (lipoiden?) *Degeneration* der Übergangszellen und Zerfall eines Teiles derselben innerhalb der parakeratotischen Hornschicht zur Entwicklung von Hohlräumen kommen, um die herum sich die parakeratotischen Hornlamellen konzentrisch anordnen, um nun entweder kleinere oder größere cancroidperlenartige Gebilde darzubieten. Gelegentlich kommt es nach Zerfall dieser Hornmassen zur Bildung sog. *parakeratotischer Cysten*, die eine kolloidartige Masse enthalten und ebenso wie das nekrotisierende Geschwulststroma ausnahmsweise auch einmal verkalken oder gar verknöchern können. (KROMPECHERs *parakeratotischer Typus*.)

Die *Pigmentierung* von Basalzellencarcinomen wird selten, nach BLOCH allerdings häufiger beobachtet (MONTGOMERY, ELLER und ANDERSON, BECKER u. a.). Auch im Stroma finden sich mit Melanin beladene Bindegewebszellen. Die von B. BLOCH erstmalig beschriebenen Fälle von „*benignen, nicht naevoiden Melanoepitheliomen der Haut*" dürften dagegen nicht hierher, sondern eher unter die Präcancerosen zu rechnen sein. Die Frage der Entstehung der Dendritenzellen bzw. des Melanins in diesen Tumoren dagegen ist strittig gleich der in den Basalzellencarcinomen. Hier ergeben sich Anknüpfungspunkte an die Gedankengänge von FEYRTER und HUECK bezüglich der Zuordnung der Basaliome zu nervösen Endorganen. Das Vorkommen von Melanin dürfte wohl niemals an ein malignes Melanom denken lassen, da die übrigen Strukturen bei den vorliegenden Tumoren derart kennzeichnend sind.

Diese, aus Gründen der besseren Übersicht vorstehend im einzelnen aufgeführten morphologischen Eigentümlichkeiten und regressiven Umwandlungen des Krebsparenchyms kommen nun *durchaus nicht immer in reiner Form vor*. Meist finden sich *vielfache Kombinationen* solider, drüsenartiger, cystischer, parakeratotischer, sowie auch Übergangs- und Mischformen vor, die nun in ein und derselben Geschwulst an den verschiedensten Stellen die verschiedensten Bilder darbieten.

Differentialdiagnose. Einleitend haben wir schon darauf hingewiesen, daß zwischen gut- oder bösartigem Verlauf und geweblichem Aufbau einer Geschwulst durchaus keine Übereinstimmung bestehen muß. Damit ist zugleich die Unmöglichkeit zugegeben, über das Wesen der gerade vorliegenden Geschwulst auf Grund der histologischen Untersuchung etwas *unbedingt Sicheres* auszusagen. Eine ins einzelne gehende Stellungnahme bezüglich der Ausdeutung eines gerade vorliegenden Gewebsschnittes für Malignität oder Benignität dürfte sich daher erübrigen.

Es soll damit naturgemäß nicht jene Gruppe von *Zwischenformen* gewertet sein, welche wir bereits kurz erwähnt haben und auf die wir später (s. Stachelzellencarcinome) noch genauer eingehen müssen. Es sei hier nur daran erinnert, daß der Mangel einer *Verhornung nicht unbedingt kennzeichnend* für die Basalzellengeschwülste ist. Ganz abgesehen von den sog. *Übergangsfällen*, in welchen sich neben dem typischen Bilde eines Basalzellentumors stellenweise Verhornung wie bei einem echten Stachelzellenkrebs vorfindet — man hüte sich hier allerdings vor irrtümlicher Verwertung von Follikelquerschnitten — ist hier auch an Fälle zu erinnern, wo Rezidive von Basalzellenkrebsen das Bild echt verhornter Plattenepithelkrebse dargeboten haben. Erwähnenswert erscheint, daß es sich dabei in erster Linie um röntgenbestrahlte Fälle handelte, bei welchen sogar ein typisches Basalzellencarcinom eine Drüsenmetastase vom Aussehen eines Stachelzellenkrebses machen können soll (STRÖBL, s. S. 355).

Sucht man nach verwertbaren *Unterschieden zwischen Basal- und Stachelzellenkrebsen*, so sind dafür vor allem die eigenartigen Bildungen der Zellzüge

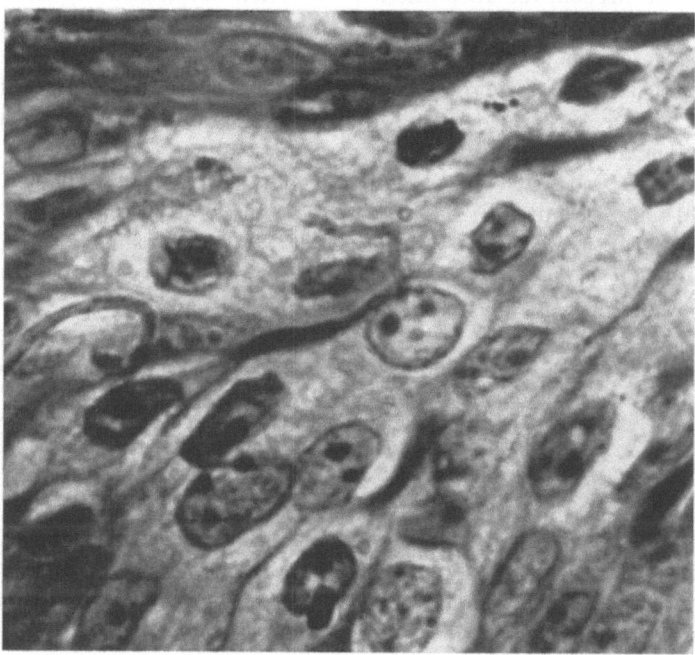

Abb. 189. Talgdrüsenartige Zellen im Carcinom mit bowenartigem Aufbau. Sie färben sich jedoch nur schwach mit Scharlachrot und Sudan III, auch in 40% alkoholischer Lösung. (♂, 83 Jahre, seitliche Stirn, Hämatoxylin-Eosin. O = 800:1.)

und Nester zu verwerten. Beim Basalzellenkrebs findet sich eine schlauchförmige Anordnung der Geschwulstmassen mit den girlandenartig sich vielfach verästelnden Zellsträngen und den kennzeichnenden knospenartigen Endauftreibungen. Ein solches Wachstum zeigt der echt verhornende Plattenepithelkrebs in der Regel nicht (KYRLE).

Chemische und *histochemische* Unterschiede (Ribonucleinsäure, Glykogen, Arginase u. a.) finden neuerdings wieder ein erhöhtes Interesse (s. besonders bei COWDRY). Um Wiederholungen zu vermeiden, wird im nächsten Kapitel darauf eingegangen. Die Fluorescenzmikroskopie bietet bis jetzt keine Möglichkeit einer sichereren Abgrenzung (FLEGEL).

Die flachen, oberflächlichen Basalzellenkrebse machen gelegentlich eine Unterscheidung von der PAGETschen sowohl wie der BOWENschen *Erkrankung* notwendig. Die drei Krankheitsformen lassen sich gewöhnlich voneinander scharf abgrenzen, indem jeder von ihnen gewisse Zellformen eigen sind, und zwar die sog. PAGET-Zellen, die CLUMPING-Zellen und die in der Regel kennzeichnenden,

weil nicht differenzierten Basalzellen (ARZT und KREN, ARZT und BIACH u. a.).
Allerdings trifft dies auch nicht regelmäßig zu (s. Abb. 185). Etwas anderes ist es
allerdings mit der Frage, inwieweit man die BOWENsche Erkrankung zu den echten
Krebsen rechnen, wieweit man sie zu den Präcancerosen zählen darf. Es ist dies
eine Frage grundsätzlicher Art, auf die bei der BOWENschen Dermatose näher
eingegangen werden wird. Zusammenfassend sei nur so viel gesagt, daß überall
dort, wo die Gesamtheit der Veränderungen deutlich entwickelt ist, auch die
mikroskopische Differentialdiagnose keine Schwierigkeiten macht. Es sind vor
allem die Riesenzellen, die Riesenkerne, die vielen atypischen Mitosen und die
Erscheinungen der Hyper- und Dyskeratose, welche beim Basalzellenkrebs in der
Regel *nicht* gefunden werden (CAROL).

Bei der Differentialdiagnose des Carcinoma basocellulare wäre schließlich
noch einer Tumor-Art zu gedenken, die erst kürzlich durch eine Mitteilung von
H. PINKUS bekannt, ,,Eccrine Poroma'' genannt wurde.

Dieser Tumor findet sich vorwiegend an Handtellern und Fußsohlen und wurde
früher wohl teilweise mit dem Basalzellencarcinom verwechselt. Er scheint aber
nach seiner Struktur eher eine Wucherung des oberen Abschnitts des Schweißdrüsenausführungsganges zu sein, der sich entgegen der früheren Auffassung auch
durch die Epidermis mit einem eigenen Epithel fortsetzt.

Pathogenese. Bezüglich der Pathogenese kann auf das bereits früher Gesagte verwiesen
werden. Gesichert erscheint jedoch, daß auch Basalzellencarcinome durch äußere Einwirkung,
z. B. Röntgenbestrahlung (NÖDL, ANDERSON und ANDERSON u. a.), Petroleum-Abkömmlinge
(SUNDERLAND, SMITH und SUGIIRA) hervorgerufen werden können, ebenso wie durch interne
Gaben z. B. von Arsen, und zwar auch als basospinocelluläre, ja selbst *Talgdrüsencarcinome*
(SOMMERS und McMANUS). Die Ausgangszellen der Geschwulst sind bisher mit Sicherheit
noch nicht nachgewiesen.

Die auffallenden Befunde von WEINMANN und Mitarbeitern, die die bei den
verschiedenen Geschlechtern gefundenen Unterschiede in der Struktur der Zellkerne beim Basalzellencarcinom vermißten, bedürfen natürlich einer weiteren
Bestätigung, besonders nach den Befunden von RODERMUND.

2. Stachelzellenkrebs (Carcinoma spinocellulare).

Unter der Bezeichnung ,,Acanthome'' oder Stachelzellengeschwülste pflegt
die Pathologie in Anlehnung an AUSPITZ und UNNA alle jene Geschwülste zu-
sammenzufassen, in welchen die aufbauenden Zellen ,,Stacheln'' erkennen lassen
und damit ihre Zugehörigkeit bzw. Abstammung vom Stratum spinosum der
Epidermis dartun. Der Name Acanthom erscheint um so zweifelhafter in seinem
Wert, als darunter neben den echten Stachelzellenkrebsen der Haut auch die
spitzen Kondylome, die Warzen und die Hauthörner zusammengefaßt wurden.
Für die letzten, die wir als häufige Vorstadien echter Stachelzellenkrebse noch
kennenlernen werden (s. unten), mochte dies noch hingehen. Für die beiden
anderen Formen mußte eine derartige Einreihung mit dem Augenblick unan-
gebracht erscheinen, als es gelungen war, ihren Charakter als örtlich übertragbare,
infektiöse Neubildungen darzutun. Wir beschränken uns naturgemäß in unserer
Darstellung hier auf den echten Stachelzellenkrebs, auf jene Geschwulstform,
die früher allgemein ,,Cancroid'' genannt und heute im Gegensatz zu dem flachen,
oberflächlichen, meist nicht verhornenden Hautkrebs — der Basalzellengeschwulst

KROMPECHERS — am besten wohl als *verhornender Plattenepithelkrebs (Hornkrebs)* bezeichnet wird.

Es wurde schon in den beiden vorhergehenden Abschnitten darauf hingewiesen, daß, wenigstens scheinbare, Kombinationen beider Formen, wenn auch selten, vorkommen; eine Tatsache, die zwar vereinzelt bekannt, die vor allem jedoch von DARIER (,,*metatypische*" Formen) nachdrücklichst betont und durch KROMPECHER, CLAIRMONT, KAUFMANN, dann aber vor allem durch JADASSOHN, H. MONTGOMERY, MIESCHER u. a. ins rechte Licht gerückt wurde. Es ist dabei für die Genese von besonderer Bedeutung festzustellen, daß wiederholt eine Weiterdifferenzierung eines Basalzellenkrebses in einen Hornkrebs — bei Röntgenbestrahlung, bei Rezidiven — beobachtet worden ist (STRÖBL, KYRLE u. a.). Daher sollten vielleicht alle diese Formen nicht als gemischte, sondern als basocelluläre Carcinome mit Differenzierung zu Spinalzellen angesehen werden. Für diese Ansicht spricht, daß bei Durchsicht zahlreicher Schnitte eines Basalioms sich in den meisten Fällen mehr oder weniger in dieser Richtung differenzierte Elemente erkennen lassen, so daß eine scharfe Abgrenzung des Carcinoma basocellulare sehr erschwert wird. Es scheint bisher nicht sicher beobachtet, daß sich die *typische* Basaliome, die zentral in einzelnen Läppchen im Sinne der Spinalzellen weiter differenzierte Zellen enthalten, wie ein Carcinoma spinocellulare weiterentwickelt haben (WELTON und Mitarbeiter). Ganz anders sind natürlich jene Formen zu beurteilen, wo ein echtes Carcinoma spinocellulare neben oder auf dem Boden eines Basalioms vorkommt. Eine Weiterdifferenzierung im Sinne eines Carcinoma spinocellulare kann ferner vorgetäuscht werden, wenn an sich unbeteiligte Schweißdrüsenausführungsgänge in das Geschwulstparenchym einbezogen werden, ganz besonders dann, wenn sie eine Metaplasie erleiden (NÖDL). Neben dieser gemischten, hat DARIER eine ,,*intermediäre Form*" beschrieben, bei welcher das das Krebsparenchym aufbauende Zellmaterial weder typische Basalnoch typische Stachelzellen darstellt. Später hat auch JADASSOHN auf diese Form aufmerksam gemacht.

Der primäre Stachelzellenkrebs der Haut.

Der Stachelzellenkrebs befällt mit Vorliebe diejenigen Körperabschnitte, welche in der Nähe der natürlichen Körperöffnungen gelegen sind. Die Erkrankung tritt am häufigsten im mittleren Lebensalter auf, wurde jedoch auch, wenngleich sehr selten, bei Kindern und Jugendlichen beobachtet und kommt noch verhältnismäßig häufig bei älteren Menschen vor. Unter deutlicher Bevorzugung des männlichen Geschlechtes (39% gegenüber 7%, TRENDELENBURG) tritt er in der übergroßen Mehrzahl der Fälle an der Unterlippe auf. Nase, Ohrmuschel, äußere Genitalien sind ebenfalls häufiger Sitz, während an den Extremitäten sich sein Vorkommen auf etwa 4%, an Hals und Rumpf auf etwa 1% aller Hautkrebse überhaupt beschränkt. Unter 2000 Epitheliomen der Mayo-Klinik fand BRODERS 256 Plattenepithelkrebse, und zwar waren Männer 4mal häufiger befallen als Frauen und besonders häufig die Landbevölkerung. Bei der Entstehung des Stachelzellenkrebses spielen äußere Reize der verschiedensten Art eine entscheidende Rolle. Sei es, daß es sich um physikalische (Röntgencarcinom, Kangri-Krebs), chemische (Teer, Ruß, Arsen, Paraffin u. a.) Ursachen oder aber um die verschiedensten Hautveränderungen (Warzen, Hauthörner, Epidermoide, Tuberculosis cutis luposa, Lupus erythematodes, Psoriasis usw.) handelt.

Das, was wir heute klinisch unter Stachelzellenkrebs verstehen, hat im Laufe der Zeit die verschiedenste Bezeichnung erfahren. Als Cancroid finden wir ihn bei LEBERT (krebsähnlich, weil die für den echten Krebs kennzeichnende Krebszelle darin zu fehlen schien). Auf das Verfehlte dieser Bezeichnung sowie auch des Ausdruckes ,,malignes Cancroid" hat insbesondere

KAUFMANN hingewiesen, da man eine „mit allen Eigenschaften einer bösartigen epithelialen Geschwulst ausgestattene Neubildung" Krebs (Carcinom) und nicht krebsähnlich (Cancroid) nennen soll. Wegen des Aufbaues rein aus Epithelien nannte HANNOVER diese Geschwulstform Epitheliom, ebenfalls in der Absicht, das Fehlen der kennzeichnenden Krebszellen besonders zu betonen, eine Ansicht, die erst durch VIRCHOW in dem noch heute geltenden Sinne richtiggestellt wurde. Wir verstehen unter Plattenepithelkrebsen Geschwülste, bei denen Stachelzellschicht und Hornschicht in einem der normalen Haut mehr oder weniger entsprechenden Typus entwickelt erscheinen (Epithelioma keratoides ORTH). Regelmäßigem Aufbau entspricht jedoch durchaus keine Gutartigkeit im Gegensatz zum Basalzellenkrebs (s. dort), bei dem wir einen verhältnismäßig günstigen Verlauf meistens voraussagen können, wenigstens insoweit, als damit eine mangelnde Fähigkeit zur Metastasenbildung gemeint ist.

Doch können auch relativ ausgereifte gutartige Formen, etwa dem Ulcus rodens entsprechend, vorkommen, bei denen trotz langem Bestand, mächtigem Tumorwachstum und tiefer Ulceration Metastasen fehlen (GOTTRON, eigene Beobachtungen). Daß mit ausgereiften Formen des Carcinoma spinocellulare sog. gutartige calcifizierende Epitheliome bei zu oberflächlicher Excision verwechselt werden können, sei schon hier betont.

Bei den Stachelzellenkrebsen lassen sich *klinisch* zwei Formen unterscheiden, einmal der *tiefgreifende Krebs* von THIERSCH, das alte Cancroid, das vor allem an den Körperostien auftritt, und auf der anderen Seite die oberflächlich wuchernde *papilläre Form*, die sich an irgendeiner Körperstelle, besonders häufig im Gesicht, vielfach im Anschluß an Keratomata senilia und das senile Hauthorn entwickelt. Die beiden letzten Veränderungen haben wir deshalb zu den Präcancerosen gestellt.

Der Stachelzellenkrebs beginnt in Gestalt eines einzelnen oder mehrerer Knötchen von Hirse- bis Erbsengröße, die sehr rasch zerfallen, so daß man die Geschwulst meist erst im Stadium eines geschwürigen Knotens zu Gesicht bekommt. Dabei besteht, was ganz allgemein hier betont sei, keinerlei Übereinstimmung zwischen klinischem Befund und histologischem Bau. Bei gleichem klinischen Aussehen können in ein und demselben Carcinom verschiedene histologische Strukturen vorkommen, wie auch in klinisch voneinander abweichenden Formen ein übereinstimmendes histologisches Bild angetroffen werden kann. Bezüglich der klinischen Besonderheiten beim Auftreten der Stachelzellenkrebse an den verschiedensten Körperstellen muß im übrigen auf die einschlägigen Lehr- und Handbücher verwiesen werden.

Zusammenfassend sei lediglich betont, daß das durch Zerfall der Knoten entstehende Krebsgeschwür den kennzeichnenden harten unregelmäßigen Rand, die kraterartige Form darbietet und daß sich vielfach auf Druck die sog. Krebspfröpfe hervordrücken lassen, wie dies von anderen Stachelzellenkrebsen hinlänglich bekannt ist. Im Gegensatz zu den Basalzellenkrebsen wachsen die Stachelzellenkrebse verhältnismäßig schnell, greifen alsbald auf die Drüsen über und metastasieren häufig.

Mehr auf Grund des klinischen Bildes als der histologischen Struktur sind schließlich Fälle abzugrenzen, wie sie GAY PRIETO, ALVAREZ-CASCOS und JAQUETI DEL POZO beschrieben haben. MUSUMECI konnte sogar die Bildung entsprechender Hautmetastasen beobachten. Auch in unserem Material befindet sich ein solcher Fall: In der Gegend des Ohres finden sich halbkugelige fluktuierende und deshalb an Dermoidatherome erinnernde Tumoren, aus denen sich nach Punktion ein blutig seröses Sekret entleert. Histologisch findet sich ein Gewebsaufbau der durchaus dem Carcinoma spinocellulare entspricht, das jedoch Cysten mit einem homogenen Inhalt mit reichlich Erythrocyten einschließt.

Die schon früher erwähnten *Übergangsformen* lassen sich als solche allerdings nur mikroskopisch feststellen. Dabei treten in Basalzellencarcinomen stellenweise *Verhornungszentren* auf. Bei den sog. *Mischformen* kommen *beide Zelltypen* nebeneinander vor, sei es, daß die Mitte eines Krebsnestes aus Stachelzellen, die Randabschnitte aus Basalzellen bestehen oder nebeneinander reine Basalzellen- und Stachelzellenherde erscheinen. H. MONTGOMERY fand sie in 12,8% bei 119 Fällen von Hautkrebsen und betont unter Bestätigung der Angaben von DARIER, daß diese Mischgeschwülste klinisch zwar den Basalzellenkrebsen ähnlich, aber verhältnismäßig röntgenrefraktär sind und zu Metastasen neigen. *Histo-*

logisch sind sie gekennzeichnet durch das enge *Nebeneinander von Basal-, Übergangs- und Stachelzellen*, zahlreiche Mitosen, sowie die Neigung zur Hornperlbildung und unvollkommenen Verhornung mit kolloidartigem Zentrum (s. S. 332).

Das *Parenchym des Stachelzellenkrebses* wird in der Hauptsache aus außerordentlich polymorphen Stachelzellen gebildet, so daß wir alle Übergänge von der typischen Stachelzelle — kleiner oder größer als die gewöhnlichen Epidermis-

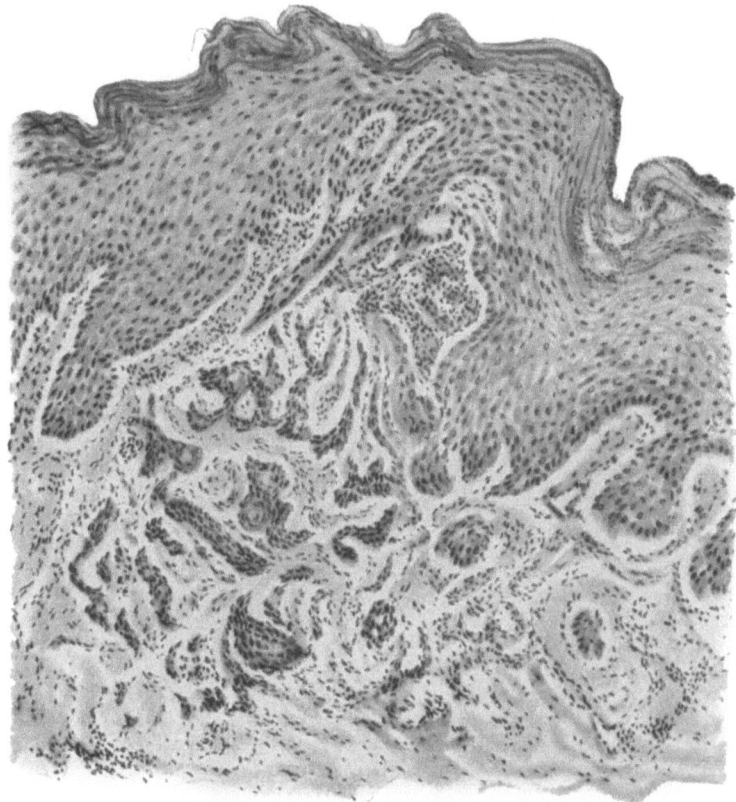

Abb. 190. *Carcinoma spino-basocellulare* (♂, 53jähr., Schläfe). Beginn. Gleichzeitig starke Acanthose der nicht carcinomatösen Epidermisabschnitte. O = 128:1; R = 128:1.

zellen — bis zu Gebilden vorfinden, bei denen jede Ähnlichkeit mit einer Stachelzelle verlorengegangen ist. Gerade dieser *Polymorphismus* ist besonders kennzeichnend für den Stachelzellenkrebs, bei dem sich neben den mehr oder weniger deutlich geformten Stachelzellen auch Riesenzellen und mehrkernige Zellformen vorfinden. Dieser Polymorphismus wird besonders deutlich in jenen Stachelzellen, die entweder ins Bindegewebe verlagert oder durch die andrängende, seröse und leukocytäre Exsudation aus ihrem Zellverbande gelockert sind. Hier vor allem finden sich Riesenzellen und mehrkernige Zellen, häufige Zwei- und Mehrteilungen in Mitosen.

Der Reichtum der den Stachelzellenkrebs aufbauenden Zellen an Protoplasma bedingt im Vergleich zu den Basalzellen eine hellere Färbung des Gewebsschnittes, wodurch sich schon bei oberflächlicher Betrachtung beide Formen meist leicht

voneinander unterscheiden lassen. Allerdings darf man dabei nicht vergessen, daß
in den Randabschnitten der beim Stachelzellenkrebs vorhandenen Zapfen,
Stränge und Nester sich meist eine oder gar mehrere Lagen gut erhaltener Basalzellen vorfinden, womit eine Dunkelfärbung dieser Randzone gegeben ist.

Diese scharfe Begrenzung zwischen Krebsparenchym und Stroma pflegt für
gewöhnlich jedoch nicht lange erhalten zu bleiben, und zwar schwindet sie in dem

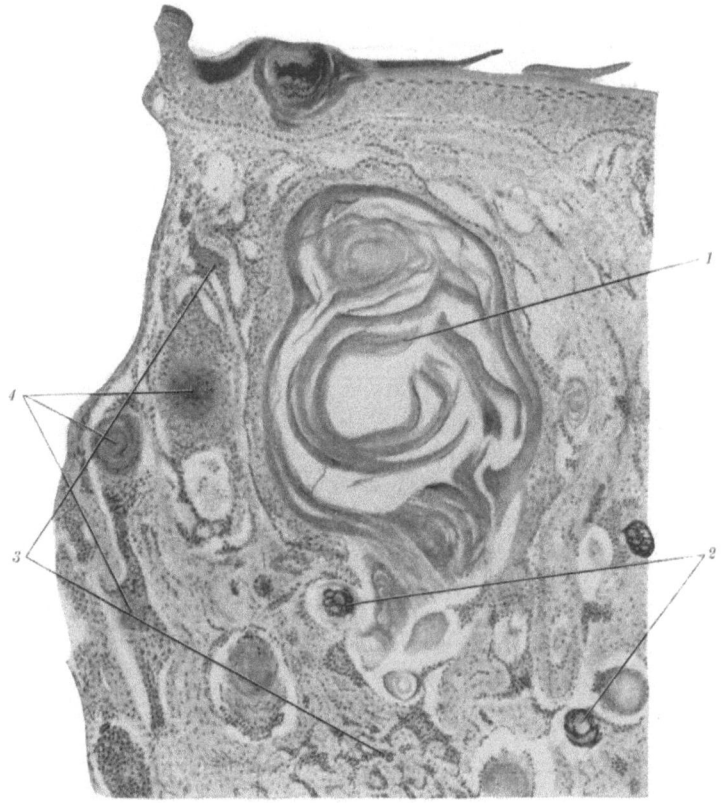

Abb. 191. *Carcinoma spino-basocellulare*, sog. „gemischte" Form. *1* Horncyste; *2* verkalkte Hornlamellen;
3 Basalzellencarcinom; *4* gemischter Typus mit beginnender zentraler Hornbildung. (Sammlung JADASSOHN.)

Maße, wie sich *reaktive Vorgänge im Bindegewebe* der nächsten Umgebung abspielen. Hier kommt es zu einer wechselnd deutlichen *lymphocytären und plasmacellulären Zellinfiltration*, wie wir diese ähnlich schon bei den Basalzellenkrebsen
kennengelernt haben. Es kommt je nach der Stärke der sekundären Entzündungserscheinungen (s. unten) zu Ansammlungen von Leukocyten, die das Krebsparenchym durchsetzen und in die Zellinterstitien eindringen. Ein gleichzeitig
bestehendes, wechselnd starkes Ödem verstärkt die Verwaschenheit der Grenzen,
die in den Randabschnitten vielfach noch durch die Auflösung der Stachelzellen-
verbände zu einzelnen Strängen und Nestern unterstrichen wird.

Den *feineren Aufbau* dieser primären Hautcarcinome haben besonders BECK
und KROMPECHER erforscht. Sie stellten dabei fest, daß die *Epithelfaserung* meist
sehr deutlich ist und namentlich in den zentralen Krebsmassen als in den ver-

schiedensten Richtungen sich durchkreuzendes Fasersystem auftritt. Bei der Größenzunahme vieler dieser Zellen erscheint es ohne weiteres verständlich, daß gerade hier der Erforschung des Epithelfaserverlaufs günstige Bedingungen geboten werden, die jedoch noch ihrer Verwertung harren.

Bei der *knotig-infiltrierenden Form* des Stachelzellenkrebses finden sich die eben beschriebenen Zellformen zu unregelmäßigen, plumpen, verschieden breiten, vielfach miteinander zusammenhängenden Zapfen, Blöcken und Strängen vereinigt, die in den Randzonen fortschreitend, in die Saftspalten des Bindegewebes eindringen. Bald bilden sie hier mehr oder weniger breite Fortsätze, die sich nach der Tiefe verjüngen, sei es, daß sie nun, ähnlich wie die Basalzellenkrebse, zu

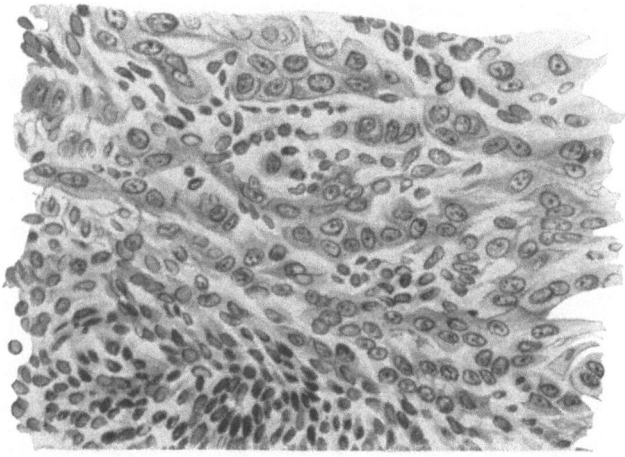

Abb. 192. *Carcinoma spino-basocellulare* (♂, 63jähr., Stirn). „Basal-", Stachelzellen und Übergangsformen nebeneinander in diffuser Verbreitung. O = 790:1; R = 790:1.

hirschgeweihartigen Gebilden auslaufen (s. Abb. 196) oder aber zu Strängen, die zu einem feineren oder gröberen Netzwerk miteinander verbunden sind (s. Abb. 197). Im allgemeinen tritt allerdings diese Entwicklung zurück gegenüber plumpen, kolbenartig verdickten, mit kleineren und größeren, kürzeren oder längeren Knospen und Knoten versehenen Massen, welche mehr oder weniger buchtenartig vorspringend, das gesunde Gewebe infiltrierend durchwachsen. Dieser Aufbau ist besonders deutlich im Zentrum jüngerer Krebsherde; nach dem Rande zu kann man dabei vielfach den Übergang in die zunächst noch verbreiterten und vergrößerten, dann aber regelrecht entwickelten Epithelleisten der unveränderten Haut feststellen. Sehr selten kommt es auch zu einer regelrechten „Abtropfung" der Carcinomzellen in Art der Naevi pigmentosi (MOYNAHAN).

Gegenüber dieser knotig infiltrierenden Form ist der *papilläre Stachelzellenkrebs* dadurch gekennzeichnet, daß die *Beteiligung des Bindegewebes* am Aufbau der Geschwulst eine sehr viel *stärkere* wird. Wir stoßen hier auf die in die Tiefe dringenden Epithelwucherungen, denen jedoch gegen die Oberfläche wuchernde Papillen entgegendrängen. Die üppig wuchernden Epithelmassen häufen sich an der Oberfläche an, werden durch die zwischen den einzelnen Zapfen sich entwickelnden Verhornungsvorgänge zerklüftet und damit zu einem Haufen papillärer Erhabenheiten auseinandergedrängt, die diesen Gebilden das kennzeichnende blumenkohlartige Aussehen geben. Das Vorherrschen der Verhornung führt manchmal zu hauthornähnlichen Bildungen und gibt damit gelegentlich zu einer Verkennung der carcinomatösen Natur der Veränderungen Anlaß. Vielfach wurde als Ausgangspunkt ein papilläres Fibroepitheliom angegeben.

Da die dünne Hornschicht an der Spitze dieser Papillen sehr leicht zerstört wird oder zerfällt, kommt es häufig zu *Blutungen*, zum Nässen, zur *Krusten*-bildung und zu *Nekrosen*, was sich histologisch in einer, aus eingetrocknetem Serum, aus Blutkörperchen und Zelldetritus aufgebauten Schicht äußert, die das eigentliche Krebsgewebe überdeckt. Nach Entfernung dieser nekrotischen

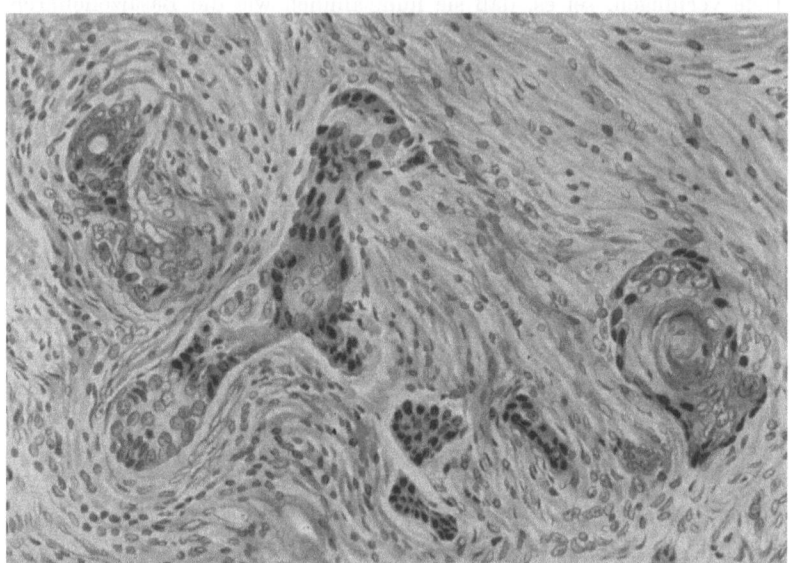

Abb. 193. *Carcinoma spino-basocellulare* (♂, 63jähr., Schläfe). „Basal"- und Stachelzellen im gleichen Krebsstrang. (Der gleiche Kranke wie Abb. 192.) O = 790:1; R = 790:1.

Massen liegt dann der kraterförmig vertiefte, meist noch schmierig bedeckte Grund des Krebsgeschwürs bloß, der an beiden Rändern von dem wallartig überhöhten, aus kennzeichnend aufgebautem Krebsparenchym gebildeten Rande eingefaßt wird.

Das *Stroma* im Bereich der Stachelzellenkrebse verhält sich grundsätzlich nicht anders als dies von den Basalzellenkrebsen her bereits bekannt ist. Auch hier ist je nach der Stärke und Ausdehnung des Krebsparenchyms das darin vorhandene Bindegewebe nach Masse und Zeichnung sehr verschieden. Die beiden äußersten Gegensätze sind etwa dahin zu kennzeichnen, daß einmal zwischen den mächtig entwickelten Krebsmassen nur zarte und dünne Binde-gewebssepten übrigbleiben (s. Abb. 179, 196), und im umgekehrten Falle massige Bindegewebsverbände ein in dünnen Strängen und Netzen angeordnetes, oft auch nur durch vereinzelte umschriebene Krebsnester dargestelltes Krebsparenchym umschließen (s. Abb. 182, 197).

Auch das Verhalten der *Zellinfiltration* an der Grenze der Krebsmassen zum Bindegewebe weist grundsätzlich die gleichen Verhältnisse auf wie bei den Basal-zellenkrebsen. Auch hier findet sich im großen ganzen die erstmals von UNNA vertretene Ansicht bestätigt, daß ein ausgedehnter Wall entzündlicher Zellelemente bei den verhältnismäßig langsam fortschreitenden Krebsen vorhanden, daß hingegen bei den schnell wachsenden diese Zellreaktion nur sehr gering ist. An der Zellansammlung beteiligen sich vor allem *Plasmazellen*, und zwar in Gestalt breiter und oft ziemlich weit, aber unregelmäßig in die Umgebung vordringender, gegen die Krebsmassen hingegen durch eine schmale, zellfreie Bindegewebszone ziemlich scharf abgesetzter Zellverbände (s. Abb. 194). Plasmazellen

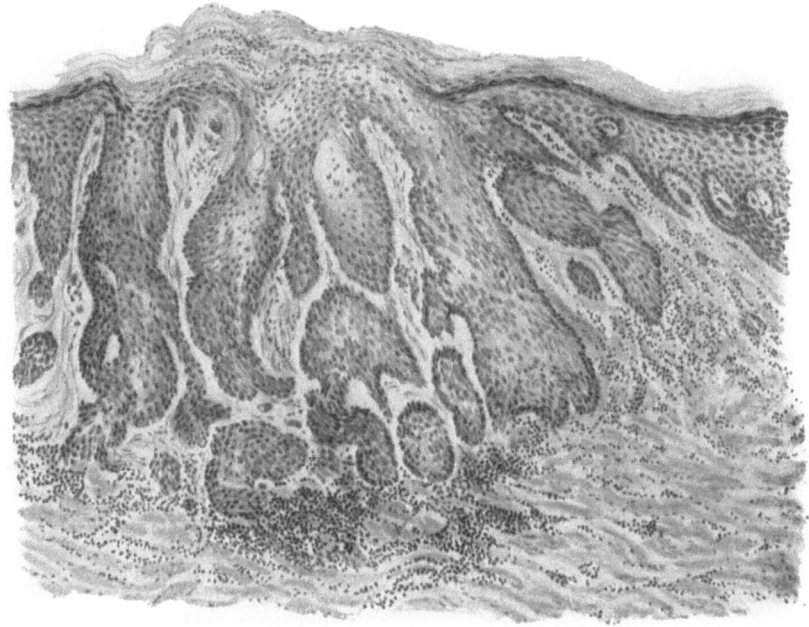

Abb. 194. *Carcinoma spinocellulare* (♂, 57jähr., Unterarm, Streckseite). In Röntgenhaut. Anfangsstadium. Übersichtsbild. Entzündliche Zellinfiltration (Abwehrreaktion) in der Cutis. O = 77:1; R = 77:1.

sammeln sich jedoch auch in der weiteren Umgebung der Krebsmassen, meist in ziemlich gleichmäßiger Verteilung zu einzelnen, größeren und kleineren Herden an, wie sie andererseits, wenn auch in selteneren Fällen, das zwischen den einzelnen Knoten und Strängen des Krebsparenchyms eingeschlossene Bindegewebe ziemlich dicht durchsetzen, gelegentlich sogar bis in die Nähe des Oberflächenepithels hinaufreichend (s. Abb. 190). Bezüglich der besonderen Verteilung der Lymphocyten und Plasmazellen hat schon UNNA darauf hingewiesen, daß, je dichter die Zellherde werden, desto kleiner die Plasmazellen. Er spricht direkt von „großen Plasmazellen", welche die äußere Randzone der Zellinfiltration bilden und von „Massen kleiner Plasmazellen" i. e. Rundzellen (Lymphocyten), welche nach innen gegen die Krebsmassen vorgelagert sind. In auffallendem Gegensatz zu diesen lymphocytären Zellansammlungen steht der *Mangel an segmentkernigen Leukocyten*, die tatsächlich nur dort angetroffen werden, wo sekundäre, entzündliche Einflüsse im Spiel sind bzw. dann, wenn es infolge von Zerfallserscheinungen innerhalb der Krebsmassen (s. unten) und der damit verbundenen „Fremdkörperreaktion" zu stärkerer leukocytärer Reaktion kommt. Es sei noch erwähnt, daß um die Hautkrebse in der Regel die *Mastzellen* vermehrt vorgefunden werden. Besonders trifft dies dort zu, wo jede Plasmazellbildung und jede sonstige Zellinfiltration fehlt. Ihre Verteilung ist allerdings eine äußerst unregelmäßige; einmal finden sie sich in nächster Nachbarschaft des Krebsparenchyms, ein andermal wieder durchsetzen sie die weitere Umgebung; einmal finden sie sich äußerst zahlreich unter dem das Carcinom seitlich einfassenden, im übrigen noch gesunden Deckepithel, während sie im Krebsstroma selbst nur in mäßiger Zahl vorhanden sind. In einigen Fällen läßt sich ein umgekehrtes Verhältnis zwischen Mastzellen und Plasmazellen feststellen, indem einzelne Krebsherde von einer dichten Plasmazellschale und nur vereinzelten Mastzellen umgeben sind, während in anderen nur wenige Plasmazellen neben außergewöhnlich zahlreichen Mastzellen angetroffen werden; daneben kommen jedoch Fälle vor, wo die Beteiligung beider eine ziemlich gleichmäßige ist (UNNA). Diese Anhäufung von Plasmazellen ist natürlich besonders zu beachten, da ihnen bzw. ihren Vorstufen von manchen die Antikörperbildung zugeschrieben wird (EHRICH). Auf das Vorkommen von Eosinophilen wurde beim Carcinoma basocellulare hingewiesen.

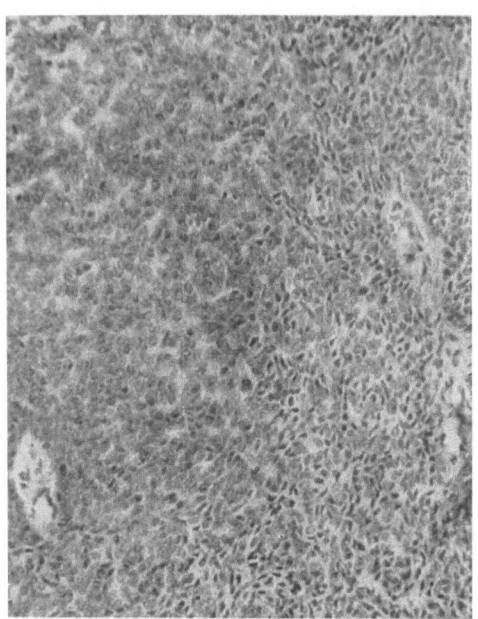

Abb. 195. Gemischtes Hautcarcinom. Rechts Zellen eines Carcinoma basocellulare, die überwiegen. Links „intermediäre" Zellen (♂, 74jähr., Nacken). Hämatoxylin-Eosin. O = 125:1.

Der *Gefäßbindegewebsapparat*, der in früherer Zeit wie auch wieder neuerdings die besondere Aufmerksamkeit der Forscher auf sich gezogen hat — führte man doch in Anlehnung an VIRCHOW die Neubildung der Krebszellen auf das Bindegewebe zurück —, erleidet mit dem Auftreten der bösartigen Neubildung weitgehende Störungen. Der typische Aufbau in der Gefäßverteilung geht verloren; eine äußerst starke Neubildung von Blutgefäßen führt, besonders in den Wachstumszonen der Geschwulst, zu einer außerordentlich reichlichen Gefäßversorgung.

Diese Blutgefäßneubildung wird nach GOLDMANN — dem wir grundlegende Untersuchungen dieser Frage verdanken — von der Geschwulstzelle ausgelöst und ist nach ihm ebenso wie die Zellinfiltration von der Reaktionsfähigkeit des Körpers abhängig. GOLDMANN sah die *Gefäßwucherung* bei bösartigen Geschwülsten — es sei schon hier erwähnt, daß ein grundsätzlicher Unterschied zwischen Carcinom und Sarkom nicht vorliegt — geradezu als *Gradmesser der Reaktionsfähigkeit* des Körpers an und sprach ihr eine direkte Schutzwirkung zu, indem Schutzstoffe des Organismus an die Geschwulst herangeführt, dadurch die entzündliche Gegenwehr gesteigert und so gelegentlich auch einmal eine spontane lokale Ausheilung herbeigeführt werden kann.

In diesem Zusammenhang sei erwähnt, daß im Bereich der Neubildung die Blutgefäße, ähnlich wie bei anderen chronisch entzündlichen Granulationsbildungen, eine *Wandverdickung* und eine *starke Wucherung der Vasa vasorum* erleiden, womit den Geschwulstkeimen das Einwachsen in die aufgelockerte Gefäßwand erleichtert, somit der Einbruch in das Blutgefäß und damit auf diesem Wege die *Metastasenbildung* ermöglicht wird. Der andere Weg über die *Lymphbahn* muß durchaus nicht immer über die Lymphdrüse selbst gehen, da zwischen den Vasa afferentia und efferentia der Lymphdrüsen eine konstante Gefäßanastomose besteht, eine Tatsache, die deshalb besondere Beachtung verlangt, weil auf diese Weise Geschwulst- (wie auch belebte Krankheits-)keime in die Blutbahn gelangen können, und zwar ohne Mitbeteiligung der Lymphdrüsen.

Das Verhalten des *elastischen und kollagenen* Gewebes deckt sich bei den Stachelzellenkrebsen im großen ganzen mit dem bei den Basalzellenkrebsen. Es kann daher auf das dort Gesagte verwiesen werden.

Mit einigen Worten muß noch auf die verschiedenen *Degenerations- oder Umbildungsvorgänge* hingewiesen werden, die sich innerhalb des Krebsparenchyms abspielen, und zwar vor allem deshalb, weil sie zu einer Reihe von Mißdeutungen bezüglich des Vorkommens von „*Carcinomparasiten*" innerhalb der Krebsmassen geführt haben, die eine erregerfrohe Zeit glaubte, für die Geschwulstgenese verant

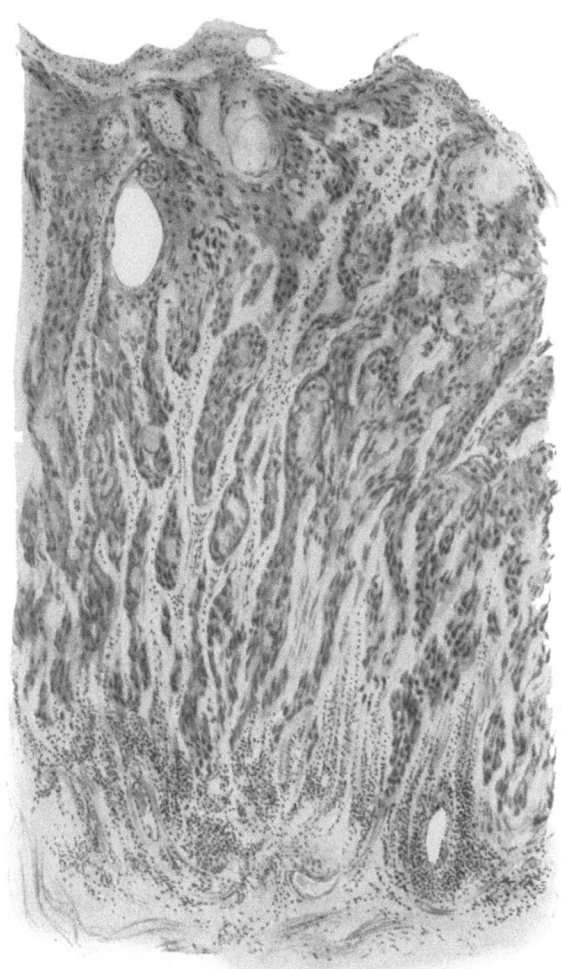

Abb. 196. *Carcinoma spinocellulare* (♂, 43jähr., Glans penis). Übersichtsbild. Platten- und streifenförmiger Bau. Krustenbildung an der Oberfläche. O = 77:1; R = 77:1.

wortlich machen zu dürfen. In erster Linie kommt hier die *hyaline Degeneration* des Epithels in Frage (UNNA, KESER u. a.).

UNNA hatte nicht weniger als neun verschiedene Typen hyaliner Degeneration unterscheiden und die Abstammung dieser hyalinen Massen von bindegewebigen, vor allem aber epithelialen Zellelementen dartun müssen, um jenen Irrglauben an die Carcinomparasiten zu stürzen. Er hat bei den epithelialen Hyalinen eine diffuse ungeformte Hyalininfiltration von geformten, scharf umschriebenen, hyalinen Gebilden unterscheiden wollen. Abgesehen davon, daß wir heute von einer Infiltration in diesem Zusammenhang nicht mehr sprechen und uns die Notwendigkeit derartig weitgehender Differenzierung rein durch die äußere Form gegebener

Unterschiede ein und desselben Degenerationsproduktes nicht mehr recht verständlich erscheint — die Vorstellung eines Zusammenhanges dieser Gebilde mit Carcinomerregern hat zur Zeit keinen Platz, obwohl die „Einschlußkrankheiten" hier zu einer naheliegenden Parallele

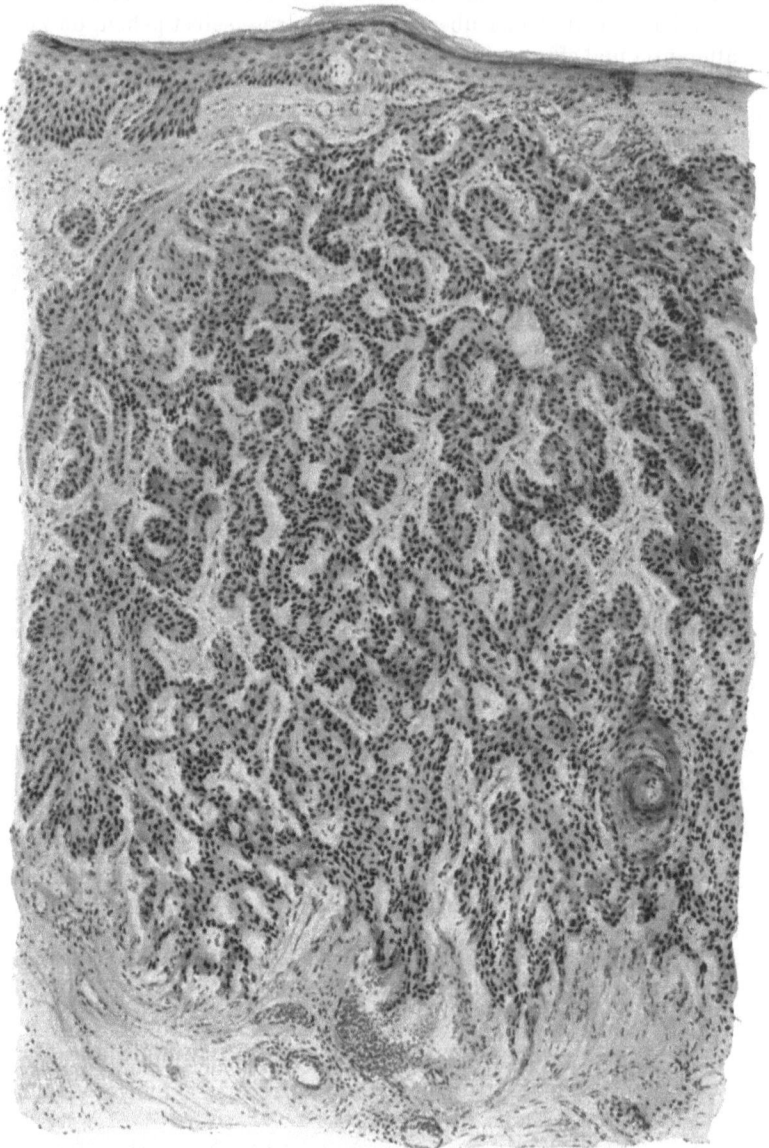

Abb. 197. *Carcinoma spinocellulare* (♀, 42jähr., Nasolabialfalte). Übersichtsbild. Netzartiger Bau. O = 128:1; R = 128:1. (Vgl. Abb. 180, S. 324.)

veranlassen könnten —, ist das tatsächliche Vorkommen der von Unna beschriebenen verschiedenen Arten von Gebilden hyaliner Substanz nur zu bestätigen. Wir alle kennen die Russell-Körperchen als Folge hyaliner Zellumwandlung. Das Auftreten von homogenen, glänzenden, bald mehr wachs-, bald mehr glasartig durchscheinenden Gebilden von mehr oder weniger rundlicher Form und starker Affinität zu sauren Farben, ist auch im Epithel hinlänglich bekannt. Sie finden sich an Stelle der Kerne in den vergrößerten Kernhöhlen in Form rundlicher Kugeln. Manchmal ist daneben noch der Kern oder kernähnlicher Inhalt vorhanden. Es finden sich auch unregelmäßig längliche, vielfach ausgebuchtete, spiralisch gedrehte, lang ausgezogene und gestielte Gebilde, die oft noch das Zellprotoplasma durchsetzen und sogar über den Zellkörper hinausgehen. Daneben trifft man auf Zellen mit einem oder mehreren gut erhaltenen Kernen in einem hyalin degenerierten, blasenförmig aufgetriebenen Protoplasma und schließlich kommen gar Bildungen vor, in denen diese „hyalinen Blasen" UNNAS zwei ineinandergeschachtelte hyaline Kugeln bzw. Hohlkugeln darstellen, die einen Kern umschließen. Besonders diese hyalinen Blasen mit Kerneinschlüssen bzw. mit doppelter hyaliner Wandung haben zu jener irrtümlichen Auffassung vom Vorhandensein tierischer Parasiten im Krebsparenchym geführt.

Zu dem gleichen Irrtum gaben in einem vielleicht noch stärkeren Maße jene als *X-Zellen* (UNNA) bekannten Gebilde Anlaß, die ebenfalls von den Epithelien abstammen, jedoch auf einem anderen Wege entstehen und sich von den hyalinen Produkten deutlich unterscheiden lassen. Sie sind nicht nur bei Carcinomen, sondern auch beim Condyloma acuminatum anzutreffen und hier wie dort als eigenartige Degenerationsprodukte der Epithelien zu betrachten.

Im Carcinom der Haut finden sich die X-Zellen vorzugsweise in nächster Nähe der Basalzellenschicht, und zwar zwischen Zellen, die im übrigen noch keinerlei bedeutendere Veränderungen erlitten haben. Findet man sie einmal in anderen Abschnitten des Gewebes, so liegen sie bald inmitten von typischem Schleimschichtgewebe oder aber von Zellen, die beträchtliche morphologische Veränderungen durchgemacht haben. Im Gegensatz dazu stößt man auf die hyalinen Körperchen gewöhnlich im Zentrum der Epidermiskugeln und in der Nähe von Zellen, die den Verhornungsprozeß abgeschlossen haben.

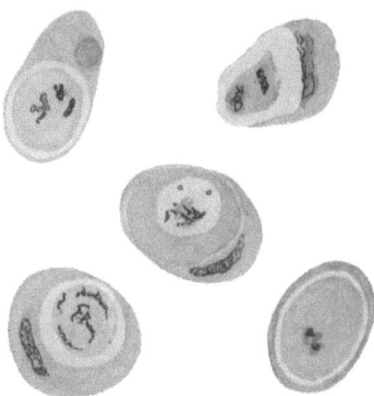

Abb. 198. Sog. „*Carcinomparasiten*" aus einem *Stachelzellenkrebs.* O = 540:1; R = 540:1.

Morphologisch weisen diese X-Zellen die verschiedensten Gestalt auf; sie bestehen im wesentlichen aus einem homogenen Protoplasma, das sich bei UNNAS saurer Orcein-Wasserblau-Eosin- und nachträglicher Safraninfärbung intensiv mit Wasserblau färbt, während der ein- oder mehrfache Kern durch das Safranin intensiv rot gefärbt wird (UNNA, PASINI). Die zwischen den Epithelzellen liegenden, vollständig runden hyalinen Gebilde von homogenem Aussehen, lassen sich aus den eben erwähnten morphologischen und färberischen Gründen von diesen X-Zellen mit ihren unregelmäßigen Fortsätzen und der fehlenden Homogenität des Zellkörpers leicht unterscheiden. In den gänzlich hyalin entarteten Epithelzellen werden Kern und Protoplasma durch Säurefuchsin gleichmäßig rot gefärbt, während in den X-Zellen Kern und Protoplasma stets ein verschiedenes färberisches Verhalten zeigen, so daß die fertige X-Zelle niemals homogen, sondern aus zwei, dem Kern und dem Protoplasma entsprechenden Substanzen aufgebaut erscheint. *Der Entwicklung dieser X-Zellen* geht ein stufenweises Verschwinden der Epithelfasern voraus, welchem eine progressive Verdichtung des Protoplasmas von der Peripherie nach dem Zellzentrum und eine wachsende Affinität der Zelle zum Wasserblau folgt; schließlich quillt dann der Kern auf und wird nach und nach in eine aus ein oder mehreren Teilen bestehende gleichförmige Masse umgewandelt.

In engem Zusammenhang mit der Hyalinentartung steht eine *kolloide Umwandlung*, die sich in manchen Krebsmassen feststellen läßt und sich von der ersten lediglich durch ein abweichendes färberisches Verhalten unterscheidet. Dieses ungleich seltener und zwar ausschließlich innerhalb der Epithelien der Stachelzellen auftretende Kolloid färbt sich mit der UNNAschen polychromen Methylenblau-Säurefuchsin-Tanninmethode schwach rosa, nach VAN GIESON hell bis dunkelgelb. Es läßt sich damit vom *Hyalin* sehr deutlich unterscheiden. Schwieriger ist auf Grund dieses färberischen Verhaltens jedoch die *Unterscheidung von Hornsubstanzen.* Hier muß man daher eine morphologische Eigentümlichkeit des Kolloidkrebses beachten; im Gegensatz zum Hornkrebs fehlen ihm die aus konzentrisch angeordneten Krebszellen bestehenden Hornkerne. Die kolloide Umwandlung befällt zunächst meist den Kern

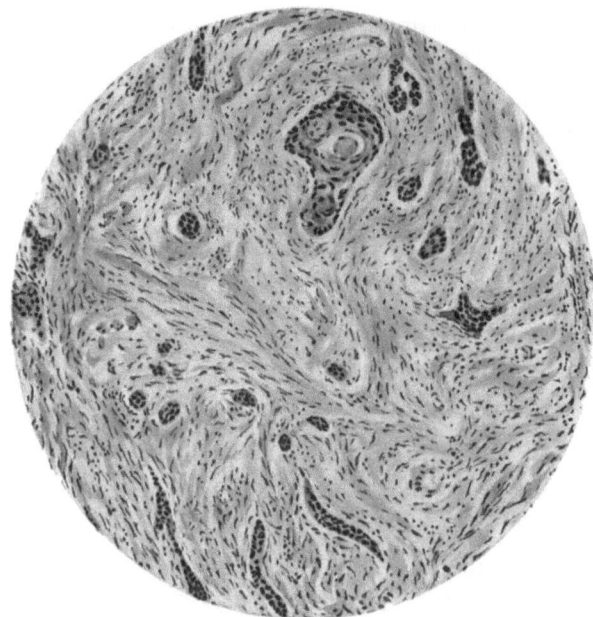

Abb. 199. *Carcinoma spinocellulare* (♂, 64jähr., Unterlippe). Wachstum in der Tiefe, zum Teil schweißdrüsengangsähnlich. Hyaline Kugel im Zentrum eines Krebszapfens. Hämatoxylin-Eosin. O = 128:1; R = 128:1.

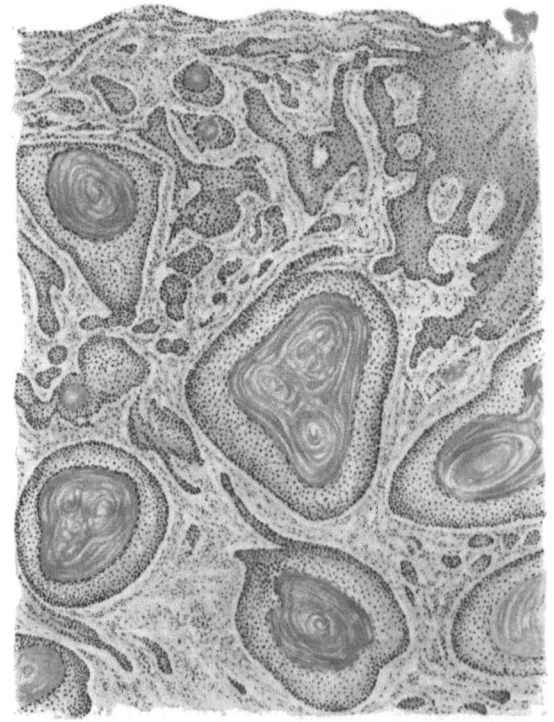

Abb. 200. *Carcinoma spinocellulare* (♀, 59jähr., Schläfe). Verhornender Stachelzellenkrebs. Übersichtsbild. Hämatoxylin-Eosin.
O = 35:1; R = 28:1.

und verdrängt ihn. Sie greift alsbald auch auf das Zellprotoplasma über, um sich auch in groben Schollen und Klumpen in das umgebende Bindegewebe vorzudrängen. Diese besondere Eigentümlichkeit gestattet ebenfalls die Trennung der Hornkrebse und von den weitaus selteneren Kolloidkrebsen.

Die im Stachelzellenkrebs auftretende „*Perl*"*bildung* kann auf zwei Ursachen zurückgeführt werden. Einmal handelt es sich um die oben beschriebenen Hyalinperlen, zum anderen um die Perlbildungen bei der Verhornung. *Die Verhornung des Krebsgewebes* ist ein viel einfacherer Vorgang als der der hyalinen Degeneration (UNNA). Diese keratoide Umwandlung findet sich jedoch nur bei einem Teil der Stachelzellenkrebse und selbst dort, wo wir gewohnt sind, stets auf einen Hornkrebs zu stoßen (Lippenkrebs), treffen wir auf erhebliche Unterschiede im Verhornungsgrad, eine Tatsache, die KROMPECHER mit UNNA dadurch erklärte, daß die Hornzelle bzw. die Hornsubstanz weder in morphologischer, noch in färberischer Hinsicht einen einheitlichen Stoff darstelle. Die Verhornung geht in verschiedener Richtung vor sich, indem dabei — und dies trifft besonders für die äußere Decke der nicht geschwürig zerfallenen Krebse zu — die Kerne in den Zellen vielfach erhalten bleiben, d. h. eine *Parakeratose* auftritt. Stärkere seröse und leukocytäre Exsudation führt zu einer

Lockerung dieser Hornmassen, zur Krustenbildung und schließlichen Abstoßung, worauf dann das Krebsgeschwür frei zutage liegt.

Die Verhornungsvorgänge im eigentlichen Krebsparenchym gehen von verschiedenen *Verhornungspunkten* aus. Einmal treffen wir Hornmassen, deren Zusammenhang mit der Hornschicht der Oberfläche ohne weiteres festzustellen ist. Zum anderen müssen wir jedoch unabhängig davon eine selbständige Hornbildungsfähigkeit innerhalb der tiefer in der Haut gelegenen Krebsnester annehmen. Der Beginn dieser Verhornung äußert sich in einer konzentrischen Anord-

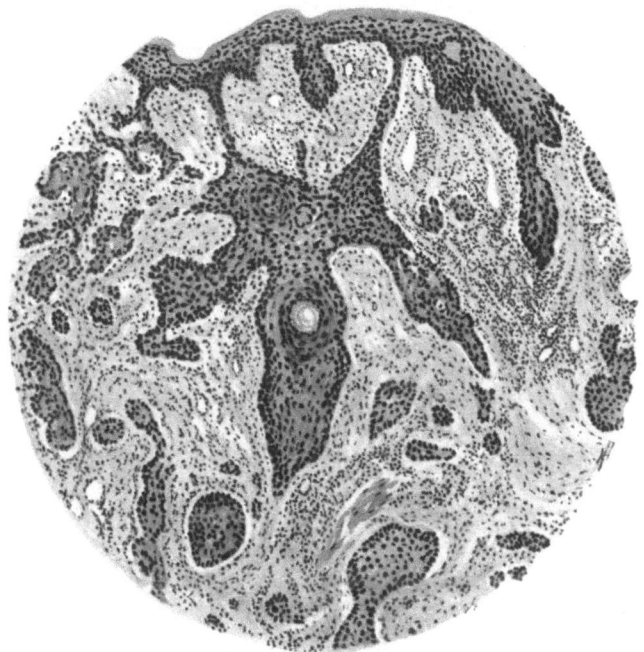

Abb. 201. *Carcinoma spinocellulare* (♀, 74jähr., Unterlippe). Vereinzelte Hornperlbildung. Hämatoxylin-Eosin. O = 128:1; R = 128:1.

nung der Krebsepithelien um einen gemeinsamen Mittelpunkt, wobei sie zu langen und schmalen Gebilden umgewandelt werden. Der Kern bleibt meist, wenn auch geschrumpft, erhalten; das Protoplasma hellt sich auf, die Epithelfaserung wird undeutlich. Innerhalb dieser konzentrisch gelagerten Zellmassen finden sich feine Keratohyalinkörner, wenn auch meist nur in mäßiger Anzahl und durchaus nicht immer. Auf diese Schicht heller, vergrößerter Zellen folgt die eigentliche *Hornperle*, die aus dünnen, homogenisierten, zwiebelschalenartig ineinandergerollten, zum Teil kernlosen, fest ineinandergepreßten Zellen besteht. Im Zentrum dieser Hornperlen läßt sich vielfach ein stark lichtbrechendes hyalines Körperchen oder verschieden geformte hyaline Schollen, gelegentlich auch einmal eine ödematös aufgeblähte und vacuolisierte größere Zellen feststellen, worin man mit UNNA den Ausgangspunkt der Verhornung sehen darf (KROMPECHER). Es wurde schon erwähnt, daß die Entwicklung derartiger Hornperlen eine äußerst wechselnde ist; einmal finden sich wohl ausgebildete Perlen, zum anderen nur mäßig entwickelte, sei es, daß sie mitsamt den umgebenden Zellen oder mit

eingewanderten Leukocyten einer Art Zerfall anheimfallen. ESTEVES sah — wenn
wenigstens der intracelluläre Anteil der Intercellularbrücken erhalten war —
auch die Verhornung den üblichen ortho- oder parakeratotischen Mechanismus
einschlagen, war dies jedoch nicht der Fall, kam es zu völlig atypischer intracellulärer unvollständiger Hornbildung. Gelegentlich sieht man über Carcinomen
jene häufiger an hyperkeratotischer Schleimhaut des Mundes zu beobachtende
parakeratotische ,,eosinophile'' wabenartige Hornschicht, sowie Zellen, die, obwohl
vollständig verhornt, ihre Form und damit ihre Selbständigkeit bewahrt haben.

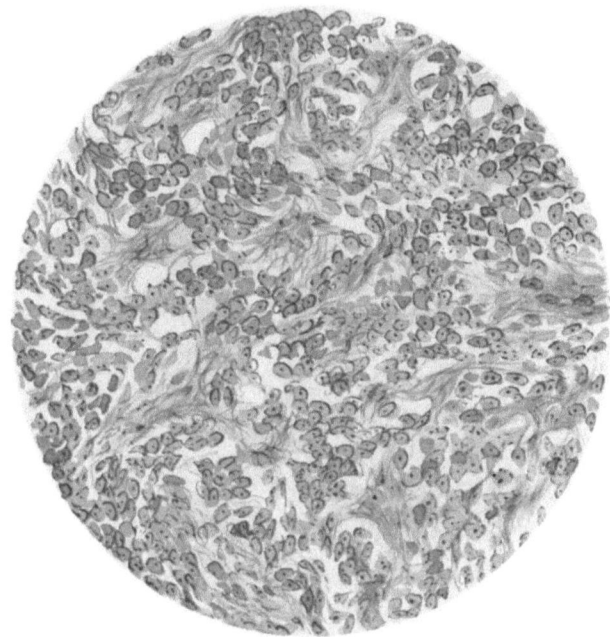

Abb. 202. *Carcinoma basocellulare* (♀, 61jähr., Nacken). Mucinöse Degeneration (metachromatisch rot gefärbt)
des Bindegewebes zwischen den Krebszügen. Polychromes Methylenblau. O = 560:1; R = 470:1.

Den *Ausgangspunkt der Verhornung*, d. h. den Kern der Hornmassen bilden
also entweder hyalin entartete oder blasenförmig ödematös geschwollene oder
schließlich gar intraepithelial, durch hydropische Degeneration entstandene,
kleinere oder größere runde Höhlen und Lücken (BECK und KROMPECHER). Bei
dieser letzten Form, der *Verflüssigung des Epithelgewebes*, entwickeln sich kleine,
isolierte oder größere zusammenhängende Hohlräume und Kanäle. Diese Art der
Umwandlung kommt meistens beim Paget, gelegentlich jedoch auch bei manchen
Krebsen vor. Bei dieser Verflüssigung gehen die Zellen mitsamt dem Kern zugrunde.

Die Bedeutung der *Glykogenentwicklung* (s. Abb. 203) in den Carcinomzellen
ist auch heute noch umstritten (s. BOWENsche Krankheit).

Auch über das Vorkommen von Glykogen in den einzelnen Formen der Hautcarcinome besteht keine Übereinstimmung. Die Basalzellen der Epidermis
scheinen meist, jedoch nicht immer, glykogenfrei zu sein. Bei Reizzuständen der
Epidermis (H. PINKUS), sowie bei verschiedenen Dermatosen, wird diese Sub-

stanz beobachtet. Während BECK, JESSNER und BIBERSTEIN, JUON, LANGHANS und BRUNNER u. a. keine wesentlichen Unterschiede der einzelnen Formen der Hautcarcinome feststellten, fanden LUBARSCH wie neuerdings auch BRETT und RATHGENS sowie BRAUN-FALCO die Basaliome oft glykogenfrei. Nach eigenen Erfahrungen kann der Glykogengehalt wohl kaum zur Differentialdiagnose verwandt werden. Auch bedeutet eine Weiterdifferenzierung von Basaliomzellen in Richtung von Spinalzellen im Innern der Carcinomläppchen durchaus keine schlechtere Prognose (HALTER, WELTON und Mitarbeiter). Die Zwischenformen

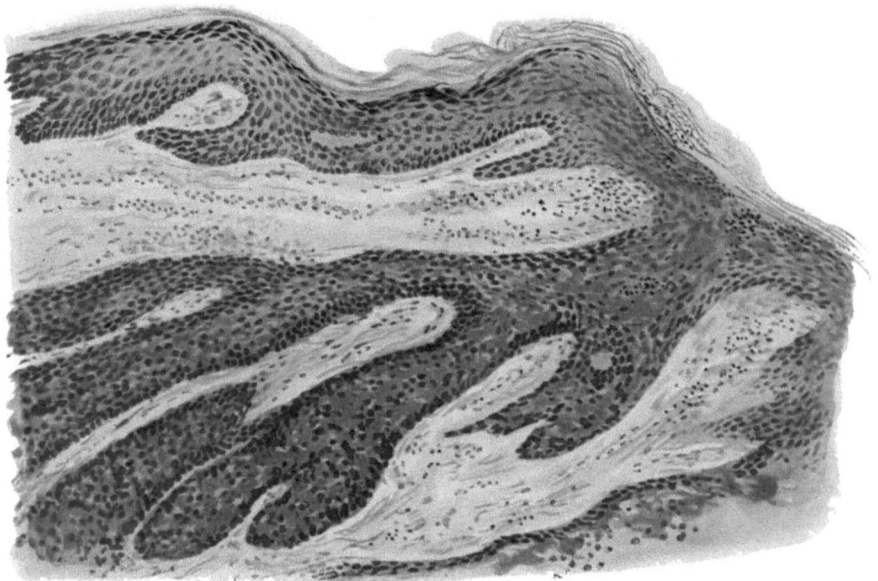

Abb. 203. *Carcinoma spinocellulare.* Glykogengehalt der carcinomatösen Zellen; allmähliche Verringerung zum Gesunden hin. O = 128:1; R = 120:1. (Sammlung O. SCHNEIDER.)

enthalten reichlich Glykogen, insbesondere auch die Schweißdrüsencarcinome. Verständlicherweise ist bei den nicht infiltrierend wachsenden Tumoren die *Basalmembran* mit den verschiedenen Methoden gut darstellbar, während sie bei den anderen fehlt. Das Verhalten der *Arginase* bedarf noch der weiteren Überprüfung. Ganz allgemein scheint histochemischen Reaktionen bisher eine praktische Bedeutung weder für die Stellung der Diagnose noch zur Beurteilung der Malignität zuzukommen. Vielleicht bahnt sich hier durch die Messung der Aufnahme von Isotopen in situ eine Wendung an.

Schließlich ist noch eine Umwandlung des *Bindegewebes*, eine *Vergallertung*, d. h. eine mucinöse Umwandlung zu erwähnen. In solchen Fällen finden sich zum Teil im Bindegewebe, zum Teil auch innerhalb des Epithels — dann handelt es sich nach UNNA um eine Ausbreitung dieses schleimig entarteten Bindegewebes zwischen die Epithelzüge — mit Flüssigkeit und Fibrinfäden erfüllte größere Hohlräume, innerhalb deren sich bei entsprechender Färbung mucinöse schleimige Massen nachweisen lassen (metachromatisch rot gefärbt mit polychromem Methylenblau). Oft finden sich diese mucinös umgewandelten Bindegewebsfasern in so dichten Massen, daß sie die Epithelien direkt netzförmig umspinnen und diese schließlich dem Untergang zuführen. Dabei verflüssigen sich die Epithelien einzeln oder reihenweise, und zwar lassen sich am fortschreitenden Rande derartiger Bezirke stets noch Zellreste feststellen, die als kernlose, schwach färbbare, schollenartige Epithelien in diese gallertig umgewandelten Bindegewebsmassen eingelagert sind. Solche mucinöse Umwandlung ist jedoch nicht auf die Stachelzellenkrebse beschränkt, sie findet sich vielmehr auch bei Basalzellengeschwülsten (Abb. 202).

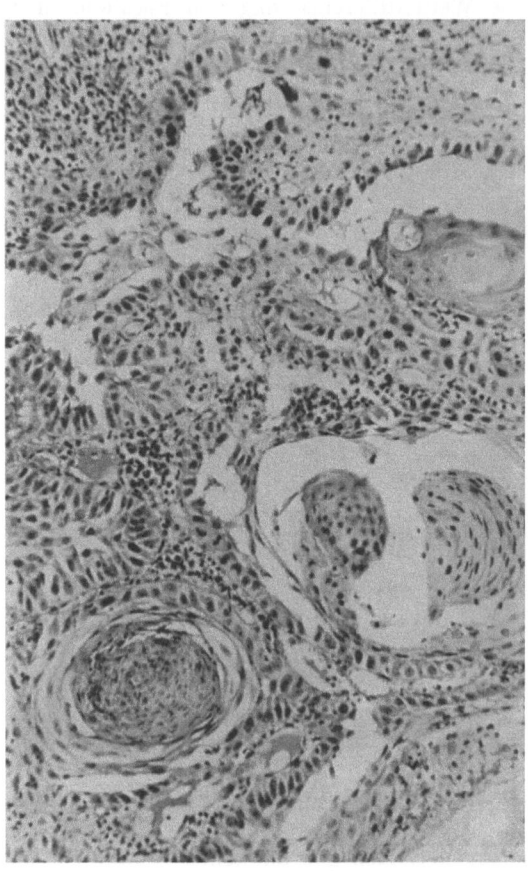

a

Abb. 204 a u. b. Schweißdrüsencarcinom (♀, 83jähr., periorbital). Man erkennt neben carcinomatösen die adenoiden, an einen Naevus syringoadenomatosus papilliferus erinnernden Strukturen. Van Gieson. O = 125:1.

Der Vollständigkeit halber sei schließlich noch daran erinnert, daß bei den Stachelzellenkrebsen ebenso wie bei den Basalzellenkrebsen gelegentlich eine *Verkalkung* eintreten kann. Insbesondere fallen die hyalinen und Hornperlen einer derartigen Verkalkung häufiger anheim. Bei den Basalzellenkrebsen ergreift diese meist die erweichten, zentralen Geschwulstabschnitte.

Je nach dem Vorwiegen der hyalinen, der keratoiden oder kolloiden Degeneration pflegte man die einzelnen Stachelzellenkrebse nach *Hyalin-, Horn- und Kolloidkrebsen* zu trennen. Diese Gruppe degenerierender Stachelzellenkrebse kann man mit KROMPECHER jener gegenüberstellen, wo es zu keiner Degeneration der Krebsepithelien kommt.

HEDINGER wollte neben Basal- und Stachelzellenkrebse als weitere bösartige Form das *Carcinom der äußeren Haarwurzelscheide* besonders unterscheiden.

Bei einem 34jährigen Mann fand sich am Halse ein solider, langsam bis Haselnußgröße heranwachsender Tumor, der wiederholt entfernt wurde und rezidivierte. Mikroskopisch bestand er aus einem ziemlich monoton gebauten Gewebe, das sich aus soliden, bald rundlichen, bald unregelmäßigen Zellherden zusammensetzte, die in ihrem Zentrum oft verhornte und verfettete, selten verkalkte, bald konzentrisch geschichtete, bald mehr homogene Massen einschlossen, in denen es selten zur Fällung von Cholesterin gekommen war. An manchen Stellen infiltratives Wachstum. Besonders auffallend waren im Tumor helle Zellen mit einem homogenen, stellenweise Neutralfett enthaltenden Protoplasma und scharfen Zellgrenzen. Diese hellen Zellen stimmten völlig mit den Zellen der unteren Hälfte der Haarwurzelscheide überein (s. auch unseren bei den „Talgdrüsencarcinomen" erwähnten Fall; S. 351).

Eine besondere Erwähnung bedürfen noch jene seltenen von manchen als „echte" *Schweißdrüsencarcinome*, von LEVER als „*Adeno-acanthoma of the sweat gland*" bezeichneten Tumoren. Fälle wie die von DUPONT 1947 (Typ 3) und Fall 1955, KAY und HALL, aber auch die von LEVER und eigene Fälle haben große Ähnlichkeit mit einem maligne entarteten *Naevus syringoadenomatosus papilliferus*. Der klinische Aspekt ist der eines Spinalzellencarcinoms oder eines *Keratoacanthom* (!) (DUPONT). Das

rasche Wachstum und die Ulceration berechtigen, auch ohne daß Metastasen aufgetreten sind, wie dies STOUT und COOLEY fordern, zu der Diagnose maligner Tumor. In diesem Sinne sind auch die malignen Fälle von „*Clear cell hydradenomata*" von KEAS-BEY und HADLEY zu werten, wobei es sich wahrscheinlich um primär maligne verlaufende Tumoren handelte. Im Gegensatz zum Naevus syringoadenomatosus papilliferus fanden sich bei unseren wie auch bei den früheren Fällen Abschnitte, die an ein Carcinoma spinocellulare erinnerten. In manchen Läppchen waren statt eines Drüsenlumens verhornende Spinalzellen vorhanden, in wieder anderen verhornten ein- und mehrschichtige Epithellagen atypisch, wurden abgestoßen und erfüllten das Lumen, wie dies auch LEVER hervorhebt. Dabei können derartige Tu-

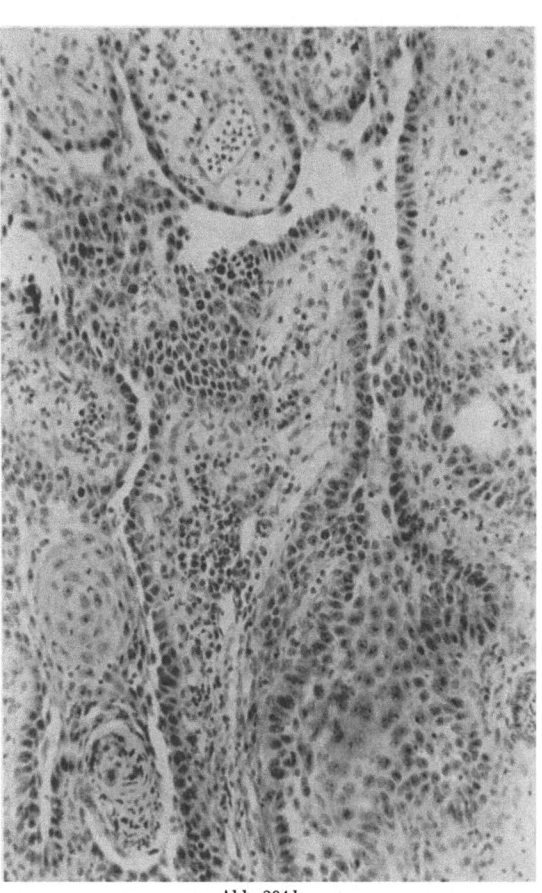

Abb. 204 b.

moren erheblich ausgedehnt sein. Auch kann das Stroma reichlich Plasmazellen enthalten, entsprechend einem Syringocystadenoma papilliferum. Während es sich bei diesen Carcinomen, wie auch LEVER meint, um einen Sondertyp handeln könnte, der vielleicht eine maligne entartete Schweißdrüsenfehlanlage darstellt, sind die übrigen bösartigen Tumoren reifer ekkriner und apokriner Schweißdrüsen sehr selten und äußerst mannigfaltig. Eine einheitliche Beschreibung läßt sich noch nicht geben. Dies gilt auch für die morphologische Unterteilung von LOOS. Nur diejenigen Tumoren, die offensichtlich bösartig sind und von reifen Schweißdrüsen oder ihren Ausführungsgängen ausgehen, dürfen als Schweißdrüsencarcinom bezeichnet werden. Ausdifferenzierung von basocellulären oder spinocellulären Carcinomen im Sinne der Schweißdrüsen genügt keinesfalls. Ein sicherer Nachweis, daß von reifen Anhangsgebilden Carcinome ausgehen können, die diese nachahmen, scheint bisher, wie ESTEVES ebenfalls annimmt, nicht erbracht. Daß es auch Carcinome der Myoepithelien der Schweißdrüsen geben soll, sei erwähnt.

Differentialdiagnose. Mit der Scheidung in Hyalin-, Horn- und Kolloidkrebse ist ein morphologisches bzw. färberisches Unterscheidungsmerkmal gewisser Krebsformen gegeben. Es sei nochmals betont, daß diese rein äußerliche Kennzeichnung für die relative Gut- oder Bösartigkeit einer gerade vorliegenden Geschwulst jedoch nichts aussagen kann. Differentialdiagnostisch ist für die beginnenden papillomatösen Krebse die Unterscheidung von dem *Condyloma acuminatum* von großer praktischer Bedeutung, da ja bekanntlich diese beiden Gebilde häufig in gleicher Lokalisation (Glans penis u. ä.) auftreten. Vor allem gewähren hier klinische Eigentümlichkeiten (multiples Auftreten der Feigwarzen, solitäres des Carcinoms) einen Anhaltspunkt.

Chronisch-infektiöse Granulationsgewebe (Tuberkulose, Lues u. a.) führen in der Haut oft zur Entwicklung *atypischer Epithelwucherungen*, deren Trennung von beginnenden echten Blastomen sehr schwierig, ja vielfach auch unter Berücksichtigung aller histologischen Malignitätsmerkmale — soweit man von diesen überhaupt reden darf — unmöglich sein kann, wenn nicht die Gewebsreaktion der ursprünglichen Veränderung den richtigen Weg weist.

Hier sei auch die wohl zuerst von AZÚA beschriebene, von GAY PRIETO als *Pyodermitis chronica vegetans* von AZÚA, von NIKOLOWSKI und EISENLOHR *Papillomatosis cutis carcinoides* (GOTTRON) genannte Erkrankung erwähnt. Meist nach vorausgegangener Ulceration an den Extremitäten kommt es zu einer papillomatösen Epithelwucherung mit mächtigen Keratosen, die histologisch nach MIESCHER den Aufbau eines hochdifferenzierten Spinalzellencarcinoms hat. GAY PRIETO und CASCOS rechnen zur Pyodermitis chronica vegetans auch die Pyodermia chronica papillaris et exulcerans (s. Bd. I), also sicher nicht carcinomatöse Veränderungen. Wir möchten die Bezeichnung von GOTTRON für die geeignetste halten. Bereits in der 1. Auflage hatte GANS auf den besonders gutartigen Verlauf mancher Carcinome in Unterschenkelgeschwüren hingewiesen (s. S. 272).

Zur Unterscheidung von *Sarkomen* (s. auch dort) pflegt man bei den Stachelzellenkrebsen zu betonen, daß bei den letzten das Parenchym aus differenzierten, polymorphen, größeren bläschenförmigen Zellen mit bläschenförmigen Kernen besteht, daß diese Geschwulstmassen gegen die Umgebung oft scharf abgegrenzt sind — abgesehen von den ganz unreifen Formen — und in ihrem Innern keinerlei Bindegewebselemente und Gefäßcapillaren enthalten (für den Basalzellenkrebs trifft dies jedoch nicht ohne weiteres zu, s. dort). Nur bei sorgfältigster Untersuchung lassen sich oft diejenigen Spinalzellencarcinome abgrenzen, die Sarkome nachahmen und gewöhnlich im Narbengewebe, besonders nach Röntgenbestrahlung, auftreten (UNDERWOOD, MONTGOMERY und BRODERS). Auf die intraepithelial wuchernden Carcinomata spinocellularia, einschließlich der von HABER als Sonderform angesehenen, wurde bereits hingewiesen.

In diesem Zusammenhang ist noch kurz auf die *Beurteilung der Bösartigkeit* der Krebsgeschwülste einzugehen, wenigstens insoweit, als sich dies nicht aus den bereits kurz gestreiften allgemeinen Gesichtspunkten ergibt. Der ¦Hauptanhaltspunkt, das invasiv-heterotope Wachstum, die Proliferation in die Tiefe, sind bei der Haut nur mit größter Vorsicht zu verwerten, weil bekanntlich so gut wie alle — und namentlich die *chronisch infektiösen* — *Entzündungsprozesse* (s. oben) in diesem Muttergewebe zu atypischen Epithelwucherungen führen, die sogar in die Tiefe greifen und Epithelzwiebeln oder Hornperlen bilden können. Man hat daher nach anderen Hilfsmitteln gesucht. HEIBERG und nach ihm BORST und NOMICOS haben darauf

hingewiesen, daß die *Kerne in vielen Carcinomen tatsächlich größer* sind als die Kerne in dem Gewebe, dem sie ähneln, und daß sie meist auch größer sind als bei anderen atypischen Epithelwucherungen. BORST hat dabei besonders auf die starken Schwankungen innerhalb der Kernmaße hingewiesen, die in einer solchen Variabilität bei keiner anderen Form von Epithelwucherungen festzustellen sind. HEIBERG fand als Durchschnitt der Längen- und Breitenmaße bei Carcinomen 15:11, welchen Verhältnisse von 13:10 bei Granulomen und Papillomen, 11:9 bei normaler Haut gegenüberstehen. Dieses zahlenmäßige enge Beieinander der Kerngröße in Granulomen und Carcinomen macht gerade dort eine Entscheidung besonders schwierig, wo wir sie am notwendigsten gebrauchen, nämlich bei jenen Carcinomen, die sich auf Grund eines tuber-

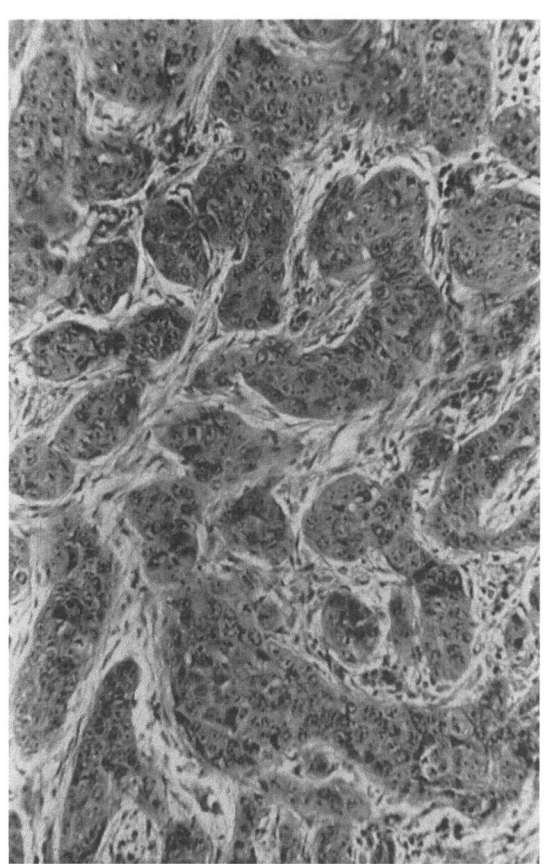

Abb. 205. Intermediäre Form eines Carcinoms (Streckseite Unterschenkel, ♀, 77jähr.). Hämatoxylin-Eosin. O = 125:1.

kulösen, syphilitischen oder anderen chronisch-infektiösen Hautprozesses entwickelt haben. Wir können also durch Kernmessungen nicht erwarten, gutartige und bösartige Epithelwucherungen in der Praxis zu unterscheiden. Im Gegensatz zu der früheren Auffassung ist man heute auch geneigt, erhebliche Kernvergrößerungen eher im Sinne einer Degeneration als einer besonderen Malignität zu interpretieren (s. Morbus BOWEN). Schließlich läßt uns gerade hier die Histochemie bis heute im Stich, wenn es gilt, gutartige und bösartige Wucherung der Stachelzellen zu unterscheiden.

Einen anderen Weg zur *Feststellung des Malignitätsgrades* schlechthin in Stachelzellenkrebsen der Haut hat BRODERS eingeschlagen. Auf Grund der mehr oder weniger weit vorgeschrittenen Differenzierung der Epithelzellen unterscheidet er vier Bös- oder Gutartigkeitsgrade. Je ausgesprochener die Differenzierung,

um so geringer ist die Bösartigkeit. Bei den gutartigsten, mit Grad 1 bezeichneten
Geschwülsten, findet sich diese Differenzierung von etwa 100—75%, mangelnde
Differenzierung von 0—25%. Unter Grad 2 und 3 versteht er Carcinome, bei
welchen die Differenzierung von 75—50% bzw. 50—25% und die Nichtdifferen-
zierung von 25—50% bzw. 50—75% der Zellen geht. Die bösartigste Form
schließlich, Grad 4 der BRO-
DERSschen Einteilung, ist
gekennzeichnet durch Differenzierung von nur 25—0%
und mangelnde Differenzierung von 75—100%. Diese
Einteilung baute BRODERS
an Hand des großen Mate-
rials der Mayo-Klinik auf;
sie hat in den Vereinigten
Staaten von Nordamerika
zunehmend an Anhängern
gewonnen und auch mir
schien an Hand der BRO-
DERSschen Präparate und
Krankengeschichten   ihre
Brauchbarkeit möglich. Die
Schwierigkeit liegt jedoch
darin, daß vielfach ein und
dieselbe Geschwulst in ihren
verschiedenen Teilen einen
sehr wechselnden Aufbau,
insbesondere   verschieden
starke Wachstums- aber
auch Ausreifungsneigung besitzen kann.

Eine gewisse praktische
Bedeutung kommt den ge-
legentlich zu beobachtenden
Carcinomen mit *sekundärer
Pigmentierung* zu, da sie —
namentlich in ihren Meta-

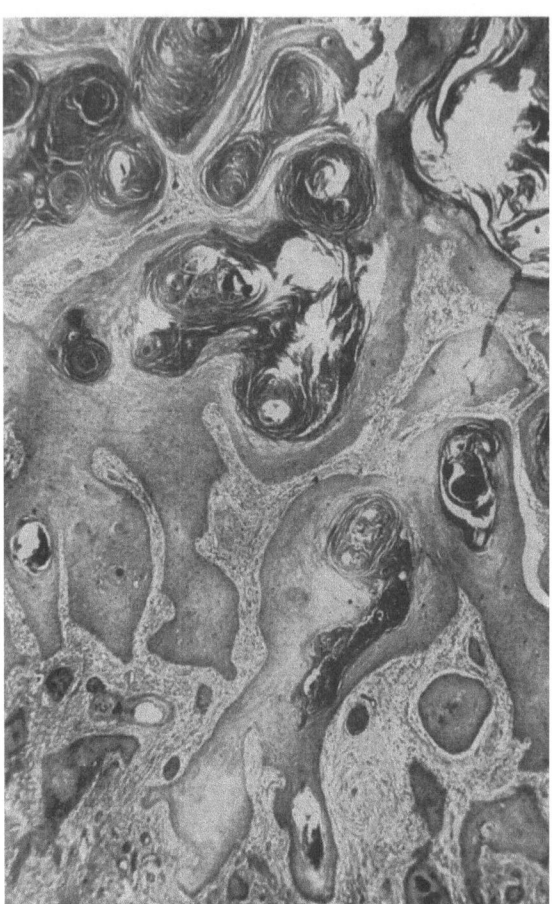

Abb. 206. Keratoacanthom (Molluscum sebaceum, Molluscum pseudocarcinomatosum) (♂, 76jähr., Handrücken). Van Gieson. O = 25:1.

stasen — zu Verwechslungen mit echten malignen Melanomen Anlaß geben
können. Besonders die Mammacarcinome neigen, wenn sie in die Haut, und zwar
die pigmentierten Zonen, wie Warze und Warzenhof gelangen, zu dieser Form der
Pigmentierung. Nach MASSON ist diese stets an die LANGERHANSschen Zellen der
Epidermis, also nicht an die Carcinomzellen, gebunden.

Heute wird als **Molluscum sebaceum** (MacCORMACK und SCARFF 1936) oder
als *Keratoacanthom* bzw. *Molluscum pseudocarcinomatosum* eine gutartige Epithelwucherung bezeichnet, die früher mit dem Carcinoma spinocellulare verwechselt
wurde. Schon LASSAR, DUPONT und auch GOUGEROT haben möglicherweise
solche Fälle gesehen und vom Spinalzellencarcinom abgegrenzt (BINKLEY und
JOHNSON, GRINSPAN und ABULAFIA, TÉMIME).

ROOK und WHIMSTER, RUSSELL und CALNAN sowie TILLMAN haben das Krankheitsbild bekanntgemacht, die letzten durch Fall-Demonstration auf dem 10. Internationalen Dermatologenkongreß, London 1952.

Klinisch handelt es sich um meist an den belichteten Körperabschnitten auftretende, halbkugelige Tumoren mit einer zentralen, durch Hornmassen angefüllten Einsenkung.

Histologisch dem Keratoacanthom entsprechend, aber multipel, treten die *multiplen selbstheilenden Stachelzellcarcinome* auf, wie sie FERGUSON-SMITH, WITTEN und ZAK und GRZYBOWSKI beschrieben haben. Diese sind im Gegensatz zum Keratoacanthom familiär gehäuft und abhängig von endogenen Faktoren. HAMPERL und KALKOFF halten diese Tumoren für identisch mit den „*Tumor-like-Keratoses*" (POTH, FLIEGELMAN und LOVENAN).

In frühen Stadien findet sich um den zentralen, mit normal und parakeratotisch verhornten Massen angefüllten Krater, eine Epithelhyperplasie, die auch die Anhangsgebilde — außer den Schweißdrüsen — ergreift. Im reifen Tumor ist die Epidermis am Boden der Einsenkung so gewuchert, daß Epithelzapfen tief in die Cutis vordringen. Die Zellen sind etwas größer als normal, blaß mit zahlreichen Mitosen. Manchmal fehlt eine Basalschicht. Dort, wo die Verhornung parakeratotisch wird, fehlt das Stratum granulosum. In der Cutis findet sich ein Infiltrat, überwiegend aus Lymphocyten und gleichzeitig ein erhebliches Ödem bei vermehrten Gefäßen. Die Abheilung setzt mit einer Verkürzung und Verbreiterung der Epithelzapfen ein, an deren Stelle sich in älteren Tumoren eine verschmälerte Epidermis findet. Das Infiltrat wird durch Bindegewebe ersetzt. Das Molluscum sebaceum soll sich histologisch von dem Carcinoma spinocellulare durch das Ausbleiben stärkerer Zellatypien unterscheiden. Außerdem dringen die Epithelzapfen nicht über die Anhangsgebilde in die Tiefe vor. Beide Kriterien sind jedoch in ihrem Wert sehr zweifelhaft.

Der klinische Verlauf, die rasche Entstehung binnen 4—8 Wochen, das eigentümliche makroskopische Bild, die Lokalisation, die fast immer fehlende Ulceration müssen die Diagnose stützen.

Doch ist auch mit einem Verlauf zu rechnen über Jahre, wie der Fall von BINKLEY und JOHNSON zeigt. *Ätiologisch* wird an eine Virusinfektion, an einen Einfluß von Sonnenbestrahlung (NEW und HORTON), schließlich auch an Teer und Ölen gedacht, da bei Leuten, die damit umgehen, ähnliche Tumoren auftreten. Mehrfach sind sie nach Verletzung beschrieben. DUPONT sah *maligne* Entartung einiger Fälle!

Besondere Beachtung verdient der Fall von GRZYBOWSKI, bei dem epitheliale Tumoren, die den multiplen selbstheilenden Carcinomen von FERGUSON-SMITH (s. oben) sehr ähnlich waren, auch die *Mundschleimhaut* befielen.

Zwischen einem *Pseudorezidiv* eines Carcinoms schließlich und einem *echten Randrezidiv* nach Bestrahlung kann die Entscheidung dann schwierig sein, wenn es am Rande eines Ulcus zu den noch unten zu besprechenden Epithelwucherungen gekommen ist.

Pathogenese. Das KROMPECHERSche, in der Zusammenarbeit mit BECK entstandene histogenetische Einteilungsprinzip der Carcinome hat seitdem fast allgemein Eingang gefunden. Auch DELBANCO und G. W. UNNA haben sich später dieser Ansicht angeschlossen mit der Einschränkung allerdings, daß sie die Möglichkeit der Entwicklung eines richtigen Drüsenkrebses aus der Wucherung der Basalzellen — wie dies KROMPECHER geneigt war anzunehmen — ablehnten. KROMPECHER sprach später selbst nur noch von schweißdrüsen*ähnlichen* Adenomen oder adenoiden Basaliomen bzw. drüsenschlauch*ähnlichen* adenoiden Basalgebilden.

Auf die Genese der Basalzellengeschwülste sowie unsere Ansicht über die Carcinome der Schweiß- und Talgdrüsen wurde bereits hingewiesen.

Die *experimentellen Untersuchungen* der letzten Dezennien haben der Frage der Carcinomgenese ein neues Gesicht gegeben. Vor allem hat die *Erforschung der Reizwirkungen* manche wichtigen Ergebnisse gezeitigt. *Tierische Parasiten* (FIBIGER: Spiroptera neoplastica Bilharzia u. a.) kommen als nicht spezifische Gelegenheitsursachen besonders für gewisse Reiztumoren wohl in Betracht. ROUS hatte erstmals 1912 einen *Virustumor* zellfrei übertragen können. Ein anderer derartiger Tumor ist das SHOPE-Papillom. Das zugehörige Virus kann, auf zahme Kaninchen übertragen, echte Carcinome hervorrufen (SHOPE, BUTENANDT; Näheres s. DOMAGK). Ob sich bei derartigen Tumoren erhobene Befunde verallgemeinern und auf menschliche Tumoren übertragen lassen, muß nach wie vor offen bleiben, wie das schon LUBARSCH, ASCHOFF, BORST, FISCHER-WASELS u. a. angenommen hatten. Doch ist nach der Ansicht eines solchen Kenners der Viruserkrankungen wie STANLEY die Virusätiologie auch noch nicht sicher ausgeschlossen. Neuere Arbeiten lassen erkennen, daß der Abwehr des Organismus eine erhebliche Bedeutung für die Resistenz gegen Tumoren zukommt, was Klinik und Histologie der Hautcarcinome nur bestätigen.

Besondere Bedeutung haben dann — im Anschluß an die klinische Beobachtung — die Versuche gewonnen, Tumorbildung durch *irritative Reize mechanischer, physikalischer, chemischer und chronisch entzündlicher Art* hervorzurufen. Das Auftreten von Carcinomen im Anschluß an chronisch infektiöse Granulationsgeschwülste (Tuberkulose, Syphilis), in Narben, bei Dyskeratosen, nach lange fortgesetzter Wärme-, Licht-, Röntgen- oder Radiumstrahlung, im Verlauf lang dauernder chemischer Reize (Teer, Paraffin, Anilin, Arsen, Silber u. a.) war bekannt. Besonders die Erforschung der *Teerwirkung*, wie sie im Anschluß an YAMAGIWA und ICHIKAWA von DEELMAN, BLOCH und DREIFUSS, BORST, TEUTSCHLAENDER, LIPSCHÜTZ, BIERICH, FIBIGER, BIZZOZERO, BORREL, PEYRON, MURRAY, neuerdings von SULZBERGER, HERRMANN und Mitarbeitern u. v. a. angestellt wurde, führte zu in vieler Hinsicht bemerkenswerten Ergebnissen. Die Teereinwirkung ruft ein *hypertrophisches Epithelwachstum* hervor, welches sich von einem Zentrum aus über die umgebenden Epithelzellen nach allen Richtungen erstreckt. Dabei entsteht an den ältesten Stellen zunächst ein atypisches Epithel- und schließlich Krebswachstum, das in die tieferen Schichten fortschreitet. In benachbarten hypertrophischen Zellen beginnt unterdes das atypische Epithelwachstum; später folgt infiltratives Wachstum. Auf die Veränderungen am Bindegewebe und Pigmentapparat, die vor allem durch Untersuchungen von YAMAGIWA, BORREL, BIERICH, LIPSCHÜTZ und MEIROWSKY, BLOCH und MIESCHER u. a. gefördert worden sind, kann hier nur hingewiesen werden. Es kommt zunächst zu einer Auflockerung, Quellung der Bindegewebsgrundsubstanz und -fasern; die normalerweise spärlichen Mastzellen vermehren sich und gleichzeitig tritt nach BIERICH eine starke Zunahme der elastischen Fasern auf; später werden diese Veränderungen quantitativ gestört, womit das Tiefenwachstum eintreten soll. Erwähnt seien schließlich noch die zu mehr pathologisch-physiologischen Fragestellungen hinüberführenden histochemischen Untersuchungen von WATERMANN, LANSING und Mitarbeitern u. a. über die Bedeutung der Änderungen in der Verteilung des Kaliums und Calciums in Epithel und Bindegewebe, die Fragen der Säurebildung (BIERICH, DÖDERLEIN u. a.) und schließlich die Untersuchungen WARBURGS und seiner Mitarbeiter über den Stoffwechsel der Carcinomzellen. Die *bindegewebige Sklerosierung* bei *Rückbildungsvorgängen* in malignen Tumoren hat kürzlich DOMAGK hervorgehoben. Ferner sei auf die — wenigstens scheinbare — Beeinflussung benachbarter nicht entarteter Epidermis durch Carcinome hingewiesen, die sich deutlich in histochemischen Untersuchungen aufzeigen läßt, sowie auf die innersekretorische Tätigkeit von Tumoren (Näheres s. Handbuch der Allgemeinen Pathologie).

Besonders betont sei noch die Tatsache, daß der Krebs auch noch entstehen kann, nachdem der Reiz lange nicht mehr wirksam ist. Die alte Regel: cessat causa, cessat effectus ist für die Geschwulstentwicklung nicht gültig. Das ist geradezu kennzeichnend für die Krebsbildung (TEUTSCHLAENDER, K. H. BAUER).

3. Sekundäre Hautcarcinome.

Nach dem Entstehungsmodus kann man bei den sekundären Hautcarcinomen Fälle echter hämatogener oder lymphogener Metastasierung unterscheiden von den — als Implantationsgeschwülste allerdings noch vielfach angezweifelten — Impfcarcinomen, Abklatschcarcinomen und den Carcinommetastasen, die per continuitatem durch Weiterkriechen des Primärtumors entstehen. Schließlich stellen die zu letzteren gehörigen, im Anschluß an Mammacarcinome entstandenen sekundären Hautcarcinome noch eine Sondergruppe dar.

Von all diesen sind die auf dem Blut- oder Lymphgefäßweg zustande kommenden Hautmetastasen praktisch, insbesondere prognostisch, bei weitem die wich-

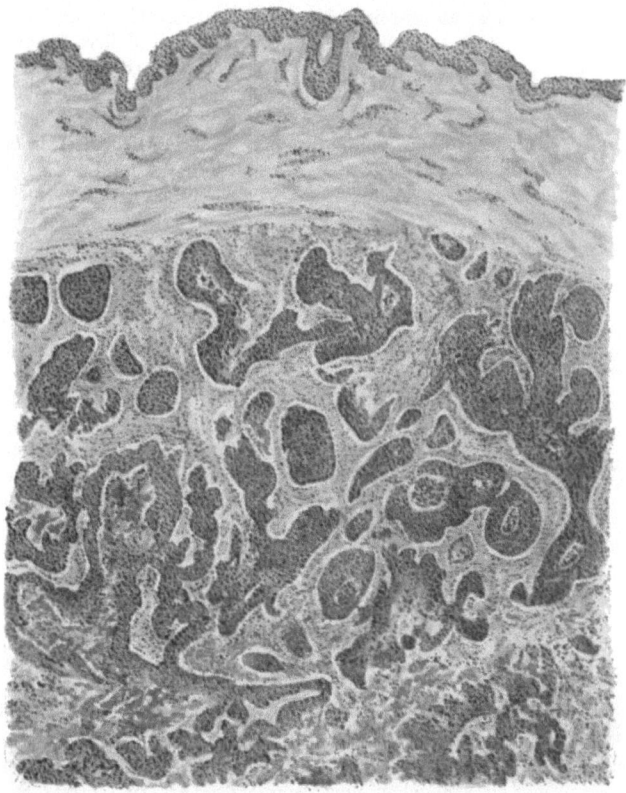

Abb. 207. *Hautmetastase eines Plattenepithelcarcinoms* (♂, 56jähr., Bauchdecke). Daneben multiple Drüsen- und Knochenmetastasen. Primärtumor blieb unbekannt. Hämatoxylin-Eosin. O = 19:1; R = 19:1.

tigsten. Der häufigste Weg ist dabei der Lymphweg, für den UNNA den treffenden Ausdruck „carcinomatöser Lymphbahninfarkt der Cutis" geprägt hat.

Das Vorkommen metastatischer sekundärer Hautcarcinome ist sicherlich bei weitem häufiger als dies auf Grund der veröffentlichten Fälle erscheint. Gewöhnlich im höheren Alter, bei Frauen häufiger als bei Männern auftretend, ist auch der Fall bekannt, wo ein zwar zu früh, aber lebend geborenes Kind einer krebskranken Mutter mit Krebs behaftet gewesen sein soll (FRIEDRICH). Hier sei auch jener Fall von BEDFORD erwähnt (Neugeborenes mit einem Thymuscarcinom und Hautmetastasen). Die Primärgeschwulst findet sich bei weitem am häufigsten im Magen, dann im Uterus, im Rectum, im Oesophagus, der Lunge u. a. Aus der Zusammenstellung geht hervor, daß zur Entstehung von Hautmetastasen bei Carcinomen keine besonderen Bedingungen notwendig sind, sondern daß augenscheinlich von allen Carcinomfällen ganz gleichmäßig ein kleiner Prozentsatz auf diese Weise metastasiert. In der weitaus größten Zahl der Fälle handelt es sich um zahlreiche Metastasen, also eine generalisierte Carcinose, die mit Hautmetastasen vergesellschaftet ist und nur ganz vereinzelt wird auf eine solitäre Hautmetastase als alleinige Tochtergeschwulst hingewiesen, die ausschließlich den behaarten Kopf befallen können (MONTGOMERY u. a., eigene Beobachtung).

Metastatische Hautcarcinome.

Klinisch treten die Hautmetastasen am ganzen Körper auf, unter besonderer Bevorzugung der Thoraxwand und des Abdomens. Neben *solitärer* und *multipler Knotenbildung* ist auch eine mehr *flächenhafte Ausbreitung* bekannt, die bereits ROKITANSKY genauer schilderte und im Anschluß an ALIBERT als Carcine eburneé (elfenbeinartiger Krebs) bezeichnet. In

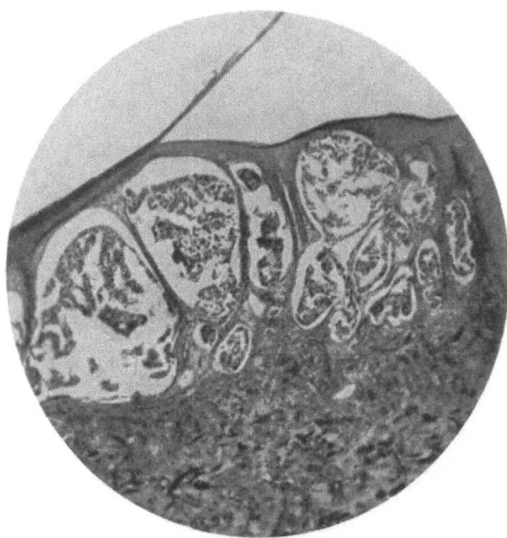

solchen Fällen handelt es sich um eine starr und unbeweglich in die Cutis eingelagerte weiße, glatte, etwas durchscheinende Geschwulstform, die gelegentlich an Sklerodermieherde erinnern kann und auch entsprechende Fehlurteile veranlaßt hat.

In beginnenden Fällen solitärer oder multipler Knotenbildung kann die Haut über den Geschwülsten normal und verschieblich sein; bei stärkerem Wachstum wird sie verdünnt, schlecht ernährt, was sich klinisch durch stärkeren Glanz, Verfärbung, blaurote Gefäßerweiterung an der Oberfläche und schließlich geschwürigen Zerfall äußert. Bei der flächenhaften, infiltrierenden Form, die sich über weite Körperabschnitte erstrecken kann, ist die Cutis von vornherein mitbefallen. Im Beginn wird es sich dabei häufig um den oben erwähnten Lymphbahninfarkt handeln und man kann dann vielfach noch den Aufbau der flächenhaften Infiltration aus vielen, dicht

Abb. 208. *Cancer en cuirasse mit reichlicher Bläschenbildung* (♀, 38jähr., Mammacarcinom). Lymphangitis carcinomatosa vesiculosa. O = 35:1; R = 35:1. (Sammlung E. HOFFMANN.)

stehenden, kleinen, cutanen Knötchen erkennen, was sich bei stärkerer Entwicklung mehr und mehr verwischt. Es sind bis zu mehreren hundert Knötchen beobachtet worden.

Die Entwicklung der Hautmetastasen kann außerordentlich schnell, innerhalb weniger Tage, oder auch langsamer vor sich gehen, meist schmerzlos (FILLIÉ, LAACHE, STROPENI u. a.); gelegentlich — und dann scheint ein stärkeres Befallensein peripherer Nervenstränge vorzuliegen — mit wechselnd starken Schmerzen verbunden (ASKANAZY, FURUTA u. a.). Der Tod ist durchschnittlich 1—6 Monate nach Erscheinen der Hautmetastasen eingetreten, zuweilen bleiben die Patienten aber noch Jahre, nach eigener Erfahrung Jahrzehnte (!), am Leben. Dem Auftreten der Metastasen vorhergehend, bzw. als deren erste Äußerungen in der Haut, sind Ödeme, zosterartige Bläschen oder aber wochenlang bestehende miliariartige Bläschen (RIEHL), erysipeloide Erytheme, die nach eigener Erfahrung mit Recht als *Erysipelas carcinomatosum* (KÜTTNER) als Sonderform vom Cancer en cuirasse abzugrenzen sind, wie man allerdings weniger deutlich an den Fällen von CHRIS sieht, lichenoide Exantheme und urticarielle Eruptionen beobachtet worden; Veränderungen, die zum Teil — wie das Ödem — unmittelbar auf den Lymphbahninfarkt, zum Teil auf Gefäß- und Nervenreize oder gar Nervenbeteiligung (ASKANAZY) zurückzuführen sind. Praktisch außerordentlich wichtig ist die Tatsache, daß in der Hälfte der von KAUFMANN-WOLF zusammengestellten Fälle die Hautmetastasen entweder überhaupt erst den Fingerzeig zu richtiger Diagnose gegeben oder endgültig die Klärung des Krankheitsbildes — sogar mit Feststellung des Sitzes des Primärtumors — erlaubt haben.

Die *histologische* Untersuchung deckt nämlich meistens in den Metastasen in morphologischer und funktioneller Beziehung deutliche Anklänge an den Mutterboden auf. Der Typus des Carcinoms ist in der Regel der gleiche hier wie dort, d. h. verschieden je nach der Ausgangsgeschwulst. In der *Cutis* finden sich zahlreiche Carcinomzüge, meist einander nach den verschiedenen Richtungen kreuzend, insbesondere aber zur Oberfläche hinaufsteigend, wobei sie auf lange Strecken die vorgebildeten Lymphbahnen benutzen. Es handelt sich um die typi-

schen *carcinomatösen Lymph-bahninfarkte*, wie UNNA diese Bilder so treffend bezeichnet hat, d. h. um zu kleinen Nestern und Zügen angeordnete Krebszellhaufen, die in relativ wenig veränderter Haut in Lymphgefäßen mit deutlich erhaltenem Endothel oder in Lymphspalten liegen. In älteren Herden findet man allerdings Bilder dieser Art nicht mehr vor. Die Tumormassen haben dann den normalen Aufbau der Cutis weitgehend zerstört und sich unregelmäßig ausgebreitet. Trotzdem finden sich die Lymphbahninfarkte als kleine, durch Bindegewebe abgekapselte rundliche Herde auch hier in den Randabschnitten, vielfach bis in das Stratum subpapillare aufsteigend. Das subcutane Fett- und Bindegewebe ist meistens ebenfalls von Geschwulstherden durch-

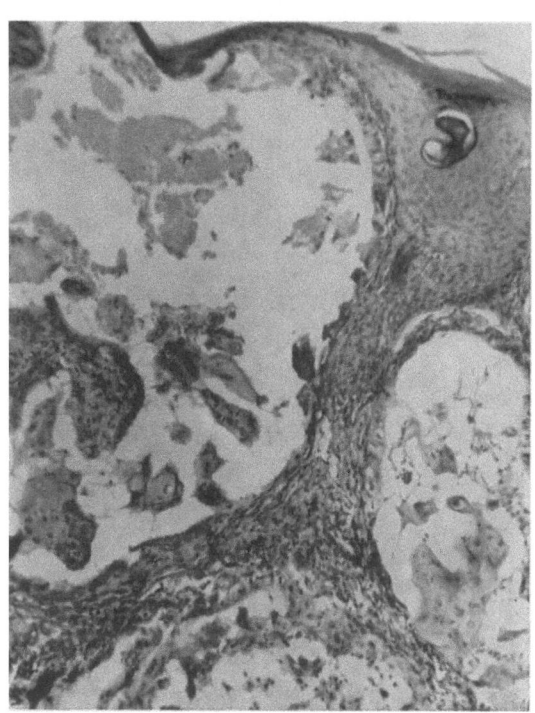

Abb. 209. Metastase eines Collum-Carcinoms des Uterus mit deutlicher Bläschenbildung. In dieser die Carcinomzellen (65jähr., Leiste). Hämatoxylin Eosin. O = 80:1.

setzt. Gerade in diesen älteren Abschnitten wird die Ähnlichkeit mit dem Primärtumor besonders deutlich. Die Epidermis bleibt über diesen Knoten, die meist als „Carcinoma lenticulare" beschrieben wurden, unverändert.

Neben dieser häufigsten Form findet sich der reine „*Sklerodermietyp*" sehr selten, viel häufiger als Mischform mit der vorhergehenden (KREIBICH, EITNER und REITMANN). Histologisch handelt es sich um eine Ausfüllung der Lymphspalten der Haut mit Krebszellen nach Art einer gleichmäßigen Infiltration. Gelegentlich reihen sich zahlreiche kleinste Knötchen zu derben strangartigen, unregelmäßig verlaufenden und einander kreuzenden Anschwellungen aneinander, die an eine Perlschnur erinnern. Auch hier liegt grundsätzlich der gleiche Vorgang vor (s. Abb. 214).

Auch bei den *bläschenartigen Formen* sekundärer Hautkrebse finden wir die tieferen Schichten der Cutis, die Lymphräume und Gewebsspalten mit ausgedehnten Krebsmassen erfüllt. Gleichzeitig ist das subcutane Lymphspaltensystem

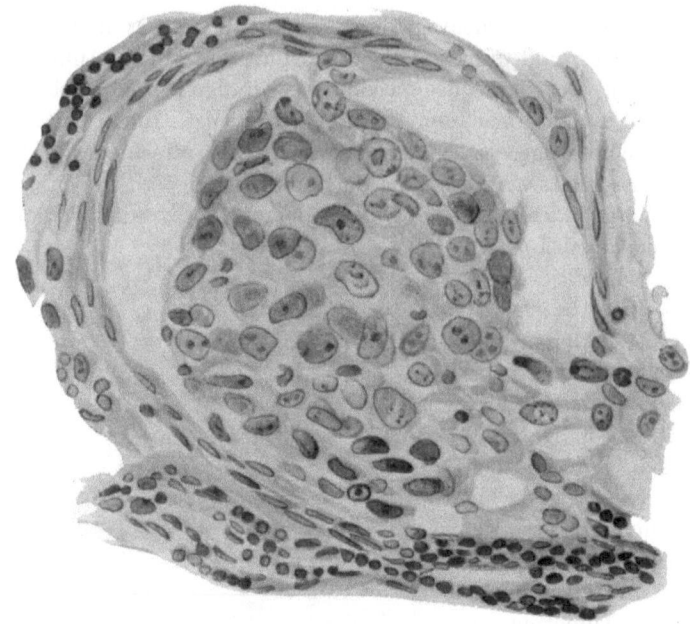

Abb. 210. *Carcinomatöser Lymphbahninfarkt* aus einem Stachelzellkrebs der Unterlippe mit Metastasen.
O = 645:1; R = 645:1.

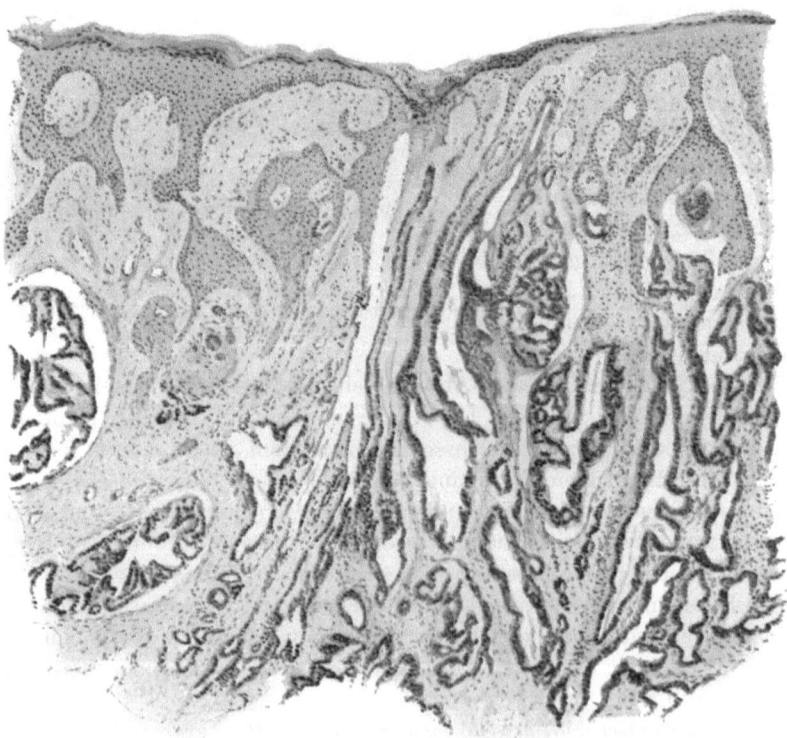

Abb. 211. Uteruscarcinom (Adenocarcinom) in Laparatomienarbe. Außerdem starke atypische Epithelwucherung
der Epidermis. Hämatoxylin-Eosin. O = 35:1; R = 35:1.

hochgradig erweitert; es läßt sich meist bis zum Stratum papillare hinauf verfolgen, wo der quere Verlauf der Lymphbahnen durch die Ausfüllung mit Krebsmassen besonders deutlich wird. Von diesen ausgehend, ziehen krebsige Stränge in der Papillenmitte nach aufwärts, um in der Nähe der Basalzellschicht mit kolbigen Fortsätzen zu enden. Bei stärkerer Entwicklung stoßen wir hier auf eine Art von *Cystenbildung*, deren Decke manchmal durch die stark abgeflachte ganze Epidermis und breitere oder schmälere Bindegewebsstreifen des Papillarkörpers gebildet wird. Innerhalb dieser Gebilde läßt sich, und zwar besonders in jüngeren Fällen — wo der von der Cutis heranwachsende Krebs hier eine stärkere Lymphstauung bewirkt — der Endothelsaum dieser Cysten und damit ihre Natur als Lymphgefäße noch deutlich erkennen. Im weiteren Verlauf wird der flüssige Inhalt der Cysten nach und nach vollkommen durch epitheliale Zellmassen ersetzt und die Cyste in einen Krebsknoten umgewandelt.

In ganz vereinzelten Fällen, so bei ASKANAZY, FURUTA und SCOTT und Mitarbeitern (Fall 3), wurde eine Beteiligung der Nervenstämme beobachtet. Neben der lymphogenen Ausbreitung fand sich eine *perineurale Infiltration*, indem die perineuralen Lymphscheiden und damit die Nervenfasern von Krebszellen ausgefüllt bzw. umsponnen waren.

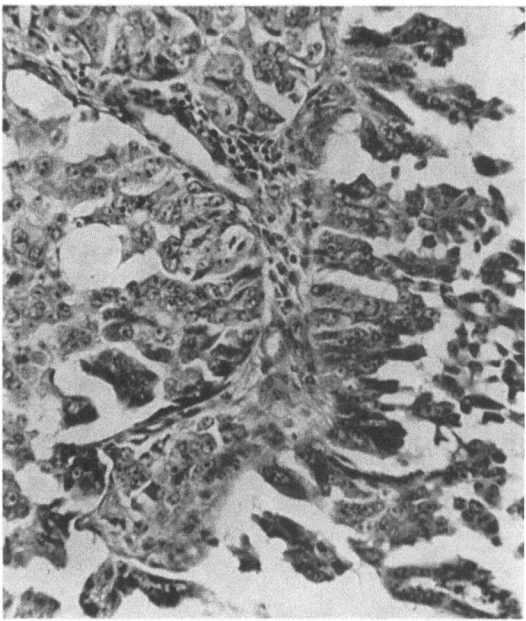

Abb. 212. Hautmetastase von carcinomatös entartetem Ovarialcystom (43jähr., Inguinalfalte). Rechts imitiert die Geschwulst deutlich mehrreihige Schleimhaut. Hämatoxylin-Eosin. O = 125:1.

Pathogenese. Die Entstehung von Krebsmetastasen in einem Organ wird beherrscht von der Stellung dieses Organs im Gesamtkreislauf und seiner eigenen Blutversorgung. Eine ganz einheitliche Ausbreitungsart kann für die Krebsmetastasen in der Haut nicht angenommen werden. In der Mehrzahl der Fälle wird es sich zwar um eine lymphogene Ausbreitung handeln, womit jedoch nur ein kleiner Teil des Weges bezeichnet ist. Im allgemeinen muß man annehmen, daß anfänglich vielleicht doch ein Kreisen im Blute statthat, dem dann erst die Ausbreitung auf dem Lymphwege folgt. Hier ist sie wahrscheinlich sowohl mit dem Strom wie retrograd möglich, und schließlich kann die Aussaat auch auf die Saftspalten des Gewebes selbst übergehen. Eine hämatogene Ausbreitung, wie sie KREIBICH, REITMANN u. a. vereinzelt angenommen haben, dürfte seltener, aber vielleicht gerade bei den Metastasen der Bronchialcarcinome vorkommen, die besonders bei Auftreten auf dem behaarten Kopf zu Verwechslungen Anlaß geben können (LAUSECKER). Wahrscheinlich ist dieser Verbreitungsweg unterschätzt worden, wie jüngste Untersuchungen von H. C. ENGELL erkennen lassen. Wir haben mit dem Vorkommen von Carcinomzellen im strömenden Blute auch ohne Metastasenbildung zu rechnen. Mitentscheidend für ihr Angehen ist wohl der betroffene Organismus, in diesem Sinne sind auch die Infiltrate um die Carcinome der Haut, wie wir sie oben erwähnt haben, vielleicht doch mit UNNA als eine Abwehrmaßnahme zu verstehen, vielleicht als Ausdruck einer Antikörperbildung, was durch neuere Ergebnisse weiter gestützt wird.

Kontinuitätscarcinome.

Bei den durch Weiterverbreitung auf die Haut übergreifenden Kontinuitätscarcinomen, vor allem der Brust, finden sich oft Bilder, die klinisch äußerst wechselnd und daher so schwierig zu beurteilen sind, daß sie die Veränderungen des primären Tumors oft völlig verdecken und gelegentlich sogar unter der Diagnose Sklerodermie geführt wurden. Infolge der unmittelbar in die umgebende, anscheinend gesunde Haut eindringenden Infiltration entstehen dort gewöhnlich kleinere Knötchen, die in ihrer Größe, und ebenso nach Form, Farbe und Beschaffenheit schwanken. Sie können so klein bleiben, daß sie sich dem tastenden Finger lediglich als eine mehr oder weniger gleichmäßige Infiltration der Haut darbieten. In anderen Fällen ragen sie kaum über die Haut hervor und endlich treten sie als mehr oder minder erhabene, meist rundliche, scharf begrenzte Knoten mit meist glatter und flacher, vereinzelt allerdings auch pilz- oder kraterartiger Oberfläche auf. Die Farbe schwankt von braunrot bis blaurot, gelegentlich ist sie auch gelblich oder entspricht der der normalen Haut. Häufig finden sich zarte Gefäßerweiterungen zwischen und auf den Knötchen. Ihre Konsistenz ist mehr oder weniger derb, gelegentlich aber auch weicher und in seltenen Fällen fluktuierend. Sie finden sich entweder regellos über das befallene Gebiet zerstreut oder drängen sich in der Gegend des Primärtumors zu größeren Knoten zusammen. Gelegentlich findet sich auch eine perlschnurartige Anordnung. Wiederholt wurde die Entwicklung bläschenförmiger Gebilde beschrieben (MALINOWSKI, GOLDSCHMIDT, FAGE und LE BLAYE, WEGELIN u. a.). Auf das sog. Erysipelas carcinomatosum haben wir bereits hingewiesen.

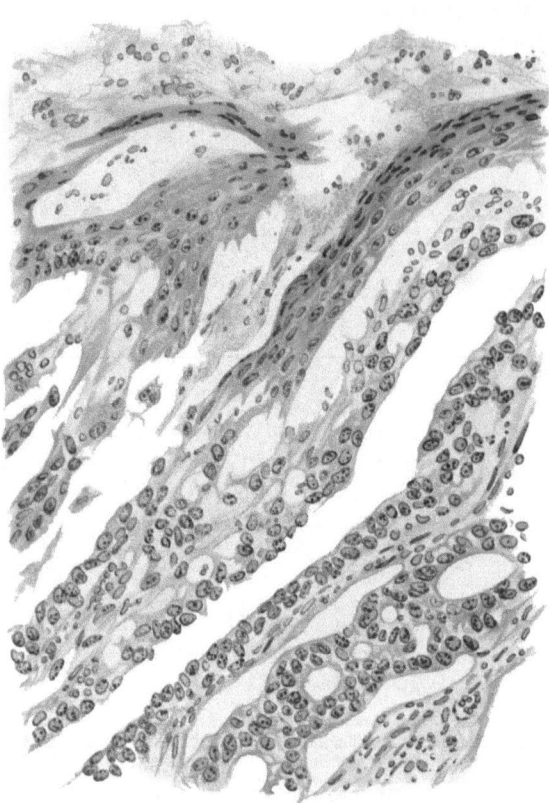

Abb. 213. Derselbe Fall wie Abb. 211. Proliferierende Epidermisleisten (oben) und an die Epidermis heranwachsende Zellstränge des Adenocarcinoms (unten). Hämatoxylin-Eosin. O = 290:1; R = 290:1.

Im weiteren Verlauf kommt es z. B. an der Brust zu einer krebsigen Infiltration der Haut über der Mamma und in deren Nachbarschaft, die sich nicht nur allein durch Weiterschreiten an den Rändern verbreitert, sondern auch dadurch, daß an entfernteren Stellen: Thoraxwand, Schulterblättern, Abdomen, neue Herde auftreten, die sich ihrerseits wieder vergrößern. Bei den letzten haben wir es mit auf dem Lymphwege zustande gekommenen echten Metastasen, bei den ersten um das hier zu besprechende direkte Hineinwachsen des Tumors in die Haut zu tun. Nicht selten kommt es infolge des oberflächlichen Sitzes des Primärtumors zum Durchbruch nach außen und zur Geschwürsbildung.

Die *histologische Untersuchung* derartiger Kontinuitätscarcinome zeigt, daß die krebsige Infiltration durch die ganze Cutis in Form von Kanälen verläuft, die an verschiedenen Stellen unregelmäßig anschwellen, sich verzweigen und ohne weiteres als in den Lymphgefäßen der Haut weiterkriechend zu erkennen sind.

Gelangen sie in die Nähe der Epidermis, so kommt es in diesen Fällen auch zu den eigentümlichen Bläschenbildungen, die unter Umständen bis in das Rete Malpighi und sogar in die Hornschicht hinaufreichen, wobei die Carcinomzellen dann in der Epidermis vorgefunden werden (WEGELIN u. a., Abb. 209). Die Entstehung derartiger Bläschen und Blasen muß jedoch nicht immer auf die unmittelbare Gegenwart der Krebszellen zurückgeführt werden; gelegentlich genügt auch die Verlegung der tiefen Lymphgefäße durch die Krebsmassen (GOLDSCHMIDT: Carcinom am Unterschenkel auf gummös verändertem Boden).

Differentialdiagnose. Der carcinomatöse Lymphbahninfarkt ist eine Wachstumsform, die im allgemeinen nur den sekundär von unterliegenden Organen auf die Haut sich ausdehnenden Krebsen und
den metastatischen Krebsen zukommt. An primäre
Hautkrebse schließt sich eine periphere Zone eines
einfachen carcinomatösen Lymphbahninfarktes nur
selten an. Dies ist deshalb besonders wichtig, weil auf
diese Weise eine Entscheidung: primäres oder sekundäres Carcinom möglich werden kann. Allerdings muß
man dabei berücksichtigen, ob die Neubildung in un-
verändertem oder in Narbengewebe sich entwickelt
hat, da in dem letzten bei primären Narbencarci-
nomen eine Ausbreitung auf dem Lymphwege häufig
vorgefunden wird (UNNA).

Gegenüber anderen, mit multiplen Hautknoten
oder ausgedehnterer flächenhafter Infiltration einhergehenden Hautveränderungen ist eine Unterscheidung
meist durch die mikroskopische Untersuchung ohne
weiteres möglich. Das gleiche gilt gegenüber ery-
sipeloiden und erythemato-bullösen Krankheitsbildern, welchen die vesiculöse Form carcinomatöser
Lymphbahninfarkte gelegentlich ähnlich sein kann.

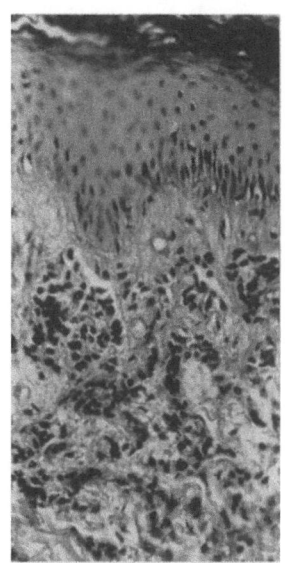

Abb. 214. Cancer en cuirasse
(56jähr., Mamma). Die Lymphspalten in der Cutis sind erfüllt
von Carcinomzellen. Hämatoxylin-
Eosin. O = 80:1.

Rein histologisch kann die sog. sekundäre *Endometriose* (PHILIPP) gegenüber den metastatischen Carcinomen schwierig abzugrenzen sein. Die Beschwerden im Zusammenhang mit der Periode werden aber den richtigen Zusammenhang erkennen lassen. *Histologisch* findet sich unter einer meist acanthotisch gewucher-ten Epidermis ein von zellreichem Bindegewebe kapselartig umschlossener und septenförmig unterteilter Tumor aus Drüsen und cystenartigen Gebilden, die mit einem einreihigen Cylinderepithel, zum Teil mit Flimmersaum, ausgestattet sind. KLIEGEL und KRINITZ fanden in den Cysten homogene oder schollige Massen, Erythrocyten, Kerntrümmer und Leukocyten. Auch ließ sich eine Verbindung mit der Epidermis nachweisen. Im Bindegewebe fanden sich reichlich Erythro-cyten bei wenig Hämosiderin und stark erweiterten Capillaren, ein Befund den die Excision am 1. Tag der Menses erklärt.

Ferner muß hier noch eine äußerst seltene Beobachtung angeführt werden. Bleiben *Blasenektopien* bis ins hohe Alter bestehen, so kann die Blasenschleimhaut eine Metaplasie im Sinne der Rectummucosa erleiden, die dann nur durch die Regelmäßigkeit von Zelle und Kern sich von einer Metastase unterscheidet. In einem eigenen Fall saß auf dieser umgewandelten Schleimhaut ein Carcinoma spinocellulare (Abb. 215). Ähnliche Veränderungen kommen in der Nabelgegend als Reste embryonaler Gänge vor (SHAFFER, BEERMAN und DAUBRESSE).

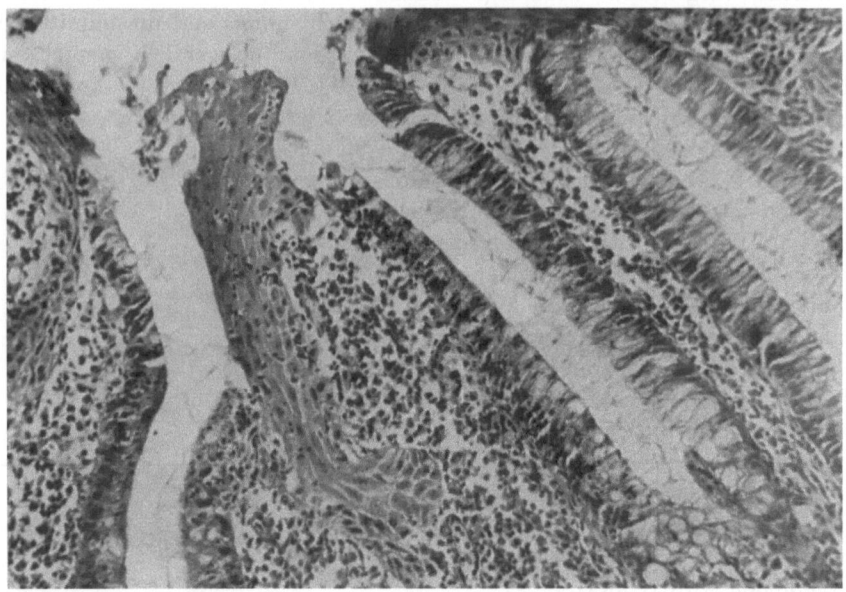

Abb. 215. Epithelmetaplasie in Richtung der Rectumschleimhaut bei Blasenektopie. An gewöhnliche Epidermis stoßen Cysten mit rectumartiger Schleimhaut mit Becherzellen, die frei an der Oberfläche münden. Gegen eine Metastase spricht die Ausdifferenzierung (♀, 50jähr.). Hämatoxylin-Eosin. O = 125:1.

4. Die „präcancerösen Dermatosen".

Das Carcinom dürfen wir mit ORTH als das Endstadium morphologischer, an dem Epithel und sekundär auch an dem Bindegewebe sich abspielender Vorgänge auffassen. Diesem morphologisch feststellbaren Befund müssen jedoch — wie dies uns besonders die neuere experimentelle Carcinomforschung gezeigt hat — eine Reihe pathologisch-physiologischer, vorläufig noch wenig faßbarer, sowie schon besser bekannter morphologisch sichtbarer Veränderungen vorausgegangen sein, in deren Verlauf es dann allmählich zu dem schließlich vorliegenden, als Carcinom zu bezeichnenden Bilde gekommen ist. Theoretisch ist daher die Annahme durchaus berechtigt, daß bei entsprechend zeitiger Untersuchung die Carcinomgenese von ihren ersten Anfängen an müßte beobachtet werden können. Man pflegt nun alle diese mehr oder weniger geklärten, zum Teil aber auch heute noch unerforschten, verschiedenartigen und verschiedenwertigen Vorgänge im allgemeinen als „präcarcinomatös" zu bezeichnen, womit jedoch nichts anderes gesagt sein soll, als daß sich — meist auf Grund anamnestisch-klinischer, weniger histologischer Angaben — derartige Veränderungen schließlich als in Carcinome ausgehend entpuppten. Trotzdem ist der Ausdruck „präcarcinomatöse Zustände" für diese Veränderungen insoweit irreführend, als man ihr Schicksal ja so lange nicht kennen kann, bis sie wirklich in Carcinome übergegangen sind (BORST, BLOCH, R. L. SUTTON u. a.). Dieser Übergang findet nun durchaus nicht regelmäßig statt, ja es kommen sogar Rückbildung und Ausheilung derartiger Veränderungen vor. Daher wird die Tatsache leicht verständlich, daß bei diesen sog. präcancerösen Dermatosen häufig eine *mangelnde Übereinstimmung zwischen klinischem Bild und histologischem Befund* festgestellt werden muß. Gerade diese Umstände mögen es verständlich machen, daß als präcarcinomatös *eine Reihe verschiedenartigster Hautveränderungen zusammengefaßt* sind [Seemannshaut, Röntgenhaut, Xeroderma pigmentosum, Leukoplakien, Erythroplasie von QUEYRAT, Keratosis senilis, seborrhoische Warzen, Hauthörner, die prämaligne Melanose und schließlich die PAGETsche und die BOWENsche Erkrankung und gewisse Cheilitiden (s. S. 185)]. Bei den beiden vorletzten mußte es zudem — wenigstens auf Grund der histologisch vielfach weitgehend übereinstimmenden Befunde — lange fraglich erscheinen, inwieweit eine Trennung der Epidermisveränderungen berechtigt ist. Wir kennen jedoch Fälle, wie der von JAEGER und DELACRETAZ, bei denen Morbus PAGET und Morbus BOWEN beim gleichen Patienten in verschiedener Lokalisation vorkamen, ferner solche, wie die Fälle von vegetierendem Morbus PAGET der Genitalregion von MIESCHER, wo an der Diagnose kein Zweifel bestehen kann. Während Forscher wie DARIER, CIVATTE u. a. — unter Hinweis auf die HERXHEIMER-Spiralen — einen Übergang von den Spinalzellen zu den sog. PAGET-Zellen annahmen, wird dieser von anderen, so PAUTRIER und Mitarbeitern, abgelehnt. Schließlich ist u. a. von A. P. STOUT und ALLEN hervorgehoben worden, daß bei den extramammilären PAGET-*Fällen* Verwechslungen mit Melanomen vorgekommen sind. PAGET-Zellen enthalten niemals Pigment und sind dopanegativ! Sie dringen nicht in die Cutis vor. Andererseits hat sich das gleiche Bild beginnender Krebsentwicklung, wie wir es vom Paget her kennen, nicht nur bei primären Epitheliomen, sondern häufiger noch bei vollentwickelten Drüsenkrebsen vorgefunden. Unter Berücksichtigung dieser Tatsache haben ARZT und KREN, LÖWENFELD, PAUTRIER u. a. die PAGET-Zelle bereits als voll ausgereifte, nach manchen eingewanderte, Krebszelle ansehen wollen, womit natürlich der Begriff „präcancerös" für solche Bildungen überhaupt hinfällig wird. Bei den „ekzem"ähnlichen, extramammilaren PAGET- und BOWEN-Erkrankungen ist das Vorkommen echter Basalzellen- oder gar Plattenepithelkrebsbildung wiederholt betont worden, und auch wir können sie nur bestätigen. GOTTRON hat kürzlich erneut hervorgehoben, daß schließlich auf der Basis aller chronischen entzündlichen Veränderungen besonders an Mund und Schleimhaut sich ein Carcinom entwickeln kann, doch sind es bestimmte Veränderungen, bei denen dies mit einer sehr großen Wahrscheinlichkeit, ja mit Sicherheit der Fall ist (Präcancerosen im engeren Sinn; MIESCHER, v. ALBERTINI).

Wenn wir nachfolgend eine besondere Darstellung der oben erwähnten Veränderungen bringen, kann dies lediglich im Rahmen der vorstehend gemachten Einschränkungen geschehen.

Die PAGETsche Krankheit.

Die vorstehend gestreiften Fragen stammen durchaus nicht aus jüngster Zeit. Die Fragestellung bezüglich der Natur der PAGET's disease ist von allem Anfang an eine sehr mannigfaltige und vielseitige gewesen. Besonders wurde über die Bedeutung und Stellung zur Dermatitis eczematosa — ob primär oder sekundär — und darüber verhandelt, ob man berechtigt sei, auch an anderen Körperstellen auftretende Krankheitsbilder hierher zu rechnen. Es erhob sich damit die Frage, ob nicht die PAGETsche Krankheit lediglich ein durch seine besondere Lokalisation gekennzeichneter Einzelfall eines Typus der *Epidermiscarcinome* auf *„ekzematöser" Grundlage* sei.

Ursprünglich schilderte PAGET die Veränderung als eine bei Frauen von meist über 40 Jahren schleichend auftretende und lange Zeit hartnäckig wiederkehrende ekzemartige Veränderung der Brustwarze, in deren Verlauf diese eingezogen wird. Allmählich wandeln sich dann Warze und Warzenhof in eine scharf umschriebene, dunkelrote, von feuchten Krusten bedeckte, einer krustösen Dermatitis eczematosa ähnliche Veränderung um, die sich langsam, meist konzentrisch ausbreitet, niemals von selbst abheilt und vor allem jeglicher

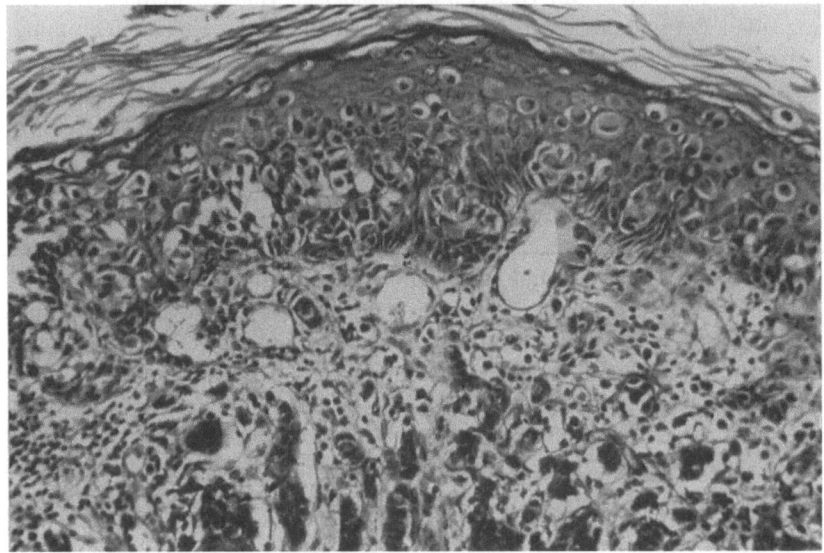

Abb. 216. Morbus PAGET (♀, 45jähr., Brust). PAGET-Zellen in der Epidermis. In den Lymphspalten der Cutis Zellen eines Mammacarcinoms. Hämatoxylin-Eosin. O = 125:1.

antiekzematösen Therapie trotzt. In den meisten Fällen tritt nach einer langen Reihe von Jahren — es sind Fälle beschrieben, wo die Veränderung sich über 20 und mehr Jahre hingezogen hat (KAUFMANN, VIGNOLO-LUTATI u. a.) — schließlich ein oberflächlicher, geschwürig zerfallender oder mehr tiefer, knotenartiger Krebs auf. In anderen Fällen wieder (KROBIUS) verläuft die Erkrankung in außerordentlich kurzer Zeit tödlich.

Die Veränderungen wurden bereits 1854 von LORAIN und ROBIN, 1872 von PORTER beobachtet (VIGNOLO-LUTATI), jedoch fällt die grundlegende Veröffentlichung JAMES PAGETS in das Jahr 1874. Späterhin wurde das Krankheitsbild dann auch bei Männern beschrieben (FORREST, CROCKER, BROCQ, ELBOGEN, HARTZELL, NOBL, TARNOWSKY, SEQUEIRA, POSPELOW, DAVIS u. a.), sowie auch in extramamillärer Lokalisation, so an Penis bzw. Perineum und Scrotum, an Vulva und Anus, an der Bauchwand, am Nabel, Rücken, am Hals, an der Nase, an der Lippe, an Unterarm, Glutaeen, in der Temporalgegend, in der Achsel und in anderen Lokalisationen. Über die wirklich als extramamillär anzuerkennenden PAGET-Fälle herrscht keine Übereinstimmung (WEINER, H. PINKUS und GOULD, PARSONS und LOHLEIN). Grundsätzlich wurde jedoch von der Mehrzahl der Forscher (ZIELER, DARIER, JADASSOHN, KAUFMANN, ARZT, ROUSSET u. a.) diese verschiedenartige Lokalisation der Erkrankung anerkannt, wenn auch unter besonderer Betonung der Brustwarze als des Lieblingssitzes.

Auf einen Fall von extramamillärem Morbus PAGET in einer Verbrennungsnarbe sei besonders hingewiesen (MERKLEN und Mitarbeiter).

Das *klinische Bild* ist — wenn man all diese Fälle zusammenfassend betrachtet — recht polymorph: isolierte oder gruppierte oder disseminierte, blasse bis bräunlichrote, leicht schuppende Flecke, Papeln mit glatter oder feiner oder grobkörniger, nässender oder verkrustender Oberfläche, auch in circinärer oder serpiginöser Form, meist mit scharfem Rand, mit zentraler Atrophie, schließlich manchmal wirkliche Carcinome, teils der Ausführungsgänge, teils der Milchdrüse selbst, gelegentlich mit Ulceration, meist ohne Drüsenbeteiligung (JADASSOHN).

Bei der eingangs erwähnten mangelnden Übereinstimmung zwischen klinischem Bild und histologischem Befund wird jedoch die Diagnose so lange lediglich als Vermutungsdiagnose zu betrachten sein, bis sie durch die histologische Untersuchung bestätigt wird. Nicht allein über die dafür zu verlangenden Befunde, sondern auch über deren Bedeutung bestehen jedoch bis heute noch die allerverschiedensten Ansichten. Zum Teil sind die vorhandenen Widersprüche sicherlich daraus zu erklären, *daß dem klinisch fest umschriebenen, einheitlichen Begriff kein gemeinsames pathologisch-anatomisches Substrat zugrunde liegt.* Das eine Mal finden wir das Krankheitsbild hervorgerufen durch einen Plattenepithel-, das andere Mal durch einen Cylinderzellen- oder Drüsenkrebs, und schließlich lassen sich lediglich die gleich zu besprechenden Veränderungen des den Warzenhof bedeckenden oder die Milchgänge auskleidenden Epithels feststellen, ohne daß der geringste Anhaltspunkt für ein Carci-

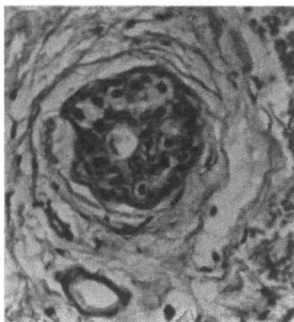

Abb. 217. PAGET-Zellen im Milchdrüsenausführungsgang (♀, 78jähr., Brustwarze). Hämatoxylin-Eosin. O = 190:1.

nom gefunden werden konnte. Gerade diese letzteren Fälle sind es, welche die Einordnung des Krankheitsbildes so sehr erschwert haben (s. unten).

Mikroskopisch werden Veränderungen in den *Frühfällen* manchmal *nur* in der *Epidermis* gesehen, was deshalb besonders betont werden muß, als damit die Möglichkeit einer *selbständigen Entwicklung* — ohne irgendwelche Zusammenhänge mit einem Carcinom — bewiesen zu sein schien. Damit wäre auch die Notwendigkeit fortgefallen, die eigentümlichen, für diese Erkrankung kennzeichnenden Zellen als eingewandert anzusehen, wie dies heute überwiegend angenommen wird. Das Angreifbare dieser Ansicht geht daraus hervor, daß ihre Vertreter untereinander durchaus nicht einig waren und sind. Bei den einen handelt es sich um eine Carcinomzelle des Plattenepithels (BENJAMINS, EHRHARDT, KARG, MATZENAUER u. a.), bei den anderen um eingewanderte und intraepidermal wuchernde Zellen eines Krebses der Drüsen bzw. deren Ausführungsgänge (THIN, JAKOBAEUS, KYRLE, RIBBERT, SCHAMBACHER, HIRSCHEL, DIETRICH, M. B. SCHMIDT, ASCHOFF, MUIR u. a.). Diese Einstellung ist zum Teil wohl daraus zu erklären, daß es sich in diesen Fällen um das gleichzeitige Vorhandensein eines Carcinoms gehandelt hat. Gerade diese Formen werden häufiger in die Hände des pathologischen Anatomen kommen, als die scheinbar rein „ekzematösen" Frühformen; aber nur an Hand dieser ist eine entscheidende Stellungnahme möglich. Die Meinungsverschiedenheiten sind ferner, wie wir mit PAUTRIER annehmen, darauf zurückzuführen, daß nicht die *ganze Mamma* histologisch untersucht wurde. Alle Fälle bei denen dies nicht der Fall war, sollten natürlich ausscheiden. Doch zeigen z. B. die von CAROL und PRAKKEN, daß auch unter dieser Voraussetzung zuweilen keine Veränderung der Brustdrüsen gefunden werden konnte. Allerdings sollen die Carcinome der Ausführungsgänge auch regressive Veränderungen erleiden, was schließlich zur Sklerosierung und Verkalkung der befallenen Gänge führt (MARX). Man könnte sich daher vorstellen, daß ein solcher Tumor übersehen oder fehlgedeutet wird. Einen vermittelnden Standpunkt nehmen jene Forscher ein, welche eine primäre Krebsentstehung sowohl in der Epidermis als auch in den Milchdrüsen für möglich halten (ARZT und KREN, SEKIGUCHI und TASHIRO u. a.). Schließlich hat man die PAGET-Zellen auch noch als anaplastische Melanoblasten mit größtenteils noch erhaltener Lipoidfunktion, aber bis auf geringe Reste erloschener Pigmentbildungsfähigkeit (KREIBICH) oder gar einfach als eine besondere Art von Naevuszellen angesehen (AUDRY). Auf die Gegenargumente wurde bereits verwiesen (s. S. 385 und 392).

Eine weitere Gruppe von Forschern sieht in der PAGET-Zelle eine besondere, durch örtliche (und wohl auch allgemeine) Stoffwechselstörungen entstandene Zellform, die mit den Krebszellen zunächst nichts zu tun hat.

Die Frage nach der *Natur* der als erstes Zeichen der Veränderung auftretenden „PAGET-*Zellen*", hat von Anfang an im Mittelpunkt gestanden. Die ursprünglich von DARIER und besonders von WICKHAM, HUTCHINSON, RAVOGLI u. a. verfochtene Parasitennatur ist heute völlig aufgegeben. Bereits 1902 hatte DARIER sie widerrufen. Es handelt sich heute darum, ob wir es hier zu tun haben mit der *frühesten Entstehung erster Krebszellen oder um einfache Degenerationsprodukte* der epidermalen Zellelemente oder ob es sich schließlich handelt um *metastatische Elemente* eines primären Brustdrüsencarcinoms, d. h. also sekundär in der Epidermis wuchernde Carcinomzellen. Diese hier kurz angedeuteten Differenzen sind zum Teil sicher daraus entstanden, daß als „Morbus PAGET" eben etwas durchaus nicht Einheitliches beschrieben worden ist (s. oben). Sicher sind es meistens Carcinome, welche das klinische Bild des Paget hervorrufen. Aber das, was ursprünglich von PAGET darunter verstanden wurde, war kein Carcinom, sondern eine selbständige und unabhängige Oberhauterkrankung.

Histologisch ist diese gekennzeichnet durch *eigentümliche Zellen*, nach manchen umgewandelte *Stachelzellen* (THIN, DUHRING und WILE, KARG u. a.), von UNNA auf eine besondere Art epithelialen Ödems zurückgeführt. Diese Zellen sind größer als die normalen Epidermiszellen, von polyedrischer oder rundlicher Form, vorwiegend hell, mit oft vielfach *vacuolisiertem Protoplasma*, das oft reichlich *Glykogen* in Form von Schollen, Körnern und Tropfen enthält (ARND). Im Bereich dieser Zellen ist der *normale Aufbau der Epidermis völlig verlorengegangen*. Diese ist in kleinere und größere Herde aufgelöst, die aus zusammenhängenden Strängen und Inseln jener stark vergrößerten Zellen bestehen. Sie lassen keinen Zusammenhang mit den Nachbarzellen erkennen. In vielen Zellen ist der Kern durch die Vacuolen an den Rand gedrängt, vielfach sichelförmig zusammengepreßt und sehr chromatinreich. Der Leib mancher dieser Zellen geht stellenweise ohne scharfe Grenzen in den benachbarter Zellen über, so daß auf diese Weise schmälere und breitere Protoplasmabrücken zwischen den gelockerten Zellen entstehen. In anderen Zellen finden sich *Mitosen*, manchmal gegenüber der Norm ungewöhnlich zahlreich, manchmal nicht nennenswert vermehrt.

Die Lockerung der Zellen führt zur Entwicklung eines groben *Lücken- oder Höhlensystems*. Dieses unterscheidet sich von der bekannten intercellulären Bläschenbildung dadurch, daß keine erweiterten Saftspalten vorliegen. Je größer die Zelle, um so völliger die Abtrennung von der Nachbarzelle, um so glatter und runder ihr Körper, ohne irgendeinen Rest von „Stacheln". Neben den sichelförmig zusammengepreßten und den mitotisch sich teilenden Kernen, trifft man auch auf pyknotische, auf vielgestaltige und Riesenkerne. Dabei läßt sich manchmal wenigstens scheinbar ein allmählicher *Übergang von den normalen Epidermis- zu den* PAGET-*Zellen* feststellen, der einen durchaus ähnlichen Verlauf zeigt, wie wir diesen bereits bei der DARIERschen Krankheit (Bd. I, S. 77) kennengelernt haben. Wir haben bereits im vorigen Kapitel darauf hingewiesen, daß dieser Übergang auch von namhaften Autoren bestritten wurde und wird.

Innerhalb der großen Zellen, sowie auch zwischen ihnen, in den Lücken, finden sich Leukocyten in wechselnder Zahl, die jedoch niemals beim Eindringen in die Zelle mit deren Protoplasma verschmelzen, vielmehr ihre Selbständigkeit behalten (v. WINNIWARTER).

Die *geschwollenen, faserlosen* PAGET-*Zellen* bilden mehr oder weniger rundliche Klumpen innerhalb der noch durch ihre Fasern zusammenhängenden übrigen Sta-

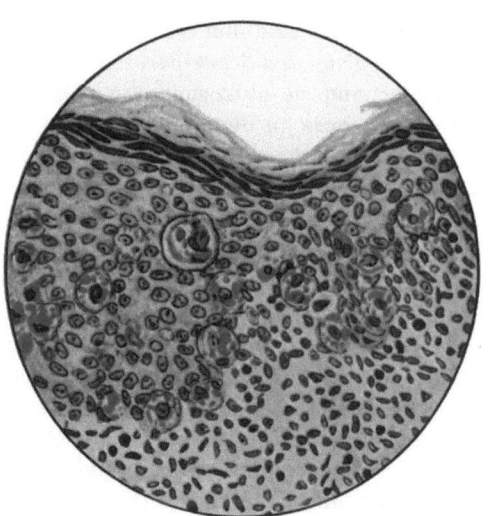

Abb. 218. PAGET*sche Krankheit*. Glykogengehalt der PAGET-Zellen. (Nach ARND.)

chelzellen, die sich als solide zusammengepreßte Balken oder Netze um die erweichten Zellen oder Zellherde anordnen. Dabei kann es oft zu einer eigenartigen, schon von DUHRING und WILE beschriebenen *Zonenbildung* kommen, indem unmittelbar auf dem Papillarkörper eine Reihe wenig veränderter Epithelien sitzt, der mehrere Lagen von PAGET-Zellreihen folgen. Diese sehen wie eine helle Lücke aus, oberhalb deren dann wieder eine festere Schicht folgt, die zur *Hornschicht* hinleitet. Diese ist für gewöhnlich nur *mangelhaft verhornt*; soweit klinisch die „ekzemartige" Veränderung reicht, findet sich histologisch eine schleimhautähnliche, stark proliferierende, unverhornte, gequollene Epithelmasse, die Kruste. Nur dort, wo der normale Epidermisaufbau bis in die obersten Lagen erhalten bleibt, entsteht eine besser verhornte Schicht, in welche dann wechselnd zahlreiche PAGET-Zellen eingeschlossen sind.

ARND glaubte zwischen dem Auftreten des Glykogens und der Entwicklung der PAGET-Zellen einen unmittelbaren Zusammenhang feststellen zu können. Den Beginn der Epithelveränderung bilden vereinzelte, in die Stachelzellschicht eingelagerte Zellen, die sich nur durch ihr helleres Protoplasma, den größeren Zelleib und Kern, von den Nachbarzellen unterscheiden. In diesen Zellen treten die ersten Glykogenkörner auf und je mehr diese zunehmen, um so rundlicher

und aufgeblasener, um so pagetzellenähnlicher werden diese Zellen. Dabei nimmt
das färbbare Protoplasma an Mengen immer mehr und mehr ab, da es durch
Glykogen ersetzt wird; schließlich entstehen die hellen, blasigen, ausgesprochenen
PAGET-Zellen mit ihren scharfen Umrissen, an denen jegliche Stachelbildung fehlt.
Bis dahin kann die Epidermis in ihrem Aufbau im übrigen noch wenig gestört
sein, d. h. dem ersten der von DARIER unterschiedenen Stadien entsprechen.
Allmählich kommt es jedoch zu *hochgradigeren Veränderungen* in der Epidermis.
Teile der Hornschicht und der Stachelschicht gehen verloren, einige Lagen des
erhaltenen Rete, von einer Kruste aus Serum, Leukocyten und umgewandelten
Zellen bedeckt, überziehen die Papillen; oft liegen diese auch völlig frei.

PAGET-*Zellen* sind nun nicht nur in der Epidermis, sondern auch *in den Haarbälgen, den Talg- und Schweißdrüsen und den großen Milchgängen* gefunden worden;
auch hier sind sie glykogenhaltig. Da Glykogen bereits normalerweise in der
Epidermis sowie in den Anhangsgebilden der Haut vorkommt (GIERKE, LOM-
BARDO u. a.), unter pathologischen Veränderungen häufiger vermehrt beobachtet
wird (STEIGLEDER), kann man den Glykogengehalt weder differentialdiagnostisch
noch kausal-genetisch verwerten.

Entsprechend der *flächenhaften Ausbreitung* der Veränderung, finden sich auch
im histologischen Bilde die PAGET-Zellen über einen weiten Bezirk zerstreut vor.
In diesem ist die *Epidermis* im allgemeinen meist *verdickt mit reichlicher Leisten-
bildung*, der allerdings an einzelnen Stellen auch einmal eine Verdünnung und
Abflachung entsprechen kann. An solchen Stellen ist der Papillarkörper ebenfalls verstrichen; hier ist im allgemeinen nur eine sehr mäßige Zellinfiltration
vorhanden. Im Gegensatz dazu findet sich unter Abschnitten mit stärkerer
Epidermiswucherung eine vorwiegend aus Lymphocyten, vereinzelten Mastzellen,
gelegentlich auch Epithelien (KARG) und wechselnd zahlreichen Plasmazellen
aufgebaute diffuse *Zellinfiltration*. Die Plasmazellen sind gelegentlich zu plas-
momartigen Herden vereinigt (UNNA); in anderen Fällen wieder finden sie sich
nur vereinzelt (DIETRICH). Dieser celluläre Infiltrationswall entspricht durchaus
dem, was man so häufig bei beginnenden Krebsen sieht. Man kann ihn als eine
Reaktion des Bindegewebes auf den Reiz ansehen, mag dieser nun von der
geschädigten Epidermis ausgehen (KROGIUS) oder unmittelbar von der diese
auslösenden, noch unbekannten Ursache.

Die *Talg- und Schweißdrüsen* zeigen meist erweiterte Ausführungsgänge. Veränderungen in Gestalt von Wucherung und Schichtung der Epithelien bis zu
völligem Verschluß des Lumens und sogar papilläre Bildungen mit mehrschichtigem Epithelbelag und Erweiterung der Gänge in einzelnen Schweißdrüsenknäueln,
Veränderungen, die sogar zu einer Zerstörung der ursprünglichen Anordnung
und Gestalt führen können, erwähnte ZIELER. Ein Zusammenhang mit den
Cambiumzellen der Talgdrüsen (MASSIA und ROUSSET) hat sich nicht bestätigen
lassen. Das *Bindegewebe* wird vereinzelt als *sklerosiert* bezeichnet (DUHRING und
WILE, DICKHAM und LINDT u. a.), das *elastische Gewebe* als *atrophisch* (VIGNOLO-
LUTATI) oder aufgelockert, zum Teil zerstört, stellenweise auch als etwas zusammengedrängt (ZIELER). Eine Wucherung in der Umgebung der Milchgänge
sahen SEKIGUCHI und TASHIRO.

Mit Rücksicht auf die Frage: primäre oder sekundäre Entwicklung der PAGET-
Zellen, muß auf die *Veränderungen der Milchdrüse* etwas näher eingegangen

werden. Es scheint dabei von vornherein überflüssig zu erwähnen, daß diese Befunde durchaus verschieden sein müssen, je nachdem der Untersucher einen primären Brustdrüsenkrebs mit pagetartiger Erkrankung vor sich hatte, oder diese letzte — soweit das feststellbar — selbständig auftrat. Die ersten Befunde überwiegen bei weitem (s. oben). Vielfach hatte ein Carcinom der Milchgänge diese durchbrochen und war in das umgebende Bindegewebe eingedrungen, sei es, daß carcinomatöse Herde in der Umgebung der Milchgänge, in den Lymphspalten oder in der Tiefe der Drüse vorhanden waren. Vielfach ließ sich dabei ein Übergreifen der Wucherungen vom Deckepithel auf die Milchgänge und schließlich auf das Drüsenepithel mit Einbruch in das Drüsenstroma feststellen. Andererseits treten neuere Untersuchungen für Ausgang von der Brustdrüse — Drüsengänge oder Drüsenparenchym — ein. Sie führen die PAGET-Erkrankung auf in die Epidermis von der Drüse aus eingedrungene Krebszellen zurück, die sich intraepidermal ausbreiten, während die Epidermiszellen zugrunde gehen. Diese Carcinome, wie sie JAKOBAEUS, KROGIUS, KYRLE, SCHAMBACHER, HIRSCHEL, ELBOGEN, RIBBERT, HANNEMÜLLER und LANDOIS, v. WINNIWARTER, ASCHOFF, KAUFMANN, ARZT und KREN, CHEATTLE, HEILMANN und später viele andere untersuchten, waren in weitaus der Mehrzahl der Fälle Carcinome vom *Drüsenzelltypus*.

Differentialdiagnose. Eine Entscheidung darüber, ob die PAGET-Erkrankung primär oder sekundär im Anschluß an ein Brustdrüsen*carcinom* entstanden ist, läßt sich — soweit dies überhaupt heute möglich — immer nur für den gerade vorliegenden Fall beurteilen und auch nur insofern, als der Nachweis eines Brustdrüsenkrebses solche Zusammenhänge zu stützen vermag. Der negative Befund wird jedoch, wie schon betont, nur nach Untersuchung der ganzen Mamma zu bewerten sein.

Die Unterscheidung von der *Dermatitis eczematosa*, von der *Psoriasis* u. ä. läßt sich histologisch leicht durchführen. Eine derartige Umwandlung der Epithelien in faserlose, gequollene Gebilde, wie wir dies beim Paget sehen, kommt dort nicht vor. Eine gewisse Ähnlichkeit mit der DARIER*schen Krankheit* mag zugegeben werden, wenigstens im Aussehen eines einzelnen Gewebsschnittes. Hier wird die Klinik das entscheidende Wort sprechen, wenn dies nicht schon histologisch infolge der doch viel bunteren Art der Umwandlung möglich ist. Eine einzige Veränderung kann mit der PAGET-Erkrankung so weitgehend übereinstimmen, daß eine Unterscheidung fast unmöglich wird, das ist die BOWEN*sche Erkrankung* (s. oben). Klinisch bestehen hier allerdings häufig erhebliche Unterschiede. PAGET-Erkrankung trifft selten Männer. Die BOWENsche Krankheit macht keine Unterschiede; sie ist im Gegensatz zu der Vorliebe des Paget für die Brustdrüse, überall angetroffen worden, und zwar multipel, im Gegensatz zu der in Einzelherden auftretenden PAGETschen Krankheit. Der klinische Verlauf weist also tiefgehende Unterschiede auf (JADASSOHN, MARTINOTTI u. a.). Es kann jedoch sehr schwer sein, wie wir schon oben betont haben, in manchen Fällen namentlich extramammären Sitzes, die beiden Krankheiten zu trennen (ZIELER, MARTINOTTI, ARND u. a.). Das Durcheinandergewürfelte, Ungeordnete des Epithels, die zahlreichen Mitosen, das mehr intra- als intercelluläre Ödem, die Dyskeratose, sowie vor allem das Auftreten von sehr großen Epithelzellen mit verklumpten, unregelmäßigen, fast stets von einer Vacuole umgebenen Riesenkernen mit sehr großen Nucleolen, sind nach JESSNER die Kennzeichen der BOWENschen Erkrankung.

Aber sie reichen doch augenscheinlich manchmal nicht aus, eine sichere Trennung vom Paget durchzuführen, wenn dieser eben atypisch ist. Das gleiche gilt für die beim Bowen vorhandene Hyper- und Parakeratose (BOWEN, SALVATARD, MAC-LEOD, GUTMANN, GRÜTZ u. a.), die ja im allgemeinen beim Paget fehlen soll. Trotzdem sind zweifellos *zwischen den klassischen Formen* beider Erkrankungen *deutliche Unterschiede* vorhanden; mit dem Augenblick jedoch, wo man die dort gegebenen scharfen Richtlinien verläßt und das „erweiterte Krankheitsbild" betrachtet, fängt der Zweifel an, der mit den uns zur Zeit zur Verfügung stehenden Untersuchungsmitteln auch kaum behoben werden dürfte. Schwierigkeiten kann in seltenen Fällen, wo die Pigmentbildung fehlt und auch die Dopareaktion nicht positiv ist, die Abgrenzung extramammilärer Morbus PAGET und intraepidermales Melanom machen (A. P. STOUT ALLEN) (s. dazu Differentialdiagnose malignes Melanom, S. 425, ferner die Diskussion dieser Frage in dem grundlegenden Beitrag über das Melanom im Handbuch von JADASSOHN von G. MIESCHER, sowie oben S. 385 und 388).

Vereinzelt hat das klinische Bild der *Kraurosis vulvae* histologisch den typischen Befund einer PAGET-Krankheit ergeben (ARND). Das gleiche berichtet SULZBERGER von einer Kraurosis vulvae der BLOCHschen Klinik für die BOWENsche Dermatose, ebenso MONDAIN und CAILLIAU. Derartige Beobachtungen können die vorstehende Stellungnahme zum Problem: Paget-Bowen nur unterstützen. Besondere Beachtung verdienen die von WHIMSTER beschriebenen Fälle perianaler Carcinome mit pagetähnlichem Aufbau, bei denen die den PAGET-Zellen entsprechenden Gebilde reichlich Schleim enthielten. Einen ähnlichen Fall hatte wohl FONTS ABREU gesehen, auf die Fälle von vegetierendem Morbus PAGET der Vulva von MIESCHER sei hingewiesen.

Gelegentlich können im Carcinoma mamae virile spontaneum Zellen vorkommen, die an PAGET-Zellen erinnern (ADAM, NIKOLOWSKI und WIEHL), doch dürfte das Gesamtbild eine Abtrennung erlauben.

Pathogenese. Die Geschichte der PAGETschen Erkrankung spiegelt die Entwicklung unserer Anschauungen über das Wesen und Wachstum des Carcinoms wider (DIETRICH). Aus der Darstellung geht hervor, daß man die Veränderung mit PAGET als Äußerung eines chronischen Reizes, häufig mit anschließendem Brustdrüsenkrebs oder aber als primäres Carcinom — sei es der Drüsengänge (SCHAMBACHER, DIETRICH u. a.), sei es des Drüsenparenchym (KYRLE, ARZT und KREN) — aufgefaßt hat. Die Frage nach der Natur der sog. PAGET-Zellen: sind es versprengte embryonale Keime (DARIER; Dysembryome im Sinne LETULLES), erste Krebszellen oder Degenerationsprodukte, oder schließlich metastatische und umgewandelte Elemente eines primären Brustdrüsencarcinoms, wird heute vielfach so beantwortet, daß es sich beim *Morbus PAGET* um einen Krebs der *apokrinen Drüsen* bzw. ihrer Ausführungsgänge handelt (ZOON und GELPKE). Auch die Milchdrüse ist ja herkunftsmäßig eine solche. Es ist aber durchaus nicht notwendig, in der PAGET-Zelle eine nach aufwärts verschleppte Carcinomzelle zu erblicken, welche von einem Krebs der Brustdrüse oder deren Ausführungsgang stammt, wenn auch nicht abgestritten werden darf, daß durch *zentrifugale Metastasierung* (ARZT und KREN) *von Drüsencarcinomen aus das Krankheitsbild hervorgerufen werden kann.* Praktisch wäre unseres Erachtens die Stellungnahme dahin zu ändern, daß es sich nicht um ein Entweder-Oder, sondern nur um ein *Sowohl-Als-auch* handeln kann. Ob die Epithelveränderung in der Epidermis, in den Milchgängen oder in den Anhangsgebilden der Haut auftritt, ist für diese Stellungnahme von nur mittelbarer Bedeutung, denn sie alle sind ja eine genetische Einheit. Es ist daher durchaus verständlich, daß entsprechende Veränderungen an verschiedenen Stellen dieses Systems auftreten können. Jedenfalls ist die Diagnose Morbus PAGET als Indikation anzusehen, die Mamma abzusetzen und die Axillen auszuräumen.

Die Bowensche Krankheit

wurde erstmal 1912 von Bowen beschrieben und einige Jahre später von Darier als besonderes Krankheitsbild bestätigt. (Dermatose précancéreuse de Bowen bzw. Dyskératose lenticulare et en disques.) Wahrscheinlich hat schon P. G.

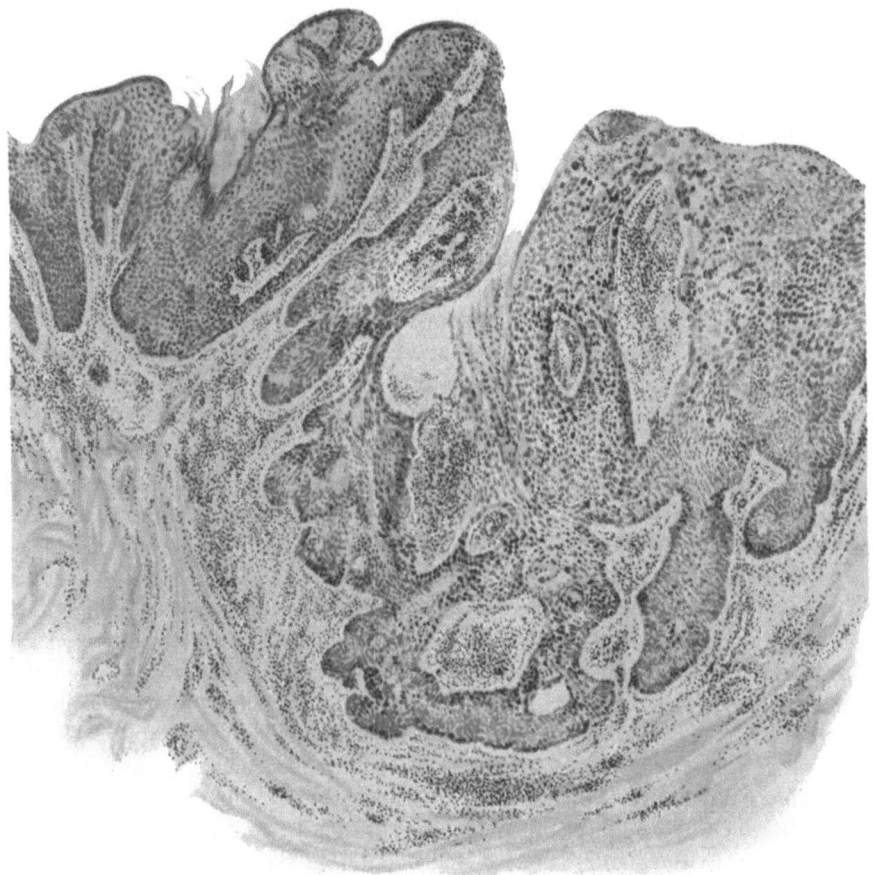

Abb. 219. Bowensche Krankheit (papillomatöse Form). Übersichtsbild. O = 35:1; R = 30:1.
(Sammlung Gutmann.)

Unna 1897 im Internationalen Atlas seltener Hautkrankheiten die Erkrankung als Carcinoma serpiginosum multiplex beschrieben (Delbanco). Als „Bowen" sind auch eine Reihe noch nicht einheitlicher und in den klassischen Eigentümlichkeiten vielfach abweichender Krankheitsbilder eingeordnet worden. Bowenartige Veränderungen wurden unter anderem bei frühen Stadien von Teer- und Röntgenepitheliomen beobachtet (Bloch, Miescher, Jadassohn u. a.). Eine gemeinsame Grundlage erhalten sie lediglich durch das histologische Bild. Über die wiederholt betonten Beziehungen zur Pagetschen Krankheit s. dort.

Die Erkrankung tritt bei beiden Geschlechtern in gleicher Häufigkeit (Gutmann, Carol) auf, meistens jenseits des 40. Lebensjahres, seltener bei Jugendlichen. Sie zieht sich oft über mehrere Jahrzehnte hin, ohne besondere Störung zu verursachen. Als Beginn wurde vereinzelt ein Ausschlag aus scharf abgesetzten, rundlichen oder unregelmäßig begrenzten, rosa bis braunroten Flecken beschrieben, mit leicht schuppender und atrophischer Oberfläche (*Abortiv-* oder *Initialstadium* DARIERs). Das voll ausgebildete Krankheitsbild zeigt wechselnd große papulöse, squamöse, krustöse oder verruköse, bisweilen in der Mitte oberflächlich geschwürig zerfallende und zu spontaner narbiger Ausheilung neigende Herde, die am Rande serpiginös fortschreiten. Nach Entfernung der Deckschicht tritt ein glatter oder granulierter, meist leicht nässender oder leicht blutender, roter Untergrund zutage. Die Veränderung ähnelt gelegentlich Psoriasis-, Lichen simplex- oder Lupus erythematodes-Herden oder erinnert auch an Geschwülste. Auch in papillomatösen Gebilden wurden histologisch für Bowen sprechende Veränderungen gefunden (GUTMANN, GRISSON-DELBANCO, DELBANCO, SULZBERGER u. a.).

Die BOWENsche Dyskeratose kommt an jeder Körperstelle vor, nicht nur auf der äußeren Haut einschließlich Glans und Praeputium (JESSNER), sondern auch auf der Schleimhaut des weiblichen Genitale, sowohl umschrieben (HUDELO, OURY und CAILLIAU bzw. RICHON, KNIGHT, DE LIMA, PETERSON und ROBINSON) als auch diffus unter dem klinischen Bilde der *Kraurosis et Leukoplakia vulvae* (MONDAIN, SULZBERGER) und schließlich noch in umschriebener, geschwulstartiger Form (RICHON, GUTMANN, SULZBERGER). Einzelfälle sind die mit Befall der Schleimhaut, Nasenhaut (HUDELO und CAILLIAU), des Kehlkopfs (LEMAÎTRE, DUPONT) und der Bindehaut und Hornhaut (CONTINO). Die Mundschleimhaut wird vielleicht doch häufiger befallen, als bisher angenommen (SCHUERMANN, REICH).

Früher als sehr gutartig angesehen, da er nur selten Metastasen macht, betrachten heute viele den Morbus BOWEN als ein, wenn auch sehr langsam sich entwickelndes Carcinom. Für die Fälle, wo Metastasen eintraten, hatte man mit ARZT und BIACH die Frage aufgeworfen, inwieweit es sich hier noch um die ursprüngliche lokalisierte Erkrankung handelte und nicht etwa — wenn man die *präcarcinomatöse* Natur der BOWENschen Krankheit betonen will — bereits um eine Äußerung des sekundär entstandenen Carcinoms. Bei einer derartigen Einschränkung würde sich die Zahl der streng zum Bowen zu rechnenden Fälle naturgemäß sehr erheblich verringern. Das Tiefenwachstum, wie es für eine Reihe von Fällen (BOWEN, CAROL, GRÜTZ) berichtet wird, stempelt die Erkrankung jedoch nicht ohne weiteres zum Carcinom, da wir darin lediglich eine Äußerung der allgemeinen Wucherungsfähigkeit der Epithelien sehen dürfen, wie wir sie von einer ganzen Reihe anderer, nicht blastomatöser Veränderungen her kennen. (Ausnahme z. B. Fall GUTMANN, wo sich bereits ein Basalzellenkrebs entwickelt hatte.)

Die Erkrankung wird mit multiplen und mit Einzelherden beobachtet.

Das *histologische Bild* der BOWENschen Krankheit ist im Gegensatz zu der Buntheit des klinischen im großen ganzen einheitlich beschrieben worden, und zwar wohl vor allem deshalb, weil für die Diagnose weniger der Gesamtaufbau — welcher in weitem Ausmaß wechseln kann — als vielmehr *einige besondere Eigentümlichkeiten* in den Vordergrund gestellt worden sind, die sich immer wieder vorfinden, in welcher klinischen Gestalt die Veränderung auch auftreten mag. Es ist dabei weniger auf die einzelnen Veränderungen als solche, sondern auf deren *gleichzeitiges Vorkommen* das Hauptgewicht gelegt worden (JADASSOHN, JESSNER). Dabei kommen eigentlich nur die Veränderungen in der Epidermis und ihren Anhängen in Frage, während diejenigen im Corium von untergeordneter Bedeutung sind. Die hervorstechendste dieser Epithelveränderungen ist die „*Dyskeratose*" (DARIER: „eine Erkrankung der Epidermis, in der eine gewisse

Anzahl der Retezellen sich von den anderen unterscheidet, eine fehlerhafte, zu einer anormalen Verhornung führende Entwicklung aufweist und in der Horn-schicht als grains, corps ronds, corpuscules nuclées ou non, globes, boules usw. auftritt"). Dabei wird die Dyskeratose, wie schon beim Morbus DARIER (s. Bd. I, S. 79 ff.) betont, weder als Charakteristicum einer Erkrankung noch einer Krank-heitsgruppe angenommen, wie dies DARIER getan hat, sondern lediglich als ein Symptom, welches das Wesen der BOWENschen Erkrankung gegenüber anderen, der Natur nach ähnlichen Ver-änderungen treffend kennzeichnet. Zu dieser Dyskeratose treten Zellen mit ungleichen, sehr vergrößerten, deformierten Kernen, die „Clum-ping"kerne von BOWEN. Neben der Dyskeratose findet sich eine *Hyper- und Parakeratose,* die aller-dings in ihrem Ausmaß in weiten Grenzen schwanken und sogar ge-legentlich auch einmal an einzel-nen Stellen fehlen kann. Als kenn-zeichnend wird von verschiedenen Seiten dann noch besonders auf eine außerordentliche *Vielgestaltig-keit des Zellaufbaues* in der acan-thotisch gewucherten Epidermis hingewiesen. Der normale Auf-bau ist verlorengegangen oder nur noch andeutungsweise erhalten; statt dessen stößt man auf ein wirres Durcheinander vielgestalti-ger Zellen mit einer *verwirrenden Unregelmäßigkeit der Zell- und Kernformen.* In der, weniger durch ein intercelluläres, denn ein *intra-celluläres Ödem* aufgehellten Sta-chelzellschicht fällt der Reichtum an vacuolisierten Zellen mit mehr oder minder

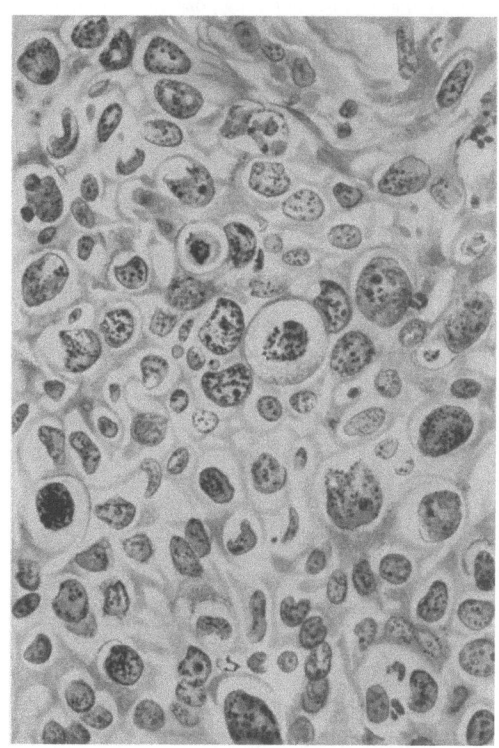

Abb. 220. Bowensche Krankheit. Beginn der Epithelumwand-lung. Vielgestaltigkeit des Zellaufbaues. O = 560:1; R = 500:1.

chromatinreichen Kernen auf; oft trifft man dabei auf *Riesenkerne* in den ver-schiedensten Formen, vergrößerte Kernkörperchen und vielkernige Zellen. Die Begrenzung dieser Gebilde ist verwaschen oder gar nicht mehr sichtbar, in anderen Fällen wieder erhalten. Innerhalb der Zellen spielen sich vielfach karyokinetische Teilungsvorgänge ab mit meist unregelmäßigen, gelegentlich aber auch deutlich bipolar angeordneten Chromatinmassen. Allerdings zeigen diese im Gegensatz zu der schleifenförmigen Gestalt normaler Chromosomen vielfach verklumpte und ge-körnte Formen. Weiter finden sich mehr- und vielkernige, amitotisch entstandene *epitheliale Riesenzellen,* von denen einzelne außerordentliche Größe erreichen. Das Auftreten von *Glykogen* entspricht im großen ganzen den Verhältnissen beim Paget.

Die genauere Durchforschung der einzelnen pathologisch veränderten Zellformen läßt verschiedene Typen unterscheiden. Einmal finden sich Zellen mit *normal gefärbtem Kern*

und erhaltenem Kerngerüst, die sich *durch abnorme Größe*, Form sowie *Vielgestaltigkeit*
und *Vielkernigkeit* der Zellkerne unterscheiden. Neben normalen rundlich-ovalen, finden
sich völlig unregelmäßige, birnförmige, eckige oder glatte Kerne verschiedenster Größe bis
zu wahren Riesenkernen oder auch mehrkernigen Zellen mit 4, 6 und mehr Kernen. Diese
Bilder erinnern — und das scheint für die Beurteilung des Wesens der Erkrankung von Bedeutung — vielfach an Gebilde, wie man sie bei der chronischen Röntgendermatitis antrifft.
Ferner finden sich Zellen mit *abnorm stark gefärbten Kernen*, bei welchen Kernkörperchen samt
Chromatingerüst in eine *kompakte strukturlose Masse* verwandelt sind. Diese *verklumpten
Kerne* treten als pyknotisch kleine und auch als sehr große, mehr oder weniger rundliche
oder auch ganz unregelmäßig gezackte Gebilde auf; manchmal sind sie auch fragmentiert und
bombensplitterartig, unregelmäßig über den ganzen Bezirk zerstreut. Dann trifft man Zellen

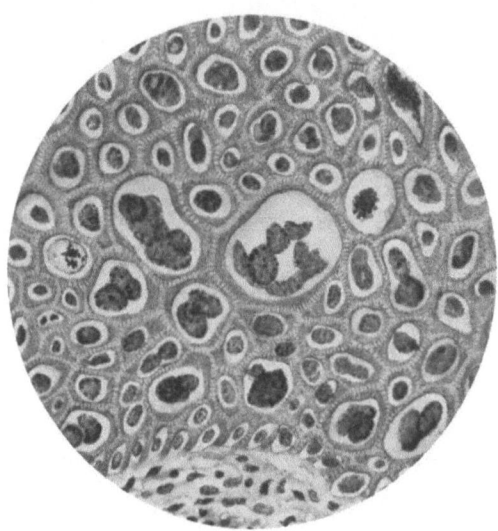

in den *verschiedensten Stadien der
Mitose*, teils mit normalem, teils ab-
normem Verlauf. Da die Chromosomen
dieser Zellen bereits alle Zeichen der
Verklumpung zeigen, liegt die Annahme nahe, daß die Klumpenzellen
aus jenen hervorgehen. Endlich finden sich noch Zellen in den verschiedensten Stadien und Formen der
pathologischen Verhornung, die an die
von der DARIERschen Krankheit her
bekannten Gebilde erinnern (SULZ-
BERGER). VILANOVA und RUBIÓ sahen
in ihrem Fall Zellen, an deren Peripherie Epithelfasern angehäuft waren.

Abb. 221. BOWENsche Krankheit (♂, 64jähr., Brust; flache
Form). Vollentwickelte Epithelumwandlung. (Sammlung der
Breslauer Hautklinik.)

Die Verteilung dieser Zellveränderungen auf die Epidermis
läßt keinerlei Regel erkennen.
Zwischen verhornten Zellen der
oberen Schichten finden sich frische Kernteilungen und andererseits stößt man auf verhornende
Zellen bereits unmittelbar über
der Basalzellschicht. Das Durcheinander in dieser Unregelmäßigkeit der Zell-
und Kernformen wird noch verstärkt durch die außerordentlich *verschiedene
Färbbarkeit der Zellen und Kerne*, auf die besonders GRÜTZ hingewiesen hat.
Die erheblichen Veränderungen von Zellen und Kernen sieht v. ALBERTINI nicht
als Anzeichen besonderer Malignität, sondern als „*letale Degeneration*" an, wie
sie in absterbenden Geschwülsten gefunden würde.

Diese Vorgänge spielen sich nun in einer Epidermis ab, deren *Stachelzellschicht*,
sowohl im Deckepithel als auch in den interpapillären Epithelleisten und auch
im Follikelepithel außerordentlich stark *gewuchert* ist. Die Acanthose verläuft
ebenfalls durchaus unregelmäßig, so daß an Stelle der Epithelleisten die eigen-
artigsten Gebilde auftreten; dabei wird die Größe des normalen Tiefenwachstums
der Epithelleisten um das Mehrfache übertroffen. Trotzdem bleibt eine scharfe
Abgrenzung zwischen den einzelnen Epithelzellverbänden und dem diese begrenzenden Bindegewebe gewahrt. Wenn auch die bekannte palisadenartige Anordnung der Basalzellen vielfach völlig verlorengeht, so kommt in den reinen Fällen
klassischer BOWENscher Dermatose doch *kein infiltrierendes Wachstum* vor.

Entsprechend dieser Wucherung der Epidermisleisten wird der Verlauf der
Epidermis-Cutisgrenze unregelmäßig, wenn er auch scharf ausgesprochen bleibt.

Dementsprechend sind die *Papillen* in die Länge gezogen und in mehr oder weniger schmale, an den Spitzen oft verbreiterte Gebilde umgewandelt. An anderen Stellen wieder führt ein starkes Ödem zugleich mit einer mehr gleichmäßigen Wucherung der Stachelzellschicht zu einem Ausgleich des Papillarkörpers. Im *Corium* selbst besteht im übrigen ein in den einzelnen Fällen zwar wechselndes, meist aber starkes *Zellinfiltrat*, das die einzelnen Epithelleisten und Epithelzellherde in Gestalt eines wechselnd breiten Bandes gegen das tiefere Corium absetzt; ähnliches ist von den langsam wachsenden Carcinomen her hinlänglich bekannt.

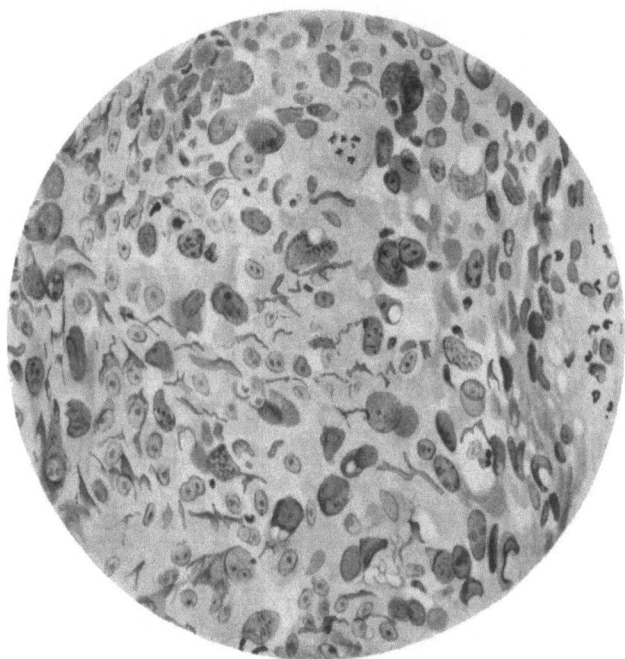

Abb. 222. Bowen*sche Krankheit.* Glykogen in den Epidermiszellen. Best*sche Carminfärbung.*
O = 290:1; R = 290:1.

Auch hier besteht das Zellinfiltrat in der Hauptsache aus Lymphocyten und Plasmazellen; dazwischen liegen Mastzellen in mäßiger Zahl. In vereinzelten Fällen finden sich auch polynucleäre Leukocyten, Fremdkörper-, auch wohl einmal Langhanssche Riesenzellen (Jessner), sowie zahlreiche Russelsche Körperchen: Veränderungen, die — wie im Gegensatz zu Ducrey betont werden muß — nur von untergeordneter Bedeutung und in keinem Falle für die Beurteilung des Krankheitsbildes entscheidend sind. Im Bereich der Infiltrate lassen sich die *elastischen Fasern* nur noch mehr oder weniger unvollständig nachweisen. Die *Blut- und Lymphgefäße* sind vielfach stark erweitert. Diese Veränderungen in der Cutis hängen in ihrer Gesamtheit zum Teil sicherlich von *sekundären* Reizwirkungen ab, sei es, daß diese von außen einwirken, sei es, daß es sich um Stoffwechselprodukte handelt, die bei den abnormen Vorgängen in der Epidermis entstehen.

Gelegentlich werden *milienartige Einlagerungen* erwähnt, die sich histologisch zum Teil als *kolloide* (Darier), zum Teil aber als *verhornende Umwandlung* (Bowen, Jessner) erwiesen.

Dieses, wenn man so sagen darf, *klassische Bild* der BOWENschen Krankheit wird nun vielfach dadurch *getrübt*, daß zu den eben geschilderten frühzeitig *carcinomatöse Veränderungen* hinzutreten. Eine carcinomatöse Umwandlung bzw. Entwicklung (GRÜTZ, GUTMANN: Basalzellencarcinome) mit Metastasenbildung in den Lymphdrüsen ist wiederholt beschrieben (BOWEN, DARIER-DANEL, MAR-

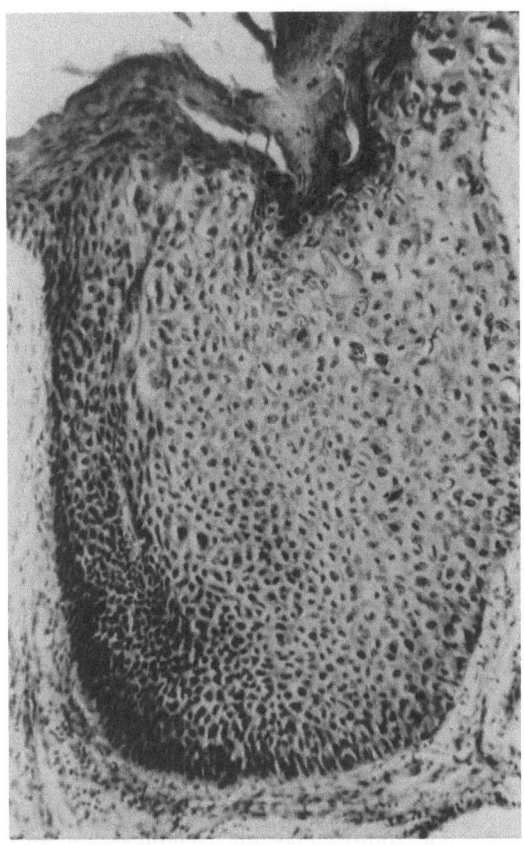

TINOTTI, GRISSON und DEL-BANCO u. a.). An der Möglichkeit ihres Vorkommens ist um so weniger ein Zweifel erlaubt, als diese Carcinome durchaus noch die BOWEN-Struktur erkennen lassen können (MIE-SCHER). Da sogar die Metastasen sich mikroskopisch als von genau derselben Zellstruktur erwiesen, wie die „präcancerösen" Krankheitsherde in der Haut, so ist der Standpunkt DUCREYS, an den sich neuere Untersucher angeschlossen haben, an sich durchaus verständlich, daß wir es hier von Anfang an mit einer bösartigen Bildung zu tun hätten, die stets einen bösartigen Ausgang nehme.

Dabei denken MONTGOMERY und BRODERS bei den sich entwickelnden „Basalzellencarcinomen" an ähnlich aussehende Spinalzellencarcinome des Grades 3 und 4 nach BRODERS. Vielleicht kann von hier aus die auch von FERREIRA MAR-QUES geteilte Ansicht von CI-

Abb. 223. Morbus BOWEN, flache schuppende Form. Zapfen mit Clumping-Kernen, Lückenbildung. O = 125:1.

VATTE revidiert werden, daß es zwei Typen von Morbus BOWEN gäbe, den üblichen spinocellulären und einen basocellulären.

Die *papillomatösen und geschwulstartigen Gebilde* weichen in ihrem Aufbau von den eben beschriebenen nicht ab.

Der Morbus BOWEN der Mundschleimhaut kann unter dem typischen histologischen Bild verlaufen. Manchmal soll er nur eine einfache Epithelhyperplasie darstellen im Sinne der Hyperplasie simple von TOURAINE und Mitarbeitern (REICH). Wieweit es sich hier um Leukoplakien gehandelt hat, und zwar von dem Typ, der als echte Präcancerose anzusprechen ist, sei dahingestellt. Auch kommen Übergangsfälle zwischen der letzten und dem Morbus BOWEN vor (TOURAINE und SOLENTE).

Differentialdiagnose. Die Stellungnahme zum *Carcinom*, und insbesondere die Frage, ob wir es bei der BOWENschen Erkrankung bereits mit einem solchen, oder aber erst mit einer präcancerösen Veränderung zu tun haben, hängt von der Auffassung des Begriffes der Präcancerose ab. Ohne Zweifel ist sie den Prä-cancerosen im engeren Sinne zuzuordnen (MIESCHER, v. ALBERTINI) und viel-leicht mit mehr Recht als manche „superfiziellen Carcinome" bereits als Car-cinoma in situ zu bezeichnen. Damit erledigt sich auch die Beziehung zum „Epithelioma erythematoides benignum" (LITTLE), das wir zu den multiplen Basalzellenkrebsen rechnen.

Pathogenese. Auch die Frage nach der Einheitlichkeit oder Verschiedenheit dieser bei-den Krankheitsbilder wurde beim Morbus PAGET erörtert. Das gleiche gilt für die Patho-genese, wobei hier allerdings noch mehr als dort der Naevuscharakter betont wurde (DARIER, KREIBICH, GRÜTZ, DUCREY jun. u. a.). Die arsenbedingte Keratose kann unter dem Bilde des *Morbus* BOWEN verlaufen (MONTGOMERY).

Die prämaligne („präcanceröse") Melanose.

Auch beim malignen Melanom kennen wir ein oft sehr lange dauerndes „prä-canceröses" Stadium. Es ist dies die erstmals von HUTCHINSON als „infektive melanotic freckles", später von DUBREUILH als „Lentigo malin des vieillards" oder „Mélanose circonscripte précancéreuse" beschriebene, an und für sich jedoch

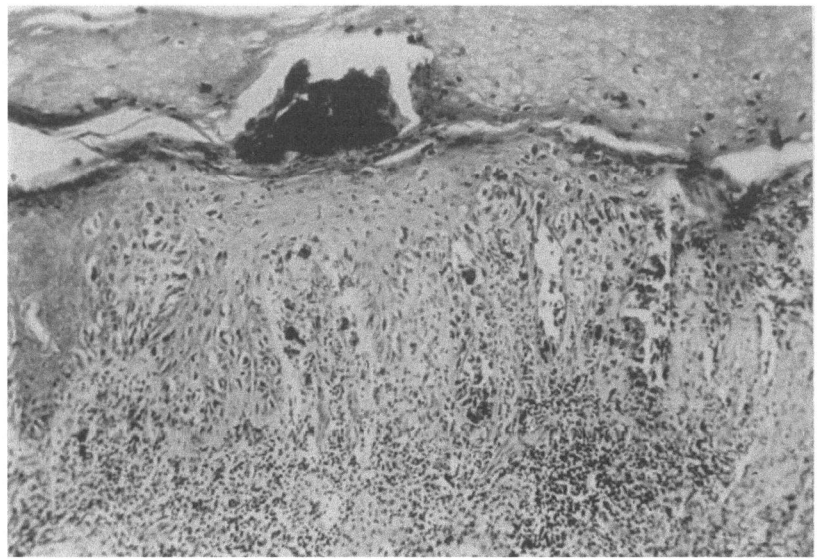

Abb. 224. Prämaligne Melanose (♀, 60jähr., Stirn). Anfangsstadium. Hämatoxylin-Eosin. O = 80:1.

selten untersuchte Veränderung, die doch augenscheinlich häufiger vorkommt, als man dies früher angenommen hatte (MIESCHER, SCHUERMANN, D. WALTHER u. a.).

Klinisch handelt es sich um vereinzelt oder zu mehreren spontan auftretende, unregel-mäßig geformte und wechselnd intensiv gefärbte Pigmentflecken, die sich vor allem im höheren Lebensalter zeigen. Sie kommen am häufigsten im Gesicht vor, vielfach gleich-zeitig mit senilen Keratomen; sie finden sich jedoch auch an anderen Körperstellen, sogar auf der Schleimhaut des Mundes, der Sklera und den Conjunctiven (DUBREUILH, REESE, BREUCKMANN). Nach verschieden langem Bestand kann sich die Veränderung unter Hinter-lassung einer zarten pigmentierten, oberflächlichen Narbe zurückbilden, sie kann aber auch in ein malignes Melanom übergehen. Dieses wächst langsam oder schneller heran, sei es

als flache, oft geschwürig zerfallende Infiltration, sei es als pilzförmig die Umgebung über-
ragendes Gebilde, bald stark pigmentiert, bald nur schwach oder klinisch auch völlig pigmentfrei. Drüsenmetastasen mit nachfolgender Generalisierung treten nach kürzerer oder längerer
Zeit auf.

Die *vollausgebildeten Geschwülste* entsprechen in ihrem histologischen Aufbau
völlig den malignen Melanomen. An *Übergangsstellen vom einfachen Pigmentfleck
zum Melanom* findet sich am unteren Rande einer mehr oder weniger verschmälerten Epidermis mit reichlich pigmentierten Basalzellen eine gruppenförmige Vermehrung pigmentierter Dendritenzel-

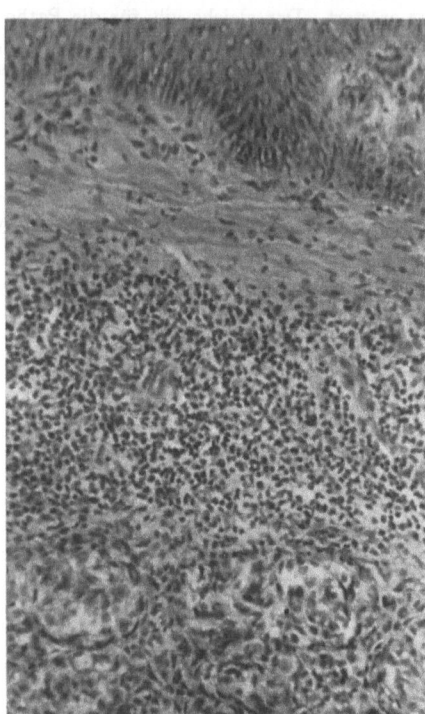

len. Diese bilden später mehr oder
weniger stark dissoziierte Nester, die
dann wie eine spongiotische Auflockerung aussehen (MIESCHER). Die Zellen
verlieren ihren Charakter und werden
polymorph, es bilden sich Riesenzellen.
Mit dem Auftreten eines Infiltrates setzt
auch das „Abtropfen" in die Cutis ein
(s. Naevus pigmentosus, S. 251). Gerade
wie bei den Naevomelanomen geht dieser Prozeß auch hier flächenförmig oder
in Nestern bzw. mehr umschriebenen
Herden vor sich. In der Cutis finden
sich in der Regel zu diesem Zeitpunkt
auffallend *zahlreiche Chromatophoren*
neben einer deutlich ausgesprochenen,
subpapillären *Rund-* und *Plasmazell-
ansammlung*. Überall dort, wo klinisch
eine Entfärbung zu bestehen scheint,
entspricht dieser histologisch ein völliger Mangel an Pigment innerhalb der
Epidermis; pigmenttragende Zellen,
Chromatophoren, finden sich hingegen
in wechselnder, manchmal außerordentlich großer Menge (MIESCHER).

Abb. 225. Der gleiche Fall an anderer Stelle. In der
Cutis hat sich schon ein malignes Melanom entwickelt.
Hämatoxylin-Eosin. O = 80:1.

Nach den Befunden von MIESCHER, HÄBERLIN und GUGGENHEIM können die
Veränderungen in der Cutis gänzlich fehlen. Nesterbildung von Zellen können
innerhalb von stärker pigmentierten Basalzellen liegen, wie sie in den Pigmentflecken älterer Menschen angetroffen werden. Zuweilen kann die Wucherung von
Spinalzellen so ausgesprochen sein (eigener Fall, s. D. WALTHER), daß an Spinalzellencarcinome gedacht wird (DEGOS und M. DUPERRAT und Mitarbeitern).

Differentialdiagnostisch muß man die Erkrankung — im Gegensatz zu manchen Untersuchern, die sie als dessen Spätform auffassen — vom *Naevus pigmentosus* unterscheiden. Das uncharakteristische Aussehen der „präcancerösen"
Melanose, ihre unregelmäßige Gestalt, das fortschreitende und regressive Wachstum, die Vergesellschaftung mit anderen senil-dystrophischen Veränderungen
sind klinisch schon Grund genug zur Trennung. Aber auch histologisch unterscheiden sich beide vor allem durch die zwar mehr oder weniger starke, aber

doch stets vorhandene entzündliche Zellinfiltration, die beim Pigmentzellen-naevus fast nie vorkommt.

Pathogenetisch kann man die Entwicklung der „präcancerösen" Melanose in Parallele stellen zur senilen Keratose, für deren Auftreten wir ja heute auch geneigt sind, eine Reihe physikalisch-chemischer Schädigungen in Betracht zu ziehen, die — ähnlich wie bei der See-mannshaut UNNAs, der Landmannshaut JADASSOHNS — neben mancherlei traumatischen Ein-wirkungen vor allem auf Licht- und Witterungseinflüsse zurückzuführen sind. Über die letzte Ursache dieser Umwandlung sind wir allerdings noch nicht unterrichtet; der Pigmen-tierung allein kommt, wie im Gegensatz zu manchen Forschern (MARCHAND, KYRLE u. a.) betont sei, ein solcher Einfluß nicht zu, da wir die Entwicklung von malignen Melanomen auch ohne eine Spur von Pigmentbildung vor sich gehen sehen (UNNA, DEELMANN, MIESCHER).

Es handelt sich, wie schon eingangs erwähnt, um eine Sonderform des malignen Melanoms, die in ihrer Bedeutung für dessen Pathogenese bisher in keiner Weise entsprechend gewürdigt wurde, vielleicht wäre der Name *prämaligne Melanose* angezeigt.

Keratoma senile.

Die senilen Keratome (und auch die senilen Warzen) hatten nur ganz verein-zelt die Aufmerksamkeit der Forscher auf sich gezogen. Diese Nichtbeachtung ging in den deutschen Lehr- und Handbüchern so weit, daß die Darstellung des Keratoma senile vollständig fehlte oder dieses nur ganz nebenbei als präcanceröse Dermatose Erwähnung fand. Eine Unterscheidung zwischen Keratoma senile und Verruca senilis wurde nicht gezogen, vielleicht auch nicht für möglich ge-halten, ganz im Gegensatz zu französischen (DUBREUILH, BROCQ, DARIER) und amerikanischen Forschern (HARTZELL, PUSEY, ORMSBY), welche die beiden Ver-änderungen mehr oder weniger voneinander trennten, wenn sie auch schwer zu unterscheiden seien. Auf deutscher Seite hatte JADASSOHN einen dualistischen Standpunkt vertreten und diesen später durch FREUDENTHAL an Hand einer Reihe eingehend untersuchter Fälle unterstreichen und insbesondere dabei be-tonen lassen, daß — im Gegensatz zum Keratoma senile — kein Anlaß vor-liege, die Verruca senilis als präcanceröse Dermatose anzusehen. Doch zeigt eine spätere Arbeit von FREUDENTHAL sehr deutlich, daß letztlich entschei-dend nicht der augenblickliche Befund, sondern der spätere Verlauf ist und daher praktisch in vielen Fällen eine endgültige Einordnung nicht vorgenommen werden kann.

Als *Keratoma senile* bezeichnen wir gelbe bis braune Flecke oder warzenartige Gebilde mit trockener Oberfläche, die scharf abgesetzt, wenn auch unregelmäßig begrenzt, bei älteren Menschen besonders im Gesicht und auf dem Handrücken, dann aber auch gelegentlich auf anderen, den Licht- und Witterungseinflüssen besonders ausgesetzten Körperstellen auf-treten. Die trockene, rauhe, gelegentlich stachelige Horndecke trägt an ihrer Unterfläche kegelförmige Vorsprünge; nach gewaltsamer Entfernung tritt häufig eine kleine Blutung auf. Das Keratoma senile bleibt meist zeitlebens bestehen, vergrößert sich, wird auch zahlreicher, kann sich aber auch spontan zurückbilden.

Die *histologische Beschreibung* der Veränderung faßte FREUDENTHAL dahin zusammen, daß die *Hornschicht* meist ganz erheblich verbreitert ist, wobei para-keratotische Säulen abwechseln mit hyperkeratotischen Massen, die in die Follikel- und Schweißdrüsenöffnungen eingesenkt sind. Sie erheben sich öfters über kegel-förmigen, scharf abgegrenzten Bezirken, deren Zellen sich wesentlich stärker färben als die blassen des Rete Malpighi der Umgebung. In diesem finden sich häufig in wechselnder Anzahl *Klump- und Riesenzellen*. Eine *atypische Epithel-wucherung* dringt, von der Basalschicht ausgehend, in den Papillarkörper in Form

von Knospen oder Zapfen vor oder legt sich der Basalschicht in Form eines
Streifens an, der gelegentlich auch die benachbarten Schweißdrüsenleisten und
Haarwurzelscheiden als Zellmantel umgibt. Gelegentlich ist eine *Spaltbildung*
oberhalb der Basalschicht bzw. der Epithelwucherungen anzutreffen, die sich bis
zur Bildung von in der Epidermis liegenden, blasenartigen *Hohlräumen* steigern
kann; öfters aber besteht nur ein (inter- und intracelluläres) *Ödem* der Basalzellschicht. Das *Infiltrat* im Papillarkörper tritt in Form von perivasculären Strängen und Haufen auf; es besteht aus Rundzellen, denen einige Plasmazellen
beigesellt sein können.

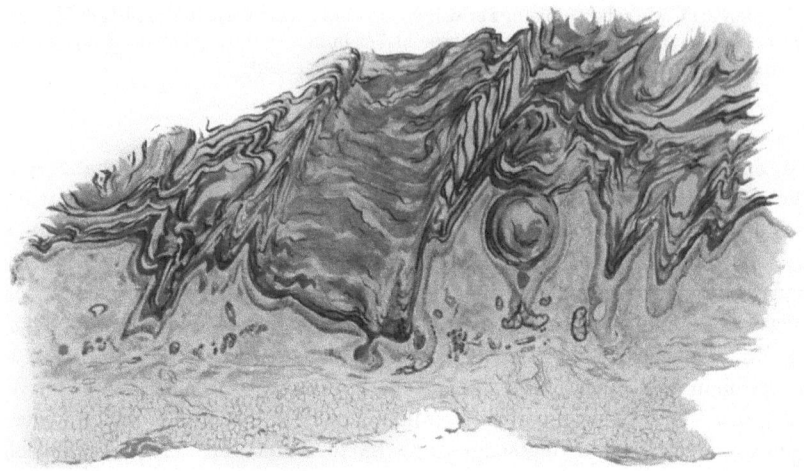

Abb. 226. *Keratoma senile* (♀, 73jähr., Handrücken). Ruhendes Endstadium. Starke Hyperkeratose, Verdünnung der übrigen Epidermisschichten. Rückbildung der Haarfollikel und Talgdrüsen. O = 31:1; R = 25:1.

Meist findet man nur wenige *Klump- und Riesenzellen*, selten fehlen sie ganz;
mitunter aber sind sie so zahlreich, daß die tieferen Epidermislagen vollständig
von ihnen erfüllt sind. Die Kerne sind dabei 10—12mal so groß wie in der Norm,
oft zu zwei, drei und mehreren in einer Zelle (unvollendete amitotische Teilung),
rund oder eingebuchtet, mit mehreren großen Kernkörperchen in einem dichten
Chromatinnetz. Auch die anderen Zellen dieser Bezirke sind verändert; neben
wechselnder Kerngröße und Form, intra-, seltener intercellulärem Ödem, findet
man gelegentlich ein kolloid degeneriertes Protoplasma, wobei die Stacheln jedoch
auffallend gut erhalten bleiben. Nach HALTER macht die Epithelunruhe sehr
oft am Follikel halt. Manchmal ist dieser von der wuchernden Epidermis
mantelartig eingemauert (s. oben). Abzutrennen davon ist eine Auftreibung der
Follikel unterhalb der Epidermis in Form eines Ringwulstes, dessen tiefster
Teil sich manchmal von dem Follikel krausenartig abhebt und von dem zuweilen
knospenartige Wucherungen ausgehen. Zellmäntel und Ringwülste bilden sich
auch an den Schweißdrüsenausführungsgängen. Diesen Befund kann man jedoch
auch in normaler Haut gelegentlich erheben (F. PINKUS). In Art dieser Epithelsprossen sieht man jedoch auch — wenigstens scheinbar — Carcinomata basocellularia vom Follikel ausgehen.

Veränderungen des *elastischen Gewebes* (Basophilie usw.) sind wohl nicht auf
das Keratom, sondern auf die senile Haut als solche zurückzuführen.

Differentialdiagnose. Die *einzelnen histologischen Merkmale* finden sich jedoch *durchaus nicht immer vollzählig vor*; einige von ihnen treten auch bei anderen Veränderungen auf. Trotzdem ist das Gesamtbild bei typischen Fällen doch so eigenartig, daß Verwechslungen mit anderen Dermatosen ausgeschlossen erscheinen (FREUDENTHAL). Es kommen als solche in Frage: klinisch vor allem die *Verruca senilis*, histologisch die DARIERsche *Dermatose*. Mit dieser letzten stimmt das Keratoma senile vor allem in den *degenerativen Veränderungen* in der Stachelschicht überein. Hier wie dort trifft man auf die bekannten „Corps ronds" und „Grains", letztere besonders in den parakeratotischen Abschnitten der Hornschicht. Desgleichen stößt man auf die *Spaltbildungen* in der Epidermis, die ja auch bei einer Reihe von anderen Veränderungen vorkommen. In einem Falle

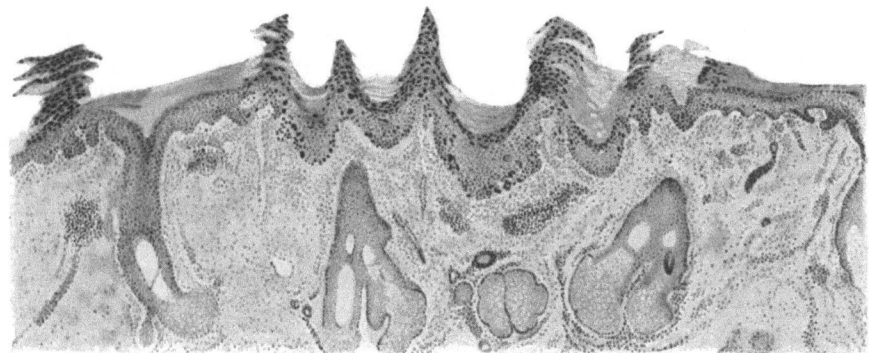

Abb. 227. *Keratoma senile.* Anfangsstadium. Parakeratose und Hyperkeratose; unregelmäßige Wucherung der übrigen Epidermis. Blähung und Vacuolisierung einzelner Epidermisepithelien, zahlreiche Klump- und Riesenzellen. (Nach FREUDENTHAL; Sammlung der Breslauer Hautklinik.)

fand FREUDENTHAL, „daß die histologischen Elemente beim Keratoma senile (starke Hyper- bzw. Parakeratose, atypische Epithelwucherung mit atypischen Epithel- und Hornzellen, Spaltbildung), denen bei der Psorospermosis so ähneln, daß es gar nicht erstaunlich ist, wenn einmal beim Keratoma senile das Bild zustande kommt, das als ‚typisch' für die DARIERsche Krankheit gilt"[1]. Eine so weitgehende Übereinstimmung hat FREUDENTHAL allerdings nur in diesem einen Falle gesehen; sonst erinnerten die Bilder nur in geringerem Maße an DARIER-Efflorescenzen. FREUDENTHAL faßte diesen einzelstehenden Befund als eine *Darier-ähnliche Atypie eines Keratoma senile* auf. Diese Mitteilung erinnerte GANS an „Warzen" (an der Stirn bei zwei Schwestern von etwa 10 bzw. 31 Jahren), die ihm FRITZ VEIEL vor Jahren zur Untersuchung übersandte. Histologisch schien die Übereinstimmung mit der DARIERschen Krankheit so vollständig, daß GANS damals auch diese Diagnose stellte. Später nahm er an, daß es sich dabei um den gleichen Prozeß gehandelt hat, den auch FREUDENTHAL bei dem 75jährigen Manne beobachtete. Damit fällt natürlich die Annahme eines Keratoma „senile". GANS würde vielmehr geneigt sein, diese Fälle zu den *Naevi* zu rechnen (Auftreten bei Jugendlichen und Geschwistern). Weitere Untersuchungen in dieser Richtung müssen entscheiden, ob diese Stellungnahme richtig ist. Wir hätten es dann beim Keratoma senile mit einer naevogenen Veränderung zu tun, die genau wie andere Naevi, infolge bestimmter Reize — hier Licht- und Witterungseinflüsse —

---

[1] Siehe dazu das Warty Dyskeratoma von SZYMANSKI. Arch. of dermat. **75**, 567 (1957).

gelegentlich einmal sich zum Basalzellenkrebs weiter entwickeln kann. Auf diese Weise würde auch vielleicht der UNNAsche Befund verständlich werden, der in einem senilen Keratom Naevuszellen festgestellt hat (gemischter Naevus). Es würde auch erklärlich, warum UNNA bei der dem Carcinom der „Seemannshaut" vorausgehenden Hautveränderung Bilder beschreiben konnte, die zum Teil höchst wahrscheinlich ebenfalls hierher gehören. Zu bedenken ist allerdings, inwieweit andere Krankheitsbilder als Keratomata senilia verkannt worden sind, so der Morbus HAILEY und HAILEY, vielleicht sogar ein Pemphigus erythematodes (SENEAR-USHER). FREUDENTHAL selbst trennte seinen Fall später von dem von GANS, ohne allerdings überzeugende Argumente anzuführen.

Die beim Keratoma senile von FREUDENTHAL besonders hervorgehobene *verminderte Färbbarkeit* der über den Follikel- und Schweißdrüsenostien gelegenen hyperkeratotischen Abschnitte findet eine Analogie im Keratoma hereditarium plantare et palmare (s. dort). Hier hat VÖRNER auf das gleiche eigentümliche Verhalten aufmerksam gemacht; es mag sich bei diesen Veränderungen um ein und denselben Vorgang handeln, der vielleicht mit besonderen chemischen Verhältnissen im Bereich der Talg- und Schweißdrüsenabsonderung in Beziehung steht. BLOCHs *benigne, nicht naevoide Melanoepitheliome* dürften sich wahrscheinlich dem Keratoma senile, vielleicht auch der Verruca senilis zuordnen lassen, ebenso wie manche Fälle von „*intraepithelialem Spinalzellen-Carcinom*". Eine Verwechslung mit der *prämalignen Melanose* (DUBREUILH) dürfte histologisch kaum in Frage kommen.

Mit der Annahme der *Naevusnatur des Keratoma senile* ist jedoch eine scharfe Trennung von den *Verrucae seniles* nicht ohne weiteres gegeben. Auch diese betrachtete DARIER als Naevi tardi, im Gegensatz zu JADASSOHN, der insbesondere auf Grund des an Kratzeffekte erinnernden Vorkommens in Strichform eher für eine infektiöse Ätiologie eintrat. Allerdings ist eine Übertragung nie gelungen.

Eine maligne Entartung mit Metastasenbildung kommt in einem gewissen Prozentsatz vor (ELLER und RYAN, HOOCKEY, MONTGOMERY und DÖRFFEL).

Verruca senilis.

Keratoma senile und *Verruca senilis* sind klinisch vor allem durch das Vorkommen an verschiedenen Körperstellen unterschieden. Während das erste so gut wie ausschließlich an den „unbedeckten" Körperstellen (Gesicht, Handrücken, Unterarme und vor allem bei Witterungseinflüssen stark ausgesetzten Personen) vorkommt, findet sich die senile Warze gerade an bedeckten Körperstellen und nur selten im Gesicht, doch bedürfte es gerade hier einer sehr genauen Überprüfung.

Das *klinische Bild* dieser für gewöhnlich sehr zahlreich, besonders am Rumpf, und zwar ebenfalls bei älteren Leuten, auftretenden *senilen Warzen*, stimmt im übrigen mit dem der senilen Keratome weitgehendst überein, so sehr, daß viele von einer Trennung der beiden Gebilde absehen bzw. diese für eine „akademische Frage" halten (DELBANCO und UNNA). Die Verrucae seniles des Gesichts sind allerdings von denen des Rumpfes morphologisch ziemlich verschieden; doch gerade sie sind wegen ihrer Lokalisation leicht mit dem Keratoma senile zu verwechseln, zumal sie gleichzeitig bei ein und demselben Menschen vorkommen können. Eine regelmäßige feine Stichelung der Oberfläche spricht eher für eine Verruca senilis. Feine oder mäßige Schuppung, stärkere Hornbildung nach der Richtung des Hauthorns, ein entzündlicher Saum, spricht für ein Keratoma senile. In seltenen Fällen werden Keratoma und Verruca senilis schon bei sehr jungen Menschen beobachtet (s. Fall von RUITER, Auftreten eines Keratoma senile im 5. Lebensjahr!).

Die wesentlichen Bestandteile des *histologischen* Bildes der Verruca senilis kann man mit FREUDENTHAL dahin zusammenfassen: Schmälere oder breitere, streckenweise pigmentbeladene, durch Querzüge miteinander verbundene, vordringende Epidermisstränge bilden ein Netzwerk, in dessen Maschen Bindegewebsinseln eines verbreiterten, zellreichen Papillarkörpers liegen. Die kernlose Hornschicht liegt in lockeren Lamellen der Epidermis auf, senkt sich stellenweise, dabei ganz erheblich breiter werdend, in das epitheliale Netzwerk flacher oder tiefer ein, oder wird schließlich von diesem allseitig umgeben. Hierbei entstehen charakteristische, von lockeren, konzentrischen Hornlamellen erfüllte Räume, die an Follikelöffnungen gebunden und von einem feinen Haar durchbohrt sein

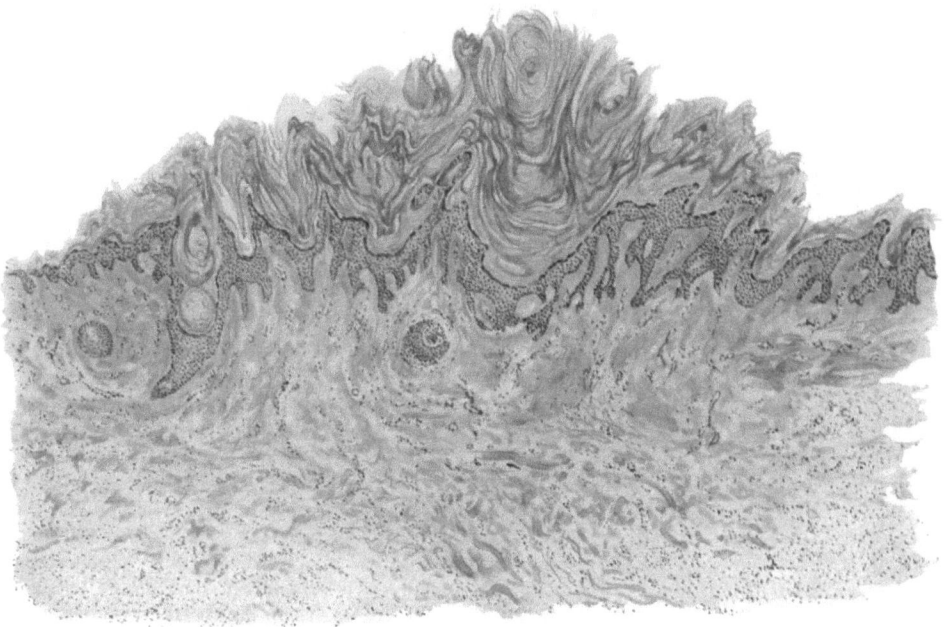

Abb. 228. *Verruca senilis* (♀, 68jähr., Schläfe). Starke Hyperkeratose in lockerer Schichtung der Hornlamellen. Netzwerkbildung der gewucherten Epidermisleisten mit Abschnürung von Bindegewebsinseln aus dem verbreiterten Papillarkörper. Übersichtsbild. Eisenhämatoxylin-van Gieson. O = 35:1; R = 30:1.

können. An eine besondere Mitbeteiligung der Haarfollikel könnte man auf Grund der dort stets vorhandenen stärkeren Rundzelleninfiltration denken, wogegen die Schweißdrüsen hiervon frei sind. Das epitheliale Netzwerk mit den Bindegewebsinseln des Papillarkörpers, mit lockeren Hornlamellen erfüllte Hohlräume und ein mäßiges, an den Follikeln stärkeres Infiltrat bilden somit die Charakteristika des histologischen Bildes der senilen Warze des Rumpfes. LENNOX fand eine Hyperpigmentierung nachgewiesen durch Versilberung in 67% seiner Fälle.

Die *Verrucae seniles des Gesichts* sind durch das Auftreten atypischer Epithelwucherungen gekennzeichnet, die nirgends infiltrierend wachsen und in keiner Hinsicht den bekannten Epitheliomformen, auch nicht dem „Type intermédiaire" von DARIER entsprechen. Es sind dies lange schmale, oft nur zweizeilige Epithelstränge, die entweder isoliert, ganz oder fast gradlinig in die Tiefe ziehen, oder auch durch bizarre Auswüchse und Querzüge miteinander in Verbindung treten. Die Ähnlichkeit mit Schweißdrüsengängen ist stellenweise sehr groß.

FREUDENTHAL hat an Hand seiner Untersuchungen verschiedene Typen aufgestellt, ohne damit behaupten zu wollen, daß sich jede senile Warze des Gesichts in einen derselben einordnen ließe. Bei *einem Typ* beherrscht die Epithelmasse das Bild; in breiten, plumpen, nach unten scharf abgesetzten, wenig zur Verzweigung neigenden Zapfen ist sie in den Papillarkörper eingedrungen. Dazwischen liegen nur vereinzelte Bindegewebsinseln oder langausgezogene Papillenköpfe. Die Hornschicht senkt sich ebenfalls, meist in Form von breiten Zapfen, in die epidermale Wucherung; die Neigung zur Cystenbildung ist gering. Diese Form kann ganz unvermittelt in ein Bild übergehen, wie wir es bei der Verruca senilis des Rumpfes zu sehen gewohnt sind. *Ein anderer Typ* wird durch eine Epithelwucherung gekennzeichnet,

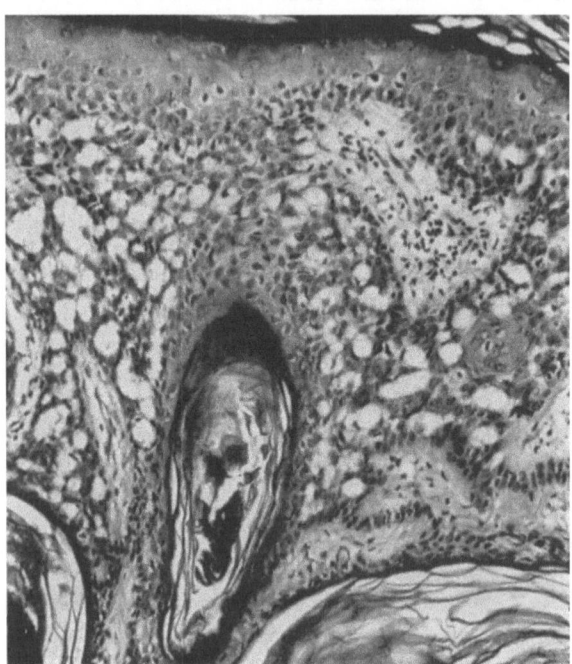

bei der ganz unregelmäßig schmale, kurze oder lange Züge in die Tiefe dringen, von denen wieder Querzüge ausgehen können, die mannigfaltig miteinander in Verbindung treten. Es entsteht so ein ganz unregelmäßig gestaltetes Netzwerk, in dessen Maschen Bindegewebe liegt; es wird durch Horneinsenkungen oder Horncysten unterbrochen. Noch eigenartiger ist eine *dritte Form*, wo anscheinend mit einer gewissen Regelmäßigkeit schmale, häufig parallel gestellte Epithelstränge sich dicht aneinanderlegen und dadurch größere Haufen bilden, die auf den ersten Blick ein Basalzellenepitheliom vortäuschen, und zwar in der Form, wie man es bei dem sog. Trichoepitheliom findet. Dies kann besonders dann der Fall sein, wenn es sich um etwas breitere Epithelstränge handelt. Hier kann man durchaus an ein intraepitheliales Basaliom denken, LEVER spricht von einem *Basal-cell-Papilloma*, ein Eindruck, den man besonders im Gefrierschnitt erhält, während der Paraffinschnitt erkennen läßt, daß es sich um, wenn auch atypische, Stachelzellen handelt. Vielleicht gehören hierher auch einige als fibroepitheliale prämaligne Tumoren (PINKUS) beschriebene Fälle (s. auch S. 347). Differentialdiagnostisch sollen sich die fibroepithelialen prämalignen Tumoren abgrenzen lassen durch eine größere Unregelmäßigkeit der wuchernden Epithelleisten, durch das wesentlich seltenere Vorkommen von Horncysten (DEGOS und HEWITT), durch das Überwiegen von Zellen in Art der Basalzellen mit Formationen im Sinne des Carcinoma basocellulare, die wiederum konzentrisch von fibromatösem Bindegewebe umgeben sind.

Die *Dermatosis papulosa nigra* der Neger ist in ihrem histologischen Aufbau zweifellos der Verruca senilis ähnlich. Nach der Beschreibung von MICHAEL und SEALE gleicht sie jedoch vielleicht mehr dem harten Naevus (s. S. 238) mit übermäßiger Pigmentierung der Basalschicht, geringen entzündlichen Veränderungen in der Cutis, reichlich Melanophoren und zuweilen einer Homogenisierung des Bindegewebes.

Die Darstellung, welche FREUDENTHAL vom Keratoma senile und der Verruca senilis gibt, habe ich geglaubt ausführlich wiedergeben zu sollen, da ihr erstmals Untersuchungen zugrunde lagen, die bewußt unter dem Gesichtspunkt einer

Abb. 229. Verruca senilis mit teilweise „spitzentuchartigem" Epithel. Rechts unten erkennt man deutlich über einer Horncyste schmale Epithelbänder, durch netzartigen Aufbau der Verruca bedingt (♀, 82jähr., Schläfe). Hämatoxylin-Eosin. O = 125:1.

Trennung der beiden Gebilde durchgeführt waren. Bei allen früheren Untersuchungen, vielleicht mit Ausnahme der DARIERs, DUBREUILHs und HARTZELLs, war das Ausgangsmaterial nicht so hinreichend scharf gekennzeichnet, als daß es verwertbar wäre. In den klassischen Fällen scheint und ist der Unterschied im geweblichen Aufbau so erheblich, daß man an einer Trennung festhalten muß.

MIESCHER, HÄBERLIN und GUGGENHEIM haben hervorgehoben, daß klinisch als einfache im Alter übliche Pigmentflecke ohne Oberflächenveränderung erscheinende Herde histologisch schon Verrucae seniles sein können. KEINING und HALTER fanden an Verruca plana-ähnlichen Verrucae seborrhoides des Handrückens Nester gequollener Epithelzellen im Stratum Malpighi, die prolapsartig in die Hornschicht vordringen konnten. Ebenso wie FREUDENTHAL im Gesicht konnten KEINING und HALTER am Handrücken zweischichtige Zellstränge mit lumenartigen Aufhellungen beobachten.

Der Vollständigkeit halber sei noch erwähnt, daß KREIBICH, CEDERCREUTZ und auch CAROL auf einen starken Lipoidgehalt seborrhoischer Warzen aufmerksam gemacht und damit im Gegensatz zu DUBREUILH und WAELSCH eine bereits 1890 von POLLITZER und auch von P. G. UNNA erwähnte Angabe bestätigt haben. Diese Lipoide finden sich sowohl frei in den Papillen wie auch in den Endothelzellen der Gefäße und über der Körnerschicht in der Hornschicht und der hyperkeratotischen Schuppe. Nach MONTGOMERY und WAISMAN sollen sich *Arsenkeratosen* durch den histochemisch nachweisbar höheren Arsengehalt von der Umgebung abgrenzen lassen. Sehr selten können diese in Carcinomata spinocellularia und basocellularia übergehen.

Pathogenese. Die Frage nach der Ätiologie der Veränderung wurde schon kurz gestreift. Die *Verruca senilis* steht mit dem Status seborrhoicus nicht im Zusammenhang, da beide unabhängig voneinander vorgefunden werden; für die infektiöse Ätiologie haben sich Beweise noch nicht ergeben, daher habe ich — im Gegensatz zu JADASSOHN — von einer Einreihung bei den sog. infektiösen Epitheliomen abgesehen, und sie hier entschieden, da ja gelegentlich Carcinome auf ihnen entstehen sollen (WAELSCH, HOFFMANN, ARNOLT), was allerdings FREUDENTHAL und SPITZER bezweifelten und auch bis heute noch nicht sicher nachgewiesen scheint. Meine Angaben über familiäres Vorkommen im jugendlichen Alter, vielleicht nur für ganz bestimmte Formen, haben weitere Bestätigung gefunden, es wäre das Keratoma senile daher den multiplen Naevi vielleicht anzureihen (REICHES).

Cornu cutaneum.

Als *Hauthörner* bezeichnen wir gerade oder auch gebogene oder gar schraubenförmig gedrehte, wechselnd lange und dicke, schneller oder langsamer wachsende, hornartige Gebilde mit unregelmäßig gestreifter oder höckeriger Oberfläche, die entweder gegen die normale Umgebung falzartig abgesetzt sind — wenn sie plötzlich in diese übergehen — oder aber flach aufsitzen, wenn dieser Übergang allmählich erfolgt.

Sie sind von gelber bis dunkelbrauner oder schwarzer Farbe, haben eine derbe, jedoch nie die Härte des Tierhorns erreichende Konsistenz, die an der Basis des Horns stets weicher ist als an der Spitze. Sie bestehen meist aus einem äußeren, verhornten Hohlkegel, der einem weicheren Zentralkegel aufsitzt, und zeigen auf dem Durchschnitt eine streifenförmige Zeichnung. Ihre Form ist verschieden: kegel-, warzen- bis walzenförmig oder auch widderhornartig gedreht. Sie finden sich meist in der Einzahl — vornehmlich als Cornua senilia im Gesicht alter Leute, aber auch am übrigen Körper, namentlich der Glans, der Wangenschleimhaut (KONJETZNY) —, daneben jedoch auch multipel, dann besonders bei jugendlichen Personen. Im allgemeinen zeigen sie eine gewisse Vorliebe für seborrhoische Körperstellen. Ihr Wachstum ist unregelmäßig; Zeiten schnellerer oder langsamerer Entwicklung wechseln mit völligem Stillstand, ja sogar zeitweiligem Abfallen der Gebilde.

UNNA hat bereits 1879 davor gewarnt, mit dem Namen „Hauthorn" einen bestimmten pathologischen Begriff zu verbinden, da er nur eine Gruppe einander zwar verwandter, aber durchaus nicht gleicher Hautauswüchse so bezeichne. Je nachdem man daher nach klinisch-ätiologischen (MARKUSE) oder anatomisch-morphologischen (UNNA, v. VERESS) Grundsätzen eine Einteilung der Hauthörner versucht, kennt man: 1. Hauthörner, die in Beziehung zu eigentlichen Neoplasmen stehen — zu senilen Keratomen, zu leukokeratotischen Herden, zu Carcinomen, zum Xeroderma pigmentosum —, 2. auf umschriebener kongenitaler Anlage beruhende — naevusartige Bildungen, die wohl heute besser zu den Genodermatosen gerechnet werden —, 3. auf infektiöser Grundlage beruhende — Syphilis, Gonorrhoe, Verruca vulgaris usw. —, 4. auf Grund äußerer Einwirkungen mechanischer oder chemischer Art. Andererseits die Einteilung in a) echte Hauthörner, b) Fibrokeratome — beide von papillärer Struktur und mit Hornmarkbildung, sowie die verhornten Warzen, diese nur spärlich markhaltig, aber mit stärkerer Parakeratose; demgegenüber die sog. falschen Hörner, entweder

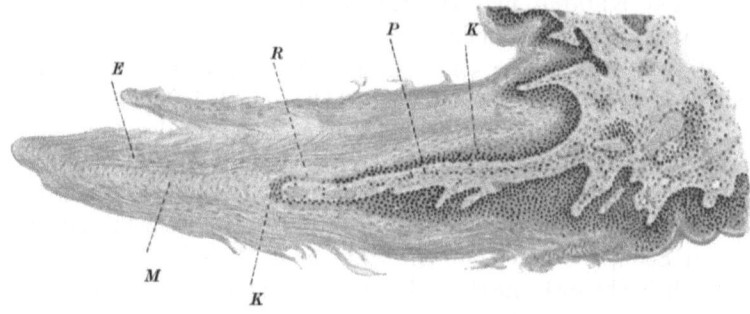

Abb. 230. *Längsschnitt durch ein Hauthorn des Unterlides.* P ödematöses und teilweise mit Rundzellen durchsetztes Papillengewebe; E Parakeratose; KK hyaline Kugeln bzw. hyalin degenerierte Stachelzellen; R Reduktion der Stachelschicht auf 1—2 Lagen; M Marksubstanz. V = 35. (Aus v. MICHEL-SCHREIBER.)

Auswüchse ohne Marksubstanz und ohne papillären Bau, oder multiple juvenile Hörner, die zu den systematisierten Naevi gehören, und schließlich noch abnorme Hörner, die in keine der eben genannten Gruppen passen.

Der Charakter dieser Darstellung bedingt eine Schilderung nach den zweiten Gesichtspunkten. Dabei sind an dieser Stelle nur diejenigen Formen zu berücksichtigen, die nicht auf Grund übergeordneter Bedingungen in eine andere Gruppe gehören. Auf vereinzelte der Formen wird zudem bei den entsprechenden Dermatosen zurückzukommen sein.

Die *echten Hauthörner* werden aus schichtweise übereinandergelagerten wuchernden, vielfach parakeratotischen Hornmassen gebildet, die entweder aus der normalen Umgebung allmählich aufsteigen oder aber gegen diese in Form einer Einbuchtung der Hornschicht abgesetzt sind. Neben der Hornschicht ist auch das Stratum spinosum sowohl inter- als suprapapillär sehr stark verbreitet; die einzelnen Epithelleisten sind erheblich verlängert, von wechselnder Breite, werden jedoch stets von einer regelmäßig aufgebauten Basalzellschicht begrenzt. Die *Papillen* erscheinen dementsprechend umgestaltet; sie sind teils zusammengepreßt und verschmälert, dabei lang ausgezogen, teils verbreitert und abgestumpft. Im allgemeinen läßt sich im fertig ausgebildeten Hauthorn eine Wucherung der Papillen nur zum Rande hin beobachten, während im Zentrum der Aufbau in erster Linie durch den Verlauf der Epithelleisten vorgeschrieben scheint. Sind diese breit und kurz, so erscheinen die Papillen der Zahl nach gegenüber der Norm verringert, wobei es dahingestellt bleiben muß, ob es sich um eine tatsächliche zahlenmäßige Verminderung oder aber um ein durch die Epidermiswucherung bedingtes Verstreichen bzw. Zusammentreten mehrerer handelt.

Die *Cutis* ist in den meisten Fällen unverändert, namentlich das elastische Gewebe, während das Kollagen hin und wieder gewuchert sein kann. Die Capillaren sind vielfach erweitert; perivasculäre, mäßige Zellinfiltrate, in denen vielfach Plasmazellen in der Überzahl sind, erscheinen nach Ausdehnung und Auftreten in erster Linie abhängig von dem Sitz des Hornes. An Stellen, wo es stärkeren mechanischen oder anderen Reizen ausgesetzt ist, werden sie stärker sein als an anderen. Dabei ist jedoch zu bemerken, daß auch unabhängig davon stärkere Zellansammlungen beobachtet wurden.

Die *Anhangsorgane* der Haut sind von den Veränderungen nicht weiter in Mitleidenschaft gezogen.

Besondere Aufmerksamkeit verlangt in erster Linie der *Aufbau* der *Hornschicht*. Es wechseln in ihr ab *echt verhornte* mit *parakeratotischen* Schichten, wobei die letzten meist suprapapillär, die ersten interpapillär gelegen sind. Außerdem findet sich zur Peripherie des Hauthornes hin in der Regel eine breite Schicht echt verhornten Gewebes. Überall dort, wo die Stachelzellen nicht vollständig verhornen, sondern ihre Kerne behalten, fehlt das Stratum granulosum, während es an Stellen echter Verhornung, also namentlich zum Rande hin, sehr stark ausgebildet ist. In den mittleren Partien findet sich Keratohyalin im allgemeinen nur in schwächerem Maße und nur in einzelnen Zellen, aber auch hier sehr spärlich in zarten Körnern, meist in den interpapillären Abschnitten des Stratum spinosum. Zwischen den supra- und

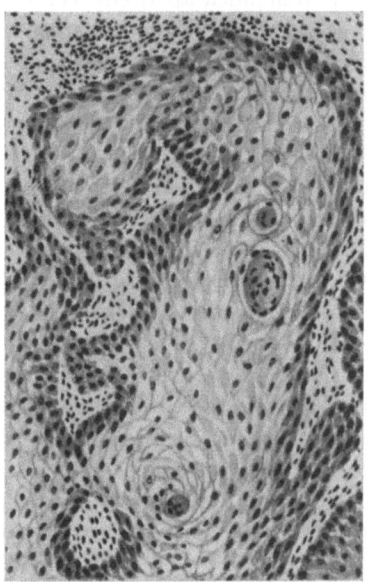

Abb. 231. *Cornu cutaneum.* Gewucherte Epidermisleiste bei starker Vergrößerung. Gesamtaufbau der Stachelschicht regelrecht; Beginn der Perlbildung (Sammlung DELBANCO-UNNA).

interpapillären Bezirken der Verhornung lassen sich jedoch noch weitere deutliche Unterschiede feststellen. Oberhalb mancher, bei weitem aber nicht aller Papillen finden sich nämlich am fertigen Gebilde „gegitterte Säulen" (UNNA), die aus einer oder mehreren senkrecht stehenden Reihen stark geblähter, teilweise hohler, teilweise grobgranulierter oder homogen glänzender, kernloser Hornzellmassen aufgebaut sind. Schon SIMON bezeichnete sie in Anlehnung an die Struktur der Haare als *Hornmark*, ein Name, der insoweit irreführend ist, als wir ja doch nur die zentrale Haarpartie als Markzone zu bezeichnen pflegen, während hier die Markraumbildung streifenförmig oberhalb einer Reihe von Papillenspitzen vor sich geht.

Im einzelnen liegen die Dinge so, daß über einer schmalen, die Papillen überziehenden Schicht kleiner, unscharf gezeichneter Stachelzellen an Stelle des Stratum granulosum eine Lage vergrößerter, vielfach kernloser, körniger oder feinfaseriger Zellen auftritt, deren Epithelfaserung verloren gegangen ist. In der nächsten Lage, den basalen Hornzellen UNNAS, finden sich diese Zellen als weniger gut färbbare Schollen vor, deren zunächst noch granulierter, dann immer homogener werdender Inhalt zur Hornspitze hin allmählich resorbiert und durch *Luft*

ersetzt wird. So entsteht die suprapapillär gelegene, nach UNNA zum Teil ver-
dauliche, *weiche Marksubstanz*, die allseitig von einer zusammenhängenden *festen
Hornmasse* umgeben wird. Diese zieht sich in Form ineinandersteckender „Horn-
tüten" in die Epithelleisten und damit in die interpapillären Räume hinunter,
während sie sich oberhalb der Marksubstanz zu kuppelförmigen Gebilden vereinigt.
Die Bildung dieser festen Hornmasse beginnt zunächst zwischen den Papillen,
indem die zu Beginn hypertrophische Stachelschicht sowie das Stratum granulosum allmählich an Breite verlieren, das letzte schließlich nur noch in einer Zell-
lage, das erste nur noch als schmales Band übrigbleibt, während in dem gleichen
Maße die aus echt verhornten Zellen aufgebauten Hornmassen nach dem Corium
hin vorrücken. In den oberen Partien des Hauthorns kommt es schließlich zu
einem Zusammensintern der einzelnen Hornzellen, so daß eine feste, homogene
Hornmasse entsteht, die hier und da Hornperlen in wechselnder Größe beherbergt,
die gelegentlich verkalken (BURCKHART). Vielfach lassen sich zwischen der Hornmasse auch Reste kleiner Blutungen in Gestalt roter Blutkörperchen oder auch
Blutfarbstoff als solcher feststellen. Dieser ist ursprünglich zum Teil wohl an der
Grenze von Epidermis und Papillarkörper infolge entzündlicher Veränderungen
oder traumatischer Schädigungen ausgetreten und allmählich von diesen Ur-
sprungsstellen nach oben vorgerückt.

Es ist leicht verständlich, daß in den äußeren Abschnitten des Hauthorns
die Hornmassen größtenteils zerklüftet und aufgesplittert erscheinen, und daß
sich in diesen Schlupfwinkeln alle möglichen Saprophyten, wie Kokken, Bakterien und Hefen ansiedeln.

Neben dieser Bildung echter und markartiger Hornzellen hat UNNA als *nucleare Degeneration* eine weitere Zellveränderung geschildert. Dabei kommt es in den geblähten Zellen unter
Verschwinden des Kerns zum Auftreten grober Schollen und Körner. Ob es sich hier tatsächlich um ein nucleinähnliches, aus einer Verbindung des Zellprotoplasmas mit den Nuclein-
säuren des Kerns stammendes Produkt, oder um Kernreste eingewanderter Leukocyten, oder
überhaupt um eine selbständige Veränderung neben der Markzellbildung handelt, ist immer
noch nicht entschieden.

Der histologische Aufbau wird nun durchaus nicht immer dem vorstehend geschilderten,
gewissermaßen klassischen Bilde entsprechen. So mag wohl der *Mutterboden*, auf dem ein
Hauthorn entsteht, für dessen Bau eine gewisse Bedeutung besitzen. Wenigstens kann
das von v. VERESS beobachtete, nur aus Hornmark bestehende Hauthorn, das auf augenscheinlich sarkomatös umgewandelter Basis am Penis aufgetreten war, auf diese Weise
gedeutet werden. Zudem haben wir ja in dem vielfach abweichenden Bau der von der Schleimhaut ausgehenden Hauthörner, wie dies besonders klar der von KONJETZNY mitgeteilte Fall
zeigte, eine wertvolle Stütze dieser Ansicht. Die letzte Ursache einer manchmal zu beobachtenden ödematösen Durchtränkung der Stachelschicht, die zu reticulierender Degeneration führt, das Erhaltenbleiben größerer zusammenhängender Stachelzellhaufen in den
Hornmassen (v. VERESS) zu erklären, dürfte ohne weiteres nicht möglich sein. Im allgemeinen
gibt zwar auch in derartigen Fällen die senkrechte Zellsäulenanlage dem Ganzen ein charakteristisches Gepräge, doch kann dieses sich durch das unregelmäßige Auftreten kernloser und
kernhaltiger Hornzellbezirke in den verschiedensten Höhenlagen, sodann auch durch das
wechselnde Verhalten des Bindegewebes unterhalb des Hornes sehr abweichend gestalten.
Namentlich eine starke Hypertrophie der Papillen, die zum Teil sogar hoch in die Hornmassen
hinaufreichen, andererseits wieder umgekehrt der völlige Schwund des Papillarkörpers mit
tiefem Eindringen der wuchernden Epidermisepithelien in die Cutis, sind von verschiedenster
Seite beobachtet worden. Wenn auch in manchen Fällen die Vermutung nicht von der Hand
zu weisen ist, daß hier irrtümlicherweise als echte Hauthörner ganz andere Gebilde geschildert
worden sind, so bedarf diese Frage doch einer neuerlichen Bearbeitung, zumal ihr für die
Pathogenese des Prozesses eine entscheidende Rolle zukommt. Besonders fallen in den Horn-

massen parakeratotische Abschnitte auf, die eine deutliche Reaktion auf SH-Gruppen geben und sich gleichzeitig mit der McMANUS-Reaktion deutlich färben, während andere dies Verhalten vermissen lassen.

Differentialdiagnose. Die sichere Trennung der echten „auf umschriebener, warzig veränderter Basis gewachsenen papillen- und markhaltigen Hauthörner" (UNNA) von den eingangs erwähnten übrigen Formen kann histologisch kaum Schwierigkeiten machen. Nur die *verhornten Warzen* sind gelegentlich den echten Hauthörnern sehr ähnlich; jedoch dürften der warzige Bau, der im Gegensatz zu den wohlgeformten, mehr oder weniger glatten Hauthörnern an der Oberfläche zur Bildung vieler kleiner Hornspitzen führt, das äußerst spärliche und durchaus unregelmäßige Auftreten von Marksubstanz, die stets vorhandene Parakeratose im Einzelfall doch eine Stellungnahme ermöglichen.

Callus und *Clavus* werden durch die übermäßige, beim Clavus besonders zentrale und hier zur Atrophie der Epidermis und des Papillarkörpers führende Hornbildung, ohne irgendwelche sonstigen Veränderungen, hinlänglich gekennzeichnet. Eine bei ihnen vorhandene Epithelwucherung pflegt, wenn überhaupt, so erst sekundär *nach* der Hyperkeratose hinzuzutreten, während sie bei den Hauthörnern gleichzeitig mit dieser auftritt, wodurch ja auch der eigentümliche papilläre Bau der letzten bedingt ist.

Eine Besprechung der *syphilitischen* und der anderen, durch spezifische Veränderungen gekennzeichneten, umschriebenen Hyperkeratosen ist an dieser Stelle um so weniger erforderlich, als sich ja dabei meist unter den Horngebilden ein, wenn auch nicht immer kennzeichnendes „spezifisch" gebautes Granulationsgewebe vorfindet (s. dort).

Zu berücksichtigen sind noch die multiplen, *juvenilen Cornua*, die aber — wie ihr Name sagt — schon klinisch eine Reihe von Kennzeichen aufweisen, die weitergehende histologische differential-diagnostische Erörterungen überflüssig machen.

Rudimentäre Finger- oder *Zehenanlagen* können klinisch und auch histologisch mit Cornua cutanea verwechselt werden. Histologisch findet sich über einer Masse kollagenen Bindegewebes eine deutlich acanthotische Epidermis mit mächtiger Hornschicht. Nervenfasern und Endkörperchen sind oft reichlich vorhanden, können aber auch völlig fehlen (HARE). Manchmal kann nur das Röntgenbild die Fehlanlage aufdecken (STEIGLEDER).

Pathogenese. Es sei betont, daß die eben gegebene Darstellung des histologischen Aufbaus der *echten* Hauthörner in mancher Hinsicht noch umstritten ist. Einmal wird die Marksäulenbildung durchaus nicht als unbedingt notwendiger Bestandteil des Cornu cutaneum angesehen. Andere bezeichnen eine übermäßige Papillarwucherung als im Vordergrund der Veränderungen stehend. Namentlich auf diese Anschauung waren Gegensätze in der Auffassung der Pathogenese des Prozesses zurückzuführen. *Primäre Epithel-* (AUSPITZ, UNNA, DUBREUILH u. a.) *oder primäre Bindegewebsveränderung* (RINDFLEISCH, VIRCHOW, RIBBERT, HERXHEIMER u. a.), *das war und ist die Frage!*

Die *Hornbildung* geht nach UNNA in 2 Abschnitten vor sich, indem zuerst Acanthose und Hyperkeratose das Bild beherrschen, während später die erste zurücktritt gegenüber der dauernd zunehmenden Hornbildung. Dabei spielt das Bindegewebe eine rein passive Rolle, indem die Papillen rein sekundär als Folge der Epithelwucherung entweder nur langgezogen und schmal werden, an Zahl jedoch gleich bleiben, oder aber, bei geringerer Widerstandsfähigkeit, dem wachsenden Epitheldruck weichen, größtenteils verschwinden.

Die Frage nach der wahren Ursache dieser Gebilde, ferner die Frage, warum sie einmal aus scheinbar normaler Epidermis, ein anderes Mal aus Naevi, Narben, Warzen, Dermoidcysten u. a. hervorgehen, ist noch nicht geklärt.

Die Leukoplakien.

Das als Leukoplakie, Leukokeratosis, fälschlicherweise auch als Psoriasis oder Ichthyosis buccalis bzw. Tylosis linguae bezeichnete Krankheitsbild findet sich vor allem an den Schleimhäuten des Mundes und des Genitale beider Geschlechter. (Bei der Frau besonders an der Innenfläche der großen Labien, kleinen Labien usw., beim Manne an der Glans und der Innenfläche des Praeputiums.) Die Veränderungen sind von weiß-grauer Farbe, wechselnder Größe, unregelmäßig begrenzt, dabei unscharf in die Umgebung übergehend, gelegentlich fließen mehrere benachbarte Herde zusammen. In solchen Fällen liegen fleckige, dunkelrote, braune, graue und weiße Bezirke vor, die aus einer wechselnd stark, aber unregelmäßig verdickten Epidermis bestehen, zwischen welcher der rote Papillarkörper unregelmäßig durchschimmert. Nicht selten kommt es zu direkt warzenartigen Gebilden (Leukoplakia verrucosa, bürstenförmiges Keratoepitheliom, Cornu cutaneum KONJETZNY), die wegen ihrer Neigung zu *carcinomatöser Umwandlung* besondere Aufmerksamkeit auf sich gezogen haben.

Die Leukoplakie pflegt für gewöhnlich langsam fortzuschreiten, gelegentlich bilden sich einzelne Herde auch zurück, eine Tatsache, der heute mit Recht — auch in der Gynäkologie (CRAMER) — mehr Aufmerksamkeit geschenkt wird.

Zu den Leukoplakien zählt man auch entsprechende Veränderungen der Kehlkopfschleimhaut (Pachydermia laryngis, VIRCHOW), der Schleimhaut des harnleitenden Apparates, der Cervix-, der Uterus- sowie der Vaginal- und Oesophagusschleimhaut. An allen Orten zeigt sich klinisch das gleiche Verhalten wie an der Schleimhaut der Mundhöhle. Überall dort, wo leukoplakieartige Veränderungen auch an der äußeren Haut zur Beobachtung gelangen, handelt es sich nicht um eine primäre Entwicklung, sondern um ein Fortschreiten von der Schleimhaut aus.

Die *histologische Untersuchung* ergibt eine mehr oder weniger ausgedehnte, chronisch entzündliche Veränderung im Stratum papillare und subpapillare, verbunden mit hochgradiger Wucherung der Epidermis im Sinne einer Acanthose und wechselnd starker Hyperkeratose.

Zu *Beginn* läßt sich dabei der Übergang von dem gesunden in den krankhaft veränderten Abschnitt leicht feststellen. Ausgehend von der normalen Haut oder Schleimhaut stößt man zunächst meist auf eine *geringgradige Rundzelleninfiltration* im Corium. Im übrigen zeigt hier weder der bindegewebige noch der epitheliale Anteil der Haut irgendwelche bemerkenswerte Veränderungen. Der *Übergang* in die krankhaft veränderte Gewebsschicht erfolgt meist ziemlich plötzlich in Gestalt einer rasch zunehmenden, wechselnd starken *Verbreiterung des gesamten Epithels*, die sich besonders in der Hornschicht äußert. Die letztere übertrifft alle anderen Schichten um das Vielfache an Ausdehnung, obwohl auch die Stachelzellschicht eine erhebliche Verbreiterung aufweist. Die einzelnen Stachelzellen sind dabei jedoch weiter nicht verändert. Das gleiche gilt für die Zellen des Stratum granulosum. Hier finden sich ebenfalls vermehrte Zellreihen, die besonders interpapillär, d. h. den Epithelleisten entsprechend, eine bedeutende Breite erreichen. Das Stratum lucidum ist meist ebenfalls verbreitet; jedoch nicht so regelmäßig, sondern mehr fleckweise, da hier kernhaltige Zellgruppen vielfach erhalten bleiben. Die Hornschicht besteht aus mächtigen, in den unteren Lagen noch fest zusammenhängenden Lamellen, die hier gelegentlich noch reichlich kernhaltig sind. Nach der Oberfläche zu lockern sich diese Hornmassen, ohne daß dies jedoch zu einer völligen Abblätterung führte.

Die *Epithelleisten* sind entsprechend der *Acanthose* meist erheblich verbreitert und verlängert, zeigen jedoch keinerlei Andeutung zu irgendwelchen regelwidrigen Wucherungserscheinungen. Diesem Aufbau entsprechend, erscheinen die einzelnen Papillen verlängert und dabei verschmälert. Unter ihnen ist der wechselnd stark ödematöse Papillarkörper von einem entzündlichen, vielfach perivasculären Rundzelleninfiltrat durchsetzt, das nur wenig seitwärts über den veränderten Epidermisbezirk hinausreicht und auch nach der Tiefe, zur eigentlichen Cutis hin, sehr scharf abgegrenzt erscheint. Die Zellinfiltration besteht hauptsächlich aus Lymphocyten, Fibroblasten und Plasmazellen. Andere Zellformen, besonders Mastzellen, fehlen im allgemeinen; gelegentlich sind sie aber — insbesondere bei beginnender carcinomatöser Umwandlung — wechselnd zahlreich vorhanden. Innerhalb der Infiltrate sind die *elastischen Fasern* bis auf spärliche Reste *nicht mehr nachweisbar*. Das kollagene Bindegewebe besteht aus derben, dicht aneinandergelagerten, feinfaserigen Fibrillen, die auffallend wenig Bindegewebszellen enthalten. Die *Blutgefäße* innerhalb dieses Abschnittes sind erheblich erweitert und dünnwandig. Die Gefäßwand selbst zeigt zuweilen eine ausgesprochene Endo- und Perivasculitis. Dabei reicht die Zellinfiltration gelegentlich bis in die inneren Lamellen der Gefäßwand, so daß diese nur noch aus Intima und Endothelien besteht.

Differentialdiagnose. Die vorstehend beschriebenen Veränderungen finden sich immer wieder vor und entsprechen völlig den veröffentlichten Befunden. Trotzdem steht das Krankheitsbild durchaus nicht geklärt da. Wiederholt ist der Versuch gemacht worden, die Leukoplakie mit der *Kraurosis vulvae* gleichzustellen, eine Stellungnahme, die schon aus klinischen Gründen nicht gerechtfertigt erscheinen kann (s. Bd. I, S. 44). Aber auch histologisch ergeben sich aus dem Vergleich der beiden Krankheitsbilder durchgreifende Unterschiede. Es erscheint daher die Annahme berechtigt, daß überall dort, wo eine Identifizierung stattgefunden hat (BOHAT u. a.), dieser eine Verwechslung zugrunde liegt, zumal beide Krankheitsbilder häufig kombiniert am selben Kranken vorkommen.

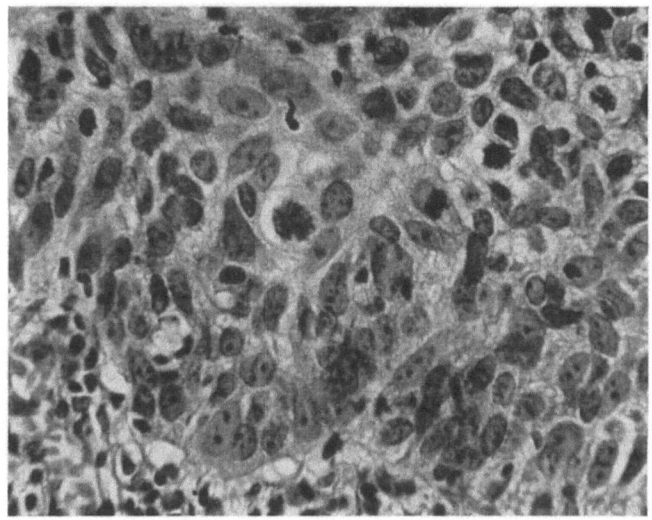

Abb. 232.   Erythroplasie von QUEYRAT (52jähr., Glans penis). Ausschnitt aus wuchernder Epidermisleiste. Unterschiedliche Größe von Zellen und Kernen, reichliche und große Kernkörperchen, zahlreiche Mitosen. Hämatoxylin-Eosin. O = 320:1.

Besonderer Erwähnung bedarf noch die *Erythroplasie* von QUEYRAT, jene ursprünglich von FOURNIER und DARIER als *Épithéliome papillaire nu* bezeichneten Erkrankung, die nicht nur an Glans und Praeputium, sondern auch an anderen Stellen, so der Mundschleimhaut, vorkommen soll. Während sie von einigen als der Prototyp der Präcancerose betrachtet wird, sehen andere, so PAUTRIER, sie von allem Anfang an als Carcinoma spinocellulare an und raten zu einer entsprechend radikalen Behandlung. Nach TOURAINE und SOLENTE kann die Erythroplasie klinisch monate- und jahrelang gutartig verlaufen. Es ergibt sich insgesamt eine Parallele zum Morbus BOWEN, die auch von verschiedenen Autoren gezogen wurde (BLAU und HYMAN). Die Beurteilung ist deshalb so erschwert, weil schon die ersten Fälle von QUEYRAT nicht einheitlicher Art waren (BLAU und HYMAN).

Der histologische Aufbau kann in einer einfachen Hyperplasie des entsprechenden Epithels mit starker Acanthose und besonders perivasculären Rundzelleninfiltraten bestehen, also der Leukoplakie entsprechen. Daneben kommen „dyskeratotische" Veränderungen (s. dazu S. 395) vor, welche die Erkrankung dem Morbus BOWEN, manchmal dem Morbus PAGET ähnlich werden lassen, wobei sich die Frage ergibt, inwieweit die beiden letzten Erkrankungen bei diesen Fällen nicht tatsächlich vorgelegen haben (s. dazu auch unsere Ausführungen über Morbus BOWEN der Schleimhaut, S. 398). Die Leukoplakie soll als rötlicher Herd beginnen können, andererseits werden isolierte Psoriasisherde der Glans und des

Praeputiums beobachtet. Es scheint gerechtfertigt, nur dann eine Erythroplasie als gesichert anzunehmen, wenn eindeutige Kern- und Zellatypien, sowie zahlreiche Mitosen (s. Abb. 232) keinen Zweifel an der Natur der Erkrankung aufkommen lassen.

Da die klinisch lebhaft roten, runden oder auch ovalen, scharf begrenzten, glatten und glänzenden, weichen, öfters etwas erhabenen Herde der *Balonoposthite chronique circonscrite bénigne à plasmocytes* (ZOON) sehr ähnlich sehen (s. Bd. I, S. 47), muß die Histologie entscheiden. Im feineren Gewebsaufbau sind beide Erkrankungen grundverschieden. Plasmazellen allerdings sind übrigens in Lippe und Mundschleimhaut, sowie in Glans und Praeputium häufiger anzutreffen als in der übrigen Haut, ohne daß man darin ohne weiteres auf die Natur der Veränderung schließen darf. NÖDL hält schon klinisch eine Abgrenzung zwischen Erythroplasie und Balanoposthitis für möglich. Sie dürfte dann erleichtert sein, wenn das plasmocelluläre Infiltrat im Rahmen der „Disctinctive exsudative discoid and lichenoid chronic dermatosis" (SULZBERGER) auftritt.

Pathogenese. Ätiologie und Pathogenese der Veränderung sind noch nicht völlig geklärt. Die Tatsache, daß die Leukoplakie beim Manne im Munde außerordentlich viel häufiger ivorkommt als bei der Frau, hat dazu geführt, den Tabakgenuß wenigstens als lokale Ursache m Sinne einer Reizwirkung anzuschuldigen. Für eine große Mehrzahl der Fälle wurde die Syphilis verantwortlich gemacht; allerdings trifft dies in diesem Maße durchaus nicht zu.

Von der Leukoplakie abgetrennt wird die *Pseudoleukokeratosis abusu nicotini* (GRÜTZ), die auch ORR, KRAINZ und KUMER, TAPPEINER u. a. beschrieben: Histologisch findet sich eine Acanthose und Hyperkeratose der Schleimhaut verschiedenen Grades bei banalen entzündlichen Veränderungen im Bindegewebe. Nach Aussetzen des Nicotinabusus können die Veränderungen wieder schwinden. „Rote Pünktchen" in der Leukokeratose sind wohl erweiterte Drüsenausführungsgänge (TAPPEINER). Die Befunde von SANDSTEAD und LOWE zeigen, was auch der früheren Erfahrung entspricht, daß von dem rückbildungsfähigen *Leuködem* dieser Autoren mit Epidermisverbreiterung ohne wesentliche Hyperkeratose zu der irreversiblen Leukoplakie Übergänge bestehen. Wir möchten daher die Raucherleukokeratose anderen Leukoplakien durch mechanische Irritation an die Seite stellen.

Von den Leukoplakien können Carcinome ausgehen, die fast immer Stachelzellenkrebse und von unverhältnismäßiger Bösartigkeit sind. Daher erscheint auch die Einreihung bei den präcancerösen Veränderungen gerechtfertigt, obwohl auch Leukoplakien, besonders gemeinsam mit anderen Fehlanlagen (generalisierte Ichthyosis, Pachyonychia congenita u. a.), vorkommen und hier als epitheliale Naevi aufzufassen sind (COOKE). Nach SCHUERMANN ist die Leukoplakie ein Symptom und wird als Präcancerose quantitativ weitaus überschätzt.

B. Melanocytoblastome.

Der lange Zeit nur mit morphologischen Beweismitteln geführte Kampf um die Herkunft der Melanine darf heute — dank der modernen entwicklungsphysiologischen Untersuchungen (s. Pigmentnaevi, S. 251) — als dahin entschieden gelten, daß nur Zellen, die aus der Neuralleiste stammen, Pigment bilden können.

Eine Aufteilung der Melanocytoblastome in Melanocarcinome und Melanosarkome erscheint daher nicht mehr angebracht. Trotzdem werden bestimmte pigmentbildende Tumoren weiterhin als Melanosarkome zu bezeichnen sein, die ohne Zweifel eine Sonderstellung verdienen (MIESCHER, GOTTRON), für die uns jedoch eine bessere Bezeichnung fehlt. Es handelt sich hier um Tumoren tiefer in der Cutis liegender pigmentbildender Zellen (s. S. 427). Die Bezeichnung *Melanocytoblastome*, nach dem Vorschlage LUBARSCHs, erscheint gerade deshalb besonders zweckmäßig, weil die Auffassung der neuralen Herkunft der pigmentbildenden Zellen noch nicht allgemein anerkannt wird. Völlig unvoreingenommen hebt sie lediglich das Hauptmerkmal dieser Geschwülste hervor, d. h. den *Aufbau aus Pigmentzellen*. Wir fassen daher alle hierher gehörigen Geschwülste unter dieser Bezeichnung zusammen, bleiben uns dabei jedoch einer wichtigen Tatsache bewußt. Es ist dies die Möglichkeit des Vorkommens von *Amelanomen* (DEELMANN), die in ihrem gröberen und feineren Aufbau durchaus den gewöhnlichen Melanomen entsprechen, jedoch völlig pigmentfrei bleiben. Sie wurden auch schon früher wiederholt beschrieben (UNNA, DUBREUILH, DARIER u. a.). Das Vorkommen derartiger Geschwülste wird um so weniger überraschen, als ja auch in den einzelnen Melanomen der Pigmentgehalt weitgehend schwanken bzw.

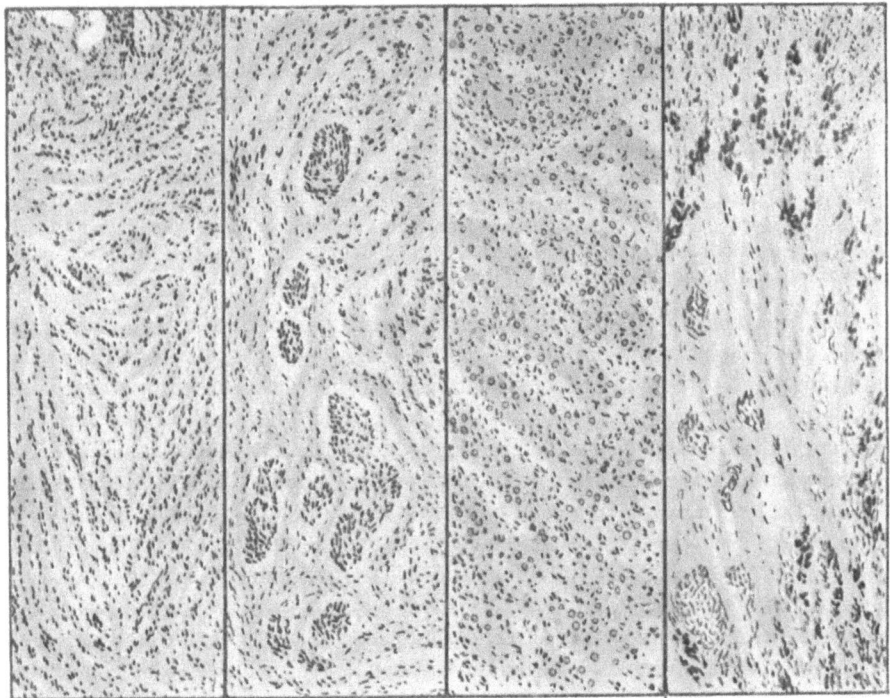

Abb. 233. *Melanocytoblastom.* Wechselnder Aufbau des Gewebes in ein und derselben Geschwulst, zum Teil pigmenthaltige, zum Teil pigmentfreie Abschnitte, zum Teil „carcinomatös", zum Teil sarkomatös wachsend. Hämatoxylin-Eosin. O = 77:1; R = 77:1.

stellenweise sogar völlig fehlen kann. Es soll jedoch nicht die Möglichkeit des Anteils bindegewebiger Elemente an gewissen Melanomen völlig abgelehnt werden, wenigstens insoweit nicht, als sie sich mit unserer Auffassung von der Genese der weichen Naevi vereinbaren läßt (s. dort).

Schließlich wird noch auf jene Gruppe bösartiger Geschwülste einzugehen sein, die wir früher als *Melanosarkom* bezeichnet haben und die an sich gar nicht sehr selten aber wenig beachtet nach DARIER aus den Mongolenflecken und blauen Naevi hervorgehen sollen.

Als Ausgangspunkt für das

Maligne Melanom (Melanocytoblastom)

kommen neben der Haut (Epidermis, Haarfollikel, Naevus) das Auge [Pigmentblatt der Retina (DAWSON)], die Schleimhäute (Epithel der Mund-, Nasenschleimhaut und der Conjunctiva), sowie eventuell noch andere Stätten der Pigmentbildung (Nervensystem?) in Frage (MIESCHER). Weitaus die Mehrzahl aller Melanome leitete UNNA von den Naevi pigmentosi ab; jedoch nehmen durchaus nicht alle von diesen ihren Ausgang; nach späteren

Untersuchern sogar nur ein sehr geringer Prozentsatz (MIESCHER, HERZBERG u. a.). Denn in der Haut kann sich primär eine melanotische Geschwulst an jeder Stelle entwickeln, an der Pigmentbildung (pigmentbildende Zellen) vorkommt. Es handelt sich dabei um Geschwülste verschiedener Größe und verschiedensten Grades brauner bis schwarzer Verfärbung, die verhältnismäßig schnell heranwachsen. Die Verfärbung findet sich nicht nur an der Oberfläche, sondern durchzieht meist fleckförmig grau, braun bis tiefschwarz die ganze Geschwulstmasse, wobei schon makroskopisch ungefärbte Abschnitte erkennbar werden können. Meist handelt es sich um tiefgreifende, infiltrierte, vielfach auch um papilläre Geschwulstformen. Die Melanome pflegen außerordentlich schnell geschwürig zu zerfallen und entleeren dann ein wechselnd tiefschwarzes, blutiges Sekret, das mit entsprechend dunkel gefärbten, absterbenden Gewebsmassen durchsetzt ist. Vielfach geht die Ausbreitung so vor sich, daß ein kleiner Tumor, pigmentiert oder nichtpigmentiert, sich ausbildet, bei dem es sich wohl sehr selten um einen Naevus pigmentosus handelt, der aber oft dafür gehalten wird. Alsbald entwickeln sich in der nächsten Umgebung die ersten *Metastasen*, die sich sehr schnell auf die regionären Drüsen, ja schon vorher die inneren Organe ausbreiten. Die Geschwülste sind von außerordentlich bösartiger Natur. In vielen Fällen treten sie von vornherein multipel oder in sehr kurzen Zwischenräumen nacheinander auf. Von mancher Seite wurde behauptet, daß es sich — wenigstens in bestimmten Fällen — nicht um echte Metastasen handelt, sondern um die Wucherung eines zusammengehörigen Systems von Pigmentnaevi, etwa ausgelöst durch die Entfernung eines solchen Gebildes. Dies wird jedoch von namhaften Autoren entschieden abgelehnt.

Die weitgehende Übereinstimmung zwischen pigmentierten Naevi und beginnenden Melanomen wird durch das histologische Bild der *Anfangsstadien* durchaus bejaht. Hier wie dort finden sich an der Epidermis-Cutisgrenze jene eigenartigen Ablösungsprozesse einzelner Zellen und Zellgruppen. Auf ihre Bedeutung für die Naevogenese hat erstmalig UNNA aufmerksam gemacht. Seine Ansicht wurde später von den verschiedensten Untersuchern (DELBANCO, DARIER, DALLA FAVERA, KYRLE, WAELSCH u. a.) bestätigt und auch für eben beginnende Melanome als zutreffend beschrieben (KREIBICH, DARIER u. a.). Schon UNNA hatte auch für seine Naevocarcinome darauf hingewiesen, daß an der unteren Grenze des Epithels einzelne *Epithelzüge sich verbreitern*, während gleichzeitig die einzelnen *Zellen sich voneinander lösen*, und zwar dadurch, daß die Basalzellen und auch die diesen zunächst liegenden unteren Stachelzellen ihre Faserung verlieren *(Acantholyse)*. Dieser Vorgang beschränkt sich teils auf einzelne Zellen, die dann eine runde Gestalt annehmen und bedeutend größer werden als die Zellen der Umgebung. Daneben kommt es jedoch auch zur Loslösung umschriebener einzelner größerer Zellnester, nicht nur an der Epidermis-Cutisgrenze, sondern auch innerhalb des Epidermisverbandes. Anschließend an diese Veränderungen setzt ein *Wucherungsvorgang* ein, indem schmälere und breitere Zellsprossen gegen die Cutis hin vorrücken. Dabei wandeln sich die polygonalen Zellen weitgehend um (s. unten). In ihrem Protoplasma treten doppelbrechende, kristallinische Lipoide und melanotische Pigmente auf (KREIBICH).

Zu diesem Zeitpunkt erscheint das *Bindegewebe* in der nächsten Umgebung der Umwandlungsbezirke ebenfalls sehr stark *ödematös* geschwollen. Dazu tritt eine Veränderung, die als grundsätzlicher Unterschied zwischen beginnendem Naevus und beginnendem Melanom verwertet werden kann und vielfach schon nachweisbar wird, ehe in der hyperpigmentierten und oft etwas verbreiterten Epidermis irgendwelche Veränderungen an den Zellen sichtbar sind: Das *Auftreten von Zellinfiltraten*, die in dem Maße an Ausdehnung zunehmen, wie die Unruhe in der Epidermis stärker wird. Diese Infiltrate bestehen vor allem aus

Lymphocyten und Plasmazellen. Sie sind teils in einzelnen Herden zerstreut, teils — und dies gilt namentlich für das Zentrum der Wucherungsvorgänge — scheinen sie in einer zusammenhängenden, schmäleren oder breiteren Infiltrations-

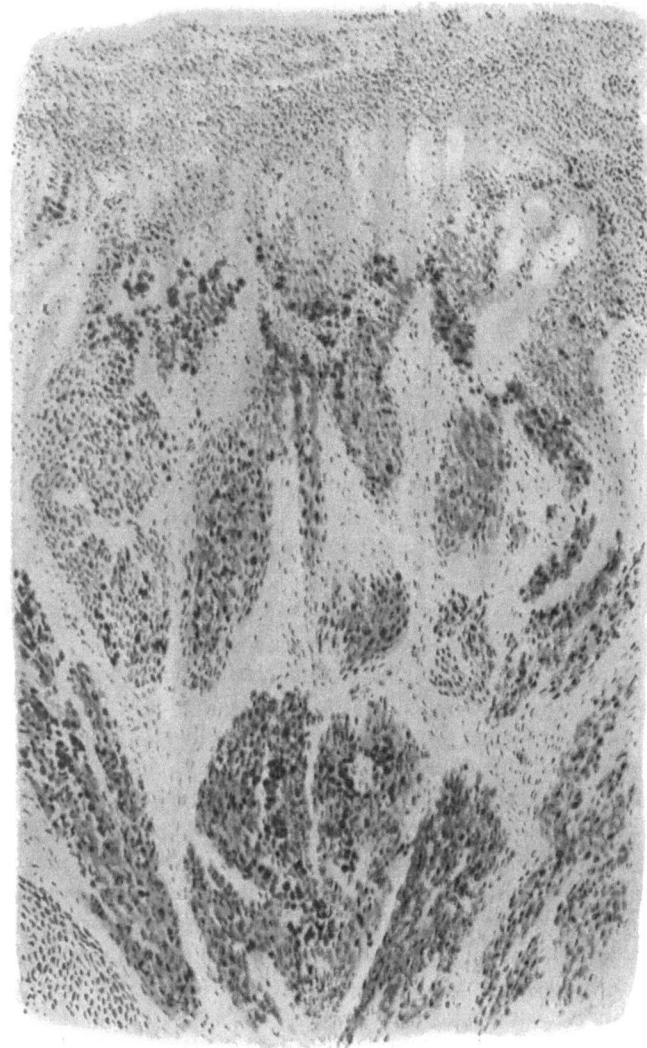

Abb. 234. „*Melanocarcinom*", Übersichtsbild. Oberfläche geschwürig zerfallen. Geschwulstgewebe aus pigment-reichen und pigmentarmen bzw. (links unten) pigmentfreien Abschnitten aufgebaut. Hämatoxylin-Eosin O = 66:1; R = 66:1. (Sammlung TEUTSCHLAENDER.)

zone das noch nicht von Geschwulstzellen durchsetzte Gewebe gegen jene gewissermaßen abzuriegeln. Am Aufbau des Zellinfiltrates sind auch pigmenttragende Zellen (Chromatophoren) in wechselndem, meist erheblichem Maße beteiligt. Gelegentlich ist ihre Vermehrung so stark, daß man von richtigen „*Chromatophoromen*" gesprochen hat. Diese Zellen lassen sich sowohl nach morphologischem wie färberischem Verhalten von den pigment- und geschwulst-

bildenden Zellen (Melanoblasten) leicht unterscheiden (s. unten). In anderen
Fällen wieder umgibt ein dichter Zellinfiltrationsherd die gesamte Geschwulst und
nimmt besonders in den Randabschnitten an Stärke erheblich zu. Das Ödem
sowohl als auch die Veränderungen der Reteleisten führen zu einer *Auflockerung
der Epidermis-Cutisgrenze.* Die Unruhe ihres Verlaufs wird noch dadurch unterstrichen, daß auch bereits einzelne der gewucherten Zellen bis an den entzündlichen Zellmantel heran und in diesen eingedrungen *(„abgetropft")* sind.

Auf der Höhe der Geschwulstentwicklung nehmen die Infiltrate an Stärke
und Ausdehnung wieder ab. Hier wird dann eine andere Eigentümlichkeit im
Verhalten des Melanoms zum umgebenden Bindegewebe besonders deutlich,
nämlich die innige Beziehung der Gewächszellen zu den Bindegewebszellen. Da
die ersten — im Gegensatz zu den Formen epithelialer Wucherungsprozesse —
vielfach jeglichen festen Zusammenhang vermissen lassen, kommt es zu einer
innigen gegenseitigen Durchsetzung dieser beiden Zellarten bzw. ihrer Zwischensubstanzen, so daß bei entsprechender Färbung (Orcein, Mallory oder van Gieson
u. a.) die Geschwulstmassen von Bindegewebsfasern umsponnen erscheinen. Ein
sicherer Anhaltspunkt dafür, daß die Geschwulstzellen diese letzteren selbst
liefern, liegt jedoch nicht vor (DALLA FAVERA, MIESCHER u. a.). Die Aufhellung
des Protoplasmas der derart veränderten Zellen, die Lockerung der Zellen und
Zellverbände, führt schließlich zur Bildung von *Lücken* und *Hohlräumen,* innerhalb deren die umgewandelten Zellen bald in Gruppen, bald vereinzelt in kleineren oder größeren Zellnestern zusammenliegen, die gelegentlich noch allseitig
von Epidermis umgeben sind.

Dieses früheste Stadium der Veränderung macht jedoch sehr schnell dem
nächsten, dem der *Abtropfung bzw. Auswanderung in die Cutis* Platz. Andererseits stößt man jedoch auch in den oberen Epidermisschichten bis zur Hornschicht
hinauf auf einzelne Zellen oder Zellhaufen des Melanoms, die hier entsprechend
dem natürlichen Abstoßungsprozeß nach oben mitgeführt werden (DARIER). Gerade derartige Beobachtungen haben wohl dazu geführt, daß von verschiedenster
Seite diese Veränderungen nicht als Abtropfungsvorgänge, sondern vielmehr als
Einwanderung von Geschwulstzellen in die Epidermis gedeutet wurden und werden.

Die *Ausdehnung* dieser Umwandlungsvorgänge wechselt. Vielfach trennen
unveränderte Epidermisabschnitte einzelne umschriebene Abtropfungsherde,
während an anderen Stellen wieder dieser ganze Vorgang sich flächenförmig
über einen größeren Abschnitt erstreckt. Entsprechend der Unruhe, die sich in
den Basal- und nächstgelegenen Stachelzellen bei Beginn der Melanomentwick-
lung äußert, finden wir auch eine oft nur unscheinbare Wucherung der gesamten Stachelzellschicht *(Acanthose).* Nur dort, wo eine Loslösung der unteren Zellschichten auf breite Strecken bereits erfolgt ist, erscheint die Epidermis
verschmälert. Den Epidermisveränderungen geht ferner fast immer eine ausgedehnte *Pigmentierung* parallel. Diese ist in den Randabschnitten meist stärker
als in der Mitte (MIESCHER). Die Wucherung führt gelegentlich zu stachelzellen-
krebsähnlichen Bildern mit Bildung echter Hornperlen, in anderen Fällen wieder
kann es zu Veränderungen kommen, die den KROMPECHERschen Basalzellenkrebsen entsprechen.

Als *Ausgangspunkt* des Melanoms kommt zwar — genau wie beim Naevus —
in erster Linie die Epidermis in Frage (WAELSCH). Die Abtropfungserschei-

nungen beschränken sich jedoch durchaus nicht immer nur auf die Epidermis, sondern sie greifen auch auf das Haarbalgepithel über. Ein grundsätzlicher Unterschied läßt sich im übrigen in diesen Vorgängen weder hier noch dort feststellen, wie sich ja auch die Veränderungen bei den aus flachen Pigmentflecken und den aus Pigmentnaevi hervorgehenden Melanomen durchaus entsprechen. Dabei kann allerdings der Naevus selbst gelegentlich einmal völlig unbeteiligt bleiben; der

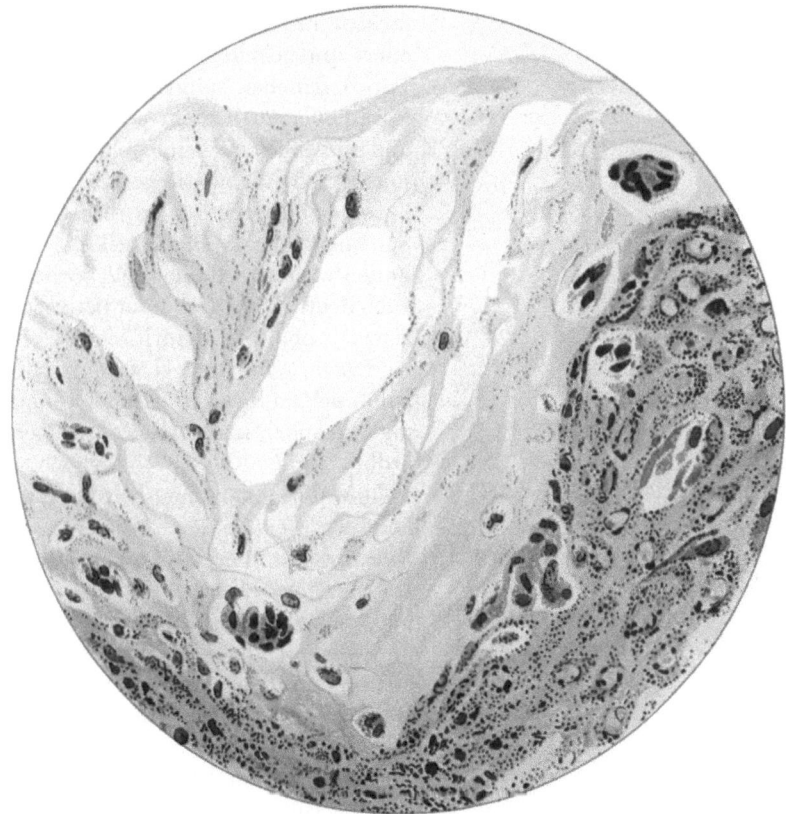

Abb. 235. „*Melanocarcinom.*" Nester von Tumorzellen im Stratum granulosum und Stratum corneum
(MIESCHER).

Prozeß geht dann lediglich in den Randabschnitten vor sich, wo der fortschreitenden Ausdehnung der Wucherungsvorgänge eine Pigmentvermehrungszone entspricht, wie sie oben bereits beschrieben wurde. In den meisten Fällen wird allerdings auch der Naevus selbst mit einbezogen; der Aufbau wird unregelmäßig, die Zellen werden polymorph und verschieden groß, zahlreiche Mitosen treten auf, so daß schließlich das gleiche Bild entsteht.

Auf der *Höhe* der Entwicklung des Melanoms finden sich Geschwülste, deren Zellaufbau Rückschlüsse auf ihre Herkunft meist nicht mehr gestattet. Verschieden große, unregelmäßig geformte Zellen in Doppelreihen oder in Säulen, vielfach auch zu unregelmäßigen Haufen zusammengeballt, bilden das *Geschwulstparenchym*. Dabei ergeben sich aus den verschiedenen, doch immer mit einer gewissen Neigung zur Tumoroberfläche hin ausgerichteten Zellreihen, im Schnitt unregelmäßige Längs- und Querzüge. Der *Formenreichtum* der Geschwulstzellen ist ganz außerordentlich. Nicht nur nach Größe und Zellform, sondern auch nach Zelltypen finden sich so weitgehende Unterschiede, daß man an manchen Stellen des Schnittes glauben könnte, ganz verschiedene Geschwülste vor sich zu haben. Runde, kugelförmige, große Zellen mit großem, leicht färbbarem Kern, elliptisch oder auch flach oder unregelmäßig gezeichnet (alveoläre Form), daneben spindelförmige (fasciculäre Form) oder auch mehr eckige, polymorphe und schließlich noch unregelmäßig verästelte Formen: die dendritischen Zellen. Eng nebeneinanderliegend, sind diese Zellmassen nun manchmal völlig regellos, in anderen Fällen wieder in Reihen und schließlich gar auch deutlich alveolär oder perivasculär gelagert, wobei die dendritischen Zellformen bald mehr oder weniger vereinzelt bleiben, bald auch zu dichten, parallel verlaufenden und einander kreuzenden Zellzügen angeordnet sind (s. Abb. 237). Vielfach läßt sich — und dies gilt namentlich für die schnell heranwachsenden Geschwülste — eine *eigentliche Struktur* überhaupt *nicht mehr erkennen.* Die einzelnen Epithelien liegen dann frei und unregelmäßig durcheinander, wachsen und wuchern in jeder möglichen Richtung fort und erfüllen in ungeordneter Weise den Raum, durch spärliche Bindegewebszüge getrennt. Wechselnd zahlreiche, vielfach erweiterte Blut- und Lymphgefäße durchziehen die Geschwulstmassen.

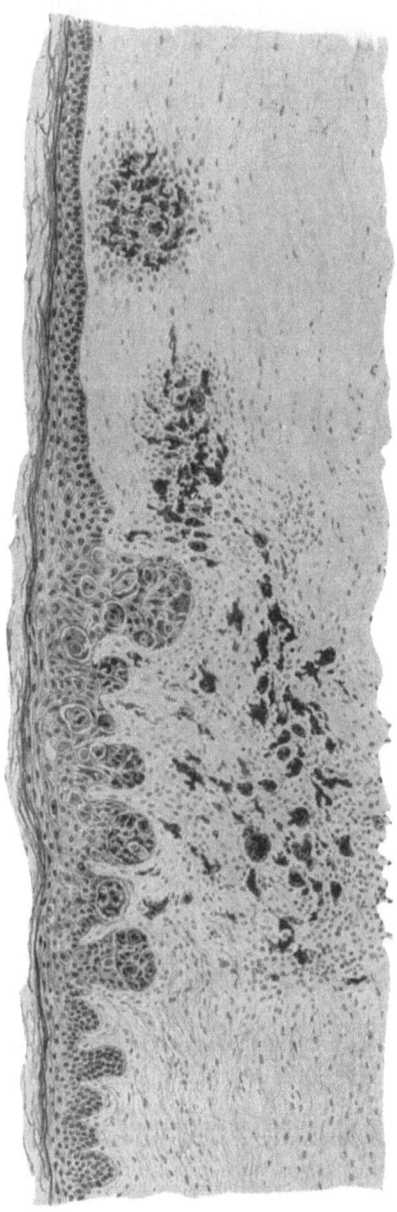

Abb. 236. *Lentigo maligna („Naevuscarcinom").*
Fortschreitender Rand und narbige Abheilung.
(Sammlung KREIBICH.)

Diese ungehemmte Entwicklung führt gelegentlich zu außerordentlich großen *Zellen mit Riesenkernen*; es entstehen ferner *mehrkernige Zellen* und wahre *Riesenzellen* von mannigfachster Gestalt, die zahlreiche Kerne enthalten. Die Kerne dieser Riesenzellen sind manchmal vacuolisiert und scheinbar in eine einfache Blase umgewandelt. Degenerationserscheinungen des Protoplasmas, wie man sie sonst bei derartig wuchernden Tumoren in der Regel findet, sind hier nicht vorhanden (UNNA).

Es ist schwer, als *Ausgangspunkt* dieser verschiedensten Zellformen *eine einzige Zellart* anzunehmen und doch unterliegt es keinem Zweifel, daß alle diese verschiedenen Zellformen unmittelbar aus den gewöhnlichen Dendritenzellen der Epidermis hervorgehen können. Die Dendritenzellen bilden oft einen großen Teil der in Loslösung begriffenen Zellen und finden sich mit anderen zusammen auch im Inneren der Geschwülste, gelegentlich so zahlreich, daß sie große, unregelmäßige Geflechte bilden, die durch ihre reichhaltige Pigmentierung besonders auffallen. Die Zellformen sind durch alle möglichen *Übergänge* miteinander ver-

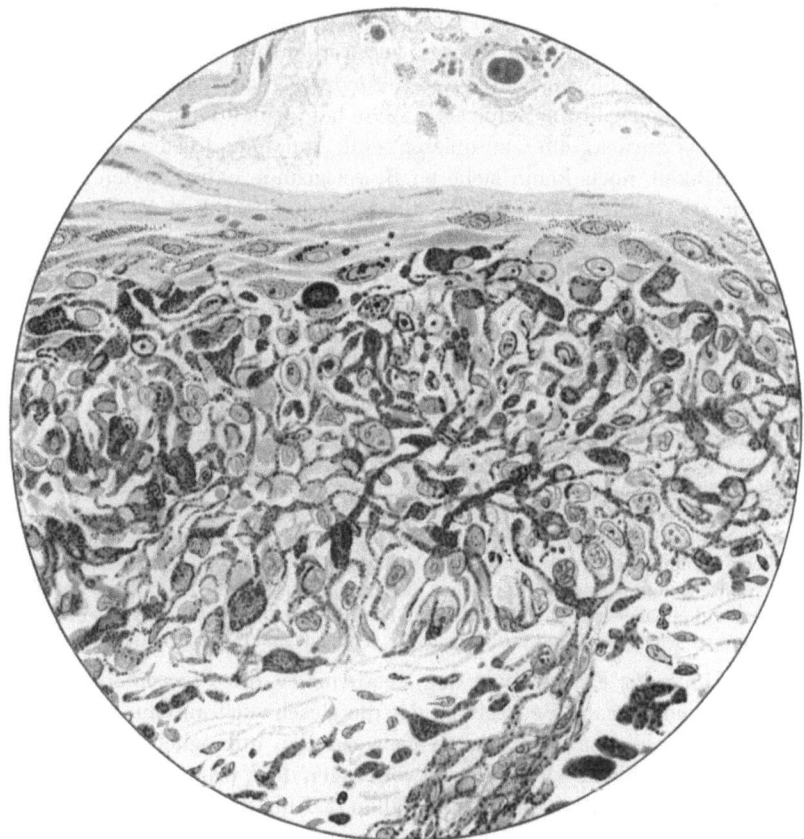

Abb. 237. „*Melanocarcinom.*" Randepithel; massenweises Auftreten von pigmentreichen Dendritenzellen (MIESCHER).

bunden. Das Mengenverhältnis der einzelnen Zellformen ist ein recht verschiedenes, auch innerhalb ein und desselben Tumors. Abschnitte mit vorwiegend kugelförmigen Zellen, die nur wenige dendritische oder spindelige Formen enthalten, wechseln mit solchen, wo zahlreiche Dendriten- und Spindelzellen mit nur wenigen kugeligen Gebilden vorhanden sind.

Die Zahl der *Mitosen* in den Geschwulstmassen ist recht verschieden. Manchmal treten sie zahlreich auf, manchmal fehlen sie völlig oder sind nur spärlich vorhanden. Auch dies mit der gleichen Unregelmäßigkeit in ein und derselben Geschwulst, wie wir es für die verschiedenen Zellformen als kennzeichnend erwähnt haben. Je kleiner die Zellen und je geringer die Pigmentierung, um so zahlreicher im allgemeinen die Mitosen; je größer die Zellen, je mehr sie Kugelform annehmen, um so mehr nimmt die Zahl der Mitosen ab, und zwar sowohl in nicht-pigmentierten als auch in pigmentierten Abschnitten. Dabei ist die Zahl der Mito-sen in den letzten noch viel spärlicher. Niemals finden sich Mitosen in ausge-sprochen dendritisch gebauten Zellen, eine Beobachtung, die darauf hinzuweisen scheint, daß im Gegensatz zu der allgemeinen Annahme „gesteigerte Pigment-funktion und Teilungsaktivität" nicht in einem direkten Verhältnis zueinander stehen (MIESCHER). Besonders erwähnt sei die Tatsache, daß — genau wie beim Naevus — auch beim Melanom im Gebiet der ursprünglichen Wucherungs- und Auflösungszone der Mangel an Mitosen außerordentlich auffällig ist. Dies gilt nicht nur für die Epidermis-Cutisgrenze, sondern auch für die in Wucherung begriffenen intraepithelialen Zellnester. Man hat geglaubt, hier auf *amitotische Teilungsvorgänge* zurückgreifen zu müssen, eine Annahme, für die sich trotz ihrer Wahrscheinlichkeit noch keine sicheren Beweisgründe haben finden lassen und worüber wir erst nach Vorbehandlung mit Mitosehemmstoffen Aussagen machen könnten.

Die *Dendritenzellen* sind in mehrfacher Hinsicht besonders beachtenswert. Sie finden sich vielfach gehäuft dort, wo die maligne Umwandlung einsetzt, wenn dies auch nicht als die Regel gelten kann. Sie entsprechen völlig den schon in normaler Haut vorkommenden ver-zweigten Pigmentzellen, die besonders durch die Dopareaktion BLOCHS in großer Zahl dar-gestellt werden können. Französische Forscher (MASSON, CAUDIÈRE, AUDRY) haben diese Dendritenzellen mit den von LANGERHANS durch Vergoldung dargestellten und als Nerven-elemente aufgefaßten Formen gleichstellen wollen. Wenn diese Auffassung auch abgelehnt wird (FERREIRA MARQUES, s. Bd. I, S. 5), ja von MASSON selbst zurückgenommen wurde, so handelt es sich jedenfalls bei beiden Gebilden um solche neuraler Herkunft, eine Auf-fassung, die E. HOFFMANN ja für gewisse Naevuszellen schon vor Jahrzehnten aufgestellt hatte. KREIBICH betrachtete die Dendritenzellen ebenfalls als eine im Verband der übrigen Epi-dermiszellen autonome Zellart, die sowohl die Mutterzelle der Melanome als auch die der Naevi darstellt. Seine Annahme stützt er besonders darauf, daß diese Dendritenzellen keine Epithel-fasern haben und einen erhöhten Gehalt an lipoiden Zelleinschlüssen aufweisen, wobei hier auf die Auffassungen FEYRTERS, die ähnlich sind (s. Pigmentnaevi), nochmals hingewiesen sei.

Auf der Höhe der Entwicklung des Melanoms ist die *Pigmentierung* vielfach so stark, daß nicht nur die Beurteilung der die Geschwulst aufbauenden, sondern auch der die Geschwulst umgebenden Gewebszellen unmöglich wird. Das Pig-ment liegt hauptsächlich, oder wie man wohl sagen darf, primär stets intracellulär auch in Spindelzellen entlang den Blutgefäßen (s. Abb. 238). Gerade diese Anord-nung hat ja bei der Beurteilung der Melanome sehr große Schwierigkeiten bereitet. Das Pigment tritt in verschiedenen, hellbraunen bis tiefschwarzen Farbtönen auf, und zwar sowohl in Form feiner, stäubchenartiger Körnchen als auch großer kompakter Schollen. Auf der Höhe der Geschwulstentwicklung trifft man vielfach auf freie Pigmentmassen, und zwar um so reichlicher, je weiter der Zell- und Ge-webszerfall vorgeschritten ist. Sie liegen dann in rundlichen, elliptischen, spinde-ligen oder auch unregelmäßigen Klumpen oder Körnern zwischen den Zellen. Andererseits ist das Pigment im Melanom gelegentlich auch einmal nicht vor-handen. Schon DEELMANN hat aus Naevi hervorgegangene Geschwülste beschrie-ben, die nach Zellaufbau und nach dem ganzen klinischen Verlauf sich völlig wie Melanome verhielten, die jedoch ebenso wie ihre Metastasen pigmentlos waren (Amelanosarkome). Da, wie schon erwähnt, der Pigmentgehalt der einzelnen Melanome sehr wechselt, ja einzelne Abschnitte völlig pigmentfrei sein können, überrascht dieser Befund nicht.

Man muß nun bei den Pigmentzellen — und auch diese Erkenntnis verdanken wir der Dopareaktion — streng die pigmentbildenden Zellen, die *Melanoblasten*, von den pigmenttragenden Zellen, den *Chromatophoren*, trennen. Dieses Chromatophorenpigment unterscheidet sich von dem Pigment der Tumorzellen besonders dadurch, daß es grobkörniger ist und auch im Farbton von dem reinen Braun der Geschwulstzellen etwas abweicht. Die Chromatophoren sind lediglich Pigmentträger ohne Pigmentbildungsfähigkeit.

Für RIBBERT waren die Chromatophoren selbständige Pigmentbildner und zwar mesodermaler Abkunft. Sie sollten die eigentlichen Ausgangszellen der Melanome sein, die er daher als „*Chromatophorome*" bezeichnet hat. Die Naevuszellen sollten ihre unentwickelte Vorstufe darstellen. Die Dopareaktion wurde auch hier zur Klärung herangezogen. Es hat sich herausgestellt, daß sie in den Chromatophoren immer negativ ausfällt, im Gegensatz

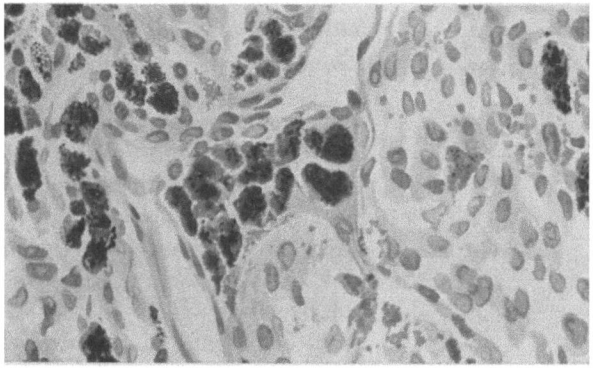

Abb. 238. *Malignes Melanom.* Perivasculäre Lagerung der Pigmentzellhaufen. O = 560:1; R = 450:1.
(Sammlung TEUTSCHLAENDER.)

zu den pigmentbildenden Zellen, die sowohl in der Muttergeschwulst als auch in den Metastasen positiv reagieren (BLOCH, MIESCHER, LUTZ, WALTHARD und ALBERTINI u. a.).

Der Vollständigkeit halber sei erwähnt, daß die *Dopareaktion* sowohl in verschiedenen Teilen der Geschwulst als auch in den einzelnen Zellen ganz verschieden stark ausfallen kann; am stärksten ist sie in den dendritischen Zellformen. Im großen ganzen entspricht jedoch der Reaktionsausfall den Schwankungen des Pigmentgehaltes, wenn er sich auch damit keinesfalls decken muß (BLOCH).

Im allgemeinen zeigt sich bei den Melanomen eine stärkere Reaktion in den Randteilen als in den zentraleren; andererseits zeigen stärkst pigmentierte Stellen nur eine schwache oder gar negative Reaktion, während pigmentlos erscheinende Abschnitte positiv ausfallen. Als Erklärung für dieses eigenartige Verhalten hat BLOCH angenommen, daß hier die Gewächszellen die Pigmentoxydase zwar besitzen, daß es aber nicht zur Pigmentbildung kommt, da vielleicht gewisse Vorstufen fehlen. Positiv reagierende Dendritenzellen finden sich ferner in den Randabschnitten des Deckepithels bei eben beginnender Melanombildung, wo die gewöhnlichen Basalzellen keinerlei Reaktion geben. Auch im Haarbalgepithel und vereinzelt im Basalepithel der Talgdrüsen hat MIESCHER einen positiven Befund feststellen können. Besonders stark fällt die Dopareaktion auch in der „Abtropfungszone" aus, wo sich häufig so dichte, schwarze Pigmentkörper bilden, daß Einzelheiten der Zellstruktur nicht mehr sichtbar sind. Positive Reaktion trifft man in der Regel in der Epidermis nur im Stratum basale, vereinzelt allerdings stellte MIESCHER eine bandförmige Dopareaktion fest, die sich über mehr als die Hälfte der Epidermisbreite erstreckte, wie er auch in den höheren Schichten überall dort eine positive Reaktion erzielte, wo mit den übrigen Zellen vereinzelte, positiv reagierende Melanomzellen oder Melanomzellhaufen zur Hornschicht hin auf dem gewöhnlichen Wege abgeschoben wurden. FITZPATRICK sah — wenn sie in Tyrosin gebracht wurden — nur die maligne entarteten Zellen Melanin bilden; nicht maligne Pigmentzellen konnten dies nur, wenn sie durch einen weiteren Reiz aktiviert wurden. Es ist zu hoffen, daß sich diese Befunde bestätigen.

Die in der Pigmentforschung ebenfalls häufig angewandte *Silberreaktion*, die als eine Reaktion des Pigmentkornes aufgefaßt wird — im Gegensatz zur Dopareaktion, die eine Reaktion der Pigmentoxydase darstellt —, entspricht nach MIESCHER und BLOCH vollkommen dem Grad der vorhandenen Pigmentierung; Unterschiede im Reaktionsausfall im Vergleich von pigmentierten zu nichtpigmentierten Abschnitten kommen daher nicht vor.

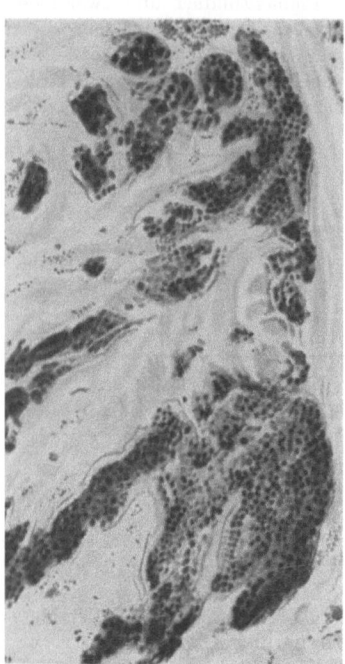

Abb. 239. *Melano-(Naevo-),,Carcinom" der Haut.* Dopareaktion in den jüngsten, in die Tiefe vordringenden Melanomzellen (tiefschwarz). Daneben (nicht reagierend) freies Pigment (feinste Körnchen in heller Umgebung) und Chromatophoren. (Sammlung B. BLOCH.)

Ein grundsätzlicher Unterschied im morphologischen Aufbau der *Melanommetastasen* und dem Primärtumor besteht nicht. Eine besondere Beschreibung erübrigt sich daher. Insbesondere gilt dies dort, wo die sekundären Geschwülste sich in dem mit dem Primärtumor gleichen Muttergewebe verbreiten. Die Übereinstimmung erstreckt sich dann vielfach nicht nur auf die Form der Zellen und den Aufbau, sondern — soweit ein Urteil auf Grund morphologischer Betrachtung hier gestattet ist — auch zum Teil auf den Grad der Malignität (KERL). Von der Umgebung sind diese Metastasen meist scharf abgesetzt, insbesondere fehlt die Neigung zum Vordringen in die Tiefe, ebenso wie die entzündlichen Zellinfiltrate, die man sonst in der Umgebung des Primärtumors antrifft. Die Metastasen sitzen vielmehr fest abgekapselt im cutanen-subcutanen Gewebe, verdünnen die Cutis über sich, schimmern zunächst bläulich, dann bläulich-schwarz und schließlich dunkelschwarz durch. In dem Schnitt zeigen sie dieselbe braune bis braunschwarze Farbe wie die Muttergeschwulst. Sie liegen in vollkommen unveränderter Umgebung, scharf umschrieben, ohne Ausläufer. Ihr Auftreten wird in späten Stadien von *Melanurie* und *Melanämie* begleitet; ja selbst in der nicht durch Primärtumor und Metastasen veränderten Haut kann es zu einer gelblichen Pigmentierung kommen, die auf einer Speicherung von Melanin durch Bindegewebselemente der Cutis beruht und nicht auf einer vermehrten Pigmentierung der Epidermis, was bereits von DARIER beschrieben, kürzlich von FITZPATRICK, MONTGOMERY und LERNER erneut hervorgehoben wurde. Neben der Haut treten auch Metastasen in den Lymphdrüsen und inneren Organen, in der Muskulatur und den Gehirnhäuten auf.

Die Cutis ist in solchen Fällen von kleineren und größeren Melanomknoten durchsetzt, die meist in der Umgebung von Lymphgefäßen liegen, vielfach trifft man aber auch auf Lymphbahnen, die von Geschwulstzellen ausgefüllt sind. Vereinzelt reichen derartige Metastasen ganz nahe an die Epidermis heran.

Wir können heute ein Vordringen von Tumorzellen in die Epidermis nicht mehr ablehnen (s. S. 427). Die dort erwähnte Eliminierung von Tumorzellen durch die Oberhaut erscheint uns jedoch als ein Vorgang, der mehr ist als ein einfaches Eindringen. (Näheres s. Allgemeine Pathologie.) Eine besondere Erwähnung verlangt noch der *Pigmentgehalt der Metastasen*, zumal behauptet wurde, daß nur junge farblose, sich lebhaft teilende Geschwulstzellen zu weiterem Wachstum und zur Vermehrung fähig seien, was den pigmentierten, d. h. ausgereiften Melanomzellen nicht mehr möglich wäre (RÖSSLE). Zu dieser Auffassung führte vor allem die Beobachtung, daß man innerhalb der Gefäße nur ganz selten stärker pigmentierte Geschwulstzellen antrifft. Diese Annahme wurde allerdings von anderer Seite (HADA, MIESCHER) nicht geteilt, da sich auch schon in jüngsten und kleinsten Metastasen stark pigmentierte Zellen vorfinden, wobei allerdings die Pigmentierung vielfach — ähnlich wie bei den Naevi — nur in den obersten Zellschichten auftritt, während die tiefer gelegenen Gebilde pigmentfrei sind, eine Beobachtung, für die eine stichhaltige Erklärung noch aussteht.

Differentialdiagnose. Das vollentwickelte Melanom ist so kennzeichnend gebaut, daß eine Verwechslung mit anderen Geschwülsten nicht vorkommen dürfte. Dies gilt nicht nur für die pigmentierten, sondern auch für die farblosen Formen, bei welchen die Vielgestaltigkeit der epithelialen Zellformen ein hinreichendes Kennzeichen bietet. Aber auch für die Entscheidung der Frage des Melanombeginns und insbesondere zur Unterscheidung vom *Naevus pigmentosus* steht uns ein wertvoller Anhaltspunkt zur Verfügung. Im Gegensatz zum Naevus finden wir nämlich beim Melanom gleich von Anfang an eine starke entzündliche Zellinfiltration in der Cutis; außerdem gewährt das Auftreten zahlreicher Mitosen unter den in die Cutis abwandernden Zellen einen Anhaltspunkt. Wenn demnach auch Ausgangspunkt und primärer Wachstumsvorgang beim Naevus und Melanom dieselben sind, so ist doch beim Naevus der Prozeß mit der Bildung indifferenter Zellen erschöpft, die zwar ebenso wie beim Melanom aus der Epidermis in die Cutis abströmen. Hier bleiben sie jedoch reaktionslos liegen, während beim Melanom eine schrankenlose Zellneubildung einsetzt (UNNA, MIESCHER u. a.).

Bei Kindern vor der Pubertät nehmen Melanome, die bei Erwachsenen ihrem Aufbau nach als maligne angesprochen würden, einen gutartigen Verlauf, die maligne Verlaufsform ist äußerst selten. SPITZ ist der Frage nachgegangen, ob sich diese benignen *Juvenilen Melanome* morphologisch von den malignen unterscheiden. Die relative Oberflächlichkeit der wesentlichen Veränderungen, der Aufbau im Sinne des „compound naevus", also Naevuszellen an der Epidermis-Cutisgrenze und in der Cutis, Ödem und Teleangiektasien unmittelbar unter der Epidermis, die Tendenz einzelner oder von Zellnestern spherischer oder spindelförmiger Zellen sich scharf von umgebenden abzugrenzen, das Auftreten großer Zellen mit übermäßigem, überwiegend basophilem Protoplasma, das an Muskelzellen erinnert, oberflächliche Riesenzellen mit einem großen Kern oder zahlreichen, die in ihrem Aufbau an die Masernriesenzellen (s. dort S. 10) oder die TOUTONschen Riesenzellen (s. Bd. I, S. 152) erinnern, der abrupte Übergang „acantholytischer" (die Autoren halten an der Genese der Pigmentnaevi aus den Basalzellen fest) loser Zellen an der Epidermis-Cutisgrenze zur normalen Oberhaut, und schließlich die geringe Pigmentierung erlauben nach ALLAN und SPITZ eine Abgrenzung. Die erwähnten Riesenzellen unterscheiden sich deutlich von denen

im Pigmentnaevus und Melanom (HABER, STEIGLEDER). Sie liegen noch innerhalb der Basalschicht oder unmittelbar darunter, enthalten nur selten Pigment,
oft dagegen Vacuolen, das Plasma ist gekörnt. Die Form der Zellen war rund,
manchmal sternförmig. Die erwähnten Charakteristika erlaubten es ALLAN und
SPITZ, auch Tumoren als Juvenile Melanome zu diagnostizieren, die nach der
Pubertät, ja bis ins vierte Lebensjahrzehnt auftraten, dann allerdings sehr selten
sein sollen, ja sogar schon Lymphknotenmetastasen gesetzt hatten.

McWORTHER und WOOLNER beschreiben Fälle von „juvenilem Melanom"
mit mehr oder weniger ausgedehntem Aufbau aus großen Spindelzellen. Wir

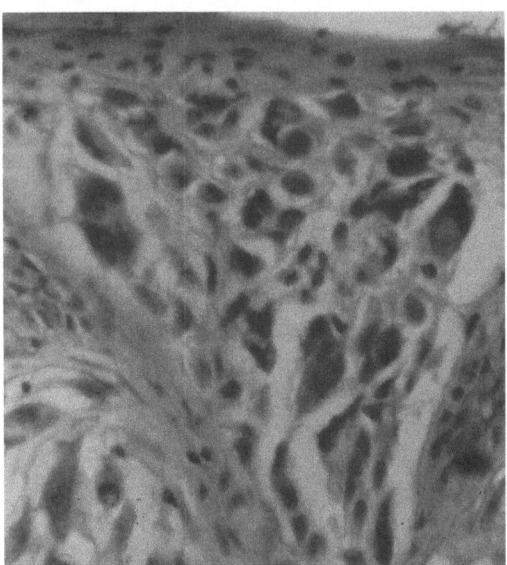

sahen selbst einen solchen Fall
(STEIGLEDER und WELLMER),
der an den *fasciculären Typ* des
Pigmentzellennaevus von MIE
SCHER erinnerte und andererseits
mit Fällen von GERTLER von
fasciculärem Spindelzellennaevus klinisch und histologisch
weitgehend   übereinstimmte
(s. auch S. 240).

Im Grunde handelt es sich,
wie auch MIESCHER kürzlich betont hat, beim juvenilen Melanom um eine Form des noch
aktiven Naevus. Nicht vergessen
darf man jedoch, daß maligne
Melanocytoblastome bei Kindern vorkommen und daß maligne Melanome unter Umständen Jahrzehnte nach ihrem ersten Auftreten Metastasen machen, daß ferner die „Neigung
zu plötzlichem Entwicklungs

Abb. 240. „Juveniles Melanom", Ansammlung eines Nestes ungewöhnlich großer Naevuszellen mit reichlich Riesenzellen im
Papillarkörper. Die bedeckende Epidermis verschmälert (♀, 8jähr.,
Wange). Hämatoxylin-Eosin. O = 320:1.

stillstand für die Metastasen beim Melanom im allgemeinen charakteristisch ist"
(MIESCHER). Wenn überhaupt, sollte besser von *benignem juvenilem Melanom*
gesprochen werden. Ob man Naevi mit talgdrüsenartigem Aufbau (MIESCHER)
(s. S. 256) hier eingruppieren darf, im besonderen den Fall von BRUNCK, muß
noch offenbleiben.

Schließlich sind pigmentierte *Histiocytome* unter Umständen den malignen
Melanomen oder ihren Metastasen so ähnlich, daß nur deren Fettspeicherung
und der positive Ausfall der Eisenreaktion eine Abgrenzung gestattet.

Die Eisenreaktion kann es auch gestatten, im Nagel Melanin und Hämosiderin
zu unterscheiden, falls dieser pigmentiert ist. (Melanose der Nägel bei Naevus
pigmentosus, prämaligner Melanose und malignem Melanom [MIESCHER].)

Nach dem bereits Ausgeführten kann heute der Naevus pigmentosus nicht
mehr als prämalignes Stadium des Melanoms angesehen werden. Keinesfalls
wäre es erlaubt, ihn mit dem Morbus BOWEN oder dem Morbus PAGET zu vergleichen, was bereits früher mit BLOCH und MIESCHER abgelehnt wurde.

Gelegentlich werden Zellen eines malignen Melanoms oder seiner Metastasen durch die Epidermis eliminiert, und zwar kann dies in Art einer Blase geschehen. HAMPERL hat das histologische Bild eines solchen Falles abgebildet, und auch wir haben es unter einem Cytostaticum gesehen und demonstriert (STEIGLEDER, Gemeinschaftstagung der Nord- und Südwestdeutschen Dermatologen, Oktober 1956). Auch das Vordringen von Melanomzellen zwischen die Epidermiszellen wird ebenso beobachtet wie das anderer Tumorzellen [MIESCHER, Oncologica 8, 203 (1955)].

Trotzdem kennen wir ein echtes prämalignes Vorstadium des Melanoms, die von HUTCHINSON und später DUBREUILH beschriebenen „infective melanotic freckles" bzw. „Mélanose circonscripte précancéreuse" (Näheres s. prämaligne Melanose).

Die früher hier als

„Melanosarkome"
(Melanocytoblastoma malignum cutaneum)

abgehandelten Tumoren sind erstmals 1925 von DARIER beschrieben worden. Obwohl diese Bezeichnung nicht mehr gerechtfertigt erscheint, fehlt uns eine bessere, vor allem eine allgemein bekannte und anerkannte.

Als Mutterboden kommt nicht der gewöhnliche pigmentierte Naevus, sondern der erstmals von JADASSOHN beschriebene blaue Naevus in Frage, der in seinem histologischen Aufbau weitgehend mit dem Mongolenfleck übereinstimmt.

Klinisch handelte es sich nach DARIER auf Grund dreier von diesem untersuchter Fälle — seine Angaben sind auch von anderer Stelle (BLOCH, MIESCHER, FRIEBOES, ANGARANO, neuerdings von GOTTRON und NIKOLOWSKI, LAUSECKER, W. JADASSOHN, FRANCESCHETTI und GOLAY) bestätigt worden — um Veränderungen, die primär, entsprechend dem blauen Naevus, wegen der tiefen Lagerung des Pigments in der Cutis nicht wie die gewöhnlichen, braunen Pigmentflecke aussehen, sondern als flache, schieferblaue Gebilde vereinzelt oder auch zu mehreren zusammen erscheinen. Sie vergrößern sich durch das Auftreten ähnlicher Flecke in ihrer nächsten Umgebung. Die Oberfläche wird dabei unregelmäßig höckerig und schließlich liegen derbe Knötchen und auch Knoten vor, die mehr oder weniger oberflächlich oder tief in die Haut eingelagert sind und keine Neigung zu geschwürigem Zerfall zeigen. *Metastasen* treten, soweit das auf Grund der wenigen bekannten Fälle entschieden werden kann, in den regionären Drüsen später auf als beim „Naevocarcinom". Überhaupt scheint der Verlauf im allgemeinen langsamer und gutartiger zu sein als bei diesem. ALLAN und SPITZ haben nochmals eine Form als „cellular blue naevus" abgegrenzt, die, durch ihren Zellreichtum ausgezeichnet, oft verwechselt wird mit dem malignen blauen Naevus, zumal auch Metastasen — vielleicht rein mechanisch ausgelöst — vorkommen können, die aber dann sehr benigne verlaufen (in einem Fall kein Rezidiv 14 Jahre nach Excision).

Histologisch handelt es sich im großen ganzen um die gleichen Veränderungen, wie wir sie beim blauen *Naevus* und dem *Mongolenfleck* bereits geschildert haben. Die Pigmentansammlung nimmt dabei oft außerordentlich hohe Grade an. Sie findet sich ausschließlich in bündel- oder netzförmig angeordneten, langen fibrillären Zellen vom Typus der Bindegewebszellen. Stellenweise sind diese Zellen, die mit ihren Ausläufern vielfach miteinander verflochten scheinen, so dicht gelagert, daß sie ungezwungen als sarkomatöse Zellhaufen bezeichnet werden könnten. In ihrer nächsten Umgebung ist das Bindegewebe sklerosiert und herdförmig in mehr oder weniger dichte fibromatöse Massen umgewandelt. MONTGOMERY und KAHLER ziehen die Fälle von DARIER in Zweifel, erkennen jedoch ebenso wie ALLAN und SPITZ an, daß es in sehr seltenen Fällen zur malignen

Entartung eines blauen Naevus kommen kann, wie in den Fällen von STOUT und
ANDREWS.

Pathogenetisch wollte DARIER diese Melanome in Analogie setzen zu den Melanosen der
Schimmel, bei welchen nach CIVATTE die Dopareaktion ebenfalls positiv ausfällt.

Pathogenese. Die *malignen Melanome* stimmen in genetischer Hinsicht grundsätzlich mit
den Naevi pigmentosi überein. Auf die Unterschiede im geweblichen Verhalten wurde bei
der Differentialdiagnose bereits hingewiesen. Es ging daraus hervor, daß bei den Abtropfungs-
prozessen im Naevus „der Infiltrationsprozeß von der Cutis widerspruchslos hingenommen
wird", während er beim Melanom mit seiner schrankenlosen Weiterwucherung „gleich von
Anfang an einen heftigen Widerstand von seiten der Cutis zu überwinden hat". Die Annahme
KREIBICHS, daß es 2 Formen des Epithelabtropfens gibt, eine gutartige beim Naevus und
eine bösartige beim Melanom, hat darum eine gewisse Berechtigung. Der Naevus stellte die
adenomatöse, das Melanom die bösartige Wucherung eines in seiner Wesensart spezifischen
Wachstumsvorgangs dar" (MIESCHER). Auf das Wesen dieses Vorganges wurde bei der Besprechung der Pathogenese der weichen Naevi ausführlich eingegangen; es darf daher darauf
verwiesen werden. Ohne Zweifel spielen *hormonelle* Einflüsse bei der Entstehung und Entwicklung der malignen Melanome eine Rolle.

C. Bindegewebsgeschwülste.

1. Bindegewebsgeschwülste im engeren Sinne.

Fibroblastoma cutis.

Die hier abzuhandelnden Tumoren werden mit MICHELSON von RENTIERS und
MONTGOMERY „subepidermale noduläre Fibrosis" genannt und eingeteilt in das
Histiocytom, das Dermatofibrom und das sklerosierende Angiom. Sie betrachten
alle 3 Formen als Granulome. Dies erscheint wohl vielfach angebracht, sind
diese Gebilde doch als Endausgang sicheren Granulationsgewebes anzutreffen.
Doch scheint es auch Fälle zu geben, bei denen es sich um echte Tumoren
handelt. In diesem Sinne spricht das Vorkommen histiocytärer Gewebsabschnitte in dem zweifellos als Geschwulst anzusehenden Dermatofibrosarcoma
protuberans, wobei dieses aus dem Histiocytom scheint hervorgehen zu können
(s. unten). GROSS und WOLBACH sehen in ihren „sklerosierenden Angiomen"
Gebilde, die sich aus echten Hämangiomen entwickeln. Wir werden zunächst das
harte Fibrom, dann das Histiocytom und schließlich das sklerosierende Angiom
besprechen.

Die sog. *„juxtaartikulären Knoten"*, die früher hier ausführlich besprochen wurden, haben
bei der Syphilis (s. Bd. I, S. 568) ihre Darstellung gefunden. Wieweit sich diese von den bekannten, oft gleich benannten Veränderungen des rheumatischen Formenkreises abgrenzen
lassen, sei dahingestellt. Bei älteren Veränderungen ist dies sicher unmöglich. Auch die
Lokalisation, die einen in der Cutis, die anderen in der Subcutis, ist wohl kaum ernstlich zu
verwerten (GOTTRON).

Die Fibrome der Haut sind an und für sich recht seltene Gebilde, die teils als vereinzelte,
in der Cutis oder Subcutis gelegene, teils auch als multipel und dann vielfach symmetrisch
angeordnete Knoten von verschiedener Größe auftreten. Unter ihnen finden sich häufiger
solitäre Fibrome, und zwar als oft außerordentlich große Geschwülste von harter oder weicher
Konsistenz am Rücken, den Oberschenkeln, Oberarmen sowie besonders auch an den großen
Labien, vielfach gestielt, sie können aber auch an jeder anderen Körperstelle (Kopfhaut:
RECKLINGHAUSEN, MORACA u. a.) angetroffen werden.

Die Geschwülste erscheinen meist scharf umschrieben, gegen die Umgebung abgesetzt,
gehen seltener diffus in diese über und ragen für gewöhnlich nur wenig über die Oberfläche

empor. Von glatter normaler Haut überzogen, wachsen sie langsam ohne Beschwerden zu machen heran, meist ohne die Epidermis in Mitleidenschaft zu ziehen.

Das *harte Fibrom der Haut* stellt auf dem Durchschnitt eine weißliche, sehnig glänzende, manchmal abgekapselte (circumscripte) oder auch unscharf in die Umgebung übergehende (diffuse) Geschwulstform dar. Das Geschwulstparenchym besteht aus Bindegewebszellen, die eine faserige Grundsubstanz bilden. Die Knoten sind aufgebaut aus geflechtartig angeordneten dichten Massen, in jüngeren Stadien zellreicherer, zarterer, in älteren Stadien zellärmerer und derberer Bindegewebsfasern, die sich bei der diffusen Form unmerklich in der umgebenden normalen Haut verlieren. Im Gegensatz zu dieser sind jedoch im Fibrom die parallel gelagerten, oder sich auch vielfach kreuzenden, bald längs, bald quer oder schräg getroffenen, dichten Stränge feiner kollagener Faserbündel völlig *frei von elastischem Gewebe*. Die Kerne der Geschwulstzellen sind schmal, oft spindelförmig. Dies wird in längsverlaufenden Fasern besonders deutlich; in quergetroffenen erscheinen sie verkürzt und abgerundet.

Die Geschwülste bleiben meist auf die Cutis und Subcutis beschränkt. Erreichen sie den *Papillarkörper*, so verstreicht dieser und erscheint mitsamt der darübergelagerten *Epidermis* verdünnt und gestreckt; weitergehende Veränderungen der Epidermis — geschwüriger Zerfall — sind äußerst selten und meist sekundär bedingt. Die *Anhangsgebilde* der Haut erleiden ein ähnliches Schicksal. Sie werden zur Seite gedrängt, zunächst ebenfalls gestreckt und atrophieren schließlich.

Die Fibrome liegen *meist ohne bindegewebige Kapsel* — eine solche kann von dem zur Seite gedrängten und in diesen Grenzbezirken oft scheinbar elastinreicheren normalen Cutisgewebe vorgetäuscht werden — in der Haut, manchmal zu mehreren zusammen und dann durch gewöhnliche kollagene Bindegewebsfasern getrennt. Gelegentlich scheint ihre Entwicklung an bestimmte Anhangsgebilde gebunden (Haarfollikel: BURNIER und REJSEK), die sie dann ebenso wie die Talgdrüsen vollständig umschließen, wobei deren Verlauf oft in irgendeiner Weise gestört wird (Abknickung usw.).

Bei den *gestielten Geschwülsten* haben DELBANCO und SCHRADER noch auf den besonderen Reichtum des Stiels an elastischen und glatten Muskelfasern hingewiesen, die sie im wesentlichen als eine funktionelle Hypertrophie, als Folge der Beanspruchung durch die daran hängende Geschwulstmasse, betrachteten.

Bei dem sog. Fibroma pendulans vermissen wir allerdings eine echte Vermehrung des Kollagens sowie seiner Bildner (s. auch S. 275).

Ebenso wie in anderen Organen, sind auch in der Haut, wenn auch — da die Fibrome an sich schon recht selten sind — nur vereinzelt, *Mischformen* beschrieben worden (Fibromyoma teleangiectodes: MIGLIORINI, Angiofibrome: MAKI, Fibrolipome, Fibromyxome: EICHENLAUB u. a.).

GANS hatte schon in der 1. Auflage betont, daß gelegentlich jüngere Fibrome durch ihren Zellreichtum auffallen und selbst den Verdacht auf Sarkome erwecken können. Diese Fälle haben wohl WORINGER, WORINGER und KVIATKOWSKI und PAUTRIER und WORINGER als *Histiocytome* abgegrenzt, wobei sie zeigen konnten, daß diese jugendlichen Zellen Histiocyten sind und Fett und Eisen speichern. SENEAR und CARO haben dann an ihren Fällen auch eine aktive Speicherung bei Vitalfärbung gesehen, während dies bei den Fällen von RENTIERS und MONTGOMERY nicht der Fall oder nicht sicher der Fall war.

Klinisch bieten die Histiocytome das Bild des Dermatofibroma lenticulare (SCHREUS), sind aber auch manchmal halbkugelig die Haut vorwölbende Tumoren. Nach unseren Erfahrungen sind Histiocytome häufiger als die echten Fibrome. RENTIERS und MONTGOMERY fanden sie dagegen nur in einem Drittel ihrer Fälle. Möglicherweise können auch Fibroblasten in bestimmten Funktionsphasen speichern (EHRICH).

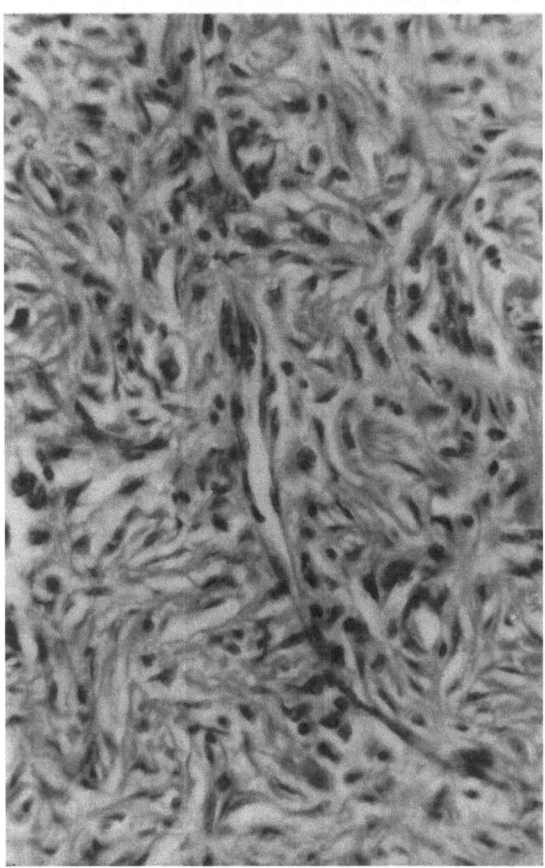

Histologisch finden sich neben Fibroblasten mehr oder weniger reichlich Histiocyten, die sich von den ersten vor allem durch die Speicherung unterscheiden. Rein morphologisch sind sie auch größer, haben ein blasses, leicht acidophiles, in der VAN GIESON-Färbung gelbliches Plasma und meist ovaläre, seltener spindelförmige, nur wenig Chromatin enthaltende Kerne. Die Fibroblasten enthalten oft Glykogen(BANGLE). Auch in den Histiocytomen können Schaumzellen vorkommen. Diese können, wie einer unserer Fälle zeigt, sogar so gelagert sein, daß sie Talgdrüsen vortäuschen. Nach unseren Erfahrungen können die Fette im Histiocytom doppelbrechend und nichtdoppelbrechend sein und eine positive *Plasmalreaktion* geben. Riesenzellen finden sich in den verschiedenen Formen. Zweifellos gibt es morphologisch Übergänge zu den Xanthomen.

Abb. 241. Histiocytom. Erweiterte Gefäße umgeben von einem lockeren Bindegewebe mit reichlich Histiocyten. (♀, 43jähr., Oberarm). Hämatoxylin-Eosin. O = 125:1.

Auch können deren sklerosierende Endstadien schwer abzugrenzen sein. Die TOUTONschen Riesenzellen fehlen dem üblichen Histiocytom. ARNOLD und TILDEN u. a. betrachten das Histiocytom als ein Xanthom, eine verständliche Auffassung, obwohl sich die übrigen von ihnen beschriebene Symptome in Fällen anderer Autoren und in eigenen nicht häufiger fanden als üblich. Eisenhaltiges Pigment wird, wie erwähnt, gelegentlich an Stelle der oder gleichzeitig mit den Lipoiden gespeichert.

Über dem Histiocytom fanden wir die Epidermis deutlich *intensiver pigmentiert* als in der Umgebung, was auch die makroskopisch braune Färbung dieser Tumoren erklärt.

Der Gefäßreichtum hatte GROSS und WOLBACH von *Sclerosing Angiomata* sprechen lassen. Die Auffassung wird verständlich, da schon UNNA eine adventitielle Gefäßwucherung fibrösen Charakters als Ausgangspunkt der Fibrome ansah, MARCHAND, G. HERZOG, SENEAR und CARO u. a. aus den adventitiellen bzw. den endothelialen Zellen Elemente herleiten, die als undifferenzierte jugendliche Bindegewebszellen angesprochen werden. CIVATTE, WEISSENBACH, CAILLIAU und MARTINEAU, NICOLAS u. a. sehen in den Histiocyten die Vorläufer der Fibroblasten, andere wiederum (WINER und STECKEN, ROBINSON) in den speichernden Zellen eingewanderte Histiocyten, welche Zelltrümmer und Hämorrhagien beseitigen, die sich in den Histiocytomen reichlicher finden können.

Die Elastica ist auch in den Histiocytomen mehr oder weniger vollständig geschwunden, die silberimprägnierbaren Fasern nicht vermehrt.

Die Epidermis über den Histiocytomen ist bei nicht zu großer Ausdehnung leicht acanthotisch und hyperpigmentiert (s. S. 430).

Erwähnenswert ist noch das multiple Auftreten von Histiocytomen und Histioxanthomen (so PIERARD und PIRNAY, vielleicht auch PUCHOLL u. a.), in einem eigenen Fall (vorgestellt von RUPPERT) bei Imbezilität.

Differentialdiagnose. Die Schwierigkeit, die Histiocytome in bestimmten Fällen gegen die Xanthome abzugrenzen, wurde bereits berührt. Die unscharfe Begren-

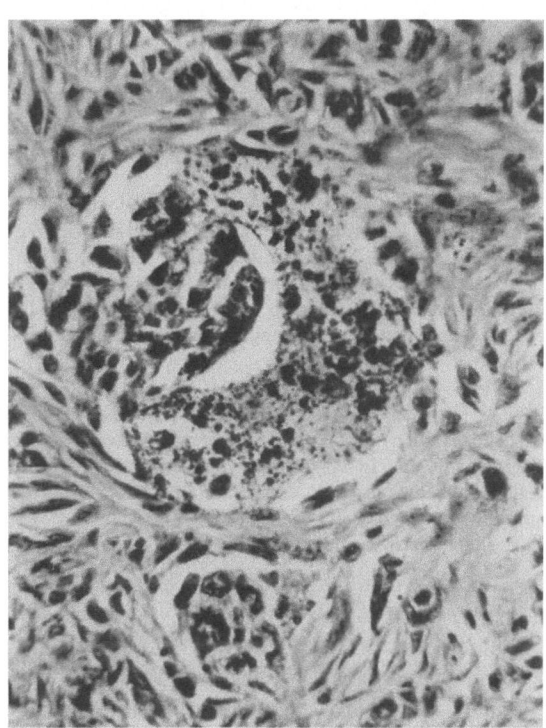

Abb. 242. Histiocytom mit an ein malignes Melanom erinnerndem Aufbau. In der Mitte Speicherung von eisenhaltigem Pigment (♀, 54jähr., Claviculargegend). Hämatoxylin-Eosin. O = 125:1.

zung, der Zellreichtum, die manchmal vorhandene Polymorphie können an ein Sarkom denken lassen, zumal auch dieses bekanntlich Fett und eisenspeichernde Zellen sowie auch Hämorrhagien enthalten kann und xanthom- bzw. histiocytomähnliche Sarkome beobachtet sind (DUPONT). MONTGOMERY sah aus „subepidermalen Fibrosen" sich ein Dermatofibrosarcoma protuberans mit Tochtergeschwülsten entwickeln, eine Auffassung, die ein Fall von ALKIEWICZ und eigene morphologische Befunde an Dermatofibrosarkomen wahrscheinlich machen. Besonders schwierig wird die Abgrenzung durch das Vorkommen von Gebilden vom Bau der Histiocytome, jedoch ohne Speicherung (CIVATTE) (Literatur bei GENTELE). Sie unterscheiden sich von bösartigen Tumoren ohne weiteres durch den wohl erhaltenen Gesamtaufbau der Haut. Die Unterscheidung der Dermatofibrome von *hypertrophischen Narben* und Keloiden ist nicht schwierig. Bei den Fibromen bleibt erstens der Papillarkörper vielfach unverändert und selbst, wenn er abgeplattet wird, findet sich zwischen der Epidermis und der Geschwulst so gut wie stets noch eine Schicht unveränderten normalen Bindegewebes. Ferner fehlt den Fibromen stets elastisches Gewebe, was ja bei Narbenbildung, auch in jungen Narben, nie vermißt werden soll (HEIMANN, LEVY). Schwieriger ist schon eine Trennung, namentlich der diffusen Fibrome, vom *Keloid*, wenn diese klinisch nicht durchführbar war. Das Keloid ist allerdings meist von der normalen Cutis durch eine deutlich ausgesprochene kapselähnliche Bildung abgegrenzt und von lappigem, weit in die Umgebung unregelmäßig vordringendem Bau.

Im Zweifelsfall schützt bei starker Pigmentierung die Eisenreaktion sowie die viel intensivere Fettspeicherung vor einer Verwechslung eines Histiocytoms mit einem malignen Melanom oder dessen Metastase. Beim *Juvenilen Melanom* haben wir meist eine sehr intensive, immer aber eine geringe „Abtropfung" von Zellen aus der Epidermis (STEIGLEDER und WELLMER; s. S. 425).

Schließlich sei hier jene eigenartige, vielleicht den Histiocytomen, vielleicht den Xanthomen nahestehende Erkrankung erwähnt, die jetzt GOLTZ und LAYMON als *multizentrische Reticulohistiocytosis der Haut und Synovia* bezeichnet haben, die aber unseres Erachtens von dem *Ganglioneuroma* (MONTGOMERY und O'LEARY) abgegrenzt werden sollte. Fanden sich in den Riesenzellen des letzten doch NISSL-Schollen. Die Reticulohistiocytose tritt zugleich mit Beschwerden im Sinne einer Arthritis, vielleicht auch Störungen der Schilddrüse, mit Knoten in der Subcutis auf.

Histologisch fand sich in der Cutis und in den Synovialmembranen ein Granulationsgewebe mit massenhaft polymorphen zum Teil um die Blutgefäße gruppierten Zellen, überwiegend Histiocyten. Darin eingestreut waren Riesenzellen mit blassem leicht gekörntem Protoplasma und 1—20 gewöhnlich unregelmäßig angeordneten Kernen. Diese waren intensiv gefärbt und hatten eine deutliche Membran. In den befallenen Bezirken schienen die Reticulumfasern vermehrt (GOLTZ und LAYMON). Fett konnten DAVIES und WOOD nicht mit Sicherheit nachweisen.

Auf die *prämalignen fibroepithelialen Tumoren* von H. PINKUS und die Fibrome mit *atypischer Epithelwucherung* wurde bereits hingewiesen (s. S. 347). Die Papillome der Craurosis vulvae entsprechen wohl am ehesten dem Aufbau des Fibroma pendulans (WINER und WINER). Die *Fibromatosen* bei Jugendlichen (juvenile Fibromatose von STOUT) können wir nur erwähnen, da eine Zusammenfassung oder Gruppierung noch nicht möglich ist.

Eine Verwechslung mit der Dermatofibrosis lenticularis disseminata (s. S. 215) ist weder klinisch noch histologisch ernsthaft möglich. Dagegen muß an eine Ablagerung von eisenhaltigem Pigment in und außerhalb von Histiocyten nach äußerlicher Applikation eisenhaltiger Salze gedacht werden (HARE), zumal im Experiment nach Injektion von kolloidalem Eisenhydroxyd es zu einer Ablagerung einer eisenhaltigen Substanz kommt, die sich in einer Reihe von Reaktionen histochemisch von Hämosiderin nicht unterscheiden soll (GEDIGK und STRAUSS).

Pathogenese. Das Vorhandensein entzündlicher Zellherde in jungen Fibromen, vereinzelt dort angetroffene Fremdkörper, haben die Vorstellung erweckt, daß auch für die Fibromentwicklung ein traumatischer Reiz im weitesten Sinne verantwortlich zu machen sei.

Keloid.

Als Keloide bezeichnet man platten- oder streifenförmige, oft haken- oder krebsscherenartige Fortsätze tragende, die Haut mehr oder weniger überragende und gegen diese scharf abgesetzte Gebilde von derber Konsistenz. Ihre Oberfläche ist flach, gespannt und glänzend; von blaßweißer bis rosa- und dunkelroter Farbe. Die Veränderung tritt wahrscheinlich nur

bei besonders disponierten Menschen im Anschluß an Traumen, manchmal äußerst geringfügiger Art auf und macht subjektiv meist keine Beschwerden.

Die Keloide gehen vom tiefen Corium aus und sind über ihrer Unterlage verschieblich.
Man hat vielfach geglaubt, ein „echtes, spontanes Keloid" — ohne vorhergegangenes
Trauma — von einem Narbenkeloid unterscheiden zu müssen (ALIBERT, JOSEPH, KAPOSI,
REISS, WARREN u. a.). Diese Annahme hat allerdings mehr und mehr an Geltung verloren
(BERLINER, BESNIER, DARIER, HUTCHINSON, JADASSOHN, SCHÜTZ, UNNA u. a.). Es ist aller-
dings zuzugeben, daß gewisse sog. „exanthematische" Formen (DE AMICIS, REISS, TSCHLENOW,
TRAWINSKI u. a.) durch die Eigenart ihrer Verteilung und Entwicklung sich manchmal nur
schwer mit der Vorstellung in Einklang bringen lassen, daß nun hier überall traumatische
Beeinflussungen vorhergegangen sein sollen. In vielen Fällen gingen unbedeutende Ver-
letzungen der Haut (Durchstechen der Ohrläppchen: KNAPP, BAUMEISTER u. a.; Impfung:
SEDERHOLM, GANS; Verbrennungen: BARRÉT, RAVOGLI u. a.) der Keloidentwicklung voraus.
Die Keloide treten mit Vorliebe am Rumpf (Sternum), seltener am Hals, Gesicht, Extremi-
täten auf und entwickeln sich häufig im Anschluß an infektiös-entzündliche Veränderungen
der Haut (Tuberkulose, Syphilis, Acne u. ä.). Vereinzelt wurden sie an den *Schleimhäuten*
(JOURDANET und BARRÉT, DE BEURMANN und GOUGEROT), ferner mit narbenähnlicher
Atrophie (JADASSOHN) beobachtet. Von den Haar- und Talgdrüsenfollikeln im Bereich der
Keloide ausgehende kleinere und größere eitrige Einschmelzungen sind beschrieben (KIRSCH).
Besonders bemerkenswert erscheinen noch jene wenigen Fälle von Keloiden der Finger
und Zehen, wie sie v. VOLKMANN, ARNDT, GALEWSKY beobachteten, NEISSER als angeboren
erwähnt.

Bei *länger bestehenden* Keloiden wird die darüberliegende Haut verdünnt, die Anhangsgebilde verkümmern. Das Wachstum ist jedoch beschränkt; spontanes völliges Verschwinden
ist nicht, Verkleinerung vereinzelt (DE AMICIS, REISS) bekannt, dagegen besteht eine große
Rezidivneigung nach chirurgischer Entfernung.

Auf der *Schnittfläche* erscheinen die Keloide sehnenartig glänzend, von zahlreichen helleren
Strängen durchzogen und erinnern so an fibromatöses Gewebe.

Die „*hypertrophischen Narben*" hielt UNNA für eine spezielle Form des Keloids, das sich
auf dem Boden des Granulationsgewebes entwickele und mit diesem wieder schwinde.

Die *histologischen Befunde* stimmen zwar in der Darstellung des eigentlichen
Keloidgewebes so ziemlich überein, hingegen stößt man bezüglich dessen Verhalten
zur Umgebung, insbesondere zum darüber gelagerten Papillarkörper und den Hautanhangsgebilden, auf erhebliche Unterschiede. Vor allem hatte dieses *Erhaltenbleiben oder Geschwundensein des Papillarkörpers* dazu geführt, die scheinbar
spontanen Keloide von den falschen oder Narbenkeloiden zu sondern. Es erscheint
ohne weiteres verständlich, daß bei jenen Keloiden, die im Anschluß an einen mit
Zerstörung der oberen Coriumschichten einhergehenden Vorgang entstanden sind
(Traumen, entzündliches Granulationsgewebe), der Papillarkörper fehlt und an
seiner Stelle eine mehr oder weniger gleichmäßig verlaufende Epidermis-Cutisgrenze ohne Epithelleisten und Papillen vorhanden ist, unterhalb der man dann
erst auf das Keloidgewebe trifft. Dieses wird meist noch durch einen schmalen
Streifen normalen Bindegewebes von der Epidermis getrennt. Es leuchtet andererseits aber auch ein, daß jene Keloide, deren Entwicklung ohne sichtbare traumatische Gewebsverletzung zunächst in den tieferen Schichten der Cutis beginnt,
sich anfangs von diesen „*Narbenkeloiden*" durch die Nichtbeteiligung des Papillarkörpers unterscheiden. Das wird jedoch mit dem Augenblick anders, wo das
Keloid — und dies ist auch beim echten Keloid beobachtet — die Gegend des
Papillarkörpers erreicht und rein mechanisch durch den Druck seiner Gewebsmassen diesen zum Verstreichen und Schwinden bringt. Jetzt ist man an Hand
des histologischen Befundes tatsächlich nicht mehr in der Lage, einen Unterschied
in den beiden Keloidformen festzustellen.

Auffallend und ungeklärt bliebe dann allerdings die Tatsache, daß in Fällen sog. *echter Keloide* die Entwicklung des bindegewebigen Wucherungsprozesses augenscheinlich doch von Gewebsschichten ausgeht, die nicht unmittelbar der Einwirkung eines Trauma ausgesetzt gewesen sein können. Zur Vereinheitlichung unserer Vorstellungen über den Vorgang bleibt daher nur die Annahme übrig, daß die *Entwicklung jeden Keloids*, wie dies UNNA schon betont hat, stets vom perivasculären Gewebe des horizontalen Gefäßnetzes ausgeht. Das Erhaltenbleiben oder Verschwinden des Papillarkörpers wäre dann ein rein sekundärer, das Wesen der Veränderung durchaus nicht kennzeichnender Vorgang. Ein Erhaltenbleiben der Hautanhangsgebilde beim echten Keloid zum Unterschied vom Narbenkeloid konnte GANS — im Gegensatz zu TOMASCZEWSKI — ebensowenig bestätigen wie HEIDINGSFELD.

Die *Epidermis* ist über jungen Keloiden nicht verändert, vorausgesetzt, daß nicht ein stärkeres Trauma der Entwicklung vorangegangen ist. War dies doch der Fall, so finden wir selbstverständlich eine flache Epidermisdecke, die je nach der Art des vorangegangenen Prozesses mehr oder weniger regelmäßig gestaltet sein wird. Das gleiche gilt für den *Papillarkörper*, soweit er überhaupt noch erhalten geblieben ist. Das Vorhandensein oder Fehlen von Hautanhangsgebilden hängt weitgehend von den gleichen Umständen ab. Solange das Keloid in der Tiefe bleibt, sind Haarbälge, Talg- und Schweißdrüsen völlig unverändert.

Das *eigentliche Keloidgewebe* besteht aus derbfaserigen, häufig in den Hauptmassen der Hautoberfläche parallellaufenden kollagenen Bindegewebsbündeln. Die *jüngeren Herde* hingegen sind außerordentlich zellreich (junge Bindegewebszellen, JOSEPH), so daß die Zellmassen die Bindegewebsbündel völlig in den Hintergrund treten lassen. Die einzelnen Zellhaufen werden dann häufig noch von teils schmäleren, teils breiteren Zügen des ursprünglichen Bindegewebsgerüstes getrennt. In der Anordnung der einzelnen Zellmassen läßt sich häufig eine eigenartige Wirbelbildung feststellen, deren Zentrum dem periadventitiellen Gewebe eines Gefäßes entspricht (SCHÜTZ, JOSEPH, KRYSZTALLOWICZ u. a.) (s. Abb. 243); hier dürfte demnach der Ausgangspunkt der Keloidbildung zu suchen sein (WARREN, UNNA u. a.). Es handelt sich dabei um dichtgedrängt liegende und daher manchmal fast an Sarkome erinnernde Haufen länglich-ovaler, protoplasmareicher Zellen mit großen hellen, bläschenförmigen Kernen und vielen Kernteilungsfiguren. Innerhalb dieser Zellhaufen stößt man auf eine homogene, feinfaserige Gewebsmasse, die in dem Grade an Ausdehnung zunimmt, als der Zellreichtum zurückgeht und sich schließlich zu einer dicken, hyalinen, balkigen Fasermasse auswächst. Wir haben es hier mit den *ersten Anfängen der Keloidbildung* zu tun. Diese Umbildung geht mit deutlichen Zellzerfallserscheinungen einher, wobei der Kern seine scharfe Umrandung verliert, das Chromatingerüst zerfällt, der Zellleib verwaschen wird und schließlich schwindet. Gelegentlich kann man an solchen Stellen auch mehrkernige Riesenzellen antreffen (DÉNÉRIAZ, JOSEPH u. a.), wobei es allerdings mit Rücksicht auf die Schwierigkeit der Abgrenzung dieser Gebilde gegen die Umgebung dahingestellt bleiben muß, ob hier wirklich abgeschlossene Riesenzellbildungen vorliegen, oder wir es lediglich mit einer umschriebenen Anhäufung mehrerer Kerne zerfallender Fibroblasten zu tun haben. Dabei ist das noch junge Keloid reich an Schleim und färbt sich deutlich metachromatisch (ASBOE-HANSEN); PAUTRIER und WORINGER betonen den Reichtum an Mastzellen und Gefäßen. Hingewiesen sei darauf, daß die neugebildeten Kollagenfasern zunächst nicht doppeltbrechend sind. Auch unterscheiden ·sich die neugebildeten Kollagenfasern beispielsweise in der Azanfärbung sowie in zahlreichen anderen Färbemethoden von den älteren, wie sich ja auch das Kollagen der verschiedenen Cutisabschnitte unterscheidet. Vielleicht lassen sich die Fälle von FINDLAY und STOUGHTON zwanglos dem jungen Keloid zuordnen.

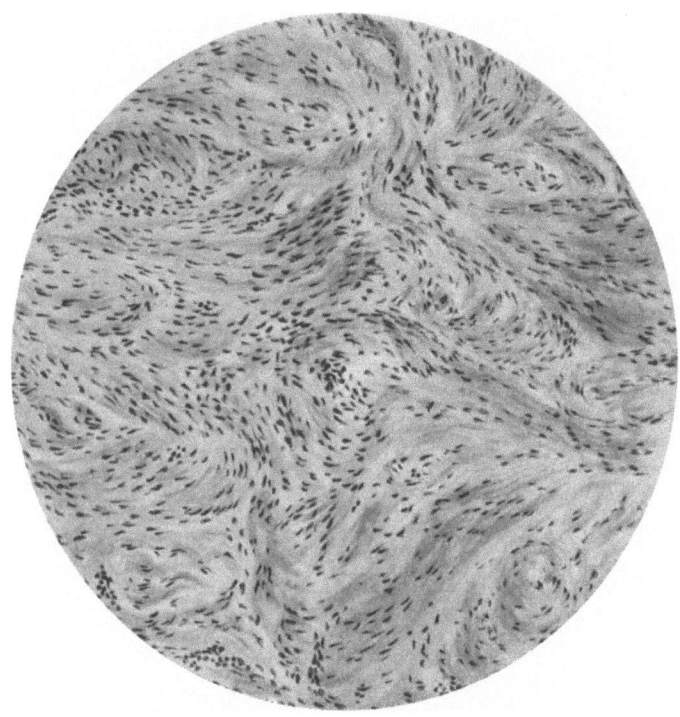

Abb. 243. *Keloid* (♀, 17jähr., Oberarm). Im Beginn. „Wirbelbildung" durch die eigenartige Anordnung der (hier ziemlich dichten) Zellmassen, denen gegenüber die Fasern zurücktreten. O = 128:1; R = 100:1.

An Stellen dieser Anhäufung zahlreicher großer und junger Bindegewebszellen und im Anschluß an deren Zerfall *vermehrt sich das kollagene Fasergerüst.* Im Bereich der mittleren Keloidbezirke finden sich nun regellos miteinander verflochtene Bindegewebsbündel, die vielfach auch jetzt noch in ihrem Aufbau aus Nestern und Wirbeln an das junge, zellreiche Muttergewebe erinnern. Nach und nach sammeln sich jedoch die kollagenen Fasern zu einheitlicher verlaufenden Zügen an, so daß allmählich derbe, große, verdickte, von einigen erweiterten Gefäßen durchzogene fibrilläre Bindegewebsmassen auftreten, in deren Bereich nur noch wenige kleine fixe Bindegewebszellen übriggeblieben sind. In diesem, das *Endstadium der fibromatösen Umwandlung* darstellenden Gewebe, sind die Anhangsgebilde der Haut völlig geschwunden. Das gleiche gilt, wenn auch nicht in so ausgedehntem Maße, wie das von verschiedenen Forschern immer wieder betont wird, von dem *elastischen Gewebe.* Auch die Gitterfasern fehlen (ZURHELLE, KAUFMANN). Man trifft sicherlich häufig auf Keloide, in deren Bereich die Elastica vollständig vermißt wird (SCHÜTZ, TRAWINSKI, WILMS u. a.); dies gilt namentlich für ältere Gebilde. Andererseits kann sie jedoch auch in wechselnd, meist allerdings nur spärlichem Grade in Gestalt unregelmäßig verlaufender, zarter oder auch derber Elastinfasern erhalten bleiben (s. Abb. 244). Diese

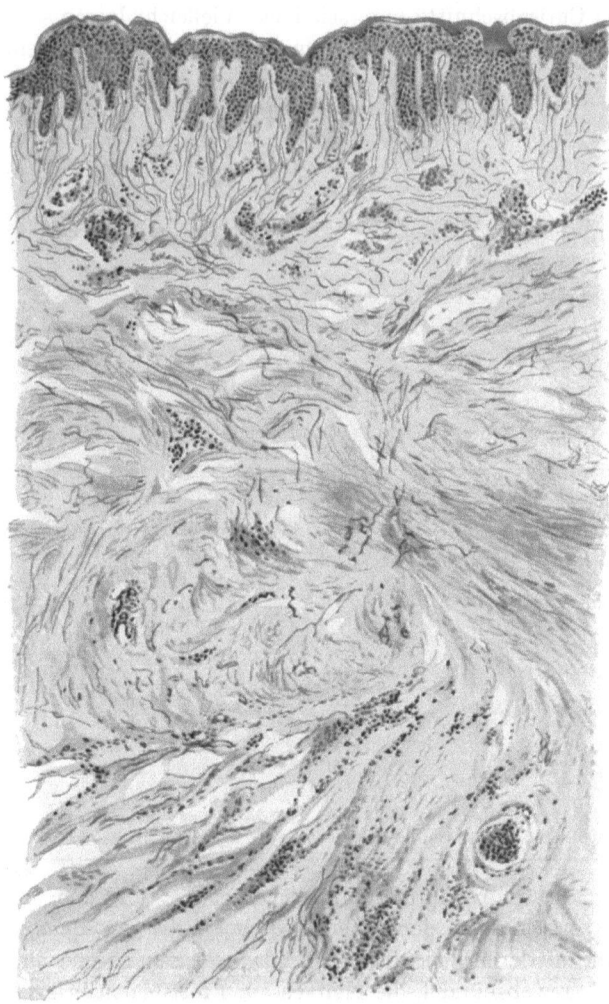

Abb. 244. *Keloid* (sog. „echtes") (♂, 32jähr., Brust). *Endzustand.* Übersicht. Epidermis und Papillarkörper nicht verändert. Derbe, große, fibrilläre, zellarme Bindegewebsmassen in der Cutis. Reste des elastischen Gewebes, wenige erweiterte Gefäße mit schwachen perivasculären mastzellreichen Zellherden. Diese sind in den Randabschnitten des Keloids bzw. in dessen Umgebung stärker entwickelt. Hautanhangsgebilde fehlen. Saures orceinpolychromes Methylenblau. O = 66:1; R = 66:1.

finden sich allerdings in den Randabschnitten meist reichlicher als im Zentrum (REISS, JOSEPH, TSCHLENOW u. a.).

Aber auch innerhalb des einzelnen Keloids kann der *Gehalt an elastischen Faserresten* wechseln. Umwandlung der Elastica in Elacin konnte GANS ebensowenig beobachten wie andere Forscher (SCHÜTZ, JOSEPH, REISS) vor ihm. Ähnliches, wie von dem Verhalten der Elastica, gilt vom Zellreichtum; auch in jüngeren Keloiden wechseln zellreichere und zellärmere Abschnitte miteinander ab. Je älter allerdings das Keloid wird, um so deutlicher offenbart sich seine *Zellarmut*.

Jetzt findet man dann sozusagen das klassische *Bild des älteren, härteren Keloids*. Der Zellreichtum des jungen Gebildes hat einem fast völligen Zellmangel Platz gemacht; die Blutgefäße sind in schmale, kaum sichtbare Zellstränge verwandelt oder auch völlig geschwunden. Nunmehr liegt eine kompakte, kollagene Gewebsmasse vor, die meist längs, aber auch schräg zur Hautoberfläche, in parallelen oder sich kreuzenden dicken Bündeln verläuft (UNNA). Gegen die Umgebung werden diese Massen häufig durch eine Art von *Kapselbildung* abgetrennt. Es handelt sich dabei jedoch lediglich um das in diesen Randabschnitten zusammengedrängte, aber erhalten gebliebene normale Bindegewebe der Haut. Dabei wurde nur noch gelegentlich eine *schleimige Umwandlung* vereinzelter Bindegewebsfasern erwähnt, kenntlich an ihrer zartrosaroten Färbbarkeit durch polychromes Methylenblau (SCHÜTZ, REISS, TSCHLENOW, TRAWINSKI u. a.), wobei es sich wahrscheinlich nicht um eine Degeneration, sondern um die erwähnte Metachromasie der neugebildeten Bindegewebssubstanz gehandelt hat. Hier in den Randzonen trifft man auch noch in älteren Stadien auf umschriebene Zellanhäufungen, die als letzte Überreste des ursprünglich zellreichen jungen Keloids anzusehen sind. Allerdings handelt es sich jetzt, im Gegensatz zu dort, um rein perivasculäre, die Gefäßwände infiltrierend durchsetzende Zellhaufen. Unter ihnen treten nun auch häufig Plasma- und Mastzellen in wechselnder, meist allerdings nicht zu reichlicher Zahl auf.

Die *Umgebung* des eben beschriebenen Gebildes verhält sich regelrecht. Das gleiche gilt auch für den Papillarkörper, wenigstens so lange, bis die Keloidbildung seine Nähe erreicht. Dann allerdings kann auch der Papillarkörper verstreichen. Zum Unterschied von den in einer ausgedehnten Narbe entstehenden Keloiden bleiben allerdings hier die Anhangsgebilde der Haut länger erhalten; sie werden zunächst nur rein mechanisch beiseite gedrängt. Dabei kann es allerdings nach längerem Bestande des Keloids zu *cystischer Erweiterung einzelner Schweißdrüsenlumina*, gelegentlich auch zu deren völligem Schwunde kommen. Das gleiche gilt für die Haarbälge und Talgdrüsen; diese schwinden allerdings erst dann, wenn auch die Epidermis durch das andrängende Keloid zur Atrophie gebracht ist; meist leisten sie sogar dem Keloid noch länger Widerstand, so daß Haarbalge und Talgdrüsen — wenn auch atrophisch — vielfach noch nachweisbar sind, wenn sämtliche Epithelleisten geschwunden und die Epidermis auf wenige Lagen flacher Zellen reduziert ist.

Differentialdiagnose. Die Trennung des sog. spontanen vom Narbenkeloid scheint heute gegenstandslos, zumal wir gesehen haben, daß jener Hauptunterschied, der immer und immer wieder angeführt wurde — das Verhalten des Papillarkörpers —, lediglich von sekundären, von der Natur des eigentlichen Keloids völlig unabhängigen Umständen bedingt ist. Auch eine Unterscheidung von der *keloidartigen Narbenbildung*, bei der die Neigung der Gefäßwandzellen zur Fibromatose nach vorübergehendem Auftreten wieder schwindet (UNNA), ist histologisch nicht angebracht, zumal hier durch die völlige Resorption der fibrösen Gewebsvermehrung doch schließlich wieder eine einfache Narbe übrigbleibt. Von den *echten Fibromen* ist das Keloid zu trennen durch die bei ihm stets, wenn auch, wie oben betont, in verschiedenem Grade vorhandene Zerstörung des elastischen Gewebes. Dazu kommt noch eine Reihe klinischer Unterschiede (Keloid: glatte Oberfläche, scharfe Abgrenzung, krebsscherenartige Ausbreitung, Erhebung über die Hautoberfläche, Rezidivneigung). Die Unterscheidung vom sog. Nackenkeloid, der *Dermatitis papillaris* (KAPOSI), ist ohne weiteres durch die dort vorhandenen follikulären und perifollikulären Entzündungs- und Einschmelzungserscheinungen gegeben. Das klinische Bild der seltenen exanthemartigen Keloidformen kann gelegentlich an multiple *Dermatomyome* erinnern (REISS); histologisch ist eine Unterscheidung ohne weiteres möglich. Vor einer Verwechslung mit *Sarkomen*, welche für junge, zellreiche Keloide gelegentlich einmal in Frage kommen könnte, schützt die dort stets fehlende, hier mehr oder weniger reichlich nachweisbare Intercellularsubstanz. Bei der *hypertrophischen Narbe* handelt es sich lediglich um eine einfache Hypertrophie und Hyperplasie der Zellen des Granulations- und Narbengewebes, wobei es niemals zur Bildung jener für das Keloid so bezeichnenden fibrösen Massen kommt, die zudem im Gegensatz zur Narbe meist noch gegen die Umgebung scharf abgesetzt sind. Die Unterscheidung vom *Granuloma anulare* (v. VOLKMANN, ARNDT, GALEWSKY) ist ebenso wie von der *Necrobiosis lipoidica* histologisch leicht zu treffen (s. Bd. I, S. 592 bzw. S. 163).

Pathogenese. Der Keloidentwicklung wird jetzt allgemein eine besondere Disposition des Trägers („keloide Reaktionsfähigkeit, KYRLE") zugrunde gelegt, die zu ihrer Auslösung stets irgendeiner, wenn auch noch so geringfügigen und daher klinisch häufig nicht feststellbaren traumatischen Schädigung bedarf. Augenscheinlich liegt ihr ein hereditäres Moment zugrunde (KAPOSI, HUTCHINSON, SCHRAMEK u. a.). Zwingende Anhaltspunkte für eine infektiöse Ätiologie (Tuberkulose: T. FOX, NEWINS-HYDE, DARIER) liegen nicht vor, ebensowenig für eine besondere „Vulnerabilität des elastischen Gewebes" (GOLDMANN) der Keloidträger. Für einen kausalen Zusammenhang zwischen Keloidbildung und Hyperthyreose ist JUSTUS eingetreten; allerdings konnte er einen ausgesprochenen Parallelismus zwischen beiden nicht feststellen. Das gleiche gilt für den von PAYR betonten Zusammenhang zwischen allgemeiner Hypoplasie und Neigung zur Keloidbildung, doch ist vielleicht ein hormoneller Einfluß von Bedeutung für die Entstehung (BOLBRINKER).

Formalgenetisch scheint als Ausgangspunkt das schon von WARREN genannte perivasculäre (periarterielle?) Bindegewebe, und zwar der vom unteren zum oberen Gefäßnetz der Cutis aufsteigenden Ästchen sichergestellt. Über der eigentlichen Ursache allerdings liegt noch völliges Dunkel. PAUTRIER und Mitarbeiter fanden in Keloiden das Verhältnis zwischen freiem und gebundenem Calcium gestört.

Myxoblastoma cutis.

Die Myxome der Haut wurden immer schon als sehr selten angesehen. Insbesondere finden sich äußerst wenige Berichte über Tumoren, die einerseits den Charakter der Geschwulst haben, andererseits nur aus Schleimgewebe bestehen. Als Myxoblastome bzw. Myxome sind Fälle beschrieben, bei denen es sich einmal um Tumoren anderer Art mit schleimiger Entartung handelt oder aber um atypische umschriebene Myxödeme (s. Bd. I, S. 139), die mit und ohne Störung der Schilddrüsentätigkeit auftreten können. Myxome werden auch als connatal beschrieben. Sie können beträchtliche Größe erreichen und erscheinen auf dem Schnitt als gallertartige, durchsichtige, weichere oder auch derbere, dann gekochtem Sago in der Konsistenz ähnliche Geschwülste, von knotiger, fungöser oder polypöser Gestalt. Als echtes Myxom ist vielleicht sogar nur der Fall von COVISA und BEJARANO anzusehen. In einem eigenen Fall, der gewisse Ähnlichkeit mit einem von NIKOLOWSKI und E. GOTTRON beschriebenen hatte, fand sich der unten beschriebene Aufbau. Da auch um einen Schweißdrüsenausführungsgang in einer erweiterten Papille Schleim zu finden war, scheint nicht gesichert, inwieweit ein echter Tumor von Schleimgewebe, also mit mehr oder weniger selbständigem Wachstum vorlag oder aber der Restzustand degenerativer Veränderungen, vielleicht eines Neuroms.

Histologisch soll man in ein durchsichtiges, die Mucinreaktion gebendes, von einer bindegewebigen Kapsel eingeschlossenes, *schleimiges Grundgewebe* spindelige und sternförmige Zellen eingelagert finden, die vielfach durch Ausläufer miteinander zusammenhängen; außerdem sollen Lymphocyten in wechselnder Zahl das Gewebe durchsetzen. In der Umgebung der in der Regel zahlreich vorhandenen *Blutgefäße* soll man eine Anhäufung dieser Zellen nach Art von *Proliferationszentren* beobachten können. Die Metachromasie des Schleimgewebes läßt sich durch hyaluronsäurehaltige Präparate aufheben. In unserem eigenen

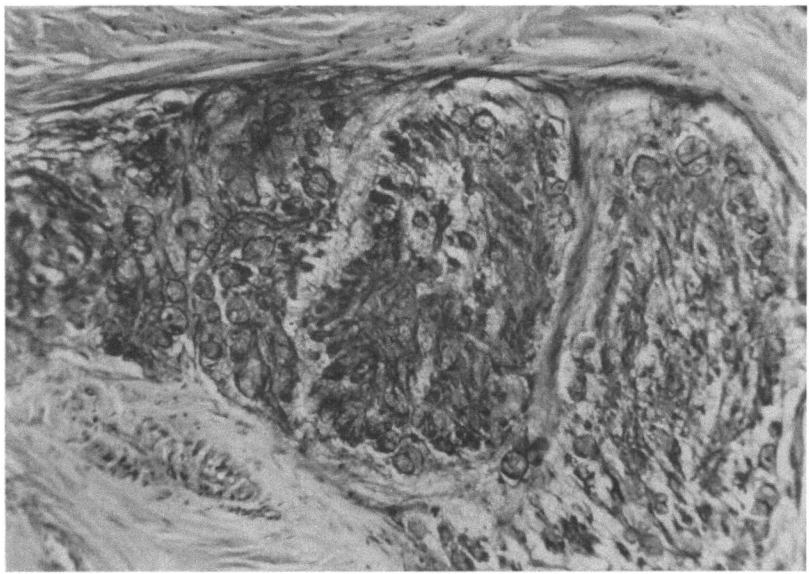

Abb. 245. Echtes Myxom? Schleimig degeneriertes Neurinom? (18jähr., ♀, Streckseite, Daumen, Endglied.) Scharf abgekapselter Knoten schleimhaltigen Gewebes. Man erkennt deutlich den Aufbau aus kugelartigen Gebilden, an deren Rand die Kerne liegen. Kresylechtviolett. O = 80:1.

Fall war der sehr deutlich abgekapselte Tumor aus kugeligen Schleimmassen zusammengesetzt, der Inhalt der Kugel fiel bei der Formalinfixierung bzw. dem Einbettungsverfahren heraus, ein umgrenzendes Gerüst blieb zurück, in dessen Berührungspunkten die Zellkerne lagen (s. Abb. 245).

LEHMANN beschreibt als myxomartigen Tumor von embryonaler Struktur eine außerordentlich zellreiche, zum größten Teile undifferenzierte Geschwulst. Diese bestand an einzelnen Stellen aus Schleimgewebe, das von eigenartigen, syncytialen Zellbändern durchzogen wurde. In einem Falle von LOTZEMER war ein *kavernöses Myxom der Haut* in seinen Randabschnitten aus myxomatös entartetem Bindegewebe mit reichlicher Gefäßneubildung aufgebaut; in den äußersten Schichten fand er teleangiektatische Bildungen von kavernösem Charakter. Wie gesagt, muß es in allen diesen Fällen fragwürdig erscheinen, ob eine selbständige Geschwulst, primär aus Schleimgewebe, vorlag, zumal die Angaben in der Literatur meist sehr unvollständig sind.

Gegenüber dem Myxödem kann *differentialdiagnostisch* die scharfe Abkapselung der Schleimtumoren, ihr relativer Kernreichtum und bei schleimiger

Entartung von Geschwülsten etwa das Vorkommen noch anderer Zellelemente herangezogen werden.

Pathogenese. Ob echte Myxome aus embryonalem Schleimgewebe entstehen, kann nicht entschieden werden, ja es scheint fraglich, ob solche Tumoren vorkommen.

Lipoblastoma cutis.

Fettgeschwülste der Haut finden sich verhältnismäßig häufig als *circumscripte* Gebilde im subcutanen Gewebe vor. Sie erreichen unter Umständen erhebliche Größe und sitzen mit Vorliebe an Schultern und Rücken, Hals, Bauchwand, Oberschenkel u. a. Die einzelnen Geschwülste sind unter der Haut meist gut verschieblich, manchmal mit dem Unterhautzellgewebe, seltener mit der darüber hinwegziehenden Haut verwachsen. Ihre Form ist rundlich oder gelappt, ihre Konsistenz weich; sie sind mehr oder weniger scharf von der Umgebung abgrenzbar, häufig von einer Bindegewebskapsel umgeben. Beschwerden machen sie nur rein mechanisch durch unmittelbaren Druck auf benachbarte Nervenstämme (GURLT, RIEDEL, GOEBEL u. a.). Gelegentlich beobachtet man an den jahrelang bestehenden Geschwülsten ein *An- und Abschwellen*.

Die *multiplen subcutanen Lipome* treten in Erbsen- bis Hühnereigröße nicht selten symmetrisch, gelegentlich in außerordentlich großer Zahl und schubweise auf. Zu ihnen gehört auch der bei älteren Männern zu beobachtende *Fetthals*. Hier sitzen die Geschwülste nicht nur subcutan, sondern auch subfascial und intermuskulär (MADELUNG). Zuweilen weist die Verteilung dieser symmetrischen multiplen Lipome auf Beziehungen zum Verlauf von Nerven und Muskeln hin (PAYR und MEISSNER, KAUFMANN u. a.). ASKANAZY beobachtete eine lipomatöse Umwandlung von Lymphdrüsen; v. HOESSLIN die Entwicklung zahlreicher, erbsenbis haselnußgroßer, druckschmerzhafter, symmetrischer Lipome im Anschluß an Rötung, Brennen und Kribbeln in der Haut vorwiegend bei Menschen mit *arthritischer Konstitution*; vielleicht bestehen hier genetische Zusammenhänge mit dem sog. „Pseudolipom" (s. unten).

Das *histologische Bild* zeigt typisches Fettgewebe, an welchem nur eine gewisse *Unregelmäßigkeit in der Größe* der einzelnen Fettzellen auffällt. Nur in seltensten Fällen (MERKEL, ROSER) fanden sich beim Erwachsenen Lipome mit jugendlichen, *unreifen Fettzellen*. In heranwachsenden Lipomen trifft man neben den verschieden großen, ausgebildeten Fettblasen an Stellen stärkeren Wachstums indifferente, junge, rundliche, vereinzelt mehrkernige *Bildungszellen (Lipoblasten)*, innerhalb deren ein zunächst feinkörniges, dann tropfiges Fett auftritt. Allmählich wachsen sie zu großen Fettzellen heran, deren Kern dann in der bekannten Sichelform an den äußersten Rand der Zelle gedrückt erscheint. Ihre Bildung läßt sich sowohl innerhalb älterer Fettblasen als auch im interstitiellen, gefäßführenden Bindegewebe beobachten (MARCHAND, REHN). v. HOESSLIN erwähnte das Vorherrschen von Lymphocyten und zahlreichen eosinophilen Zellen in den Knötchen seiner Fälle; UMBER bei einem Falle von sog. „Neurolipomatosis dolorosa", die er von der Adipositas dolorosa (s. dort) getrennt wissen wollte, den *Ausgang vom perineuralen* Bindegewebe. Ähnliche Beobachtungen liegen vor von ROSER und VITANT, LOUSTE und RÉNON, WEIL, ALSBERG u. a.

Die Fettgeschwülste nehmen an einer allgemeinen Abmagerung ihres Trägers nicht teil. Dieses bemerkenswerte und für die selbständige Natur der Geschwülste bezeichnende Verhalten führte E. REHN darauf zurück, daß wir im Lipom im Gegensatz zu dem gewöhnlichen wandernden oder Verbrauchsfett ein *Dauerfett* vor uns haben, eine Annahme, die eigentlich nur eine Umschreibung der Tatsache, aber keine Erklärung ist. Diese darf vielleicht eher in einer Autonomie des Geschwulstgewebes im allgemeinen gesucht werden.

Stärkere Beachtung finden Lipome, die nicht aus dem üblichen gelblichen, sondern aus braunem Fett bestehen. Sie werden als **Hibernome** (Gery), *proliferierendes Lipom* (Gloggengiesser) und anders bezeichnet. Da ihr Aufbau den sog. Winterschlafdrüsen von Tieren ähnelt, andererseits derartiges Gewebe auch bei Tieren ohne Winterschlaf und beim Menschen in der Embryonalzeit, seltener in jugendlichem Alter (Hatai) vorkommt, hat man diese Art von Lipomen als Atavismus oder als ein Weiterbestehen embryonalen Fettes auffassen wollen, ohne daß bisher ein Beweis in der einen oder anderen Richtung erbracht scheint (Sutherland, Callahan und Campbell).

Die Tumoren sind schon makroskopisch von dem gewöhnlichen Lipom durch ihre bräunliche Farbe unterschieden. *Histologisch* haben sie meist einen mehr feinlappigen Bau. Die Zellen sind polygonal, durch die multilokuläre Verteilung des Fettes in einzelne Tröpfchen maulbeerartig. Die spherischen Kerne haben ein ausgeprägtes Chromatinnetz mit deutlich abgegrenztem Kernkörperchen. Meist liegen sie zentral, doch werden Übergänge zu einer mehr peripheren Lagerung beobachtet. Das braune, manchmal doppelbrechende Fett soll weniger Fettsäuren als das gelbe enthalten. Meistens sind die Hibernome deutlich abgekapselt. Es scheinen Übergänge zum Liposarkom vorzukommen, bzw. im Liposarkom dem braunen Fett entsprechende Strukturen aufzutreten; vielleicht weil beide Fettarten von einer gemeinsamen, aber vom primitiven Mesenchym verschiedenen Stammzelle ausgehen (Stout).

Pathogenese. Unsere Vorstellung von der Entstehung der Fettgeschwülste hängt eng mit jener über die Entstehung des gewöhnlichen Fettgewebes zusammen (Näheres darüber s. Lehrbücher der normalen Anatomie und Entwicklungsgeschichte). Eine einheitliche Erklärung für das Zustandekommen aller dieser Formen wird sich allerdings kaum geben lassen. Bei zahlreichen Lipomen liegt auch nach eigenen Erfahrungen die Vermutung nahe, daß es sich um den Ausgang entzündlicher Veränderungen handelt (s. auch Fall Heilmann und Sonneck).

Ein Zusammenhang der multiplen symmetrischen Lipome mit Nervenfasern oder Blutgefäßen ist nicht unbedingt sichergestellt (Lubarsch), wenn auch wiederholt beschrieben (Kaufmann u. a.).

Neben reinen Lipomen sind *fibröse*, bindegewebsreiche, *myxomatöse*, *teleangiektatische* oder kavernöse und schließlich *verkalkende* und *verknöchernde* (E. Kaufmann) Lipome beschrieben worden. Durch Verflüssigung des Fettes (z. B. im Anschluß an Stieldrehung bei gestielten Hautlipomen) kann es zu *Cystenbildungen* (Ölcyste) kommen *(lipomatöse Dermatocele)*.

Von manchen Forschern wird die *Adipositas dolorosa* (Derkumsche Krankheit) mit den multiplen symmetrischen umschriebenen Lipomen in Beziehung gebracht und als deren Verbindung mit einer Polyneuritis angesehen (Bd. I, S. 143).

Als „**Pseudolipom**", *rheumatisches Ödem*, wurde — in erster Linie von französischen Forschern — eine lipomartige, besonders durch ihren auffallenden Größenwechsel gekennzeichnete Veränderung beschrieben, die fast ausschließlich in der Regio supraclavicularis in teigigen, unscharf begrenzten, symmetrischen Knoten, besonders bei chronischem Rheumatismus, meist plötzlich auftritt (Dieu, Dovaine, Verneuil, Petit u. a.) und nach längerem Bestande wieder schwindet. Neben „rheumatischen" werden auch „nervöse" Ursachen für ihre Entstehung verantwortlich gemacht (Mathieu u. a.). Eine entscheidende Stellungnahme ist bei dem an und für sich unklaren Krankheitsbilde immer noch nicht möglich, zumal auch Übergänge zu echten symmetrischen Lipomen beobachtet worden sein sollen.

Andere Veränderungen an der Haut oder an den Schleimhäuten wurden bei der symmetrischen multiplen Lipomatosis nur selten und lediglich als unabhängiger Nebenbefund beschrieben, so *Vitiligo:* Jeanselme und Buffnoir; *Pruritus:* Hallopeau und Boudet; *Psoriasis:* Bayet, Buschke und Mattissohn u. a.).

Aus der Darstellung der Xanthomatosen (Bd. I, S. 149), der Histiocytome (Bd. II, S. 428) und auch des sog. Naevoxanthoendothelioma (Bd. I, S. 158) ergibt sich, daß vielleicht ein Übergang besteht zwischen den Xanthomatosen ohne Blutfettveränderungen, den Histiocytomen, gewissen Formen des juvenilen Xanthoms und echten auch bösartigen Geschwülsten, die fettspeichernde Anteile enthalten, also im Grunde zwischen speichernden Granulomatosen und Tumoren. Ob es daneben noch echte

Xanthoblastome

gibt, die sich nicht in eine der genannten Formen einordnen lassen, sei dahingestellt. Auf den Aufbau des *Naevoxanthoendothelioms* sind wir bereits an anderer Stelle eingegangen (s. Bd. I, S. 158). Er gleicht oft mehr dem Histiocytom als dem Xanthom und ist eine Form der Xanthome bei Jugendlichen mit meist guter Prognose ohne Veränderungen der Blutfette, vielleicht daneben auch als Systemerkrankung.

Chondroblastoma, Osteoblastoma cutis.

Fälle reiner *Chondrome* der Haut sind nur vereinzelt bekanntgeworden. Meist handelte es sich um Mischgeschwülste, wie sie, von den Speicheldrüsen ausgehend, nicht selten vorkommen. Dabei dürfen natürlich nur solche Fälle als Chondroblastome oder Osteome angesprochen werden, bei denen es primär — nicht etwa sekundär im Anschluß an degenerative Veränderungen — zur Knorpel- bzw. Knochenbildung gekommen ist.

Die reinen Chondrome erscheinen als derb elastische, knollige Gebilde; sie sind auf dem Durchschnitt knorpelig und von opalescierendem weißlichem Glanze. Sie können verkalken oder auch verknöchern. Ein typischer Fall war der von STRASZBERG.

Bei anderen häufigeren als Chondrome der Haut beschriebenen Fällen handelte es sich um *Mischgeschwülste* (DOLBEAU, v. DEMBOWSKI, UNNA, ROME u. a., s. auch a. a. O.).

STRASZBERGs walnußgroßer Tumor, Fußrücken, ♂, 42jähr., bestand der Hauptsache nach aus Knorpelgewebe, das an zahlreichen Stellen von Knochengewebe durchsetzt war. Er lag für sich isoliert, von einer derben, teilweise hyalinen, teilweise schleimig degenerierten Bindegewebskapsel umgeben, im subcutanen Gewebe. In nächster Nähe der Geschwulst fanden sich konzentrisch geschichtete Kalkkonkremente.

An dem Chondrom selbst ließ sich ein Aufbau teils aus typisch *hyalinem*, an zahlreichen Stellen verkalktem, teils aus einem, von zahlreichen Bindegewebsfasern durchzogenen *bindegewebigen* Knorpel feststellen. Am hyalinen Knorpel fanden sich regressive Veränderungen nach Art der *asbestartigen Degeneration*, bei der in der Grundsubstanz infolge Auflösung der interfibrillären Kittmassen eine feine Streifung auftritt. An manchen Stellen fanden sich dichte Anhäufungen von Knorpelzellen, die gelegentlich von einer gemeinsamen Kapsel umgeben und zum Teil geschrumpft waren. Im Bereich derartiger Schrumpfungszonen trat ein als geronnene Pericellulärsubstanz (SCHAFFER) zu betrachtendes sternförmiges Netzwerk auf. Daneben sah man auch Zellen mit ödematösem Protoplasma und strukturlosen, in einigen Fällen geschrumpften, in anderen Fällen gequollenen Kernen.

Am Bindegewebsknorpel sowohl, der als solcher infolge Umwandlung der Knorpelzellen in langgestreckte, zackige und sternförmige Gebilde vielfach nur schwer zu erkennen war, wie am hyalinen Knorpel, fanden sich Rückbildungserscheinungen in Gestalt einer *schleimigen Umwandlung*, die im Zentrum der Geschwulst schließlich zur völligen Verflüssigung der Knorpelgrundsubstanz geführt hatte; vielfach waren in diesen umgewandelten Massen umschriebene Herde verkalkten Knorpels vorhanden. Das erweichte Geschwulstzentrum enthielt Höhlen (Erweichungscysten), die von einer serösen, zum Teil fädig geronnenen Flüssigkeit erfüllt waren. An anderen Stellen erschien hier der Knorpel nekrotisch, wobei sowohl die Knorpelzellen als auch die Grundsubstanz stark verkalkt waren. Elastisches Gewebe war im

Knorpel nicht nachzuweisen. In der Wand von Knorpelkanälen, die sich vor allem in den Randabschnitten der Geschwulst gebildet hatten, fand sich *Knochengewebe*. Dabei war deutlich ein an das Bild des Knochenmarks bei der enchondralen Ossifikation erinnerndes Verhalten des lockeren und gefäßführenden Bindegewebes festzustellen, indem dieses die Knorpelzellhöhlen eröffnete, auf diese Weise zur Bildung großer Markräume führte und an die Knorpelgrundsubstanz dünne Knochensäume ansetzte. Der entstehende Knochen war von lamellärer Struktur, häufig von typischen HAVERSschen Kanälen durchsetzt und wahrscheinlich, wie der an sich kalkreiche Tumor, ebenfalls kalkhaltig. Die Verknöcherungserscheinungen blieben auf die Randpartien beschränkt.

Eine ähnliche Darstellung gab auch CARL von einem *Chondroosteom* der Haut, bei welchem der Knorpel allmählich durch ein wohl ausgebildetes Knochengewebe ersetzt worden war.

CARL erwähnte noch einige weitere Fälle von Knochenentwicklung in der Haut, die wir zum Teil jedoch nicht als echte Osteome, sondern als sekundäre Knochenbildungen auffassen müssen (s. Bd. I, S. 173). Nur in den seltensten Fällen bestanden diese Geschwülste durchweg und in allen Teilen aus knochenbildendem Gewebe. Als Osteome dürfen wir indessen nur solche Fälle bezeichnen, bei welchen die Ossifikation das eigentliche Ziel der Entwicklung darstellt (BORST).

Als solche **sichere Osteome** sind nur einige Beobachtungen anzusprechen, die unter der Bezeichnung Osteom veröffentlicht wurden.

Die *histologische* Untersuchung ergibt in solchen Fällen echtes Knochengewebe, in welchem lediglich eine Unregelmäßigkeit der Lamellenschichtung, des Aufbaues der Knochenbalken und der Verteilung der Blutgefäße auffällt (BORST). Die Osteome treten meist als isolierte, kompakte, aus einer einzigen Masse bestehende Geschwülste auf.

Neuere Fälle, die hierher gehören, sind vielleicht der von DIETRICH, der von PIRILÄ, der von MUSGER und die disseminierten kongenitalen Osteome der Haut von VERO, MACHACEK und BARTLETT, sowie die von TIJDENS und RUITER, COMBES und VAMINA, FRANKE, während der Fall von BRÜCK wohl eine Verknöcherung als ungewöhnliche Folge einer Acne vulgaris darstellt, wie dies auch in den Fällen von LEIDER und CARNEY und RADCLIFFE der Fall war.

Die Entscheidung, ob eine Knochenbildung Folge entzündlicher Vorgänge ist oder nicht, dürfte dabei sehr schwierig sein. Wie ein eigener Fall zeigt, kann es zur Knochenbildung kommen, ohne daß noch entzündliche Veränderungen nachweisbar sind, abgesehen von einigen Fremdkörperriesenzellen, die als Folge der Knochenbildung und als Rest eines vorangegangenen Infiltrates zu deuten sind.

Dabei handelte es sich in unserem Fall um einen isolierten, gegen die Unterlage, aber nicht gegen die Oberhaut verschieblichen, sehr harten Tumor ohne Anzeichen einer Entzündung.

2. Geschwülste des Gefäßgewebes.

Seit VIRCHOW verstehen wir unter *Angiomen* Geschwülste, welche im wesentlichen aus neugebildeten Gefäßen bzw. aus Gefäßen mit neugebildeten Wandelementen oder auch aus beiden bestehen. So klar und einfach diese Begriffsbestimmung auf den ersten Anblick scheint, so schwierig ist ihre Anwendung für den Einzelfall. Denn der Nachweis der Gefäßneubildung in Gestalt von Endothelsprossung und Bildung netzartiger Syncytien mit nachträglicher

Kanalisierung ist vielfach kaum zu führen (BORST) und deshalb auch die Trennung dieser echten Angiome von den Naevi vasculosi und den einfachen Angiektasien oft unmöglich. Daher verstehen wir es auch, wenn bis heute eine Einigung über die Berechtigung zu einer solchen Trennung noch nicht erzielt ist. Dies gilt insbesondere für die *angeborenen Gefäßgeschwülste* (Feuermäler), die UNNA sowohl in ihren *flachen* als auch *geschwulstartig* erhabenen Formen von den eigentlichen Angiomen völlig getrennt wissen wollte, da sie klinisch einen eigenen Typus darstellen und es sich bei ihnen histologisch um „primäre Angiektasien ohne alle Capillarsprossung" handele. Für unsere Begriffsfassung erscheint allerdings eine solche Stellungnahme auch aus einem anderen Grunde nicht mehr empfehlenswert. Wir haben uns daran gewöhnt, mit der Bezeichnung „Angiektasie" in erster Linie erworbene (varicöse oder aneurysmatische) Bildungen zu bezeichnen. Da wir nun unter der Bezeichnung „Naevus" doch gerade mit UNNA eine *angeborene* Mißbildung, wenn auch vielleicht nur im Sinne einer nervösen Fehlsteuerung verstehen wollen, wäre die Einrechnung der Feuermäler unter die Angiektasien ein Widerspruch. Wir wollen daher die von UNNA unter diesem Gesichtspunkte durchgeführte Trennung der Gefäßnaevi von den Angiomen hier außer acht lassen und sie hier anführen (s. S. 456).

Eine solche Trennung ist aber neben diesen mehr logischen auch aus sachlichen Gründen nicht zweckmäßig. Alle jene Mißbildungen, die klinisch als Angiome bezeichnet werden — und als Angiome bezeichnet werden müssen, weil wir, wie sich noch zeigen wird, gar keine Möglichkeit haben, in jedem Falle eine sichere Entscheidung zu treffen —, stellen, pathogenetisch betrachtet, die verschiedensten Gebilde dar. Einmal haben wir einfache Gefäßerweiterungen vor uns ohne andere Veränderungen: *Angiektasien;* ein anderes Mal eine kongenitale Anlage, die zu umschriebenen geschwulstartigen Gefäßansammlungen geführt hat (*Hamartome* im Sinne ALBRECHTs, zu denen auch sämtliche echten *Gefäßnaevi* zu rechnen wären) und schließlich noch *echte Blastome* im Sinne VIRCHOWs.

Eine Einteilung auf Grund derartiger, die Genese berücksichtigender Überlegungen zwänge dazu, als Angiom z. B. lediglich und allein eine ganz eng umschriebene, echte Geschwulstbildung zu bezeichnen (BORST), ein Vorgehen, das weder klinisch noch histologisch durchführbar ist, wie dies auch KYRLE betont hat, und wie wir es schon eingangs erwähnten. Die Entscheidung würde auch noch dadurch erschwert, daß sicherlich *Übergänge* zwischen den einzelnen Formen vorkommen, daß wir bei einer einfachen Angiektasie gelegentlich Gefäßsprossung, daß wir bei den echten Angiomen vielfach varicöse Erweiterungen antreffen. Im Einzelfall sind wir daher oft nicht in der Lage, eine genaue Abgrenzung durchzuführen; wenn auch zugegeben sei, daß jede der erwähnten Bildungen in „klassischen Fällen" ihren kennzeichnenden Aufbau besitzen kann. Eine getrennte Darstellung auf Grund der Pathogenese — wie sie ja der ganzen Anlage dieses Buches entspräche — erscheint daher nicht zweckmäßig; denn man müßte die einfachen Angiektasien bei den Kreislaufstörungen, den Naevus vasculosus bei den Naevi und die echten Angioblastome an dieser Stelle besprechen, wäre also steten Wiederholungen ausgesetzt. Wir ziehen es daher vor, hier die verschiedenen klinischen Formen nacheinander kurz zu erörtern, werden jedoch die histologische Darstellung *nur insoweit differenzieren, als ihr tatsächlich nachweisbare gewebliche Unterschiede zugrunde gelegt werden können* (s. auch S. 447).

a) Haemangioblastoma cutis.

Blutgefäßgeschwülste als *klinische* Erscheinungsformen treffen wir einmal angeboren in Gestalt *flacher Gefäßnaevi* von verschiedener Form und Größe und blaß- bis violettroter Farbe sowohl an der Haut als auch an den Schleimhäuten, besonders häufig im Nacken an der Haargrenze (UNNA). Diesen flächenhaften kann man die *sternförmigen Naevi* gegenüberstellen, welche sich als etwa stecknadelkopfgroße Gebilde mit radiär ausstrahlenden zarten Gefäßästchen (Teleangiektasien) meist erst extrauterin entwickeln. Zu den kongenital angelegten Bildungen gehört wahrscheinlich auch das *Angioma racemosum*, ein dichtes Knäuel teils verdünnter, teils verdickter und erweiterter Gefäße, die zum Verbreitungsgebiet einer Arterie gehören (BORST).

Von diesen eigentlichen Naevi zu unterscheiden sind einmal — wenn sie auch vielleicht als *Naevi tardi* jenen noch näherstehen, BORST hielt sie für einfache Gefäßerweiterungen im Gegensatz zu SCHNYDER — die *senilen Angiome* der Haut sowohl wie auch der Schleimhaut (Lippen), die in Gestalt stecknadelspitz- bis linsengroßer, mäßig erhabener roter Herde bei älteren Menschen beobachtet werden. Zum anderen dann die eigentlichen Angiome, die *Angioblastome* im Sinne BORSTS, die — ebenfalls größtenteils angeboren — in verschiedenartigster, bald scharf abgesetzter, bald unregelmäßig in die Umgebung übergehender Form und Größe und je nach ihrer oberflächlicheren oder tieferen Lagerung im Corium, bald von mehr hellroter oder dunkel- bis blauroter Farbe an den meisten Körperstellen auftreten. Sie entwickeln sich manchmal als *hyperkeratotische Warzen* oder auch zu großen, ausgedehnten, *elephantiastischen Gebilden* und bedingen dann häufig erhebliche Störungen der Funktion und des Aussehens.

Der vorstehenden Betrachtungsweise haftet vielleicht doch etwas Willkürliches an; möglicherweise rühren die gesamten Unterschiede daher, ob die angiomatöse Bildung noch wächst, oder das Wachstum bereits abgeschlossen ist; es handelte sich dann also lediglich um verschiedene Entwicklungserscheinungen der gleichen Geschwulstart.

Im engen Zusammenhang mit den Angioblastomen, vielleicht auch schon als Übergang zu den bösartigen Geschwülsten dieser Gruppe (Endotheliomen?) kann man dann noch die multiple, gelegentlich auch fortschreitende oder metastasierende Angiomatosis erwähnen, die wiederholt beobachtet (POLLITZER, ULLMANN, LANGHANS, THEILE, BORRMANN, JORES, WEISS u. a.) worden ist. Das eigenartige *Angioma serpiginosum* (*infektives Angiom* HUTCHINSONS) dagegen zu den chronisch hämorrhagischen Dermatosen (s. Bd. I, S. 417).

Auch das *Angiokeratoma Mibelli* kann schließlich zu den reinen Angiomen gerechnet werden, zumal bei ihm als primäre Veränderung eine Erweiterung der papillaren und subpapillaren Gefäße besteht, der erst sekundär die starke Hypertrophie der Hornschicht sowie die Umgestaltung der übrigen Epidermis folgt. Diese Stellungnahme scheint gestützt durch Beobachtungen (BETTMANN, FABRY, KYRLE, STÜMPKE), wo mit dem klassischen Angiokeratom histologisch völlig übereinstimmende Gebilde beschrieben worden sind, die nach Auftreten und Anordnung durchaus näviformen Charakter hatten (s. Bd. I, S. 87).

Treten bindegewebige Elemente stärker in den Vordergrund, so können die Angiome den Charakter von *Angiofibromen* annehmen. Daneben sind auch Kombinationen von Blut- mit Lymphgefäßektasien (sog. Hämatolymphangiome) sowie mit anderen Neubildungen (Lipomen usw.) beobachtet worden. Als *fissurale Angiome* bezeichnet man jene, die sich an Stellen entwickeln, die embryonalen Spaltbildungen entsprechen.

Die *Histologie* des Angioblastoms ist bereits durch VIRCHOW weitgehend geklärt worden. Er hat darauf hingewiesen, daß wir es hier mit einem echten Blastom zu tun haben. Die mikroskopische Untersuchung gestattet in den meisten Fällen eine Unterscheidung in *einfache* und *kavernöse Formen*, je nachdem es sich allein um Gefäßneubildung oder zugleich auch um Gefäßerweiterung handelt. Dabei ist jedoch zu beachten, daß beide eng nebeneinander in ein und derselben Geschwulst vorkommen können (BORST). Je nach ihrer Entwicklung aus Arterien, Venen oder Capillaren kann man ferner *arterielle, venöse* und *capillare Angiome* unterscheiden, von welchen die letzten bei weitem die häufigsten sind.

Zu ihnen gehören die *Naevi vasculosi* (venöse Capillarangiome VIRCHOW, UNNA). BORST faßte sie schon als *lokale Gewebsmißbildungen* von nur geschwulstähnlichem Aussehen auf, da sie nicht geschwulstartig wachsen, sondern lediglich „in die Kontinuität der Organe, in denen sie sich gebildet haben, eingesetzt sind, ohne Anschwellungen zu bewirken" (s. S. 456).

Haemangioma simplex.

VIRCHOWs *Angioma simplex hyperplasticum*, das Angioma plexiforme (WINI-WARTER), stellt ein reines, mit Capillarsprossung sich verbreitendes „fressendes"

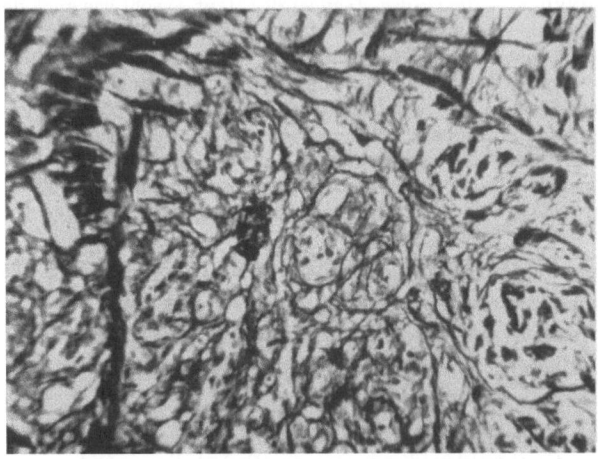

Abb. 246. *Haemangioma simplex* (angioplastisches Reticulom, v. ALBERTINI), Silberimprägnation (GOMORI) Links oben und rechts erkennt man im Schnitt bräunlich gefärbte Bündel kollagenen Bindegewebes. In der Mitte ein feines Reticulum zwischen den Zellen des Hämangioms bei Ausbildung von einzelnen Capillaren. (♂, 5 Monate, Oberarm, Streckseite, O = 125:1.)

Gebilde dar. Ohne seine Besonderheiten aufzugeben, kann es gelegentlich stellenweise *varicös* und selbst *kavernös* werden. Dieses einfache Angiom bestand nach VIRCHOW aus einem *Konvolut gewundener, hyperplastischer Capillaren*, deren Ausgangspunkt von Arterien mit sehr kern- und muskelreichen Wandungen, deren Übergang in erweiterte Venen sich stets deutlich feststellen läßt, eine Angabe, die seitdem wiederholt und immer wieder bestätigt worden ist (UNNA, KAUFMANN, RIBBERT u. a.). Es handelte sich also nach unserer heutigen Anschauung um *Zwischenstücke*, die zwischen arterieller und venöser Capillare eingeschaltet sind. Von rein arteriellen Capillaren der Haut, die beim Angiom — im Gegensatz zu dem aus venösen Capillaren hervorgehenden Naevus vasculosus — die Hauptmasse der Geschwulst bilden (UNNA), kann daher eigentlich nicht gesprochen werden. Auch der *Wandaufbau* dieser Gefäße stellt etwas Besonderes dar. Ihre *Endothelien* sind protoplasmareicher als gewöhnlich, von einer Dicke und Festigkeit, die an Epithelien erinnert. Da sie zudem gewöhnlich in zwei oder mehreren Reihen um die, im Gegensatz zu normalen Hautcapillaren weit klaffenden Lumina konzentrisch angeordnet waren, wird die *Verwechslung mit Schweißdrüsen*, wie sie früher häufiger vorgekommen ist, durchaus verständlich. Gelegentlich — und dies gilt namentlich für die jüngsten, fortschreitenden Sprossen der Capillaren —

sind die Capillarwände aus zahlreichen Spindelzellen aufgebaut, die sich der Länge nach verdoppeln und auf diese Weise neue Capillaren bilden, was sich besonders deutlich im Fettgewebe beobachten läßt. Diese dringen in das umgebende Gewebe vor und tragen so zur Weiterentwicklung der Angiome bei.

In dieser „klassischen", auch noch von DUPERRAT übernommenen, Beschreibung sind ohne Zweifel Glomustumoren aufgegangen. Wie vor allem die ausführliche Studie von DUPERRAT erkennen läßt, und wie neuerdings v. ALBERTINI

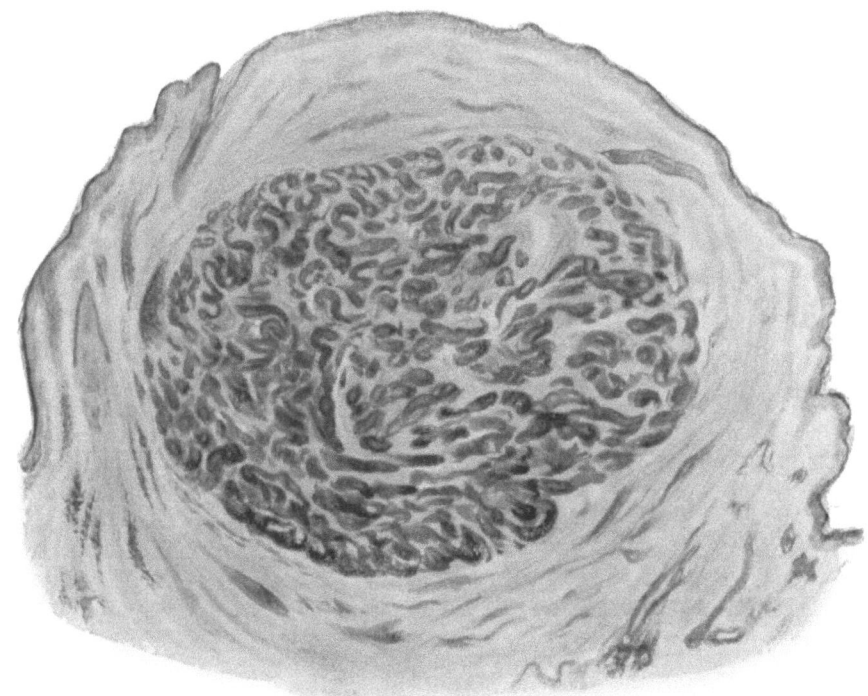

Abb. 247. *Angioma simplex* (♂, 34jähr., Gesicht). Scharf abgesetztes Konvolut zahlreicher, gewundener hyperplastischer Capillaren. Grob-morphologische Ähnlichkeit mit Schweißdrüsenknäueln. O = 31:1; R = 25:1.

betont, liegt der Beginn der Angiombildung in einer Wucherung der „intercapillaren Endothelien" von GESCHICKTER, einem ungeformten zellreichen reticulären Bindegewebe, das der Struktur nach dem embryonalen Bindegewebe nahesteht und Reticulinfasern erkennen läßt. Mit zunehmender Entwicklung bilden sich nun immer größer werdende Gewebslücken, die noch mit Zellen ausgekleidet sind, die noch nicht Endothelzellen entsprechen (v. ALBERTINI). Die Kerne sind plump, oval. Die Zelle ist noch nicht abgeplattet. Erst später entwickeln sich Capillaren, zunächst mit homogener Flüssigkeit gefüllt. Die Gefäßerweiterung kann bis zur kavernösen Ausweitung führen. Im Grunde sind demnach die verschiedenen Angiomformen Varietäten ein und desselben Tumors, v. ALBERTINI spricht daher mit Recht von *angioplastischen Reticulomen*. Daneben sind jedoch Tumoren ebenfalls als Angiome zu bezeichnen, die höchstens Reste der undifferenzierten Zellen erkennen lassen, unter Umständen mit anderen mehr oder weniger ausdifferenzierten Geweben der Haut kombiniert sein können (Angiomyom,

Angiofibrom). Das angioplastische Reticulom, das *Angiome cellulaire* im Sinne von DUPERRAT, ist trotz mancher Gemeinsamkeiten abzutrennen von dem Angio-reticulom im Sinne von ROUSSY und OBERLING, bei dem die Zellen neben den erwähnten Charakteristika die Fähigkeiten von Makrophagen und die Potenz zur Ausbildung von Leukoblasten und Erythroblasten haben sollen, also alle Eigenschaften der ursprünglichen Mesenchymzelle.

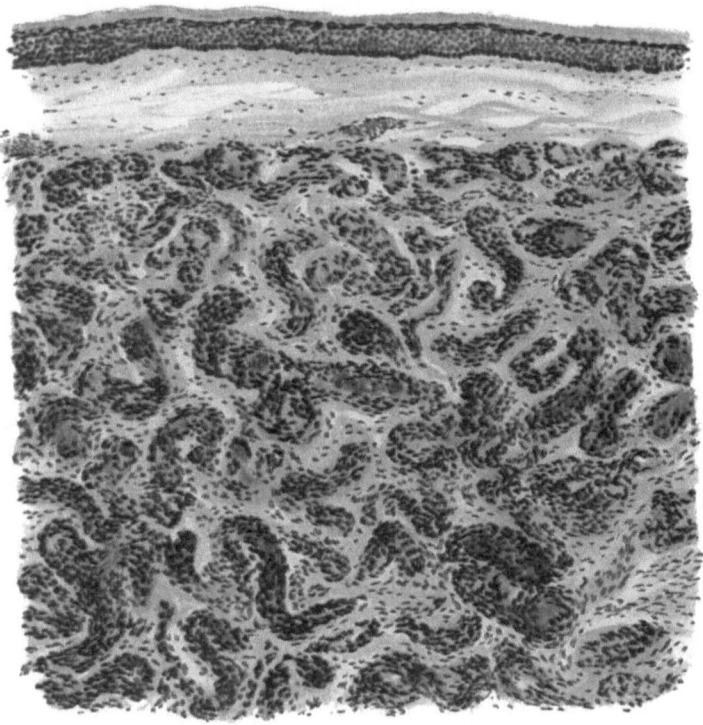

Abb. 248. *Angioma simplex.* (Der gleiche Fall wie Abb. 247.) Einzelne Capillarschlingen. Aufbau der Wand aus zahlreichen Spindelzellen. Hämatoxylin-Eosin. O = 77:1; R = 77:1.

Die vielfache Schlingenbildung, die eine Vergrößerung der Geschwulst unter Verdrängung des umgebenden Hautgewebes zur Folge hat, führt zu jener Grup-pen-, Knoten- und *Läppchenbildung*, die ja ein Kennzeichen besonders der an der Subcutisgrenze liegenden und in das Fettgewebe hinübergreifenden Angiome ist. Diese Läppchenbildung ist in erster Linie wohl auf diese Ausbreitung in präexisten-ten Fettläppchen zurückzuführen; sie findet sich aber auch unabhängig davon überall dort, wo das interstitielle Wachstum gegenüber der fortschreitenden Capillarsprossung überwiegt.

Die *Wanddicke* der Capillaren ist im übrigen nur schwer zu bestimmen, da jede sonst an den Gefäßen zu beobachtende Abgrenzung gegen die Umgebung durch elastische oder Muskelfasern fehlt. Jede Spur von Elastin geht nämlich innerhalb des einfachen Angioms verloren; es handelt sich tatsächlich *nur um mehr oder weniger ausgedehnt erweiterte Gefäßschlingen, die durch eine mehrreihige Endothel-schicht von dem gleichmäßig zellreichen Bindegewebe abgeschlossen sind.* Dieses

Bindegewebe verliert allmählich den gewöhnlichen Aufbau des Coriums; die fibrilläre Struktur der kollagenen Fasern wird mehr und mehr homogen, das Elastin schwindet, und es läßt sich eine mehr oder weniger deutliche *Basophilie* der Bindegewebs- und elastischen Fasern (Färbung mit polychromem Methylenblau) feststellen.

Zwischen dem einfachen *arteriellen* und dem einfachen *venösen Hämangiom* bestehen insoweit doch häufig *Unterschiede,* als bei dem ersten die mehr oder

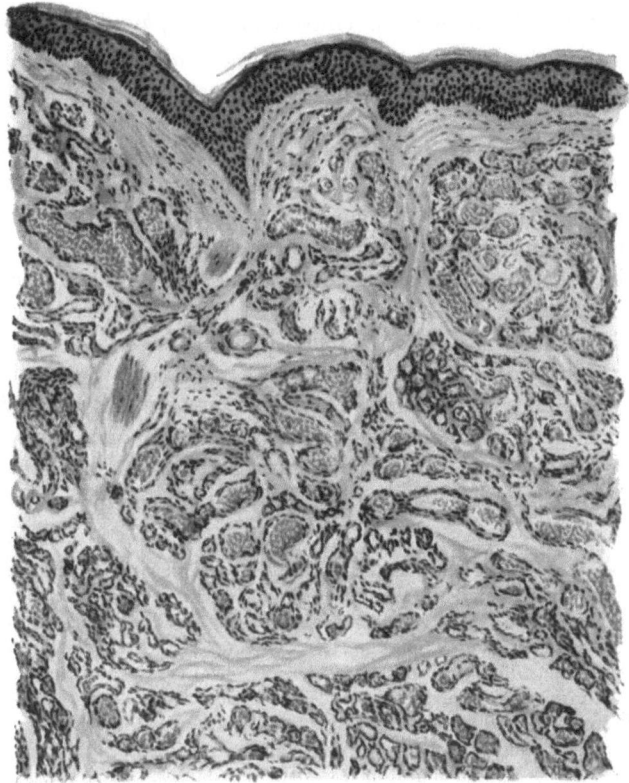

Abb. 249. *Haemangioma cutis* (♀, 34jähr., Rücken). Weite Bluträume in einem verhältnismäßig zellarmen Gewebe. O = 128:1; R = 110:1.

weniger ausgedehnten und wechselnd weit, allerdings meist weniger stark klaffenden Gefäßlumina *blutleer* gefunden werden, während sie hier strotzend mit Blut gefüllt sind und durch zahlreiche Verbindungskanäle ineinander übergehen, eine Tatsache, die KYRLE als differentialdiagnostisches Unterscheidungsmittel zwischen Angioma arteriosum und venosum betrachtet wissen will. Vielleicht hängt jedoch dieser Grad der Blutfüllung weitgehendst von sekundären Einflüssen ab (Ausdrücken bei der Operation usw.).

Das intercanaliculäre Bindegewebe kann gelegentlich einmal *außerordentlich zellreich* sein, wodurch auch bei durchaus gutartigen Formen der Eindruck einer mehr oder weniger deutlich ausgesprochen sarkomatösen Umwandlung hervorgerufen wird. Im Bereich dieser Zellhaufen finden sich zwar nicht sehr zahlreiche, aber überaus große *Mastzellen*, die „zu den größten gehören, die überhaupt vorkommen" (UNNA).

Die *Epidermis* wird im Bereich dieser Angiome nur dann in Mitleidenschaft gezogen, wenn der für gewöhnlich und in den meisten Fällen hauptsächlich auf die eigentliche Cutis und Subcutis beschränkte Prozeß auf den *Papillarkörper* übergreift. Dann verstreicht dieser in mehr oder weniger weitem Maße; die Epithelleisten schwinden, die ganze Epidermis wird verdünnt. Das alles sind jedoch Veränderungen, die wir als eine rein passive, durch den Druck der herandrängenden Geschwulstmassen eintretende *Atrophie* betrachten müssen.

Das gleiche Schicksal erleiden *Haarbälge* und *Talgdrüsen*, allerdings ebenfalls nur bei jenen Geschwülsten, welche die oberen Cutisschichten erreichen. Störungen der *Knäueldrüsenentwicklung* finden wir jedoch in so gut wie jedem Falle. Wir haben oben erwähnt, daß vielfach eine besondere Beteiligung, ja ein Ausgang der Geschwulstbildung von dem Gefäßnetz der Schweißdrüsen festzustellen ist, eine Tatsache, die jene bereits von BILLROTH betonte Beziehung der Angiomläppchen zu den Schweißdrüsen leicht erklärlich macht. Das wuchernde Angiomgewebe rollt die einzelnen Drüsenschlingen auf; anfangs unter Proliferation der Gangepithelien. Die Drüsenepithelien gehen jedoch sehr bald zugrunde. Das Drüsenlumen wird verschmälert, indem die Schleifen durch die angiomatösen Gefäßknäuel zusammengedrückt werden; schließlich schwinden die Schweißdrüsen völlig. Vereinzelt nur kommt es zu einer unregelmäßigen Wucherung der Knäuelepithelien, die zu angiomartigen Gebilden führen kann (UNNA). *Muskeln* und *Nerven* innerhalb der Geschwulstmassen erscheinen nicht verändert, was vielleicht differentialdiagnostisch gegen Glomustumoren ausgewertet werden kann (s. dort).

Der eben geschilderte, verhältnismäßig übersichtliche Aufbau des einfachen Angioms wird bei länger bestehenden und größeren Geschwülsten dadurch gestört, daß stellenweise *varicöse* oder auch *kavernöse Bildungen* auftreten, eine Veränderung, die UNNA „als eine Verkürzung der arteriellen Capillarenbahn zugunsten des venös capillaren Abschnittes" bezeichnet. Diese Umwandlung führt er einmal auf eine einfache Erweiterung zurück, die wohl in den meisten Fällen in Frage kommt. Daneben jedoch findet man gelegentlich im Innern der Geschwulst geschwollene und hyperplastische, zum Teil in *Riesenzellen mit vielen Kernen* und eigentümlich durchlöchertem Protoplasma *umgewandelte Endothelien*, die sich aus ihrem Zusammenhang lösen, in das Lumen abgestoßen werden und damit zur Bildung großer, unregelmäßiger Kavernen Anlaß geben.

Haemangioma cavernosum.

Eine derartige Umwandlung des einfachen in ein kavernöses Angiom, wie sie VIRCHOW allgemein annahm und diese auf allseitige Usur und den Durchbruch der Gefäßwandungen zurückführte, trifft jedoch sicherlich nur für einen Teil der kavernösen Angiome zu. Wie der Name sagt, handelt es sich dabei um eine Ansammlung vielgestaltiger, großer blutgefüllter Hohlräume, die durch mehr oder weniger weite Septen voneinander getrennt sind. Diese Septen können dabei manchmal von zahlreichen ganz normalen Gefäßen durchzogen werden, ein Befund, der KAUFMANN veranlaßt hatte, in solchen Fällen eine Entwicklung des kavernösen aus dem einfachen Angiom anzunehmen. In der Regel jedoch wird es sich um *primär kavernös gebaute Geschwülste* handeln. Sie unterscheiden sich von den einfachen Angiomen vor allem durch die Eigenschaft, sich auf Druck zu verkleinern, und zwar um so mehr, je größer die Bluträume sind.

Auf dem *Durchschnitt* kann man schon mit bloßem Auge diese kavernösen Angiome als mehr oder weniger große, diffuse oder abgekapselte Geschwülste erkennen, die durch vielfache Kanäle miteinander in Verbindung stehen. Diese Kanäle sowohl wie die Hohlräume, werden von einem platten Endothel bekleidet und schließen größere und kleinere Blutmassen in sich ein. Der Endothelbelag

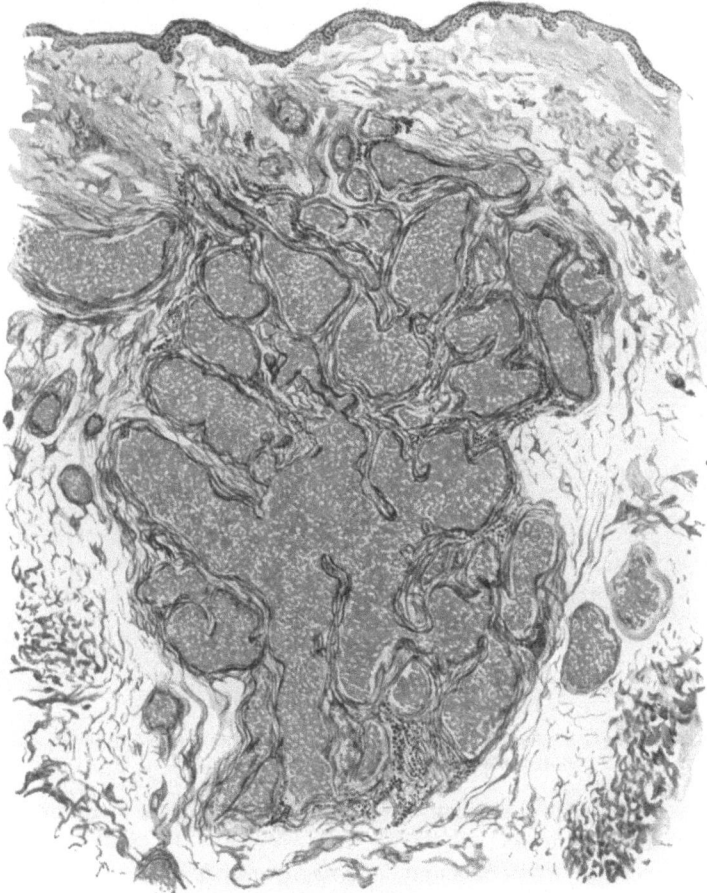

Abb. 250. *Angioma cavernosum* (♂, 43jähr., Rücken). Große mit Blut gefüllte, durch derbe Septen getrennte Hohlräume. O = 66:1; R = 50:1.

kann dabei stellenweise verlorengehen, so daß die Blutmassen scheinbar frei im Gewebe liegen. Dieses *Bindegewebe* ist im Gegensatz zu den einfachen Angiomen vielfach aufgelockert, indem nämlich die einzelnen Bindegewebsfasern wieder durch kleinere und schmalere Bluträume auseinander gedrängt werden. Nirgends finden sich Wucherungsvorgänge an den Endothelien. Die Bluträume können schließlich so ausgedehnt werden, daß das gesamte dazwischenliegende Bindegewebe fast völlig geschwunden scheint und Endothelschicht dicht an Endothelschicht liegt. Stellenweise gehen aber neben dem Endothelbelag auch diese Bindegewebsreste völlig verloren, so daß die Bluträume unmittelbar miteinander in Verbindung stehen und sinusartige, weitmaschige, mehr oder weniger große, unregelmäßige, kugelige oder bauchige Hohlräume bilden.

Der *Inhalt* der Hohlräume besteht zum Teil aus noch flüssigem, von Erythrocyten und spärlichen Leukocyten durchsetztem Blutplasma. In wechselndem Maße trifft man jedoch auch *Thromben*, die mehr oder weniger weit organisiert sind. Von der einfachen Blutkörperchenanschoppung bis zum völlig organisierten Thrombus kann man den ganzen Entwicklungsgang oft in ein und demselben Präparat beobachten. Nimmt die bindegewebige Umwandlung derartiger Thromben stärkere Grade an, so kann sie bei entsprechend günstiger Lage eine Abkapselung umschriebener kavernöser Bezirke, damit eine Ausschaltung der Blutzufuhr,

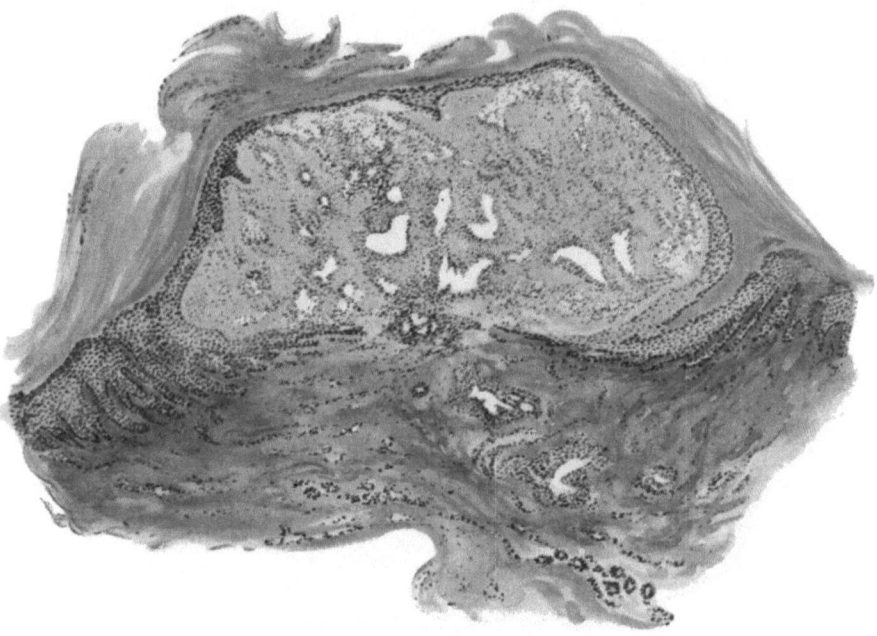

Abb. 251. *Angiokeratoma naeviforme* (♀, 63jähr., Rücken). Übersichtsbild (zum Vergleich mit Angiokeratom). Eisenhämatoxylin-van Gieson. O = 35:1; R = 31:1.

einen völligen Bindegewebsumbau des gesamten Kavernoms und damit eine Art *Selbstheilung* herbeiführen.

Veränderungen der Epidermis und der *Anhangsgebilde* hängen, ebenso wie beim Haemangioma simplex, weitgehend von der Lokalisation des Kavernoms ab. Sie unterscheiden sich im allgemeinen nicht von den dort beschriebenen. Gelegentlich und unter Bedingungen, die uns noch nicht völlig bekannt sind, kommt es jedoch in der *Epidermis* oberhalb der Angiome nicht zur Atrophie, sondern zu *Wucherungserscheinungen*. Diese führen vor allem zu einer *Hyperkeratose* (Angiokeratoma naeviforme), wie wir sie ähnlich vom Angiokeratom her kennen (s. dort), und damit vereinzelt zu *warzenähnlichen Gebilden*.

Überall dort, wo Hämangiome in den oberflächlichen Hautschichten scharf abgegrenzt auftreten, bieten sie etwas für sich durchaus Selbständiges und Abgeschlossenes dar. Wir finden *keinerlei Übergänge zu den Gefäßen der Nachbarschaft*, insbesondere läßt sich irgendeine Verbindung mit den Capillaren der Umgebung nicht feststellen. Diese Angiome *wachsen demnach nur aus sich heraus*, unter Zunahme der einmal in ihnen enthaltenen Teile und nicht unter Beteiligung der anstoßenden Gefäße, mit denen sie keinerlei unmittelbaren Zusammenhang haben (RIBBERT). Hingegen läßt sich der arterielle, zuführende und der venöse, abführende Gefäßast in Reihenschnitten stets feststellen. In der Regel teilen sich diese, die Geschwulst versorgenden Gefäße kurz vor dem Eintritt in den Tumor in mehrere Ästchen, denen 2—3 abführende Venen entsprechen, welche sich alsbald zu einem Stamme vereinigen, so daß wir es also im Grunde mit *einem zuführenden* und *einem abführenden Gefäß* zu tun haben (VIRCHOW, HILDEBRAND, RIBBERT, OGAWA u. a.).

Überall dort, wo es sich um scharf umschriebene Geschwulstformen handelt, erscheinen sie von der Umgebung durch eine *Kapsel* und derbes *neugebildetes Bindegewebe abgegrenzt.* VIRCHOW hat schon festgestellt, daß sowohl die Kapsel als auch das Bindegewebe eine verschiedene Dicke und Zusammensetzung hat, indem man hier in jüngeren Fällen noch zahlreiche, bald kleine und runde, bald spindel- und netzförmige Zellen findet, wohingegen *später* die *Zellzahl abnimmt,* das kollagene Gewebe derber und von wechselnd zahlreichen elastischen Fasern durchsetzt wird. Diese Art der Abkapselung wird seit VIRCHOW als eine Art *chronisch entzündlicher Reaktion des neugebildeten Bindegewebes* betrachtet, die in gewissem Sinne das Fortschreiten der Geschwulst hindert und somit als der Beginn jener oben erwähnten Selbstheilung aufgefaßt werden darf.

Anhang: Hamartome.

Der *einfache* **angiomatöse Naevus** in seiner klassischen reinen, nicht progressiven Form, stellt nichts weiter dar als eine *einfache venöse Teleangiektasie* (Angioma varicosum simplex, Naevus varicosus, VIRCHOW). Es besteht daher unter rein histologischen Gesichtspunkten eine gewisse Berechtigung, diese Feuermäler von den Angiomen abzutrennen (VIRCHOW, UNNA). Sie verdienen insofern eine Sonderstellung, als sie, soweit es sich um die asymmetrischen Formen handelt (SCHNYDER), häufig auch mit anderen Fehlbildungen (Syndrom v. HIPPEL-LINDAU, KLIPPEL-TRÉNAUNAY, PARKES-WEBER, STURGE-WEBER-KRABBE) verbunden sind.

Die Erweiterung der Gefäße beschränkt sich lediglich und allein auf die *Venen* der Cutis, während Arterien und Capillaren völlig unbeteiligt scheinen (VIRCHOW, UNNA u. a.). Sie zeigen ein unregelmäßiges, breites Lumen mit unverhältnismäßig dicker *Wandung,* die lediglich im Bereich des Papillarkörpers, d. h. in dem Abschnitt des Naevus, der den venösen Capillaren entspricht, aus einer einfachen Endothellage besteht. Hier kommt es dann auch zu den unregelmäßig *varicösen*, gelegentlich sogar cystischen *Erweiterungen.* Der Gewebsschnitt vermag uns dabei keine rechte Vorstellung von dem bunten Wirrwarr der Blutschlingen, Varicen und cystischen Gebilde zu geben. Die direkte Beobachtung am Lebenden mittels des Capillarmikroskops deckt die oft seltsame Vielgestaltigkeit viel anschaulicher auf (BETTMANN), wenigstens für die oberflächlichen Schichten (s. Abb. 254). MIESCHER und SCHNYDER finden bei den systematisierten Naevi flammei bis zum 10. Lebensjahr eine normale Cutis. Abgesehen von einigen erweiterten Venolen in den tiefen Cutisabschnitten fehlen Gefäßektasien. Bei noch Jugendlichen sind die Gefäße in der oberen Cutis seenartig erweitert mit sinusartigen Ausbuchtungen. Dabei wird die Ektasie mit zunehmendem Alter ausgeprägter. Im jungen Naevus sind die Gefäße normal aufgebaut, es umgibt sie ein lockeres Reticulum mit reichlich Histiocyten. Später kann sich ein fibrillärer Mantel bilden. So entstehen aus den Venolen venen- ähnliche Gefäße, aber mit kompakterer Wandung, ohne Muskulatur und ohne elastische Fasern.

Im Gegensatz zu den echten Angiomen finden wir also bei den Feuermälern *keine Capillarsprossung*. Genaugenommen handelt es sich bei der „Capillar- sprossung" um eine Wucherung der Endothelien mit sekundärer Ausbildung der Capillaren, die hier vermißt wird. Die Hyperplasie des Gefäßbaumes ist ledig-

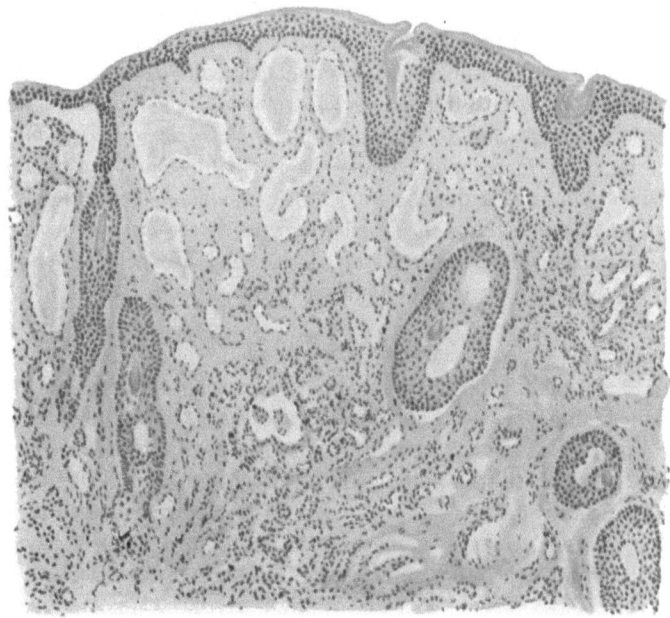

Abb. 252. *Naevus vasculosus* (♂, 1jähr., Wange). Epidermis verdünnt. Stratum papillare größtenteils verstrichen. Obere und mittlere Cutis von einem zellarmen, venösen, varicösen, tieferes Corium von zellreichem, mehr angio- matösem Gewebe eingenommen. Zahlreiche und große Mastzellen (violettrot). Polychromes Methylenblau. O = 66:1; R = 66:1.

lich die Folgeerscheinung einer venösen Angiektasie (UNNA). Wir haben uns hier vergröbert etwas Ähnliches vorzustellen, wie es BETTMANN durch seine capillar-mikroskopischen Untersuchungen für die Gesamtblutversorgung der Epi- dermis als wahrscheinlich angenommen hatte: Der Weg vom arteriellen zum venösen Gefäßnetz muß nämlich durchaus nicht immer durch die Capillaren der Papillen führen. Wir dürfen hier vielmehr mit der Möglichkeit rechnen, daß ein Teil der normalen Blutbahn übersprungen wird und die kurzen arte- riellen Capillaren und Präcapillaren ihr Blut unmittelbar in die abführenden Venen des oberflächlichen horizontalen Gefäßnetzes ergießen. Ein ähnliches Verhalten hat UNNA für diese venösen Teleangiektasien VIRCHOWS, für die angiomatösen Naevi, betont und die mehr oder weniger rote oder blaue Farbe derselben auf den Wechsel in der Schnelligkeit zurückgeführt, mit welcher das Blut diese Gebiete durchströmte. Das eine Mal, bei rascherer Zirkulation über- wiege die arterielle Zufuhr und damit die hellrote Farbe, während bei eintretenden

Hindernissen mit der Verlangsamung der Zirkulation eine Zunahme der gestauten Blutmenge und damit die blaue Farbe hervorgerufen werde. Die Nachdunkelung der Naevi flammei mit zunehmendem Alter ist nach SCHNYDER auf die stärkeren Teleangiektasien zurückzuführen, während eine echte Zunahme der Gefäßzahl fraglich erscheint.

Man kann sich diese Verhältnisse in ihrer ganzen Kompliziertheit aus dem histologischen Bild allein nicht vorstellen (s. Abb. 254). „Die ungeheure differenzierte Gestaltung, die unregelmäßig erweiterten Bluträume und Säcke verschiedener Höhenlagen mit stärkeren und schwächeren Verbindungen untereinander, zusammen mit einer Verflechtung isolierter Kanäle ... mit sehr verwickelten Zu- und Abflußverhältnissen und ständig wechselnden Strömungen innerhalb verschiedener Teile eines solchen Systems" — werden nur in der Beobachtung unter dem Capillarmikroskop kenntlich (BETTMANN).

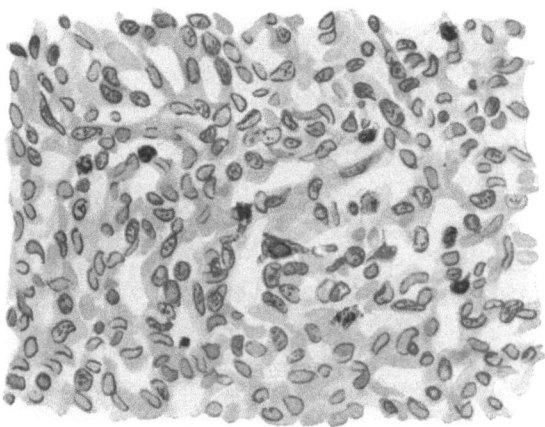

Abb. 253. *Naevus vasculosus.* (Der gleiche Fall wie Abb. 252.) Zellreicher Abschnitt in der Tiefe, reichlich Mastzellen. Polychromes Methylenblau. O = 338:1; R = 338:1.

Der *reine Angiektasiecharakter* dieser Gebilde wird besonders deutlich bei den **hyperplastischen Naevi vasculosi,** die als verschieden gestaltete, zum Teil abgeschnürte (Angioma pendulum), vielfach elephantiasisartig gewucherte Gebilde über die Hautoberfläche emportreten. Auch hier finden wir *keinerlei Anzeichen einer Capillarsprossung.* Es handelt sich vielmehr lediglich um eine Verdickung, Verlängerung und vielfache unregelmäßige Schlängelung der erweiterten Gefäße. Im Gewebsschnitt zeigen sie sich als eng zusammenliegende, mächtig erweiterte Venen, die gewöhnlich zu dreien bis vieren mit einem Arterienquerschnitt zusammen von einem Bindegewebsstrang umhüllt werden, der sich durch schwachere Färbung und stärkere fibrilläre Zeichnung von der mehr homogen gebauten Gefäßwand absetzt (UNNA). Es kommt nämlich in älteren Naevi — und die hypertrophischen bestehen, auch wenn man von den seltenen angeborenen Fällen absieht, stets schon sehr lange — zu einer eigenartigen *Umwandlung der Gefäßwände,* die zuerst im Bereich der varicösen Ausbuchtungen in Erscheinung tritt. Hier findet man nämlich nur noch eine einfache Endothelschicht, die einem breiten, zellreichen kollagenen Ring aufsitzt, der zwar ohne scharfe Grenze in das umgebende Gewebe übergeht, jedoch durch das Fehlen der elastischen Fasern von diesem deutlich unterschieden werden kann.

Histologisch werden beim *medianen* oder *symmetrischen Naevus flammeus* nach SPRAFKE im Stratum papillare und reticulare vermehrte Capillaren angetroffen.

Im großen ganzen ist jedoch der *Aufbau* der reinen Gefäßnaevi durchaus *nicht immer ein so einheitlicher,* wie er hier der Vollständigkeit halber ausführlich wiedergegeben wurde. Schon UNNA hat selbst zugegeben, daß er Fortentwicklung zu varicösen und sogar kavernösen Angiomen beobachtet hat, indem die am stärksten erweiterten Venen die runde Form verloren, Ausbuchtungen zeigten und stellenweise miteinander zu großen buchtigen Hohlräumen verschmolzen. Da wir andererseits vielfache Übergänge von der einfachen venösen Angiektasie über die Naevi vasculosi zum Angiom kennen, scheint eine Abtrennung auf Grund des histologischen Bildes erschwert, wenn sie auch für die allgemein genetische Betrachtungsweise der Naevi (Hamartome) durchaus berechtigt ist.

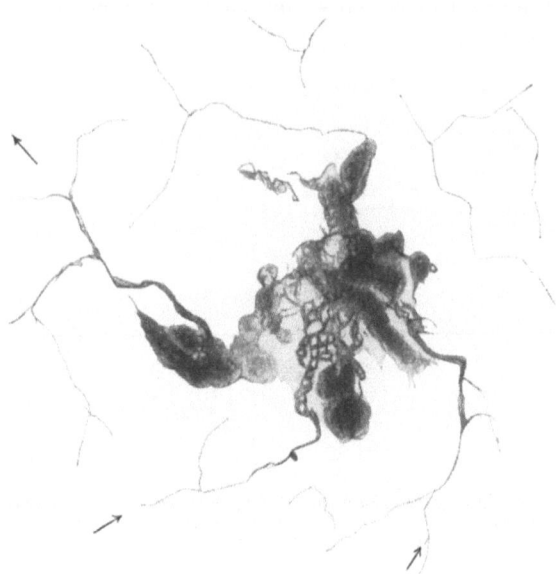

In vereinzelten Fällen kann die Gefäßhypertrophie in den elephantiastischen Hämangiomen (Elephantiasis haemangiomatosa, besser wohl *Naevus vasculosus giganteus*) gewaltige Ausmaße annehmen. Wir haben dann außerordentlich große Geschwülste vor uns, die an den verschiedensten Körperstellen, gelegentlich auch angeboren, beobachtet worden sind. In solchen Fällen umfassen die angiomatösen Veränderungen die subcutanen und noch tiefer gelegenen Gefäße; sie bedingen nicht selten *elephantiastische Umwandlung ganzer Körperabschnitte*, besonders der oberen und unteren Extremitäten, finden sich aber auch an Kopf, Augenlidern u. a.

Abb. 254. *Naevus araneus.* In capillarmikroskopischer Zeichnung. Die Pfeile bezeichnen die Stromrichtung des Blutes. O = 30:1; R = 30:1. [Nach BETTMANN: Beitr. path. Anat. **77** (1927).]

Bei den **senilen Angiomen**, wie sie im vorgerückteren Alter vielfach, unter anderem häufig am freien Lippenrande, beobachtet werden, liegen nach früherer Auffassung lediglich und allein *einfache Capillarvaricen* und nicht wirkliche Neubildungen vor. SCHNYDER und KELLER betrachten die senilen Angiome dagegen als echte Angioblastome und unterscheiden in ihrem Verhalten 3 Stadien (s. unten). Fälle umschriebener oder allgemeiner Angiomatosis, wie sie u. a. DUBREUILH, PICK beschrieben haben, bei denen Angiome (Endotheliome?) vorlagen, die wegen ihres Zellreichtums ,,schon hart an der Grenze der Sarkome" standen (PICK), gehören natürlich nicht hierher. Im Bereich der hier zu erörternden Gebilde ist das *Epithel* nach früherer Auffassung meist verdünnt, die Epithelleisten und Papillen verstrichen und der Papillarkörper von wechselnd großen, durch schmalere oder breitere Kanäle miteinander verbundenen Hohlräume durchsetzt, die ihn in Gestalt eines weitmaschigen, mit Blut gefüllten Netzes durchziehen. Auf Reihenschnitten läßt sich dabei sehr leicht der *Zusammenhang dieser Bluträume mit den Venen des tieferen Gefäßnetzes* feststellen. Diese Erweiterung geht oft ganz plötzlich unter beträchtlicheren *Wandveränderungen* vor sich. Diese bestehen in einer außerordentlichen Verdünnung der mittleren und äußeren Gefäßwandschichten. Infolgedessen wird das Gefäßlumen nur noch von einer Endothellage umsäumt, die einer dünnen Schicht lockeren Bindegewebes aufsitzt. Derartige Veränderungen finden sich jedoch nur an vereinzelten Stellen, so daß Abschnitte normaler Wandung und Gefäßweite mit verdünnten und erweiterten abwechseln.

SCHNYDER und KELLER betrachten die **senilen Angiome** nicht als eine altersbedingte Gefäßektasie, sondern als Angioblastome mit einer Entwicklung in 3 Stadien: Das erste ist das eruptive mit Capillarwucherung ausschließlich im Stratum subpapillare. Dabei sind die einzelnen Gefäßknäuel und die Gefäße unter sich durch Septen abgegrenzt. Zentral zeigen die Gefäße keinerlei Sprossung, wohl an der Peripherie des Angioms. Die Läppchen stehen mit einem arteriellen Gefäß in der Tiefe in Verbindung. Das zweite ist das ruhende senile Angiom mit abgeschlossener Entwicklung nach 2—10 Jahren. Es stellt einen Übergang

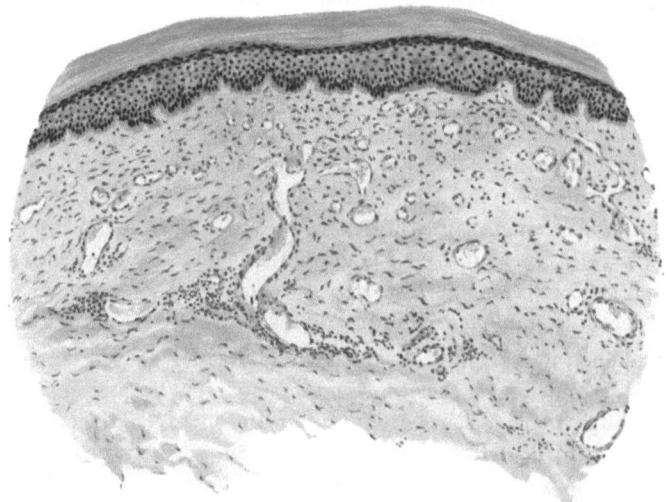

Abb. 255. *Angioma senile* (Venektasie; ♂, 68jähr., Hals). Breite Hornschicht, schmälere Stachelschicht, plumpe, verstrichene Epithelleisten und Papillen. In Papillarkörper und Cutis verschieden weite, meist blutgefüllte Hohlräume mit einschichtiger Endothelwand. Hämatoxylin-Eosin. O = 128:1; R = 100:1.

zwischen den eruptiven und den kavernösen senilen Angiomen dar. Der Rand entspricht dem vorigen Stadium, allerdings ohne Sprossung. Im Zentrum finden sich sinus- und herzartig erweiterte Gefäße mit einem zellarmen abgeflachten Endothel, die Gefäßlumina sind teilweise septiert, vielleicht durch Verschmelzen von Gefäßen (DUBREUILH). Das kollagene Gewebe kann im Zentrum der Veränderungen hyalin degeneriert, die Elastica zu Elacin umgewandelt sein. Als 3. Stadium betrachten SCHNYDER und KELLER das gealterte kavernöse senile Angiom, das durch Gefäßerweiterung und Bindegewebsdegeneration beherrscht wird. Das hyaline Bindegewebe kann die erweiterten Gefäße wieder zusammenpressen. Dieses Stadium hatte vielleicht den klassischen Beschreibungen zugrunde gelegen.

Das *Bindegewebe* im Bereich der senilen Angiome zeigt in mehr oder weniger ausgesprochenem Maße jene Veränderungen, die uns als Umwandlung des elastischen (und kollagenen) Gewebes von der senilen Haut her bekannt sind. Da diese Umwandlung der Fasern auch auf die Gefäßwandschichten übergreifen sollte, so lag es nahe, derartige Störungen auch als auslösende Ursache für die Entstehung dieser „Angiektasien" zu betrachten (PASINI), was von VERGNE und von BEEK schon abgelehnt wurde.

Anschließend ist hier kurz der **Naevus anaemicus** (VÖRNER) zu erwähnen. Es sind dies durch auffallend geringen Blutgehalt der Haut blaß bis weiß erscheinende, vereinzelt oder zu mehreren auftretende, unregelmäßig zackig begrenzte, verschieden große Flecke, mit gewöhnlich unveränderter Hautoberfläche. Nur vereinzelt werden Unregelmäßigkeiten erwähnt (CHATELLIER). Die Flecke erreichen meist nur Linsen- und Markstückgröße, werden aber auch als Riesennaevi über große Körperabschnitte verteilt vorgefunden, und zwar vielfach vergesellschaftet mit Teleangiektasien oder Naevi teleangiectodes.

Die *histologische* Untersuchung fördert nichts zutage, was als von der Norm abweichend bezeichnet werden könnte (VÖRNER, FISCHER, SEEGER, STEIN u. a.); lediglich SAPHIER berichtet über eine hochgradige Parakeratose und einen Reichtum an großen Mastzellen, wie er bei Gefäßnaevi häufiger angetroffen wird. Nach den dermatoskopischen Untersuchungen von SAPHIER handelt es sich um eine rein anatomische Mißbildung; die Gesamtkapazität des Gefäßrohres ist im Verhältnis zur Norm verringert. Es erscheint erwähnenswert, daß die Gefäße im Bereich des Naevus anaemicus auf direkte Reize ansprechen, auf nervöse jedoch versagen, ein Befund, der FISCHER veranlaßte, anzunehmen, daß es sich hier primär um eine angeborene Anomalie der Gefäßnerven handelte, eine Ansicht, der auch VÖRNER, BUSCHKE u. a. beigetreten sind.

Das wahrscheinlich meist hereditäre *Erythema palmare* scheint ebenfalls nicht in morphologischen, sondern rein funktionellen Veränderungen zu bestehen (WALSH und BECKER).

Differentialdiagnose. Die hypertrophischen Angiome können klinisch mit den *teleangiektatischen Granulomen* verwechselt werden. Es scheinen daher echte Angiome so bezeichnet zu werden, denen natürlich Kennzeichen eines entzündlichen Granulationsgewebes fehlen. Schwierig ist, wenn man überhaupt eine solche Trennung aufrechterhalten will, die Unterscheidung gewisser Formen sekundär verhornter Angiome von dem eigentlichen *Angiokeratoma* (MIBELLI). Hier ist man wieder mehr auf klinische Gesichtspunkte angewiesen. Trotz der angiomatösen Natur wird dasselbe ja gewöhnlich nicht zu den echten Blutgefäßgeschwülsten gerechnet, sondern zu den erworbenen Angiektasien, obwohl beide nebeneinander vorkommen können (Näheres s. Angiokeratom).

Wie schon betont, ist eine strenge Scheidung der echten *Angiome* von den *Naevi vasculosi* und den *einfachen Angiektasien* nicht immer möglich, da zahlreiche Übergänge beobachtet worden sind. Besondere Schwierigkeiten können in jenen an sich nicht seltenen Fällen entstehen, wo klinisch die Bindegewebshypertrophie im Vordergrund steht, während gleichzeitig auch die Blutgefäße erweitert erscheinen, also bei sog. *elephantiastischen Angiomen*. Hier ist natürlich nur das Mikroskop in der Lage zu entscheiden, ob wir es mit echten *angiomatösen* oder *fibromatösen* Veränderungen zu tun haben, ob es sich um primäre Gefäßveränderungen handelt, oder diese sich erst sekundär im Anschluß an die Bindegewebswucherung oder Sklerose entwickelt haben. Klinisch können echte Angiome ebenfalls plan sein (MIESCHER).

Die Unterscheidung von *bösartigen Neubildungen (Sarkomen)* kann um so schwieriger werden, als ja auch im einfachen Angiom vielfach ein außerordentlicher Zellreichtum anzutreffen ist. Diese Schwierigkeit trifft in besonderem Maße für die sog. *Hämangioendotheliome* zu, bei welchen ja gerade die Endothelproliferation im Vordergrunde steht. Die Unterscheidung dieser letzten Gebilde von den eigentlichen Hämangiomen ist jedoch leicht, wenn es sich bei diesen letzteren um große, unregelmäßig gestaltete, blutgefüllte Hohlräume mit einschichtigem Endothelbelag, unter Umständen um Neubildung von Gefäßen handelt. Bei den Hämangioendotheliomen haben wir Gebilde vor uns, bei welchen Gefäße mit eigener selbständiger Wandung mit *gewucherten Endothelien* angefüllt sind, die unter Umständen frei im Gewebe weiterwachsen können (BORRMANN), wobei wir es dann allerdings mit Tumoren zu tun haben, die an die *Gemmangiome* von ORSÓS denken lassen (v. ALBERTINI).

Wieder ganz anderer Natur und dadurch nicht zu den Angiomen gehörig sind die pulsierenden *sternchenförmigen Gefäßerweiterungen* bei *Lebercirrhose*. Hier finden sich zentrale arterielle Gefäße, die sich dann in kleinere Arterien und Arteriolen und schließlich in Capillaren auflösen. Dabei fanden PATEK, POST und VIKTOR in 5 von 7 Fällen beim Übergang subcutane Arterie-Zentralgefäß des Sternchen-,,Angioms" zwischen Elastica interna und Endothel längliche Zellen mit reichlich Protoplasma, ovalen Kernen und unscharfen Zellgrenzen, die ihrer Natur nach den *Glomus*zellen entsprachen, in pathogenetischer Hinsicht ein außerordentlich wichtiger Befund. Um *Glomustumoren* handelte es sich nicht, da diese Gefäße nicht in dem SUCQUET-HOYER-Kanal entsprechende Partien oder direkt in venöse Gefäße, sondern in Capillaren aufgingen (s. auch Glomustumoren, S. 479).

Die Differentialdiagnose zwischen Angioma simplex und den *Glomustumoren*, aber auch deren Abgrenzung von den *kavernösen Angiomen* kann sehr schwierig, ja in atypischen Fällen besonders bei Angiomyomen unmöglich sein, da die Glomustumoren im Grunde eine Sonderform des Angioms darstellen. Selbst die Abtrennung epithelialer Tumoren, wie das *ekkrine Spiradenom*, muß zuweilen offen bleiben.

Die *Glossitis rhombica mediana* (BROCQ und PAUTRIER) (die Entstehung wird noch diskutiert; s. GREITHER, SCHUERMANN) läßt histologisch alle Anzeichen einer Entzündung, jedoch, trotz gelegentlich starker Gefäßerweiterung und praller Füllung der Gefäße mit Erythrocyten in eigenem Material, keinen sicheren Anhalt für ein Angiom erkennen. Es findet sich neben einer Acanthose und einer Verhornung mit noch einzelnen erhaltenen Zellkernen, in den oberen Bindegewebslagen ein starkes Ödem, ferner Lymphocyten (in einem eigenen Fall auch Eosinophile und Erythrocyten), ferner Plasmazellen und Fibroblasten. Wir konnten eine fibrinoide Verquellung der Wandung kleinerer Gefäße beobachten. Außerdem kann es zu einer geringen Sklerosierung des Kollagens kommen, wie schon die ersten beschriebenen Fälle zeigten.

Pathogenese. Die Entstehung der echten Angiome bedarf hier keiner besonderen Besprechung; das gleiche gilt für die Kavernome. Die UNNAsche *Theorie* von der *Entstehung der flachen Gefäßnaevi* infolge von *Druckbeeinflussungen*, die der kindliche Organismus intrauterin erleide, war nie sehr überzeugend.

b) Lymphangioblastoma cutis.

Entsprechend den Angioblastomen sind auch die Unterschiede zwischen den eigentlichen Lymphgefäßgeschwülsten und den einfachen Lymphangiektasien lange Zeit nicht genügend betont worden, obwohl schon VIRCHOW darauf hingewiesen hat, daß die Lymphangiome keineswegs einfache Ektasien gewöhnlicher Lymphgefäße darstellen, sondern zum Teil Hyperplasie mit Ektasie von alten, zum Teil jedoch auch wahre Neoplasie von Lymphgefäßen vorliege. Dieser Mangel einer klaren Trennung wird jedoch insoweit verständlich, als in vielen Fällen, gerade wie bei den Blutgefäßgeschwülsten, eine Entscheidung darüber, ob ein wirkliches Blastom oder nur eine einfache Ektasie vorliegt, oft sehr schwer zu fällen ist. *Theoretisch* scheint dies zwar leicht möglich, wenn man mit RIBBERT das *Lymphangioblastom* als selbständig gewordenen, aus Lymphgefäßen und Bindegewebe aufgebauten Gewebskeim betrachtet, der einen in sich abgeschlossenen, gegen die Umgebung gut abgegrenzten Bezirk darstellt; die *Lymphangiektasie* hingegen als aus Lymphgefäßen entstanden, die normal in das Gewebe eingefügt sind und deren Ausdehnung unter gleichzeitigem Wachstum der Wandung erfolgt, wobei der betreffende Bezirk jedoch im Gegensatz zum Lymphangioblastom keine selbständige Stellung besitzt. Da eine derartige Scheidung aber in der

Literatur vielfach nicht streng durchgeführt wurde oder werden konnte — die
meisten Darstellungen folgten einer auf äußeren Erscheinungsformen fußenden
Einteilung von WEGNER: Lymphangioma simplex, cavernosum und cystoides —,
so ist eine scharfe Abgrenzung gegenüber der Lymphangiektasie nicht immer
möglich. Daher müssen manche als Lymphangioma simplex (WEGNER) bezeichnete Fälle zu den Lymphangiektasien gerechnet werden (BORST, HUETER).
Diese ganze Stellungnahme hängt allerdings schließlich davon ab, ob man beim
Lymphangioma simplex WEGNERs mit BORST eine Neubildung von Lymphgefäßen annimmt, oder mit RIBBERT diese Gebilde nicht zu den Geschwülsten
rechnet; in letzterem Falle handelt es sich dann um nichts anderes als eine im
Gefolge von Kreislaufstörungen eintretende Erweiterung normal vorhandener
Lymphgefäße (s. S. 178). Da jedoch *Wucherungserscheinungen* im Bereiche derartiger Lymphangiektasien — wenn auch wohl erst sekundär — durchaus möglich
und im Einzelfall feststellbar sind, dann also tatsächlich ein geschwulstartiges
Wachstum vorliegt, so wird auch der BORSTsche Standpunkt durchaus verständlich. Auch UNNA betonte, daß eine *sichere Scheidung* zwischen Lymphangiom
und Lymphangiektasie *nicht durchführbar* sei.

Eine weitere Schwierigkeit ist dadurch gegeben, daß bei vielen dieser Lymphangioblastome in den verschiedenen cystischen Erweiterungen des gleichen
Schnittes einmal Blut, ein andermal Lymphe und ein drittesmal ein Gemisch
von Blut und Lymphe enthalten sein kann. Während man früher ein solches
Vorkommnis mit der einfachen Annahme einer sekundären Blutung aus geplatzten Blutgefäßen in die Lymphangiomcysten zu erklären suchte (WEGNER,
UNNA u. a.), hat sich doch wiederholt nachweisen lassen (NASSE, FREUDWEILER
u. a.), daß hier *Lymphangiom und Hämangiom dicht nebeneinander bestehen*, also
beide Gefäßsysteme beteiligt sind. Eine solche Auffassung erscheint auch durchaus verständlich, muß man doch annehmen, daß das Lymphgefäßsystem genau
wie das Blutgefäßsystem die Voraussetzungen zur Blastombildung besitzt und
diese bei beiden im gegebenen Falle gleichzeitig vorhanden sein kann. Derartige
„*Hämatolymphangiome*" (ESMARCH und KULENKAMPFF, FRIEBOES, MANTEGAZZA,
HUDELO und CAILLIAU u. a.) sind wiederholt beobachtet worden; vielleicht wären
sie besser als *Hämangiolymphangiome* zu bezeichnen.

Auf Grund *topographischer* Gesichtspunkte kann man mit UNNA *3 Gruppen* von Lymph-
angiomen unterscheiden „je nachdem der Papillarkörper, das Hypoderm oder die subcutanen
Lymphgefäße hauptsächlich beteiligt sind" (cutane und subcutane Lymphangiome, E. KAUF-
MANN). Aber auch alle diese Fälle lassen sich schließlich in der alten WEGNERschen Grup-
pierung aufteilen. Da wir zudem mit HUETER, BORST, FABRY und ZIEGENBEIN u. a. das
Lymphangioma simplex (WEGNER) als Lymphangiektasie betrachten und daher bei den
Kreislaufstörungen besprochen haben, so kommen als Lymphangioblastome hier nur das
Lymphangioma circumscriptum cutis und das Lymphangioma cavernosum in Frage, obwohl
auch das letztere von manchen Forschern (HUETER, BORCHERS) als Folge einfacher Lymphangiektasien betrachtet wird.

Lymphangiome können an so gut wie allen Körperstellen auftreten, wobei jedoch gewisse
Abschnitte und diese wieder durch gewisse Formen bevorzugt scheinen. Im Bereich des
Halses und der oberen Brustabschnitte finden sich besonders ausgedehnte, isolierte lymphangiomatöse Geschwülste (GÖDDE, TRENDELENBURG, WEGNER, WINNIWARTER u. a.), ebenso
am Kopf (ROELLO, WEGNER u. a.). An der Zunge unterscheidet man eine mehr diffus auftretende, zur *Makroglossie* führende Form (KÜTTNER, SICK, VIRCHOW, WEGNER, WINNI-
WARTER u. a.) von einer mehr circumscripten (ARZT, SAMTER, SORRENTINO u. a.); ähnlich
an der Lippen-, Wangen- und Gaumenschleimhaut (BILLROTH, BROCQ und BERNARD,

BRUHNS, PELAGATTI u. a.). Am häufigsten sind wohl äußeres Genitale und Umgebung sowie die Gesäßgegend als Sitz von Lymphangiomen beschrieben worden (AUDRY und DANLOUS, ENGMAN und MOOK, GROUWEN, HEUSS, KAUFMANN-WOLF, KINGSBURY, LESSER, NOBL, PAUTRIER und ELIASCHEFF, PINCZOWER, SCHIPERSKAJA, SCHOR, THIBIERGE und LEGRAIN, WOLF u. a.). Schließlich wurden sie auch noch so gut wie an allen Extremitäten beobachtet (ABRAMOVITZ, BLASCHKO, OLIVER u. a.) und endlich am Rumpfe (ARZT, LANNELONGUE, LÖWENHEIM, MACLEOD, NASSE, PAWLOF, SCHNABEL, SELLEI, WAELSCH, WEISSENBACH, WHITE, ZEISS usw.). Die *Lymphangiome der Zunge* sind verhältnismäßig nicht so häufig beschrieben worden; ebenso die Kombination von Hämangiom und Lymphangiom.

In allen derartigen Fällen waren die Geschwülste angeboren und nahmen langsam an Größe zu, wobei gelegentlich ein periodisches An- und Abschwellen sowie Entzündungs-erscheinungen beobachtet wurden, von denen die letzten zum Verständnis gewisser, auf

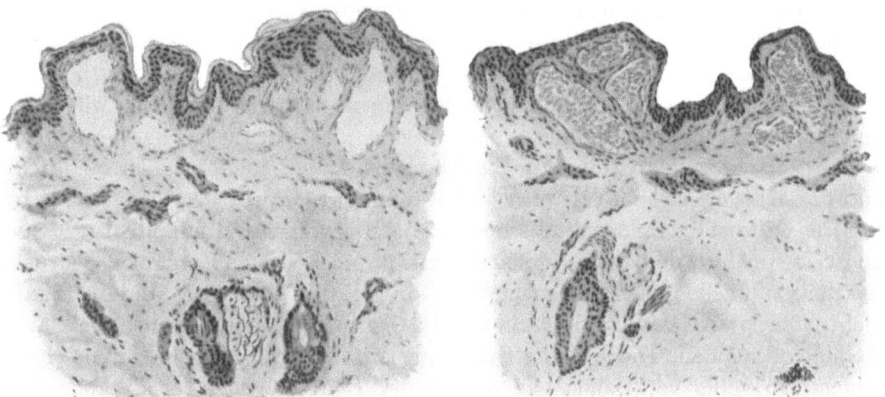

Abb. 256. *Hämangiom-Lymphangioblastom* (♂, 23jähr., Schulter). Links Lymphangiom, rechts Hämangiom in einem Gewebsschnitt. O = 77:1; R = 77:1.

chronisch entzündliche Prozesse hinweisende Gewebsveränderungen hier besonders erwähnt seien. Manche der Geschwülste lassen sich durch Druck verkleinern; dies gilt namentlich für die tiefer liegenden kavernösen Formen.

Ähnlich wie bei den Hämangiomen, kann es auch bei den Lymphangiomen in der Haut zu erheblicher Verdickung der Hornschicht und Acanthose kommen, worauf neben FRANCIS besonders FABRY und ZIEGENBEIN hingewiesen haben. In den von diesen erwähnten beiden Fällen handelte es sich um Veränderungen, die sie zu den Naevi rechnen und in Anlehnung an das Angiokeratoma naeviforme (FABRY, STÜMPKE, PARKES-WEBER) als *Lymphangio-keratoma circumscriptum* bezeichneten.

Klinisch entspricht dem *Lymphangioma circumscriptum cutis* eine anfänglich undeutliche, später schärfer hervortretende, unregelmäßig begrenzte, fleckförmige, gelblich verfärbte Veränderung, in deren Bereich eigentümlich unebene, zunächst nur fühlbare, sehr bald aber auch sichtbare, dann matt glänzende, graue Gebilde auftreten. Nach und nach wird der Cystencharakter der Gebilde deutlicher; sie erscheinen dann als wasserklare kleine Cysten, manchmal einzeln, häufiger in Gruppen zusammenstehend; sie vergrößern sich unter Schwund des dazwischenliegenden Gewebes. Beim Anstechen entleert sich eine klare, eiweißhaltige Flüssigkeit.

Vielfach läßt sich auch eine *Beteiligung der Blutgefäße* in Gestalt mehr bläulich roter oder hellroter, zunächst punktförmiger, dann deutlich bläschenförmiger Cysten feststellen. Manch-mal ist ein *Hämorrhagischwerden* des Inhaltes zunächst klarer Cysten zu beobachten, was wohl auf ein im Verlauf der Vergrößerung der Lymph- bzw. Blutcysten erfolgendes Einreißen der trennenden Septen und eine Vermengung des Inhalts zurückzuführen ist.

An länger bestehenden Lymphangiomen lassen sich jedoch auch *Rückbildungsvorgänge* beobachten: Die Elastizität und pralle Füllung wird geringer, der Inhalt trübt sich, die Cysten schrumpfen, wobei namentlich an kleineren insoweit eine vollständige Rückbildung möglich

ist, als sie auch dem tastenden Finger nicht mehr bemerkbar bleiben. Auf die gelegentlich
eintretende Hyperkeratose und Acanthose und damit *warzenartige Umbildung* der einzelnen
Gebilde wurde schon hingewiesen.

Die Lymphangiome treten in der Regel nur bei Jugendlichen auf; sie sind bei Erwachsenen
verhältnismäßig selten.

Die *Gewebsveränderungen* finden sich, je nachdem wir es mit oberflächlich
oder tiefer gelegenen Lymphangioblastomen zu tun haben, einmal so gut wie
ausschließlich im Papillarkörper und im Stratum subpapillare cutis, zum anderen
in der tiefen Cutis und Subcutis; sie stimmen jedoch in ihrem Aufbau grundsätzlich überein. Das

Lymphangioma circumscriptum cutis

ist histologisch gekennzeichnet durch das Auftreten zahlreicher, uni- und multi-
lokulärer Bläschen im Stratum papillare und subpapillare cutis (BRÜNAUER,
FREUDWEILER, PAWLOF, SCHNABEL, SELLEI, TÖRÖK, UNNA, WAELSCH u. a.). Die
Veränderungen der *Epidermis* sind dabei rein mittelbarer Art. Dies gilt nicht
nur für die bei weitem häufigeren Fälle, wo es im Anschluß an das Vordringen
der sich erweiternden Cysten zur *Verdünnung* kommt, sondern auch für die an
und für sich sehr viel selteneren, wo eine *Wucherung der Epidermis* einsetzt. Im
ersteren Falle ist die Epidermis, besonders über den größeren Hohlräumen, gedehnt
und verschmälert, und zwar so sehr, daß oft nur noch wenige Lagen plattgedrück-
ter Epidermiszellen nachweisbar bleiben; ein Stratum basale ist dann überhaupt
nicht mehr, Stachelzell-, granulierte und Hornschicht nur als einschichtige, flache
Gebilde vorhanden. Die gesamte Epidermis kann sogar bis auf eine dünne Hornschichtlage völlig verdrängt sein, so daß der Endothelbelag der Lymphcysten
unmittelbar die Hornschicht berührt, vielleicht von dieser nur noch durch einen
schmalen Bindegewebsstreifen getrennt wird. Überall dort, wo *zwischen* den
Hohlräumen in den Papillarkörper hinabreichende Epidermisleisten erhalten
geblieben sind, erscheinen diese verlängert und zusammengepreßt. Diese Verschmälerung ist vielfach nur auf den oberflächlichsten, unmittelbar der Epidermis
anhängenden Abschnitt einer solchen Epithelleiste beschränkt, so daß der frei
in den Papillarkörper hinabtauchende Teil wieder breiter und wie mit einem
dünnen Stiel mit der übrigen Epidermis verbunden erscheint. An solchen Stellen
kann man dann gelegentlich auch *Wucherungsvorgänge* beobachten und zwar
sowohl als mäßige Acanthose wie auch als Hyper- oder Parakeratose. In anderen
Fällen hat die mit Lymphe gefüllte Cyste die Reteleisten geradezu von der Epidermis abgerissen, so daß die distalen Abschnitte am unteren Ende der Lymph-
höhlen sichtbar werden (SELLEI u. a.).

Nicht immer jedoch bleiben Acanthose und Hyperkeratose auf diesen unteren Abschnitt
der Oberhaut beschränkt. Gelegentlich ist auch die übrige Epidermis daran beteiligt (FRANCIS,
SELLEI, FABRY und ZIEGENBEIN). Allerdings dürfte es sich um ein äußerst seltenes Vorkommnis handeln, und die Frage ist nicht unberechtigt, ob wir in solchen Fällen tatsächlich reine Lymphangiome anzunehmen haben, oder ob es sich dabei, wie das ja auch FABRY
bereits andeutet, um *naevusartige Bildungen* handelt, bei denen die Epidermisveränderungen
eben nicht als Folge einer Gegenwirkung gegen die andrängenden Flüssigkeitsmassen entstehen, sondern daß es sich, genau wie beim *Angiokeratoma naeviforme*, um eine Kombination
angeborener Mißbildungen handelt, eine Annahme, die durch die Kombination mit weiteren Störungen (RUITER und Mitarbeiter) noch wahrscheinlicher wird (s. Bd. I, S. 88).

Kennzeichnende Veränderungen finden sich im *Corium*, und zwar vor allem
im Stratum papillare und subpapillare.

In einem der seltenen Fälle von nicht erweitertem *capillarem Lymphangiom* handelte es sich um eine kleine, durch eine Bindegewebskapsel scharf abgegrenzte Geschwulst, die zum größten Teil aus engen, zum kleineren Teil aus mäßig erweiterten, von Endothelzellen umsäumten Schläuchen bestand. Beziehungen zum Blutgefäßapparat ließen sich nirgends feststellen. Die *Muttersubstanz* dieser capillaren Röhren bildete ein eigentümliches Gewebe, in welchem die zelligen Bestandteile das Bindegewebsstroma überwogen. Die meist kleinen, rundlichen

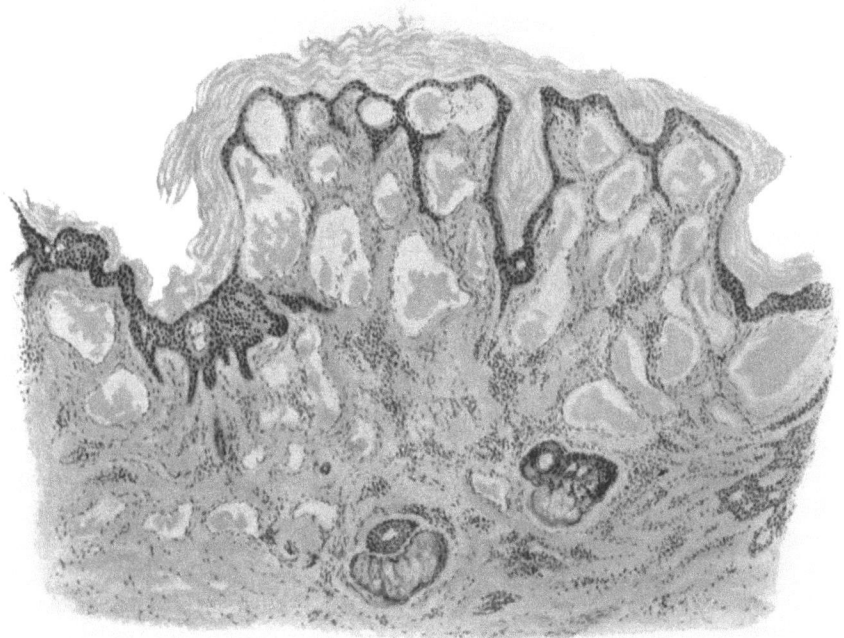

Abb. 257. *Lymphangiokeratoma circumscriptum naeviforme* (♀, 24jähr., Streckseite des Oberschenkels). Übersichtsbild. Hyperkeratose, Verschmälerung und Umlagerung der übrigen Epidermis. Ausgedehnte Lymphräume, im Bilde links zum Teil unmittelbar an die Hornschicht heranreichend. O = 35:1; R = 35:1. (Sammlung FABRY.)

oder ovalen, seltener spindeligen Zellen lagen fast überall dicht und anscheinend regellos nebeneinander; an manchen Stellen fanden sich jedoch bereits mehrere Zellen in Gruppen zusammenliegend, die in ein zartes Fibrillenwerk eingeschlossen waren, das auf diese Weise den ganzen zellreichen Bezirk wie ein enges Netzwerk durchzog. Aus diesem Gewebe entwickelten sich die capillaren Röhren dadurch, daß die Zellgruppen auseinanderrückten und unter mitotischer Vermehrung ihrer Anzahl einen engen zentralen Hohlraum umrahmten. Dieser Hohlraum vergrößerte sich allmählich, während die begrenzenden Zellen sich abflachten (HUETER). Es ergibt sich allerdings heute die Frage, inwieweit es sich bei diesen Fällen um *Glomustumoren* bzw. um sog. *Ekkrine Spiradenome* im Sinne von KERSTING und HELWIG gehandelt hat.

Karyokinetische Zellvermehrung und Entwicklung strangförmig gelagerter Zellgruppen stellen den Ausgangspunkt der *Lymphangioblastomentwicklung* dar. Diese Zellstränge und Zellgruppen rücken nun auseinander, indem ihre zentralen Abschnitte der Degeneration bzw. Verflüssigung anheimfallen und von der Lymphe ausgeschwemmt werden (OPOKIN), so daß an ihren Stellen Lücken zurückbleiben. Auf diese Weise entstehen und vergrößern sich die Lymphräume. Je größer diese werden, um so flacher werden die sie begleitenden Zellen, die dann ihrem Aussehen nach durchaus typischen Endothelzellen entsprechen. Nunmehr finden wir im Stratum papillare und subpapillare zunächst noch kleine, spaltförmige oder runde Hohlräume mit deutlich gegen das Lumen vorspringenden oder mehr abgeplatteten Endothelkernen. Die Hohlräume nehmen an Ausdehnung zu und schließlich liegt ein ganzes System von Hohlräumen von wechselnder Form und Größe vor, das nur noch wenige Faserzüge des bindegewebigen Stromas zwischen sich faßt. Unilokuläre, dann meist kleinere, mehr oder weniger runde, oder auch multilokuläre, dann meist größere Hohlräume füllen den ganzen Papillarkörper aus; die Epidermis wird in der oben beschriebenen Weise verändert.

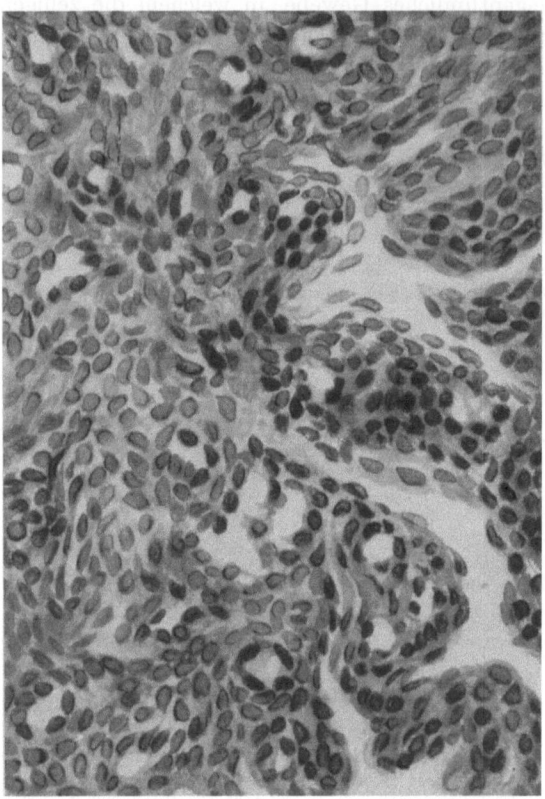

Abb. 258. *Lymphangioblastoma capillare*. (Ausschnitt aus einer kleinen, scharf abgesetzten Geschwulst.) Von Endothelsäumen ausgekleidete Schläuche, rechts mehr längs-, links mehr quergetroffen. Dazwischen ein außerordentlich zellreiches Muttergewebe. O = 560:1; R = 560:1. (Sammlung HUETER.) Das Gewebe erinnert auch an ein „Ekkrines Spiradenom" (s. S. 298).

An Reihenschnitten läßt sich dabei feststellen, daß die größte Ausdehnung der Cysten in der Spaltrichtung der Haut liegt, wobei sie sich, ihrer Längsrichtung entsprechend, in verschiedene Buchten aufteilen, die im einzelnen Schnitt als zwei oder mehrere, durch Septen voneinander getrennte Hohlräume erscheinen (SCHNABEL). Mit dem *Wachstum der Hohlräume* verschmälern sich diese Bindegewebssepten jedoch immer mehr. Schließlich reißen auch die letzten, zarten fibrillären Reste des Zwischengewebes ein und nunmehr liegen eine Reihe, miteinander mehr oder weniger breit in Verbindung stehender Hohlräume vor, in welche die Reste des Zwischengewebes spornartig hineinragen (TÖRÖK). Häufig läßt sich ein Zusammenhang, namentlich der größeren multilokulären Hohlräume, mit einem subpapillaren Lymphgefäß feststellen.

Der *Inhalt* der Hohlräume besteht im Schnitt aus fein granulierten, vielfach das Lumen netzförmig mehr oder wenig ausfüllenden Massen (geronnener) *Lymphe*. In ihr finden sich als celluläre Elemente in der Hauptsache nur *Lymphocyten*, sei es einzeln, unregelmäßig über das Lumen verstreut, oder aber — in den tieferen Abschnitten der Cysten — zu mehreren haufenartig zusammengeballt. Außerdem kann man jedoch, und zwar in kleineren Cysten vielfach noch besser erhalten als in älteren, jene eigenartigen großen, rundlichen *Riesenzellen* mit oft 4—8—12 wohl erhaltenen großen Kernen feststellen, deren Abstammung von den bei der Bildung der Hohlräume sich verflüssigenden Endothelien wiederholt beschrieben wurde (TÖRÖK, SCHNABEL, FREUDWEILER, TAGAKI u. a.). Andere Hohlräume

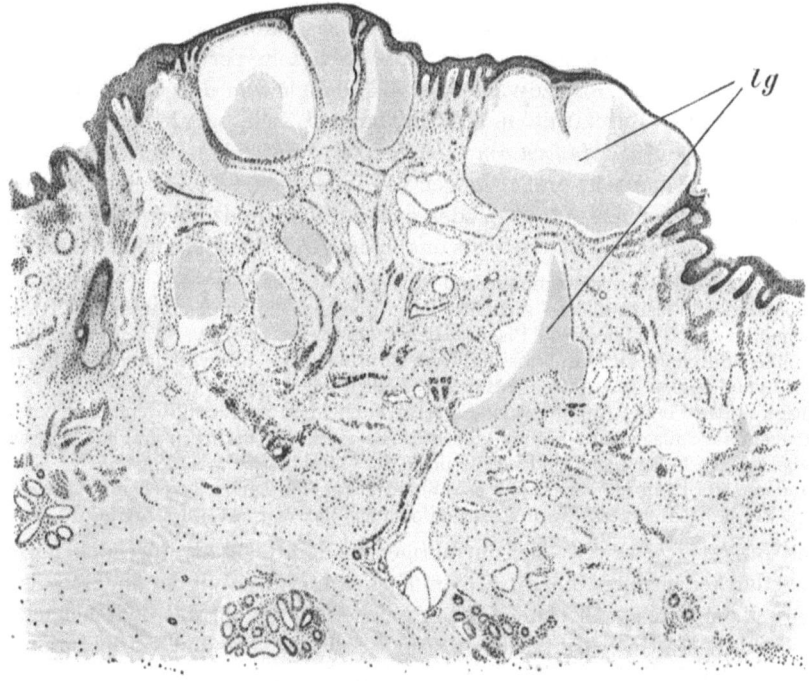

Abb. 259. *Lymphangioma circumscriptum cutis cysticum. lg:* erweitertes Lymphgefäß.
(Sammlung ARNDT.)

wieder sind völlig leer; schließlich findet man auch neben Cysten, die nur vereinzelte rote Blutkörperchen enthalten andere, die völlig von *Blut* ausgefüllt sind.

Auf die irrtümliche Verwertung solcher Befunde für den Beweis einer Abstammung der Lymphangiome vom Blutgefäßsystem (BESNIER, GAUCHER, HUDELO und CAILLIAU, SMET und BOCK u. a.) wurde oben schon hingewiesen. Es handelt sich hier vielmehr in der Mehrzahl der Fälle — wenn nicht gerade durch Platzen eines maximal erweiterten Blutgefäßes Blut in die Lymphcysten eindringen konnte (FREUDWEILER u. a.) — um das *gleichzeitige Vorhandensein von Lymphangiomen und Hämangiomen*, was NASSE bereits behauptet hat und später von verschiedenen Seiten (BROCQ und BERNARD, WAELSCH, SCHNABEL, FRIEBOES u. a.) wiederholt bestätigt wurde. In solchen Fällen finden sich prall mit roten Blutkörperchen gefüllte, gelegentlich auch Fibringerinnsel enthaltende, große und kleine Bluträume, die zum Teil miteinander in Verbindung stehen und sowohl gegen das Bindegewebsgerüst als auch gegen die Lymphräume durch einen feinen Endothelbelag scharf abgegrenzt sind (s. Abb. 256). Ist es einmal zum Einreißen der oft nur äußerst dünnen, Blut- und Lymphraum trennenden Zwischenwand gekommen, so finden sich hier die gleichen spornartigen Gebilde, wie sie oben erwähnt wurden. In den meisten Fällen allerdings, und bei entsprechend vorsichtiger Behandlung des Untersuchungsmaterials, liegen beide Arten von Hohlräumen ohne Zusammenhang neben- und durcheinander. Rote Blutkörperchen in Lymphcysten sind in solchen Fällen eher auf geplatzte, teleangiektatische, feinste Gefäße zurückzuführen, die das gedehnte Zwischengewebe vielfach durchziehen.

Dieses *Zwischengewebe* wurde öfters als ödematös und wenig zellreich befunden. Dem stehen jedoch auch Angaben gegenüber, wo sich darin ausgedehnte *Zellinfiltrate* vorfanden, sei es, daß diese rein perivasculär angeordnet (WAELSCH, SCHNABEL, PINCZOWER) oder unabhängig von den Gefäßen gelagert waren (FRIEBOES, BRÜNAUER u. a.). Es handelt sich bei diesen letzten um *lymphfollikelartige Anhäufungen von Lymphocyten*, wie sie bereits WEICHSELBAUM erwähnt hat, und um sehr große Mengen von in Haufen oder Strängen liegenden *Plasmazellen* (Plasmom, FRIEBOES), oder auch nur um Rundzellenanhäufungen, die an der Basis größerer Hohlräume stets unabhängig von den Blutgefäßen auftreten.

BRÜNAUER hat, in Übereinstimmung mit SICK und MÜLLER, SAMTER u. a. derartigen, aus Lymphocyten und Plasmazellen — zwischen denen er auch noch Lymphoblasten bzw. lymphoblastische und auch lymphocytäre Plasmazellen nachwies — bestehenden Zellenherden, die in ein feines, durchaus an lymphatisches Gewebe erinnerndes *Reticulum* eingelagert waren, für die Lymphangiomgenese eine besondere Bedeutung zugesprochen, indem er sie als gewichtige Stütze für die Ansicht jener Forscher bezeichnet, welche die Lymphangiome auf eine kongenitale Anlage zurückführen möchte. Es ist heute natürlich fraglich, inwieweit es sich bei solchen Fällen nicht um Erkrankungen des lymphoreticulären „Systems" gehandelt hat. Andererseits kann man nach den erwähnten Befunden eine entsprechende Genese annehmen, wie sie v. ALBERTINI beim Haemangioma simplex (s. S. 447) beschreibt.

Das *Bindegewebe* erweist sich im übrigen in der Regel als durchaus normal. Insbesondere erscheinen die *elastischen Fasern* nur insoweit verändert, als sie dem Druck der heranwachsenden Cysten weichen und daher das Zwischengewebe nur noch als zarte Reste durchziehen. Am Rande der von BRÜNAUER besonders ausführlich beschriebenen lymphatischen Herde waren sie als feine Fasern sichtbar, die mit zarten Ausläufern gegen das Innere ausstrahlten, um hier schließlich völlig zu schwinden.

Besonders erwähnenswert erscheint noch das auffallend reichliche Vorkommen von *Bündeln glatter Muskelfasern* unmittelbar unterhalb der erweiterten Lymphräume (FREUDWEILER, RIBBERT u. a.). Vereinzelt wurde dieses als eine durch Stauung bedingte Arbeitshypertrophie betrachtet (M. B. SCHMIDT); die meisten Forscher sehen jedoch dieses gehäufte Vorkommen als eine Teilerscheinung bei der Wucherung des von RIBBERT angenommenen *Lymphgefäßbindegewebskeims* an (SICK, MÜLLER, BORCHERS u. a.).

Der Vollständigkeit halber sei noch eine von GOTTHEIL beobachtete, *eigenartige Umwandlung* des Bindegewebes erwähnt: Schwellung, Vacuolenbildung, Zerfall der elastischen Fasern in zahlreiche kurze und dicke Bruchstücke, also ein Befund, wie man ihn sonst nur beim *Pseudoxanthoma elasticum* zu Gesicht bekommt.

Lymphangioma cavernosum cutis.

Im Vergleich zu der verhältnismäßig großen Zahl veröffentlichter Fälle von Lymphangioma circumscriptum cutis sind in der dermatologischen Literatur weniger Fälle von kavernösem Lymphangiom beschrieben worden. Die ältesten Beobachtungen stammen von POSPELOW, fälschlicherweise als Lymphangioma tuberosum multiplex bezeichnet, von VAN HARLINGEN, von ROBERTS, von OLIVER 1921 und von SCHÄRER 1924. In den erst-erwähnten Fällen handelte es sich um angeborene oder in frühester Kindheit zur Entwicklung gekommene, in der Cutis und Subcutis gelegene Geschwülste, an denen als besonders bemer-kenswert hervorgehoben wird, daß sie sich durch Zusammenpressen völlig in die Haut ver-senken ließen, um auf Nachlassen des Druckes ihre frühere Gestalt wieder anzunehmen. In den beiden Fällen OLIVERS und SCHÄRERS lag gleichzeitig eine alte unbehandelte *Lues* mit stark positiver Wassermann-Reaktion vor, ohne daß sich klinische oder histologische Zu-sammenhänge zwischen der Syphilis und dem Krankheitsbild aufdecken ließen, wenn auch die Möglichkeit der Entstehung der Lymphangiome auf Grund einer chronischen Entzündung von SCHÄRER als möglich hingestellt wurde. In der Beobachtung von ROBERTS sowohl wie auch in der von POSPELOW und VAN HARLINGEN fanden sich gleichzeitig gelbbraune Pigmen-tierungen, die, wie die Tumoren, im frühesten Kindesalter entstanden waren. Nach eigener Er-fahrung dürften zwischen dem Lymphangioma cysticum und cavernosum lediglich graduelle Unterschiede bestehen.

Histologisch findet sich über den Geschwülsten eine mehr oder weniger weit-gehend verschmälerte *Epidermis* mit entsprechendem Verstrichensein des *Papillar-körpers*. Die erweiterten *Lymphräume* liegen als schmalere Gebilde in der Cutis, als breitere in der Subcutis.

Dem eigentlichen Lymphangiom entsprechend, fand sich ein schwammartiges, aus zahlreichen verschieden gestalteten, unregelmäßigen, durch dünne und dickere Bindegewebsbalken voneinander getrennten Lücken bestehendes System kommunizierender Hohlräume. Diese waren mit einem deutlich vermehrten Belag wandständiger, vereinzelt sich mitotisch teilender Endothelien mit rund-lichem oder abgeplattetem Kerne ausgekleidet. Diese Hohlräume und Spalten ließen sich bis in die Subcutis hinein verfolgen und durchsetzten auch noch das subcutane Fettgewebe. Gerade im Hypoderm, wo neben sehr großen Lymph-spalten nur sehr wenige eigene Lymphgefäße vorhanden sind, breiten sich jene leicht zu kavernösen, miteinander kommunizierenden Hohlräumen aus, die dann durch Endothelauskleidung zum Teil den Charakter von Lymphgefäßen erhalten (UNNA). Es sei noch erwähnt, daß im Falle SCHÄRERs das kavernöse Lymph-angiom zum Ausgangspunkt einer malignen Neubildung wurde.

Differentialdiagnose. Auf die Schwierigkeit, ja oft Unmöglichkeit der Unter-scheidung eines Lymphangioms von einer *Lymphangiektasie* wurde schon wieder-holt hingewiesen. Dies gilt ebensosehr für die klinische als auch die histologische Betrachtung, denn alle Begriffsbestimmungen, wie sie oben einführend zur Kenn-zeichnung des Lymphangioms bzw. der Ektasie angegeben worden sind, vermögen uns schließlich im Einzelfalle doch nicht zu helfen, wenn nun, wie das nicht eben selten ist, Befunde vorliegen, die sowohl für die eine als auch für die andere Ver-änderung sprechen. So schwierig also eine derartige Unterscheidung sein kann, so leicht ist andererseits die Trennung von anderen mit Blasen- und Bläschen-bildung einhergehenden Hautveränderungen. In allen solchen Fällen (*Zoster, Dermatitis herpetiformis* u. a.) gewährt schon das klinische Bild: Dauer der Er-krankung, regelmäßiges Vorhandensein entzündlicher Veränderungen, hinrei-chende Anhaltspunkte. Obwohl weniger den Dermatologen als den Chirurgen angehend, sei hier erwähnt, daß unter Umständen einmal ein Lymphangiom bei tiefem Sitz am Hals differentialdiagnostisch gegenüber anderen Geschwulst-formen (*retrosternale Struma*, persistierender *Thymus* u. a.) Schwierigkeiten be-reiten kann, die oft nur durch die mikroskopische Untersuchung zu beheben sind.

Pathogenese. *Kausal*genetisch hat man geglaubt, wenigstens bei einem Teile der Lymphangiome Kreislaufstörungen insoweit als auslösende Ursache anschuldigen zu dürfen, als eine
Stauung zu reger Endothelwucherung und damit zur Entwicklung lymphangiomartiger
Gebilde Anlaß geben könne. Man hat dabei die Kreislaufhemmung sowohl im Lymphbahnsystem als auch im venösen Blutgefäßapparat gesucht (Unna u. a.). Nach unserer oben gegebenen Begriffsfassung wären allerdings alle derartig gelagerten Fälle lediglich als *Lymphangiektasien* zu betrachten, bei denen es sekundär zu lymphangiomartigen Bildungen kommt.

Das *Lymphangioblastom* hingegen, in den histologisch gleich gebauten verschiedenen
Formen solitärer massiger oder multipler oberflächlicher, cysten- und warzenartig umschriebener Geschwülste, muß wohl auf eine andere einheitliche Genese zurückgeführt werden, und
zwar auf eine *kongenitale Anlage*, wie dies auch das typische Auftreten an gewissen Prädilektionsstellen wahrscheinlich macht (Borst, Jadassohn, Ribbert u. a.).

3. Geschwülste des Muskel- und Nervengewebes.

Cutismyome.

Unsere Kenntnis von den Muskelfasergeschwülsten der Haut, wie sie früher
schon von Verneuil, Virchow (Myoma laevicellulare) u. a. vereinzelt erwähnt
wurden, geht in erster Linie auf die ausführliche Darstellung Besniers zurück
(1880). Bei den Myomen der Haut handelt es sich naturgemäß um *Leiomyome*
(über *Rhabdomyome* s. unten). Sie wurden von Besnier seinerzeit in die stets
multipel auftretenden *einfachen Myome* oder *Dermatomyome* und die zumeist als
Solitärknoten vorhandenen *Myomata dartos* geschieden, welche nur an bestimmten
Stellen (Mamma, Scrotum u. a.) aus der dort vorhandenen Muskulatur hervorgehen sollten. Jadassohn trennte außerdem noch nach *Mischtumoren* sowie *cutanen*
und *subcutanen Myomen*. Im großen ganzen sind also derartige Einteilungen auf
rein äußerlichen Eigentümlichkeiten der Geschwülste aufgebaut; für die feinere
Unterscheidung kommt ihnen daher kaum eine Bedeutung zu. Die *wichtigste Einteilung*, wenn man überhaupt eine solche versuchen will, wäre vielleicht die *nach
dem Ausgangsgewebe* der Myome. Nach diesem lassen sie sich zurückführen einmal
auf die Arrectores pilorum, zweitens die Muskulatur von Gefäßen, drittens versprengte Muskelkeime und viertens die Muskeln von Knäueldrüsen. Schließlich
könnte man auch noch auf Grund des klinischen Verlaufs die einfachen, bei
weitem zahlreicheren, gutartigen Myome von den seltenen bösartigen Formen
(Zieler, Hayn) unterscheiden. Die Bezeichnung Myoblastoma haben wir aufgegeben, da von manchen das Granularzellenmyoblastom (s. S. 473) so bezeichnet wird.

Ein großer Teil aller Fälle ist kongenital oder in der Jugend aufgetreten, und häufiger
multipel als solitär, wobei bis über 100 Knötchen gezählt wurden (v. Marschalko). Sie sind
an so gut wie allen Körperstellen beobachtet worden, finden sich jedoch überwiegend am
Stamm daneben auch an den Extremitäten. Dabei wird vereinzelt der Anschluß der Knötchen-
verteilung an ein Nervengebiet betont (Hardaway, Kretzmer, Jarisch, Whitfield u. a.),
bzw. einseitiges Auftreten (Jadassohn, Lukasiewicz, White, Galewsky, Gutmann u. a.)
oder Gebundensein an Haarströme. Die Mehrzahl weist vielmehr keinerlei Beziehung zu
irgendwelchen vorgezeichneten Verlaufsrichtungen auf; dies gilt auch für die von Sobotka
vertretene Anordnung in den Spaltbarkeitsrichtungen der Haut. Insgesamt weist vieles
darauf hin, daß wir die Myome als embryonale Fehlanlagen, d. h. als Naevi betrachten dürfen.

Als besonders kennzeichnend wird *klinischerseits* auf eine häufig vorhandene, spontan auftretende Schmerzhaftigkeit der Geschwülste hingewiesen. Dieses Verhalten gehört jedoch
nicht unbedingt zum Krankheitsbild, zumal es in manchen Fällen fehlt.

Die gelbbraun bis bläulichen, langsam aber stetig bis zu Bohnengröße heranwachsenden,
scharf begrenzten Geschwülstchen zeigen keinerlei Neigung zur Rückbildung; sie sind häufig
zu mehreren in Gruppen vereint.

Neben reinen Cutismyomen sind auch wiederholt *Mischgeschwülste* beobachtet worden (Myofibrom, Angiomyofibrom, JADASSOHN u. a.); auch im Zusammenhang mit anderen Erkrankungen wurden myomartige multiple Cutistumoren festgestellt (Acrodermatitis chronica atrophicans; SMILOVICI).

Der *Gewebsaufbau* der Myoblastome war in allen Fällen ein *einheitlicher*, ob es sich nun um multiple oder solitäre, in der Cutis oder in der Subcutis auftretende Geschwülste gehandelt hat. Daher erscheint auch eine grundsätzliche Trennung zwischen solitären und multiplen Dermatomyomen lediglich aus diesem klinischen Gesichtspunkte heraus nicht begründet (SOBOTKA, HAYN), zumal ja auch das Auftreten einzelner weniger Myome (PASINI, KRZYSTALOWICZ u. a.) deutlich von Übergängen zeugt.

Im histologischen Schnitt liegt die myomatöse Neubildung meist in der Cutis selbst, sei es auf diese beschränkt oder auch auf Papillarkörper oder Hypoderm übergreifend. Dem Leiomyom — und nur dieses kommt eigentlich für die Haut in Frage — entspricht eine *Ansammlung glatter Muskelfasern*, die sich in den verschiedensten Richtungen durchkreuzen und besonders bei VAN GIESON-Färbung durch ihre, im Gegensatz zum (roten) kollagenen Gewebe *gelbe* Färbung deutlich hervortreten. Diese Fasern sind in parallelen Reihen zu schmäleren oder breiteren, kürzeren oder längeren Bündeln angeordnet, die wirr durcheinanderlaufen, so daß ein verwickeltes Flechtwerk zustande kommt.

Nicht immer jedoch muß der Aufbau der Muskelbündel ein derartig gleichmäßiger sein. Vereinzelt wurde auf *Lückenbildung* hingewiesen, welche sich in Gestalt schlecht färbbarer Muskelzellen mit vacuolisiertem Protoplasma und *zerfallenden Kernen* sowohl in den Myomherden selbst (WHITE) als auch an einigen in der Umgebung der eigentlichen Myomknoten liegenden, wuchernden Arrectores pilorum feststellen ließ (SOBOTKA). Es handelt sich dabei manchmal auch um weiter vorgeschrittene Veränderungen in Gestalt kleinerer oder größerer rundlicher Lücken, in welchen gelb gefärbte Protoplasmareste noch auf die ursprüngliche Herkunft aus glatten Muskelfasern hinweisen. Die Bedeutung derartiger Veränderungen ist jedoch noch umstritten. GANS hat sie auch bei anderen Wucherungsvorgängen der glatten Muskulatur, z. B. in Begleitung von Lymphangiomen beobachten können.

Die einzelnen Bündel sind zusammengesetzt aus den typisch parallel aneinander gelagerten glatten Muskelzellen, die auf dem Querschnitt die bekannte eigenartige Fältelung zeigen. Die *Verlaufsrichtung* der Muskelfasern in den Bündeln wird durch die *parallele Anordnung* der langen und schmalen, stäbchenförmigen, mehr oder weniger stumpf abgerundeten *Kerne* noch besonders betont; dies jedoch nur im Längsschnitt. Im Querschnitt erscheinen die Kerne abgerundet und unregelmäßig gelagert. Gelegentlich kann man auch an diesen *Kernen eigenartige Veränderungen* feststellen, die in gewisser Hinsicht an die Verhältnisse bei Tieren oder bei Regenerationsvorgängen in der menschlichen Haut erinnern (SOBOTKA). Schon MARSCHALKO hat *Riesenkerne* und direkte Zellteilung (NEUMANN, MOBERG) beschrieben, daneben ab und zu auch eine Karyokinese festgestellt. *Kernveränderungen* im Sinne einer Zerlegung sind besonders ausführlich von SOBOTKA erwähnt. Zuweilen äußerten sie sich nur als feine quere Trennungslinie oder leichte Einschnürung in der Mitte, wodurch eine Art Halbierung des Kernes angedeutet war, zuweilen bereits als völlig getrennte Hälften; vereinzelte Kerne waren auch durch mehrere längs- und quergerichtete Trennungslinien in eine ganze Anzahl von Bruchstücken zerfallen.

Die vielfach verschlungenen Muskelzüge werden meistens von *Bindegewebszügen begleitet*, indem kleinere Muskelbündel durch eine Bindegewebslage in sich abgeschlossen werden; doch läßt sich ein feinfaseriges Bindegewebsnetz häufig auch zwischen den einzelnen Muskelfasern erkennen. Die Dichte dieses Bindegewebsnetzes wechselt; an einzelnen umschriebenen Stellen stärker auftretend, findet es sich für gewöhnlich nur in dem Maße, wie das auch sonst der glatten Muskulatur entspricht. Gelegentlich kann die Beteiligung des Bindegewebes derart reichlich sein, daß man glauben könnte, eine Mischgeschwulst, ein *Myofibrom* oder *Fibromyom* vor sich zu haben. Meist handelt es sich allerdings bei

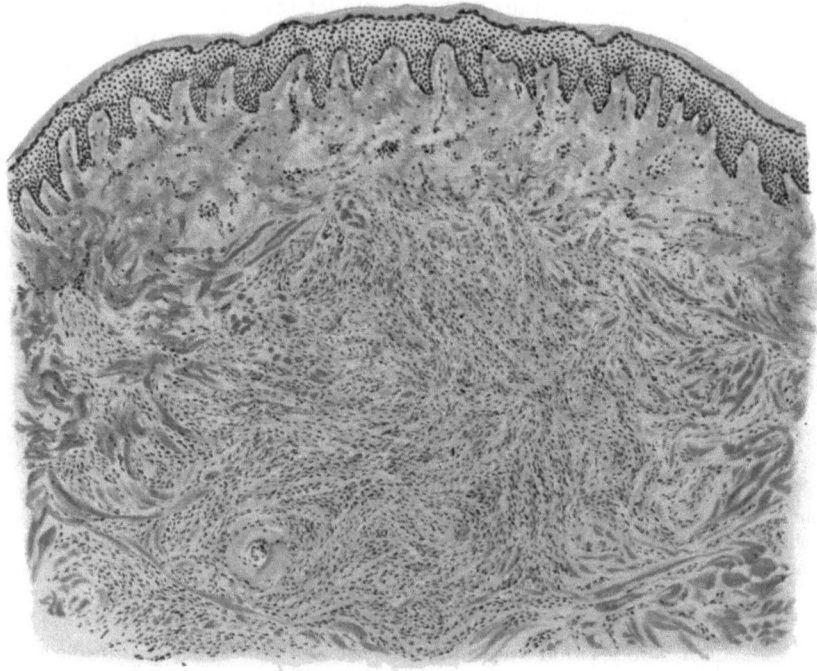

Abb. 260. *Myoma cutis* (♀, 40jähr., Unterarm, Beugeseite). Cutis von unscharf abgesetzten Massen einander unregelmäßig durchflechtender, wechselnd starker Bündel glatter Muskelfasern durchsetzt. Die einzelnen (gelben) Muskelzüge werden von (rosaroten) zarten Bindegewebszügen begleitet. Papillarkörper und Epidermis unverändert. Eisenhämatoxylin-van Gieson. O = 66:1; R = 60:1.

der Verdichtung des Bindegewebes um eine sekundäre Wucherung im Anschluß an den Schwund einzelner Muskelfasern (LIEBER).

Das kollagene Gewebe wird von einem, namentlich in jüngeren Geschwülsten in der Regel gut entwickelten Netz *elastischer Fasern* begleitet; in älteren können diese äußerst spärlich sein oder auch völlig fehlen. Eine eigentliche *Kapselbildung* um die Geschwulst läßt sich bei den multiplen Myomen gewöhnlich *nicht* feststellen, kommt jedoch vor (ORMSBY u. a.). Die myomatösen Massen gehen meist *unregelmäßig in die gesunde Umgebung* über, sei es, daß sie in Gestalt schmaler und langer Bündel in die dichte kollagene Gewebsmasse vordringen, sei es, daß sie selbst als stärkere Ansammlungen hier das Kollagen verdrängt haben. Die *solitären Myome* hingegen sind häufiger, wenn auch durchaus nicht immer, von einem *bindegewebigen Mantel* umschlossen.

Der *Gefäßgehalt* der Myome wechselt; gelegentlich als reichlich, besonders in den Randabschnitten, wird er doch im Myom selbst meist als spärlich angegeben.

Teils verlaufen die Gefäße nur in den Bindegewebsinterstitien (JADASSOHN, NEU-
MANN), teils auch unabhängig von diesen direkt von Muskelmassen umgeben.
Dies gilt sowohl für das eigentliche Corium als auch für das subcutane Fettgewebe,
welches oft von einzelnen Myombündeln durchzogen wird. Gelegentlich kann
man dabei, besonders in den Randabschnitten, aber auch im Myomknoten selbst,
mäßige perivasculäre *lymphocytäre Infiltrate* beobachten, die vielleicht als Ausdruck einer entzündlichen Reizung durch den Druck des Tumors aufzufassen
sind (JADASSOHN).

Großes Interesse hat die Frage der Beteiligung des Nervensystems an den
Myomen gefunden. GRZYBOWSKI berichtet über viele Neuriten in und um die
Leiomyome; schmale marklose Nervenfibrillen waren zu Bündeln vereinigt um
die Gefäße der oberen Cutis anzutreffen, untermischt mit Zügen glatter Muskulatur. Hingegen konnten STOUT, RADERMECKER und VAN BORGAERT keine Veränderungen an dem cutanen nervösen Apparat nachweisen. ORMEA und JOHN
fanden neben einer Wucherung nervöser Fasern eine solche der SCHWANNschen
Kerne. Nach NÖDL handelt es sich um Funktions- und Formabweichungen des
Endnetzes und der zugehörigen intercalären Elemente nicht nur innerhalb der
Geschwulst, sondern auch in ihrer Umgebung, die nicht den Muskelveränderungen
gleichrangig ist, sondern diesen vorausgeht.

An älteren Myomknoten läßt sich der *Ausgangspunkt der Muskelmassen* meist
nicht mehr feststellen; anders jedoch bei jüngeren und hier besonders in den
Randabschnitten bzw. im umgebenden Gewebe. Hier findet man nicht selten
außerhalb des eigentlichen Myoms in der angrenzenden Haut kleine Massen kompakter *Muskulatur*, vor allem um die *Haarfollikel* und *Knäueldrüsen*, und es ist
oft schwer zu entscheiden, ob es sich dabei um kleinste Myome oder um hypertrophische, von den Arrectores pilorum ausgehende Muskelmassen handelt.
Häufig findet man auch in der weiteren Umgebung des eigentlichen Myoms außerordentlich zahlreiche und massige, sowohl nach der Länge als auch der Breite die
Norm bedeutend übertreffende Muskelzüge, die sich in Färbung, Anordnung
der Kerne usw. genau so verhalten, wie die eigentlichen Myomknoten. Ein Zusammenhang zwischen beiden ist daher nicht von der Hand zu weisen, zumal dann
nicht, wenn sich — wie eben nicht sehr selten — derartige umschriebene Muskelmassen nun noch außerhalb der zu den Haaren gehörigen Muskelzüge vorfinden.

Haben wir es in solchen Fällen ganz offenbar mit Geschwülsten zu tun, die
von hyperplastischen Arrectores pilorum abzuleiten sind, so finden wir andererseits
auch Fälle (ORMSBY gab ein Verhältnis von 21:7 an), wo die *Wucherung feinster
Muskelelemente in der Wand kleinster Gefäße* auf einen anderen Ursprung hinweist.
Derartige Geschwülste erscheinen gefäßreicher als die anderen; sie sind von
zahlreichen, regellos verteilten, häufig miteinander anastomosierenden, teils langgestreckten, teils kürzeren, einen deutlichen Endothelbelag tragenden Capillaren
durchzogen. Es läßt sich dabei ein *unmittelbarer Zusammenhang* der längs und
quer verlaufenden Züge glatter Muskulatur *mit der dünnen Wand* dieser Gefäße
feststellen, besonders einleuchtend im VAN GIESON-Präparat. JANSEN sah in
einem seiner Fälle den Zusammenhang mit einer Vene, wie dies schon STOUT für
diese Fälle von Leiomyomen gefordert hatte. Auch in der Umgebung der eigentlichen Myomknoten wird dies noch deutlicher, sei es, daß hier eine solche Wucherung dem Gefäß nur einseitig aufsitzt und ohne Zusammenhang mit dem größeren

Knoten erscheint, sei es, daß ein breiterer Cylinder von Bündeln glatter Muskelfasern ein solches Gefäß umgibt und in die größeren Myome überleitet.

Man kann jedoch auch wesentlich andere Verhältnisse vorfinden, nach welchen
als Ausgangspunkt der Myome *kleine Muskelmassen um Schweißdrüsen* in Frage
kommen. Wenn auch sehr selten, so ist diese Abstammung doch wiederholt behauptet worden. In den meisten Fällen allerdings unter gleichzeitiger Beteiligung der Muskulatur der Gefäße und der Arrectores pilorum. In manchen
Fällen zogen von den Schweißdrüsen deutlich erkennbare Muskelfasern zu den
Muskelbündeln des Myoms hinüber, so daß ein ausgedehnter Zusammenhang
zwischen den die Schweißdrüsen begleitenden Muskelfasern und den Muskelbündeln der Geschwulst angenommen wurde.

Die *übrigen Bestandteile der Haut* werden, wenn überhaupt, nur mittelbar in
Mitleidenschaft gezogen. Reicht die Myommasse in den *Papillarkörper* hinein,
so wird dieser und das Leistensystem der Epidermis mehr oder weniger weit-
gehend abgeflacht. An dieser Veränderung beteiligt sich dann meist auch die
Epidermis selbst in Gestalt mehr oder weniger weitgehender Verdünnung ihrer
Zellschichten. Dabei bleibt das *Epithel* jedoch völlig normal.

Eine *Vermehrung des Pigmentgehaltes der Basalzellen* (JADASSOHN, LUKA-
SIEWICZ, MARSCHALKO) ist wiederholt festgestellt worden, jedoch wohl nicht
so ohne weiteres mit der Geschwulstbildung in Zusammenhang zu bringen.

Bei der vorstehend geschilderten, reinen Form des muskulären Myoms besteht
dessen Hauptmasse aus glatten Muskelzellen und fibrillärem Bindegewebe; ein
Überwiegen des letzteren kann indessen zu Bildern führen, die als *Fibromyome*
bezeichnet werden dürfen. Daneben wurden auch *kavernöse Myome* beobachtet,
welche neben glatten Muskelzellen reichliche Blutgefäße in kavernösem Aufbau
enthielten. Beide Formen kommen gelegentlich nebeneinander vor (*Myoma
teleangiectodes*, VIRCHOW).

Hamartome. Gelegentlich kann einzelnen Myomen — namentlich dort, wo
sie unabhängig von den Muskellagern der Haut entstehen — ein *gemischter Naevus*
zugrunde liegen, welcher außer seinen anderen Bestandteilen ein dichtes Geflecht
glatter Muskelfasern enthält. Diese Gebilde können aus kleinen *Angiomen* durch
übermäßige Entwicklung der Muskulatur sowohl der Blutgefäß- (VIRCHOW,
BABES), wie auch der Lymphgefäßwand entstehen (*Lymphangiomyofibrom*, KEY;
Lymphangiofibromyom, JESIONEK und WERNER). Sehr selten sind in der Subcutis gelegene Myome, wie das *Angiomyofibroma subcutaneum,* von dem wir nur
einen eigenen Fall beobachten konnten, der diese Bezeichnung verdient. Vielleicht
handelt es sich um Glomustumoren (SCHUMACHER).

Rhabdomyome

der Haut sind, wenn ihr Vorkommen überhaupt anerkannt werden darf, *außerordentlich selten*. Die mimischen, quergestreiften Muskelfasern des Gesichts,
des behaarten Kopfes und des Halses, welche bekanntlich in die Haut ausstrahlen,
geben nicht zur Geschwulstbildung Anlaß (UNNA). Diese Feststellung muß auch
heute noch als zu Recht bestehend anerkannt werden, denn in den beiden gleich
zu besprechenden Fällen, wo *quergestreifte Muskulatur* in *geschwulstartiger Anordnung* in der Haut angetroffen wurde, handelt es sich eigentlich nicht um

echte Myome. CÁRDENAS glaubt, daß die Rhabdomyome doch nicht so selten seien, vielmehr mit Sarkomen verwechselt würden (s. unten bei Rhabdomyosarkome).

RETTERER fand in 2 „Atheromen" einen Aufbau aus Zellen von der Struktur gestreifter Muskelfasern. Er führt diese Gebilde auf eine ererbte Anlage embryonaler Reste der Entwicklung des *Platysma* zurück, die jahrelang latent bleiben können, um dann, durch irgendwelche Ursachen ausgelöst, mit einer Wucherung der Muskelfasern bemerkbar zu werden. Allerdings hat er seine Diagnose auf Grund weiterer Untersuchungen nicht aufrechterhalten können und auch die Abstammung von epikraniellen Muskeln trotz des diesen entsprechenden längs- und quergestreiften Aussehens ablehnen müssen.

Hamartome. Auf eine angeborene Mißbildung darf man den „*Naevus mit quergestreiften Arrectores pilorum*" zurückführen, den POLLAND beobachtete. Hier fand sich unter einer im großen ganzen normalen Epidermis in der Cutis ein ziemlich zellreiches Bindegewebe, ferner Lanugohaare mit gut entwickelten Talgdrüsen und auffallend starken *Arrectores pilorum,* an denen eine wohl ausgeprägte *Querstreifung* zu erkennen gewesen sein soll. Glatte Muskulatur wurde nicht festgestellt. Der Naevus saß am Kinn eines 18jährigen Mädchens.

Granularzellenmyoblastom.

Myoblastenmyom (ABRIKOSSOFF).

Als Granularzellenmyoblastom, Myoblastenmyom, uniformes Myoblastom (HOWE und WARREN), Granularzellentumoren ohne Fett (COLE und LUND), Granularzellen-Neurofibrom (FUST und CUSTER), Myoblastom, granuläre falsche Neurome (RATZENHOFER) sind solitäre, nur selten multiple gutartige Tumoren bezeichnet worden, die nach MONTGOMERY gewöhnlich 0,5—2 cm, manchmal auch bis zu 30 cm Durchmesser haben. Häufig finden sie sich an der Zunge, dann in der Haut und Unterhaut, aber auch überall sonst im Organismus. Sie sind gar nicht so selten, wie manchmal angenommen wird: Über 300 Fälle konnte MONTGOMERY bis Anfang 1950 aus der Literatur und eigenem Material sammeln. Im 3.—5. Lebensjahrzehnt sollen diese Tumoren am häufigsten, und zwar mehr bei Negern als bei anderen vorkommen.

Histologisch handelt es sich nach MONTGOMERY gewöhnlich um einen umschriebenen Tumor, der aus großen unregelmäßigen ovalen oder auch polygonalen Zellen besteht, meist mit einem Kern. Dieser liegt in der Mitte. Er unterscheidet sich nicht von denen der Histiocyten, Fibroblasten oder SCHWANNschen Zellen. Mehrkernige Elemente entstehen wahrscheinlich durch Vereinigung zu einem cylinderförmigen Syncytium. Die Granulierung kann recht unterschiedlich sein. Manchmal ist sie fein und gleichmäßig über den Zelleib verteilt, manchmal bildet sie kleine amorphe Kugeln, die nach BANGLE ein Lipoprotein enthalten sollen. Das schaumzellenartige Aussehen läßt an Xanthome denken, das übliche Fett läßt sich aber nicht nachweisen. LAUCHE sah allerdings feine Fetttröpfchen, RATZENHOFER zart gelbliche Anfärbung der Granula mit Sudan III, Blaufärbung mit Nilblausulfat, metachromatisch rosenrote Färbung im Thionineinschlußverfahren, die im Gegensatz zu den vorher erwähnten sich durch Alkohol vollständig aufheben läßt. Sie haben also eine Lipoideiweißnatur (FEYRTER, WEGELIN, RATZENHOFER), wie auch bestimmte nervöse Elemente. Glykogen ließ sich nicht nachweisen.

Im Stroma der Tumoren fanden sich reichlich Fibroblasten, Histiocyten, Mast- und Plasmazellen. Besondere Beachtung hat mit Recht die Wucherung der Epidermis, besonders bei solchen Tumoren in der Zunge (EICKHOFF), gefunden, die an ein Spinalzellencarcinom denken lassen kann. Sie wird von FEYRTER auf einen Anreiz des Nervengewebes zurückgeführt, von RATZENHOFER mit der biologischen Induktion in Beziehung gesetzt.

Differentialdiagnostisch ist die Abgrenzung gegenüber histiocytären Granulomen und Tumoren leicht: Der Nachweis von gespeicherten Substanzen gelingt nicht. Schwieriger dagegen ist die Abgrenzung gegenüber bösartigen Formen, die von manchen als Rhabdomyosarkom, als malignes Rhabdomyom oder auch als pleomorphe Sarkome bezeichnet und als Myxosarkome, Fibromyxosarkome und Fibrosarkome fehldiagnostiziert werden (JÖNSSON, MONTGOMERY). Dabei bezeichnet MONTGOMERY als Rhabdomyosarkome Tumoren mit streifen- und racketartigen Zellen, in denen sich bei entsprechender Methodik Myofibrillen und Querstreifung nachweisen lassen. Riesenzellen hatten solche Vacuolen, daß sie

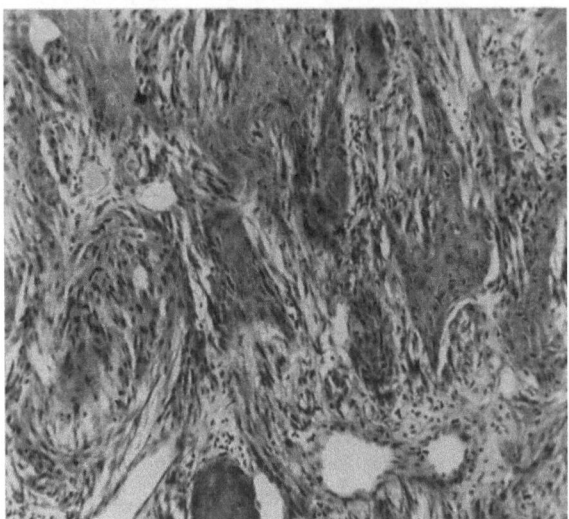

Abb. 261. Epidermis über Granularzellenmyoblastom mit deutlicher Wucherung. Der gleiche Fall wie Abb. 262. Links unten erkennt man eine Naevuskörperchen-ähnliche Anordnung der Tumorzellen. Hämatoxylin-Eosin. Vergr. 80mal.

wie Spinnweben aussahen (STOUT). Die Zahl der Mitosen schwankte je nach der Malignität. Überwiegen die Spindelzellen, wird manchmal die Diagnose Fibrosarkom gestellt. Die Schwierigkeit liegt darin, daß keine Einigkeit über die Herkunft der Granularzellenmyoblastome (siehe unten) und daher auch keine bezüglich der Benennung der Entartungen besteht. BANGLE hält das „pleomorphe Myoblastom" (HOWE und WARREN) mit der Gruppe IV von ABRIKOSSOFF, den malignen Myoblastomen, identisch. Dieser letzte hatte aber davon keinen eigenen Fall gesehen, sondern diese Einteilung auf Grund einer Beschreibung von v. MEYENBURG aufgestellt. Ross, MILLER und FOOT fanden in der Literatur nur vier wirklich überzeugende Fälle, denen sie allerdings drei eigene hinzufügen konnten. MURPHY, DOCKERTY und BRODERS fanden beim pleomorphen Granularzellenmyoblastom zwar die Granularzellen des einfachen Myoblastoms mit mehr Granula und schärferen Zellgrenzen, daneben aber Spindelzellen mit granulärem Plasma und ein oder mehreren zentralen Kernen. Spindelzellen und Granularzellen zeigten Mitosen. Sie unterscheiden ein uniformes und ein pleomorphes Myoblastom. Von beiden kann eine maligne Entartung vorkommen.

Bei Mischtumoren ist selbstverständlich nur eine mikroskopische Untersuchung in der Lage, das Vorhandensein von Muskelfasern, seien es nun glatte oder quergestreifte, nachzuweisen. Dieses gilt aber schließlich für alle klinisch in einer Form erscheinenden Gebilde, welche an myomatöse Veränderungen zu denken zwingt (Syringome, Keloide usw.). Der im allgemeinen gutartige Verlauf drängt selten zu differentialdiagnostischen Überlegungen über die *Bösartigkeit* eines einzelnen Falles. Daß derartiges gelegentlich jedoch vorkommen kann, beweist die Mitteilung von ZIELER (HAYN), wo sich bei einer alten Frau aus einer warzenartigen Erhebung eine Geschwulst entwickelte, die in den Randabschnitten rein myomatös gebaut war, während nach der Mitte hin eine Art von unmittelbarem *Übergang von Muskelfasern in sarkomartige Zellen zu beobachten* war. Die Kerne der Muskelzellen waren hier kürzer und dicker, teils oval und kugelig oder ganz unregelmäßig. Der zunächst noch spindelförmige Zelleib nahm an Masse erheblich zu, so daß zum Schluß keine Ähnlichkeit mit Muskelzellen mehr bestand. Nicht selten waren Riesenkerne, Mitosen und vielkernige Zellen zu sehen. Da in den lockeren, von Hämorrhagien durchsetzten mittleren Abschnitten bindegewebige Zwischensubstanz kaum, oder, wenn überhaupt, dann nur hyalin entartet vor-

handen war, da sich ferner an einzelnen Stellen ein zerstörender Einbruch der Geschwulstmassen in die hyalinisierten Gefäße beobachten ließ, bezeichnete ZIELER die Geschwulst als *malignes Myom*, LUBARSCH als *Myosarkom*.

Pathogenese. Die Leiomyome werden von der Gefäßmuskulatur und der des Haarbalges hergeleitet. In einer Reihe von Fällen konnte im histologischen Bild ein Zusammenhang demonstriert werden. Wieweit Muskelzellen der Schweißdrüsen als Ausgangspunkt auch noch heute herangezogen werden dürfen, erscheint fraglich. Neuerdings wird eine neurogene Herkunft erörtert (s. unten).

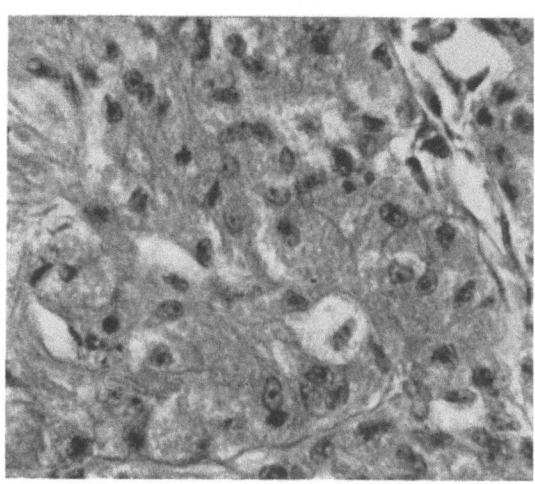

Abb. 262. Granularzellenmyoblastom (♀, 19jähr., Achsel). Hämatoxylin-Eosin. Vergr. 125mal.

Im allgemeinen hat man naturgemäß die Entstehung der Cutismyome auf eine *Fehlanlage* zurückgeführt (Keimversprengung: DARIER, BABES, HULDSCHINSKY, SOBOTKA, UNNA u. a.).

Die *Herkunft der Granularzellenmyoblastome* ist noch umstritten, wie schon die Benennung zeigt. Manche halten sie für undifferenzierte Muskelzellen, eventuell ausgehend von Fehlanlagen (KLINGE). Die Verwandtschaft mit den Muskelzellen sehen sie durch die enge Nachbarschaft mit quergestreifter und auch glatter Muskulatur als gegeben an, sowie auch durch das Vorkommen ähnlicher Elemente in Leiomyomen (s. oben). Andere halten die granulierten Zellen für eiweißspeichernd und leiten sie von den Histiocyten ab (MURPHY, DOCKERTY und BRODERS, LEROUX und DELARUE, TUTA und SCHMIDT), wieder andere sehen in ihnen, so vor allem FEYRTER, wie dieser auch in den Leiomyomen, Geschwülste neuraler Herkunft. In diesem Sinne sprechen die an einem Material von 52 Fällen erhobenen Befunde von FUST und CUSTER und die an 43 Tumoren erhobenen von BANGLE. Diese Autoren sahen Granularzellen um Achsencylinderbündel geordnet, und an der Peripherie der Tumoren Abschnitte, die nervöse Elemente nachahmten (*Corpuscules* in einem eigenen Präparat). MONTGOMERY und Mitarbeiter konnten diese Befunde im Gegensatz zu andern nicht bestätigen. RATZENHOFER sieht in dem Einwachsen in die Venenwand eine Wucherung intramuraler nervöser Elemente und erklärt ähnlich den „scheinbaren" Übergang von Granularzellen in Muskelzellen.

Neuroblastoma, Ganglioblastoma cutis.

Die verschiedenen, als Neuroma gangliocellulare (Ganglioneurom), Neuroma fibrillare myelinicum und amyelinicum in der allgemeinen Pathologie bekannten

Geschwulstformen sind an und für sich schon sehr selten, ja die Bezeichnung des Neuroma fibrillare als eines echten Neuroms wird von einem Teil der Pathologen (RIBBERT, OBERNDORFER, BENEKE) schon aus theoretischen Gründen abgelehnt. Während *Ganglioneurome* wiederholt und ausführlich beschrieben sind, ist *ein* aus Nervenfasern bestehendes *echtes Neurom* in der Literatur eine außerordentliche Seltenheit. Alle früher als Neuroma fibrillare myelinicum beschriebenen Geschwülste (GÜNZBURG, WEDEL und FÜHRER u. a.) verdienen als *Amputationsneurome* diese Bezeichnung nicht; das gleiche gilt für alle jene seit VIRCHOW beschriebenen und auch von UNNA erwähnten Geschwülste dieser Art, die sich histologisch durch ihre verschiedene Struktur (Fibrome, Fibromyxome, Lipome, Leiomyome, Angiome u. a.) weitgehendst unterscheiden, wobei neuerdings den Leiomyomen wiederum eine nervöse Herkunft zugeschrieben bzw. der enge Zusammenhang mit nervösen Veränderungen betont wird. Mit einem gewissen Recht könnten hier auch die Glomustumoren (s. S. 479) angeführt werden, vielleicht identisch mit den früher an dieser Stelle erwähnten *Tubercula dolorosa*.

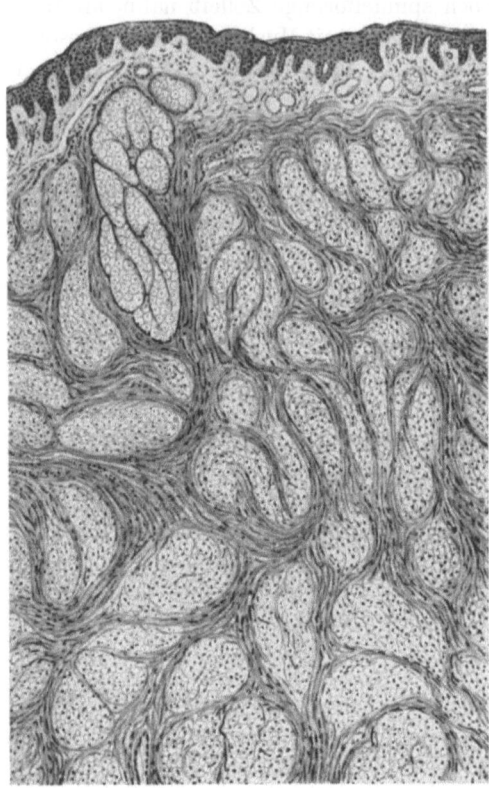

Abb. 263. *Hautneurom*, unausgereift. In der Cutis gleichmäßige, aus einem faserigen, an Nervensubstanz erinnernden Gewebe aufgebaute Herde. Stratum papillare und subpapillare nicht beteiligt. Hier stark erweiterte Gefäße. Links oben Talgdrüsenläppchen. O = 30:1; R = 30:1. (Sammlung KYRLE.)

Ausgereifte Formen echter Nerventumoren der Haut sind an und für sich schon nur sehr wenig bekannt (KNAUSS, KREDEL-BENEKE). Es waren dies in histologischer Hinsicht durchaus *verschiedenartig gebaute Geschwülste*, die aus rundlichen Ganglienzellen und hauptsächlich marklosen Nervenfasern bestanden; das heißt also, *Ganglioneurome*, als deren Ausgangspunkt das sympathische Geflecht der Hautgefäße angesehen wurde. Es handelte sich stets um *subcutane Ganglioneurome*, die erst beim Heranwachsen sekundär die Haut in Mitleidenschaft gezogen hatten (HAGENBACH).

Die von MONTGOMERY und O'LEARY als Ganglioneurome bezeichneten Gebilde haben wir bereits erwähnt (s. S. 432). Sie werden von anderen als multizentrische Reticulohistiocytosis aufgefaßt. Da sich in den Fällen von MONTGOMERY und O'LEARY NISSL-Schollen nachweisen ließen, außerdem in den Präparaten, wovon wir uns überzeugen konnten, tatsächlich Zellen die Struktur von Ganglien haben, gehören diese Fälle wahrscheinlich hierher.

Erwähnt seien hier die von PRICHARD und CUSTER als „Pacinian Neurofibroma" bezeichneten Tumoren der Haut, welche die PACINIschen Körperchen nachahmten, zugleich aber eine auffallende Ähnlichkeit mit den „Corpuscules" der Naevi pigmentosi hatten (s. dort).

Unausgereifte Neurome sind dem Dermatologen vor allem von der v. RECKLING-HAUSENschen Krankheit her bekannt, bei welcher wir ja neben reinen Neurofibromen und Mischgeschwülsten im Sinne von Neurinofibromen oder Fibroneurinomen auch *reine Neurinome* (VEROCAY) kennengelernt haben, wenn diese letzteren auch bei weitem am seltensten zu sein scheinen. Ein schönes Beispiel einer echten multiplen *Neurinomatose* stellt eine Beobachtung von KIRCH dar. Isolierte Neurinome sind vereinzelt beobachtet (ALDERSON, JADASSOHN); sie wurden klinisch vielfach als Cutis verticis gyrata angesprochen.

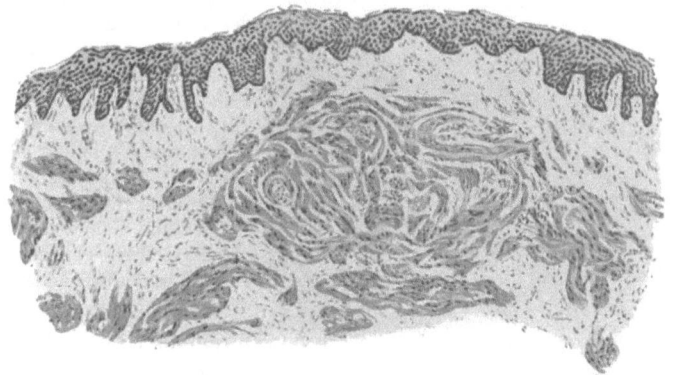

Abb. 264. *Rankenneurom des Augenlides.* (Sammlung FROBOESE.)

Bei einem *unausgereiften Neurinom* von KYRLE handelte es sich um einen 23jährigen Mann, welcher in der Retroauriculargegend eine Ansammlung von kaum stecknadelkopf- bis linsengroßen, derb elastischen, eigenartig durchscheinenden, braungelben Knötchen aufwies, die zu einem etwa handtellergroßen Herde zusammengeflossen waren, in dessen Umgebung sich außerdem noch einzelne isolierte Knötchen fanden. Angeblich bestand die Veränderung erst seit 6 Monaten.

Histologisch fand sich die Geschwulst — von der normalen Epidermis durch den erhaltenen Papillarkörper getrennt — im cutanen Gewebe; sie reichte nirgends tiefer als bis zu den Schweißdrüsen hinab. Bei den *jüngsten Knötchen* ließ sich eine auffallende *Beziehung zu den Haarfollikeln* insoweit erkennen, als sie der Follikelwand, und zwar deren unterstem Abschnitt, unmittelbar anlagen. An einzelnen Stellen konnte KYRLE den Übergang kleiner Hautnerven in die Geschwulstknoten feststellen.

In den *voll entwickelten Knoten* war das Bindegewebe diffus von den Geschwulstmassen durchsetzt, die nicht mehr scharf gegen die Umgebung abgegrenzt schienen, sondern in einzelnen Strängen weit ins Gesunde hineinreichten. Das zwischengelagerte Bindegewebe war der Atrophie verfallen, so daß die einzelnen Knoten einander vielfach berührten. Die *Tumormasse* bestand aus einem, in unregelmäßig sich kreuzenden Bündeln angeordneten faserigen, kernarmen Gewebe, das durch „die Form der Fibrillen und die Art, wie die einzelnen Elemente miteinander in Verbindung treten, ... auf den ersten Blick an die Struktur des Nervengewebes erinnerte", wobei jedoch voll entwickelte bis zur physiologischen Höhe ausdifferenzierte Nervenelemente mit Sicherheit nicht festgestellt werden konnten (KYRLE).

Diese Geschwülste entsprechen genetisch durchaus jenen von der v. RECKLING-
HAUSENschen Krankheit her bekannten Formen. Als *Muttergewebe* kommt nur der
Neurocyt in Frage; sei es, daß er
sich noch in völlig undifferenzier-
tem Zustande befunden, sei es,
daß er bereits bis zur SCHWANN-
schen Zelle entwickelt war.

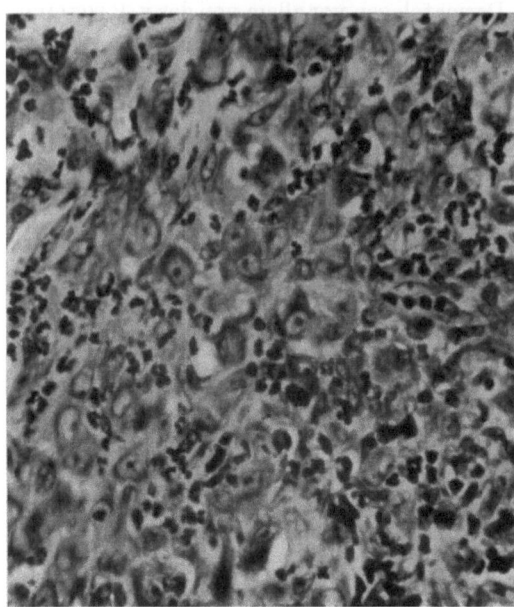

In dem einzigen mir persönlich —
klinisch und histologisch — bekanntgewordenen Falle eines echten, *aus
markhaltigen Nervenfasern bestehenden, ganglienzellenlosen Neuroms* (Fall
der Heidelberger Augenklinik, von
WAGENMANN bzw. FROBOESE beschrieben) handelte es sich um einen
12jährigen Knaben, bei welchem vom
2. Lebensjahre an Wucherungen am
Vorderrand der Zunge in Gestalt von
etwa 50 stecknadelkopf- bis hanfkorngroßen, grauen, meist papulösen
Warzen und Gebilden auftraten; zu
diesen gesellten sich später noch einige
an den Rändern der Augenlider hinzu.

Abb. 265. Ganglioneurom. Man erkennt deutlich die Ganglienzellen mit bläschenförmigem Kern und zipfeligem Zelleib. Thionin.
Vergr. 320mal. (Sammlung H. MONTGOMERY.)

Histologisch entpuppten sich
diese als *ein stark gewundenes
Rankenneurom*, dessen einzelne
umschriebene Herde von einer
bindegewebigen Scheide umgeben waren. Nach der Oberfläche zu entsprachen den
klinisch sichtbaren Papeln kolbige Verdickungen, sowohl in Form von tatsächlichen
Endkolben, als auch von stark winkelig gebo-
genen Knien, welche von unten her gegen das
Epithel vordrangen und die Organoberfläche
ausbuchteten, so daß die Epithelschicht und
der Papillarkörper verstrichen waren. Die Geschwulst war *fast ausschließlich aus spezifisch
nervösem Gewebe* aufgebaut. Sie bestand aus
sich teilweise stark durchflechtenden markhaltigen, vielleicht auch einigen marklosen,
wohl ausgebildeten Nervenfasern, neben denen sich lediglich eine leichte Vermehrung der
SCHWANNschen Kerne und verschwindend
wenige endoneurale Bindegewebsfasern nachweisen ließen (s. Abb. 266). Ganglienzellen
oder andere Zellformen außer den SCHWANN-
schen waren nicht nachzuweisen (FROBOESE).

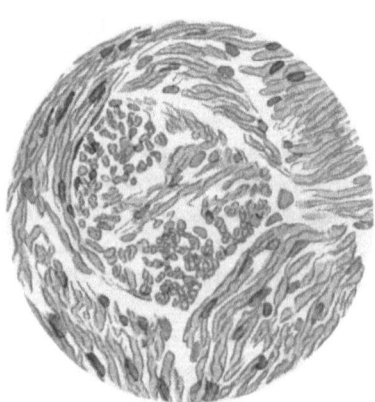

Abb. 266. Teil aus Abb. 264 bei starker
Vergrößerung. (Sammlung FROBOESE.)

Echte *Neurome* beschreibt NÖDL beim *Xeroderma pigmentosum* auf Grund des Ausfalles
der Thionin-Weinsteinsäure-Einschlußfärbung (FEYRTER) und der BIELSCHOWSKY-Silber-
carbonat-Methode (JABONERO). Es handelte sich um in der Cutis gelegene Tumoren mit langgestreckten faserartigen leicht oxyphilen, in der VAN GIESON-Färbung gelblichen Zellen mit
reichlich Kernen. Es entwickelten sich in diesen Geschwülsten nach der Beobachtung von
NÖDL Neuriten. An der Neubildung beteiligten sich „nicht allein cerebrospinale und vegetative
Nerven, sondern auch die vegetativen Endformationen".

Glomustumoren.

(*Arterielles Angiomyoneurom* MASSON.)

Bei den Glomustumoren handelt es sich um Fehlentwicklungen der *Glomus-körperchen.* Diese — vielleicht schon GALEN bekannt — wurden durch die Arbeiten von HOYER, GROSSER, VASTARINI CRESI, S. v. SCHUMACHER und besonders MASSON in ihrer Bedeutung verstanden. Sie befinden sich hauptsächlich an den Fingerbeeren, kommen aber auch am übrigen Körper vor.

Ihr *histologischer* Aufbau stellt einen arteriovenösen Kurzschluß mit besonderer Beteiligung von Muskulatur und vor allem Nervengewebe dar, so daß wir sie als nervöse Endorgane, vielleicht zur Regelung von Capillardruck und Temperatur ansehen und mit dem Glomus coccygeum (MASSON) vergleichen dürfen. Der Seitenast einer Hauptarterie führt dem Glomus Blut zu und teilt sich in 2—6 Vasa afferentia (SUCQUET-HOYER-Kanal) von besonderem Bau, die dann über Vasa efferentia das Blut unmittelbar an Venen weitergeben. Den Vasa afferentia fehlt die Elastica, sie sind im Schnitt meist kollabiert. Die Wand ist außerordentlich dick. Ihr Endothel besteht aus großen platten oder kubischen Endothelien mit reichlich homogenem stark färbbarem Protoplasma. Die Kerne sind groß und chromatinreich. Sie haben eine Netzstruktur. Nach außen folgen dann 4—5 Schichten spindelförmiger Zellen in etwa zirkulärer Anordnung, getrennt durch feine Bindegewebsfasern. Die Zellen sind kurz, dick mit eiförmigem Kern. Sie enthalten Myofibrillen an der Peripherie ihres schlecht anfärbbaren Plasmas, und zwar in den inneren Lagen zahlreicher als in den äußeren. Während diese Muskelzellen etwa die Hälfte der Wand aus-

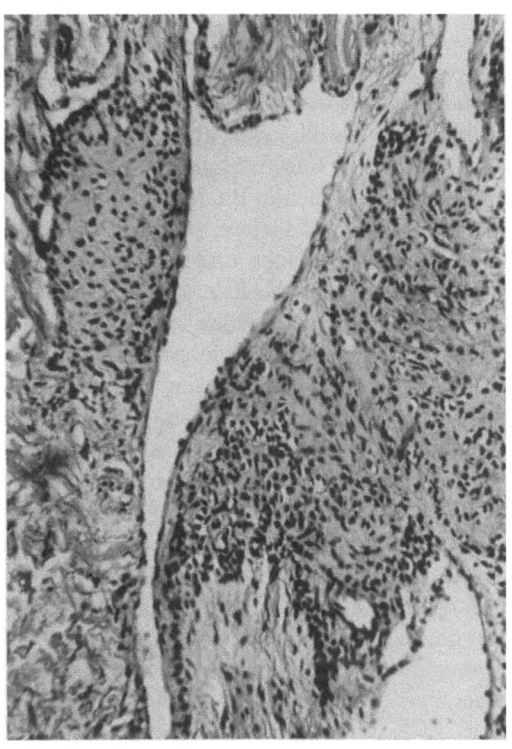

Abb. 267. Glomustumor. Weites Gefäß. Links oben an der Gefäßwand auf einer Lage sehr schmalen Endothels Zellen, die an Epitheloid- oder auch an Muskelzellen erinnern, am unteren Pol Zellen mit sehr stark basophilem, sehr gleichmäßigem Kern, die der genannten Endothelschicht unmittelbar, hier einschichtig, aufliegen. (♂, 35jähr., Oberarm, Beugeseite). Hämatoxylin-Eosin. O = 80:1.

machen, liegen nach außen epitheloidartige, auch an Naevuszellen erinnernde Elemente mit ganglienartigen Protoplasmafortsätzen. Diese letzten können sich zu Bündeln vereinen, welche die Gefäße zirkulär umgeben und von MASSON als marklose Nervenbündel angesehen werden. PAUTRIER und DISS halten die zuletzt erwähnten Zellen für SCHWANNsche, FEYRTER für neurogene Nebenzellen, andere für junge Muskelelemente. Der Glomus erhält sensible und motorische Nervenfasern, und zwar von dem Nervengeflecht der Haut und von den Gefäßen (MASSON). Er liegt entweder in der Nachbarschaft der Schweißdrüsen oder unmittelbar unter der Epidermis (HOPF).

Die *Glomustumoren* sind meist kleine solitäre, seltener multiple und dann oft schmerzlose (EYSTER und MONTGOMERY) Gebilde von bläulicher Farbe. Ihr wichtigstes Kennzeichen ist ihre Druckschmerzhaftigkeit, doch werden auch spontane Schmerzanfälle beobachtet. Auch scheinen sie andere Symptome, wie Muskel- und Hautatrophien, zu veranlassen. Die bläuliche Farbe kann klinisch zu Verwechslungen mit Melanomen führen.

Lokalisiert sind die Glomustumoren meist an den Fingerspitzen bzw. im Nagelbett.

Histologisch handelt es sich oft — durchaus nicht immer — um gut abgekapselte Tumoren, die so gefäßreich sein können, daß sie als Angiome verkannt werden. Andererseits können die Gefäße in den Hintergrund treten und statt dessen Ansammlungen der eigentümlichen, epitheloiden Glomuszellen von polyedrischer Form, sehr chromatinreichem Kern, eosinophilem Plasma und ohne scharfe Zellgrenzen vorherrschen. Die Gefäße setzen sich zusammen aus Konvoluten von solchen *ohne* anatomische Besonderheiten mit nachweisbarer Elastica, von anderen vom Aufbau des SUCQUET-HOYER-Kanals und schließlich von solchen, bei denen das Lumen unmittelbar von den erwähnten Glomuszellen umgeben wird. EYSTER und MONTGOMERY fanden in Serienschnitten venöse Gefäße am epidermalen Pol der Geschwulst. Neurofibrillen können sich durch Silberimprägnation nachweisen lassen, aber auch fehlen. Sie treten oft unmittelbar mit den an den SUCQUET-HOYER-Kanal erinnernden Abschnitten in Berührung. Das umgebende Bindegewebe kann hyalin oder schleimig degeneriert sein. Schließlich kommen in den Glomustumoren sensible Endkörperchen vor (MASSON, GAY PRIETO, GLOGGENGIESSER und THIES). SUNDER-PLASSMANN fand die Glomuszellen neurofibrillär differenziert. In einem eingehend bearbeiteten Fall von NÖDL fand er keinen direkten Plasma-Kontakt zwischen dem Nervenendnetz und den epitheloiden Zellen.

Differentialdiagnostisch sind die Glomustumoren, besonders die multipel auftretenden (NÖDL), vor allem gegenüber Hämangiomen und außerdem den „capillären Lymphangiomen" abzugrenzen. Bei diesen fehlen naturgemäß die Glomuszellen. Glomustumoren können aber auch Cylindrome nachahmen [Glomustumoren mit den Alluren eines Cylindroms (DUPONT)]. Druckschmerzhaftigkeit allein kann auch bei anderen Tumoren vorkommen (STOUT). Histologisch dürfte jedoch von diesen ernstlich nur das *Ekkrine Spiradenom* differentialdiagnostisch in Frage kommen. In den Fällen vom Typ A (s. S. 298) ist die Differentialdiagnose durch das Fehlen sämtlicher Charakteristika des Glomustumors gegeben. Bei den Typen B und C ist eine Abtrennung schwieriger, wenn überhaupt möglich. Wie auch KERSTING und HELWIG annehmen, sind Fälle ·von Ekkrinem Spiradenom als Glomustumoren bezeichnet worden. Gerade für diese Fälle scheint eine Herkunft von ekkrinen Schweißdrüsenendstücken noch nicht endgültig bewiesen und daher die Benennung mehr eine Ermessensfrage.

Pathogenetisch handelt es sich wohl um aus Fehlanlagen der Glomuskörperchen oder deren Fehlentscheidung hervorgehende gutartige Tumoren. Inwieweit Traumen eine Rolle spielen, ist noch ungeklärt. Besonders die multiplen Glomustumoren sind nach NÖDL mit anderen Mißbildungen kombiniert beobachtet worden.

4. Sarkome.

Unter der Bezeichnung „Sarkome oder Sarkoide der Haut" finden wir in der Literatur klinisch, histologisch und insbesondere auch ätiologisch verschiedenartigste Veränderungen zusammengefaßt. Bei einem Teil der niedergelegten Befunde ist eine einwandfreie sichere Bewertung überhaupt unmöglich; sie würden nicht nur zu Irrtümern Anlaß geben, sondern auch bei der Einordnung unter dem an und für sich einfachen Begriff des Sarkoms erhebliche Schwierigkeiten machen. Daher müssen sie ganz beiseite gelassen werden.

Wir bezeichnen im Anschluß an die allgemeine Pathologie als *Sarkome* nur jene Blastome ,,die aus irgendeiner Form der eigentlichen *Bindesubstanz* hervorgehen, und bei denen der vorwiegende Bestandteil durch *Zellen* dargestellt ist, während die Bildung von *Intercellularsubstanz* sich sowohl quantitativ als auch qualitativ mehr oder weniger unvollkommen erweist'' (BORST). Dabei kann man *Sarkome von niederer Gewebsreife*, die durch ihre Malignität, durch das infiltrierende und destruierende Wachstum, durch Rezidiv- und Metastasenneigung besonders gekennzeichnet sind, von gewissen, besser differenzierten ,,*höher entwickelten Sarkomen*'' unterscheiden, bei denen eine, wenn auch unvollkommene, so doch geweblich ausgesprochener gekennzeichnete Intercellularsubstanz vorhanden ist. Diese letzten, meist gutartigen Formen, stellen also gewissermaßen einen Übergang dar zu den reifen, gutartigen Bindesubstanzgeschwülsten, soweit diese zu sarkomatöser Umwandlung neigen (*fibroplastische, myxoplastische, angioplastische Sarkome* usw.). Bei den *Liposarkomen* unterscheidet STOUT eine weniger maligne, embryonales Fett nachahmende Gruppe von drei anderen weniger differenzierten, die entweder atypisches gewöhnliches, atypisches braunes Fett oder beide nachahmen, wobei die zweiten Bildungen rundliche Lipoblasten enthalten. Den von RÖSSLE als *Retothelsarkome* bezeichneten *Reticulumzellsarkomen* ist ein besonderer Abschnitt gewidmet. Hier wird auch ihre Stellung zu den Hämoblastosen besprochen.

Über *Endotheliome* und *Peritheliome*, die BORST zu den angioplastischen Sarkomen rechnete, siehe Anhang: Besondere Bindegewebsgeschwülste.

Eine kurze einführende Stellungnahme ist noch gegenüber den sog. ,,*sarkoiden Geschwülsten*'' erforderlich. Kaum ein anderer Begriff in der Dermatologie hat im Laufe der Zeit stärkere Umwandlungen erlitten. KAPOSI verstand darunter anfangs die Mycosis fungoides, die Leukämie und Pseudoleukämie der Haut, das melanotische und das multiple idiopathische Sarkom, Krankheitsbilder, zu denen später noch unter der Bezeichnung ,,Sarcomatosis cutis'' Veränderungen von — wie wir heute wissen — verschiedenartigster Genese hinzugesellt worden sind. Dies wird nur aus dem Gesichtspunkt heraus verständlich, daß der schwierigen Klassifizierung zuliebe, klinisch ähnliche Krankheitsbilder zu einer Zeit zusammengefaßt werden mußten, wo sowohl der Gewebsaufbau als auch die Ätiologie noch nicht hinreichend geklärt waren.

Bekanntlich werden die Leukosen der Haut (Leukämien, Pseudoleukämien u. ä.), gewöhnlich Primärerkrankungen des hämatopoetischen Apparates, heute ebenfalls von vielen zu den Tumoren der Haut gezählt. Die Sarkoidosis (benignes Miliarlupoid BOECK) sowie die DARIER-ROUSSYschen subcutanen Sarkoide werden zu den entzündlich-reaktiven Reticulosen gerechnet, ferner die Mycosis fungoides und das Lymphogranulom, seit PALTAUF und STERNBERG als infektiöse Granulome betrachtet, werden heute aber vielfach wieder als Tumoren angesehen. Von den echten Sarkomen abzutrennen ist ferner das multiple idiopathische hämorrhagische Sarkom (KAPOSI), Acrosarcoma multiplex cutaneum teleangiectodes (UNNA), dessen Stellung noch durchaus ungeklärt erscheint, so daß wir es weiterhin abseits gestellt haben. Aber auch die unter dem Namen ,,Sarcomatosis cutis'' von SPIEGLER, POLLAND und JOSEPH veröffentlichten Fälle verdienen diese Bezeichnung wohl nicht. Die SPIEGLERschen Fälle gehören zum Teil zur Mycosis fungoides, zu den vascularisierten Fibromen (PALTAUF) und zu der Lymphadenosis cutis benigna (s. dort). FRIEBOES erkannte die POLLANDschen Fälle als tuberkulöse Granulationsgewebe (Lupus pernio) und man muß sich dieser Auffassung, soweit man auf Grund der Abbildungen urteilen darf, anschließen. Für die Beobachtung JOSEPHS konnte FRIEBOES, soweit das überhaupt möglich ist, den Nachweis führen, daß es sich um eine Lymphogranulomatose gehandelt hat.

Aber auch andere Beobachtungen liegen vor, die meines Erachtens nicht zu den echten Sarkomen gehören, sondern — wenigstens scheint mir das für den ersten dieser E. VOLLMER-schen Fälle sicher — als juxtaartikuläre Knotenbildungen im Sinne der besonders von STEINER, JESSNER u. a. beschriebenen Veränderungen aufzufassen sind.

Die *klinische Einteilung der Sarkome* ist verhältnismäßig einfach. Man kann sich auf eine Unterscheidung *primär solitärer* und *primär multipler Sarkome* der Haut, echte Sarcomatosis, beschränken, Geschwulstformen, denen dann die *sekundären metastatischen Sarkome* gegenüberzustellen wären. Man hat auf diese Weise mit FRIEBOES eine einfache Einteilungsmöglichkeit, verzichtet allerdings dabei bewußt auf das *eigentliche Ziel histologischer Forschung, nämlich klinisch mit histologisch betrachtendem Auge und histologisch mit klinisch geschultem Blick eine feste Form für ein bestimmtes Krankheitsbild zu schaffen*. Aber gerade dieses Ziel dürfte hier — wenigstens mittels der bis heute vorliegenden Untersuchungs-möglichkeiten — im großen ganzen kaum zu erreichen sein, da wir die klinisch verschiedenartigsten Sarkomformen histologisch übereinstimmend gebaut finden und umgekehrt, klinisch scheinbar gleichartige, durchaus verschiedenen Gewebs-aufbau zeigen können.

Dabei soll allerdings nicht vergessen werden, daß gewisse Anhaltspunkte bestehen können, wie sie z. B. UNNA in der Trennung in *dermale* und *hypodermale Formen* zu geben versucht hat, eine Einteilung, die auch wieder GENTELE bei dem Material des Radiumhemmet zugrunde legt, ohne allerdings die weitere Untergruppierung UNNAS anzuwenden. In seinem Material erwiesen sich die cutanen Fibrosarkome als nur örtlich maligne im Gegensatz zu den subcutanen. Eine Berechtigung, die früher als Fibrosarkome bezeichneten Tumoren als neurogener Herkunft anzusehen, wie dies von manchen Autoren, so EWING geschehen ist, ergab sich bei den Sarkomen GENTELES nicht.

Die *dermalen Sarkome* trennte UNNA je nach Konsistenz und Pigmentierungsgrad in vier verschiedene Gruppen. Er unterschied ein *Sarcoma multiplex cutaneum durum album* von einem *Sarcoma multiplex cutaneum durum pigmentosum* (Typus PIFFARD) bzw. ein *Sarcoma multiplex cutaneum molle* (Typus NEUMANN) von einem *Sarcoma multiplex cutaneum gumma-todes* (Typus FUNK-HYDE). Die *harte, weiße, einfachste Form* besteht aus festen, hellgefärbten, in die Cutis eingelagerten, gut umschriebenen Knoten von Erbsen- bis Pflaumengröße, die gelegentlich unter teilweiser Erweichung der Knoten fungusartig abgeschnürt werden können. Sie stehen nicht in Beziehung zu präexistenten Naevi, sind von glatter, gespannter Ober-fläche, wenig eindrückbar, machen keine Beschwerden, kommen am ganzen Körper vor und führen bei langsamem Verlauf erst nach Jahren zum Tode.

Die *harte pigmentierte Form* (Typus PIFFARD) ist dunkelfarbig, braun- bis blaurot, auf dem Schnitt gelblich mit dunkelbraunen Einsprengungen, häufig regionär beschränkt (sym-metrisch, untere Körperhälfte). Als Vorläufer erwähnt UNNA viele Knoten in Gestalt von mit Hämorrhagien untermischten, bohnengroßen Teleangiektasien. Auch diese Formen haben keine Beziehung zu melanotischen Naevi; es handelt sich vielmehr um *fusocelluläre Angio-* und *Angiofibrosarkome*.

Die *weiche Form* entsteht aus die Haut und das Hypoderm zunächst flach durchsetzenden Infiltraten, die zu breiten, lappigen Geschwülsten anwachsen; diese sind weich, hellgelblich oder rot gefärbt, bevorzugen den Rumpf. Klinisch besteht Ähnlichkeit mit der *Mycosis fungoides*, doch fehlt das prämykotische, „ekzematöse" Stadium. Histologisch sind es *Rundzell-* bzw. *Reticulumzellsarkome*. Von diesen letzten gilt in besonderem Maß, daß die Diagnose, ebenso wie in den ihnen verwandten Krankheitsbildern, nur histologisch, ja sogar teilweise nur durch den Verlauf gestellt werden kann.

Die *gummatöse Form* schließlich ist dadurch gekennzeichnet, daß die nach Größe und auch nach Pigmentgehalt der weichen Form entsprechenden Knoten *regelmäßig erweichen* und nach Entleerung eines halbflüssigen Inhaltes zusammenfallen. Es sind *fusocelluläre Sarkome mit myxomatoider zentraler Erweichung*.

Das als fünfte Gruppe diesen vier — unregelmäßig über den Körper verstreut auftretenden Geschwulstformen—gegenübergestellte, systematisch von den Extremitätenenden zentripetalwärts fortschreitende *Acrosarcoma multiplex cutaneum teleangiectodes* (HEBRA-KAPOSI) entspricht dem KAPOSIschen multiplen, idiopathischen, hämorrhagischen Sarkom (s. dort).

Vielleicht darf man die zweite der von UNNA aufgestellten Sarkomformen (Typus PIFFARD s. oben), die sich ja vom KAPOSIschen Typus lediglich durch Lokalisation und Ausbreitung — also nicht grundsätzlich — unterscheidet, ebenfalls hierher rechnen.

Die fusocellulären oder globocellulären Sarkome sind meist von fester oder weicherer Konsistenz, die naturgemäß auch durch die mehr oder weniger starke Bindegewebsentwicklung bedingt wird. Tiefrote Farbe und ein gewisser Grad der Zusammendrückbarkeit deuten auf zahlreiche Blutgefäße, dunkelblaue bis blauschwarze Farbe auf starken Pigmentgehalt; Erweichungsherde innerhalb fester Knoten auf eine ödematöse oder gar schleimige Umwandlung bzw. baldigen geschwürigen Zerfall (UNNA).

Diese klinischen Merkmale geben höchstens einen ungefähren Anhalt, ja sie dürften heute fast ausschließlich historisches Interesse haben, da bei den *Sarkomen* und *Sarkomatosen*, besonders bei den *Reticulosarkomatosen*, über den histologischen und dermatologischen Befund hinaus, die Untersuchung des Blutbildes, des Sternalpunktates, der Knochen, der Leber und Milz, einschließlich Punktaten, und der Lymphknoten, einschließlich der Excision und der Untersuchung durch einen mit dieser Materie Vertrauten, *verlangt werden muß*.

Den *feineren Gewebsaufbau* der einzelnen Sarkome kann man demnach *erst auf Grund der mikroskopischen Untersuchung* bestimmen. Wir finden in der Haut, gerade so wie in allen übrigen Geweben schließlich auch *Riesenzellensarkome*, wenngleich die letzten außerordentlich selten sind. Bei weitem die *häufigste Form* stellte früher das *Spindelzellensarkom*, neuerdings vielleicht das *Reticulumzellsarkom* dar. Schließlich sei noch auf die als Röntgenfolge auftretenden Sarkome hingewiesen (KNIERER, BLOM-IDES).

Das Spindelzellensarkom

tritt in der Haut primär sowohl solitär als auch multipel aber auch sekundär metastatisch auf. Es besteht aus einer Masse außerordentlich gleichartiger, verhältnismäßig *mitosenarmer* Zellformen. Die dicht gedrängten Haufen von Spindelzellen sind zu parallelen mehr oder weniger breiten Bündeln angeordnet, die das kollagene Gewebe durchsetzen, wobei dieses ebenso wie die elastischen Fasern zugrunde geht. Auch die *Anhangsgebilde der Haut* und das subcutane Fettgewebe fallen ihnen zum Opfer. Die Schweißdrüsenknäuel bleiben verhältnismäßig lange erhalten; sie werden zunächst — wie man das ja vielfach von anderen Vorgängen her kennt — aufgerollt, schwinden aber schließlich völlig.

Erhalten bleiben die Blutgefäße und *glatten Muskelbündel* (UNNA); aber auch diese dürften nach und nach den andrängenden Geschwulstzellen weichen. An den *Blutgefäßen* läßt sich dabei, im Innern der Geschwulstknoten, in der Regel eine *Wandverdickung* feststellen; ein Teil von ihnen wird von *hyalinen Thromben* verschlossen. Aber auch die Gefäßwand fällt schließlich den andrängenden sarkomatösen Spindelzellen größtenteils anheim, und wir finden daher in den älteren sarkomatösen Gewebsbezirken meist nur noch *dünnwandige capillare Gebilde*.

Das ursprüngliche *kollagene Gewebe* schwindet zwar innerhalb der Geschwulstmassen vollständig; trotzdem gelingt es, bei entsprechender Färbung ein feines „filigranartiges", bindegewebiges Netzwerk nachzuweisen. Im Gegensatz zu UNNA muß man dieses allerdings als mit dem ursprünglichen kollagenen Mutter-

boden nicht mehr in Zusammenhang stehende, vielmehr von den Geschwulstzellen *neugebildete Intercellularsubstanz* betrachten. Je stärker diese Bindegewebsneubildung in den Vordergrund tritt, um so mehr nimmt die Geschwulst den
Charakter eines *Fibrosarkoms* an, bei welchem Unna eine *diffuse Form*, die durch
unmerkliche Übergänge mit dem reinen Spindelzellensarkom verbunden ist, von
einer *fasciculären* trennt. Bei dieser überwiegt das Bindegewebe, und zwar derart,
daß Fibrom und Sarkom gewissermaßen einander durchflechten, wir es also
eigentlich mit einer Art Mischgeschwulst zu tun hätten. Eine strenge Unterscheidung zwischen beiden Formen scheint jedoch nicht möglich; wenn auch für
den Einzelfall derartige
Gegensätze bestehen, so
handelt es sich doch im
Grunde genommen um
ein und denselben Ge-
schwulsttypus, wenn man
nicht überhaupt dieses
fasciculäre Fibrosarkom
zu den echten *Mischge-
schwülsten* rechnen will.

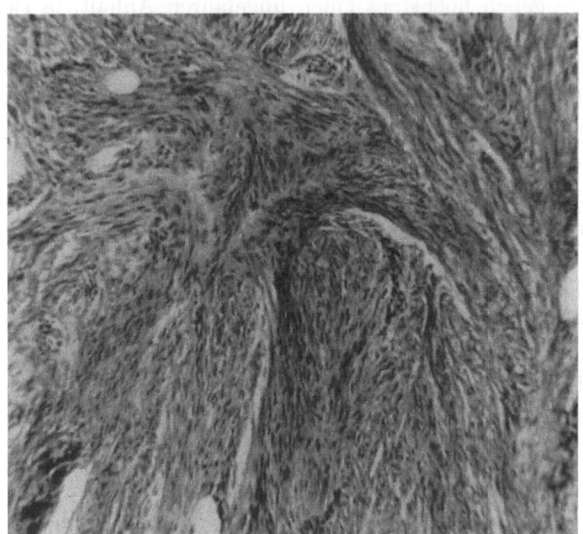

Eine Form des Sarkoms
mit besonders weitgehen-
der Ausdifferenzierung ist
das *Dermatofibrosarcoma
protuberans* (Darier-Fer-
rand, E. Hoffmann). Nur
sehr selten, wenn über-
haupt, führt es zu Meta-
stasen trotz infiltrieren-
dem Wachstum und Nei-
gung zu Rezidiven. In

Abb. 268. Dermatofibrosarcoma protuberans. Sehr zellreiche Bindegewebsbündel untereinander verflochten (♀, 52jähr., Schulter).
Van Gieson. O = 80:1.

diesen Tumoren kommen Abschnitte vor, die den Charakter von Histiocytomen
haben. Ebenso wie Senear und Caro u. a. konnten auch wir fettspeichernde
Zellen beobachten, Bangle fand glykogenhaltige Fibroblasten. Bezecny bezeichnete die Erkrankung als Dermatofibrosis, um ihren gutartigen Charakter
herauszustellen. Er sah, wie auch Halter, das Auftreten multipler Tumoren
vom Bau der Dermatofibrosarkome. Auf den manchmal narbenartigen Charakter
der Dermatofibrosarkome sei hingewiesen (z. B. Steppert und Wolfram, Fall 1).
Montgomery sah aus wiederholt irritierten oder unvollständig entfernten Gebilden, die er als ,,*Subepidermal Fibrosis*" (s. Histiocytom) bezeichnet, sich ein
Dermatofibrosarcoma protuberans mit Tochterknötchen entwickeln. In diesem
Sinne sprechen neben eigenen Beobachtungen auch ein Fall von Alkiewicz u. a.
Als *Mischformen* muß man Fälle einer *Kombination von Angiom und Sarkom*
bezeichnen. Diejenigen Geschwulstformen jedoch, bei welchen Endothelien und
Perithelien (Angioplasten) den Ausgangspunkt der Geschwulst bilden — wenn
man etwas Derartiges überhaupt anerkennen will — (s. oben), muß man mit
Borst als *angioplastische Sarkome* oder *sarkomatöse Angiome* bezeichnen. In
solchen Fällen stammen die Spindelzellen des Tumors direkt von den Endothelien

der kleinen Capillaren ab, welche in reichlichen Mengen in diesen Geschwülsten festzustellen sind; es dürfte sich wohl bei diesen früher so beschriebenen Fällen um Reticulumzellensarkome gehandelt haben. Auf das von PATEK beschriebene ossifizierende Chondrofibrosarkom sei hingewiesen.

Myxomatöse Umwandlung der Spindelzellensarkome wird hin und wieder beobachtet (HOFFMANN, KUZNITZKY und GRABISCH u. a.), und zwar kann diese sowohl in den Rand- wie in den mittleren Abschnitten der Geschwulst einsetzen. Eigentliche *myxomatöse Geschwülste* liegen also hier nicht vor. Die *Erweichung* äußert sich histologisch als *Umwandlung des kollagenen Gewebes* in eine ödematöse, von zarten Fasern durchzogene Masse, innerhalb deren die Sarkomzellen Spindelform und Färbbarkeit verlieren und schließlich zugrunde gehen. Nimmt die Verflüssigung stärkere Grade an, so sinkt die Haut über der Sarkommasse ein und es entsteht eine *nabelartige Delle*. Die *periphere Erweichung* tritt hauptsächlich in jenen Spindelzellensarkomen auf, die aus der Haut hervorgedrängt werden. Hier findet sich jedoch die myxomatöse Umwandlung vergesellschaftet oder erst im

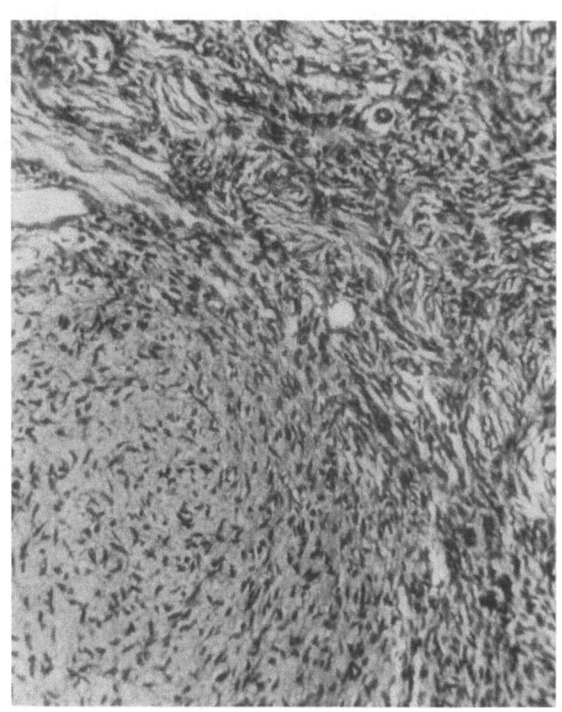

Abb. 269. Dermatofibrosarkom. Oben und rechts seitlich Gewebe im Sinne eines Spindelzellensarkoms, links unten metachromatisch angefärbter, wabiger, an Nervenquerschnitte erinnernder Tumorabschnitt (♂, 16jähr., Brust). Thionin. O = 125:1.

Anschluß an eine *venöse Stauung mit Ödem*, welchem schließlich das kollagene Gewebe zum Opfer fällt (UNNA). Vereinzelt wird in den Spindelzellensarkomen der Haut auch eine *zentrale Nekrobiose* erwähnt. Die relative Gutartigkeit dieser myxomatösen Fibrosarkome wird von manchen betont, während andere diese Fälle als sehr maligne ansehen. Wir sahen diese Umwandlung wie auch andere, so HÖLTKEMEIER, im *Dermatofibrosarcoma protuberans*.

Papillarkörper und *Epidermis* werden nur sekundär in Mitleidenschaft gezogen, da die meisten Sarkome auf die Cutis beschränkt bleiben. Sie bringen daher nur gelegentlich durch den Druck ihrer Gewebsmassen Papillarkörper und Epidermis zur Abflachung, oder auch einmal zum Zerfall.

Das Rundzellensarkom.

Die Rundzellensarkome stellen eine äußerst unklar abgegrenzte Gruppe dar. Wieweit sich die einzelnen früher beschriebenen Fälle in groß- und kleinzellige

Reticulumzellsarkome bzw. Tumoren aus Lymphoblasten zusammensetzten, ist heute nicht mehr sicher zu entscheiden. Es ist sogar fraglich, ob sich die ganze Krankheitsgruppe des Rundzellensarkoms in ihrer früheren Form aufrecht-erhalten läßt. Vorläufig sei hier nochmals, um nichts vorwegzunehmen, die frühere, vielleicht historische Beschreibung wiedergegeben.

Das Rundzellensarkom tritt primär ebenfalls sowohl solitär wie multipel auf; es ist auch sekundär metastasierend in der Haut angetroffen worden. Bei ihm kommt die *Gleichmäßigkeit der Zellformen in der Größe der Zellen und Zellkerne* wohl am ausgesprochensten zur Geltung. Dazu treten in auffallendem Gegen-satz zu den Spindelzellensarkomen die *äußerst zahlreichen Mitosen.*

Dieser Unterschied war derart auffallend, daß manche Forscher geneigt waren, für die Rundzellensarkome von den Spindelzellensarkomen völlig verschiedene Wachstumsgesetze anzunehmen (UNNA). Die UNNAsche Auffassung einer Entwicklung der Sarkomzellen durch Umwandlung von Spindelzellen in echte Plasmazellen, und zwar durch Anschwellen des Zelleibes und Ver-lust seiner Ausläufer, worauf dann weiterhin durch erneutes Abbröckeln des Protoplasmas und Verlust seiner Färbbarkeit die wirklichen Sarkomzellen entstehen sollen, scheint nur dadurch erklärlich, daß UNNA einer irrtümlichen Deutung erlegen ist. Diese wird jedem verständlich, der an die mächtigen, oft an richtige Plasmome erinnernden Plasmazellmassen denkt, wie sie so häufig in der unmittelbaren Umgebung heranwachsender Geschwülste anzu-treffen sind. Vielleicht waren es auch falsch gedeutete Plasmocytome (s. S. 496).

Klinisch sollte das Rundzellensarkom bei den rasch wachsenden, markigen, häufig von Blutungen, Erweichungen und Nekrosen durchsetzten Geschwulstformen anzutreffen sein.

Bei den Rundzellensarkomen kann man, je nach der topographischen Anord-nung der Geschwulstzellen im Hautgewebe, eine *diffuse von einer alveolären Form* unterscheiden. In den meisten *diffusen* Rundzellensarkomen der Haut ist das *elastische* sowohl wie das *kollagene* Gewebe völlig geschwunden. Aber auch hier läßt sich bei entsprechender Färbung gelegentlich doch noch ein feines Gerüst-werk *neugebildeten kollagenen Gewebes* feststellen. Manchmal durchzieht dieses jedoch nicht — wie bei den Spindelzellensarkomen — gleichmäßig die ganze Geschwulst, sondern es ist in mehr oder weniger runden und ovalen Strängen angeordnet, die der Neubildung jenen *alveolären Aufbau* verleihen, der manchmal an Lymphdrüsenschnitte erinnern kann. Im Unterschied zu diesen ist jedoch die *Verteilung der Sarkomzellen* in diesen Alveolen *eine gleichmäßige;* umschriebene Anhäufungen von Zellen, wie in den Keimzentren der Follikel, kommen nicht vor. UNNA hat diesen alveolären als „*figurierte" Rundzellensarkome* noch eine Gruppe gegenübergestellt, die hauptsächlich in solitären, langsam heranwachsen-den kleineren Knoten von bräunlicher oder bläulicher Farbe, meist an den Ex-tremitätenenden, aber auch im Gesicht auftritt, sehr zu Rezidiven, aber gar nicht zu Metastasen neigt.

Der *Aufbau der Randabschnitte* entspricht bei dieser Geschwulstform dem der alveolären Sarkome; sie sind jedoch besonders gefäßreich. Die mittleren Ab-schnitte solcher „figurierter" Sarkome, die *älteren Zellgruppen* also, fallen durch eine *schwächere Protoplasmafärbung* auf. Diese enthüllt uns *homogenisierte,* geschwollene, häufig mehrkernige Zellen, bei welchen so gut wie alle basophilen Protoplasmabestandteile geschwunden sind. Es kann hier zu Bildern kommen, welche tuberkulösem oder syphilitischem Granulationsgewebe außerordentlich ähnlich sehen. Dieser Eindruck wird noch verstärkt durch das Vorhandensein oft zahlreicher Riesenzellen mit wechselnd vielen (bis zu 100 und mehr) Kernen, die sich von den LANGHANSschen Riesenzellen manchmal kaum unterscheiden lassen.

Im Grunde genommen handelt es sich hier jedoch *nicht um eine besondere Geschwulstform,* die einen neuen Namen verlangte. Das Bild entspricht lediglich

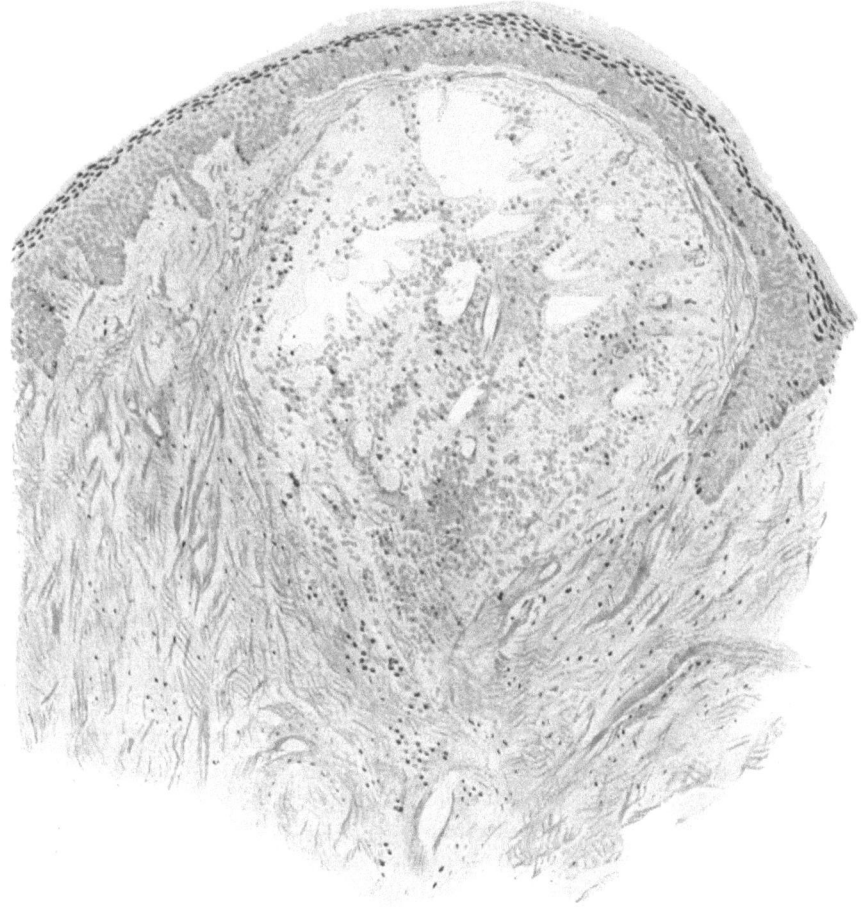

Abb. 270. *Sarcoma „globucellulare"* (♀, 3jähr., Analfalte). Weit vorgeschrittene Aufquellung und Auflösung der Geschwulstmassen. Das Sarkomgewebe ist zum großen Teil in eine gleichmäßige, schleimig-ödematöse Masse umgewandelt, innerhalb der die Kerne noch darstellbar geblieben sind. Polychromes Methylenblau-neutr. Orcein. O = 66:1; R = 66:1.

dem eines durch Degeneration der älteren, zentralen Zellhaufen in seinem Aussehen eigenartig veränderten alveolären Sarkom.

Ähnliche Umwandlungsvorgänge finden sich auch *bei den diffusen Rundzellensarkomen.* Wir können hier unterscheiden *ödematöse* bis *myxomatöse Erweichung, hämorrhagische Pigmentierung* und *Nekrose.* Alle diese Veränderungen sind jedoch nichts primär den Sarkomen Eigentümliches; sie treten vielmehr in der überaus größten Zahl der Fälle als notwendige Folge jener Veränderungen ein, die sich an den die Sarkome versorgenden *Gefäßen* abspielen. Es wurde schon bei den Spindelzellensarkomen darauf hingewiesen, daß die *Geschwulstzellen auch die Gefäße zerstören.* Zunächst fallen ihrem Angriff die äußeren Gefäßwände zum Opfer, so daß wir lediglich aus einer dünnen Endothelwand gebildete Blutschläuche das Gewebe durchziehen sehen. Gibt auch dieser letzte Bestandteil des Gefäßrohres nach, so kommt es infolge des Zerfalls der Wandung zu *Blutungen in das Sarkomgewebe.* Der fehlende Blutkreislauf bedingt jedoch gleichzeitig eine Ernährungsstörung der Geschwulstmasse. Diese hat gewissermaßen „den Ast abgesägt, auf dem sie saß" und verfällt damit dem Untergang.

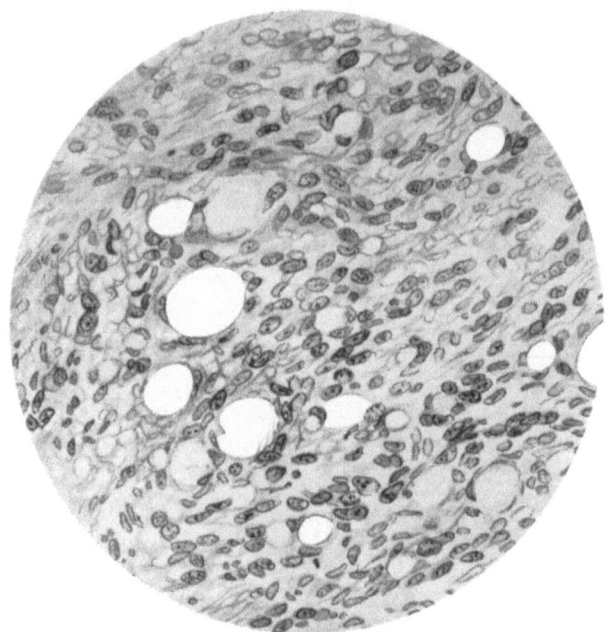

Abb. 271. *Liposarkom.* O = 330:1; R = 330:1. (Sammlung P. SCHNEIDER.)

Der *Zerfall* spielt sich, ähnlich wie bei den Spindelzellensarkomen, zunächst meist in kleineren, einem Gefäßbezirk entsprechenden Abschnitten ab. Das kollagene Stützgewebe zerfällt ebenso wie das Protoplasma der Geschwulstzellen in eine homogene oder feinfaserige, schleimig-körnige Masse (s. Abb. 270), innerhalb deren die nackten Kerne zunächst noch eine Zeitlang erhalten bleiben. Schließlich schwinden auch diese. Der ganze Bezirk wird in eine gleichmäßige, schleimig-ödematöse Masse umgewandelt, die im Schnitt häufig den Eindruck eines einfachen Ödems mit Aufquellung und Auflösung der gesamten Gewebsmassen macht.

Diese *Erweichungsherde* vergrößern sich allmählich und so kann es in älteren Sarkomen durch Zusammenfließen mehrerer derartiger Bezirke schließlich zu *weitgehender Einschmelzung* kommen, was sich ja klinisch, wenn es nur umschriebene Abschnitte befällt, als dellenartige Einsenkung, bei Verflüssigung der ganzen Geschwulst jedoch als „*Spontanheilung*" äußert.

Nicht in allen Fällen muß jedoch der Blutung aus vereinzelten, angefressenen Gefäßen notwendig eine völlige Kreislaufstörung folgen. Bleibt die Ernährung der Geschwulstmassen in etwa gewährleistet, so kann es zu einer Art *Organisation der ausgetretenen Blutmassen* kommen. Klinisch äußert sich ein derartiger Vorgang in der dunkleren, braunroten Verfärbung der Geschwulst. Frische Blutungen erscheinen mehr blaurot, ältere Blutungen mehr oder weniger gelb bis braun. In *frischen Blutungsherden* durchsetzen die ausgetretenen roten Blutkörperchen das Sarkomgewebe nach Art eines dichten, jede Zelle einzeln umhüllenden Netzes; an Stellen länger zurückliegender Hämorrhagien findet sich statt dessen, je nach der Dichte *hellgelb* durchscheinendes oder auch *dunkelbraunes Blutpigment* in oft zahlreichen Körnern und Klumpen, teils von den Sarkomzellen und den etwa noch vorhandenen Zellen des interstitiellen Bindegewebes aufgenommen, teils frei im Gewebe liegend.

Ist die Blutung sehr ausgedehnt, erfolgt sie unter Bedingungen, die eine anderweitige Versorgung des betreffenden Abschnittes unmöglich machen, so tritt oft statt der oben beschriebenen Umwandlung eine ganz plötzliche *Gewebsnekrose* ein. Manchmal fehlten jedoch in solchen nekrotischen Abschnitten jegliche Anzeichen einer Blutung; man kann daher jene meist scharf umschriebenen, nekrotischen Herde, die mit mehr oder weniger konvexen Rändern sich gegen das wohlerhaltene Sarkomgewebe absetzen, auch auf *plötzliche Kreislaufunterbrechungen* zurückführen, die lediglich rein mechanisch durch Druck der Geschwulstmassen auf die zuführenden Gefäßäste bedingt sind. Andererseits finden sich jedoch in manchen Fällen perivasculär gerade besonders gut erhaltene Zellmassen, während die weiter entfernten (älteren ?) Abschnitte nekrotisch zerfallen sind. Hier mag auch die rein primäre Hinfälligkeit der Geschwulstzellen für das Auftreten der Nekrose von Bedeutung sein.

Auch die Rundzellensarkome bleiben gewöhnlich auf die eigentliche Cutis und die Subcutis begrenzt. Vom *Papillarkörper* und der *Epidermis* trennt sie meist ein mehr oder weniger schmaler Streifen wohlerhaltenen Bindegewebes. Allerdings führt der Druck der heranwachsenden Geschwulstmassen vielfach zu einem Abflachen oder gar zu völligem Schwund des Papillarkörpers und der Epithelleisten, somit einer Verdünnung der Epidermis. Schließlich kann diese dem Druck der heranrückenden Geschwulstmassen nachgeben, es kommt zum *Gewebszerfall,* der dann meist sehr schnell fortschreitend auch auf die Geschwulstmassen selbst übergreift.

Das Riesenzellensarkom

ist in der Haut außerordentlich selten. Wir sehen selbstverständlich ab von denjenigen Geschwulstformen, welche, von darunterliegenden Geweben ausgehend (Knochen, Nebenhöhlen des Schädels), in die Haut eingedrungen sind. Zwar kommen Riesenzellen, wie oben schon erwähnt, vereinzelt oder mehr oder weniger zahlreich in Spindelzellensarkomen, manchmal auch bei den Retothelsarkomen, häufiger in ödematös-schleimig zerfallenden Rundzellensarkomen vor.

Wahre Riesenzellensarkome sind hingegen nur vereinzelt bekanntgeworden. Auch in solchen Riesenzellensarkomen wird die Grundsubstanz bis auf Reste der Bindegewebsbündel zerstört; auch hier durchzieht neugebildetes Stützgewebe, allerdings meist nur sehr schwach entwickelt, die Geschwulst. Die Tumorzellen liegen meist ganz frei nebeneinander. Eine kompakte intercelluläre

490

a   b   c

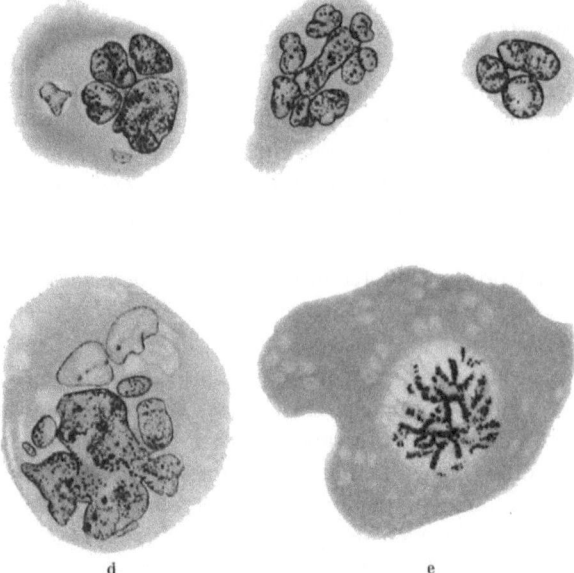

d   e

Abb. 272 a—e. *Riesenzellensarkom der Haut*. Zellformen mit verschiedenen Umwandlungserscheinungen. (Sammlung ARNDT.)

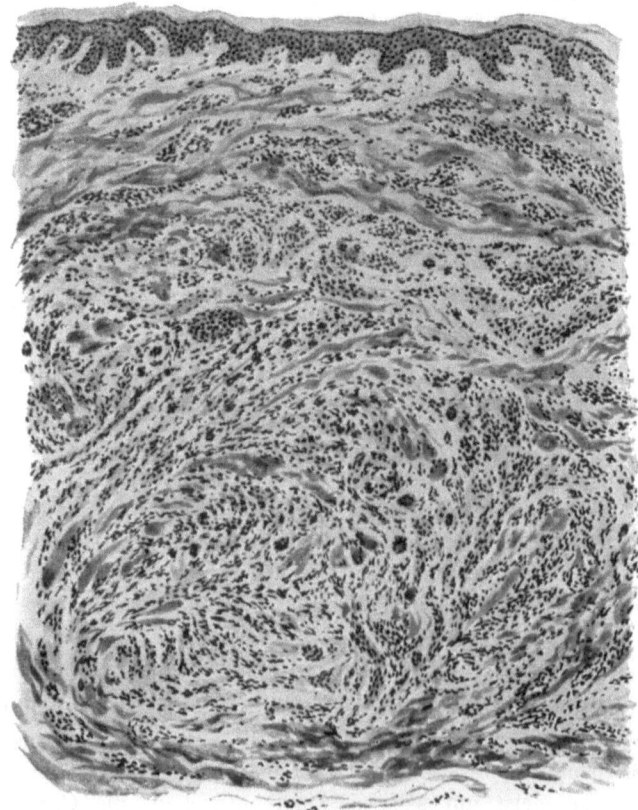

Abb. 273. *Riesenzellensarkom der Haut*. Übersichtsbild. Stützgewebe größtenteils zerstört; Tumorzellen (Riesen-, Spindel- und andere Formen) meist frei nebeneinanderliegend. O = 66:1; R = 66:1.

Grundsubstanz ist kaum vorhanden. Wir finden dabei die großen Zellformen nie allein vor, sondern daneben auch polygonale, Spindel- und Rundzellen in vielgestaltiger Form. Sie pflegen die Zahl der Riesenzellen meist bei weitem zu übertreffen. Diese letzten sind verhältnismäßig groß; sie zeigen ein fein gekörntes Protoplasma. Die wechselnd zahlreichen Kerne sind manchmal ganz unregelmäßig verteilt; in anderen Fällen in der Mitte der Zelle in einem Haufen abgelagert, oder aber auch ringförmig entlang der Peripherie angeordnet, wie wir dies von den Riesenzellen chronisch entzündlicher Granulationsgewebe her kennen. Vielfach läßt sich ein Übergang von den kleineren Zellformen zu den größeren und Riesenzellen feststellen. Einen besonders reichlichen Gehalt an derartigen Zellen bot ein von UNNA beschriebener Fall, wo auf einem Quadratmillimeter Schnittfläche 50—60 kleinere und größere Riesenzellen angetroffen wurden. In den einkernigen wie in den Riesenzellen finden sich vielfache *Umwandlungsvorgänge*, Vacuolen im Protoplasma, Lappenbildung oder Einschnürung der Kernsubstanz, Zeichen beginnenden Zellzerfalls. Die Riesenzellbildung scheint dabei so vor sich zu gehen, daß einzelne Zellen in ihr Protoplasma sowohl ganze Zellen als auch isolierte Kerne aufnehmen.

In einem *Röntgenlupussarkom* sahen GOTTRON und WEYHBRECHT eigentümliche *Riesenzellen* mit *segmentiertem Kern*, der eine Mehrkernigkeit vortäuschte, oder auch nur einem Kernschatten, dem Chromatinklumpen anhängen konnten. *Hyaline tropfige Einschlüsse* bestanden nach dem histochemischen Befund aus Eiweißstoffen und Lipoiden, an deren Aufbau wahrscheinlich Glykolipide, aber keine Schleimstoffe beteiligt waren.

Hingewiesen sei schließlich noch auf Angiosarkome im lymphödematösen Gewebe nach Mammaamputation, das sog. STEWART-TREVES-*Syndrom* (JESSNER, ZAK und REIN).

Als

Primäre multiple Hautsarkome
(Sarcomatosis cutis multiplex primaria)

wurden Lymphosarkome beschrieben, von denen man früh erkannte, daß sie eine Einheit darstellten (WOLTERS, HERXHEIMER, FRIEBOES, HELLER u. a.). Die Lymphosarkome würde man besser als *Lymphocytosarkome* (RÖSSLE) bezeichnen.

Es handelt sich dabei um verhältnismäßig rasch, in mehr oder weniger großer Zahl auftretende, zunächst kleine, aber nur langsam und allmählich heranwachsende, cutan, cutan-subcutan oder auch völlig subcutan gelegene, teils unregelmäßige, teils mehr symmetrisch verteilte Geschwülste von verschiedener Größe (Hanfkorn- bis Apfelgröße), eigenartiger rosa bis blauroter Verfärbung und halbkugeliger, glatter, erbsen- bis hühnereigroßer Gestalt. Die Haut darüber ist glatt und gespannt und vielfach von wechselnd zahlreichen zarten Teleangiektasien durchzogen. Die Geschwülste sind derber bis steinharter Konsistenz; sie machen subjektiv keine Beschwerden. Sie treten in jedem Lebensalter auf, wurden sogar schon angeboren beobachtet. *Metastasen* scheinen *nicht immer* einzutreten; trotzdem erfolgt schließlich unter zunehmendem Kräfteverfall der Tod. In diese Gruppe der durch Arsen beeinflußbaren primären Hautsarkome scheinen die generalisierten Formen der Lymphadenosis cutis benigna (s. dort) früher eingeordnet worden zu sein. Das echte Lymphosarkom hat eine infauste Prognose. Zu beachten bleibt, daß die Reticulumzellsarkome früher unter dem Begriff Lymphosarkom eingeordnet wurden und sogar den größeren Anteil dieser Tumorgruppe ausmachten (RÖSSLE).

Die *geweblichen Veränderungen* werden ziemlich übereinstimmend geschildert. Wir finden an der Cutis-Subcutisgrenze einmal näher der Epidermis, im anderen Falle mehr zur Subcutis hin, eine durch eine derbe *Bindegewebskapsel* gegen die Umgebung gut abgegrenzte und auch in sich durch *Bindegewebssepten* in einzelne

kleinere Zellherde aufgeteilte Geschwulstmasse, die im wesentlichen aus *kleinen
und großen Rundzellen* sowie Spindelzellen besteht. Von der Epidermis bleiben
die Geschwülste meist durch eine mehr oder weniger breite Bindegewebslage getrennt. Je näher sie allerdings an den Papillarkörper herankommen, um so mehr
wird dieser und mit ihm auch das Leistensystem der Epidermis abgeflacht werden.
Dieses geht über den weitest vorspringenden Geschwulstabschnitten vielfach bis
zu völligem Verstrichensein, ja sogar bis zur Verdünnung der einzelnen Epidermislagen, was allerdings nur ausnahmsweise erreicht wird. Alle diese Umgestaltun-

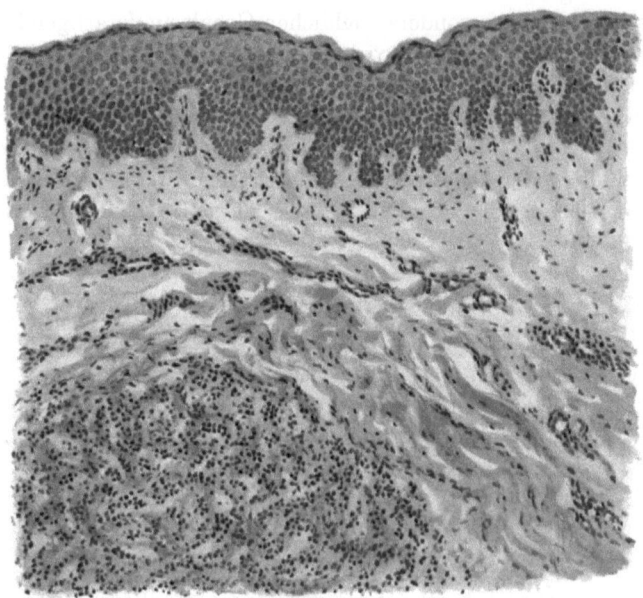

Abb. 274. *Metastase eines Rundzellensarkoms* in der tieferen Cutis. Hämatoxylin-Eosin. O = 80:1; R = 80:1.

gen, bei welchen die *Verdrängung der Hautanhangsgebilde* ebenfalls noch zu erwähnen wäre, sind jedoch rein mittelbarer Art.
     Die *Geschwulstmasse* selbst besteht aus kleinen, protoplasmaarmen, *lymphoiden
Zellen,* die teils in dichteren, teils in lockeren Haufen beisammenliegen und vereinzelte oder zahlreiche größere, protoplasmareiche Zellen (*große Lymphocyten,*
FRIEBOES, *monoblastenartige Reticulumzellen*) zwischen sich schließen. Daneben
finden sich auch *spindelige Zellformen.* Die Zellen liegen in mehr oder weniger
großen Haufen zusammen und werden an vielen Stellen von kleinen Gefäßen
durchzogen. Sowohl die Gefäßwände als auch das hier und da schollig zerfallende,
unregelmäßig verteilte Bindegewebe werden von den Tumorzellen durchwachsen
und so zum Untergang gebracht. Je dichter die Zellansammlungen sind, um so
weiter ist der Schwund des Bindegewebes vorgeschritten; ja, es kann manchmal
fast ganz fehlen bzw. nur noch in einigen schlecht färbbaren Resten erhalten
bleiben. Die Geschwulstzellen dringen gelegentlich auch zwischen die Fasern
der größeren Bindegewebsmassen der Umgebung und ins subcutane Fettgewebe
vor, und zwar dann, wenn die abschließende Bindegewebskapsel fehlt, was
besonders bei größeren Geschwulstherden der Fall ist.

Differentialdiagnose. Aus der klinischen Darstellung ging bereits hervor, daß die Sarkome eine weitgehende Ähnlichkeit mit einer Reihe anderer, geschwulstartig auftretender Veränderungen sowie auch echter Geschwülste haben können. Bei einem großen Teil von diesen letzten (*Lipom, Myom, Fibrom, Histiocytom* u. a.) wird histologisch eine Trennung immerhin durchzuführen sein. Dabei muß allerdings berücksichtigt werden, daß auch bei diesen Geschwülsten ein histologisch scheinbar gutartiger Befund für den weiteren klinischen Verlauf durchaus nicht immer maßgebend sein muß und umgekehrt. Das letzte wird dem Untersucher besonders deutlich, z. B. bei jenen multiplen, primären *Lymphosarkomen* der Haut, wie sie von FRIEBOES, HERXHEIMER, HELLER u. a. beschrieben worden sind. Histologisch kann man diese Geschwülste durchaus nicht von anderen kleinzelligen, langsamer oder schneller wachsenden und frühzeitig metastasierenden malignen Lymphosarkomen bzw. Herden der lymphatischen Leukämie unterscheiden. Hier ist der klinische Verlauf entscheidend.

Ein *vollentwickeltes Sarkom* wird man histologisch an seinem ganzen Aufbau, seinem „zentralen Wachstum", seinem Verhalten zur Umgebung, am Aufbau der Zellen und Zwischensubstanzen im allgemeinen leicht als solches erkennen können. Immerhin trifft man gar nicht so selten auf schwierige Verhältnisse, wie z. B. die Entscheidung: *Sarkom* oder *Carcinom*, die oft völlig unmöglich sein kann. Wir denken dabei nicht einmal an jene wiederholt beschriebenen Fälle von **Sarcoma carcinomatodes** (ULLMANN u. a.). Bei diesen handelt es sich ja um Geschwülste, die klinisch mit Sarkomen völlig übereinstimmen. Der histologische Bau ihrer Zellformen kann ebensogut einem Rundzellensarkom, einem Reticulumzellsarkom oder einem Carcinom entsprechen; daher die Bezeichnung (KROMPECHER, BORST u. a.). Bei diesen, meist in den obersten Cutisschichten metastatisch auftretenden, in Schlauchform angeordneten, großzelligen Neubildungen, ist die wahre Natur vielfach erst nach Untersuchung der Ausgangsgeschwulst festzustellen. Vielfach behalten derartige Alveolärsarkome allerdings den alveolären Aufbau nicht durchweg bei, wie wir dies von den entsprechenden Carcinomen her gewohnt sind. Man findet dann zwischen den alveolär gebauten Abschnitten doch immer wieder einmal den gewöhnlichen Sarkomcharakter hervortreten.

Besonders häufig geben die *Endotheliome* mit ihrem nicht nur sarkomähnlichen, sondern auch an Adenome und Carcinome erinnernden Aufbau, der sich aus dem „morphologischen und biologischen Verhalten des angioplastischen Gewebes heraus" (BORST) erklärt, derartige differentialdiagnostische Rätsel auf.

Bei den schon verschiedentlich erwähnten Retothelsarkomen, auf die noch gesondert eingegangen werden soll, sind zwischen den Zellen und innerhalb des Zellplasmas mit Silber imprägnierbare, sog. *Gitterfasern* nachzuweisen. Aber gerade bei den von Carcinomen unter Umständen besonders schwer abzutrennenden, unreifen Reticulumzellsarkomen kann diese Faserbildung fehlen. Andererseits ist bei einem Carcinom, dessen Zellen in ein Bindegewebsgerüst eingelagert ist, eine Entscheidung, ob neugebildete Gitterfasern vorliegen oder nicht, sehr schwer. Das gleiche gilt für manche Melanome. Hierher gehören auch jene Sarkome, die von GENTELE in die Gruppe der „Tumoren mit fibrosarkomatöser Struktur in strahlenatrophischer Haut oder in analogen Fällen" eingereiht wurden. Weder Gitterfasern noch VAN GIESON-Färbung können entscheiden, wenn nicht Abschnitte des Tumors eine Einreihung in die Carcinome oder die Sarkome gestatten. Auch der Nachweis von Epithelfasern in einem Tumorabschnitt (MARTIN und STEWART) beweist nicht die Natur des andern. Eine Verbindung mit der Epidermis und Anhangsgebilden kann vorgetäuscht sein. Es gibt sehr indifferente, diffus infiltrierende Carcinome, die ganz sarkomartigen Aufbau zeigen können, bei denen eine

Unterscheidung der tatsächlich vorliegenden Geschwulstform auch mit der Gitterfaserdarstellung nicht sicher möglich ist (BORST). Verschiedene Nachprüfungen (ROMANO, MARTELLI, FUJIKI, COHN u. a.) haben gezeigt, daß eine allgemein gültige Festlegung kaum zu treffen ist.

Die Unterscheidung von *gewöhnlichem Granulationsgewebe* dürfte für das vollentwickelte Sarkom keine Schwierigkeiten machen; hingegen läßt sich die Geschwulst bei ihrem ersten Beginn von einer einfach entzündlichen oder regenerativen Neubildung des Bindegewebes kaum unterscheiden (BORST). Eine grundsätzliche Abgrenzung der beiden Veränderungen, die PERRIN u. a. mit Rücksicht auf unsere Auffassung von der Natur der Sarkome für vielleicht einmal nicht mehr notwendig hielten, scheint zum mindesten so lange dringend angebracht, als Ätiologie und Pathogenese der Sarkome noch ungeklärt sind.

Schwierig kann jedoch die Differentialdiagnose gegenüber den sog. *spezifischen, chronisch infektiösen Granulationsgeweben* werden, insbesondere gegenüber gewissen Formen der *Tuberkulose* und *Syphilis*. In erster Linie erschwert das in der Umgebung der Sarkome häufig zu beobachtende, gehäufte Auftreten entzündlicher Gewebsreaktionen eine Stellungnahme. Eine Entscheidung kann für den einzelnen Geschwulstknoten, z. B. gegenüber einem *zerfallenden luischen Gummi* völlig unmöglich sein, wenn nicht andere, klinische Anhaltspunkte für das Vorliegen einer Syphilis sprechen. Aber auch bei nicht zerfallenden Veränderungen kann die Umgebung eines Sarkomknotens in der Tat fast genau so aussehen, als wenn man es mit der Nachbarschaft eines tuberkulösen oder syphilitischen Plasmoms zu tun hätte (UNNA). Alle Zellen der Cutis sind ja hier oft vermehrt und vergrößert und bilden ein ausgedehntes, Blutgefäße, Haarbälge und Knäueldrüsen umspinnendes Netz, das von zahlreichen Plasmazellen durchsetzt ist. Die letzten treten manchmal in ziemlich breiten Strängen und Haufen auf, die das kollagene Gewebe auseinander drängen und so oft eine außerordentliche Ähnlichkeit mit den Gewebsveränderungen der *syphilitischen Initialsklerose* aufweisen. Eine solche *Übereinstimmung* besteht jedoch *nur für die Umgebung* der Geschwulst. In deren Bereich selbst ist eine Verwechslung kaum möglich. Hier finden wir zudem *keine* der für das syphilitische Granulationsgewebe so *kennzeichnenden Gefäßveränderungen* (s. dort).

Die früher vielfach mit Sarkomen verwechselten oder auch zusammengeworfenen sog. *sarkoiden Geschwülste* dürften einer Unterscheidung kaum Schwierigkeiten entgegensetzen. Besonders gilt dies heute wohl für die *indurativen Tuberkuloseformen*, sind diese doch auf Grund ihres eigenartigen Gewebsaufbaues in der Regel leicht zu erkennen. Nur vereinzelt dürften andere Hilfsmittel, klinischer und biologischer Art, herangezogen werden müssen.

Schwer kann hingegen in einzelnen Fällen die Abtrennung von der *Mycosis fungoides* werden, namentlich von jenen Formen, bei welchen es ohne ein „ekzematöses" Vorstadium unmittelbar zum Auftreten von Hautgeschwülsten kommt (Mycosis fungoides d'emblée). Hier handelt es sich wahrscheinlich entgegen der früheren Auffassung um Retothelsarkome bzw. Reticulosarkomatosen. Viele Autoren (z. B. FRASER u. a.) zählen die Mycosis fungoides ganz zu den Tumoren. Auch unter „prämykotischen" Veränderungen bzw. der exfoliativen Dermatitis (MONTGOMERY) können sich die erwähnten Geschwulstformen manifestieren. Die echten Sarkome sollen sich durch die jeweilige Einförmigkeit und Gleichartigkeit ihrer Zellformen vom Granuloma fungoides unterscheiden.

Beim Sarkom soll sich so gut wie niemals eine stärkere Wucherung des Epidermis-epithels finden; dieses wird vielmehr durch die andrängenden Geschwulst-massen abgeflacht und verschmälert. Die Zellinfiltration erstreckt sich beim Granuloma fungoides in erster Linie auf das Gebiet des oberflächlichen Gefäß-netzes; es reicht durch den Papillarkörper an die Epidermis heran. Im Gegensatz dazu läßt das Sarkom selbst bei länger bestehenden Fällen immer noch einen Teil des Papillarkörpers frei. Aber selbst dann, wenn Zerfallserscheinungen eine Verwertung derartiger Anhaltspunkte nicht gestatten, wenn der im Gegensatz zum Granuloma fungoides tiefere Sitz des Sarkoms, sein Ausgang von den Schich-ten der tieferen Cutis, nicht mehr mit hinreichender Sicherheit festzustellen ist, erlaubt der *Zellaufbau eine Entscheidung*. Beim Granuloma fungoides finden wir neben den bekannten großen rundlichen Zellen mit dem zentral- oder exzentrisch gelegenen großen Kern eine auffallende *Buntheit der die Geschwulst aufbauenden Zellmassen*. Lymphocyten, Plasmazellen, reife und unreife Reticulumzellen, Epitheloide und Riesenzellen, Eosinophile und Mastzellen können daran beteiligt sein. Im Gegensatz dazu bietet das *Sarkom einen gleichartigeren eintönigen Zell-aufbau*; Lymphocyten, Leukocyten oder auch Plasmazellen finden sich wechselnd zahlreich meist in der Umgebung der eigentlichen Geschwulstmasse.

Differentialdiagnostisch ist weiterhin an die *Lymphogranulomatose* zu denken. Im allgemeinen wird hier das klinische Bild eine Entscheidung ermöglichen. Aber auch histologisch liegen kennzeichnende Unterschiede vor. Der auffallende Reichtum an großen mono- und polynucleären, an mehrkernigen Riesenzellen im Sinne STERNBERGs, die auffallende Eosinophilie innerhalb dieses Gewirrs ver-schiedenartigster Zellformen, dürften meist eine Unterscheidung gestatten. Dabei kann die Lymphogranulomatose wie auch die Mycosis fungoides in späteren Stadien ein Bild zeigen, daß sich in nichts von den noch zu besprechenden Reto-thelsarkomen unterscheidet. Die sarkomatösen und die oben erwähnten poly-morphen Veränderungen sind dabei manchmal nebeneinander anzutreffen. Da-neben werden Fälle beobachtet, wo in der Haut weder klinisch noch histologisch zunächst die Diagnose einer Lymphogranulomatosis PALTAUF-STERNBERG gestellt werden kann, da alle die genannten Charakteristika völlig fehlen (s. z. B. den Fall von TRITSCH und KIESSLING; eigene Beobachtungen).

Die *Leukosen der Haut* können ebenfalls differentialdiagnostisch in Frage kommen. Klinisch liegen oft außerordentlich übereinstimmende Bilder vor. Histologisch ergeben sich dadurch Schwierigkeiten, daß bei ihnen die gleiche Einförmigkeit der die Geschwulstmassen aufbauenden Zellen vorliegt wie bei manchen Sarkomen. Dieser, beim Lymphogranulom, bei dem Granuloma fungoides u. a. die Trennung erleichternde Befund, versagt bei den Leukosen. Hier sind wir im Gegensatz dazu auf die genauere Verwertung der *Veränderungen am Bindegewebe* angewiesen. Das echte Sarkom der Haut unterscheidet sich von den leukotischen Geschwülsten vor allem durch die völlige *Zerstörung des Stützgewebes* innerhalb seiner Zellherde; bei den Leukosen handelt es sich lediglich um eine *Einlagerung von Infiltratzellen* in das Maschenwerk des mehr oder weniger unver-ändert vorhandenen Bindegewebes. Dazu tritt gerade bei den Rundzellensarko-men — diese kommen differentialdiagnostisch besonders in Frage — der außer-ordentliche *Reichtum an Mitosen*, die ja bei den Lymphadenosen nur sehr spärlich anzutreffen sind. Die *Leukosarkomatosen* (STERNBERG), bei welchen histologisch sichere Sarkome mit Blutveränderungen im Sinne der Leukosen einhergehen, können im Einzelfall schwierig zu klären sein. Eine Entscheidung in dieser Frage fällt schon deshalb nicht leicht, weil ja die Stellung dieser — durch ihr infiltrierendes, geschwulstartiges Wachstum von den echten lymphatischen Leukämien verschiedenen — Erkrankung im System noch durchaus umstritten ist. Einerseits wird den Reticulumzellen eine Pluripotenz bezüglich der Blutbildung zuerkannt. Damit fällt die Schranke zwischen den Reticulumzellsarkomen und den Leukämien. Man kann also von Reticulumzellsarkomen mit Differenzierung, z. B. in lymphatischer Richtung sprechen (DE OLIVEIRA). Eine Ausschwemmung der neugebildeten Zellen in die Blutbahn muß nicht vorhanden sein. Andere, so RÖSSLE, sehen die Reticulumzellen als endgültig differenziert an und erklären das gemeinsame Vorkommen der Retothelsarkome mit Tumoren des blutbildenden Gewebes durch die topographisch enge Nachbarschaft beider Gewebsformen. Die Reticulumzellen in den verschiedensten Lokalisationen brauchen durchaus nicht miteinander funktionell identisch zu sein (RÖSSLE).

Zu erwähnen sind in diesem Zusammenhang auch noch jene gar nicht so selten als *Plasmomyelome* bzw. *Plasmocytome* beschriebenen Geschwülste. Auch diese werden heute als Blastome angesehen und von manchen den Reticulumzellsarkomen zugerechnet. Sie können auch als Systemerkrankungen des hämatopoetischen Apparates (KREIBICH u. a.) angesprochen werden. Oft handelte es sich jedoch nur um chronisch entzündliche Granulationsgewebsmassen (HEDINGER, MARTINOTTI u. a.), wie sie ja gerade in der Umgebung gewisser Sarkomformen, aber auch epithelialer Tumoren (s. dort), durchaus nicht selten sind.

Der Vollständigkeit halber erwähnen wir noch, daß vereinzelt sarkomatöse Veränderungen klinisch an *Xanthome* erinnern können, ohne daß sich jedoch histologisch irgendeine im Sinne einer xanthomatösen Infiltration verwertbare Zellveränderung vorfinden müßte.

D. Neoplasmen und neoplasmaartige Erkrankungen nicht sichtbar differenzierter oder zur Leukocytenbildung befähigter Bindegewebszellen.

Unter diesem Sammelbegriff verstehen wir alle diejenigen Veränderungen, die durch das einzelne oder multiple Auftreten von Herden unreifer und pathologischer Blut- sowie bestimmter Bindegewebselemente in der Haut gekennzeichnet sind. Multiple Herde sind mit großer Wahrscheinlichkeit vielfach keine Metastasen, sondern gleichzeitige multiple Veränderungen des reticulären Systems, das allerdings nie ganz befallen wird. Bei den besprochenen Sarkomformen haben wir diese Formen verschiedentlich erwähnen müssen. Um ihre Pathogenese verständlich machen zu können, müssen wir einige Tatsachen über die normale und pathologische Anatomie des reticulären Bindegewebes vorausschicken, zumal das Gebiet sehr schwierig zu übersehen ist. Wir halten uns bei den folgenden anatomischen Bemerkungen im wesentlichen an die Ausführungen von BARGMANN.

Das Ausgangsgewebe des Mesenchyms besitzt einen epithelartigen Aufbau. Aus ihm wandern Zellen mit feinen Fortsätzen aus, die sich dann zu einem dreidimensionalen Maschenwerk zusammenfügen. Es ist bekannt, wie vielfältig sich das Mesenchym entwickeln kann (STARCK). Neben dem Mesenchym der Muskulatur und dem zwischen Nervenfasern und -bündeln ist besonders das der Subcutis zur Blutbildung befähigt. Ursprüngliche Mesenchymherde sind beim Erwachsenen nicht mehr vorhanden. Diesen entspricht in Struktur und Funktion am meisten das reticuläre Bindegewebe. Seine Zellelemente bilden ein syncytiales Raumgitter. Ihrer Oberfläche schmiegen sich die silberimprägnierbaren Reticulinfasern an. Aus den Reticulumzellen des Knochenmarks entstehen über eine gemeinsame Stammzelle die roten und die granulierten weißen Blutkörperchen, die Reticulumzellen von Lymphknoten und Milz bilden die Ausgangszellen der Lymphocyten. *Diese Auffassung ist weder allgemein anerkannt, noch bewiesen.* Bekanntlich ergibt sich daraus, ob eine gemeinsame Stammzelle für Lymphocyten, Granulierte und Monocyten oder zwei, ja drei getrennte Ausgangszellen vorliegen, die unistische, dualistische oder trialistische hämatologische Lehrmeinung, ohne daß es bis heute mit unseren Methoden möglich wäre, einen exakten Beweis zu führen, wer nun recht hat. APITZ hat, seinem Lehrer RÖSSLE folgend, die Möglichkeiten dargelegt, die sich aus pathologischen Veränderungen des reticulären Gewebes für die Blutbildung ergeben können. 1. Aus einer undifferenzierten Reticulumzelle können sich *alle* Blutzellen über eine gemeinsame Stammzelle, den Hämocytoblasten, entwickeln, dies entspricht der Auffassung von MAXIMOW. 2. Die Blutzellen entstehen aus differenzierten Reticulumzellen, die in einer Richtung endgültig festgelegt sind, können sich also nur zu Lymphoblasten oder Myeloblasten entwickeln. Die dritte, von RÖSSLE vertretene Auffassung, sieht schließlich die Reticulumzellen als die Belegzellen des lymphatischen Systems an, die selbst nicht zur Bildung von Blutzellen, außer Monocyten, in der Lage sind. Es besteht also ein Nebeneinander von Reticulumzellen und hämatopoetischen Elementen. Beide können von der gleichen Schädigung betroffen werden, pathologische Prozesse beider Systeme sich kombinieren und so zu den Gewebsbildern Anlaß geben, die an eine Pluripotenz der Reticulumzellen glauben lassen.

Das Verständnis wird weiter dadurch erschwert, daß ASCHOFF als reticuloendotheliales System (RES) Zellen mit gemeinsamer *funktioneller* Eigenschaft zusammengefaßt hat. Diese ist die mehr oder weniger ausgeprägte Fähigkeit zur Speicherung und Phagocytose. Es handelt sich also um ein *Einteilungsprinzip* ausschließlich auf Grund der Funktion, das nicht morphologischen Differenzierungen zugrunde gelegt werden sollte (ROBB-SMITH).

Unter pathologischen Bedingungen kann es außerhalb der normalen Blutbildungsstätten wieder zur Bildung von Blutzellen kommen, auch in der Haut. Dadurch werden die Zusammenhänge weiter verwischt und die morphologischen Formen und ihre Übergänge so zahlreich, daß die folgenden Ausführungen mehr im Sinne allgemeiner Richtlinien als in dem streng trennender Beschreibungen aufzufassen sind. Daraus erklären sich auch so schwer einzuordnende Fälle wie der von BACCAREDDA und die sich diesem anschließenden Beobachtungen (NEUHOLD und WOLFRAM, MUSGER u. a.). Schließlich leiten manche Forscher, wie MARCHAND und G. HERZOG, Zellen, die andere als pluripotente Bindegewebselemente betrachten, von den Adventitia- bzw. bestimmten Endothelzellen her. Diese sind in manchen Organen, so der Leber, Reticulumzellen gleichzusetzen (FRESEN). Es sei ferner daran erinnert, daß Epithel ein rein morphologischer und kein genetischer Begriff ist und Mesenchym von allen Keimblättern und aus ausgewanderten Epithelien entsteht (s. dazu STARCK).

Eine scharfe Abgrenzung der *Reticulosen* gegenüber den Reticulosarkomatosen ist praktisch unmöglich, zumal Retothelsarkome und Reticulosen gemeinsam vorkommen können. Die mit Speicherung verbundenen Formen haben wir im Zusammenhang mit den Speicher- und Speicherungskrankheiten besprochen. Das LETTERER-SIWE-Syndrom ließe sich nach den morphologischen Veränderungen hier einordnen. Der Übergang zum HAND-SCHÜLLER-CHRISTIAN-Syndrom, einer Erkrankung mit Speicherung als wesentlichem Symptom, wird jedoch als ein fließender angesehen. Reaktive und hyperplastische Formen, wie z. B. die *Sarkoidosis*, sind ebenfalls an anderer Stelle erwähnt worden. Die Lymphogranulomatosis cutis (PALTAUF-STERNBERG) und das Granuloma fungoides wurden bei den chronisch entzündlichen Granulationsgeschwülsten unbekannter

Ätiologie aufgeführt, obwohl sie heute von vielen, wie dort erwähnt, als von den Reticulumzellen ausgehende Tumoren angesehen werden. Die Leukosen besprechen wir im Anschluß an die Reticulumzellsarkome, da sie mit diesen in engem Zusammenhang zu stehen scheinen und heute vielfach als tumorartige Erkrankungen angesehen werden trotz der beobachteten Remissionen. Stellen sie doch von der Gesamtsteuerung des Organismus unabhängig verlaufende Wucherungen dar (APITZ).

Die Einordnung der zu besprechenden Krankheitsbilder ist, wie wir mit anderen anerkennen, abhängig von der Definition des Tumorbegriffes.

Bei der relativen Seltenheit der Krankheitsbilder und der Fülle der Variationen kann eine endgültige Klassifizierung noch nicht gegeben werden. Wir wüßten zweifellos mehr, wenn weniger das zufällig vorhandene Krankheitsbild berichtet und mehr der klinische Verlauf einschließlich des histologischen Befundes exakt beobachtet worden wäre. Mit anderen Worten: Eine zusammenfassende Bezeichnung als „Reticulosen" empfindet der Kliniker als unglücklich, denn sie hilft klinisch nicht weiter. Die alte Bezeichnung — auf den klinischen Beobachtungen fußend — erscheint daher zum mindesten für die Klinik zweckmäßiger.

Im unmittelbaren Zusammenhang mit den vorausgehenden Sarkomen stehen die von RÖSSLE abgegrenzten Reticulumzellsarkome, die er in Gegenüberstellung zum Endothel und zur Schaffung eines kürzeren Namens als

Retothelsarkome

bezeichnet hat.

Unter Zugrundelegung der Einteilung von OBERLING und DE OLIVEIRA ergeben sich folgende Formen:

Es gibt undifferenzierte unreife Reticulumzellsarkome, die nach DE OLIVEIRA cytoplasmatisch-syncytial und afibrillär, d. h. ohne Bildung von Silberfasern, sind und sehr selten auch solitär, primär in der Haut vorkommen. Es handelt sich histologisch um plasmodienartig zusammenhängende Massen von unreifen Reticulumzellen mit reichlichem blassem amphophilem (GALL und MALLORY) Protoplasma und großen, runden oder nierenförmigen oder ovalen Kernen. Diese sind wenig angefärbt, haben fein verteiltes Chromatin und meist einen — selten mehrere — großen Nucleolus und eine stark basophile Kernmembran, die den Kern bläschenartig aussehen läßt. Es finden sich meist zahlreiche Mitosen. Sie können aber auch fehlen wie in einem Falle von DE OLIVEIRA. Die Zellgrenzen sind wenig deutlich ausgeprägt. Der Gewebsaufbau erinnert an reticuläres Gewebe, wie wir es in der embryonalen Entwicklung bis zum 6. Monat im Lymphknoten vorfinden. Bei reiferen Formen erinnert das Reticulum an das übliche der Lymphknoten. Die Zellen bilden durch feine Protoplasmafortsätze ein syncytiales Raumgitter, später kommt es zur Ausbildung von Fasern, die sich mit Silber imprägnieren lassen und auf denen die Reticulumzellen aufsitzen wie die Weidenkätzchen auf den Zweigen (ZINCK). Die reiferen sind von den unreiferen Formen nicht scharf abzugrenzen, sondern es existieren Mischformen mit reiferen und unreifen Zellen. Die zweite Form wäre als cytoplasmatisch-syncytial-fibrillär nach DE OLIVEIRA zu bezeichnen. Von ihr geht eine weitere Entwicklung über die fibro-reticulo-syncytialen Formen zu den fibrocellulär differenzierten und damit also den schon besprochenen Sarkomformen. Es ergäbe sich damit für die

Haut eine Verbindung vom Fibrom über das Histiocytom, von dort zum Dermatofibrosarcoma protuberans mit seinem erwähnten gemischten Aufbau, der teils Fibrom, teils Histiocytom, teils xanthomähnlich sein kann, zu den Fibrosarkomen und von dort zu den Reticulumzellsarkomen.

Daneben kommt es zu Formen, bei denen sich in dem nunmehr dreidimensionalen Maschenwerk des Reticulums reife und unreife Formen des hämoblastischen Systems finden. Dabei handelt es sich also um Tumoren der Gruppe 3 des Systems nach OBERLING, bei denen die hämoblastischen Mutterzellen eine Diffe-

renzierung in einer Richtung als der monocytischen oder der lymphatischen oder myeloischen vollzogen haben. Obwohl DOWNEY und STASNEY z. B. bei einer lymphatischen Leukämie eine anfängliche Wucherung der Reticulumzellen und einen späteren Übergang in eine lymphocytäre Proliferation beobachtet haben, ist auf die oben gemachten Ausführungen hinzuweisen und offen zu lassen, ob die Reticulumzellen tatsächlich sich in den genannten drei Richtungen differenzieren können. Jedenfalls bilden sich, ausgehend von den Reticulumzellen, Formen, die mehr oder weniger den Charakter von Monocyten haben und für den erfahrenen Histologen, wie auch RÖSSLE zugibt, nicht immer von den Hämoblasten abzutrennen sein können. Kommt es zu einer Ausschwemmung von diesen Zellen

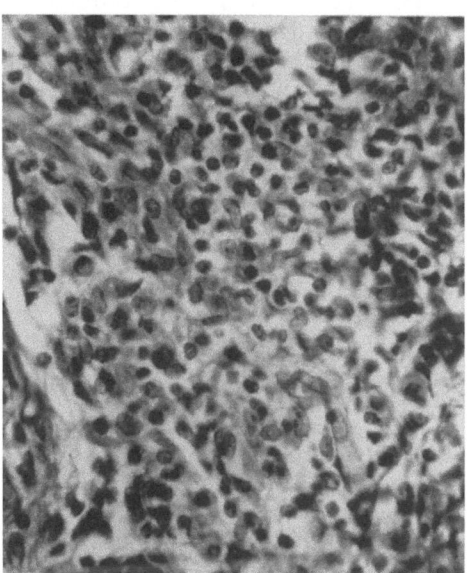

Abb. 275. Reticulosarkomatose. In der Nähe einer Capillare zahlreiche jugendliche Bindegewebselemente untermischt mit Lymphocyten (♀, 48jähr., Rücken). Hämatoxylin-Eosin. O = 125 : 1.

in die Blutbahn, entsteht eine Monocytenleukämie, die klinisch neben tumorartigen Veränderungen der Haut erythrodermatische aufweisen kann. Hier sind jene von FLARER herausgestellten Fälle mit dem klinischen Bild des Granuloma fungoides und Ausschwemmung unreifer, histioblastischer Bindegewebselemente in die Blutbahn anzuführen, die er als Histioleukämien bezeichnet. Im Gegensatz zu der Monocytenleukämie (Paramyeloblastenleukämie) von NAEGELI, bei der diese Zellen aus den Myeloblasten entstehen sollen, und die damit zur myeloischen Leukämie gehört, wird diese Form als Monocytenleukämie vom Typ SCHILLING bezeichnet (ROHR, MONTGOMERY u. a.).

Damit sind wir zu den Krankheitsbildern, die wir als Leukosen bezeichnen müssen, gekommen, und wir erkennen bereits jetzt, daß leukämisches, aleukämisches oder subleukämisches Verhalten des Blutes kein entscheidendes differentialdiagnostisches Merkmal sein kann.

Erwähnt seien noch die *Reticulosarkomatosen*, d. h. tumorartige Erkrankungen mit zahlreichen Herden ohne ersichtlichen Primärherd. Auffallend dabei ist der oft langjährige Verlauf und das Fehlen von Mitosen (so der Fall von KALKOFF),

woraus sich eine Verbindung zu Erkrankungen etwa im Sinne der paragranuloma-
tösen Form des Morbus PALTAUF-STERNBERG oder des Granuloma fungoides
ergibt.

GOTTRON bezeichnet das isolierte von jugendlichen reticulären Bindegewebszellen ausgehende Sarkom mit Metastasen als Reticulosarkomatose und grenzt sie von den „sog.
Reticulosarkomatosen" mit primär multiplen Herden ab, wobei jedoch meist nur so, wie wir
es oben getan haben, definiert werden kann. Daß neuerdings das Granuloma fungoides wieder
als Granulomatose angesehen und von den Tumoren abgegrenzt wird (FRESEN), sei hier
erwähnt sowie auf die positiven Übertragungsversuche (BRÜNAUER) hingewiesen.

Das eben erwähnte sog. LETTERER-SIWE-Syndrom verdeutlicht die ganze
Schwierigkeit der Unterteilung von Erkrankungen in Reticulosen und Reticulosarkomatosen. Trotz der bekannten Polymorphie der Bindegewebszellen, dem

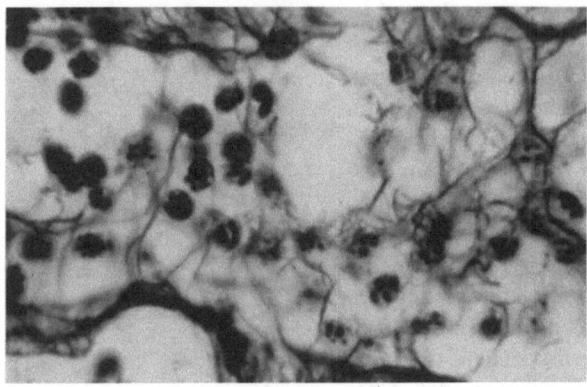

Abb. 276. Reticulumzellsarkom. Die jugendlichen Bindegewebszellen sitzen auf den neugebildeten Gitterfasern
„wie die Kätzchen auf den Weiden" (♀, 72jähr., Nabel). Versilberung nach GOMORI. O = 1250:1.

Auftreten ganz entsprechender Elemente im Knochenmark, dem meist raschen
tödlichen Verlauf wird die Erkrankung von vielen den Reticulosen, im besonderen
den Speicherungsreticulosen, zugerechnet. [Zur Klärung trägt vielleicht das
neuerdings beschriebene Auftreten bei Zwillingen bei (LAUSECKER).]

Wir haben deshalb vorgeschlagen, *in den Begriff der Reticulosarcomatosis
alle Fälle von Reticulose und sog.* **Reticulosarkomatose** im Sinne von GOTTRON
aufzunehmen, bei denen es unter den verschiedenartigsten klinischen Bildern (erythe-
matosquamös, erythrodermatisch mit und ohne Pigmentierung, bullös, nodulär)
*zu einer histologisch erkennbaren primär multiplen Wucherung von jugendlichen
Bindegewebszellen kommt, die schließlich unaufhaltsam zum Tode führt,* und die
primär nicht auf ein infektiöses Agens oder Stoffwechselstörungen zurückzuführen
ist (GANS und STEIGLEDER). Dabei muß man sich vergegenwärtigen, daß eindeutig maligne Tumoren, wie maligne Melanome, metastasierende Mammacarcinome
auch nach eigener Erfahrung über Jahrzehnte fast beschwerdefrei verlaufen
können.

Die *Reticulosarcomatosis* im Sinne von GOTTRON wäre dann als Retothelsarkom mit multipler Metastasierung zu bezeichnen, was die Verständigung erleichtert.

Das *histologische Substrat* dieser Reticulosarkomatosen kann ein außerordentlich vielgestaltiges sein, entsprechend der beim Retothelsarkom gemachten Aus-

führungen. Meist findet sich unter einer acanthotischen oder sekundär abgeflachten Epidermis in den oberen oder auch den tieferen Epidermisschichten ein Infiltrat, dessen wesentliches Kennzeichen die jugendliche Bindegewebszelle ist,
wie wir sie schon bei den verschiedensten Krankheitsbildern geschildert haben
(s. oben). Diese kann, den üblichen Fibroblasten völlig entsprechend, vermehrt
sein, aber auch erheblich Formabweichungen sowohl des Chromatins als auch der
Zellform aufweisen. Riesenzellen kommen durchaus vor, und es scheint fraglich,
ob die sog. Mykosiszelle und die STERNBERG-Zelle abgegrenzt werden kann, zumal die erste völlig unterschiedlich geschildert wird (AUST, CROSTI). Die Unter-
mischung mit Leukocyten im weiteren Sinne überrascht nicht und muß nicht auf
die Pluripotenz der jugendlichen Bindegewebszelle hinweisen: Auch beim Carcinom finden wir häufig um die vordringenden epithelialen Zellen ein reaktives
polymorphes Infiltrat mit Gefäßveränderungen (sogar fibrinoide), *ohne* daß die
Epithelzellen als Leukocytenproduzenten bezeichnet werden. Ein zusammen-
fassendes histologisches Bild der Reticulosarkomatose kann daher noch nicht
gegeben werden. Es handelt sich um Veränderungen, die klinisch denen des beginnenden Granuloma fungoides, manchen Formen der Lymphogranulomatosis
PALTAUF-STERNBERG (s. dort), aber auch mehr den Lymphosarkomen und den
Reticulumzellsarkomen ähnlich sehen oder als Erythrodermie verlaufen.

Die Kernfrage ist, ob Bindegewebszellen sich als „neoplastisch" in solchen
Infiltraten erkennen lassen. Da die Form der jugendlichen Bindegewebszelle
in den einzelnen Fällen — nicht nur in den beschriebenen, sondern auch dem
eigenen Krankengut — außerordentlich schwankt, *kann diese Frage im Schnitt
nur in den Fällen entschieden werden*, wo die Bindegewebswucherung durch ihre
Zahl, ihre Entartung und ihre Mitosen eindeutig den bösartigen Charakter erkennen läßt: schon in der Entzündung, insbesondere bei manchen Erkrankungen,
wie der Dermatitis, der Dermatitis herpetiformis, im Infiltrat um Carcinome
ist der Reichtum an atypischen Bindegewebszellen außerordentlich groß, nur
weniger beachtet. Im Grunde wird man also in vielen Fällen den Verlauf zur
Beurteilung mit heranziehen müssen. Oft klärt sich der Befund erst bei der
Sektion, etwa im Sinne einer Lymphogranulomatose. So veranlaßt uns auch
der Verlauf des bekannten Falles von BACCAREDDA, diesen trotz der Bezeichnung „benigna" den Reticulosarkomatosen oder der Lymphadenosis (s. S. 504)
zuzuordnen.

Auf die Formbilder der malignen entarteten Bindegewebszelle soll im übrigen
in einem besonderen Kapitel der Allgemeinen pathologischen Histologie der Haut
in den Ergänzungsbänden des JADASSOHNschen Handbuches nochmals eingegangen
werden.

Schließlich sei noch auf die sog. *Sarcomatosis cutis* im Säuglingsalter von
GERTLER und SCHIMPF hingewiesen, die wir in Übereinstimmung mit dem klinischen Bild den von nordamerikanischen Autoren als Sonderform der Xanthomata
juvenilia als sog. *Naevoxanthoendotheliome* (NOMLAND) herausgestellten Krankheitsbildern zuordnen möchten (s. dort) und ebenso wie die Lymphocytome teilweise nicht als autochthone Gewebsneubildungen, sondern als Granulome auffassen. Bei den Fällen von GERTLER fand sich histologisch ein Infiltrat, das das
Bindegewebe zerstörte. Es bestand aus polymorphen Bindegewebszellen, die an
Epitheloide erinnerten, mit reichlich Mitosen ohne Ausbildung von Schaumzellen.

Außerdem fanden sich Segmentkernige mit einigen Eosinophilen und Riesenzellen, die STERNBERGschen ähnlich sahen. Die Infiltrate waren mantel- oder knotenförmig um die Gefäße angeordnet. In der mittleren Cutis war das Infiltrat besonders dicht. Es heilte mit „Ausbildung von Fettzellen" in der mittleren Cutis und Bindegewebszunahme mit reichlich argentophilen Fasern ab. Wir sahen selbst einen solchen Fall, bei dem deutlich Lipoide in die Epitheloidzell-ähnlichen Elemente eingelagert waren, die sich aber nur bei der Färbung mit Sudan III nach GRÜTZ deutlich erkennen ließen. Eine Doppelbrechung bestand nicht. Wegen der völligen Übereinstimmung mit Abbildungen der genannten Sonderform der juvenilen Xanthome (s. dazu z. B. ALLAN, THE SKIN) müssen wir unseren Fall hier einordnen, wahrscheinlich auch den von KNOTH und GANTERT. Wir möchten ihn nicht als dem Lymphocytom verwandtes Krankheitsbild auffassen, eher besteht eine Beziehung zum Histiocytom, das ebenso wie das Dermatofibrosarkom Folge eines Granulationsgewebes sein kann und nach unserer Erfahrung nicht zu selten nach Insektenstichen beobachtet wird. MÉNARD und Mitarbeiter haben dagegen einen Fall von Naevoxanthoendotheliom mit Erhöhung der Blutfettwerte vorgestellt, bei dem es sich wohl eher um juvenile Xanthome oder multiple Histioxanthome gehandelt hat (s. S. 242).

Endlich sei hier noch erwähnt, daß unter dem Titel „Malignes Granulom des Gesichtes" oder *Granuloma gangraenescens* (KRAUS) zentrofaciale Ulcerationen zusammengefaßt wurden, die ebenfalls teilweise nach den im übrigen erheblich voneinander abweichenden, histologisch meist völlig verschiedenartigen Aufbau der Reticulosarcomatosis bzw. dem Reticulumzellsarkom, und damit auch Fällen wie dem Eosinophilen Granulom mit Ulcerationen von KUSKE und besonders dem Patienten von STEIGLEDER sehr ähnlich sehen (NOSKO), während wir im übrigen das Granuloma gangraenescens nicht als eine Krankheitseinheit ansehen können. Den Schlüssel für das Verständnis einiger Fälle gibt der Fall von „Eosinophilem Granulom" von SJÖGREN, der, den genannten Fällen ähnlich, bei der Sektion als metastasierendes Reticulumzellsarkom erkannt wurde.

Wieweit dies für andere unter der Bezeichnung Granuloma gangraenescens oder Malignant Granuloma of the Face (s. dazu LEVAN) zusammengefaßte Fälle gilt, sei dahingestellt, zumal hier histologisch ausschließlich ein nicht-pathognomonisches Granulationsgewebe gefunden wurde, aus dem sich ein Erreger nicht züchten ließ. Unserer Erfahrung nach scheinen derartige Granulome auch außerhalb des Gesichtsbereiches vorzukommen, wir haben 2 Fälle über dem Sacrum beobachten können, die sich vielleicht hier einreihen lassen und bei denen sich keinerlei Befund außerhalb des Hautorgans, etwa am Knochen, nachweisen ließ.

Ausstriche aus Reticulumzellsarkomen und -sarkomatosen und verwandten Krankheitsbildern, wie sie FELDAKER, KIERLAND und MONTGOMERY beschrieben, können dem Erfahrenen durch die mehr oder weniger zahlreichen jugendlichen Bindegewebszellen ein wichtiger Hinweis zur Diagnose sein, führen jedoch leicht zu Täuschungen. Wieweit sie sich zur Klärung der Pathogenese heranziehen lassen, scheint uns fraglich.

Die Leukosen der Haut (Hämatodermien [DE GRACIANSKY]).

Die leukämischen und aleukämischen Lymphadenosen bzw. Myelosen der Haut treten meist als Begleiterscheinung allgemeiner, geschwulstähnlicher Erkrankungen des hämatopoetischen Apparates auf, die man seit ORTH als Hämoblastosen bezeichnet. Diese geschwulstähnlichen Erkrankungen des blutbildenden Apparates wurden in drei große Gruppen eingeteilt; einmal die auf einer Hyperplasie der Parenchymzellen des leukopoetischen Gewebes beruhenden sog. *Leukosen* (die des erythroplastischen spielen hier keine Rolle); zum anderen die vom interstitiellen Gewebe der Blutbildungsorgane ausgehenden früher als chronisch entzündlichen Granulationsgeschwülste, die sog. *Granulome*, aufgefaßte Veränderungen (s. Reticulumzellsarkome), und schließlich die echten *Geschwülste* des hämatopoetischen Apparates. Der Zusammenhang zwischen den ersten und den letzten ist ein äußerst enger nach dem oben Gesagten, so daß heute diese Unterteilung nicht mehr aufrechterhalten werden kann.

Seitdem EHRLICH die schon von VIRCHOW betonte Unterscheidungsmöglichkeit mittels des Blutbefundes durch seine grundlegenden Färbungsmethoden durchgeführt hat, trennen wir bei ihnen eine myeloische, mit einer hyperplastischen Wucherung des myeloischen Gewebes einhergehende *(Myelose)* von einer lymphatischen Leukämie *(Lymphadenose)*, bei der eine hyperplastische Wucherung des lymphadenoiden Gewebes auftritt. Je nachdem dabei eine absolute oder nur eine relative Vermehrung der weißen Blutzellen statthat, zerfallen beide in eine *leukämische oder aleukämische* Untergruppe, wobei in die letzte im großen ganzen jene früher als Pseudoleukämie bezeichneten, geschwulstähnlichen Systemerkrankungen einbezogen werden, soweit es sich dabei nicht um Veränderungen handelt, die nicht hier zu besprechen sind (z. B. Lymphogranulomatosen). Der klinische Verlauf jener Erkrankungsformen gestattet weiterhin eine ungezwungene Trennung nach *akuten*, selteneren, bei denen septische Vorgänge auftreten, und *chronischen*, häufigeren Formen, die sich zudem meist durch das Auftreten verschiedenartiger Blutzellen (Myeloblasten, Myelocyten bzw. Lymphoblasten und Lymphocyten) unterscheiden. (Näheres hierüber in den Lehr- und Handbüchern der Hämatologie.)

Für eine zusammenfassende Betrachtungsweise vereinfacht sich die Darstellung außerordentlich durch die Tatsache, daß ein grundsätzlicher Unterschied zwischen den leukämischen und aleukämischen — oder subleukämischen, wie sie noch ARNDT unterscheidet — Krankheitsgruppen nicht besteht, da es sich, wie bereits dargelegt, nur um Mengen-, jedoch nicht um artmäßige Abweichungen, sondern eher um ein dauerndes, wenn auch langsames Hin und Her im weißen Blutbilde handelt; schließlich stimmen auch die makro- und mikroskopischen Veränderungen weitgehend überein (s. auch S. 499).

In unserem besonderen Falle kommt hinzu, daß auch die Hautveränderungen sich für die Myelosen sowohl wie die Lymphadenosen klinisch in wenige Gruppen einteilen lassen, die auch pathologisch-anatomisch und histologisch einander völlig entsprechen. Sie lassen sich trennen einmal in *unspezifische*, mit dem Grundleiden nur in lockeren, zudem ungeklärten Beziehungen stehende, ähnlich auch bei einer ganzen Reihe anderer Erkrankungen vorkommende Hautveränderungen erythrodermatischer, poiklodermieähnlicher, Pityriasis rubra Hebra-ähnlicher (JADASSOHN, NICOLAU), urticarieller, bullöser, pruriginöser (Prurigo lymphatica) und hämorrhagischer Natur (Leukämide AUDRYs, Lymphadenoide oder Myeloside ARNDTs). Diese Gruppe wird vielleicht in dem Maße schwinden, als wir ganz allgemein über die Voraussetzungen urteilen gelernt haben, die zu solchen Hautveränderungen führen, wie dies uns z. B. Fälle von Zoster generalisatus bei leukämischer Lymphadenose und spezifischen Veränderungen im Ganglion Gasseri zeigt.

Ihnen gegenüberzustellen sind jene selteneren *spezifischen*, sowohl klinisch als auch histologisch scharf gezeichneten, in ihren leukämischen und aleukämischen Formen völlig übereinstimmenden Äußerungen leukotischer Allgemeinerkrankungen in der Haut, die klinisch in vereinzelten Fällen als universelle, häufiger als mehr oder weniger scharf umschriebene Herde auftreten. Ganz allgemein sei erwähnt, daß auch Fälle primären Befallenwerdens und Beschränktbleibens auf die Haut — wenn auch selten — bekanntgeworden sind (HIRSCHFELD), daß ferner die Lymphadenosen der Haut bei weitem häufiger beobachtet werden als die Myelosen. Daher sind wir auch über diese viel weniger unterrichtet als über jene. Schließlich können sich auch spezifisch-pathologische Zellen der Erythropoese in äußerst seltenen Fällen in der Haut vorfinden.

a) Die Lymphadenosis cutis universalis,

wie ARNDT das von RIEHL aufgestellte Bild der universellen infiltrativen lymphadenotischen Erythrodermie genannt hat, erscheint klinisch als stark juckende, hellere oder dunklere bis braunrote und indianerfarbene, gleichmäßige (RIEHL, LINSER, ARNDT) oder durch gleichförmige Aneinanderreihung kleinster Knötchen (RODLER-ZIPKIN, WERTHER) gekennzeichnete diffuse Schwellung der gesamten Körperhaut, die dort, wo diese der Unterlage weniger fest anliegt, zu ausgedehnten Wulstbildungen führt. Die Oberfläche ist glatt oder schuppt in wechselndem Maße, zeigt hier und da „ekzematöse" oder lichenoide Umwandlung, nässende, oberflächlich erodierte Bezirke, Störungen im Haar- und Nagelwachstum: alles in allem eine Erkrankung, die sich ohne weiteres nicht von entsprechenden Veränderungen verschiedenartigster Herkunft (Granuloma fungoides, Pityriasis rubra Hebra usw.) trennen läßt, wenn nicht die Gesamterkrankung als solche einen Hinweis in Richtung der Leukose gibt. (Inwieweit die Lymphodermia perniciosa KAPOSI und ob sie hierher zu rechnen ist oder nicht, viel eher zu den mykotischen Erythrodermien im Sinne BESNIER-HALLOPEAUS [NEKAM, PALTAUF, ARNDT], dürfte wohl nie restlos zu entscheiden sein, da, wie schon ARNDT betont, die Untersuchung dieses und ähnlicher Fälle des älteren Schrifttums zu wenig eingehend bleiben mußte, als daß sie beim jetzigen Stande dieser Fragen noch eine sichere Einreihung gestatten würde.)

Histologisch liegt der Veränderung ein dichtes, gleichmäßiges Infiltratband oder eine dichte Anhäufung miliarer Knötchen in den oberen und mittleren Cutisschichten zugrunde, je nachdem wir es mit der einen oder anderen Entstehungsart der diffusen Hauterkrankung zu tun haben. Die Zellansammlung hält sich dabei eng an das stark erweiterte obere Gefäßnetz der Cutis, unter völliger Freilassung der papillären Gefäße, so daß sie zum Epithel hin durch ein meist ziemlich gleichmäßiges Band scheinbar normalen Bindegewebes abgetrennt ist, das nur hier und da von schmalen, bis zu den Basalzellen reichenden Zellsträngen durchbrochen wird. Nach den Seiten und nach unten zu ist in den Frühstadien die Begrenzung dieser Zellherde unscharf; sie setzen sich oft als längere oder kürzere perivasculäre Stränge fort, um erst später mit einer ziemlich scharfen Linie zur unteren Cutis hin zu enden. Hier finden sie sich dann nur noch als spärliche perivasculäre, peri- oder interglanduläre Infiltrate in den tieferen Schichten.

Die *Cutis* selbst ist wenig verändert, abgesehen von einem namentlich über dem Infiltrat, also in erster Linie in dem freien Grenzstreifen, meist sehr starken Ödem. Die eingelagerten Zellherde bedingen lediglich ein Auseinanderdrängen der Bindegewebsbündel, die besonders innerhalb der stärkeren Infiltrate zu feinsten Fasern aufgesplittert sind, ohne daß irgendwelche reaktiven Vorgänge festzustellen wären. Hier kann dann auch das elastische Gewebe bis auf spärliche, kurz zusammengeschnurrte plumpe Fasern geschwunden sein, während es an anderen Stellen weniger gelitten hat, wenn auch in der Regel stets mehr als das Kollagen. Nur selten zeigt dieses einzelne, hyalin umgewandelte Bündel in unmittelbarer Umgebung der Zellherde (ARNDT, eigene Beobachtung). Die *Blut-*

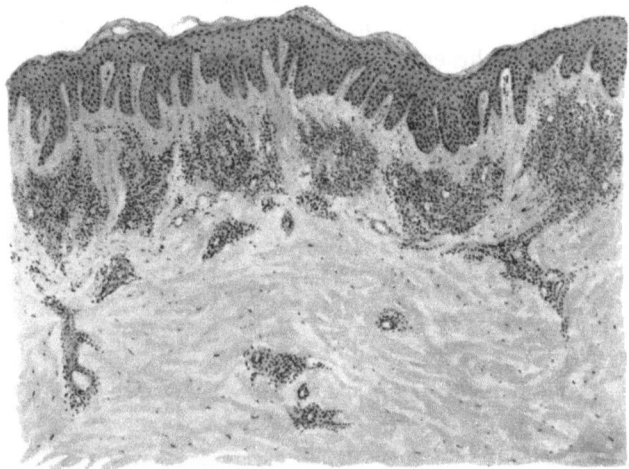

Abb. 277. *Lymphadenosis cutis universalis* (Erythrodermia lymphatica). Parakeratose und Acanthose der Epidermis. Knötchenförmige Infiltration in der Cutis, vorwiegend perivasculär. O = 29:1; R = 29:1. (Sammlung WERTHER.)

gefäße im erkrankten Bezirk sind erheblich erweitert, zum Teil stark gefüllt, unter Vorherrschen der im Infiltrat sichtbaren Zellformen. Die Gefäßwände sind stellenweise von diesen Zellen durchsetzt, ihre Endothelien in der Regel stark geschwollen, die ganzen Herde von neugebildeten Capillaren durchzogen.

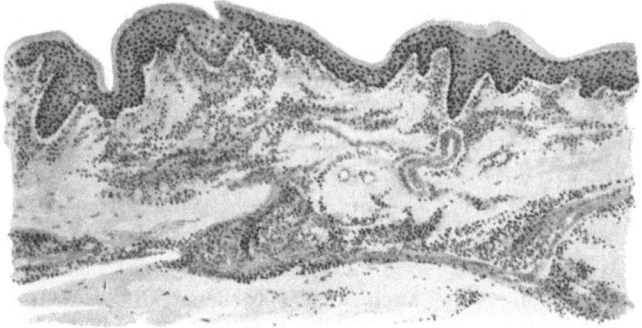

Abb. 278. *Lymphadenosis cutis universalis* (Erythrodermia lymphatica) (♂, 59jähr., Bauch). Gleichmäßiges perivasculäres Zellinfiltrat in der oberen und mittleren Cutis. In der Epidermis links umschriebenes Ödem und beginnende Bläschenbildung. O = 128:1; R = 128:1.

Den *Zellansammlungen* gibt die *Einförmigkeit* ihres Aufbaues ein äußerst kennzeichnendes Gepräge (s. Abb. 279). Sie bestehen einzig und allein aus Lymphocyten, die sich nur durch Größe, Kernform und verschiedenen Protoplasmagehalt voneinander unterscheiden. Man kann unter ihnen kleine und große Lymphocyten, vereinzelt auch Lymphoblasten erkennen, die sich von den ersteren durch den stets zentral gelegenen großen, meist regelmäßig runden, manchmal auch seitlich eingebuchteten blassen Kern und den größeren Zelleib unterscheiden. Daneben finden sich auch Zellen mit pyknotischen Kernen sowie Kernreste frei im Gewebe liegend; außerdem in amitotischer Teilung begriffene Formen, bei denen diese vielfach so überstürzt vor sich zu gehen scheint, daß die Protoplasmaverteilung mit der Kernteilung nicht gleichen Schritt halten kann, so daß eigentümliche große, mehrkernige Zellen entstehen, deren Kerne „auf einem Haufen" zusammenliegen, umgeben von einem schmalen, unregelmäßig geformten Zelleib. Plasmazellen finden sich, wenn überhaupt, nur am Rande der Infiltrate, Mastzellen, eosinophile Leukocyten jedoch über den ganzen Infiltrationsherd verteilt, wenn auch in wechselnder Menge. Ähnlich verhalten sich die wenigen

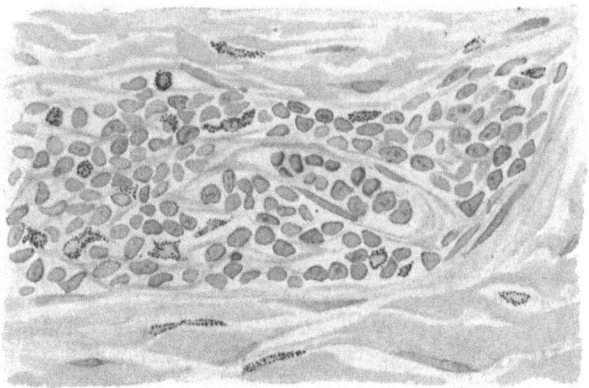

Abb. 279. *Lymphadenosis cutis universalis* (Erythrodermia lymphatica) (♂, 59jähr., Bauch). Perivasculäres Infiltrat aus Lymphocyten, Lymphoblasten, vereinzelten Eosinophilen und Bindegewebszellen. Panchrom. O = 412:1; R = 412:1.

Bindegewebszellen, die durch ihren langen, ovalen, blassen Kern leicht als solche erkennbar sind. Die Beobachtung LANGHANSscher Riesenzellen (RODLER-ZIPKIN) sei erwähnt, obwohl sie kaum in Beziehung zu dem Grundprozeß stehen dürften. Haarfollikel und Talgdrüsen pflegen innerhalb der infiltrierten Zone nach und nach zugrunde zu gehen, während die Schweißdrüsen auffallend lange widerstehen.

Die Veränderungen der *Epidermis* und des Papillarkörpers sind vorwiegend rein mittelbarer Natur. Überall dort, wo das Ödem des Grenzstreifens stärker wird, ist auch das Stratum basale aufgelockert und zeigt hier und da Neigung zu miliarer Bläschen- oder auch ausgesprochener Blasenbildung (LEHNER) (s. Abb. 278). Im übrigen ist der Papillarkörper meist verbreitert, gelegentlich auch verstrichen oder zu einem bogenartigen Streifen umgewandelt.

b) Die Lymphadenosis cutis circumscripta

tritt im Gegensatz zur vorigen von vornherein in Form weniger oder zahlreicher, wechselnd großer, umschriebener Hautknoten von eigentümlich teigiger Beschaffenheit auf, deren braun bis blaurote, glatte Oberfläche von zarten Teleangiektasien durchzogen ist. Die Knoten sitzen in erster Linie im Gesicht, seltener am Rumpf oder an den Extremitäten, auf meist unveränderter Haut in Form flacher, kaum die gesunde Haut überragender fleckförmiger und breiterer Herde bis zu flach halbkugelig vorspringenden, geschwulstartigen Bildungen von Apfelgröße. Sie entwickeln sich ohne Beschwerden zu machen und pflegen mit seltenen Ausnahmen

(NICOLAU, RUSCH) auch ohne Geschwürs- oder Narbenbildung zurückzugehen. Vereinzelt wurden auch papillomatöse Bildungen beobachtet (BERNHARDT).

Im Gegensatz zur diffusen Form handelt es sich hier *histologisch* um scharf abgesetzte, umschriebene oder auch nach dem Rande in Einzelstränge sich auflösende Knötchen und Platten von wechselnder Größe. Sie sind anfangs deutlich um Gefäße, Haarfollikel, Talg- und Schweißdrüsen oder Nerven angeordnet und durch schmälere oder breitere Bindegewebshüllen voneinander getrennt. Der einzelne Knoten kann dabei von einem zusammenhängenden Zellhaufen gebildet werden, er kann sich aber auch aus einer Vielzahl kleiner Knötchen zusammensetzen (s. Abb. 280), die dann im Schnitt als inselartige Herde in dem binde-

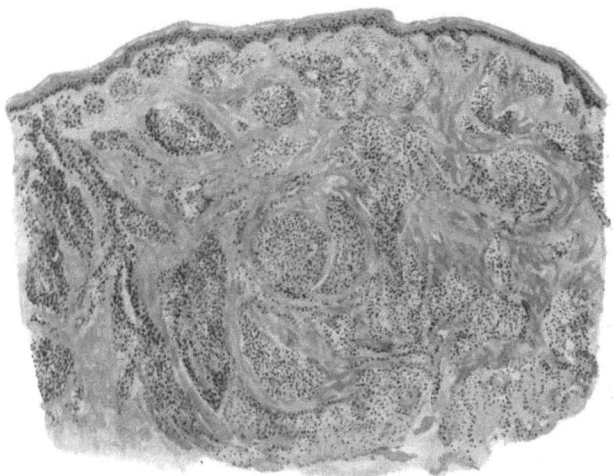

Abb. 280. *Lymphadenosis cutis circumscripta* (♂, 63jähr., Unterarm, Streckseite). Scharf abgesetzte knötchen- und plattenförmige Herde im Corium. Abflachung der Epidermis, freier „Grenzstreifen". Panchrom.
O = 31:1; R = 25:1.

gewebigen See verteilt sind. Es finden sich demnach — wie im Gegensatz zu ARNDT angenommen werden muß — im histologischen Bilde doch Übergänge von den diffus infiltrierten über die miliaren knötchenförmigen Infiltrate zu den eigentlichen papulösen und nodösen Formen, wie dies WERTHER schon angedeutet hat. Wirkliche *Unterschiede* sind eher im *feineren Aufbau der Infiltrate* zu suchen.

Auch hier bleibt ein Streifen Bindegewebe unter der Epidermis als schmales, ödematöses, von erweiterten Gefäßen und Lymphspalten durchzogenes Bindegewebsband frei. Dieses bleibt noch erhalten, wenn die wachsenden Zellhaufen den Papillarkörper bereits zu einem langgestreckten, flach gebogenen Streifen ausgezogen haben, der nur hier und da durch eine schmale, oder auch breite, kurze, aus der im ganzen atrophisch abgeflachten Epidermis hervorragende Epithelleiste unterbrochen wird. Hier sei jedoch betont, daß dieser bindegewebige Grenzstreifen durchaus keine Eigentümlichkeit leukotischer Prozesse ist, wenn er auch durch das „Schwimmen" (PINKUS) der erweiterten Lymph- und Blutgefäße auf dem darunterliegenden Infiltrat hier eine besondere Note erhält. Der Grenzstreifen findet sich vielmehr bei einer ganzen Reihe anderer spezifischer Granulationsgeschwülste bekannter oder auch unbekannter Ätiologie.

Zur *Subcutis* hin reicht das leukotische Zellinfiltrat bis weit ins subcutane
Fettgewebe hinein, dieses manchmal völlig überdeckend. Innerhalb dieser Zellherde ist das kollagene Gewebe aufgesplittert, oft bis zu feinsten Fäserchen,
manchmal deutlich zusammengedrückt und hyalin entartet. Es bleibt jedoch
anscheinend selbst in den ältesten Herden, wenn auch weniger deutlich färbbar,
erhalten, im Gegensatz zum elastischen Gewebe, das innerhalb der Infiltrate
verhältnismäßig früh verschwunden ist und nur am Rande in kurzen, plumpen
Resten sichtbar bleibt.

    Haare, Talg- und *Schweißdrüsen*, in jüngeren Herden oft kaum verändert,
wenn auch vielfach von spezifischen Infiltraten umsponnen, pflegen allmählich
dem wachsenden Druck der Zellmas-
sen zu weichen, um schließlich in alten
Herden völlig verlorenzugehen. Am
längsten scheinen, wie so oft, auch
hier die Schweißdrüsen Widerstand
zu leisten. Die *Blut- und Lymphgefäße*
in der Umgebung der Herde sind stark
erweitert, klaffend, zum Teil leer,
zum Teil strotzend gefüllt; ebenso
verhalten sich die zahlreichen, innerhalb der Infiltrate neu gebildeten
Blutgefäße, deren Wandung häufig
verdickt oder auch hyalin umgewandelt ist. An den kleineren und mittelgroßen Venen fand ARNDT im Gegensatz zu den völlig normalen Arterien
in einem seiner Fälle die Gefäßwände
von lymphocytären Infiltraten durchsetzt, das Lumen vielfach völlig ver-

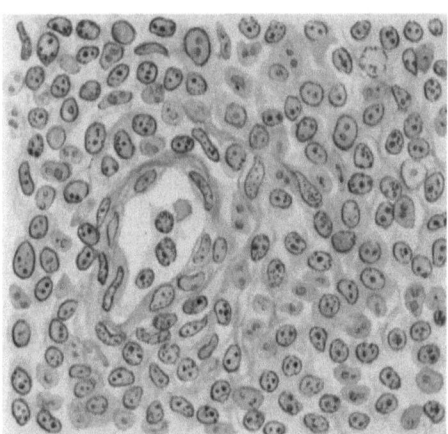

Abb. 281. *Lymphadenosis cutis circumscripta* (♂, 46jähr.,
Supraorbitalrand). Perivasculäres rein lymphocytäres
Infiltrat in einem zarten bindegewebigen Netzwerk. Er-
weitertes Blutgefäß mit verdickter, hyalin entarteter
Wandung. Hämatoxylin-Eosin. $O = 450:1$; $R = 420:1$.

schlossen oder durch Haufen von Lymphocyten und roten Blutkörperchen verengt, ohne daß diesem Befund eine besondere Bedeutung beizulegen wäre.

    Die *Bildung der Zellherde* geht auch hier von dem tiefen Gefäßnetz der Cutis
aus. Sie dringen dann nach oben und unten als zunächst eng an die Gefäße
angelehnte Zellzüge vor. In den jüngsten Stadien findet man perivasculäre, die
Gefäße cylinder- oder streifenförmig umgebende, vielfach miteinander durch zarte
Zellstränge verbundene Infiltrate, die durch die *Eintönigkeit* der sie aufbauenden
Zellformen einen nicht zu verkennenden Eindruck machen. In länger bestehenden
Herden lassen sich dann alle Übergänge bis zu den großen umschriebenen, knotenförmigen Infiltraten feststellen. Der *Zellaufbau* dieser knotigen Infiltrationsherde,
bei denen die Einlagerung der Zellen in das zarte Netzwerk des präexistenten
Bindegewebes noch deutlich erkennbar bleibt, ist vielleicht noch eintöniger als
der der diffusen. Dies ist in erster Linie bedingt durch das fast völlige Fehlen der
großen Lymphocyten bzw. Lymphoblasten — diese finden sich nur vereinzelt,
wenn auch über das ganze Infiltrat und selbst die erweiterten Gefäße verstreut —
und deren atypische Begleitformen, insbesondere aber auch den so gut wie völligen
Mangel der zahlreichen Zellteilungsvorgänge sowie der Capillarendothelwucherung
(ARNDT). Statt dessen bestehen hier die Zellhaufen vorwiegend aus kleinen

Lymphocyten, die durch ihren schmalen basophilen, ungranulierten Protoplasmasaum, den oft völlig nackten, tief dunkel gefärbten, hier und da radspeichenartige Chromatinzeichnung aufweisenden Kern ganz den Zellformen normaler Lymphdrüsen entsprechen. In der Regel findet man Mastzellen und Plasmazellen (lymphocytäre und lymphoblastische der Autoren) nur selten und fast nur in den Randabschnitten; ähnlich verhalten sich die gewucherten Bindegewebszellen.

Gelegentlich trifft man in der Umgebung zugrunde gehender Anhangsgebilde der Haut auch wohl einmal *Fremdkörperriesenzellen* (NICOLAU, eigene Beobachtung), ohne daß diesen Befunden besondere Bedeutung beizumessen wäre. Auch das Auftreten körniger oder kristallinischer *Pigmente* vermag das eintönige Bild nicht wesentlich zu beleben. Sie finden sich besonders in der Umgebung der Infiltrate, und zwar an deren oberem Rande meist innerhalb vielfach verzweigter Zellen, in den mittleren Abschnitten eher frei im Gewebe liegend.

Im Gegensatz zu der erwähnten Einförmigkeit der *Lymphadenosis circumscripta* steht der histologische Aufbau der sog. *Lymphocytome*, die von BÄFVERSTEDT als

Lymphadenosis benigna cutis

zusammengefaßt wurden.

Ein Fall dieser Art dürfte von JADASSOHN 1906 unter der Bezeichnung pseudoleukämische Infiltration beschrieben worden sein. Das früher als Sarkoid SPIEGLER-FENDT bezeichnete Krankheitsbild ist völlig uneinheitlich. Nicht 10 Fälle entsprechen nach BÄFVERSTEDT der ursprünglichen klassischen Beschreibung. Es ist deshalb angebracht, diesen Begriff ganz fallen zu lassen. Ein Teil der Fälle kann unter die Lymphadenosis benigna cutis eingeordnet werden. Nach MIESCHER stellen die Lymphocytome bald mehr, bald weniger tiefe platten- oder knotenartige Infiltrationen der Haut durch Einlagerung eines granulomatösen Gewebes mit ausgesprochen lymphadenoidem Charakter dar. BÄFVERSTEDT unterscheidet umschriebene solitäre oder auf eine bestimmte Region, z. B. Stirn, Wange, Ohrläppchen, Scrotum, begrenzte Formen, von ausgedehnteren exanthemartigen oder tumorartigen Veränderungen. Er sieht in der Lymphadenosis benigna cutis ein Syndrom, das gelegentlich „die Manifestation einer eigenartigen, örtlich begrenzten oder ausgedehnteren Gewebsreaktion gegenüber Reizen verschiedener Art", darunter auch bösartigen Tumoren und Insektenstichen, sein kann. In diesem Sinne sprechen auch lymphadenoide Strukturen im Rahmen banalentzündlicher Veränderungen, besonders der Schleimhäute (RIBBERT, LUBARSCH, MIESCHER, HURT, EHRICH), die auch wir gelegentlich beobachten konnten. Die Erkrankung zeigt im Gegensatz zu leukämischen Tumoren meist keine symmetrische Verteilung und ist ausschließlich auf die Haut beschränkt.

Histologisch ist die Epidermis rein sekundär ausgezogen, meist nicht übermäßig verschmälert. Die obersten Cutisschichten sind, abgesehen von geringen perivasculären, lymphocytären Infiltraten, völlig unverändert. Der eigentliche Prozeß bevorzugt schon von Beginn an die Umgebung der Gefäße, besonders der Hautanhangsgebilde. An den Schweißdrüsen werden sekundäre atrophische Veränderungen beobachtet. Das Bindegewebe wird verdrängt, die elastischen Fasern manchmal zerstört, ebenso, wenn auch seltener, die kollagenen Fasern, obwohl sich auch in jüngeren Herden eine Neubildung von Kollagen findet (BÄFVERSTEDT).

Die eigentlichen Veränderungen können diffus, seltener mehr oder weniger scharf begrenzt sein und zeigen einen lymphknotenartigen Aufbau, d. h., sie sind aus Lymphocyten und reticulären Elementen, wie wir sie im Syncytium des Lymphknotens finden, und deren reife Verwandten, den Histiocyten aufgebaut.

Die Bestimmung und Zuordnung der Zellelemente im einzelnen kann sehr schwierig sein, da auch pathologische Formen vorkommen. Diese zeigen Übergänge von lymphoblastenähnlichen (monocytäre Abkömmlinge der Reticulumzellen? s. Reticulumzellsarkom) zu reticuloiden Elementen. Die reticulären Elemente zeigen eine gewisse Variabilität ihrer Kernformen. Werden dazu noch reichlicher Mitosen gefunden, so ist man geneigt, an einen malignen Prozeß zu denken. Riesenzellen mit randständigen und zusammengedrängten Kernen treten häufiger auf.

Die Reticulumzellen können regelrechte Keimzentren (auch als Reaktionszentren bezeichnet) bilden, besonders bei den umschriebenen Formen. Vielfach

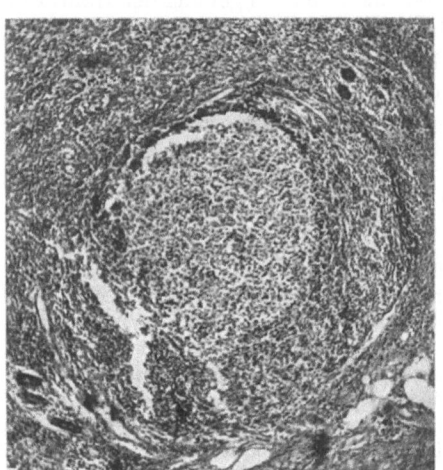

entgehen sie der histologischen Untersuchung, wenn man nicht Serienschnitte anfertigt oder mehrere Probeexcisionen vornimmt. Man muß also, wie auch HELLIER und BÄFVERSTEDT betonen, nach ihnen suchen. Die Reaktionszentren sind innerhalb der Lymphocytome nicht so regelmäßig aufgebaut wie im normalen lymphatischen Gewebe. Das helle reticuläre syncytiale Zentrum kann Mitosen aufweisen. Die Zellen können phagocytieren. Auch hier kommen Riesenzellen vor. Umgeben sind die Zentren von einem Lymphocytenwall, der aber manchmal auch vollständig fehlt. Innerhalb des Reticulums können argentophile Fasern mehr oder weniger reichlich beobachtet werden. Große

Abb. 282. Keimzentrum in Lymphocytom.

differentialdiagnostische Bedeutung gegenüber den Leukosen, vor allem der Lymphadenosis cutis circumscripta, wird dem Vorkommen anderer Zellelemente zwischen den erwähnten zugemessen. Hauptsächlich Plasmazellen, seltener Eosinophile, die allerdings auch sehr reichlich vorhanden sein können (GERTLER), noch weniger Mastzellen, sind anzutreffen. Polymorphkernige Leukocyten werden meist vermißt. Werden durch andersartige Krankheitsprozesse Talgdrüsen teilweise — besonders am Rande — zerstört, so können diese bei Tangentialschnitten Keimzentren vortäuschen. Es bedarf deshalb stets einer genauen Analyse aller Veränderungen. Die Anwesenheit von „Keimzentren" allein bedeutet noch keine Diagnose!

Die Gefäße zeigen eine konstante Anschwellung der Intima oder zwiebelschalenartige Schichtung der Endothelien (BÄFVERSTEDT). Außerdem finden sich Gefäßerweiterungen. Die *Differentialdiagnose* zwischen der *Lymphadenosis benigna cutis* und der *Lymphadenosis cutis circumscripta* ist damit in typischen Fällen leicht, da die letzte durch ihre Monomorphie sich von der ersten deutlich abgrenzt. Aber auch die malignen Lymphadenosen können ein Reticulum haben. Es ist LINDEMAYR und auch KALKOFF zuzustimmen, daß zweifelsohne Übergangsfälle vorkommen. Sicher sind unter dem Krankheitsbild der Lymphadenosis cutis circumscripta, wahrscheinlich auch unter dem Bilde der multiplen, vor allem der Rundzellsarkome, Krankheitsbilder beschrieben worden, die zur benignen Lymphadenosis gehören. Die endgültige Entscheidung ergibt sich aus dem Verlauf. Keimzentren beweisen nicht eine gute Prognose (GERTLER). Das Fehlen einer Leukämie ist, wie bereits früher betont wurde, nicht in dem einen oder anderen Sinne beweisend. Auch können Lymphocytome an einen *Lupus erythematodes chronicus* erinnern und unter Umständen gerade hier eine Differentialdiagnose sehr schwierig sein, zumal die Herde des Lymphocytoms auch durch Licht provoziert werden sollen (ALEXANDER und PASIECZNY, RÖCKL, GERTLER). Welche Beziehungen zum Lupus erythematodes die „Lymphocytic infiltration" der Haut von JESSNER und KANOF haben, ist noch ungeklärt, vielleicht sind sie nichts als eine besondere Verlaufsform, die gerade, wie erwähnt, Anlaß zu Verwechslungen mit den Lymphadenosen geben kann. Das gelegentliche Vorkommen von lymphadenoidem Gewebe im Sinne einer Zungentonsille mit zeitweiligen entzündlichen Veränderungen im Sinne einer Tonsillitis (THOMA, HALTER u. a.) kann wohl schon klinisch abgegrenzt werden.

c) Die Myelosen der Haut.

Bei den mit einer Hyperplasie des myeloischen Gewebes einhergehenden Leukosen, den sog. *Myelosen*, sind an und für sich Hauterscheinungen weit seltener und daher in erheblich geringerer Zahl bekanntgeworden als bei den Lymphadenosen, obwohl die ersten häufiger vorkommen als die letzten. Klinisch unterscheidet man bekanntlich neben akuten und chronischen Formen auch hier eine leukämische, häufigere, von einer aleukämischen Myelose. Beide gehen mit einer gewaltigen Milzschwellung einher, mit oder ohne Auftreten eines myeloischen Blutbefundes.

Entsprechend den Hauterscheinungen bei der Lymphadenose kann man auch hier unspezifische und spezifische unterscheiden, wobei es allerdings wegen der Seltenheit der Befunde und ihrer meist ungenauen histologischen Durchforschung noch viel mehr wie dort dahingestellt bleiben muß, inwieweit auch diesen klinisch *unspezifischen* Hautveränderungen [Hämorrhagien, Erytheme, urticariellen, ekzematösen (?) (BURCHHARDT), papulösen, vesiculösen und bullösen Exanthemen, Abscessen, Furunkeln] histologisch echte myeloische Gewebsveränderungen zugrunde liegen.

An *spezifischen* Hautveränderungen fand man einmal „seborrhoische Ekzeme" (BURCHHARDT), diffuse Erythrodermien (RODLER-ZIPKIN, GOECKERMANN und MONTGOMERY), hämorrhagische Exantheme oder häufiger geschwulstartige, gelegentlich ulcerierende cutane Bildungen von wechselnd blauer bis rotbrauner Farbe. Das klinische Bild ist sehr wechselhaft (COSTELLO und Mitarbeiter). Im Gegensatz zu den leukämischen Lymphadenosen mit ihrer Vorliebe für Gesicht und Kopf, befallen die Myelosen in erster Linie den Rumpf.

In ihrem allgemeinen Aufbau, ihrem Verhalten zum Wirtsgewebe, insbesondere zu den Gefäßen, unterscheiden sich die Zellansammlungen der Myelosen grundsätzlich nicht von den Lymphadenosen. Eine diesbezügliche Darstellung erübrigt sich daher hier. Lediglich *die die Infiltrate aufbauenden Zellformen* verlangen besondere Berücksichtigung. Auf das eigenartige, von sonstigen infiltrativen Prozessen abweichende, reihenweise Vordringen der sie aufbauenden Zellen zwischen die Bindegewebsbalken, ihre gelegentliche Vorliebe für die Umgebung der Schweißdrüsen, hat besonders ZURHELLE aufmerksam gemacht. Sie bestehen in erster Linie oder fast ausschließlich aus großen einkernigen Zellen mit schmalem oder breitem neutrophil gekörntem Protoplasmaleib, eben *Myelocyten* oder

Myeloblasten, denen sich in vielen Fällen noch, diesen Frühstadien entsprechend, ein- oder mehrkernige Eosinophile oder auch Mastzellen beigesellen. Dazwischen finden sich wohl auch auffallend kleine Zellformen: Mikromyelocyten (BRUUS-GAARD). Als kennzeichnend und daher auch für die Erkennung von großem Wert wurde die *Oxydasereaktion* angesehen, die in manchen Zellen, wenn auch lange nicht so häufig wie in den Zellinfiltraten innerer Organe, positiv auffällt. In ZURHELLES Fall war sie auf große Zellen im Lumen der Gefäße und deren nächste Umgebung beschränkt, während die Hauptmasse einen negativen Ausfall ergab.

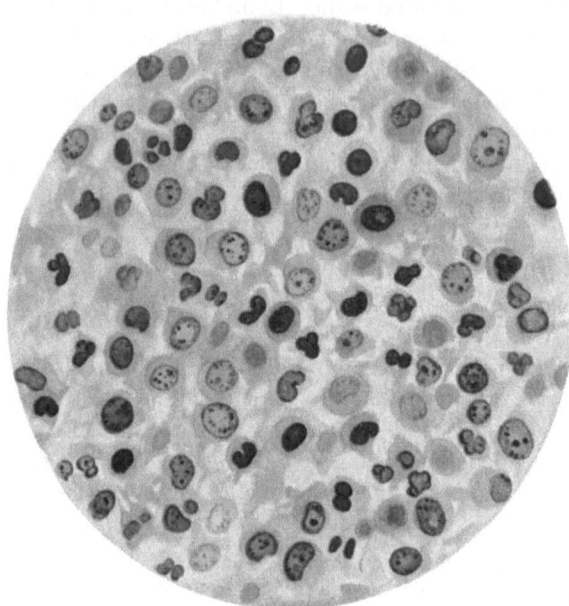

Abb. 283. *Myeloischer Zellherd.* Myelocyten, Myeloblasten. O = 1050:1; R = 1000:1.

Genau so verhielt sich ein von GANS beobachteter Fall.

Eine *scharfe Grenze* zwischen „Leukosarkomatosen" und echten Leukämien ist *nicht* zu ziehen, was sich aus dem eingangs Angeführten erklärt.

Als *Myelome* wurden in Knotenform auftretende geschwulstartige Wucherungen myeloischer Zellen, vorwiegend im Knochenmark doch auch in anderen Geweben (Myelosarkom) bezeichnet. Sie sollten aus den verschiedenen Elementen des hämatopoetischen Systems bestehen. Heute dürften sie wohl entweder unter die aleukämischen Leukosen oder unter die Reticulumzellsarkome mit Ausdifferenzierung in Richtung der Plasmazellen einzureihen sein (FRESEN). Erwähnt sei lediglich, daß in seltenen Fällen auch Plasmocytome in der Haut auftreten können, was schon KREIBICH bekannt war (*Plasmomyelome* KREIBICHs). Bei dem Naevus syringoadenomatosus papilliferus sind Plasmocytome gutartiger Natur fast regelmäßig daneben anzutreffen (s. S. 295). Das Plasmocytom der Knochen kann von uncharakteristischen Veränderungen der Haut begleitet sein (FRANKE und BAUMANN). Die „multiplen Myelome" sind, wie erwähnt, wahrscheinlich als eine Sonderform der Reticulumzellsarkome anzusehen (FRESEN). Auf die Ablagerung von Amyloidkörpern in der Haut bei Myelomen (HEILMEYER und BEGEMANN) wurde bereits hingewiesen (Bd. I, S. 145).

Vielleicht müssen auch jene Ansammlungen von Mastzellen nicht nur in der Haut, sondern im ganzen Organismus als eine besondere Systemerkrankung hierher gerechnet werden (s. Urticaria pigmentosa, Bd. I, S. 261, und GRÜNEBERG und Mitarbeiter, REILLY, BERLIN u. a.). Über ein eigenartiges Krankheitsbild berichtet CHRISTENSEN: Maculo-papulösen Efflorescenzen lagen lediglich erweiterte

Capillaren, erfüllt mit Histiocyten zugrunde bei Vermehrung der Histiocyten im Blut (Histiocytämie).

Differentialdiagnose. Im Anschluß an die vorstehende Aufstellung muß jedoch beachtet werden, daß eine allgemein zufriedenstellende und insbesondere allen Beobachtungen gerecht werdende Formel bisher noch nicht gefunden worden ist. Sie wird auch wohl so lange unbekannt bleiben, bis wir schließlich die Ursachen dieser verschiedenartigen Erkrankungen mit vorwiegender Beteiligung des hämatopoetischen Gewebes kennengelernt haben.

Trotzdem tauchen hier eine Reihe von Fragen auf, die wenigstens kurz beantwortet werden müssen. Zunächst sei erwähnt, daß es eine Reihe von Erkrankungen bekannter Ätiologie gibt, bei denen gelegentlich eine weitgehende Ähnlichkeit mit der lymphatischen oder myeloischen Leukämie, namentlich im Blutbilde, auftritt, z. B. Sepsis, Intoxikationen mit Blutgiften, metastatische Tumoren im Skeletsystem, zuweilen konnatale Lues der Säuglinge u. a. Derartige, vielfach in Heilung ausgehende Erkrankungen haben selbstverständlich mit den in Rede stehenden Veränderungen nichts zu tun; es handelt sich um „leukämoide" Erkrankungen (HIRSCHFELD).

Lymphadenosen und *Myelosen* sind naturgemäß leicht zu unterscheiden. Bei den ersten das eintönige Bild kleiner protoplasmaarmer lymphocytärer Zellen mit stark färbbarem Kern und schmalem Protoplasmasaum, daneben gelegentlich Plasmazellen; bei letzteren vorwiegend große, myeloblastenähnliche Zellen in einem Infiltrat, an dem außerdem noch, wenn auch in wechselnder Zahl, neutrophile und eosinophile Myelocyten, Mikrolymphocyten, Mastzellen, polynucleäre Leukocyten und kernhaltige rote Blutkörperchen beteiligt sind. Von den Zellen gibt zudem wenigstens ein Teil eine positive Oxydasereaktion.

Dieser eintönige bzw. eigenartige Aufbau gestattet in den meisten Fällen eine Unterscheidung von klinisch ähnlich aussehenden, namentlich mit Knotenbildung einhergehenden Hautveränderungen, vor allem von den üblichen *Sarkomen*. Der reichliche Gehalt der Sarkome an, zudem vielfach atypischen, Mitosen gegenüber deren spärlichem Vorkommen bei den Lymphadenosen gestattet eine Trennung. Sehr schwierig kann die Abtrennung von den Reticulumzellsarkomen bzw. Sarkomatosen werden. Auch nach eigener Erfahrung scheint es hier Übergänge zu geben.

Das *multiple idiopathische hämorrhagische Pigmentsarkom* (KAPOSI) wird in seinen klassischen Formen kaum Schwierigkeiten machen; es kann jedoch — namentlich bei Beginn im Gesicht — gelegentlich einmal leukotischen Tumoren sehr ähnlich sehen. Jedoch erlaubt der Aufbau der stark vascularisierten, von Hämorrhagien und meist extracellulär gelegenen eisenhaltigen Pigmentkörnern und -schollen durchsetzten Infiltrate aus Lymphocyten, Plasma- und Spindelzellen kaum eine Verwechslung mit den rein lymphocytären Lymphadenosen, zumal sie nicht an der Cutis-, sondern an der Subcutisgrenze liegen.

Von *echten Tumoren* der Haut können gelegentlich einmal *Myome*, von *chronisch entzündlichen Granulationsgeschwülsten tuberkulöse* und *tuberkuloide* (Lupus tumidus, Lupus pernio, Sarkoide), dann aber auch *luische Knotenbildungen*, namentlich bei Sitz im Gesicht, zu Verwechslungen Anlaß geben. Die histologische Unterscheidung dieser Erkrankungen wird allerdings niemals Schwierigkeiten

machen, zumal regressive Metamorphosen im Sinne einer Verkäsung oder massigen
Nekrose bei den Leukosen nie beobachtet wurden.

Auch die hier zu nennende *Lymphogranulomatose* und besonders das *Granuloma fungoides* dürften im allgemeinen leicht zu trennen sein. Bei der ersten bietet
das eigentümliche Granulationsgewebe, bei der letzten in erster Linie die Polymorphie des Zellinfiltrates mit den ausgesprochen proliferativen Vorgängen am
Bindegewebs- und Gefäßapparat, der vorwiegenden Ansiedelung im subpapillären
Gefäßnetz und oberen Drittel der Cutis propria meist genügend Anhaltspunkte.
Das ist um so notwendiger zu betonen, als von verschiedenster, namentlich französischer und italienischer Seite (TROUSSEAU, PELAGATTI u. a.) schon früh versucht
wurde, Beziehungen zwischen Granuloma fungoides und Leukosen aufzustellen.
Dabei sei nochmals erwähnt, daß von vielen Autoren heute Granuloma fungoides
und Leukosen beide als Tumoren jugendlicher, pluripotenter Bindegewebselemente
angesehen werden. Ganz sicher ist, daß die meisten, jetzt so häufigen, als Mycosis
fungiodes bezeichneten Fälle, Reticulosarkomatosen sind, die unter dem Bilde
des Granuloma fungoides verlaufen. Die Mycosis fungoides war eine seltene
Erkrankung, sie ist es vielleicht heute noch, nur sind die Reticulosarkomatosen
häufiger (?) und bekannter geworden. Dies hatte uns veranlaßt, die Mycosis
fungoides noch unter den Granulomen unklarer Ätiologie im 1. Band zu behalten.

Außerordentliche Schwierigkeiten können hingegen jene Fälle *diffuser generalisierter Erythrodermien* bieten, die als allgemeine Röte, mit wechselnd starker
Schwellung der Haut und gleichzeitig der Lymphknoten, der Milz und Leber
einhergehen. Sie finden sich nicht nur bei der Lymphogranulomatose, der Mycosis
fungoides, sondern auch bei der sog. Pityriasis rubra HEBRA-JADASSOHN, ferner
bei generalisierter, rein hyperplastischer, gelegentlich auch aggressiv-maligner
Wucherung des lymphatischen Apparates, daneben Reticulosarkomatosen, manchmal mit Hyperpigmentierung (Fall BACCAREDDA u. a.). Das Blutbild allein ist für die
Erkenntnis dieser oft recht schwer zu beurteilenden Fälle nicht ausreichend, wie sich
ja aus dem einleitend zu diesem Abschnitt Gesagten schon ohne weiteres ergibt.
Aber auch die histologische Untersuchung, auf die wir bei der völligen Unkenntnis
der Ursachen angewiesen sind, vermag hier manchmal nicht zu klären. Insbesondere kommt der lokalen Eosinophilie, wie sie sich bei den leukotischen Erythrodermien mit Vorliebe findet, keine entscheidende Bedeutung zu. Ähnlich liegen
die Dinge bei dem als *Prurigo lymphatica* bezeichneten Krankheitsbilde. Der den
sichtbaren Hautveränderungen zugrunde liegende histologische Befund gestattet
keine Abgrenzung der leukämischen oder aleukämischen Erythrodermien gegenüber jenen anderen, oben erwähnten universellen. Hier muß das ganze Rüstzeug
unserer klinischen, hämatologischen und histologischen Untersuchungsmethoden
(Lymphdrüsenexstirpation) herangezogen werden, um schließlich, wenn möglich,
doch noch zu einer Diagnose zu kommen.

Pathogenese. *Kausalgenetisch* sind die Leukosen und damit auch die der Haut noch völlig
ungeklärt. Hier muß im übrigen auf die Handbücher der allgemeinen Pathologie und der
inneren Medizin verwiesen werden, wo auch über die Beziehungen akuter Infektionen zur
Entwicklung myeloischer Zellherde Beobachtungen vorliegen.

Formalgenetisch führt man die Entstehung der Hautinfiltrate nicht allein auf Auswanderung lymphocytärer und myeloischer Zellelemente aus der Blutbahn zurück, sondern hält
seit EHRLICH und PINKUS eine autochthone Entstehung für möglich. Diese Ansicht erhält
ja auch durch die Lehre von RIBBERT u. a. vom ubiquitären Vorkommen lymphatischen Ge-

webes eine Stütze. Diese gewöhnlich nur in Spuren vorhandenen lymphatischen Zellherde geraten nach PINKUS durch die leukämische Noxe in Wucherung, ganz ähnlich wie wir das in anderen entsprechenden Geweben kennen. Auch diese Auffassung ist keineswegs endgültig bewiesen, ja gerade heute wieder bestritten.

Das häufigere Auftreten lymphatischer gegenüber myeloischen Hautveränderungen versuchte PINKUS darauf zurückführen, daß auch sonst lymphatische Zellen vielfach in der Haut vorgefunden werden, die sich dann an den gewöhnlichsten pathologischen Veränderungen beteiligen, während die myeloischen Zellelemente in dem unfertigen Zustande, in dem sie im Blute kreisen, in der Haut völlig fehlen. Von besonderem Interesse ist das familiäre Vorkommen von Leukosen und „verwandten" Krankheitsbildern (s. dazu GANS und STEIGLEDER).

E. Besondere Geschwülste.

Das hier zu besprechende Gebiet enthält im ganzen — hinsichtlich der Begriffssetzung, der Abgrenzung — wie auch im einzelnen, besonders bei den selteneren Geschwulstformen so außerordentlich viel Problematisches, daß der Zeitpunkt für eine abschließende Darstellung noch weniger gegeben ist als auf vielen anderen Gebieten. Auch die Zusammenfassung, wie sie hier versucht werden muß, ist durchaus nicht als ausreichende oder gar endgültige Lösung zu betrachten.

1. KAPOSISche Krankheit.

Sarcoma idiopathicum multiplex haemorrhagicum. Angiomatosis,
Angioreticulomatose.

Bei dem KAPOSISchen Sarkom handelt es sich um ein gut gekennzeichnetes Krankheitsbild, das seit seiner ersten Darstellung im Jahre 1872 in seinen wesentlichen Einzelheiten bestehengeblieben ist, wenn auch einige bemerkenswerte Ergänzungen hinzugekommen sind. Trotzdem ist man bisher weder zu einer vollständigen Klärung der Natur der Erkrankung, noch zu einer einheitlichen Auffassung des geweblichen Aufbaues gelangt. Die Gegensätze spitzen sich dahin zu, daß die in der Haut und den inneren Organen auftretenden Veränderungen von einem Teil der Forscher als *echte Blastome* aufgefaßt werden, während ein anderer Teil sie als eine Art *chronisch-infektiösen, entzündlichen Granulationsgewebes* betrachtet oder in morphologischen oder funktionellen, nervösen Veränderungen das Primäre sieht. Da eine endgültige Klärung bisher nicht möglich gewesen ist, haben wir die Erkrankung abseits zu den „besonderen Geschwülsten" gestellt, ohne damit jedoch einer späteren Entscheidung im einen oder anderen Sinne vorgreifen zu wollen.

In den *kennzeichnenden Formen* besteht die KAPOSIsche Krankheit in meist symmetrisch, und zwar in erster Linie an den Extremitätenenden (Hände und Füße, dann auch Gesicht: „Akrosarkom", UNNA) auftretenden, wechselnd zahlreichen, kleineren oder größeren, miliaren bis erbsengroßen isolierten Knötchen von in frischen Fällen heller roter, auf Druck schwindender, in älteren braunroter bis violettbrauner Farbe und derb elastischer Konsistenz. Daneben finden sich diffuse, flächenhafte, ödematöse, größere, mehr oder weniger rundliche Herde von braunroter Farbe; oft zeigen diese auch eine höckerige Oberfläche, in der sich den eben beschriebenen einzelnen Knötchen entsprechende Bildungen vorfinden.

Die Veränderungen sitzen in erster Linie in der Cutis, sind mit der Haut fest verwachsen und nur mit dieser zusammen über der Unterlage (Fascie usw.) verschieblich. Auch werden lymphangiokavernomartige Cystenbildungen beschrieben (PHILIPPSON, PICK, SAPHIER u. a.). In den großen Herden trifft man auf eingesunkene Abschnitte, die einer zentralen *Erweichung* (FISCHL, FROST, BERTACCINI u. a.) entsprechen (*Sarcomatosis gummatodes,* FUNK ?), Veränderungen, die lediglich als *Rückbildungserscheinungen* zu betrachten sind. Hier kann schließlich eine *atrophische Narbe* übrigbleiben, während die Veränderung peripher ringförmig weiterschreitet. *Durchbruch* durch die Epidermis oder *geschwüriger Zerfall* infolge Ernährungsstörungen innerhalb der Geschwulst kommen seltener vor.

Die subjektiven Beschwerden (geringer Juckreiz und mäßige Schmerzen) sind meist sehr gering. Das Allgemeinbefinden bleibt anfangs gut; später erfolgt unter zunehmender Ausbreitung der Geschwülste, Metastasenbildung, ausgedehnten Hämorrhagien und Kräfteschwund im Verlauf einiger Jahre der Tod.

Die Erkrankung befällt hauptsächlich Männer im höheren Lebensalter (40—60 Jahre); sie wird in östlichen Ländern verhältnismäßig häufig bei Juden beobachtet (JADASSOHN). Gelegentlich bleiben die Prädilektionsstellen auch nahezu völlig frei (FROST u. a.). Manchmal wurden innerhalb der Herde *lymphangiomartige* Veränderungen beobachtet (SAPHIER,

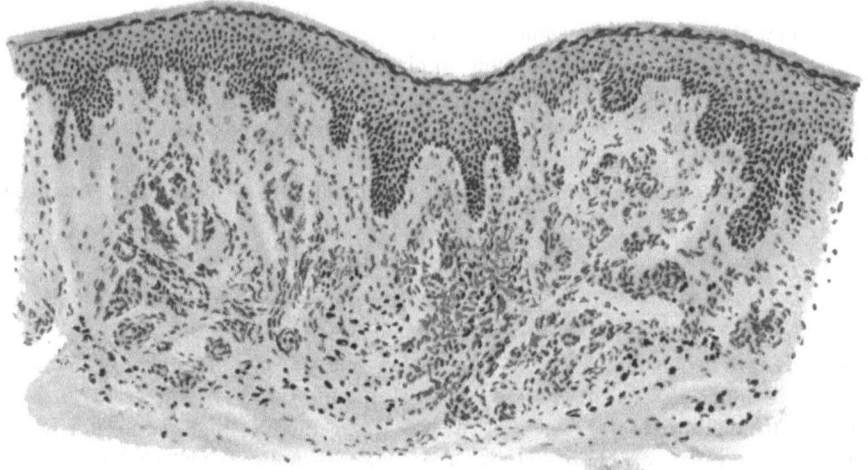

Abb. 284. *Sarcoma idiopathicum* KAPOSI (♂, 46jähr., Unterschenkel). Jüngster Krankheitsherd. Neugebildete und erweiterte Capillaren, mit frischen (rosaroten) und älteren (braunen) Hämorrhagien in einer ödematösen Cutis. Hämatoxylin-Eosin. O = 128:1; R = 110:1.

FROST, BERTACCINI u. a.). Wiederholt wurden *Metastasen in den inneren Organen* beschrieben (KAPOSI, SEMJONOW, STERNBERG, MARIANI, GRIGORJEW u. a.), sowie *Erkrankungen der Knochen* (SCHOLTZ, HALLE, V. ZUMBUSCH, RASCH), aber auch umgekehrt primäre oder ausschließliche Erkrankung der Eingeweide (CHOISSER und RAMSEY, AEGERTER und PIEHL, NESBITT u. a.). Die letzten wurden allerdings von SYMMERS bezweifelt. Gelegentlich ist die KAPOSISche Erkrankung mit Mycosis fungoides, mit der Lymphogranulomatosis PALTAUF-STERNBERG und lymphatischer Leukämie, sowie der BRILL-SYMMERS-Erkrankung (PACH und DAVIS) kombiniert, ohne daß deshalb eine Einordnung etwa in die „reticuloendothelialen" Erkrankungen berechtigt wäre, zumal diese im übrigen genau so unklar und offensichtlich wesensverschieden sind. Auch fanden RONCHESE und KERN bei ihren Patienten keinen Diabetes mellitus, wie dies bei den Patienten von HURLBUT und LINCOLN in einem hohen Prozentsatz der Fall war.

Die wesentlichsten *histologischen Kennzeichen der* KAPOSISchen Krankheit bestehen in einer *Neubildung und Erweiterung von capillaren Gefäßen* mit Auftreten von *Hämorrhagien*, Bildung von *Blutpigment* und wechselnd ausgedehnter *Bindegewebswucherung*. Neben den Blut- und Lymphgefäßveränderungen findet man auch mehr oder weniger deutlich ausgesprochene entzündliche Vorgänge. In den meisten Fällen wird das histologische Bild jedoch von einer *Spindelzellenwucherung* beherrscht, die wir als wichtigsten und wesentlichsten Bestandteil im geweblichen Aufbau der älteren Krankheitsherde betrachten dürfen. Die

Knotenbildung entsteht bald in den tieferen, bald in den oberflächlicheren Schichten des Coriums, oft auch gleichzeitig in beiden. Bald treten die Veränderungen als geschlossene, gegen die Umgebung mehr oder weniger scharf — oft durch eine deutliche kollagene Bindegewebskapsel — abgesetzte Knoten auf, bald gehen sie ohne eine solche allmählich und mehr oder weniger unregelmäßig in die gesunde Umgebung über.

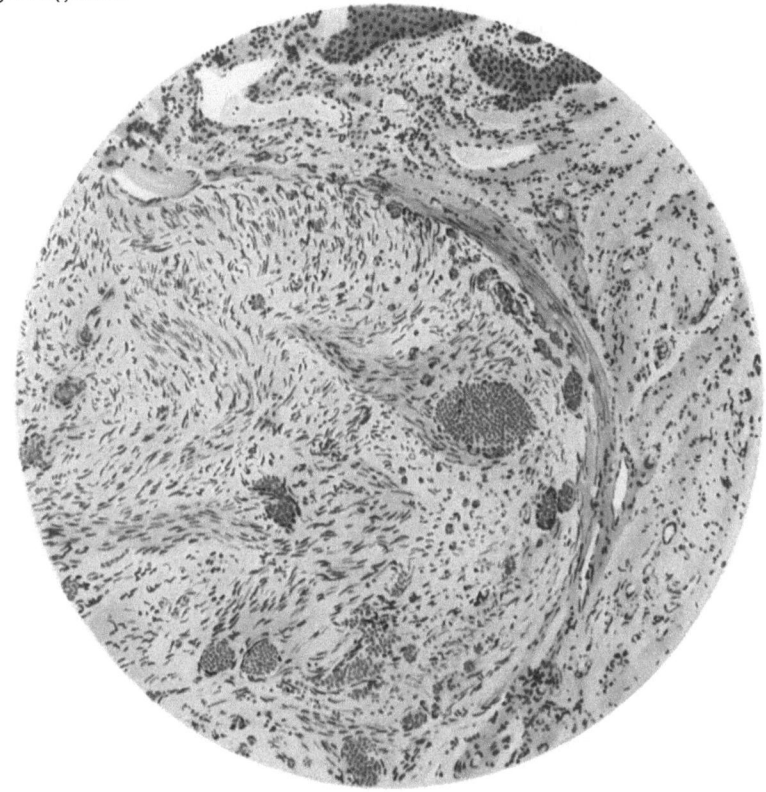

Abb. 285. *Sarcoma idiopathicum* KAPOSI. Umschriebener Herd in der Cutis, von Bindegewebskapsel umgeben. Hämatoxylin-Eosin. O = 77:1; R = 77:1. (Sammlung v. ZUMBUSCH.)

Das klinische und auch das histologische Krankheitsbild stehen durchaus scharf umschrieben da; trotzdem sind *im Einzelfall die Gewebsbefunde unter sich sehr verschieden.* Je nachdem der Zell- oder Gefäßreichtum überwiegt, trifft man das eine Mal auf *zellreiche Angiom-* oder gar *Angiosarkom-*, das andere Mal auf *echte Sarkombilder*; ihnen allen verleihen jedoch die *Hämorrhagien* und das aus diesen hervorgehende *Blutpigment ein gemeinsames Kennzeichen.* Auf diese weitgehenden Unterschiede im Gewebsaufbau der Einzelherde muß man in erster Linie die verschiedene Bewertung zurückführen und damit auch Einreihung in die eine oder andere Krankheitsgruppe, die gerade der KAPOSISchen Krankheit so oft widerfahren ist.

Entsprechend den klinischen Grundtypen der Veränderung: flache, infiltrierte, diffuse Herde oder scharf abgesetzte Knötchen, kann man auch histologisch *zwei verschiedene Formen* unterscheiden. Wir finden einmal eine diffuse

Infiltration der Cutis durch die Geschwulstzellen; zum anderen die Bildung scharf abgegrenzter Herde. Jedoch liegen stets die gleichen grundlegenden Veränderungen vor: die Wucherung der Blut- bzw. auch vereinzelt der Lymphcapillaren, die Hämorrhagien und die Neubildung des jungen zellreichen Gewebes.

Je nach dem Alter der Efflorescenzen trifft man dabei auf ganz verschiedene Bilder. In den *jüngsten Herden*, wie sie sich klinisch als etwa stecknadelkopfgroße, blutrote Knötchen erweisen, findet sich histologisch im wesentlichen ein Aufbau aus *gewucherten Blutcapillaren*, die gegen das umgebende Bindegewebe meist

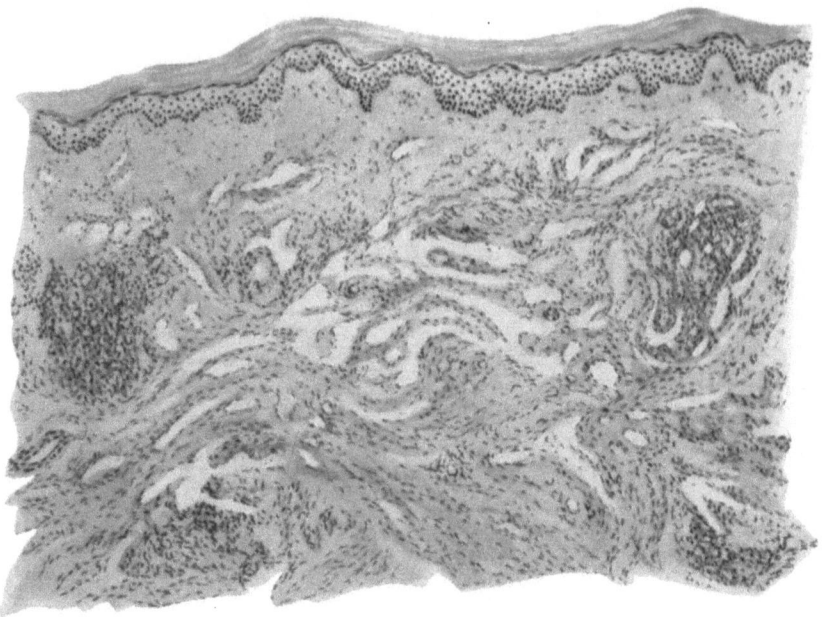

Abb. 286. KAPOSI*sche Krankheit* (♂, 46jähr., Unterschenkel). Aus einem jungen Krankheitsherd. Zwischen zwei schärfer umschriebenen, zellreicheren „Angiomen" ein ausgedehntes Netz erweiterter Lymphspalten. Freibleiben des Papillarkörpers und der Epidermis. O = 77:1; R = 65:1.

außerordentlich scharf, an manchen Stellen sogar durch eine Art kollagener *Bindegewebskapsel* abgesetzt sind. Ein Lumen läßt sich dabei in manchen dieser neugebildeten Gefäße kaum erkennen. Sie sind in eine *Grundsubstanz* eingebettet, die von mehr oder weniger zahlreichen, rundlich-ovalen oder auch spindelförmigen Zellen durchsetzt wird und aus dünnen Schichten kollagenen Bindegewebes besteht, welche häufig mit der Knotenkapsel zusammenhängen. Die Wand dieser kleinsten Capillaren ist mit großen, ovalen oder kugeligen Zellen bekleidet, die sich vielfach mitotisch teilen. Neben diesen Capillaren mit deutlich wucherndem Endothel finden sich auch jetzt bereits unregelmäßig *erweiterte Gefäße*, wenn auch in erheblich geringerer Zahl. Diese in geräumige Höhlen umgewandelten Blutcapillaren sind von dichten Blutmassen angefüllt; auch kann man gelegentlich bereits in diesem Stadium einmal auf freie *Blutungen* ins Gewebe treffen, sei es, daß diese per diapedesin erfolgten, sei es, daß vereinzelt ein Gefäß vorliegt, dessen prall gedehnte Wandung an einer Stelle eingerissen ist.

Die *Neubildung der Blutcapillaren* — meist sind nur diese in die Veränderung einbezogen — kann entweder vom subpapillaren Gefäßnetz, oder aber dem tiefen

Horizontalnetz bzw. den Vasa communic. ihren Ausgang nehmen. Gelegentlich sind jedoch auch größere und sogar große Gefäße betroffen (BROWN und SEUFFER u. a.), wobei dann die gleich zu besprechende Endothelwucherung so starke Grade annehmen kann, daß die betroffenen Gefäße verengt oder gar völlig verschlossen werden. Die Veränderung sitzt aber stets in der Cutis. Sie äußert sich hier in einer deutlichen *Wucherung der Capillarendothelien*; doch trifft man gewöhnlich gleichzeitig schon auf mehr oder weniger ausgedehnte *Erweiterungen*. Ausdehnung und Form dieser erweiterten Capillaren sind sehr verschieden; oft stellen sie recht geräumige Höhlen dar, und zwar finden sich die größeren mehr in den Randabschnitten nächst der Bindegewebskapsel, die kleineren mehr im Innern der Knoten. Sie enthalten Erythrocyten bald in größeren, bald in kleineren Mengen und sind von einem meist deutlich sichtbaren Endothelbelag ausgekleidet.

Nicht immer führt die Endothelwucherung jedoch zur Bildung neuer Capillaren; gelegentlich findet man auch *solide Endothelsprossen*, die aus mehreren Zellagen bestehen und deren unmittelbarer Zusammenhang mit der Capillarwand sich ohne weiteres feststellen läßt. Zum anderen scheinen sie aber auch oft unmittelbar in die Spindelzellenmassen des Bindegewebsstromas überzugehen, eine Beobachtung, die für die Deutung der Histogenese (s. dort) dieser Zellhaufen vielfach verwendet worden ist.

Der Neubildung und Erweiterung der Capillaren gehen mehr oder weniger ausgedehnte *Blutaustritte* in das umgebende Gewebe meist durchaus parallel. Die Blutungen erfolgen sowohl als Durchtritt der Blutkörperchen durch die infolge der Blutstauung und der übrigen Wandveränderungen gelockerten Gefäßwände als auch nach Zerreißen der Wandung infolge Berstens der prallgefüllten Capillaren. Die ausgetretenen Blutmassen zerfallen, und es kommt dann zur Bildung von *Blutpigment*, das in keinem länger bestehenden Falle vermißt wird. Dieses liegt, teils massig, teils spärlich, in feinen gelbbraunen Körnern oder dicken formlosen Klumpen in der näheren und weiteren Umgebung der gewucherten bzw. erweiterten Gefäße; es findet sich auch zwischen den einzelnen Gefäßwandschichten, sowie im normalen Bindegewebe der Umgebung, in allen Schichten des Coriums bis zur Subcutis hin. Das Pigment liegt fast ausschließlich extracellulär; nur vereinzelt findet es sich phagocytiert in größeren Bindegewebszellen; stets erweist es sich als Hämosiderin, nie findet sich Melanin.

Neben der Neubildung und Erweiterung der Blutcapillaren kann man ähnliche Veränderungen auch an den Lymphgefäßen feststellen. Hier kann es zum Auftreten *lymphangiomartiger Bildungen kommen* (PHILIPPSON, PICK, SELLEI, BERNHARDT, DALLA FAVERA, SAPHIER u. a.). Die Veränderungen am Lymphbahnsystem treten dabei gelegentlich so in den Vordergrund, daß sie das histologische Bild vollständig beherrschen. In solchen Fällen pflegt allerdings auch makroskopisch das eigenartige Aussehen der Krankheitsherde mit dem Auftreten *oberflächlicher, klarer seröser Cysten*, vor allem am Rücken der Hände und Füße, auf diese Besonderheit hinzuweisen (BERNHARDT, DALLA FAVERA, BERTACCINI). Auch hier kann es infolge starker Erweiterung der Lymphgefäße zu Bildern kommen, die an das *Lymphangioma cavernosum* erinnern; vereinzelt wurden sie als „bullöse Eruption" beschrieben (WISE und ELLER). Die hier vorliegenden Hohlräume wechseln ebenfalls nach Form und Ausdehnung; sie enthalten vielfach eine amorphe, zum Teil körnigfaserige Masse, die von vereinzelten

Lymphocyten durchsetzt ist. Die unteren Coriumschichten sind in solchen Fällen in ein eigenartiges, schwammiges Gewebe umgewandelt, dessen histologischer Aufbau jedoch nicht immer leicht zu beurteilen ist. Meist lassen sich die erweiterten Lymphgefäße neben den ja regelmäßig vorhandenen wuchernden, neugebildeten und ektatischen Blutgefäßen leicht erkennen; es kann jedoch die Entscheidung schwierig werden, ob man es in solchen Fällen mit einem einfachen Ödem und Erweiterung der Lymphbahnen oder aber tatsächlich mit neugebildeten Lymphcapillaren zu tun hat.

In älteren Herden tritt der Reichtum an wuchernden und erweiterten Blut- oder auch Lymphgefäßen gegenüber den Wucherungsvorgängen im Bindegewebe nach und nach immer mehr zurück. Das *Überwiegen der Bindegewebsneubildung* äußert sich im klinischen Bilde in einem *Härterwerden* der einzelnen Krankheitsherde. Bei den *Spindelzellen*, wie sie auch bereits in den blutgefäßreichen, jüngeren Herden das dort nur mäßig starke Bindegewebsstroma durchsetzen, handelt es sich um große, langgestreckte Zellen mit ovalen, hellen, bläschenartigen, nicht sehr chromatinreichen Kernen, die parallel, in einander unregelmäßig kreuzenden und verflechtenden Zügen angeordnet sind. Neben den Spindelzellen trifft man gelegentlich noch auf Lymphocyten, Plasma-, vereinzelt auch Mastzellen, deren Zahl jedoch gegenüber jenen gar nicht ins Gewicht fällt.

Über die *Genese dieser Spindelzellen* ist eine Einigung noch nicht erzielt. Ein Teil der Forscher führte sie unmittelbar auf die wuchernden Blutgefäßendothelien zurück (RADAELI, SEQUEIRA, MENDES DA COSTA u. a.), eine Annahme, die jedoch dadurch wenig wahrscheinlich wird, daß gerade an Punkten starker Endothelproliferation ein besonderer Reichtum an Spindelzellen durchaus nicht immer feststellbar ist, und andererseits in lebhafter Vermehrung (Mitose) begriffene Spindelzellenhaufen völlig unabhängig von Endothelwucherungen auftreten. Auch von den Perithelien hat man geglaubt, sie ableiten zu dürfen (CAVAGNIS u. a.). Diese Zellen — wovon man sich bei entsprechenden Färbungen überzeugen kann — sind fähig, kollagenes Gewebe zu bilden (DALLA FAVERA u. a.). Außerdem lassen sich stets enge räumliche Beziehungen zwischen reger mitotischer Teilung der Bindegewebszellen und gehäuftem Auftreten jener Geschwulstzellen feststellen (PHILIPPSON u. a.). Es dürfte deshalb vielleicht das heute von vielen Autoren angenommene Lager der noch pluripotenten Bindegewebszellen um die Gefäße sein, dem diese Zellen entstammen.

Im Gegensatz zu allen diesen Beobachtungen ist STERNBERG für eine Abstammung der eigenartigen Spindelzellmassen von den *glatten Muskelfasern* eingetreten, welchen sie in seinem Falle durch ihre Form, durch die Beschaffenheit der Kerne, sowie auch durch ihr Verhalten bei der VAN GIESON-Färbung völlig entsprachen. Namentlich in den Tumoren im Darme — seine Beobachtung betrifft eine metastasierende Geschwulstform — erschien ihm diese Tatsache so zweifellos, daß er „keinen Moment in der Diagnose eines gefäßreichen bzw. kavernösen Myoms" schwankte.

Eine Abstammung der Spindelzellen von glatten Muskelfasern ist jedoch nicht bestätigt worden. SHMERLING greift neuerdings auf sie zurück.

Nicht immer erscheinen ohne weiteres die Gefäße als Ausgangspunkt der Geschwulstmassen. SAPHIER beobachtete in der Umgebung einzelner *Nervenfasern* des subcutanen Fettgewebes die Entwicklung eines kavernösen Maschenwerks mit zarten Bindegewebssepten; er wollte damit jedoch durchaus nicht etwa auf eine innigere genetische Beziehung zwischen der KAPOSI-Geschwulst und dem

Nervensystem hinweisen; vielmehr handele es sich im Grunde genommen um nichts anderes, als um ein Weiterschreiten der Geschwulstmassen längs der Nervenscheiden, wie dies von den Blut- und Lymphbahnen her ja durchaus bekannt ist. Ähnliche Beziehungen der KAPOSIschen Krankheit zum Nervensystem erwähnen CAMPANA sowie auch SEMENOW. Der erste beschreibt eine Geschwulst, die die Nerven und die Haut befallen hatte, was sich klinisch auch

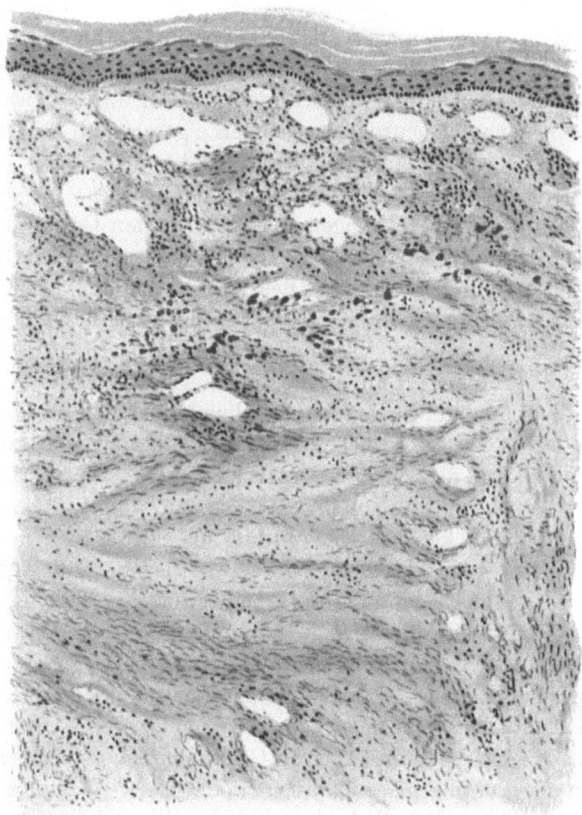

Abb. 287. KAPOSIsche Krankheit (♂, 53jähr., Unterschenkel). Aus einem älteren Krankheitsherd. Atrophie der Epidermis und des Papillarkörpers. Im Corium selbst zahlreiche weite Gefäßräume zwischen zellreichen Bindegewebsmassen. O = 66:1; R = 66:1.

in entsprechenden nervösen bzw. trophischen Störungen äußerte; der letzte sah einen allerdings histologisch nicht untersuchten, etwa hanfkorngroßen Herd von roter Farbe in der weißen Substanz des cervicalen Rückenmarkabschnittes, sowie „eine Schwellung der Neurogliakerne und eine Wucherung des Bindegewebes" in den peripheren Nerven. Wie wir jedoch schon bei der v. RECKLINGHAUSENschen Krankheit erwähnten, müssen wir damit rechnen, daß auch Gliazellen Bindegewebsfasern produzieren. So betrachten PAUTRIER und DISS die Erkrankung als durch Proliferation von Nervenendigungen ausgelöst. Sie stützen ihre Stellungnahme auf das von ihnen beobachtete Vorkommen wuchernder SCHWANNscher Zellen und das Auftreten von Gefäßen mit weitem Lumen und voluminösen

Endothelien. Von diesen durch eine Lage Kollagen getrennt, fanden sie unterschiedlich ausgedehnte Muskelfibrillen, die wiederum von hellen polygonalen Zellen
mit rundem oder eiförmigem Kern umgeben waren und ein schwach acidophiles
Protoplasma hatten. Die äußerste Schicht der Wand dieser Gefäße werde von
marklosen Nervenfasern gebildet. Jedoch konnten TRAMONTANO und FITTI-
PALDI, sowie auch GRZYBOWSKI u. a. diese Befunde mit der gleichen Methodik
nicht bestätigen. Auch wurden Gebilde, die an MEISSNERsche Tastkörperchen
erinnerten, von anderen nicht gesehen, während die Untersuchung von HUDELO
und CAILLIAU im wesentlichen die Auffassung von PAUTRIER und DISS bestätigen.
NÖDL sieht in einem abwegigen Erregungszustand der Gefäße das Primäre mit
einer Erweiterung der Gefäße der „Endstrombahn" (RICKER). Auch NÖDL
glaubt eine Wucherung der neurogenen Elemente gesehen zu haben. Er sah auch
eigentümliche nervöse Endapparate auftreten, die aber nicht mit MEISSNER-
schen Tastkörperchen identisch sein sollen.

Neben den Spindelzellwucherungen trifft man in den Geschwulstmassen, wie
oben schon kurz erwähnt, auf eine mehr oder weniger deutliche lymphocytäre,
oft auch plasmacelluläre *Infiltration*. Diese tritt bald diffus, bald in mehr umschriebenen Herden, und zwar in erster Linie in der näheren Umgebung der Blut-
und Lymphgefäße auf. Ob wir diese reaktiven Wucherungserscheinungen des
normalen Gewebes — denn nur um solche dürfte es sich handeln — im Sinne einer
Abwehr gegenüber den andrängenden Geschwulstmassen ansehen dürfen, oder
ob sie mehr mittelbar auf die örtlichen Gewebsschädigungen (Blutungen, Ödem),
oder gar schließlich auf die gleichen Ursachen zurückzuführen sind, die zu der
Spindelzellenwucherung selbst Anlaß geben, ist vorläufig nicht zu entscheiden.

In den *älteren Herden* kann es schließlich zu mehr oder weniger ausgedehnten
Umwandlungserscheinungen kommen. Die Wucherung der Blutcapillaren nimmt
hier nach und nach an Ausdehnung ab, es überwiegen daher die Spindelzellenmassen. Diese werden weiterhin an manchen Stellen *fibrös* umgewandelt (PHILIPP-
SON, SELLEI, MIESCHER u. a.). Es handelt sich dabei im Grunde genommen wohl
um nichts anderes, als um die gleichen Veränderungen, wie man sie auch in anderen
Neubildungen (zellreichen Fibromen u. a.) beobachten kann. Derartige Knoten
bestehen dann aus einem dichten faserigen Grundgewebe, in welchem die Spindelzellen nur noch als protoplasmaarme Gebilde oder stark gefärbte Kerne erhalten
geblieben sind. Es kann schließlich ein ziemlich zellarmes, gefäßreiches, ödematöses, stellenweise auch völlig einem *chronisch entzündlichen Granulationsgewebe*
entsprechendes Bild übrigbleiben. Es erklärt sich daraus auch ohne weiteres das
Auftreten LANGHANSscher Riesenzellen.

Einer derartigen Umwandlung geht manchmal ein ausgedehnter *Zellzerfall*
voraus; es kommt zu einer Vacuolisierung der Kerne und des Protoplasmas, zu
Chromatolyse, Karyorrhexis. Schließlich finden sich an solchen Stellen kleine
umschriebene *Nekrosen*, in deren Umgebung vereinzelt eine *schleimige Umwandlung* beobachtet worden ist (PHILIPPSON, FISCHL).

Derartige Veränderungen scheinen weitgehend *abhängig von dem Grade der
Ernährungsstörung*, wie er durch die häufigen Blutungen in das Gewebe, dann aber
auch unmittelbar infolge Verschluß der zuführenden Gefäße durch die wuchernden
Geschwulstmassen hervorgerufen werden kann. Diese Ernährungsstörungen
werden um so leichter eintreten, je näher die Geschwulstknoten der Hautober-

fläche liegen, mit anderen Worten, je leichter sie von der Blutversorgung durch Verschluß der zuführenden Gefäße abgeschnitten werden können. Besonders deutlich wird dies an einer Beobachtung MIESCHERs, wo die Geschwulstmassen *intrapapillär* aufgetreten waren. Auf derartige, besonders örtliche Umstände ist wohl die eigenartige Entwicklung dieses Falles, die allmähliche Umwandlung der Geschwulstmassen in ein harmloses, schließlich nekrotisches und mumifiziertes Granulationsgewebe und damit die *Spontanheilung* zurückzuführen.

Die *Epidermisveränderungen* sind, wie das von den anderen mesodermalen Geschwulstbildungen in der Haut her ja schon durchaus geläufig ist, rein mittelbarer Art. Überall dort, wo die Geschwulstmassen an den Papillarkörper heranrücken, bringen sie diesen und damit auch die Epidermisleisten zum Verstreichen. Dabei bleibt jedoch stets ein, wenn auch noch so schmaler Bindegewebsstreifen erhalten. Auch in diesem Verhalten zeigt sich die Eigenart der KAPOSIschen Geschwülste, die auf das Bindegewebe in erster Linie rein mechanisch verdrängend und — im Gegensatz zu den echten Sarkomen — nicht zerstörend und einschmelzend wirken. Unmittelbare Einwucherung der Geschwulstmassen in die Epidermis ist mir nicht bekanntgeworden. Wo es zu einem *geschwürigen Zerfall* kommt, ist dieser stets mittelbar auf Ernährungsstörungen in den Geschwulstmassen zurückzuführen, welchen schließlich auch die Epidermis zum Opfer fällt. Die eigenartige Beobachtung MIESCHERs, bei der die Geschwulst sich in auffallender Weise auf den Papillarkörper beschränkte, ohne nach unten in die Cutis vorzudringen, sei hier registriert. Diese besondere Anordnung scheint die Ursache dafür zu sein, daß die Epithelleisten scheinbar an manchen Stellen die Geschwulstmassen auch nach unten völlig umhüllen; daher schienen diese in einen Epithelmantel eingeschlossen, und die schmale Verbindungsbrücke ließ sich mit der Cutis nur auf Reihenschnitten feststellen.

Differentialdiagnose. Auf die Ähnlichkeit junger Knotenbildungen mit *Angiomen* wurde früher schon hingewiesen. Es kann in solchen Fällen tatsächlich unmöglich werden, eine Entscheidung zu treffen. Beobachtungen, wie diejenigen von W. PICK, PICCARDI, BORRMANN (metastatische Hämangiome, Übergangsformen zwischen den gewöhnlichen Angiomen und dem Sarcoma multiplex idiopathicum haemorrhagicum KAPOSI) sind in ihrem Beginn tatsächlich nicht von den Primärknötchen der KAPOSIschen Krankheit zu unterscheiden. Trotzdem ist die Frage, ob wirkliche Beziehungen zwischen beiden bestehen, durchaus nicht geklärt. Das gleiche gilt für den Zusammenhang gewisser Formen *hypertrophischer Angiome mit den Endotheliomen* einerseits, mit dem *Angiosarkom* andererseits, worauf wiederholt hingewiesen wurde.

In jenen Fällen, wo lymphangiomatöse Wucherungsvorgänge das Bild beherrschen, kann histologisch für den einzelnen Krankheitsherd eine Unterscheidung vom *Lymphangioma cavernosum* oder — da ja meistens gleichzeitig auch hämangiomatöse Veränderungen vorliegen — vom *Hämangio-Lymphangiom* völlig unmöglich sein.

Die Ähnlichkeit des Gewebsaufbaues mit multiplen *Myomen* der Haut, auf die STERNBERG mit Rücksicht auf die Eigenart seines Falles hinwies — hier wie dort finden sich Teleangiektasien und Wucherungen glatter Muskelfasern —, sollte bei der ausgesprochenen klinischen Eigenart der KAPOSIschen Krankheit differentialdiagnostisch eigentlich kaum in Frage kommen. Selbst in den seltenen

Fällen *maligner Myome* der Haut (ZIELER, HAYN u. a.) fanden sich auch histologisch insoweit hinreichende Anhaltspunkte, als neben den atypischen stets auch
typische Zellformen nachzuweisen waren.

Verwechslungen mit *Syphilis* (Gummen), *tuberöser Lepra, Tuberculosis cutis
luposa,* wie sie klinisch gelegentlich vorkommen können (s. den von BALZER und
POISOT ursprünglich als „Lupus avec lymphangiectasies et lymphorrhagies"
beschriebenen, dann von BALZER, MERLE und RUBENS DUVAL als Sarcoma idiopathicum erkannten Fall), sind histologisch kaum möglich. Das gleiche gilt für jene
seltenen Fälle, wo das klinische Bild an Sklerodermie erinnert (DALLA FAVERA).

Schwierigkeiten kann hingegen die Unterscheidung des Einzelherdes vom
Granuloma teleangiectodes (s. dort) machen (WEBER und DASER, KREIBICH u. a.);
namentlich dann, wenn es sich zu Beginn der KAPOSIschen Krankheit um einzeln
auftretende oder gar gestielte Geschwülste handelt. Im allgemeinen läßt sich
ja das teleangiektatische Granulom auch mikroskopisch ohne größere Schwierigkeiten erkennen. In einer Reihe von Fällen, wo sich der histologische Aufbau
jedoch mehr geschwulstmäßigen Bildungen nähert, kann seine Ähnlichkeit mit den
KAPOSIschen Geschwülsten so groß sein, daß eine Unterscheidung auf Grund des
histologischen Befundes allein unmöglich wird. Verwechslungen mit Veränderungen am Unterschenkel, die als Status varicosus im weitesten Sinne umschrieben
seien, sind histologisch am Einzelherd oft nur schwer, bei Betrachtung des klinischen Gesamtbildes dagegen ebenso wie andere Gefäßprozesse wohl kaum zu
verwechseln.

Pathogenese. Die *Histogenese* der KAPOSIschen Geschwülste wurde oben schon hinreichend erörtert. Im wesentlichen handelt es sich um Neubildung bzw. Erweiterung von
Gefäßen und Wucherung spindelförmiger Bindegewebszellen.

Die *kausale Genese* der Veränderung ist hingegen noch durchaus ungeklärt. Ein Teil der
Forscher (KAPOSI, BABES, BERNHARD, RIEHL, HALLE, PERRIN, UNNA, JORDAN, JOSEPH u. a.)
ist für die Blastomnatur der Veränderung eingetreten, sei es nun, daß sie rundweg als *Rund-*
oder *Spindelzellensarkom* bezeichnet wird, sei es als *Angiosarkom* („Angio-Sarcome peri-
théliale fusocellulaire"). Andere wieder haben sie als *Infektionskrankheit* angesprochen, ob-
gleich weder der Nachweis des Erregers, noch die Übertragung auf Tiere gelungen ist (FROST,
BERNHARD, SEMENOW, MARIANI, JUSTUS, REALE u. a.); nach PELAGATTI, PALTAUF, KUNDRAT,
MAJOCCHI u. a. handelt es sich um ein malignes Granulom, wozu wir wohl auch die Auffassung
als einer Erkrankung des „reticuloendothelialen Systems" (DÖRFFEL) rechnen dürfen. Schließlich ist die KAPOSIsche Krankheit auch als ein nervöses Leiden betrachtet worden (KAMPANA,
SAPHIER, PAUTRIER u. a.). Eine vierte Auffassung endlich (STERNBERG u. a.) führt ihre Entstehung auf Fehlbildungen *(Hamartome)* zurück. Es würde sich dann also um nichts
anderes als eine Wucherung versprengter mesenchymaler Keime handeln (BRAUN und
SEUFFER).

2. Endotheliome und Peritheliome.

Die als Endotheliome und Peritheliome veröffentlichten Fälle sind zum großen
Teil anderen Geschwülsten zuzuordnen. Dies wird verständlich, wenn wir berücksichtigen, daß Gebilde, deren epitheliale Herkunft uns heute selbstverständlich
erscheint, wie die Syringome, ursprünglich als Endotheliome angesehen wurden.
An anderer Stelle haben wir bereits darauf hingewiesen, daß Endothelien defini-
tionsgemäß Epithelien sind. Andererseits stammen sie vom Mesenchym ab.

BORST z. B. zählte die *Endotheliome* und *Peritheliome* zu den angioplastischen Sarkomen
und bezeichnet als solche Geschwülste, „die den Charakter des normalen Blut- und Lymph-
gefäßgewebes mehr oder weniger deutlich — wenn auch geschwulstmäßig verzerrt" zeigen;

er unterscheidet *Lymphangioendotheliome* und *Hämangioendotheliome*, wobei noch eine von den Endothelien der Blutgefäße ausgehende Form einer von deren Perithelien ausgehenden gegenübergestellt wird.

Bei kritischer Beurteilung bleiben jedoch einige Fälle übrig, welche den Namen Endotheliom oder Peritheliom zu verdienen scheinen.

Hämangioendotheliome der Haut.

Das Haemangioendothelioma tuberosum multiplex steht in engem Zusammenhang mit den hyperplastischen Hämangiomen und ist vielleicht nur als Übergang zu den Endotheliomen zu betrachten. In der Literatur wird es unter den verschie-

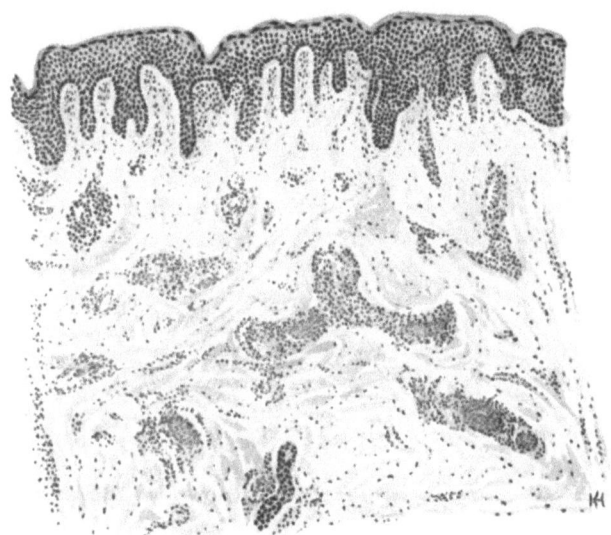

Abb. 288. *Haemangioendothelioma tuberosum multiplex.* Übersicht. Umschriebene Anhäufung zum Teil erweiterter Blutgefäße, die von cylinderförmigen Zellmassen umgeben sind. Daneben finden sich auch solide Zellsprossen und -haufen. In der Mitte unten ein Teil eines Schweißdrüsenausführungsganges. (Man beachte den Unterschied der Zellgröße.) Hämatoxylin-Eosin. O = 66:1; R = 60:1. (Sammlung SAALFELD.)

densten Bezeichnungen angetroffen. Was dieses „Hämangioendotheliom" eigentlich klinisch oder histologisch darstellt, ist an Hand der darüber in der älteren Literatur niedergelegten Angaben in keiner Weise zu klären.

Bei der allgemeinen Unklarheit stützen wir uns im wesentlichen auf den Fall von OESTREICH-SAALFELD. STOUT will nur solche Tumoren als Hämangioendotheliome bezeichnet wissen, die eine Bildung atypischer Endothelzellen in größerem Maße zeigen als zur Begrenzung der Gefäße erforderlich ist, und außerdem die Bildung von Gefäßsprossen mit der Tendenz miteinander zu anastomosieren. Dies entspricht der Auffassung von SWEITZER und WINER, die das Nebeneinander von reifen mit Blut gefüllten Capillaren, soliden Strängen und Ansammlungen undifferenzierter Zellen für die Diagnose gefordert hatten.

Klinisch handelt es sich um im Jugendalter, aber auch bei älteren Menschen, wahrscheinlich angeboren, auftretende und sich mehr oder weniger schnell, besonders über den Rumpf, weniger die Extremitäten und den Kopf ausbreitende, stecknadelkopf- bis linsengroße Knötchen von roter bis braunroter Farbe, die nur wenig über die Haut hervorragen und gegen die Umgebung nicht immer scharf abgegrenzt sind.

Die *mikroskopische* Untersuchung zeigt in der Hauptsache im oberen Teile der Cutis mehr oder weniger umschriebene, teils längliche, teils mehr rundliche Herde. Diese sind auf eine *umschriebene Anhäufung von Blutgefäßen* zurückzuführen, und zwar handelt es sich teils um kleinste arterielle und venöse, teils aber sicherlich auch um capillare Gebilde. Auffallend ist dabei, daß diese durch ihren Wandaufbau aus langen und schmalen Endothelien gekennzeichneten *Capillaren erheblich erweitert sind* und so den Durchmesser der kleineren Arterien und Venen bei weitem übertreffen. Alle diese erweiterten Blutgefäße werden

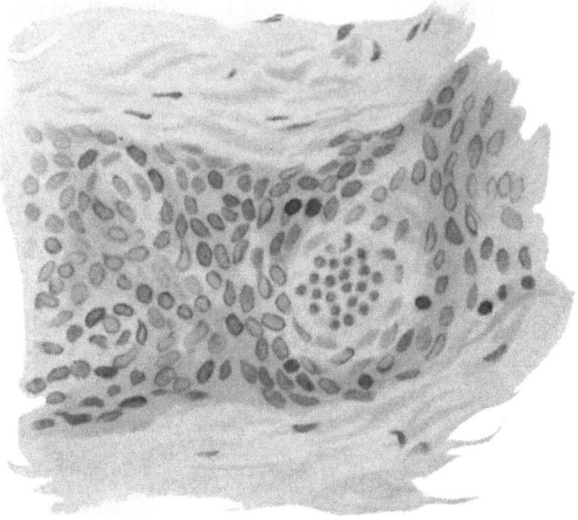

Abb. 289. *Haemangioendothelioma tuberosum multiplex.* Gefäß mit perivasculären Zellmassen. O=560:1; R=560:1.

nach außen hin von mehreren Lagen dicht gedrängter Zellen umschlossen, von denen die Mehrzahl vielleicht als Endothelien oder Perithelien zu betrachten sind; daneben finden sich auch Lymphocyten. Derartige *cylinder-* bzw. *strangförmige Zellansammlungen* liegen jedoch auch ohne unmittelbaren Zusammenhang mit den erweiterten Capillarräumen frei im Bindegewebe. Auf Reihenschnitten zeigt sich, daß es sich dabei einmal um tangential, aber nicht bis in das Lumen angeschnittene Gefäßäste handelt, zum Teil aber auch um *solide Sprossen aus Endothelzellhaufen,* innerhalb deren sich ein Lumen nicht feststellen läßt. An diesen Zellschläuchen und Strängen läßt sich häufig eine deutliche Längsanordnung, daneben aber auch jene eigenartige Form der Verästelung feststellen, wie sie dem Gefäßverlauf in der Cutis entspricht (OESTREICH und SAALFELD). Überall finden sich in den oberen Teilen der Cutis diese Zellzüge, teils einfach, teils dichotomisch oder geweihartig verzweigt.

Innerhalb der einzelnen Zellzüge soll es dabei zu *regressiven Veränderungen* mit bald mehr, bald weniger weit vorgeschrittener *hyaliner Entartung umschriebener Endothelzellhaufen* kommen. Allerdings haben weder OESTREICH und SAALFELD noch GANS dies in ihren Fällen vorgefunden. Es könnte auf diese Weise zur Entstehung *cystischer Hohlräume* kommen, die wohl vielfach zu der irrtümlichen Auffassung Anlaß gegeben haben, daß eine Beziehung der Hämangioendotheliome zu den Schweißdrüsen bestehen müsse.

Die *Epidermis* und der *Papillarkörper* im Bereich der eben beschriebenen Veränderungen sind im großen ganzen *nicht beteiligt*, abgesehen vielleicht von einer mäßigen Verlängerung und Verbreiterung der Epithelleisten. Eine Abflachung der Epidermis oder ein Verstreichen des Papillarkörpers, wie wir es sonst bei umschriebenen, geschwulstartigen Ansammlungen in der Cutis beobachten können, finden wir hier nicht. Ebenso fehlt jegliche Störung im Aufbau der kollagenen und elastischen Fasern.

Ähnliche Veränderungen, wie die oben beschriebenen, finden sich auch an Stellen, die klinisch völlig unverändert erscheinen.

Ein Zusammenhang mit den *Anhangsgebilden* der Haut, vor allem mit den Schweißdrüsen, läßt sich auf Reihenschnitten nirgendwo feststellen. Diese Tatsache sei hier ausdrücklich hervorgehoben, da sicherlich die vielen ungenauen, mißverständlichen und daher nicht verwertbaren, einander vielfach auch widersprechenden Beobachtungen früherer Forscher darauf zurückzuführen sind, daß einmal zu dicke Einzelschnitte, zum anderen aber auch keine hinlänglichen Reihenschnitte angefertigt worden sind.

Differentialdiagnose. Die Abtrennung der Tumoren ist natürlich außerordentlich schwierig, da die Diagnose wohl in den meisten Fällen nur eine Verlegenheitslösung war. In den alten Fällen sind neben epithelialen Tumoren, besonders Syringomen, wohl Fälle von Glomustumoren, ekkrinem Spiradenom u. a. enthalten. GANS hat darauf hingewiesen, daß auch in Syringomcysten gelegentlich Erythrocyten eindringen können und diese dann verkannt werden.

Als **Hämangiopericytom** haben STOUT und MURRAY einen Tumor der ZIMMERMANNschen Pericyten, auch als ROUGET-Zellen bezeichnet, abgegrenzt. Er besteht aus band- und sproßförmig wuchernden Endothelien, umgeben von einer Scheide von runden manchmal auch länglichen Zellen, die von den ZIMMERMANNschen Pericyten herstammen sollen und ein Reticulingerüst besitzen oder auch in ein Stroma eingebettet sind, das die einzelnen Gefäße mit den umgebenden Zellen voneinander trennt, obwohl auch Syncytien beobachtet werden. Das Endothelium soll hier aus normalen Elementen bestehen, die im Gegensatz zum Hämangioendotheliom niemals in die Gefäßwand eindringen (SIMS, KIRSCH und MACDONALD). McCORMACK und GALLIVAN sahen den unreifsten Typ mit einförmigen schmalen Zellen mit runden oder ovalen kleinen Zellen und wenig Cytoplasma. Mitosen fanden sie, wie auch COLE, REAGAN und LUND, häufig. Die ausgereiftesten bestanden aus Spindelzellen mit reichlichem Plasma, das sich nach ZENKER-Fixierung acidophil anfärbte. Es bestand eine Neigung dieser Zellen zur Wirbelbildung. Meist waren die Tumoren abgekapselt. In dem Kapselbereich fanden sich dünnwandige Gefäße. Derartige Fälle wurden wohl früher zu den Glomustumoren oder den Hämangioendotheliomen gerechnet. Die Hämangiopericytome machen nach STOUT gelegentlich Metastasen, meistens sind die Geschwülste jedoch gutartig. Nach v. ALBERTINI läßt sich der Reticulumzellcharakter der „Pericyten" durch die Darstellung von silberimprägnierbaren Fasern aufzeigen, was auch mit dem Befund von REICH übereinstimmt. Wie STOUT sah auch REICH Strukturen, die an Leiomyome, aber auch an die Epitheloidzellen der Glomustumoren erinnerten, wie ja auch EHESTRÖM an seinem sehr großen Material die Ähnlichkeit zwischen Glomustumor und Angioleiomyom aufzeigen konnte. ENTERLINE und

ROBERTS sahen 1955 einen Fall, bei dem lediglich Lymphgefäße ausgebildet wurden, bei sonst dem Hämangiopericyt entsprechenden Bild. Allerdings lag der Tumor nicht in der Haut, sondern retroperitoneal.

Abzugrenzen davon sind wieder die Hämangioperitheliome, wie sie etwa dem Fall von KITAMURA und TAKADA entsprechen. Hier handelt es sich um ein unserem Hämangioendotheliom sehr ähnliches Bild. Da gewisse Perithelien vielleicht aus den Endothelien hervorgehen, dürfte eine Abgrenzung auch recht schwierig, sogar unmöglich, vielleicht auch unnötig sein.

Pathogenese. Bei der Schwierigkeit der Diagnose, der nicht sicher beweisbaren Herkunft ist die Pathogenese der Hämangioendotheliome entsprechend ungeklärt. v. ALBERTINI betrachtet sie als *Reticulosarcomata angioplastica.*

Die Stellung der

Lymphangioendotheliome der Haut

ist noch umstrittener, als die der Hämangioendotheliome.

Die *Anerkennung* von Geschwulstformen *als Endotheliome* steht und fällt naturgemäß mit der Möglichkeit der Identifizierung ihrer Zellmassen mit endothelialen Elementen. Diese *Beweise* können sowohl negativer als auch positiver Natur sein. Zu den ersten gehört der Mangel eines nachweisbaren biologischen Zusammenhanges der Neubildung mit den Epithelien der Epidermis oder ihrer Anhangsgebilde. Auch auf Reihenschnitten darf sich an der Epidermis oder ihren epithelialen Anhängen keinerlei Wucherungserscheinung zeigen, wie ja auch in den oben erwähnten Fällen stets eine Atrophie der Epidermis infolge des Druckes der Geschwulstmassen festgestellt wurde. Andere Kennzeichen für eine epidermale Abstammung der Geschwulstzellen: Intercellularbrücken, Auftreten von Keratohyalin oder gar Verhornung dürfen *nicht* vorkommen.

Als *positiv* beweisend für die Endothelnatur werden erwähnt: die einheitliche Grundform der Zellanordnung in Hohlräumen und eine entsprechende Anordnung der sarkomähnlichen Zellhaufen. Ferner laufende *Übergänge von* anscheinend an normale *Endothelien* erinnernden Formen *zu den Geschwulstzellen*, lebhafte Entwicklung junger Lymphzellsprossen oder gar Capillaren. Dazu kommt die Polymorphie im Aufbau der Geschwulst, die stellenweise Häufung in der Nähe größerer Blutgefäße, die Degeneration der Zwischensubstanz, der überall vorhandene Wechsel progressiver und regressiver Erscheinungen, wobei ein Ersatz des zugrunde gegangenen Geschwulstparenchyms ausbleibt, schließlich die ausgesprochen bösartige, infiltrative Art der Ausbreitung (NATHER).

Genetisch muß man also, wenn man überhaupt die Berechtigung zur Aufstellung des Endothelioms als besondere Geschwulstform anerkennen will, diese auf eine Wucherung endothelialer Zellelemente zurückführen, seien es nun Abkömmlinge des Blutgefäß- oder des Lymphgefäßendothels.

Eine *abschließende Stellungnahme* zu den hier besprochenen Geschwulstformen erscheint nicht möglich. Zwar darf man die verschiedenen als Haemangioendothelioma bzw. Lymphangioendothelioma tuberosum multiplex beschriebenen Fälle, soweit sie von epithelialen Anhängen der Haut ausgegangen sind — Einzelheiten der Namengebung siehe oben —, ohne weiteres als nicht hierher gehörig betrachten. Das gleiche gilt für die Mehrzahl der als Endotheliome beschriebenen Hautgeschwülste. Einige wenige scheinen jedoch einer Sonderstellung wert.

Psammome der Haut (Endothelioma psammosum, BORST)

sind wohl mit die seltensten der in der Haut vorkommenden Geschwulstformen, wenn man — und es liegt, wie im Gegensatz zu FICK u. a. doch betont werden muß, kein Grund vor, dies unter der von LANGHANS und WINKLER vertretenen Anschauung nicht zu tun — den von WINKLER-JADASSOHN mitgeteilten Fall hierher rechnen darf. Die Psammome gehören zu denjenigen Geschwülsten, welche nur an ganz bestimmten Stellen auftreten, so daß man sie fast als *spezifische Tumoren der meningealen Gewebe* ansprechen darf. Es handelte sich bei WINKLER um Gebilde, die histologisch und pathogenetisch den Psammomen der Hirnhäute vollständig entsprachen. Sie waren im Unterhautzellgewebe im Anschluß an subcutane Nerven bzw. deren Scheiden entstanden.

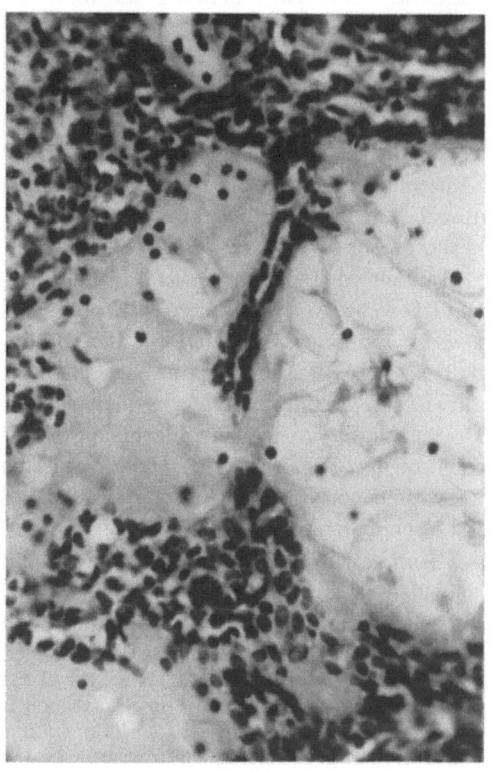

Abb. 290. Ekkrines Spiradenom, Typ C (KERSTING und HELWIG)? Lymphangioendotheliom? Wegen der Hyalinbildung erinnert der Tumor auch an einen Naevus epitheliomacylindromatosus. Im Zentrum serofibrinöses Exsudat mit einigen Lymphocyten, außerdem Zellen, die eine capillarähnliche Struktur ausbilden (♀, 69jähr., Achselhöhle). Hämatoxylin-Eosin. O = 420:1.

Klinisch fanden sich derbe, plattenförmige Knoten in der tieferen Cutis und Subcutis, von denen aus sich strangförmige Verbindungen zu den in der Tiefe gelegenen Knochen verfolgen ließen. Die Oberhaut derartiger Geschwülste erschien atrophisch, wodurch das Aussehen der Tumoren an der Oberfläche graurötlich wurde. Der Fall betraf ein 10jähriges Mädchen, bei dem drei verschiedene Geschwülste auf dem Rücken mehr oder weniger nahe der Wirbelsäule aufgetreten waren.

Histologisch fand sich in der Cutis und Subcutis eine im allgemeinen nicht scharf abgesetzte Neubildung, welche aus dickeren und dünneren, sich in der mannigfachsten Weise verflechtenden *Zellsträngen* bestand, zwischen denen in den verschiedensten Richtungen durchschnittene Bindegewebsmassen vorhanden waren (WINKLER). Die Zellen hatten bläschenförmige Kerne, ohne jedoch an epitheliale Elemente zu erinnern. In das aus Zellen und Bindegewebe gebildete, die Neubildung zusammensetzende Netzwerk waren hier und da *Kalkkugeln* eingelagert. Ihre Entstehung ließ sich auf mehr oder weniger deutlich konzentrisch geschichtete, runde oder ovale Bindegewebsmassen zurückführen, deren fibrilläre Struktur einer gleichmäßig hyalinen Umwandlung mit Kernschwund gewichen war und in deren Zentrum man, wenn auch nicht regelmäßig, eine Capillare feststellen konnte. In diesen Gebilden fanden sich die erwähnten Kalkmassen zu Beginn als feinkörnige Einlagerungen, die sich beim Größerwerden kugelig zusammenballten und schließlich zu den

großen Kugeln mit und ohne konzentrische Schichtung heranwuchsen. Der gleiche
Vorgang der Kalkinkrustation ließ sich auch in den Zellmassen der Geschwulst
feststellen. Hier waren dann meist in dichteren Zellhaufen die Kerne schlechter
färbbar und im Zerfall begriffen bzw. sie hatten bereits Kalk aufgenommen und
sich dann von den gut erhaltenen Kernen der Umgebung als deutliche Kalkkugeln
losgelöst. Eine Entscheidung darüber, ob diese Kalkkugeln jeweils aus dem
bindegewebigen Stroma oder dem Geschwulstparenchym hervorgegangen waren,
ließ sich nicht immer erbringen, da sie sich gelegentlich in größeren oder kleineren Haufen auch ganz frei in den Bindegewebsmassen vorfanden.

Das *Kennzeichen eines Psammoms* erhielt die Geschwulst jedoch durch das
Vorhandensein von eigentümlich *veränderten Nervenfasern*. Diese bildeten das
Zentrum der Geschwulst und waren von bindegewebigen bzw. zelligen Massen
umgeben, wie sie normalerweise an den Nerven des Unterhautzellgewebes nicht
vorkommen; sie stellten augenscheinlich den Ausgangspunkt der Neubildung dar.
Es handelte sich um ein an das Gewebe der Dura erinnerndes, dichtes, feinfaseriges
Bindegewebe, welches in breiten Streifen die Nerven auf ihrem Verlauf begleitete.
Diese *duraähnlichen Streifen* wurden von den Nerven selbst durch bald schmäler,
bald breitere Massen getrennt, die schon ganz deutlich den Bau der Neubildung
aufwiesen. Augenscheinlich handelte es sich dabei um Elemente arachnoidalen
Ursprungs, die von jenen endothelialen Zellen ausgehen, die physiologischerweise
teils von den eingewachsenen PACCHIONIschen Granulationen, teils als selbständige
Zellzapfen von der glatten Oberfläche der Arachnoidea in das Gewebe der Dura
vorgeschoben werden (M. B. SCHMIDT).

Genetisch hätte man dann anzunehmen, daß das Vorkommen dieser Geschwülste „fern von ihrer eigentlichen Heimat" auf eine Gewebsversprengung bzw.
Verschleppung, also eine Entwicklungsanomalie zurückzuführen ist (WINKLER).

Außer dem WINKLERschen sind dann aus der JADASSOHNschen Klinik *noch vier weitere
Fälle* bekanntgeworden (KOTHE, HOFMANN, LENNHOF, NÄGELI). Die Gebilde fanden sich
am Hinterkopf, vorzugsweise in der Mitte, sollen von Kindheit auf bestanden haben und
waren klinisch recht verschieden. Sie erinnerten an weiche Naevi; einige waren mit kleinen,
brustwarzenartigen Vorstülpungen versehen; die Haare fehlten, oder es fanden sich nur
Lanugohaare. Subjektive Erscheinungen waren nicht vorhanden. Die eigenartige, der
Encephalo- und Meningocele entsprechende Lokalisation, weist vielleicht genetisch auch für
diese Geschwülste auf Entwicklungsstörungen hin.

Histologisch fanden sich hier regelmäßig, wenn manchmal auch nur ganz
vereinzelt, die bekannten Kalkkugeln, ferner zum Teil perivasculär gelagerte
Zellstränge und Netze, hyaline Degenerationen, Wucherung des Bindegewebes
und eine auffallende Verminderung und Verfeinerung der elastischen Fasern nicht
nur im Tumorgewebe selbst, sondern weit darüber hinausgehend. Ein Zusammenhang mit Nerven war nur einmal mit einiger Wahrscheinlichkeit aufzufinden.
Die Geschwülste zeigten im Aufbau „Ansätze zu Mischtumoren" (JADASSOHN).

Anhang.

Hypernephrommetastasen in der Haut.

Abschließend seien hier unter den in der Haut auftretenden, selteneren Geschwulstformen mesenchymaler Genese noch die *Hypernephrommetastasen* erwähnt.
So häufig diese Geschwülste zur Metastasenbildung im übrigen Körper Veran-
lassung geben, so selten scheint ihre Lokalisation in der äußeren Haut zu sein.

Infolge des frühzeitigen Einbruches der Tumorzellen in die Venen des Nieren-
beckens führen die malignen Nebennierengeschwülste meist schon frühzeitig zu
Metastasen, die vorwiegend in der anderen Niere, in den Lungen und im Knochen-
gerüst gefunden werden, wobei die letzteren besonders kennzeichnend sind. Erst
wenn es zu einer allgemeinen Verbreitung der Geschwulstkeime kommt, kann auch
die Haut befallen werden. Es handelt sich dann um mehr oder weniger große,
vereinzelt (in der Haut des Oberschenkels: HOFFMANN, der Vulva: GRAEFENBERG,
des Bauches: CURTIS und POTEL) multipel (Bauchhaut: REIMANN, Brusthaut,
flächenhaft: BÜNGELER) auftretende Gebilde, die meist als braunschwarze Geschwülste erscheinen und daher klinisch vielfach mit Melanomen verwechselt
werden. Auf dem Durchschnitt durch die Geschwülste tritt meist ein hellgelberes
Gewebe mit Fetteinlagerungen hervor, das von einem breiten Saum eines grauschwarz pigmentierten Gewebes überlagert wird.

Histologisch sind derartige Metastasen aus einem dünnen Bindegewebsnetz
aufgebaut, in dessen weiten Maschen große protoplasmareiche Zellen eingelagert
erscheinen, die nach Form und Größe völlig den Elementen der menschlichen
Nebennierenrinde entsprechen. Radiär angeordnete große Zellbalken erinnern
auffallend an den Bau der Zona fasciculata der Nebennierenrinde. Ebenso wie
jene zeichnen sie sich durch einen Reichtum an Fetttröpfchen im Innern der
großen Epithelzellen aus. Die Geschwülste sind meist von zahlreichen, strotzend
gefüllten Blutgefäßen durchzogen, die unmittelbar unter der Oberfläche gelegentlich so reichlich entwickelt sind, daß man fast ausschließlich Capillargefäße sieht,
die nur durch einzelne Nebennierenzellen getrennt erscheinen (GRAEFENBERG).

Die schwarze Färbung der Geschwulst wird durch eine Ablagerung grobkörniger, amorpher Pigmentschollen hervorgerufen, die sich vor allem im inter-
vasculären Gewebe der gefäßreichen peripheren Abschnitte vorfinden. Sie liegen
vor allem als winzige Körnchen in der Wand der zahlreichen Capillaren oder
inmitten der feinen Bindegewebsfasern zerstreut, vereinzelt auch im Innern der
großen Geschwulstzellen. Die zentralen Abschnitte der Geschwulst sind frei von
Pigment.

Differentialdiagnose. Dieser Pigmentgehalt kann klinisch zu Verwechslungen
mit *Melanomen* führen. Die eigenartige, durch Fetteinlagerung bedingte gelbe
Tönung der Geschwülste, der auf die Peripherie beschränkte zarte Pigmentsaum,
werden jedoch meist schon beim bloßen Durchschneiden eine Trennung gestatten,
die ja das mikroskopische Bild ohne weiteres gewährt.

Pathogenese. Da die Metastasierung der Hypernephrome wohl immer auf dem Blutwege
durch Vermittlung der Venen vor sich geht, eine Ausbreitung durch die Lymphbahnen jedoch
außerordentlich selten ist (BURKHARDT), wird auch die Seltenheit des Auftretens von Ge-
schwulstmetastasen in der Haut ohne weiteres verständlich. Ob es sich im Einzelfall nicht
um Metastasen, sondern um maligne Entartung aberranter Drüsenkeime handelt (CURTIS
und POTEL), ist wohl nur von Fall zu Fall zu entscheiden.

Literatur.

Die Literatur wurde möglichst lückenlos berücksichtigt. In der nachfolgenden Aufstellung war das jedoch mit Rücksicht auf den Umfang nicht möglich. Es sind daher neben den *grundlegenden* hier hauptsächlich die *neueren* Arbeiten aufgeführt; das Aufsuchen der übrigen wird dadurch erleichtert, daß auf Arbeiten mit ausführlichem Literaturnachweis durch Anfügen der Bezeichnung (Lit.) hingewiesen ist.

Scharlach . . . . S. 1

BERNHARDT: Die Ätiologie des Scharlach. Erg. inn. Med. **10** (1903). — BROADHURST, J., G. CAMERON, M. E. MACLEAN and V. SAURINO: Inclusion bodies in scarlet fever. J. Inf. Dis. **64**, 183—205 (1939). — BULLOCK, FR., and G. ROHDENBURG: A study of the Scharlach reaction and of allied forms of epithelial proliferation. J. Med. Res. **33**, Nr 1 (1915). — DÖHLE: Weiteres über Leukocyteneinschlüsse bei Scharlach. Zbl. Bakter. II **61; 65**. — ESCHERICH u. SCHICK: Scharlach. Wien u. Leipzig 1912. — FIELD: J. of Exper. Med. **7** (1905). — GLANZMANN, E.: Scharlach (Scarlatina). In Handbuch der inneren Medizin (v. BERGMANN, FREY, SCHWIEGK), Bd. I, 1. Berlin 1952. — HLAVA, J.: Über die Scharlachhaut. Wien. ärztl. Zentral-Z. **1911**, Nr 6. — HORSTERS, H., H. LODDERSTEDT u. D. GLAUER: Die Bedeutung der sog. Einschlußkörperchen (Döhle-Körper) für die klinische Diagnostik des Scharlachs. Klin. Wschr. **1951**, 328—329. Siehe auch CAMP, G. DE: Z. Hyg. **138**, 521—524 (1954). — KIRSCH: Funktionsstörungen des Blut- und Lymphgefäßsystems der Haut als Folge des Scharlachexanthems. Z. Kinderheilk. **4** (1912) (Lit.). — KRITCH, N., A. PACHINE et P. SIDOROW: La peau dans la scarlatine. Arch. Méd. Enf. **32**, 313—326 (1929). — KUCZYNSKI, M. H.: Beobachtungen und Versuche über die Pathogenese der Scarlatina. Klin. Wschr. **1924**, Nr 29, 1303. — LAUSECKER, H.: Das Erythema scarlatiniforme desquamatum recidivans. Arch. f. Dermat. **198**, 529—548 (1954). — MALLORY: Cyslasterion scarlatinale. J. Med. Res. **10; 13** (1904). — MALLORY and MEDLAR: J. Med. Res. **41** (1920). — MOLLISON: Über die anatomischen Veränderungen der Haut bei Scharlach. Inaug.-Diss. Freiburg 1898 (Lit.). — NEUMANN: Über die histologischen Veränderungen der Haut bei Morbillen und Scarlatina. Wien. med. Jb. **2** (1882). — PASCHEN: Histologisches vom Scharlach. Hambg.-Biol. V. 21. VI. 1909. Münch. med. Wschr. **1909**. — POSPISCHILL u. WEISS: Über Scharlach. Berlin 1911. — PROWAZEK, S.: Chlamydozoa. Arch. Protistenkde **10** (1907). — RACH, E.: Beiträge zur Histologie des Scharlachausschlages. Beitr. path. Anat. **47**, 455 (1910) (Lit.). — ROCHA-LIMA, H. DA: Chlamydozoen. Strongyloplasmen. In Handbuch der pathologischen Protozoen, Bd. 2. 1920. — SCHAMBERG: A clinical and pathological study of the rash of scarlat fever. J. Amer. Med. Assoc. **2** (1900). — SCHLEISSER: Die Ätiologie des Scharlachs. Erg. inn. Med. **10** (1903). — SILBERSTEIN, L.: Ein Fall von symmetrischer Hautgangrän bei Scharlach. Jb. Kinderheilk. **75**, 350 (1912). — WIESEL: Die Erkrankung arterieller Gefäße im Verlauf akuter Infektionen (2. Teil). Z. Heilk. **1906**, Abt. Path, Anat.

Masern . . . . S. 6

ABRAMOW, S.: Zur pathologischen Histologie des Masernexanthems. Virchows Arch. **232** (1921) (Lit.). — ANDERSON and GOLDBERGER: Amer. J. Dis. Childr. **4** (1912). — CATRIN: Les altérations de la peau dans la rougéole. Arch. Méd. exp. **1891**. — CIACCIO, CARMELO: Beitrag zur pathologischen Anatomie und zur Mikrobiologie der Masern. Virchows Arch. **199**, H. 2, 378. — ECK, H.: Über die morphologische Diagnose der Masern und die Deutung der Riesenzellenbefunde. Frankf. Z. Path. **58**, 147—155 (Lit.). — EWING: The epithelial cell changes in measles. J. Inf. Dis. **6** (1904). — FEYRTER, F., u. A. HENNIG: Über die Histopathologie der Masern des Menschen. Wien. Z. inn. Med. **28** (1947), BH. 2. — GLANZMANN, E.: Masern (Morbilli). In Handbuch der inneren Medizin (v. BERGMANN, FREY, SCHWIEGK), Bd. I/1. Berlin 1952. — LIPSCHÜTZ, B.: Die Einschlußkrankheiten der Haut. In JADASSOHNS

Handbuch, Bd. II. Berlin 1932. — MALLORY and MEDLAR: J. Med. Res. **41** (1920). — MORGENSTERN, KURT, u. G. GRUBER: Multiple Hautinfarkte nach Masern. Z. Kinderheilk. **12,** 163 (1915). — NEUMANN: Histologische Veränderungen der Haut bei Masern und Scharlach. Med. Jb. **1882.** — PIRQUET, CL. v.: Das Bild der Masern auf der äußeren Haut. Z. Kinderheilk. **6** (1913). — ZEISS: Erg. inn. Med. **20** (1920).

Erythema infectiosum, Exanthema subitum usw. . . . . S. 11

BERENBERG, W., S. WRIGHT and C. A. JANEWAY: Roseola infantum. New England J. Med. **241,** 252—259 (1949) (Lit.). — BOKAY, J. v.: Über das Exanthema subitum usw. Dtsch. med. Wschr. **1925,** Nr 51, 1687/88. — CIVATTE, A.: Anatomie pathologique de l'allergie. Bull. Soc. franç. Dermat. **57,** 13 (1950). — EHRICH, W. A.: Die Entzündung. In Handbuch der allgemeinen Pathologie, Bd. VII/1. Berlin: Springer 1956 (Lit.). — GELL, P. G. H., and I. T. HINDE: Observations on the histology of the Arthus reaction and its relation to other known types of skin hypersensitivity. Int. Arch. Allergy **5,** 23—46 (1954). — GERBER, I. E.: Morphologic aspects of the local Schwartzman phenomenon. Arch. of Path. **21,** 331—350 (1936). — GERLACH, W.: Studien über die hyperergische Entzündung. Virchows Arch. **247,** 294—361 (1923). — GLANZMANN: Das kritische Dreitagefieberexanthem des kleinen Kindes (Exanthema subitum). Schweiz. med. Wschr. **1924.** — HERRICK, TH. P.: Erythema infectiosum etc. Amer. J. Dis. Childr. **31** (1926). — HOFFMANN: Erythema infectiosum. Dtsch. med. Wschr. **1916,** Nr 26. — KLEMPERER, P.: Über fibrinoide Substanzen. Wien. klin. Wschr. **1953,** 713—716 (Lit.). — MIESCHER, G.: Histologie der allergischen Reaktionen, 1. Internat. Allergie-Kongr., Zürich. Basel: Karger 1951. — PALITZ, L. L.: Review of the pathogenesis and allergic aspect of collagen diseases. Arch. of Dermat. **70,** 67—74 (1954). — PINKUS, H.: Histopathology of allergic dermatoses. Ann. Allergy **12,** 671—686 (1954). — SCHMINCKE, ALEX: Histopathologischer Befund in Roseolen der Haut bei Wolhynischem Fieber. Münch. med. Wschr. **1917,** Nr 29, 961 (Lit.). — STODDARD, J. L., and E. C. CUTLER: Torula infection in man. Monogr. Rockefeller Inst. Med. Res. **6** (1916) (Lit.). — STORCK, H.: Über hämorrhagische Phaenomene in der Dermatologie. Dermatologica (Basel) **102,** 197—252 (1951). — SULZBERGER, M. B.: Dermatologic allergy, S. 29. Springfield 1940. — VEEDER and HEMPELMANN: A febrile exanthem occurring in childhood (Exanthem subitum). J. Amer. Med. Assoc. **77** (1921). — WINDORFER, A.: Das Dreitagefieber-Exanthem der kleinen Kinder, Exanthema subitum. Dtsch. med. Wschr. **1954,** 1201—1204.

Rattenbißkrankheit . . . . S. 13

ARKIN, AARON: Ein Beitrag zur Rattenbißkrankheit. Wien. Arch. inn. Med. **11** (1925). — JADASSOHN, W.: Brucella-Bang-Ausschlag und Urticaria bei Tierärzten. Arch. f. Dermat. **164,** 656—660 (1951). Siehe auch Handbuch der Haut- und Geschlechts-Krankheiten (JADASSOHN), Bd. IX/2, S. 466. Berlin 1934. — LIPPELT, H.: Die Rattenbißkrankheit (Sodoku). In Handbuch der inneren Medizin (v. BERGMANN, FREY, SCHWIEGK), Infektionskrankheiten, Bd. I/2. Berlin 1952 (Lit.). — MARTINOTTI: Contribuzione allo studio del „Sodoko". Giorn. ital. Dermat. **2** (1917) (Lit.). — O'LEARY, P. A.: The dermatologic aspects of Rat-Bite fever. Amer. J. Dis. Childr. **9,** 293 (1924) (Lit.). — The dermatologic aspects of ratbite fever. Arch. of Dermat. **9,** 293—304 (1924). — SCHOTTMÜLLER: Zur Ätiologie und Klinik der Rattenbißkrankheit. Dermat. Wschr., Erg.-H. **58** (1914).

Maul- und Klauenseuche . . . . S. 13

ARIESS, S.: Zur Pathologie der Maul- und Klauenseuche. Berl. tierärztl. Wschr. **1921.** — CLOUGH, P. W.: A case of foot- and mouth disease in man. Bull. Johns Hopkins-Hosp. **26,** 351 (1915). — COTTON, W. E.: Vesicular stomatitis in its relation to the diagnosis of foot- and mouth disease. J. Amer. Vet. Med. Assoc. **69** (1926). — EMMERICH, E.: Zur pathologischen Anatomie der Maul- und Klauenseuche (Haut beim Tier). Beitr. path. Anat. **69,** 103—109 (1921). — FAHR, THEODOR: Über einen rasch tödlich verlaufenden Fall von Maul- und Klauenseuche beim Menschen. Dermat. Wschr. **77,** 1025 (1923). — GINS, H. A., u. C. KRAUSE: Zur Pathologie der Maul- und Klauenseuche. LUBARSCH-OSTERTAG, Erg.-Bd. 20, 2, 1924 (Lit.). — HEIDSIECK, C.: Zur Problematik der Maul- und Klauenseuche. Dtsch. Gesundheitswesen **7,** 36, 1136—1139 (1952). — ISRAEL, A.: Über örtliche Infektion der Hand mit

Maul- und Klauenseuche. Arch. klin. Chir. **116** (1921) (Lit.). — JADASSOHN: Über Stomatitis aphthosa (fibrinosa, pyogenes et impetig.). Bericht der Schlesischen Ge. für vaterl. Kultur. 1895. — MAYER: Zur Histologie der Klauenseuche. Dermat. Z. **5** (1898). — MOHR, W.: Seltene Infektionskrankheiten. In Handbuch der inneren Medizin, Infektionskrankheiten, Bd. I/2. Berlin 1952 (Lit.). — MOLLOW, W., u. A. PENTSCHEW: Beitrag zur Klinik und pathologischen Anatomie der Maul- und Klauenseuche beim Menschen. Arch. Schiffs- u. Tropenhyg. **34**, 243—251 (1930). — O'BRIEN, M.: Foot- and mouth dis. in man. etc. Vet. J. **69** (1913) (Lit.). — SCHLOSSBERGER: Fall von Maul- und Klauenseuche beim Menschen. Dtsch. med. Wschr. **43**, H. 26 (1917). — SIEBEN: Über lokale Infektion der Aphthenseuche. Dtsch. med. Wschr. **1920**. — SIEDSCHLAG: Über die Histogenese usw. beim Meerschweinchen nach künstlicher Infektion mit Maul- und Klauenseuche. Inaug.-Diss. Leipzig-Dresden 1922. — SUTTON, R. L., and A. O'DONNELL: Foot- and mouth disease in man. J. Amer. Med. Assoc. **56**, 947 (1916) (Lit.). — VEIEL, EB.: Über Maul- und Klauenseuche beim Menschen. Münch. med. Wschr. **1920**.

Fleckfieber . . . . S. 15

ALBRECHT, H.: Pathologisch-anatomische Befunde beim Fleckfieber. Österr. San.-wes. **27**, Nr 36/38 (1915). — ALLEN, A. C., and S. SPITZ: A comparation study of the pathologie of scrub typhus etc. Amer. J. Path. **21**, 603—682 (1945). — ARZT, L., u. W. KERL: Über den Typhus exanthematicus. Arch. f. Dermatol. **118**, 386—464 (1913) (Lit.). — ASCHEN-BRENNER, R.: Klinik der Rickettsiosen. In Handbuch der inneren Medizin (v. BERGMANN, FREY, SCHWIEGK), Infektionskrankheiten, Bd. I/1. Berlin 1952. — ASCHOFF: Über anatomische Befunde bei Fleckfieber. Med. Klin. **1915**, 798. — BAUER: Zur Anatomie und Histologie des Flecktyphus. Münch. med. Wschr. **1916**. — BIELING, R., u. H. HEINLEIN: Virus diseases of man. Fiat Rev. of german science 1939—1946. Wiesbaden 1947 (Lit.). — BOFINGER: Ätiologische, klinische und mikroskopische Beobachtungen des Typhus exanthematicus. Zbl. Bakter. I 78, 82. — CEELEN: Über die mikroskop. Pathologie des Fleckfiebers. Z. klin. Med. **82** (1916). — Die pathologische Anatomie des Flecktyphus. Erg. Path. **1919**. — Histologische Befunde bei Fleckfieber. Berl. klin Wschr. **1916**, Nr 20, 530. — DAWYDOWSKIE, J. W.: Die pathologische Anatomie und Pathologie des Fleckfiebers. Erg. Path. **20**, 2 (1924) (Lit.). — DOLGOPOL, V. B.: Rickettsial pox. Brooklyn Hosp. J. **8**, 106—107 (1950). — Amer. J. Path. **24**, 119—126 (1948). — FRAENKEL, E.: Zur pathologischen Anatomie des Fleckfiebers. Münch. med. Wschr. **1921**, 969. — Über Fleckfieberroseola. Münch. med. Wschr. **1917**, Nr 40, 1289. — Über metastatische Dermatosen bei akuten bakteriellen Allgemeinerkrankungen. Z. Hyg. **76** (1913). — Zur Fleckfieberdiagnose. Münch. med. Wschr. **1915**, Nr 24, 805. — GRUBER, GG. B.: Histologische Beobachtungen an Fleckfieberorganen. Dtsch. mil.ärztl. Z. **1916**, 399. — HAMBURGER: Beiträge zur Untersuchung von Typhus und Fleckfieberroseola. Münch. med. Wschr. **1916**. — HERZOG, E.: Histopathologische Veränderungen des Vagus und Sympathicus beim Fleckfieber. Virchows Arch. **296**, 403—415 (1936). — HERZOG, GG.: Zur Pathologie des Fleckfiebers. Zbl. Path. **29**, 97. — KYRLE, J., u. G. MORAWETZ: Bisher nicht beschriebene Hautveränderungen bei Fleckfieber. Arch. f. Dermat. **123**, 145 (1916). — Weiterer Beitrag zur Frage der papulonekrotischen Umwandlung des Fleckfieberexanthems. Wien. klin. Wschr. **1916**, Nr 4. — LIPSCHÜTZ: Die Klinik des Fleckfieberexanthems. Arch. f. Dermat. **126**, 414 (1919) (Lit.). — MÜLLER: Über Fleckfieber. Med. Klin. **1915**, 1230, 1261, 1285. — NICOL: Pathologisch-anatomische Studien bei Fleckfieber. Beitr. path. Anat. **65** (1919). — PINKERTON, H., and R. G. HENDERSON: Adult toxoplasmosis. J. Amer. Med. Assoc. **116**, 806—814 (1941). — POINDECKER: Zur Diagnose des Fleckfiebers im Felde. Münch. med. Wschr. **1916**. — REICH, H.: Zur Histologie der Hauttoxoplasmose (unter Berücksichtigung der bisherigen Toxoplasmose-Gesamtliteratur). Arch. f. Dermat. **194**, 193—224 (1952) (Lit.). — REINHARD: Über Venenveränderungen und Blutungen im Unterhautfettgewebe bei Fleckfieber. Zbl. Path. 28, Nr 13, 593. — REISS, F.: Rickettsial pox. Dermatologica (Basel) **99**, 33—43 (1949). — RIVERS, TH. M.: Viral and rickettsial infections of man. Philadelphia 1948. — ROCHA-LIMA, H. DA: Zum Nachweis der Rickettsia-Prowazeki bei Fleckfieberkranken. Münch. med. Wschr. **1917**, Nr 1, 33. — Die Ätiologie des Fleckfiebers. Erg. Path. **1919**. — RÖSSLE: Die pathologische Anatomie der Infektionskrankheiten usw. J.kurse ärztl. Fortbildg **1917**. — ROTH, F.: DieHistopathologie des Fleckfiebers. Veröff. Konstit.- u. Wehrpath. **1944**, 29—62. — SIKL, HERMANN:

Rickettsia im Exanthemknötchen bei hämorrhagischem Fleckfieber. Čas. lék. čsek. **60**, Nr. 6 61—62 (1921) (tschechisch). Zbl. Hauterkh. **1**, 175 (1921).

Schweißfriesel . . . . S. 23

GLANZMANN, E.: Der Schweißfriesel (febris miliaris). In Handbuch der inneren Medizin (v. BERGMANN, FREY, SCHWIEGK), Infektionskrankheiten, Bd. I/2. Berlin 1952. — STOEVE-SANDT u. HOCHE: Schweißfrieselepidemie in Bremen und Umgebung. Berl. klin Wschr. **1898**, Nr 31. — WEICHSELBAUM: Schweißfriesel vom anatomischen, ätiologischen und epidemiologischen Standpunkt. Z. klin. Med. **62** (1906).

Pocken . . . . S. 24

ANDERS: Über einen Fall von allgemeinen Kuhpocken (Vacc. general) mit tödlichem Ausgang. Z. Hyg. **88** (1919)(Lit.). — ARZT: Zur Pathologie des elastischen Gewebes der Haut. Arch. f. Dermat. **118**, 470 (1913). — BLAND, J. O. W., and C. F. ROBINOW: The inclusion bodies of vaccinia and their relationship to the elementary bodies studied in cultures of the rabbits cornea. J. of Path. **48**, 381—403 (1939). — BOEHM, H.: Über Purpura variolosa. Med. Klin. **1921**, 625. — BOSC: La variole est son parasite (Plasmodium variolae). Zbl. Bakter. **39**, 36, 129, 247, 389, 594 (1905) (Lit.). — BRAS, G.: Variola. Thesis, University of Djakarta 1949. Ref. Excerpta med. XIII 4, 1834, (1949). — BURI: Die Anatomie der Variola- und Vaccinepustel. Mh. Dermat. **14** (1892). — COUNCILMAN, W. F.: Some general considerations on the pathology of smallpox. J. Amer. Med. Assoc. **10**, 689. — COUNCILMAN u. a.: Studies on the pathol. etc. of variola and of vaccina. Publication office of the J. Med. Res. **9**, 190 (1904). — EMMERICH: Zur pathologischen Anatomie der Variola. Münch. med. Wschr. **1917**. — EWING, JAMES: Comparative histology of vaccinia and variola. J. Med. Res. **12** (1904). — FRIEBOES: Über sog. Melkerknoten (Kuhpockeninfektion). Dermat. Z. **21** (1914). — FRAENKEL, E.: Dtsch. med. Wschr. **1917**, Nr 20—22. — GINS: Untersuchungen über die für Variola und Vaccine spezifischen Zellveränderungen. Z. Hyg. **95** (1922). — GETZOWA: Beobachtungen an Vaccine und Pocken. Med. Bezirksverein Bern (Stadt), Sitzg v. 17. Mai 1923. Klin. Wschr. **1923**, Nr 31, 1478. — GUARNIERI: Ricerche sulla patogenesi ed etiologia dell'infezione vaccinica e variolosa. Arch. Sci. med. **16**, Nr 22. — HALLENBERGER: Beiträge zur Ätiologie der Variola. Zbl. Bakter. I Orig. **80**, H. 1/3 (1917). — HAMMERSCHMIDT, JOHANN: Über die Herkunft der Guarnierischen Körperchen. Z. Hyg. **89**, 49 (1919). — HASLUND: Vaccina generalisata und deren Pathogenese. Arch. f. Dermat. **48**, 205 (1899). — HEGLER: Über generalisierte Vaccine. Dtsch. med. Wschr. **1914**, Nr 58, Erg.-H. 29/57. — HÖRING, F. O.: Pocken. In Handbuch der inneren Medizin (v. BERGMANN, FREY, SCHWIEGK), Infektionskrankheiten, Bd. I/1. Berlin 1952. — HOOF, L. VAN: Recherches sur l'alastrine am Congo belge. Ann. Soc. belge Méd. trop. **5** (1925). — HOWARD, W. T.: The pathology and etiology of human vaccinia. J. Amer. Med. Assoc. **10** (1905). — HÜCKEL: Vaccinekörperchen. Beitr. path.Anat. **2**, Suppl.-H. 1898. — JOCHMANN: Pocken- und Vaccinationslehre. Wien 1913. — KATZENELLENBOGEN, I.: Studies on milkers' nodules. Dermatologica (Basel) **105**, 69—78 (1952) (Lit.). — KYRLE u. MORAWITZ: Wien. klin. Wschr. **1915**, Nr 26. — LEAKE, P., and J. N. FORCE: Experiments on alastrim. U.S. Publ. Health Rep. **1921**, reprint Nr 669 (Lit.). — LIPSCHÜTZ: Über Chlamydozoen-Strongyloplasmen. Wien. klin. Wschr. **1925**, 731. — MAGARINOS TORRES, C., et J. DE CASTRO TEIXEIRA: Sur les inclusions intranucléaires de l'alastrim et de la variole chez l'homme. C. r. Soc. Biol. Paris **118**, 719—720 (1935). — MARCHIONINI, A., u. TH. NASEMANN: Zur Diagnostik der durch Viren der Pockengruppe hervorgerufenen Erkrankungen des Menschen. Arch. Klin. u. exper. Derm. **202**, 69—102 (1956). — MICHELSON, H. E.: Microscopic changes in variola. Arch. of Dermat. **15** (1927). — NASEMANN, TH., u. B. DEUBNER: Beitrag zur Virusätiologie der Melkerknoten. Hautarzt 4, 210—214 (1953) (Lit.). — NOBL, S.: Zur Kenntnis der Variola verrucosa. Wien. med. Wschr. **1909**, Nr 10. — NOGUCHI: Reinkultur des Vaccinevirus usw. J. of Exper. Med. **21** (1915). — NOMLAND, R., and A. P. MCKEE: Milkers' nodules. Arch. of Dermat. **65**, 663—674 (1952). — PASCHEN: Handbuch der Immunitätsforschung, Bd. 1, Erg.-Bd. 1911. — PAUL: Studien über die Ätiologie und Pathogenese der sog. generalisierten Vaccine usw. Arch. f. Dermat. **52** (1900) (Lit.). — PROWAZEK, v.: Vaccinestudien. Arb. ksl. Gesdh.amt **22**, 23, 26 (1904—1907). — PIRQUET, v.: Vaccination und Allergie. Wien 1907. — RICHTER, R., u. L. TAT: „Melkerknoten" als Schafpockenerkrankung in der Türkei. Dermat. Wschr. **129**, 370—374 (1954). — RIEDEL, F.: Über Purpura variolosa. Berl. klin Wschr. **1917**, Nr 35. — SAHLI, H.: Variola und Varicellen usw. Schweiz. med. Wschr. **1925**, Nr 55. — SANFELICE u. MALATO: Studien über Pocken. Arch. f. Dermat. **62**, 189 (1902). — SÖRENSEN, S. T., u. E. SÖRENSEN: Mikroskopische Studien über Vaccine und Variola. Virchows Arch. **258**, 62 (1925). — STOKES, W. R.: The pathology of smallpox. Bull. Johns Hopkins Hosp. **14**, 214 (1903). — TIESENHAUSEN, M. M., in STARK u. Mitarb.: Über die Ätiologie der sog. Melkerknoten. Arch. f. Dermat. **170**, 38—60 (1934). — UNGERMANN, E., u. ZÜELZER M.: Beiträge zur experimentellen Pockendiagnose, zur Histologie des cornealen Impfeffekts und zum Nachweis der GUARNIERschen Körperchen. Arb. Reichsgesdh.amt **52**, 1 (1920). — VERSÉ: Variola vera. Münch. med. Wschr. **1917**, Nr 43. Med. Ges. Leipzig 24. Juli 1917. — WASIELEWSKI, v., u. WINKLER: Das Pockenvirus. Erg. Bakter., Immunitätsforsch. u. exper. Ther. **7** (1925) (Lit.). — WEIGERT: Anatomische Beiträge zur Lehre von den Pocken. Breslau 1874. — WINTEONITZ: Knotenbildung bei Melkerinnen. Arch. f. Dermat. **49**, 195 (1899). — WOLMAN, M.: Patholog. findings in hemorrhagic smallpox usw. Amer. J. Clin. Path. **21**, 1127 (1951). — ZUMBUSCH, L. v.: Über Melkerknoten. Arch. f. Dermat. **150** (1926). — ZURHELLE, E.: Isolierte Vaccineerkrankungen der Ziegen. Dermat. Z. **45** (1925). — ZURUKZOGLU, ST., u. E. KUSKE: Beitrag zum Problem der Ätiologie der Melkerknoten. Acta dermato-vener. (Stockh.) **19**, 569—586 (1938).

Paravaccine . . . . S. 36

GREITHER, A.: Dermatologie der Mundhöhle etc., S. 92ff. Stuttgart: Georg Thieme 1955. — LIPSCHÜTZ, B.: Untersuchung über die Ätiologie der Paravaccine. Zbl. Bakter. **1918**, 81. — Über sekundäre Paravaccine. Dermat. Wschr. **73**, 879 (1921). — Untersuchungen über Paravaccine. Arch f.. Dermat. **127** (1919) (Lit.). — MENSE: Fallvorstellung. Dermat. Wschr. **131**, 469 (1955). Siehe auch Abb. 1, S. 470. — OPPERMANN, TH., u. G. STÜMPKE: Der Lippengrind (Ecthyma contagiosum) der Schafe usw. Arch. f. Dermat. **176**, 337—346 (1938). — PIRQUET, Frh. v.: Die Paravaccine. Z. Kinderheilk. **13**, 309 (1916). — RICHTER, R., u. L. TAT: Melkerknoten als Schafpockenerkrankung in der Türkei. Dermat. Wschr. **129**, 370—374 (1954).

Varicellen . . . . S. 38

GLANZMANN, E.: Windpocken (Spitze, Blattern, Varicellen). In Handbuch der inneren Medizin (v. BERGMANN, FREY, SCHWIEGK), Infektionskrankheiten, Bd. I/1. Berlin 1952. — HAMMERSCHMIDT: Histologische Befunde bei Varicellen. Beitr. path. Anat. **65**, H. 2, 346 (1919). — KEYSSELITZ u. ST. MAYER: Arch. f. Protistenkde **14** (1909). — LEVADITI, C.: L'herpès et le zona. Paris 1926. — MORAWETZ: Nekrotisierende Hauthämorrhagien bei hämorrhagischen Varicellen. Arch. f. Dermat. **123**, 579 (1916). — PASCHEN: Über Varicellen. Dermat. Wschr. **64** (1917). — TYZZER, E. E.: The histology of skin lesions in varicella. J. Med. Res. **14** (N.S. 9). — Philippine J. Sci. **1** (1906).

Herpesgruppe . . . . S. 43

ACHARD, CH.: Zona et herpès. Paris: Baillière & fils. 1925. — BAUR, H., u. R. MASSINI: Herpes simplex (febris herpetica). In Handbuch der inneren Medizin (v. BERGMANN, FREY, SCHWIEGK), Infektionskrankheiten, Bd. I/1. Berlin 1952. — DOERR u. ZDANSKY: Kritisches und Experimentelles zur ätiologischen Erforschung des Herpes febriles usw. Z. Hyg. **102**, 1—54 (1924). — DOERR, R., u. A. SCHNABEL: Das Virus des Herpes febrilis und seine Beziehungen zum Virus der Encephalitis epidemica lethargica. Schweiz. med. Wschr. **1912**, Nr 20, 469—472. — Z. Hyg. **94** (1921). — EBERT, M. H.: Histologic changes in sensory nerves of the skin in herpes zoster. Arch. of Dermat. **60**, 641—648 (1949). — FERREIRA-MARQUES, J.: Herpes Zoster generalisatus bei Leukämie. Arch. f. Dermat. **176**, 295—308 (1937)(Lit.).— FEYRTER, F.: Über das Wesen des Zoster. Virchows Arch. **325**, 70—80 (1954). — Über den Zoster. Hautarzt **5**, 391—397 (1954). — Über das Problem des Zoster. Zbl. Path. **91**, 279—301 (1954). — FISCHL, FRITZ: Herpes zoster generalisatus bei Leucaemia lymphatica. Arch. f. Dermat. **118**, 230 (1913). — GAUTIER et PEYROT: Varicelle et son simultanés. Arch. Méd. Enf. **28** (1925). — GOLD: Anatomische Untersuchung eines Falles von Herpes zoster. Dermat. Z. **24** (1917). — GOODPASTURE, E. W.: Intranuclear inclusions in experim. herpetic lesions of rabbits. Amer. J. Path. 1, (1925) — GOUGEROT, H.: Herpes ohne Bläschen: Formes frustes und atypische Formen von Herpes. J. des Prat. 35 (1921). — GRÜNEBERG, TH.: Zur Frage der Incontinentia pigmenti (BLOCH-SULZBERGER). Arch. f. Dermat. 201, 218—254 (1955). — GUSZMAN, J.: Beiträge zur Herpes zoster-Varicellenfrage. Dermat. Wschr. 79, 779 (1924). — HEDINGER: Beiträge zur Lehre von Herpes zoster. Dtsch. Z. Nervenheilk. 24, H. 3 u. 4. — HOFFMANN, ERICH, u. W. FRIEBOES: Beitrag zur Histopathologie des Herpes zoster. Arch. f. Dermat. 113, 443—466 (1912). — HUBER, A.: Vergleichende Untersuchungen über den histologischen Bau der Bläschen bei Herpes zoster und bei „Herpes zoster hystericus gangraenosus". Arch. f. Dermat. 1901, 239, Festschr. KAPOSI. — KOPYTOWSKI: Zur pathologischen Anatomie des Herpes zoster. Arch. f. Dermat. 54, 17 (1900). — Zur pathologischen Anatomie des Herpes progenitalis. Arch. f. Dermat. 68 (1903). — KUNDRATIK, J.: Mschr. Kinderheilk. 29 (1925). — LAUDA, E., u. PH. REZEK: Zur Histopathologie des Herpes simplex. Virchows Arch. 262, 827 (1926). — LAUSECKER, H.: Kaposi's varicelliforme Eruption-Ekzema herpetiforme. Arch. f. Dermat. 196, 183—222 (1953) (Lit.). — LEVADITI, C.: Poliomyélite, Encephalite, Herpès. Paris: Masson & Cie. 1922. — L'herpès et le zona. Ectodermoses neurotropes. 1926. — L'herpès et le zona. Paris 1926. — LIPSCHÜTZ: Herpetischer Zoster usw. Zbl. Bakter. 93, 361. — LIPSCHÜTZ, B.: Über Chlamydozoen-Strongyloplasmen. VI. Die Ätio. logie des Herpes genitalis. Dermat. Wschr. 73, 798 (1921). — Untersuchungen über die Ätiologie der Herpesgruppe usw. Arch. f. Dermat. 136 (1921) (Lit.). — Über die Beziehungen des Herbes febrilis zum Herpes genitalis usw. Arch. f. Dermat. 149, 39/86 (1925). — Weitere Untersuchungen über die Ätiologie des Zoster. Arch. f. Dermat. 149 (1925). — Über Chlamydozoa-Strongyloplasmen. V. Zur Kenntnis der Ätiologie des Herpes febrilis. Wien. med. Wschr. 1921, Nr 5, 232—233. — Über Chlamydozoa-Strongyloplasmen. VII. UNNAS „ballonierende Degeneration" der Stachelzellen im Lichte neuerer Forschungen. Dermat. Wschr. 72 (1921) (Lit.). — Kritik und Diagnose der „Zelleinschlußbildung". Zbl. Bakter. II 96 (1925). — Die Beziehungen zwischen Zoster und Varicellen. Zbl. Hautkrkh. 21 (1921). — LUGER, A., u. K. LANDAU: Über die Übertragbarkeit des Herpes febrilis des Menschen auf das Kaninchen und Meerschweinchen. Ges. f. inn. Med. u. Kinderheilk. in Wien 17. Febr. 1921. Wien med. Wchsr. 1921, 1296. — LUGER, A., u. E. LAUDA: Zur Kenntnis der Übertragbarkeit der Keratitis herpetica des Menschen auf die Kaninchencornea. Wien. klin. Wschr. 1921, Nr 12, 132. — Herpetischer Zoster usw. Zbl. Bakter. II 93, 469 (1924). — Über oxychromatische Veränderungen am Zellkern. (Auf Grund von Untersuchungen von Herpes zoster, Varicellen, Variola und Karpfenpocke.) Ein Beitrag zur Kenntnis und Wertung einschlußartiger Gebilde. Med. Klin. 1926. — MARIANI: Experimentelle Untersuchungen usw. über die Ätiologie der Herpeserkrankungen. Arch. f. Dermat. 147, 259 (1924) (Lit.). — SCHNABEL: Klin. Wschr. 1923. — STEIGLEDER, G. K.: Zur Differentialdiagnose des Pe. vulgaris. Arch. f. Dermat. 202, 1—9 (1955). — TRYB: Herpes zoster generalisatus. Dermat. Wschr. 1914, Nr 59. — UNNA: Histologischer Atlas zur Pathologie der Haut, H. 4. — WOHLWILL, FR.: Über Herpes Zoster. Dermat. Wschr. 76, 249 (1923). — ZUMBUSCH, LEO v.: Über Herpes zoster generalisatus mit Rückenmarkveränderungen. Arch. f. Dermat. 118, 823—836 (1913).

Verruga peruana . . . . S. 52

ALLEN, A. C.: The skin. St. Louis 1954. — COLE: Verruga peruana etc. J. Cutan. Dis. 31, 384 (1913). — CRAIG, CH. F., and E. C. FAUST: Clinical parasitology. Philadelphia 1943. — DARLING, S.: Verruca peruana. J. Amer. Med. Assoc. 1911, 2071. — ESCOMEL, E.: Anat. pathologique du verrucome de Carrion. Ann. de Dermat. 3 (1902). — FOX, H.: Verruga peruana (Carrions disease). J. Amer. Med. Assoc. 104, 185—196 (1935). — GILTNER, H. A.: Verruca peruana oder Carrionskrankheit. J. Amer. Med. Assoc. 1911. — JADASSOHN u. G. SEIFFERT: Ein Fall von Verruga peruviana; gelungene Übertragung auf Affen. Z. Hyg. 26, 247 (1910). — MACKEHENIE u. WEISS: Beitrag zum Studium der Verruga peruana. Arch. Schiffs- u. Tropenhyg. 29 (1925). — MARSCHALL, F.: Vergleichende histologische Untersuchungen der Hauteruptionen bei Verruga peruana und Epidemic Dropsy. Arch. Schiffs- u. Tropenhyg. 42, 418—421 (1938). — MAYER, M., H. ROCHA-LIMA u. H. WERNER: Untersuchungen über Verruga peruviana. Münch. med. Wschr. 1913, Nr 14. — NOGUCHI, H.: The etiology of verruga peruana. J. of Exper. Med. 45 (1927). — NOGUCHI, H., and T. S. BATTISTINI: The microbe of Oroya fever. Science (Lancaster, Pa.) 63, 212 (1926). — Etiology of Oroya fever etc. J. of Exper. Med. 43, 851 (1926). — ODROZOLA: La maladie de

Carrion ou la verruga péruvienne. Paris 1898. — RAMIREZ: Über die Verruga peruana. Inaug.-
Diss. Berlin 1895. — ROCHA-LIMA, H.: Verruga peruviana und teleang. Granulome. Arch.
Schiffsu. Tropenhyg. **29** (1925). — Verruga peruviana in MENSE: Handbuch der Tropenkrank-
heiten, 3. Aufl. Leipzig 1926 (Lit.). — SIMONIN, A.: Über einen Fall von Verruga peruviana.
Rev. méd. Suisse rom. **1910**, Nr 6, 569. — VECCHI, B. DE: Über die Verruga peruviana.
4. Beih. zu Bd. 13, Arch. Schiffs- u. Tropenhyg. 1909 und Virchows Arch. **194**, Beih. —
WERNER, H.: Über Verruga peruviana. Dermat. Wschr. Nr 58, Erg.-H. S. 144.

Hyphomykosen der Haut . . . . S. 54

ALEXANDER, ARTHUR: Beiträge zur Klinik und Diagnose der Soorerkrankungen der
Haut. Dermat. Wschr. **75**, 1125 (1922). — Beiträge zur Kenntnis des Eczema marginatum.
Arch. f. Dermat. **113**, 11—38 (1912). — AMBROSOLI, S. A.: Lichen trichophyt. in tre fratelli
affetti da Kerion Celsi. Giorn. ital. Dermat. **66**, 628 640 (1925). — Giorn. ital. Mal. vener.
64. — ARAVIJSKI, A. N.: Recent studies of favus. Excerpta med. XIII 4, 294 (1950). —
ARZT u. FUSS: Zur Kenntnis der durch das Epidermophyton inguinale hervorgerufenen
Hauterkrankungen. Dermat. Z. **41**, 97 (1924). — Über mykotische Allgemeininfektionen bei
Trichophytie und Mikrosporie (,,Trichophytosen und Mikrosporosen"). Arch. f. Dermat.
136, 333 (1921). — ARZT, L.: Die Allgemeinexantheme bei Mikrosporie: Mikrosporide. Dermat.
Wschr. **75**, 1193, 1220 (1922). — BECK, S. C.: Über das Erythema mycoticum infantile.
UNNAS Dermatolog. Stud. (Festschr. Bd. 1), Bd. 20, S. 494. — BEURMANN, DE, et GOUGEROT:
Les nouvelles mycoses (Lit.). — Paris: Masson & Cie. 1911. — Der gegenwärtige Stand der
Frage der Mykosen. Internat. Kongr. Rom 1912. — BIBERSTEIN, H.: Zur Histologie der
interdigitalen Mykose. Arch. f. Dermat. **158**, 386—392 (1929). — BIRT, A. B., and J. C. WILT:
Mycology, bacteriology and histopathology of suppurative ringworm. Arch. of Dermat.
69, 441—448 (1954). — BLOCH, B.: Einige allgemeine pathologische Probleme auf dem Gebiet
der Dermatomykosen. Münch. med. Wschr. **1915**, Nr 22 u. 23. — Die allgemeine pathologische
Bedeutung der Dermatomykosen. Sg zwangl. Abh. Halle: Marhold 1913. — Pathogenese
der Trichophytide. Arch. f. Dermat. **129**, 134 (1912). — Zur Lehre von den Dermatomykosen.
Arch. f. Dermat. **93**, 157 (1908). — BREHM, G.: Zur purpura teleangiectatica arciformis
(Touraine). Z. Hautkrkh. **17**, 331 (1954). — BUSCHKE, A.: Leukoderma microsporicum.
Verh. der Berl. Dermat. Ges. 1921. Dermat. Wschr. **74** (1922). — BUSCHKE, A., u. M. MICHAEL:
Die Fadenpilzerkrankungen der Haut bezüglich ihrer Biologie und Ausbreitung. Erg. Path.
Abt. II. **19**, 800—847 (1921) (Lit.). — CHIRIVINO, V.: Granuloma tricofitico Majocchi etc.
Giorn. internaz. sci. med. Napoli **1907**. — CREMER, G.: A special granulomatous form of
mycosis fungoides on the lower legs caused by trychophyton rubrum Castellani. Dermatologica
(Basel) **107**, 28—37 (1953). — DARIER et HALLÉ: Sur un cas de granulome favique. Ann.
de Dermat. **1910**, Nr 3. — DEGOS, R., L. PÉRIN, E. LORTAT-JACOB et J. HEWITT: Erythema
elevatum diutinum avec infiltrations lipoidiques etc. Bull. Soc. franç. dermat. **1952**,
226—228. — DREYER: Trichophytide. Münch. med. Wschr. **1921**, Nr 31, 1000. — ELLIS,
F. A., and A. FRIEDMAN: Erythema annulare centrifugum (Darier's). Arch. of Dermat.
70, 496—507 (1954). — FRÉDERIC: Beitrag zur Frage der Mikrosporie. Arch. f. Dermat.
59 (1902). — FREUDENTHAL, W.: Beiträge zur Kenntnis des Erythema migr. (LIPSCHÜTZ)
Erythème papulocirciné migrateur et chronique. Arch. f. Dermat. **154**, 581—594 (1928). —
GOFFREDO: Gr. trich. Majocchi. Giorn. ital. Dermat. **1907**, H. 6. — GRAFFENRIED, V.: Bei-
trag zur Frage der mykotischen Dyshidrosis. Dermat. Wschr. **66**, Nr 21 (1918) (Lit.). —
GRANITS, J.: Modifizierte Perjodsäure-Schiff-Reagenz-Färbung zur Darstellung von Pilzelementen in Hautschuppen. Dermat. Wschr. **130**, 1156—1158 (1954). — GUTH, ARTHUR:
Über lichenoide (kleinpapulöse, spinulöse) Trichophytie. Arch. f. Dermat. **118**, 856—981
(1913) (Lit.). — HANAWA: Histologische Untersuchungen über Trichophytieheilung und
Allergie. Dermat. Wschr. **57**, 939 (1913). — HOFFMANN, E.: Hartnäckige Pilzerkrankung
der Interdigitalräume usw. Dtsch. med. Wschr. **1916**, Nr 51. — IBRAHIM: Arch. Kinderheilk.
55 (1911). — JACOBI, E.: Arch. f. Dermat. **84**, 555 (1907). — JESIONEK, A.: Immunität und
Allergie bei Trichophytie. Beitr. path. Anat. **69**, 122—142 (1921). — JESSNER: Zbl. Hautkrkh. **11**, 442 (1924) (Lit.). — JESSNER, M.: Zur Pathogenese der Trichophytide. Arch. f.
Dermat. **136**, 416 (1921). — KAUFMANN-WOLF: Pilzerkrankungen der Hände und Füße.
Dermat. Z. **21**, 385 (1914). — Zur Klassifikation einiger Dermatomykosen. Dermat. Z. **21** u.
22. — KELLOG: Zur Geschichte und Anatomie des Favusscutulum. Mschr. prakt. Dermat.

21 (1895). — KLIGMAN, A. M.: Tinea capitis due to M. Audouini and M. Canis. Arch. of Dermat. 71, 313—337 (1955) (Lit.). — KLIGMAN, A. M., H. MESCON and E. D. DE LAMATER:. The Hotchkiss-McManus stain for the histopathologic diagnosis of fungus diseases. Amer. Clin. Path. 21, 86—91 (1951). — KLOPSTOCK, ELIS.: Oidiomycosis pustulosa mil. usw. Arch. f. Dermat. 149, (1925). — KOGOJ, FR.: Experimenteller Beitrag zur Lehre von den Dermatomykosen mit besonderer Berücksichtigung der Lokalisationsbestimmung hämatogener Infektionen. Arch. f. Dermat. 150 (1926). — KUMER, L.: Die Soormykose der Haut. Arch. f. Dermat. 140 (1922) (Lit.). — LANG, MICHAEL: Beitrag zur Klinik der Soormykose der Haut. Dermat. Wschr. 76, 429 (1923) (Lit.). — LAYMON, C. W.: The cicatricial alopecias. J. Invest. Dermat. 8, 99—122 (1947) (Lit.). — LÉVY et LANZENBERG: Alopécie post-favique en petits foyers simulant une pseudo-pelade. Bull. Soc. franç. dermat. 1930, Réunion de Strasbourg 12. Jan. 1930. — LEWANDOWSKY, F.: Über Lichen spinulosus. Arch. f. Dermat. 73, (1905) — Kerion Celsi, verursacht durch Mikrosporon Audouini usw. Arch. f. Dermat. 121, 531 (1916).— MAJOCCHI: Granuloma trichophyticum. Soc. ital. di sifiligr. Giorn. ital. Dermat. 5 (1908). — MARTINOTTI, L.: Processi immunitari della cute dei tignosi. Giorn. ital. Mal. vener. 1923, H. 2. — Zur Frage des eosinophilen Granuloms. Dermat. Wschr. 112, 25—30 (1941) (Lit.). — MASSIA, G., et J. ROUSSET: Remarques sur l'histologie pathologique du pityriasis versicolor. Rev. franç. Dermat. 6, 68—72 (1930). — MAZZA, S.: Über das Granuloma trichophyticum Majocchi. Arch. f. Dermat. 87, 25 (1907). — MEINERI, P. A.: Contributio allo studio istopatologico della „pityriasis versicolor". Giorn. ital. Dermat. 63 (1922). — MEMMESHEIMER, A.: Zur Histologie der Epidermophytie. Arch. f. Dermat. 187, 134—141 (1948). — MIBELLI: Bemerkungen über die Anatomie des Favus. Mschr. prakt. Dermat. 22, 126 (1896). — Di un caso di tigna del Gruby. Giorn. ital. Dermat. 32, 163 (1897). — Sul favo., ricerche clin., microlog., e istolog. Giorn. ital. Dermat. 2 u. 3 (1892). — MIESCHER, G.: Granuloma trichoph. Majocchi. In Handbuch für Haut- und Geschlechtskrankheiten (JADASSOHN), Bd. II, S. 441—448. Berlin: Springer 1929. — Mikrobenstreuung und Mikrobide mit besonderer Berücksichtigung der Tuberkulose. Schweiz. med. Wschr. 1953, 419—424. — MIESCHER, G., E. FISCHER u. J. WLACH: Ein Fall von follikulärer Trichophytie, bedingt durch das Epidermophyton interdigitale Kaufmann-Wolf (Ctenomyces interdigitalis). Dermatologica 106, 183—186 (1953). — MIESCHER, G., u. R. LENGGENHAGER: Über Pseudopelade Brocq. Dermatologica 94, 122—130 (1947) (Lit.). — MOHR, W.: Die Mycosen. In Handbuch der inneren Medizin, Bd. I/1, Infektionskrankheiten. Berlin 1952 (Schema S. 829). — MOORE, M.: Evaluation and classification of pathogenetic fungi. Ann. New York Acad. Sci. 50, 1229—1244 (1948/50). — MORIKAWA, T.: Granuloma trichophyticum Majocchi, hervorgerufen von Sabourites ruber (Castellani) (Trichophyton purpureum Bang). Arch. f. Dermat. 176, 265—281 (1937). — NAKAHIRA, M.: On the granuloma trichophyticum Majocchi. Jap. J. Dermat. 64, 545—558 (1954). — Zbl. Hautkrkh. 92, 224 (1955). — NICOLAU: Étude sur la trichophytie du cuir chevelu en Roumaine. (Trichophyton violaceum). Ann. de Dermat. 1909, Nr 11, 609. — NÖDL, F.: Zur Histopathogenese des Erythema annulare centrifugum. Arch. klin. u. exper. Dermat. 202, 407—423 (1956). — NORDENSKJÖLD, A., u. F. WAHLGREN: Erythema annulare centrifugum. Acta dermato-vener. (Stockh.) 35, 281—291 (1955) (Lit.). — ORO, A.: Sul granuloma tricofitico del Majocchi (contributio clinico istologico, micrologico-terapeutico). Giorn. ital. Dermat. 67 (1926). — PALDROCK, H.: Über die Variabilität und Klassifikation der Pilze. Acta dermato-vener. (Stockh.) 33, 1—2 (1953). — PASINI, A.: Granuloma trychophyticum (Majochi). Festschrift BARDUZZI, Livorno 1911. — PECK, S. M.: Epidermophytosis of the feet and epidermophytids of the hands. Arch. of Dermat. 22, 40—76 (1930). — PEÑA CHAVARRIA, A., y P. S. SHIPLEY, P.: Beitrag zum Studium der „Carate"-Arten des trop. Amerika. Rev. méd. lat.-amer. 10, 648 (1925) (Span.). Zbl. Hautkrkh. 18, 84 (1926). — PHOTINOS, P. B.: La pseudopelade de Brocq. Paris 1930. — PINI, G.: Granuloma trichophyticum Majocchi. Giorn. ital. Dermat. 1897. — PLAUT, H. C.: Die Dermatomykosen. In MRACEKs Handbuch, Bd. 4, 1907. — POLLACI e NANNIZZI: I miceti patogeni dell' uomo e degli animali. Siena 1925. — RADAELI, F.: Monosporium apiospermum. Sperimentale 1911, H. 4. — RAJKA, EDMUND: Scarlatiniformes Trichophytid bei dysidrosisähnlicher Trichophytie. Dermat. Wschr. 76, 574 (1923). — RIECKE, E.: Die Dermatomykosen. Schmidts Jb. 329 (1919) (Lit.). — SABOURAUD: Maladies du cuir chevelu, les teignes. Paris: Masson & Cie. 1910. — Sur l'existence fréquente d'un soi-disant eczéma des doigts et les oiteils, du à l'epidermophyton inguinale. Ann. de Dermat. 1910, Nr 6, 289. — SAEVES:

Experimentelles zur Dermatomykosenlehre. Arch. f. Dermat. **121**, 161 (1916) (Lit.). — SCHULZ, K. H., H. RIETH u. G. SCHIRREN: Klinische und mykologische Untersuchungen zur Frage der Haarpathogenität von Epidermophytie-Erregern. Arch. f. Dermat. **198**, 258—273 (1954). — SEQUEIRA, J. H.: Granuloma trichophyticum. Brit. J. Dermat. **1912**, 207. — SOLTMANN, H.: Über Mäusefavus beim Menschen. Dermat. Wschr. **75**, 869, 920 (1922) (Lit.). — SONCK, C. E.: Erythema annulare centrifugum usw. Hautarzt **6**, 62 (1954). — SPIEGLER: Histologische Studien über das Eczema marginatum (Hebra). Arch. f. Dermat. **38**, 219 (1897). — STAUFFER: Über einen Fall von ekzematoidem und später furunkulidem Trichophytid. Arch. f. Dermat. **154**, 231—238 (1928). — STEIGLEDER, G. K.: Mykose mit varioliformem nekrotisierendem Mykid nach Trichophytin-Injektion. Hautarzt **4**, 35—36 (1953). — SULZBERGER, M. B., A. ROSTENBERG u. D. GOETZE: Recurrent erysipelas-like manifestations of the legs. J. Amer. Med. Assoc. **108**, 2189—2193 (1937) (Lit.). — SUTTER, E.: Zur Kenntnis der Pathogenese der Trichophytide. Arch. f. Dermat. **127**, 735 (1919). — TORSOUEV, N. A.: Einige neue Angaben zur Histopathologie der tiefen Trichophytie. Zbl. Hautkrkh. **67**, 69 (1941). — TOURAINE, A.: Le purpura annulaire téléangiectasique de Majocchi et ses parentés (Les capillarites ectasiantes). Presse méd. **57**, 934—936 (1949). — TOYAMA, J.: Über eine bisher noch nicht beschriebene Dermatose: „Pityriasis circinata." Arch. f. Dermat. **116**, 243—258 (1913). — TRACHSLER, H.: Das Vorkommen der Mikrosporie in Hamburg. Mh. Dermat. **26**, 273. — ULLMANN: Zur Ätiologie und Histologie der Trichomykosis tonsurans. Wien. klin. Wschr. **1896**, Nr 18/20. — VIGNOLO-LUTATI: Über das Granuloma trichophyticum Majocchi. Mh. Dermat. **47** (1908) (Lit.). — WAELSCH: Zur Anatomie des Favus. Arch. f. Dermat. **31**, 49 (1895). — Beiträge zur Anatomie der Trichophytosis. Arch. f. Dermat. **35**, 23 (1896). — Weitere Mitteilungen zur Pathologie der Hyphomyceten. Anatomie der Pityriasis versicolor. Arch. f. Dermat. **38**, 203 (1897). — WERNSDÖRFER, R.: Über Erythema annulare centrifugum (Darier) usw. Arch. f. Dermat. **182**, 41—51 (1941) (Lit.). — WHITE, CL., and GREENWOOD: Epidermophytosis. J. of Amer. Med. Assoc. **77** (1921). — WILSON, J. W., O. A. PLUNKETT and A. GREGERSEN: Nodular granulomatous perifolliculitis of the legs caused by trichophyton rubrum. Arch. of. Dermat. **69**, 258—277 (1954) (Lit.).

Pityriasis rosea Gibert . . . . S. 81

ALMQUIST: Über Leukoderma verschiedenen Ursprungs und 2 Fälle nach Pityriasis rosea. Dermat. Z. **41**, 1 (1924) (Lit.). — BROQ, L.: Contribution à l'étude du pityriasis rosé de Gibert. Bull. méd. **39**, 469 (1925). — HOLLMANN: Zur Histopathologie der Pityriasis rosea Gibert. Arch. f. Dermat. **51**, 229 (1900). — LITTLE, G.: Pityriasis rosea. Proc. Roy Soc. Med. **1914**. — LÖWENBACH: Histologische Befunde bei Pityriasis rosea. Wien. klin.Wschr. **1899**. — SABOURADU: Pityriasis rosea Gibert. Rev. prat. Mal. cut., syphil. et vén. **1902**. — TANDLER: Über Pityriasis rosea (Gibert). Arch. f. Dermat. **37**, 127 (1897).—WEISS: Pityriasis rosea. J. Amer. Med. Assoc. **41**, 20 (1903).

Blastomykosen und verwandte Erkrankungen . . . . S. 84

AHLFELD, FL. E.: Studies on coccidioidal granuloma. Arch. of Path. **2**, 206 (1926)(Lit.). — ARZT: Zur Klinik und Pathologie der Sproßpilzerkrankungen. Arch. f. Dermat. **145** (1924); **148** (1925). — ASH, J. E., and S. SPITZ: Pathology of tropical diseases. Philadelphia u. London: W. B. Saunders Company 1945. — AZULAY, R. D.: Experimental chromoblastomycosis in man. J. Invest. Dermat. **19**, 307—309 (1952). — BENHAM, R. W.: Cryptococcosis and blastomycosis. Ann. New York Acad. Sci. **50**, 1298—1314 (1948/50). — BOWEN and WOLBACH: A case of blastomycosis usw. J. Med. Res. **15**, 167 (1906). — BROWN, PHILIP KING: Coccidioidal granuloma. J. Amer. Med. Assoc. **48**, 743 (1907). — BÜNGELER, W.: Über die brasilianische Blastomycose und den histologischen Nachweis der Paracoccidioides. Virchows Arch. **309**, 76—86 (1953). — BUSCHKE: Über menschliche und tierische Sproßpilzmykosen (Blastomycosis). Verh. des 6. Kongr. der Dtsch. Dermatol. Ges. 1898, Straßburg, S. 261. — Die Blastomykose. Bibliotheca medica X; ferner in MRACEKS Handbuch der Hautkrankheiten, Bd. 4, S. 442. 1907. — BUSCHKE u. ROSENBAUM: Blastomykose usw. Zbl. Hautkrkh. **13**, 305 (1924). — BUSCHKE, A.: Die Blastomykose, 2. Referat. Arch. f. Dermat. **69**, 209 (1904). — CAMPICHE: Die Blastomykose Kaliforniens. Rev. méd. suisse rom. **1915**. — CAROL, W. L. L., G. CREMER, H. B. VAN HAREN u. J. J. BLOEMEN: Ein Fall von Mycotorulosis generalisata. Arch. f. Dermat. **178**, 177—187 (1938). — CARRIÓN, A. L.: Chromoblastomycosis. Ann. New York Acad. Sci. **50**, 1255—1282 (1948/50) (Lit.). — CAWLEY, E. P., and A. C. CURTIS: Histoplasmosis and lymphoblastoma. J. Invest. Dermat. **11**, 443—453 (1948). — COPELLI, M.: Blastomycose. Giorn. ital. Dermat. **1912**, 467. — COUNT, E. R. LE, et J. MYERS: Systemic blastomycosis. (Final report of the case. Described by EISENDRAHT ann OORMSBY in 1905). J. Inf. Dis. **4**, 187 (1907). — CUMMINS and SANDERS: J. Med. Res. **35**, 243. — CURTIS, A. C., and J. N. GREKIN: Histoplasmosis. J. Amer. Med. Assoc. **134**, 1217—1224 (1947). — DAVIS and SMITH: Coccidioidal granuloma. Arch. of Dermat. **1923**, 697. — DELBANCO: Zur Blastomykose der Haut usw. Virchows Arch. (FRÄNKEL-Festschrift) **246**, 262 (1923). — DÖSSEKER: Hautblastomykose. Korresp.-bl. Schweiz. Ärzte. **1917** (Festschr. f. JADASSOHN). — DYER: J. Cut. Dis. **1901**. — FONTAINE, HAASE and MITCHELL: Systemic blastomycosis. Arch. Int. Med. **4**, 101 (1909). — GANS u. DRESEL: Beziehungen zur Blastomykose und Tuberkulose. Arch. f. Dermat. **130**, 136 (1921). — GILCHRIST: Case of blastomycetic infection. Bull. Johns Hopkins Hosp. **15** (1904). — GILCHRIST, T. C.: New cases of dermatitis blastomycetica. J. Cutan. Dis. **22** (1904). — GILCHRIST, T. C., and EMMET RIXFORD: Two cases of protozoon (coccidioidal) infection of the skin and other organs. Johns Hopkins Hosp. Rep. **1**. — GÖTZ, H.: Klinische und experimentelle Studien über das Granuloma paracoccidioides (Morbus Lutz-Splendore-de Almeida). Arch. f. Dermat. **198**, 507—528 (1954). — HAUSER, F. D., and ST. ROTHMAN: Monilial granuloma. Arch. of Dermat. **61**, 297—310 (1950) (Lit.). — HEKTOEN: The organisme in a case of blastomycetic dermatitis. J. of. Exper. Med. **4**, 261 (1899). — J. Amer. Med. Assoc. **1907**. — Systemic blastomycosis a. coccidioidal granuloma. J. Amer. Med. Assoc. **49** (1907). — HERXHEIMER, K., u. A. BÜRKMANN: Über Blastomycosis cutis. Arch. f. Dermat. **142**, 100 (1923). — HOPKINS, J. G.: Moniliasis and moniliids. Arch. of Dermat. **25**, 599—614 (1932). — HOWLES, J. K. u. Mitarb.: Chromoblastomycosis. Arch. of Dermat. **69**, 83—90 (1954) (Lit.). — HYDE, J. N., and F. H. MONTGOMERY: Cutaneus blastomycosis. J. Amer. Med. Assoc. **1902**. — JACOBSON, H. P.: Coccidioidal granuloma. Arch. of Dermat. **21**, 790—817 (1930). Siehe auch JACOBSON, F. W., K. P. CLEARKIN and H. ANNAMUNTHODO: West. Ind. Med. J. **3**, 153—158 (1954). — KÄRCHER, K. H.: Experimentelle Untersuchungen zur Pathogenität und biologischen Wirkung von Candida albicans usw. Arch. klin. u. exper. Dermat. **202**, 424—448 (1956). — KANO, K.: Über die Chromoblastomykose. Arch. f. Dermat. **176**, 281—294 (1937). — KRAUSE, J.: Die sog. Blastomykose der Haut. Mh. Dermat. **41**, 123, 193, 299, 601 (1905). — KRESSMANN, M.: Zur Klinik der Blastomykose, Typus Busse-Buschke und Typus Gilchchrist durch Torulopsis minor (Lodder). Arch. f. Dermat. **188**, 550—566 (1949/50). — MACAULAY, W. L.: Is cutaneous blastomycosis a systemic disease. Arch. of Dermat. **73**, 560 (1956). — MacNEAL, W. J., and R. TAYLOR: Coccidioides immitis and coccidioidal granuloma. J. Med. Res. **30** (1914). — MOHR, W.: Die Mykosen. In Handbuch der inneren Medizin (v. BERGMANN, FREY, SCHWIEGK). Berlin 1952. — MONTGOMERY and ORMSBY: Blastomycosis and coccidioidal granuloma. Arch. Int. Med. **1908**, 1 (Lit.). — MONTGOMERY, F. H.: A brief summary of the clinical, pathologic and bacteriologic features of cutaneous blastomycosis (Blastomycetic dermatitis of Gilchrist). J. Amer. Med. Assoc. **28** (1902). — MOORE, M.: Granulomatous moniliasis resembling blastomycosis (Gilchrist disease). Mycopathologica (Den Haag) **4**, 272—279 (1947/49). — Moss, E. S., and A. L. McQUOWN: Atlas of medical mycology. Baltimore 1953. — NEUBER: Beiträge zur Pathologie und Therapie Gilchrist. Derm. Arch. f. Dermat. **149** (1925). — NIKOLOWSKI, W., u. R. SCHMITZ: Blastomykosen der Haut durch seltene Erreger aus der Candidagruppe. Arch. f. Dermat. **195**, 193—207 (1952). — OPHÜLS, W.: Coccidioidal granuloma. J. Amer. Med. Assoc. **45** (1905). — PAWLOFF: Ein Fall von „Blastomykosis der Haut". Mh. Dermat. **47**, 543 (1908). — PELAGATTI: Über Blastomyceten und hyaline Degeneration. Mh. Dermat. **25**, 157 (1897). — Virchows Arch. **1897**, Nr 150. — PINKUS, H., and J. N. GREKIN: Sporotrichosis with asteroid tissue forms. Arch. of Dermat. **61**, 813—823 (1950). — RAMEL, E.: Beiträge zur Kenntnis der Hautblastomykose. Arch. f. Dermat. **148**, 218 (1925). — RAVOGLI: Dermatitis coccidioides. Mh. Dermat. **46**, 281 (1908). — ROCHA-LIMA, DA: Über Blastomykose usw. Zbl. Bakter. II **67**, 233 (Lit.). — Arch. f. Dermat. **145**, 312 (1914). — ROCKWOOD, E. M., and A. M. GREENWOOD: Monilial infection of the skin. Arch. of Dermat. **24**, 574—584 (1934). — ROULET, F. C.: Die infektiösen „spezifischen" Granulome. In Handbuch der allgemeinen Pathologie, Bd. VII/1. Berlin: Springer 1956 (Lit.). — RUHRMANN, H.: Coccidiomycose bei einem ehemaligen Kriegsgefangenen der USA.

Medizinische **1955**, 1369. — Ruppert, M.: Über das Monilia-Granulom. Z. Hautkrkh. **20**, 97—104 (1956). — Sasakawa: Zur Systematik pathog. und parasit. Hefen. Zbl. Bakter. I Orig. 88 (1922). — Sequeira, J. H.: A case of blastomycosis. Brit. J. Dermat. **1903**. — Shaffer, F. J., J. F. Shaul and R. H. Mitchell: Histoplasmosis of darling. J. Amer. Med. Assoc. **113**, 484—488 (1939). — Simons, R. D. G. Ph.: Handbook of tropical dermato logy II. Amsterdam 1953. — Medical mycology. Amsterdam: Elsevier 1954. — Stein, R. Otto: Die Gilchristsche Krankheit (Blastomycosis americana) und ihre Beziehung zu den in Europa beobachteten Hefeinfektionen. Arch. f. Dermat. **120**, 889—924 (1914). — Stickel, Johannes: Zur Frage der Erosio interdigitalis blastomycetic. Dermat. Wschr. **72**, 257 (1921). — Stober, A. M.: Systemic blastomycosis. Arch. Int. Med. **13**, 509—556 (1914). — Templeton, H. J.: Coccidioidal granuloma. Arch. of Dermat. **21**, 259—278 (1930). — Unna, P. G.: Über den Einschluß von Elastin und Elacin in das Epithel und einen Elacin-befund bei der Gilchristschen Krankheit. Mh. Dermat. **41**, 77 (1905). — Versé: Über einen Fall von generalisierter Blastomykose beim Menschen. 17. Tagg der Dtsch. Pathol. Ges. München 1914. — Weidmann, F. D.: Cutaneous torulosis. South. Med. J. **26**, 851—863 (1933). — Weidmann, F. D., and L. H. Rosenthal: Chromoblastomycosis: a new and important blastomycosis in north America. Arch. of Dermat. **43**, 62—84 (1941). — Winer, L. H.: Histopathology of the nodose lesion of acute coccidioidomycosis. Arch. of Dermat. **61**, 1010—1023 (1950). — Zeisler, E. P.: Chronic coccidioidal dermatitis. Arch. of Dermat. **25**, 52—71 (1932). — Zelenew, J. T.: J. russe de mal. cut. **1907**.

Adamson, H. G.: A case of sporotrichosis. Brit. J. Dermat. **1911**, Nr 7—9. — Arndt: Beitrag zur Kenntnis der Sporotrichose der Haut, mit besonderer Berücksichtigung der Lymphangitis sporotrichotica. Experimentelle Sporotrichose. Dermat. Z. **17** (1910) (Lit.). — Balzer, Gougerot et Burnier: Nouvelle mycose: Parendomycosis gummosa ulcerosa etc. Ann. de Dermat. **1912**, 282 — Beurmann, de, et Gougerot: Sporotrichosis dermica (verrucosa) et sporotrichosis epidermica. Ikonogr. dermat. H. 6. — Les sporotrichoses hypodermiques. Ann. de Dermat. **1906**. — Sporotrichosis. Ikonogr. dermat. **1908**, H. 3. — Etat actuel de la question des sporotrichoses. — Les sporotrichoses. Paris 1912 (Lit.). — Eine neue Mykose: Die Hemisporose. Arch. f. Dermat. **101** (1910). — Les exascoses. Bull. Soc. méd. Hôp. Paris **1909**. — Sporotrichoses tuberculoides. Ann. de Dermat. **1907**, 491, 602, 655. — Bloch, Br., u. A. Vischer: Die Kladiose. Arch. f. Dermat. **1911**, 477—512 (Lit.). — Bloch, Bruno: Die Sporotrichose. Beih. z. Med. Klin. **5**, H. 8/9 (1909). — Carrión, A.: Sporotrichosis. Arch. of Dermat. **72**, 523—534 (1955). — D'Agata: Sporotrichotisches Granulom und vitale Färbung. Virchows Arch. **230** (1921). — Delbanco: Zur Blastomykose der Haut und zur Histologie der Gilchristschen Krankheit. Virchosw Arch. **246** (1923) (Lit.). — Demoulin et Rubens-Duval: Nouveau cas de sporotrichose. Gaz. Hôp. 1907. — Dind: Einige Fälle von Sporotrichose und die Sporotrichose in der Schweiz. Dtsch. Z. Chir. **1912**, 116. — Gougerot, H.: Anatomie pathologique des mucoses. Arch. Méd. exper. Anat. path. **24** (1912). — New insight gained in general pathology and practical medicine by the study of sporotrichosis. Ann. New York Acad. Sci. **50**, 1348—1356 (1948/50). — Gougerot, H. et Caraven: Une mycose nouvelle; l'Hemisporose usw. Bull. Soc. de Biol. **1909**, Nr 11. Rev. de Chir. **1909**; **1910**. — Grütz: Über eine eigenartige Form von Sporotrichose usw. Dermat Wschr. **81** (1925). — Hamburger, W.: Sporotrichosis in man, with a summary of the cases reported in the United States, and a consideration of the clinical varieties and the important factors of differential diagnosis. J. Amer. Med. Assoc. **59** (1912). — Hecht, Hugo: Ein Fall v. Sporotrichosis. Arch. f. Dermat. **116**, 846—851 (1913). — Herxheimer u. Bürkmann: Blastomycosis cutis. Arch. f. Dermat. **142** (1923). — Hodara: Ein Fall von Sporotrichose usw. Dermat. Wschr. **77** (1923). — Hodara u. Fuad Bey: Histologische Untersuchungen über 3 Fälle von Sporotrichosis. Dermat. Wschr. **54**, 50. — Hoffmann, E.: Über Sporotrichose usw. Verein der Ärzte zu Halle 15. Dez. 1909. Münch. med. Wschr. **1910**, 608. — Über eine experimentelle Sporotrichose (subcutanes Gummi) des Affen usw. Kongr. Rom 1912. Arch. f. Dermat. **112** (1912). — Hyde and Davis: J. Cutan. Dis. **28** (1910) (Lit.). — Lawless, T. K.: Ein experimenteller Beitrag zur Pathologie der Sporotrichose. Dermat. Z. **40**, 257 (1924) (Lit.). — Martinotti, L.: Rara osservazione di emisporosi. Giorn. ital. Dermat. **66**, 389 (1925). — Medlar, E. M.: A cutaneous infection caused by a new fungus, philaophora verrucosa, with a study of the fungus. (Hautaffektion durch neuen menschenpathogenen Schimmelpilz.) J. Med. Res. **32** (1915). — MEINERI, P. A.: Contributo allo studio del potere patogeno del „Penicillium glaucum" etc. sulla cute umana. Pathologica **13** (1921). — MONTGOMERY, H., and J. C. HOLMAN: Pseudoepitheliomatous hyperplasia in a case of sporotrichosis. Proc. Staff. Meet. Mayo Clin. **13**, 465—469 (1938). — MOORE, M., and L. V. ACKERMAN: Sporotrichosis with radiate formation in tissue. Arch. of Dermat. **53**, 253—264 (1946). — PETGES: Sporotrichose du dos de la main etc. J. Méd. Bord. **1913**, Nr 41. — PINOY, E., and CASTELLANI: Note on a new ulcerative dermatomycosis etc. Brit. Med. J. **1916**. — RAVANT et PINOY: Sur une nouvelle forme de discomycose cutanée. Ann. de Dermat. **1909**. — ROCHA-LIMA, DA: Über Blastomykose und klimatische Bubonen. Arch. f. Dermat. **145** (1924). — SCHENK: On refractory subcutaneous abscesses by fungus etc. Bull. Johns Hopkins Hosp. **1898**. — SCHRAMEK, G., u. ST. WEIDENFELD: Hemisporosis cutis. Ikonogr. dermat. H. 6. — STANCANELLI, P.: Contributio allo studio delle sporotricosi etc. Giorn. ital. Dermat. **66** (1925). — STEIN, R.: Die Sporotrichose de Beurmann und ihre Differentialdiagnose gegen Syphilis und Tuberkulose. Arch. f. Dermat. **78** (1909) (Lit.). — TSCHERNOGUBOFF, N.: Zur Frage der chronischen Pyodermie usw. Arch. f. Dermat. **149** (1925). — VIGNOLO-LUTATI, KARL: Über eine neue Mykosis (Acauliosis). Arch. f. Dermat. **118**, 681—698 (1913). — ZURHELLE u. KLEIN: Chronische veget. und ulzerierende Pyodermie usw. Dermat. Z. **46** (1926).

Aktinomykose . . . . S. 107

AUDRY: Über einige zellige Veränderungen an der Wand des aktinomykotischen Abscesses. Mh. Dermat. **22** (1896). — BÜRGER: Aktinomykosis of the skin of the foot. Amer. J. Med. Sci. **134** (1907). — BURKHARD: Aktinomykose der Haut. Arch. f. Dermat. **121** (1916). — GRUBAUER: Aktinomykose. Virchows Arch. **256**. — GRUBER: Klin Wschr. **1925**, 2037.— Zbl. Path. **27**. — HÜBSCHMANN: Atypische Formen von Aktinomykose. Arch. f. Dermat. **130** (1921). — JANKE, D., u. K. W. KALKOFF: Zur Kenntnis der Hautaktinomycose usw. Arch. f. Dermat. **193**, 81—98 (1951) (Lit.). — KAMEN: Primäre Hautaktinomykosen. Wien. med. Wschr. **1898**. — MERIAN: Ein Fall von primärer Hautaktinomykose. Dermat. Wschr. **54** (1912). — MOHR, W.: Die Mykosen. In Handbuch der inneren Medizin (v. BERGMANN, FREY, SCHWIEGK). Berlin 1952. — PETRUSCHKY: Die pathogenen Trichomyceten und Trichobakterien. In Handbuch der pathologischen Mikroorganismen. 1913 (Lit.). — RAVAUT et PINOY: Sur une nouvelle forme de discomykose cutanée. Ann. de Dermat. **10** (1909). — SCHLEGEL: Die Aktinomykose. Erg. Path. **5** (1900) (Lit.).

Madurafuß, Mycetoma Madurae . . . . S. 111

BABES: Der Madurafuß in: Kolle-Wassermann. — BRAULT: Mycetome à grains noirs usw. Ann. de Dermat. **1912**. — CASTANEDO y C. PARDO: Madura foot. In Handbook of tropical dermatology (SIMONS), Bd. II. Amsterdam 1953. — DELBANCO, E.: Ein amerikan. Fall von Mycetoma pedis. Eine neue Strahlenpilzart. Beitr. zur Dermatol. u. Syphilis. Festschrift NEUMANN. Leipzig u. Wien 1900. — DELBANCO u. UNNA: Beitr. zur Anat. des indischen Madurafußes. Mh. Dermat. **31** (1900). — DOHI u. KOIKE: Klinische, histologische und bakteriologische Beiträge zur Kenntnis des Mycetoma pedis in Japan. Jap. Z. Dermat. u. Urol. **13** (1913). — DOSTROVSKY, A., F. RAUBITSCHEK and F. SAGHER: A case of black grain mycetoma caused by a madurella species. Dermatologica (Basel) **104**, 415—423 (1952). — GAMMEL, J. A., MISKDJIAN and THATCHER: Madura foot (mycetoma). The black variety in a native American. Arch. of Dermat. **13** (1926). — The etiology of maduramycosis. Arch. of Dermat. **15** (1927). — GOUGEROT: Oosporoses ou nocardoses cutanées. Gaz. Hôp. **1913**. — MIESCHER: Mycetoma pedis nostras. Arch. f. Dermat. **124** (1917) (Lit.). — OPPENHEIM: Die pathologische Anatomie des indischen Madurafußes. Arch. f. Dermat. **71** (1904). — PLAUT: Mykosen. In KRAUS-BRUGSCH, Pathologie und Therapie. 1913 (Lit.). — SCHMINCKE: Verh. dtsch. path. Ges. **1910**. — WEIDMAN, F. D., and A. M. KLIGMAN: A new species of cephalosporium in madura foot (cephalosporium granulomatis). J. of. Bacter. **50**, 491—495 (1945).

Condyloma acuminatum . . . . S. 115

BUNTING, H., M. J. STRAUSS and W. G. BANFIELD: The cytology of skin papillomas that yield virus like particles. Amer. J. Path. **28**, 985—1001 (1952). Siehe auch BUNTING, H.: Proc. Soc. Exper. Biol. a. Med. **84**, 327—332 (1953.) — CALLOMON: Die nicht venerischen Genitalerkrankungen. Leipzig 1924. — CRONQUIST, C.: Über die Ätiologie und Pathogenese der spitzen Kondylome. Malmö 1917. — Bermerk. zu WAELSCH: Übertragungsversuche mit spitzem Kondylom. Arch. f. Dermat. **127**, 96 (1919). — DUCREY e ORO: Contribut. alla histolog., patol., etiol. e patogen. del Kondyloma acuminato. Napoli 1893. — FANTL: Papillomatosis cutis. Arch. f. Dermat. **129**, 332 (1921). — FIORI: Zbl. Bakter. I Orig. **74** (1914). — JULIUSBERG, M.: Zur Theorie der Pathogenese der spitzen Kondylome. Arch. f. Dermat. **64**, 163 (1908). — LIPSCHÜTZ: Einschlußkrankheiten der Haut. Ref. Zbl. Hautkrkh. **3**, 3 (1921) (Lit.). — Über Chlamydozoa-Strongyloplasmen. IX. Mitt. Cytologische Untersuchungen über das Condyloma acuminatum. Arch. f. Dermat. **146**, 427 (1924) (Lit.). — MARTINOTTI, L.: Ricerche sulle anomalie e le alterazioni del processo della corneificazione etc. Giorn. ital. Dermat. **6** (1921); **2**, 3 (1923). — SEGUIN, P., et M. GUÉRIN: L'infection profonde de végétations génitales par les spirochètes. Une hypothèse sur le rôle de ces organismes. C. r. Soc. Biol. Paris **95** (1926). — SERRA, A.: Ricerche istol. e sperm. sub. condiloma accuminato etc. Giorn. ital. Dermat. 1908. — UNNA, P. G.: Die X-Zellen des spitzen Kondyloms. Mh. Dermat. **38**. — VOLLMER: Nerven und Nervenendigungen in spitzen Kondylomen. Arch. f. Dermat. **30**, 363 (1895). — WAELSCH: Übertragungsversuche mit spitzem Kondylom. Arch. f. Dermat. **124** (1917). — WAGNER, RICHARD: Über einen Fall von Papillomata accuminata der Lippenschleimhaut. Arch. f. Dermat. **114**, 397—400 (1913).

Verrucae . . . . S. 118

BIVINS, J. A.: The growth in the developing chicken embryo of a filtrable agent from verruca vulgaris. J. Invest. Dermat. **20**, 471—481 (1953). — BLANCK, H., M. BUERK and F. WEIDMAN: The nature of the inclusion body of verruca vulgaris, a histochemical study of nucleotids. J. Invest. Dermat. **16**, 19—30 (1951). — BOWEN, JOHN F., and EDWARD WIGGLESWORTH: Verrucae plantares, their prevalence in boys and young men and their pathology. Boston Med. J. **157**, 781 (1907). — BRANDES: Beziehungen zwischen Verrucae vulg. und Condylomata accum. Dermat. Wschr. 1925, Nr 44, 1583, 1628 (Lit.). — FEGELER u. BERTLICH: Eigene Beobachtungen von Elastoma intrapapillare perforans verrucosiforme. Dermat. Wschr. **133**, 435 (1956). — GOTTRON, H. A.: Praecancerosen und Pseudocancerosen der Haut. Dtsch. med. Wschr. **79**, 1250 (1954). — GOUGEROT, H., et A. CARTEAUD: Papillomatose papuleuse confluente et réticulée. Arch. dermato-syphiligr. Hôp. St. Louis 1, 102—136 (1929). — Neue Formen der Papillomatose. Arch. f. Dermat. **165**, 232—267 (1932). — GRÜNEBERG, TH.: Keratosis follic. et paraf. serp. Hautarzt 7, 150—155 (1956). — HERXHEIMER: Zur Kenntnis der Verrucae planae iuveniles. Münch. med. Wschr. 1894, Nr 30. — HOFFMANN, E.: Über verallgemeinerte Warzenerkrankungen (Verrucosis generalisata) usw. Dermat. Z. **48**, 241 (1926) (Lit.). — JADASSOHN: Die benignen Epitheliome. Arch. f. Dermat. **117** (1913) (Lit.). — KINGERY, L. B.: The etiology of comon warts their production in the second generation. J. Amer. Med. Assoc. **76**, 440—442 (1921). — LIPSCHÜTZ: Zur Kenntnis der Ätiologie und der strukturellen Architektonik der Warze (Verruca vulg.). Arch. f. Dermat. **148** (1925) (Lit.). — MARTINOTTI, L.: Ricerche sulle anomalie e le alterazioni del processo della corneificazione etc. Giorn. ital. Dermat. 1921; 1923. — Singolare reperto istopatologico osservato nella verruca porro. Giorn. ital. Dermat. 2 (1923). — MIESCHER, G.: „Papulosis miliaris." Arch. f. Dermat. **182**, 652—667 (1942). — Erythrokeratodermia papillaris et reticularis. Dermatologica (Basel) **108**, 303—309 (1954). — Elastoma intrapapillare perforans verruciforme. Dermatologica (Basel) **110**, 254—266 (1955). — Hautarzt 7, 194—197 (1956) (Lit.). — RUITER, M.: Elastoma intrapapillare perforans verruciforme (Miescher). Hautarzt 7, 243—245 (1956) (Lit.). — SANGIORGI, G.: Di un reperto nella verruca porro. Giorn. Acad. Med. Torino 1914, Nr 11/12. — SUTTON: Plantar warts. J. Amer. Med. Assoc. 1914, 1320. — ULLMANN: On the aetiology of the laryngeal papilloma. Acta oto-laryngol. (Stockh.) 1923. — WAELSCH u. HABERMANN: Über Warzen und spitze Kondylome. Arch. f. Dermat. **147**, 144 (1914) (Lit.). — WAISMAN, M., and H. MONTGOMERY: Verruca plana and epithelial nevus. Arch. of Dermat. **45**, 259—279 (1942) (Lit.). — WISE, F., and W. SACHS: Cutaneous papillomatosis. Arch. of Dermat. **36**, 475—485 (1937).

Molluscum contagiosum . . . . S. 124

BANFIELD, W. G., H. BUNTING, M. J. STRAUSS and J. L. MELNICK: The morphology and development of molluscum contagiosum from electron micrographs of thin sections. Exper.

Cell. Res. **3**, 373—382 (1952). — BERTI, G.: Contributio allo studio dei cosidetti corpuscoli del mollusco contagioso. Sperimentale **79**, 477 (1925). — BLANK, H.: Virus diseases affecting the skin. Acta dermato-vener. (Stockh.) **29**, 77—107 (1949) (Lit.). — CAMPANA: Moll. cont. bei Menschen etc. Zbl. Bakter. II **65** (1912). — CEDERCREUTZ: Histologische Beobachtungen über die Epithelentartung im Molluscum contagiosum. Arch. f. Dermat. **127** (1919) (Lit.). — EBERT, M. H., and M. OTSUKA: Virus diseases of skin with special reference to elementary and inclusion bodies. Arch. of Dermat. **48**, 635—649 (1943). — HYDÉN, H.: The nucleo-proteins in virus reproduction. Cold Spring Harbor Symp. Quant. Biol. **12**, 104—114 (1947). — KREIBICH: Zur Ätiologie des Molluscum contagiosum. Arch. f. Dermat. **115**, 385. — LIPSCHÜTZ: Weitere Beiträge zur Kenntnis des Molluscum contagiosum. Arch. f. Dermat. **107** (1911) (Lit.). — MERKEL: Über Molluscum contagiosum. Beitr. Geburtsh. **18** (1913). — MESCON, H., M. GRAY and G. MORETTI: Molluscum contagiosum, a histochemical study. J. Invest. Dermat. **23**, 293—308 (1954). — PINKUS, H., and D. FRISCH: Inflammatory reactions to molluscum contagiosum, possibly of immunologic nature. J. Invest. Dermat. **13**, 289—294 (1949). — ROOYEN, C. E. VAN: The micromanipulation and microdissection of the molluscum contagiosum inclusion body. J. of Path. **46**, 425—436 (1938). — SANFELICE: Untersuchungen über das Epithel. contag. der Tauben. Z. Hyg. **76** (1913). — WLASSICS, T.: Histologische Untersuchungen im Molluscum contagiosum. Arch. f. Dermat. **170**, 314—319 (1934).

Malaria . . . . S. 129

BRAUER u. FRAENKEL: Das Malariaexanthem im klinischen und pathologisch-anatomischen Bilde. Arch. Schiffs- u. Tropenhyg. **25** (1921). — CHIMISSO: Contributio allo manifestazioni cutanee della malaria etc. Rif. med. **5**, 30 (1914). — PAISSEAU et LEMAIRE: Deux cas de gangrène des membres d'origine palustre. Bull. Soc. méd. Hop. Paris **5** (1917) (Lit.). — PLEHN in: MENSE, Handb. der Tropenkrankh. 3. Aufl. 1923. — RUTHERY et LEVY: Eruption purpurique généralisée etc. Bull. Soc. méd. Hôp. Paris **5**, 32 (1916). — WALKER: Ein Beitrag zur Kasuistik des Malariaexanthems. Arch. Schiffs- u. Tropenhyg. **23** (1924). — WALTERHÖFER: Über Malaria und deren Komplikationen bei Kriegsteilnehmern. Berl. klin. Wschr. **1917**.

Schlafkrankheit . . . . S. 130

DARRÉ: Ann. de Dermat. **1908**. — FASAL, P.: South american trypanosomiasis (CHAGAS' disease). In SIMONS, Handbook of tropical dermatology, I. Amsterdam 1952. — GASTON: A propos des lésions cutanées de la maladie du sommeil. Bull. Soc. franç. Dermat. **1911**. — GERY, L.: Les phénomènes cutanées au cours de la trypanosomiase humaine. Thèse de Paris. 1910. — PROWAZEK, S. v.: Handbuch der pathogenen Protozoen. Leipzig 1912.

Orientbeule . . . . S. 130

BEURMANN, DE: Leishmaniosis ulcerosa cutis etc. Ikonogr. dermat. H. 5. — BRAHMA-CHARI, U. N.: A new form of cutaneous leishmaniosis. Dermal leishmanoid. Indian med. Gaz. **51** (1922). — BUSS, G.: Die amerikanische Hautleishmaniose. Arch. f. Dermat. **158**, 202—265 (1929). — HERXHEIMER u. BORNEMANN: Über die Orientbeule. Ver. des 5. internat. Derm.-Kongr. 1904 u. Bd. 2, 1905. — JEANSELME: Dermatologie exotique. Paris 1909. — JESSNER: Beitr. zur Kenntnis der Hautleishm. Arch. f. Dermat. **130** (1921). — JESSNER, M., u. S. AMSTER: Demonstration zur Orientbeule (Hautleism.). Klin. Wschr. **1925**, Nr 9, 424, 425. — KOCHS, A. G.: Über lupoide Leishmaniose und verwandte Entwicklungen der Hautleishmaniose. Arch. f. Dermat. **199**, 540—563 (1955). — KYRLE u. REENSTIERNA: Anatomisch-experimentelle Studien über Aleppobeule. Arch. f. Dermat. **128** (1920) (Lit.). — LAVERAN: Leishmanioses. Paris: Masson & Cie. 1917. — LINDENBERG, A.: Bouton d'Orient au Brasile. Bull. Soc. Path. exot. **1909**. — MACDONAGH: Some remarks on the development of the Leishman-Donovan bodies. Brit. J. Dermat. **33** (1921). — MARCHIONINI, A.: Zur Klinik, Pathogenese und Therapie einiger atypischer Formen der Hautleishmaniose. Dermat. Wschr. **109**, 1005—1017 (1939). — MAJUMDAR, T. D.: Über histopathologische Veränderungen der Haut nach Kala-Azar. Arch. klin. u. exper. Dermat. (im Druck). — RADAELI, P.: Sul quadro istopatologico del bottone d'oriente. Boll. med. chir. Catania **2**, 142—162 (1934). — ROCHA-LIMA, DA: Beitrag zur Kenntnis der Blastomykose. Zbl. Bakter. **67**, 233 (Lit.). —

SERGENT, CATANEI, GUEIDON, BOUGET et MERLE DES ISLES: Le clou de mila. Arch. Inst. Pasteur Algérie **3** (1925). — SNOW, J. S., E. M. SATULSKY and B. H. KEAN: American cutaneous leishmaniosis. Arch. of Dermat. **57**, 90—101 (1948). — TRUFFI, M.: Sulla Leish-maniosi cutanea. Giorn. ital. Dermat. **66**, 639—703 (1925). — VILANOVA, X.: Leishmaniosis cutáneas. Med. Clin **2**, **3**, 1—13 (1944).

Amöben . . . . S. 134

ADAMS, A. R. D.: Cutaneous amoebiasis. In SIMONS, Handbook of tropical dermatology, I. Amsterdam 1952. — DOBELL: Ameba living in man. London: John Bale, Sons & Danielsson 1919. — ENGMAN and HEITHAUS: Amoebiasis cutis. J. Cutan. Dis. **37** (1919). — HEIMBURGER: Amoebiasis cutis. Arch. of Dermat. **11** (1925) (Lit.). — RILEY, W. A., and WATSON: Histoplasmosis of Darling. Americ. J. Trop. Med. **6** (1926). — SAMUEL, T. DARLING: Histoplasmosis etc. Arch. Int. Med. **2** (1908). — TIXIER, L., M. FAVRE, E. MORENAS et CH. PETOURAUD: Amibe dysentérique et ulcérations cutanées chroniques. Ann. de Dermat. **8**, 521—538 (1927).

Würmer . . . . S. 134

ALLEN, A. C.: The skin. St. Louis 1954. — ASH, J. E., and S. SPITZ: Pathology of tropical diseases. Philadelphia u. London: W. B. Saunders Company 1945. — BRACKETT, ST.: Pathology of schistosome dermatitis. Arch. of Dermat. **42**, 410—418 (1940). — COBLENTZ, Z. B.: A case of cysticercus of the skin. J. Amer. Med. Assoc. **85** (1925). — CORT, W. W.: Studies on schistosome dermatitis: XI Status of knowledge after more than twenty years. Amer. J. Hyg. **52**, 251—307 (1950) (Lit.). — DSCHANG, Y. D.: Beitrag zur pathologischen Anatomie des Ainhum. Virchows Arch. **290**, 648—657 (1933). — FAIRLEY, N. H., and W. GLEN LISTON: Studies in the pathology of dracontiasis. Indian J. Med. Res. **11** (1924). — Zbl. Hautkrkh. **15**, 442. — FERREL: Hoockwormdisease etc. J. Amer. Med. Assoc. **1914** (Lit.). — GOTTRON, H. A., u. W. NIKOLOWSKI: Filariasis nodularis subcutanea. Z. Hautkrkh. **10**, 224—231 (1951). — HAEMMERLI, U.: Schistosomen Dermatitis am Zürichsee. Dermatologica (Basel) **107**, 302—341 (1954). — HOFFMANN u. HALBERSTÄDTER: Hauttumor, durch Filaria volvulus bei Neger erzeugt. Dtsch. dermatol. Ges. **1908**. Arch. f. Dermat. **91**, 833. — JOANNIDES, M., and W. A. RILEY: Echinococcus cyst in the scapular area. Arch. of Surg. **9** (1924). — KIRBY-SMITH, J. S., W. E. DOVE and G. F. WHITE: Creeping eruption. Arch. of Dermat. **13** (1926) (Lit.). — LEWIN: Über Cysticercus cellulosae in der Haut des Menschen. Arch. f. Dermat. **26**, 71, 217 (1894). — LOOSS, A.: Weiteres über die Einwanderung der Ankylostomen von der Haut aus. Zbl. Bakter. **33**, 330. — LOW, G., and E. O'DRISCOLLE: Observations upon a case of filaria (loa) loa infection. Lancet **1921**, 798 (Lit.). — MONTPELLIER et LACROIX: Nouvelle note au sujet de la ,,gale filarienne". Bull. Soc. Path. exot. **15** (1922). — OUZILLEAU, LAIGRET et LEFRON: Contribution à l'étude de l'onchoccera volvulus. Bull. Soc. Path. exot. **14** (1921). — PELAGATTI, M.: Sopra un caso di cysticercus cellulosae della pelle in una donna gestante. Giorn. ital. Dermat. **35**, 440 (1901). — SIMNOS, R. D. G. PH., and G. GONZÁLES: Ainhum. In Handbook of tropical dermatology II. Amsterdam 1953. — STILES, CH. W.: The occurence of a proliferating cestode larva (Sparganum prolif.) in man in Florida. J. Cutan. Dis. **26**, Nr 8. — STUMPF: Ungewöhnliche Lokalisation des Cysticercus cellulosae usw. Virchows Arch. **217** (1914). — TAMURA, H.: On creeping disease. Brit. J. Dermat. **33**, 8 (1921). — VIGNOLO-LUTATI, C.: Über Oxyuriasis cutanea. Arch. f. Dermat. **87**, 81 (1907).

Scabies . . . . S. 139

AMICIS, R. DE: Un nouveau cas de gale norvégienne ou crôuteux. Ikon. **1906**, H. 1. — BOMMER, S., u. W. SCHWENKE: Über den Ursachenkomplex der Scabies norvegica. Arch. f. Dermat. **199**, 513—539 (1955) (Lit.). — GRÜTZ, O.: Über Scabies und Scabies norvegica. Dermatologica (Basel) **97**, 279—297 (1948). — JORDAN, ARTHUR: Scabies norvegica. Dermat. Wschr. **73**, 769 (1921). (Lit.). — NAGEL, RICH.: Ein Fall von Scabies norvegica mit einem Beitrag zur Histologie dieser Krankheit. Arch. f. Dermat. **118**, 651—670 (1913). — NOSKO, L.: Ein weiterer Fall von Scabies norvegica usw. Hautarzt **4**, 317—319 (1954). — SCHICHA: Zur Anatomie der Scabies. Arch. f. Dermat. **53**, 313 (1900). — VOLK, R.: Zur Histologie der Scabies. Arch. f. Dermat. **72**, 53 (1904).

Thrombicula (Leptus) autumnalis, Demodex folliculor . . . . S. 143

BERGSTAD, E.: Fall von Hautveränderung, hervorgerufen durch Demodex folliculorum. Acta dermato-vener. (Stockh.) **6** (1925). — GMEINER, FRIED.: Demodex folliculorum des Menschen und der Tiere. Arch. f. Dermat. **92**, 25—96 (1908) (Lit.). — LEWANDOWSKY: Ein Fall von impetigoartiger Hautkrankheit beim Menschen, verursacht durch Demodex follicularis canis. Dtsch. med. Wschr. **1907**, Nr 20. — LEWANDOWSKY, F.: Demodex follicularis bei Hautkrankheiten. Ärzte-Verein Hamburg, biologische Abt., Sitzg vom 1. Nov. 1910. Arch. f. Dermat. **108**, 299 (1911). — SIMON, G.: Die Hautkrankheiten. Durch anatomische Untersuchungen erläutert. Berlin 1851. — TOOMEY, N.: Trombidiasis (Leptus autumnalis). Urologic. Rev. **25**, 598—608 (1921). — WINKLER, A.: Neue Ergebnisse in der Trombidioseforschung. Hautarzt **4**, 135, 156 (1953).

Insekten . . . . S. 146

BALZER-SCHIMPF: Contribution à l'étude des dermatoses vermineuses superficielles. Ann. de Dermat. **3** (1902). — BRAUN u. SEIFFRT: Die tierischen Parasiten des Menschen, 6. Aufl. Leipzig 1925. — FREUND: Dermatomiasis. Wien. Derm. Ges. 4. Dez. 1901. Arch. f. Dermat. **60**, 291 (1901). — FRITZ, FRIEDR.: Über einen Fall von Fliegenmaden im Kopfhaar. Dermat. Wschr. **1922**, Nr 75, 773. — GOLDMAN, L., E. ROCKWELL and D. F. RICHFIELD: III. Histopathological studies on cutaneous reactions to the bites of various arthropods. Amer. J. Trop. Med. a. Hyg. **1**, 514—525 (1952). — HOEPPLI, R., and L. C. FENG: Histological reactions in the skin due to ecto-parasites. Nat. Med. J. Chin. **17**, 541—556 (1931). — MARTINI: Die Stiche der Gliederfüßer und ihre Wirkung auf die Haut. Dermat. Wschr. **1925**, Nr 81, 1150—1159. — OPPENHEIM: Über einen vom Pediculus pubis gebildeten Farbstoff. Arch. f. Dermat. **57**, 235 (1901). — ROTH: Zur Kenntnis der Dermatomiasis. Dermat. Wschr. **65**, 1031. — SCHAMBERG, J. F.: Grain itch (acaro-dermatitis urticarioides) a study of a new disease in this country. J. Cutan. Dis. Febr. 1910. — SHAFFER, B., C. JACOBSON and H. BEERMAN: Histopathologic correlation of lesions of papular urticaria and positive skin test reactions to insect antigens. Arch. of Dermat. **70**, 437—442 (1954). — STOKES: Study of the leisons produced by the bite of the black fly simulium venustum. J. Cutan. Dis. **33**, 751, 830 (1914. — STRAUCH, AUG.: Myiasis dermatosa. J. Cutan. Dis. **24**, 11 (1906). — WEGELIN, C.: Zur Histologie des Zeckenstiches. Dermatologica (Basel) **94**, 368—376 (1947).

Phthirii, Maculae caeruleae . . . . S. 148

AUDRY: Note sur l'hist. de la melanodermie parasit. J. mal. cut. et syphil. 1901. — CIUFFO: Intorno alla patogenesi delle cose dette machie cerulee. Boll. Soc. med.-chir. Pavia 1907. — OPPENHEIM: Über die Ursache usw. Arch. f. Dermat. **96** (1909). — PELLIER: Über den Farbstoff in den blauen Flecken. Mh. Dermat. **48**. — VIGNOLO-LUTATI: Über die sog. Melanodermia phthiriatica. Arch. f. Dermat. **94** (1909) (Lit.).

Dermatomyiasis linearis migr. oestrosa . . . . S. 150

BOGROW, S. L.: Die Kriechkrankheit (Creeping disease, Larva migrans), Gastrophilosis cutis. Dermat. Wschr. **74**, 519 (1922) (Lit.). — DARIER: Creeping disease. Ann. de Dermat. 1920. — FÜLLEBORN, F., u. H. DA ROCHA-LIMA: Über Larbisch und Wolossjatik (Hautmaulwurf). Arch. Schiffs- u. Tropenhyg. **23** (1919). — KIRBY-SMITH, J. L., W. E. DOVE and G. F. WHITE: Creeping eruption. Arch. of Dermat. **13**, 137 (1926) (Lit.). — KNOWLES: Creeping disease. J. Amer. Med. Assoc. **66** (1916). — LEHNER, E.: Ein Fall „Creeping disease". Arch. f. Dermat. **140** (1922). — MELCZER, N.: Beitrag zur Histologie und Pathogenese der Creeping disease. Dermat. Wschr. **82** (1926). — RILLE-RIECKE: Creeping disease. In MRACEKS Handbuch, Bd. 4, S. 2. 1907 (Lit.). — SAMSON: Über eine neue Hautkrankheit. Wratsch **1895**, Nr 48 (Russ.). — SELISKY, A. B.: Zur Histologie der Creeping disease. Arch. f. Dermat. **152**, 123—125 (1926). — SOKOLOW: Über ein Würmchen, das in der epidermoidalen Schicht der menschlichen Haut Gänge bildet. Wratsch **1895**, Nr 52, 1456 (Russ.). Ref. Arch. f. Dermat. **38**, 151 (1897). — TAMURA, H.: On creeping disease. Brit. J. Dermat. **33** (1921). — WOSSTRIKOW, P. E., u. S. L. BOGROW: Zur Ätiologie der „Creeping disease". Arch. f. Dermat. **90**, 323—332 (1908).

Raupendermatitis . . . . S. 151

MARCOTTY: Über knötchenförmige Erkrankung der Bindehaut durch Raupenhaar mit tiefen Veränderungen in der Haut. Klin. Mbl. Augenheilk. **68** (1922). — MILLS, R. G.: Observations on a series of cases of dermatitis caused by a liparid moth, euproctis flava Bremer. China Med. J. May **1923**. — POKORNY: Zur Ätiologie der Raupendermatitis. 14. Kongr. der Dtsch. Dermatol. Ges. 1925. Zbl. Hautkrkh. **18**, 480. — SPITZER: Über eine Geschwulstbildung durch Raupenhaare. Wien. klin. Wschr. 1897. — TEUTSCHLAENDER, O.: Über die durch Raupenhaare verursachten Erkrankungen. Arch. Augenheilk. **61** (1908) (Lit.). — TYZZER, E. E.: The pathologie of the brown-tail moth dermatitis. J. Med. Res. **16**, 43 (1907).— WADA, H.: Klinisch-experimentelle Untersuchungen über die durch Giftraupe (D. sp.) verursachte Dermatitis. Japan. J. of Dermat. **25**, 91/92 (1925). — Zbl. Hautkrkh. **19**, 415. — WAGEMANN: In GRÄFE-SAEMISCHS Handbuch der gesamten Augenheilkunde, 3. Aufl., Teil 2, Kap. 17 (Lit.).

Fremdkörper, Allgemeines . . . . S. 152

BAUER u. FLEISSIG: Zur Frage des Fremdkörpergranulationsgewebes. Virchows Arch. **1914**, 217. — BAYER, H. v.: Bruns' Beitr. **58** (1908). — BLANC, W. A.: Syndromes nouveaux de pathologie adipeuse. Paris 1951 (Lit.). — DUBREUILH et VENOT: Tumeur d'aspest sacromateux causée par des corps étrangers multiples. Ann. de Dermat. **1900**, 1062. — HALTER, K.: Zum Bild der lupusähnlichen Entzündungsherde auf der Grundlage branchiogener Fehlbildungen. Dermat. Wschr. **131**, 248—252 (1955). — HODARA, M., HOULOUSSÉ BEHJET u. SUREYA: Histologische Untersuchung und experimentelle Studie über die Pathogenese einer durch Gerstenpollen hervorgerufenen, juckenden, erythematös-vesikulösen Hauterkrankung. Dermat. Wschr. **76**, 209 (1923). — LAUENER: Ein durch Kuhhaar hervorgerufener Fremdkörpertumor bei einem Melker. Dermat. Wschr. **60**, 529. — LÖHE, H.: Ungewöhnlicher Fall von Fremdkörperschädigung. Dermat. Wschr. **121**, 82—84 (1950). — MEYER, G.: Bindegewebe und Fremdkörper. Virchows Arch. **271**, 317—355 (1929). — MIYAKE: Über Aurantiasis cutis Baeltz. Arch. f. Dermat. **147**, 184 (1924) (Lit.). — OPPENHEIM: Dtsch. Dermatol. Ges. 1913. Arch. f. Dermat. **119**, I. — ZIELER: Experimentelle Untersuchungen über tuberkulöse Veränderungen an der Haut ohne Mitwirkung von Tuberkelbacillen usw. Münch. med. Wschr. **1908**, Nr 32 (s. auch nächstes Kapitel).

Fremdkörper, spezielle und Tatauierung . . . . S. 152

ARNING: Klinische und histologische Beobachtungen an Tätowierten. Arch. f. Dermat. **123**, 225 (1916) (Lit.). — CATTANI: Das Tatauieren. Basel 1922 (Lit.). — DOHI: Tatauierung und Syphilis. Arch. f. Dermat. **96** (1909). — DUPERRAT, A.: Les granulomes silicotiques cutanés. Minerva Dermat. **29**, 150—154 (1954). — DUTRA, F. R.: Beryllium granulomas of the skin. Arch. of Dermat. **60**, 1140—1147 (1949). — FLECK, E. F.: Zur Differentialdiagnose und Behandlung des Berylliumgranuloms der Haut. Dermat. Wschr. **129**, 649—655 (1954). — FUNK, C. FR.: BOECKsches Sarkoid als Allgemeinerkrankung. Med. Mschr. **4**, 721—725 (1950). — GAHLEN, W., u. N. KLÜKEN: Über Fremdkörpergranulome und Morbus Besnier-Boeck. Arch. f. Dermat. **194**, 121—135 (1952). — HAMPERL, H., u. K. W. KALKOFF: Knotenbildung der Haut mit intracellulärer Ablagerung von Eiweißkristallen. Hautarzt **4**, 418—423 (1953). — HÜBNER, O.: Über Talcumgranulome der Haut nach chirurgischen Operationen. Zbl. Chir. **79**, 498—501 (1954). — KALKOFF, K. W., u. E. MACHER: Über Riesenzentrosphären und intra- sowie extracelluläre Einschlüsse in ihrer Bedeutung für den Morbus Boeck. Hautarzt **5**, 481—491 (1954). — LINELL, F., u. Å. NORDÉN: Mycobacterium balnei. Acta tbc. scand. (Københ.) Suppl. **33** (1954). — MACHER, E.: Die Bedeutung des Talcumgranuloms in der Dermatologie. Hautarzt **4**, 529—531 (1953) (Lit.). — NICHOL, A. D., and R. DOMINGUEZ: Cutaneous granuloma from accidental contamination with beryllium phosphors. J. Amer. Med. Assoc. **140**, 855—860 (1949). — OLLIVIER, H., P. MORAND et R. BRUN: (Considérations à propos des granulomes cutanés de l'amiante. Arch. Mal. profess. **10**, 516—517 1949). — REES, R. B., and J. H. BENNETT: Granuloma following swimming pool abrasion. J. Amer. Med. Assoc. **152**, 1606—1610 (1953). — RIECKE, E.: Das Tatauierungswesen im heutigen Europa. Jena 1925. — RÖSSLE, R.: Über die chronische Entzündung an Geweben durch Talk infolge ärztlicher Maßnahmen. Arztl. Wschr. **1950**, 233—238. — SAIPT, O.: Zu den Glaswollschäden der Haut. Hautarzt **4**, 175—176 (1953). — SOMMERVILLE, J., and

J. A. Milne: Pseudotuberculoma silicoticum. Brit. J. Dermat. **62**, 105—108 (1950). — Ullmann, J.: Über eigentümliche Geschwulstbildung in einer Tätowierungsmarke. Mh. Dermat. **37**. — Winer, L. H., and R. H. Zeilenga: Cactus granuloma. Arch. of Dermat. **72**, 566—569 (1955). — Wurm, H., u. H. Rüger: Untersuchungen zur Frage der Beryllium-staubpneumonie. Beitr. Klin. Tbk. **98**, 396—404 (1942).

Paraffinome . . . . S. 156
Arzt: Campheröl-Hautinfiltrat. Verh. der Wien. Dermatol. Ges., 20. Febr. 1919. Arch. f. Dermat. **133**, 67. — Blanc, W. A.: Syndromes nouveaux de pathologie adipeuse. Paris 1951. — Du Bois: Le diagnostic de tumeur artificielle ou de paraffinome accidentel. Schweiz. med. Wschr. **1921**. — Bothe: Campheröltumoren. Schles. Dermatol. Ges. Breslau, Sitzg vom 29. Juni 1921. Zbl. Hautkrkh. **2**, H. 9, 421. — Favre et Civatte: Le vaselinome ganglionaire. C. r. Soc. Biol. Paris **84** (1921). — Galante, R.: Sul reperto delle cellule giganti nei vaselinomi. Contributio allo studio della genesi e del significato. Haematologica **6** (1925). — Gelderen, Chr. v.: Histologische Veränderungen im subcutanen Bindegewebe nach subcutaner Paraffininjektion. Virchows Arch. **257**, 805—814 (1925). — Guy and Jacob: Paraffinoma. Arch. of Dermat. **12** (1925). — Heidingsfeld, M. L.: Histopathology of paraffinprothesis. J. Cutan. Dis. **24** (1906). — Henschen: Über subcutane Fremdkörpergeschwülste aus nicht resorbierten Campherölinjektionen (Ölgranulome). Zbl. Path. **25**, 457. — Jacobi, E.: Vaselinoma scleroticum. Ikonogr. dermat. **1913**, H. 7. — Michon, J. Murard et Martin: Le diagnostic des tumeurs consecutives aux injections d'huile camphrée. Lyon méd. **130**, 267—268 (1921). — Sakurane, K.: Über das Schicksal subcutan injizierter Substanzen, insbesondere von Paraffin. Arch. f. Dermat. **80**, 401. — Schlienger, F.: Zur Kenntnis der medikamentösen Lipogranulome. Dermatologica (Basel) **98**, 289—294 (1949).

Argyrosis . . . . S. 157
Blaschko: Über das Vorkommen von metallischem Silber in der Haut von Silberarbeitern. Mh. Dermat. **5** (1886). — Borchardt, H.: Über experimentelle Chrysosis bei Kaninchen und Hunden und ihren histochemischen Nachweis. Virchows Arch. **267**, 272—280 (1928) (Lit.). — Cascos, A.: Etude comparative des pigmentations métalliques, argyrose et chrysose. Ann. de Dermat. **7**, 751—762 (1936). — Dohi: Über Argyrie. Virchows Arch. **193**, 148 (1908). — Habermann, R.: Über Argyria cutis nach Silbersalvarsan. Dermat. Z. **40** (1924). — Hill, W. R., and H. Montgomery: Argyria. Arch. of Dermat. **44**, 588—599 (1941). — Jahn: Über Argyrie. Beitr. path. Anat. **16** (1894). — Kanitz: Über Argyrie der Haut. Arch. f. Dermat. **94** (1909). — Kino: Über Argyria universalis. Frankf. Z. Path. **3** (1909) (Lit.). — Kochs, A. G.: Zur Kenntnis der Chrysiasis. Arch. f. Dermat. **178**, 323—330 (1939). — Kölsch, Franz: Über gewerbliche, totale Argyrie. Münch. med. Wschr. **1912**, Nr 6, 304—306 (Lit.). — Myers, C. N.: Argyria and its relation to silver therapy etc. Amer. J. Syph. **7**, 125—144 (1923). — Schmidt, O. E. L.: Chrysiasis. Arch. of Dermat. **44**, 446—452 (1941). — Unna: Die Wirkung des Höllensteins. Dermat. Wschr. **63** (1916) (Lit.). — Weyhbrecht, H.: Allgemeine Argyrosis. Dermat. Wschr. **127**, 494—502 (1953). — Zoon, J. J.: Über histologische Befunde bei Argyria cutis. Dermat. Z. **70**, 125—133 (1934).

Embolia cutis medicamentosa . . . . S. 162
Barthélemy, R.: Embolie arterielle par injection intramusculaire de carbonate de bismuth. Bull. Soc. franc. Dermat. **33** (1926). — Freudenthal, W.: Medik. Hautembolien usw. Arch. f. Dermat. **153**, 730—746 (1927). — Gammel, J. A.: Arterial embolism, an unusual complication following the intramuscular administration of bismuth. J. Amer. Med. Assoc. **88** (1927) (Lit.). — Gonin, R.: Dermite livédoite et gangréneuse de Nicolau. Dermatologica (Basel) **97**, 1—3 (1948). — Steigleder, G. K.: Vermeidbarer Zufall nach intraglutäaler Wismutinjektion. Hautarzt **1**, 270—271 (1950). — Sulzberger, M. B., and R. L. Baer: Embolia cutis medicamentosa. Amer. J. Syph. **24**, 50—58 (1940) (Lit.).

Gefäßstörungen . . . . S. 162
Dorn, A.: Zur Einordnung der Granulomatosis discif. chr. et progress. (Miescher). Inaug.-Diss. Frankfurt a. M. 1956 (Lit.). — Götz, H.: Zur Frage der Beziehungen zwischen

der Granulomatosis d. chron. et progress. MIESCHER usw. Hautarzt 7, 156—161 (1956). — GREWE, H. E.: Die MONDORsche Krankheit. Dtsch. med. Wschr. 1956, 1058. — HEINE, J.: Zur Pathogenese der Induratio penis plastica. Arch. f. Dermat. 182, 428—435 (1942). — KALLE, H. R.: Thrombophlebitis of the thoracoepigastric vein. Arch. Surg. 71, 717—722 (1955) (Lit.).

Der variköse Symptomenkomplex . . . . S. 163

BENDA: Causale Genese der Varicen. In HENKE-LUBARSCH, Handbuch der speziellen pathologischen Anatomie, Bd. 2. 1924. — CUMER, L. C., and CH. G. LAROCCO: Ulcers of the legs in sickle cell anemia. Arch. of Dermat. 42, 856 (1940). — DELBET u. MOCQUOT: Varices du membre inf. (Zit. nach NOBL.) — DOUCAS, C., and J. KAPETANAKIS: Eczematid-like purpura. Dermatologica (Basel) 106, 86—95 (1955). — FARBER, E. M., and E. E. NATTS: Pathologic physiology of stasis syndrome. Arch. of Dermat. 70, 653—661 (1954). — FELDAKER, M., H. O. PERRY and D. G. HANLON: Dermatologic manifestations associated with ergoglobulinaemia. Arch. of Dermat. 73, 325—335 (1956) (Lit.). — FISCHER, B.: Über Entzündung, Sklerose und Erweiterung der Venen. Diss. Bonn 1900 und Beitr. path. Anat. 27 (1900). — Zur Pathogenese der Phlebektasie. Arch. f. Dermat. 70, 195 (1904). — GANS, O.: Die Pathologie des Bindegewebes mit besonderer Berücksichtigung der Haut. Hautarzt 4, 399—408 (1953) (Lit.). — GOERTTLER, K.: Über den Einbau der großen Venen des menschlichen Unterschenkels. Z. Anat. 116, 591—609 (1953). — GONIN, R.: Atrophie blanche et ulcère de jambe a douleurs intolérables. Ann. de Dermat. Ser. VIII 10, 633—650 (1950). Siehe auch Dermatologica (Basel) 105, 225—238 (1952). — HAXTHAUSEN, H.: Generalized „ids" („Autosensitation") in varicous eczemas. Acta dermato-vener. (Stockh.) 35, 271—280 (1955). — HODARA: Die Histologie der Varicen. Mh. Dermat. 20, 1, 97 (1895). — JANNI, R.: Die feineren Veränderungen der Venenhäute bei Varicen. Arch. klin. Chir. 71 (1900). — KALLENBERGER: Pathologie der Varicen. Virchows Arch. 180 (1905). — KASHIMURA: Entstehung der Varicen der Vena saphena in ihrer Abhängigkeit vom Gefäßnervensystem. Virchows Arch. 179 (1905). LEHMANN, ERNST: Über Ätiologie, Pathogenese und histologische Struktur der Varicen. Frankf. Z. Path. 33 (1925). — MAGNUS, G.: Über Krampfadern in dem varicösen Symptomenkomplex. Klin. Wschr. 1926. — MELENEY, F. L., and G. G. MILLER: A contribution to the study of thrombo-angiitis obliterans. Ann. Surg. 81, 976—994 (1925). — MILIAN, G.: Les atrophies cutanées syphilitiques, Réunion dermat. de Strasbourg. Bull. Soc. franç. Dermat. 36, 867—871 (1929). — NELSON, L. M.: Atrophie blanche en plaque. Arch. of Dermat. 72, 242—251 (1955). — NOBL, G.: Der variköse Symptomenkomplex (Phlebektasie, Stauungsdermatose, Ulcus cruris), seine Grundlagen und Behandlung, 2. Aufl. Wien: Urban & Schwarzenberg 1918 (Lit.). — NÖDL, F.: Zur Histo-Pathogenese der Atrophie blanche Milian. Dermat. Wschr. 121, 189—200 (1950). — RICHTER, R., u. H. OYAL: Eczematid-like purpura (DOUCAS und KAPETANAKIS) usw. Hautarzt 5, 532—536 (1954). — SCHAMBACHER: Über die Ätiologie der varicösen Venenerkrankung. Dtsch. Z. Chir. 53 (1899). — SCHMITZ, R.: Zur Klinik des Hypertoniegeschwürs. Dermat. Wschr. 131, 271—277 (1955) (Lit.). — SCHOCH, E. P.: Ulcers of the leg in FELTYS syndrom. Arch. of Dermat. 66, 384—390 (1952). — WIEDMAN, A.: Der variköse Symptomenkomplex. Hautarzt 4, 193, 241 (1953). — YAMATO, SH.: Über pathologisch-anatomische Befunde bei Varicen der Unterschenkel und bei Ulcus cruris. Virchows Arch. 257 (1925). (Lit.). — ZINSSER: Ulcus cruris syphilit. und syphilit. Erkrankung der Unterschenkelknochen. Festschrift d. Akad. f. prakt. Med. Köln 1915. — ZINSSER und PHILIPP: Ulcus cruris varicos. und Syphilis. Dermat. Z. 19 (1912).

Essentielle Teleangiektasien . . . . S. 177

BLAICH, W., u. E. ENGELHARDT: Zur Frage der Entstehung der essentiellen Teleangiektasien. Hautarzt 5, 357—362 (1954). — FINK, W.: An unusual case of dilated capillaries. J. Cutan Dis. 30, 334. — HEGGLIN, R., u. H. ZOLLINGER: Klin. path. Demonstrationen usw. Cardiologia (Basel) 28, 151—167 (1956). — MIESCHER, G.: Über essentielle Telangiektasien usw. Arch. f. Dermat. 127, 791 (1919) (Lit.).

Lymphangiektasien, Elephantiasis, Vergrößerung der Lippen . . . . S. 181

AYRES, W. W., A. J. DELANAY and M. H. BACKER: Congenital neurofibromatous macroglossia associates in some cases with RECKLINGHAUSENS disease. Cancer 5, 721—726 (1952). —

BAMBERG: Über Elephantiasis vulvae. Arch Gynäk. 57. — BANDLER: Zur Kenntnis der elephantiastischen und ulcerativen Veränderungen des äußeren Genitales und Rectums bei Prostituierten. Arch. f. Dermat. 48, 337 (1899). — BORNEMANN, W.: Ein Fall von multipler resp. Chylangiektasie mit Chylorrhöe. Arch. f. Dermat. 69, 75 (1904). — CALNAN, J.: Congenital double lip-record of a case with note on the embryology. Brit. J. Plast. Surg. 5, 197—202 (1952). — CASTELLANI, A.: Elephantiasis nostras. Dermatologica (Basel) 110, 210—226 (1955). — COVISA, J. S., J. BEJARANO et J. GAY PRIETO: La cheilitis glandularis simple de la lèvre inférieure usw. VIII. Congr. Intern. Kopenhagen 1930, S. 819—826. — DOPTER, M.: Étude des altérations histologiques des nerfs périphériques dans les oedèmes chroniques. Gaz. Hôp. 1905, 39. — DRAUDT: Elephantiasis. Erg. Chir. 4 (1912). — EHRICH, W. E., u. Mitarb.: Heparin and heparinocytes in el. scroti. Proc. Soc. Exper. Biol. a. Med. 70, 183 (1949). Siehe auch W. E. EHRICH: Die Entzündung. In Handbuch der allgemeinen Pathologie, Bd. VIII/1, S. 210. Berlin: Springer 1956. — FRISCH, O.: Ein seltener Fall von elephantiastischer Verdickung einer Extremität usw. Arch. klin. Chir. 84, 153 (1907). — FUKAMACHI, T.: Über das Lymphscrotum mit besonderer Berücksichtigung der histologischen Untersuchung. Acta dermato-vener. (Stockh.) 5 (1925). — GRÓSZ, v.: Elephantiasis palpebrarum. Zbl. prakt. Augenheilk. 1896, 150. — HOEPFEL: Beitrag zur Kasuistik der kongenitalen elephantiastischen Tumoren. Inaug.-Diss. Erlangen 1896. — HORNSTEIN s. bei SCHUERMANN. — KEHRER, F. A.: Die konstitutionellen Vergrößerungen umschriebener Körperabschnitte. Stuttgart 1948. — KONJETZNY, G. E.: Über einen ungewöhnlichen Penistumor (Elephantiasis). Med. Klin. 1914, Nr. 28. — KUSKE, H.: Über die verschiedenen Formen von Cheilitis glandularis und ihre Begleiterscheinungen. Dermatologica (Basel) 82, 220—248 (1940). — LUITHLEN: Elephantiasis. In MRACEKs Handbuch, Bd. 3. 1904. — MCCARTHY, P. L., and G. SHKLAT: Adenomatosis oris. Arch. of Dermat. 70, 293—297 (1954). — MANGANOTTI, G.: Cheilite abrasiva praecancerosa. Atti 3 Conv. naz. per Lotta contro il Cancro 536—538 (1934). — MARCHIONINI, A., u. S. TOR: Zur Klimatophysiologie und Pathologie der Haut. I. Mitt. Die Sommercheilitis in Zentralanatolien. Arch. f. Dermat. 179, 421—462 (1939). — MIESCHER, G.: Über essentielle granulomatöse Makrocheilie (Cheilitis granulomatosa). Dermatologica (Basel) 91, 57—85 (1945). — MONTGOMERY, H.: Lymphedema (Elephantiasis) of the extremities caused by invasion of lymphatic vessels by cancer cells. Arch. Int. Med. 57, 1145—1150 (1936). — MÜLLER, O.: Ein Fall von Lymphangiektasie mit Lymphorrhöe. Arch f. Dermat. 82, 111 (1906) (Lit.). — NEGRONI, G., u. A. ZOPPI: Über die Elephantiasis lymphorrhagica des Penis und des Scrotums infolge narbiger Unterbrechung der inguino-cruralen Lymphbahnen. Arch. klin. Chir. 77 (1905). — NEUMANN: Lymphangiektasien. Wien. Dermat. Ges. 8. Mai 1901. Arch. f. Dermat. 58, 268. — NOBL: Erworbene genitale Lymphangiektasie. Wien. med. Wschr. 1906, Nr 47/48. — Zur Kenntnis der erworbenen genitalen Lymphangiektasie. Wien. med. Wschr. 1901. — REISS, W.: Über multiple Lympho- und Chylorrhöe. Arch. f. Dermat. 87, 243 (1907). — SCHIMPF, A.: Das ASCHER-Syndrom. Dermat. Wschr. 132, 1077—1086 (1955). — SCHIPERSKAJA: Ein Fall von sog. Lymphangioma cutis circumscriptum. Russ. Z. Haut- u. vener. Krankh. 1910, H. 9, 7. — SCHOR, G. W.: Zwei Fälle von sog. Lymphangioma cutis circumscriptum. J. russe mal. cut. 9 (1905). — SCHUERMANN, H.: Spezifische Veränderungen am lymphatischen System bei „Cheilitis" („Pareiitis" usw.) granulomatosa. Hautarzt 5, 174—175 (1954) (Lit.). Siehe auch HORNSTEIN, Arch. f. Dermat. 198, 396 (1954).— SORRENTINO, G.: Über einen Fall von Elephantiasis nostras vulgaris. Arch. f. Dermat. 71, 243 (1904). — THOMPSON, G.: Elephantiasis non parasitica. Med. Rec. 1911, 211. — TÜRK: Zur Kenntnis der idiopathischen genitalen Lymphangiektasie. Dermat. Z. 19, 138 (1912) (Lit.). — VOLLMER, E.: Über Elephantiasis lymphangiectatica congenita. Arch. f. Dermat. 65, 345 (1903). — WAELSCH, Z.: Über Beziehungen zwischen Rectumstriktur, Elephantiasis vulvae und Syphilis. Arch. f. Dermat. 59 (1902). — WENDLBERGER, J.: Die Cheilitis glandularis simplex und ihre Rolle als Vorläufer maligner Entartung. Arch. f. Dermat. 176, 76—98 (1938). — WHITEHEAD, W.: Remarks on cases of lymphangiectasis etc. Brit. Med. J. 1902. — WOODBURNE, A. R., and O. S. PHILPOTT: Cheilitis glandularis, a manifestation of emotional disturbance. Arch. of Dermat. 62, 820—828 (1952).

Esthiomène

AMBRY: Les érythémato-scléroses et particulièrement de l'érythémato-sclérose pemphigoide. Ann. de Dermat. 1904, 1. — BJÖRBING: Esthiomène. Arch. f. Dermat. 121 (1916)

(Lit.). — BRAU: Nouveaux essais sur l'esthiomène. Thèse. Bordeaux 1894. — CALDERONE, C.: Osservazioni sull' estiomen. Giorn. ital. Dermat. **35**, 302. — CASPER, W.: Die Riesenzellen der Elephantiasis vulvae chronica ulcerosa (Esthiomène). Virchows Arch. **269**, 706—722 (1928). — DUBREUILH: Esthiomène in: La pratique dermatol. Paris 1900. — HELLER, JULIUS: Über Esthiomène. Arch. f. Dermat. **113** (1912) (Lit.). — SZASZ: Über Esthiomène. Mschr. Geburtsh. **17** (1903).

Rhinophyma . . . . S. 186

CLERC, L.: Contr. allo studio del rhinophym. Arch. ital. Otol. **1910**. — DOHI: Ein Beitrag zur Kenntnis des Rhinophyma. Arch für Dermat. **37**, 361 (1897). — FICK, JOH., u. UNNA: Zur Rosacea- und Rhinophymfrage. Dermat. Wschr. **72**, 12 (1921). — HOFFMANN, R.: Über das Rhinophyma. Z. Laryng. usw. **2** (1909). — KYRLE: Über Rhinophym, eine histologische Studie. Dermat. Z. **1913**. — SERTOLI, A.: Contributio allo studio del rhinophyma etc. Livorno 1911. — SOLGER: Über Rhinophyma. Arch. f. Dermat. **57**, 409 (1901) (Lit.). — WENDE, G. W., and CH. A. BENTZ: Rhinophyma usw. J. Cutan. Dis. **22** (1904).

Entwicklungsstörungen (Allgemeines) . . . . S. 190

BETTMANN: Die Mißbildungen der Haut. Aus SCHWALBE, Teil III, Die Einzelmißbildungen, VII. Liefg, Abt. 2, Kap. 7. Jena: Fischer 1912. — BRANDIS, G.: Zur Kenntnis des Infantilismus und Zwergwuchs. Dtsch. Arch. klin. Med. **136**, 323 (1921). — BÜCHNER, F.: Die angeborenen Mißbildungen des Menschen in der Sicht der modernen Pathologie. Dtsch. med. Wschr. **1956**, 1341—1345 (Lit.). — FISCHER, H.: Die Beziehungen zwischen kongenitalen Entwicklungsstörungen der Haut und Defekten des Intellekts und der Psyche. Arch. f. Dermat. **134**, 97 (1921). — FRANCESCHETTI, A.: Les dysplasies ectodermiques et les syndromes héréditaires apparentés. Dermatologica (Basel) **106**, 129—156 (1953) (Lit.). — FRIEDENTHAL: Beitrag zur Naturgeschichte des Menschen, Liefg IV. Jena 1908 (Lit.). — LUITHLEN, FR.: Über angeborene Hautkrankheiten. Wien. med. Wschr. **1904**, Nr 48/49. — MEIROWSKY: Über die Entstehung der sog. kongenitalen Mißbildungen der Haut. Arch. f. Dermat. **127** (1919). — SCHWALBE, E.: Die Morphologie der Mißbildungen der Menschen und der Tiere. Gewebsmißbildungen. Jena: Gustav Fischer 1912. — SCOTT, M. J.: Dermatosis bullosum linearis usw. Brit. J. Dermat. **67**, 402 (1955).

Hypoplastische (Defekt-) Bildungen der Haut . . . . S. 190

ANTOINE, T.: Ein Fall von allgemeiner angeborener Hautatrophie. Mschr. Geburtsh. **81**, 276—283 (1929). — AUDRY et DALOUS: Sur une atrophie héréditaire et congénitale du tégument palmaire etc. Ann. de Dermat. **1900**. — BETTLEY, F. R.: Brit. J. Dermat. **62**, 330 (1950). Proc. 10. Int. Congr. Derm. London 1952 (Fall 10 und 65). — BONNAIRE: Quelques anomalices de développement des enveloppes crâniennes du foetus et du nouveau-né. Paris 1891. — BRAUN-FALCO, O., u. W. GÜRTLER: Klinische und histologische Besonderheiten bei einem sporadischen Fall von ektodermaler Dysplasie mit Anhidrosis. Dermat. Wschr. **133**, 289—297 (1956). — CAROL, W. L. L., u. J. R. PRAKKEN: Eine besondere Form der Epidermolysis bullosa congenita als Ursache kongenitaler Hautdefekte. Acta dermato-vener. (Stockh.) **21**, 506—513 (1940). — CAUNA, N.: Nature and functions of the papillary ridges of the digital skin. Anat. Rec. **119**, 449—468 (1954). — CHOTZEN: Atrophia cutis circumscripta congenita brachii. Verh. d. Bresl. dermatol. Ver. 24. Febr. 1900. Arch. f. Dermat. **53**, 401 (1900). — CHRIST, J.: Über die kongenitalen ektodermalen Defekte und ihre Beziehungen zueinander; vikariierendes Pigment für Haarbildung. Arch. f. Dermat. **116** (1913). — COLE, H. N., J. R. DRIVER and H. N. COLE: Congenital cataracts in sisters with congenital ectodermal dysplasia (ROTHMUND's syndrome). Arch. of Dermat. **61**, 529—531 (1950). — CRAMER, J. A., and W. J. SCHMIDT: Incontinentia p. Arch. of Dermat. **71**, 699—702 (1955). — DAMSTÉ, TH. J., u. J. R. PRAKKEN: Atrichia with papular lesions, a variant of congenital ectodermal dysplasia. Dermatologica (Basel) **108**, 114—121 (1954). — DEUTSCH u. OPPENHEIM: Mitt. Ges. inn. Med. Wien. **11**, 135 (1912). — DITTRICH: Über einen ursprünglich als Verletzung angesehenen kongenitalen Cutisdefekt usw. Vjschr. gerichtl. Med. **1895**. — EPSTEIN, W., and A. M. KLIGMAN: The pathogenesis of milia and benign tumors of the skin. J. Invest. Dermat. **26**, 1—11 (1956). — FLECK, F.: Klinische Beob. einer ungewöhnlichen

Form von ektodermal mesodermaler Keimblattdysplasie. Dermat. Wschr. **132**, 994—1007 (1955). — FRANCESCHETTI, A., et G. MAEDER: Cataracte et affections cutanées du type poikilodermie (syndrome de ROTHMUND) et du type sclérodermie (syndrome de WERNER). J. suisse Méd. **79**, 657 (1949). — Annales d'Ocul. **182**, 809—854 (1949). — FRUHINSHOLZ: Un cas de malformation cutanée à type cicatriciel héréditaire. Ann. de Dermat. 1907. — GREITHER, A.: Über das ROTHMUND- und WERNER-Syndrom. I.—III. Mitt. Arch. klin. u. exper. Dermat. **201**, 411 (1955). — HELLER, J.: Angeborene bezirksweise auftretende Hautatrophie. Dermat. Z. **41**, 361 (1924). — KAALUND-JØRGENSEN, O., and J. FLAMAND CHRISTENSEN: Congenital ectodermal dysplasia of the anidrotic type. Acta dermato-vener. (Stockh.) **22**, 1—23 (1941). — KALB: Über angeborene multiple, asymmetrisch gruppierte Narbenbildungen im Gesicht. Zbl. Gynäk. **1909**, 27. — KEHRER: Mschr. Geburtsh. **1910**, 183 (Lit.). — KELLER: Zur Kenntnis der kongenitalen Hautdefekte usw. Vjschr. gerichtl. Med. **35** (1908) (Lit.). — KINDLER, TH.: Congenital poikiloderma with traumatic bulla-formation and progressiv cutaneous atrophy. Brit. J. Dermat. **66**, 104—111 (1954). — LAUSECKER, H.: Zur Symptomatologie der Dysostosis multiplex (PFAUNDLER-HURLER). Hautarzt 5, 538—540 (1954). — LÖNNE, FR.: Über Aplasia cutis congenita. Zbl. Gynäk. **45**, 1654—1657 (1921) (Lit.). — NAGY, A.: Fall von Hemmungsbildung in der Mittellinie des Halses. Wien. med. Wschr. 1918, Nr 17, 740. — NEUMANN, H. O.: Kongenitale Hautdefekte am behaarten Schädel der Neugeborenen. Zbl. Gynäk. **48**, 1 (1924). — OSBOURN, R. A.: Congenital ectodermal defect with amastia. J. Amer. Med. Assoc. **148**, 644—645 (1952). — REED, R., R. H. SEVILLE and R. N. TATTERSALL: WERNER's syndrome. Brit. J. Dermat. **65**, 165—176 (1953). — SITZENFREY, A.: Hydromeningocele, aus einer Encephalocystocele hervorgegangen mit kongenitalen Hautdefekten usw. Beitr. Geburtsh. **14**, 434 (1909) (Lit.). — STORCK, H.: Panatrophia cutis localisata. Dermatologica (Basel) **107**, 277—280 (1953). — TENDLAU, B.: Über angeborene und erworbene Atrophia cutis idiopathica. Virchows Arch. **167**, 465 (1902). — THANNHAUSER, S. J.: WERNER's syndrome (progeria of the adult) and ROTHMUND's syndrome, two types of closely related heredofamilial atrophic dermatoses with juvenile cataracts and endocrine features, a critical study with five new cases. Ann. Int. Med. **23**, 559—626 (1945) (Lit.). — UPSHAW, B. Y., and H. MONTGOMERY: Hereditary anhidrotic ectodermal dysplasia. Arch. of Dermat. **60**, 1170—1183 (1949). — VÖRNER, H.: Über circumscripten kongenitalen Defekt (Aplasie) der Cutis und Subcutis. Arch. f. Dermat. **66**, 407 (1903) (Lit.). — WEICHARDT, H.: Zur Kasusitik und Ätiologie der Aplasia cutis congenita circumscripta. Dermat. Wschr. **121**, 313—318 (1950). — WINER, L. H.: Elastic fibers in unusual dermatoses. Arch. of Dermat. **71**, 338—348 (1955). — WODNIANSKY, P.: Das Syndrom der Incontinentia pigmenti. Arch. klin. u. exper. Dermat. **201**, 49—72 (1955). — WOLTERS: Eigentümliche Veränderungen der Haut über einer Meningocele. Dermat. Z. **12**, 429.

Hypotrichia (Atrichia) congenita . . . . S. 195

AUDRY: Sur les alopécies congénitales. J. mal. cut. et syphil. 1902. — BETTMANN: Über angeborenen Haarmangel. Arch. f. Dermat. **60** (1902). — Abrin-Alopecie. Intern. D. C. 1904. — Die Mißbildungen der Haut. In SCHWALBE, Morphologie und Mißbildungen der Menschen und Tiere. Jena 1912 (Lit.). — BONNET: Über Hypotrichosis congenita usw. Merkel u. Bonnets anat. H. 1892. — BORELLI, S.: Hypotrichosis congenita hereditaria Marie Unna. Hautarzt 5, 18—22 (1954). — DAMSTÉ, TH. J., u. J. R. PRAKKEN: Atrichia with papular lesions etc. Dermatologica (Basel) **108**, 114—121 (1954). — DUBREUILH et PETGES: Des alopécies congénitales circumscriptes. Ann. de Dermat. 1908, 257 (Lit.). — FERREIRA-MARQUES, J.: Un cas portugais d'anidrose avec hypotrichose et anodontie. Acta dermato-vener. (Stockh.) **25**, 86—94 (1944). — FRIEDRICH, H. C., u. H. WEYHBRECHT: Zur sog. Aplasia cutis congenita circumscripta. Dermat. Wschr. **129**, 409—413 (1954). — GOTTRON: Anidrosis hypotrichotica und hypodontica. Zbl. Hautkrkh. **70**, 594 (1943). — KINGSBURY, J.: Alopecia congenita. J. Cutan. Dis. **24**, 9 (1916). — KLINGMÜLLER, G.: Morphologische Veränderungen beim Abbau kranker Haarwurzeln. Hautarzt 5, 115—118 (1954). — KRAUS, A.: Beitrag zur Kenntnis der Alopecia congenita familiaris. Arch. f. Dermat. **66**, 367 (1903) (Lit.). — MIESCHER, G., u. S. STIERLIN: Monilethrix, Fallvorstellung. Dermatologica (Basel) **106**, 291—293 (1953). — PINKUS: Hypotrichosis (Alopecia congenita). Arch. f. Dermat. **50**, 347 (1899) (Lit.). — RIEHL: Angeborene Alopecie. Wien. Dermat. Ges., 13. Mai 1903. Arch. f. Dermat. **67**, 286. — SCHEDE: Ein Fall von angeborener Alopecie. Arch. klin. Chir.

14. — Scheuer u. Kohn: Vergleichende Befunde bei Hypotrichosis der Menschen und Hunde. Arch. f. Dermat. **109** (1911). — Shelley, W. B., and Th. Butterworth: The absence of the apocrine glands and hair in the axilla in mongolism and idiocy. J. Invest. Dermat. **25**, 165—167 (1955). — Singer: Ein Fall von angeborener Haarlosigkeit des Menschen. Inaug.-Diss. Erlangen 1906. — Ziegler: Alopecia congenita. Arch. f. Dermat. **39**.

Leukopathia congenita . . . . S. 198

Frédéric, J.: Beiträge zur Frage des Albinismus. Z. Morph. u. Anthrop. **10**, 216—239 (1907). — Pearson, Netteship and Usher: A monograph on albinismus in man. London. Dulan & Co. 1913.

Hyperkeratosis universalis congenita . . . . S. 198

Bustamante, W., and M. Tejeda: Ichtyosis fetalis gravis in two successive pregnancies. J. of Pediatr. **36**, 501—504 (1950). — Fulci: A propos d'un cas d'ichthyose foetale. Arch. Méd. exper. et Anat. Path. **22** (1910). — Heinrichsbauer, F.: Über Ichthyosis congenita. (Ein Beitrag zur Klinik und pathologischen Anatomie dieser Erkrankung.) Z. Geburtsh. **89** (1926). — Ingman, A.: Studien über Ichthyosis congenita s. foetalis. Stockholm 1924 (Lit.). — Jordan, A.: Ichthyosis congenita s. foetalis. Dermat. Wschr. **74**, 585 (1922) Lit.(). — Martinotti, L.: Ichthyosis foetalis. Giorn. ital. Dermat. **1911**, Nr 1. — Ménéau: De l'ichthyose foetale etc. Ann. de Dermat. **1903**. — Meyenberg: Ein Fall von Ichthyosis congenita. Diss. Berlin 1912. — Neumann: Über Keratosis universalis congenita. Arch. f. Dermat. **61** (1902). — Riecke: Über Ichthyosis congenita. Arch. f. Dermat. **54** (1900) (Lit.). — Thibierge et Legrain: Sur l'ichthyose foetale. Ann. de Dermat. **2**, 289, 337 (1921). — Wassmuth: Beitrag zur Lehre von der Hyperkeratosis diff. congenita. Beitr. path. Anat. **26** (1899).

Epidermolysis bullosa hereditaria . . . . S. 202

Beck: Beitrag zur Kenntnis der Epidermolysis bullosa hereditaria. Virchows Arch. **213**, H. 2/3. — Bettmann: Über die dystrophische Form der Epidermolysis bullosa hereditaria. Arch. f. Dermat. **55** (1901) und Dermat. Z. **10** (1903). — Bloom, D., and N. Sobel: Acrodermatitis enteropathica successfully treated with diodoquin. J. Invest. Dermat. **24**, 167—177 (1955). — Bukosky: Ein Beitrag zur Lehre von der sog. Epidermolysis bullosa hereditaria. Die Regenerationsbedeutung der Retentionscysten in den Schweißdrüsenausführungsgängen. Arch. f. Dermat. **67**, 163 (1903). — Colombini: Epidermolysis bullosa hereditaria. Mh. Dermat. **30** (1900). — Elliot: Contribution to the histopathology of epidermolysis bullosa (hereditaria). N. Y. Med. J. a. Med. Rec. **71** (1900). — Engman and Mook: A study of some cases of epidermolysis bullosa with remark upon the congenital absence of elastic tissue. J. Cutan. Dis. **24** (1906); **28** (1910). — Epstein, W., and A. Kligman: The pathogenesis of milia and benign tumors of the skin. J. Invest. Dermat. **26**, 1 (1956). — Gasser, I., u. H. Walther: Zur Kenntnis der Epidermolysis bullosa et albopapuloidea Pasinii. Dermat. Wschr. **120**, 418—422 (1949). — Götz, H., u. K. Meinicke: Zur Klinik und Therapie der Epidermolysis bullosa et albopapuloidea Pasinii. Dermat. Wschr. **131**, 481—487 (1955). — Goldscheider: Mh. Dermat. **1882**. — Hachez, E.: Über Epidermolysis bullosa hereditaria dystrophica. Dermat. Z. **37**, 153 (1922). — Hallopeau: Sur une dermatose bulleuse infantile avec cicatrices indélebiles etc. Bull. Soc. franç. Dermat. **1890**. — Nouv. étud. sur le dermatite bulleux congén. avec kystes épidermiques. Ann. de Dermat. **6** (1896). — Hallopeau et Sée: Epidermolyse bulleuse congénitale. Bull. Soc. franç. Dermat. **1909**. — Herzberg, J. J.: Pemphigus Gougerot/Hailey-Hailey. Arch. klin. u. exper. Dermat. **202**, 21—44 (1955). — Hodara, M.: Sur un des cas rares et atypiques d'epidermolyse bulleuse (Köbner). Dermat. Studien **21**. — Hodara u. Behjet, Houloussi: Histologische Untersuchung der blasigen und atrophischen Partien eines Falles von Epidermolysis bullosa (Köbner). Dermat. Wschr. **77**, 1288 (1923). — Höcker, H.: Untersuchungen über die Epidermolysis bullosa hereditaria. Arch. f. Dermat. **193**, 406—416 (1951) (Lit.). — Jadassohn: Familäre Blasenbildung auf kongenitaler Basis. Verh. dtsch. dermat. Ges. **1906**. — Juliusberg, F.: Beitrag zur Kenntnis der Epidermolysis bullosa hereditaria (Köbner). Arch. f. Dermat. **127**, 902 (1919). — Kaniky u. Sutton: Epidermolysis bullosa congenita. J. Amer. Med. Assoc. **1910**, 1137. — Keining, E., u. H. Wohnlich:

Epidermolysis bullosa hereditaria hyperplastica. Dermat. Wschr. **127**, 418—426 (1953). — KISSEL, P., J. BEUREY, J. BARBIER et R. DORNIER: Une nouvelle génoneuroectodermose: l'épidermolyse bulleuse. Revue neur. **85**, 282—288 (1951). — KLAUSNER, E.: Zungenkrebs als Folgezustand bei einem Falle von Epidermolysis bullosa (dystrophische Form). Arch. f. Dermat. **116**, 71—78 (1912). — KÖBNER, H.: Bemerkungen zur neuen Literatur über Epidermolysis bullosa hereditaria. Arch. f. Dermat. **70**, 125 (1904). — LENGLET: Dyskératoses congenitales et leurs associations morbides. Ann. de Dermat. **1903**. — LINSER, P.: Über die Epidermolysis bullosa hereditaria und ihren Zusammenhang mit der RAYNAUDschen Krankheit. Arch. f. Dermat. **84**, 369—386 (1907). — MALINOWSKI: Über Epidermolysis bullosa. Mh. Dermat. **50**, 325 (1910). — MARCHIONINI, A.: Über Epidermolysis bullosa dystrophica vegetans. Arch. f. Dermat. **176**, 347—371 (1938). — Nicht erbliche Epidermolysis bullosa bei Hautamyloidose. Arch. f. Dermat. **178**, 65—67 (1939). — MAYR, J. H., u. R. KATZ: Zur Frage der Epidermolysis bullosa. Arch. f. Dermat. **139** (1922). — MENDES DA COSTA u. J. W. V. D. VALK: Typus maculatus et bullosa heredit. dystroph. Arch. f. Dermat. **91** (1908). — MIESCHER, G.: Drei Fälle von familärem Kranksein der Haut und Schleimhäute verbunden mit Blasenbildung usw. Dermat. Z. **44** (1925). — NICOLAS, MOUTOT et CHARLETT: Dermatose congénitale et familiale. Ann. de Dermat. **1913**. — PASINI, A.: Epidermolisi congenita bollosa ed albo-papuloide. Giorn. ital. Dermat. **73**, 125—137 (1932). — PETRINI: Contribution a l'étude clinique et histopathologique de l'épidermolyse bulleuse dystrophique et congénitale. Ann. de Dermat. **1906**, 766. — POLLAND: Zur Pathogenese der Epidermolysis bullosa hereditaria. Dermat. Z. **23**, 385. — RÓNA: Epidermolysis bullosa usw. Arch. f. Dermat. **50**, 339 (1899). — SAKAGUCHI: Epidermolysis bullosa hereditaria Körner. Arch. f. Dermat. **121**, 379 (1916) (Lit.). — SÁ PENELLA, L., et J. ESTEVES: Deux cas de épidermolyse bulleuse albupapuloide. Arch. ital. Dermat. **17**, 37—61 (1941). — SCHMIDT: Report of a case of epidermolysis bullosa hereditaria. J. Amer. Med. Assoc. **37** (1901). — SIEBENMANN: Über Mitbeteiligung der Schleimhaut bei allgemeiner Hyperkeratose der Haut. Arch. f. Laryng. **20**. — SIEMENS, H. W.: Zur Klinik. Histologie und Ätiologie der sog. Epid. bull. traumatica (Bullosis mechanica). Arch. f. Dermat. **134** (1921). — Literarisch-statistische Untersuchungen über die einfache und die dystrophische Form der sog. Epidermolysis (autonome Bullosis mechanica). Arch. f. Dermat. **143** (1923) (Lit.). — Dichtung und Wahrheit über die „Ichtyosis bullosa". Arch. f. Dermat. **175**, 590—608 (1937). — STANISLOWSKI: Über die sog. dystrophische Form der Epidermolysis bullosa congenita. J. russe mal. cut. **5**, 521 (1903). — STÜHMER, A.: Über Epidermolysis bullosa congenita. Arch. f. Dermat. **126**, 568 (1919). — VILANOVA, X., u. J. PINOL AGUADÉ: Beitrag zur Kenntnis der Epidermolysis bullosa dystrophica ulcero-vegetans. Hautarzt **3**, 514—521 (1952). — WEBER-COCKAYNE: Literatur siehe bei G. W. KORTING. Z. Hautkrkh. **17**, 36—40 (1954). — WISE and LAUTMAN: Epidermolysis bullosa, beginning in adult life etc. J. Cutan. Dis. **33** (1915). — ZWEIG: Epidermolysis bullosa hereditaria. Arch. f. Dermat. **125**, 1 (1918).

Erythrodermia ichthyosiformis congenita . . . . S. 209

ANDREWS, G. C.: Pachyonychia congenita. Arch. of Dermat. **33**, 183—184 (1936). — BROCQ: Erythrodermie congénitale ichthoysiforme etc. Ann. de Dermat. **1** (1901). — BRUHNS: Die atypischen Ichthyosisfälle und ihre Stellung zur Ichthyosis congenita und Ichthyosis vulgaris. Arch. f. Dermat. **113**, 187 (Lit.). — COLE, H. N., J. E. RAUSCHKOLB and J. TOOMEY: Dyskeratosis congenita, dystrophia unguis and leukokeratosis oris. Arch. of Dermat. **21**, 71—95 (1930). — COSTA, O. G.: Acrokératoélastoidose. Ann. de Dermat. **83**, 147—157 (1956). — FREI: Kombination von atypischer Ichthyosis und systematisiertem hyperkeratotischem Naevus. Arch. f. Dermat. **134**, 219—224 (1921). — GALEWSKY, E.: Über Erythrodermia congenitalis ichthyosiformis. Arch. f. Dermat. **113**, (1912) (Lit.). — GARB, J., and G. RUBIN: Dyskeratosis congenita with pigmentation dystrophia unguium and leukoplacia oris (COLE and others). Arch. of Dermat. **50**, 191—198 (1944). — GOECKERMAN, W. H.: Bullous ichthyosiform erythroderma. Arch. of dermat. **14** (1926). — JADASSOHN: Familiäre Blasenbildung auf kongenitaler Basis. Verh. dtsch. dermat. Ges. **1906**. — Drei Fälle von „Erythrodermie congénitale ichthiosiforme". Korresp.bl. Schweiz. Ärzte **1911**, Nr 13. — LAYMON, C. W. ,and R. MURPHY: Congenital ichthyosiform erythroderma. Arch. of Dermat. **57**, 615—624 (1948) (Lit.). — LENGLET: Dyskératosis congénitales etc. Ann. de Dermat. **1903**. — MACKEE, G. M., and J. ROSEN: Erythrodermie congenitale ichthyosiforme. J. Dutan. Dis. **35** (1917)

(Lit.). — MIESCHER, G.: Drei Fälle von familiärer Keratose der Haut und Schleimhäute usw. Dermat. Z. **44**, 181—200 (1925). — MOON-ADAMS, D., and M. H. SLATKIN: Familial pigmentation with dystrophy of the nails. Arch. of Dermat. **71**, 591—598 (1955). — NICOLAS et JAMBON: Contribution à l'étude des érythrodermies congénitales ichthyosiformes avec deux observations: forme typique et forme atypique. Ann. de Dermat. **1909**, 481. — RASCH: Erythrodermia exfoliativa universalis cong. famil. Dermat. Z. 8 (1901). — RILLE: Erythrodermie congénitale ichthyosiforme avec Hyperépidermotrophie Brocq. 2. Tagg mitteldtsch. Dermat. Leipzig, Sitzg vom 20. März 1921. Zbl. Hautkrkh. **1**, 335 (1921). — SCHONNEFELD, R.: Ein Fall von Erythrodermia congenita partialis. Arch. f. Dermat. **98**, 101 (1909). — TEREBINSKY, W.: Erythrodermie congénitale ichthyosiforme avec hyperépidermotrophie (BROCQ). Practischesteij Wratsch **1909**, Nr. 38—40 Ref. Arch. f. Dermat. **103** (1910). — THIBIERGE et LEGRAIN: Sur l'ichtyose foetale. Ann. de Dermat. **2**, 289, 337 (1921). — WEISS and TOBIAS: Congenital ichtyosiforme erythroderma. Arch. of Dermat. **12**, 182 (1925). — WILE, U. J.: Familial study of three unusual cases of congenital ichthyosiform erythroderma. Arch. of Dermat. **10** (1924). — WRIGHT, C. S., and J. P. GUEQUIERRE: Pachyonychia congenita. Arch. of Dermat. **55**, 819—827 (1947).

Cutis verticis gyrata . . . . S. 214

ADRIAN: Veränderungen in der Kopfschwarte vom Typus der Cutis verticis gyrata (UNNA) in einem Falle von Akromegalie mit Hypophysistumor. Dermat. Zbl. **19**, Nr 1—2. — ADRIAN u. FORSTER: Neue Fälle von sog. Cutis verticis gyrata. Arch. f. Dermat. **127**, 767 (1919) (Lit.). — BETTLEY, F.: Cutis verticis gyrata. Bull. Soc. franç. Dermat. **44**, 2198—2203 (1937). — CURTIS, F.: Étude histologique d'un cas de cutis verticis gyrata (UNNA). Pachydermie vorticellée (AUDRY). Ann. d'Anat. path. **3** (1926). — DROLL: Über Cutis verticis gyrata. Inaug.-Diss. Freiburg 1921. — DUVERNE, J., J. COUDERT et D. COLOMB: Tentative d'individualisation du collagénom éruptif. Ann. de Dermat. **82**, 160—165 (1955). — FISCHER, H.: Zur Frage der Faltenbildung der Kopfhaut, insbesondere der Cutis verticis gyrata. Arch. f. Dermat. **141** (1923) (Lit.). — GALANT, S.: Zur Frage der Cutis verticis gyrata. Korresp. bl. Schweiz. Ärzte **1918**, 22. — JADASSOHN: Eine eigentümliche Furchung, Erweiterung und Verdickung der Haut am Hinterkopf. Verh. des 9. Kongr. der Dtsch. Dermatol. Ges. 1906, Bern. — LENORMANT: Cutis verticis gyrata. Ann. de Dermat., Ser. VI 1 (1920). — NAUMANN, H. E.: zur Frage der Cutis verticis gyrata (JADASSOHN-UNNA). Arch. f. Dermat. **145**, 595—604 (1928). — PASINI: Cutis verticis gyrata. Giorn ital. Dermat. **1913** H. 1. — POSPELOW: Zur Frage der Entstehung der Cutis verticis gyrata. J. russe de mal. cut. **1909**. — SÉE: Dermatolyse. In: La pratique dermatolog., Bd. 1. 1900. — SEROWY, C.: Ein Beitrag zum Syndrom Dermatofibrosis lenticularis disseminata und Osteopoikilie. Arch. klin. u. exper. Dermat. **203**, 113—124 (1956). — SPRINZ, OSKAR: Cutis verticis gyrata (JADASSOHN-UNNA). Arch. f. Dermat. **132** (1921) (Lit.). — TOURRAINE, A., G. SOLENTE et L. GOLÉ: Un syndrome ostéo-dermopathique: La pachydermie plicaturée avec pachyperiostose des extrémités. Presse méd. **43**, 1820—1824 (1935). — UNNA, P. G.: Cutis verticis gyrata. Mh. Dermat. **45** (1907). — VALK, G. W. VAN DER; Cutis verticis gyrata als Erscheinung des RECKLINGHAUSENschen Symptomenkomplexes. Psychiatr. Bl. **1925**, Nr. 6 — VERESS, v.: Über die Cutis verticis gyrata. Dermat. Z. **15** (1908). — VIGNOLO-LUTATI, KARL: Beitrag zum Studium der Cutis verticis gyrata (JADASSOHN-UNNA). Arch. f. Dermat. **104**, 421 (1910). — ZEISLER, E. P., and L. M. WIEDER: Cutis verticis gyrata and acromegaly. Arch. of Dermat. **40**, 1092—1104 (1940).

Gummihaut (Cutis laxa), Chalodermie . . . . S. 216

CARNEY, R. G., and R. NOMLAND: Acquired loose skin (Chalazoderma). Arch. of Dermat. **56**, 794—800 (1947) (Lit.). — COTTINI, G. B.: Association des syndromes de GROENBLAD-STRANDBERG et d'EHLERS-DANLOS dans le même sujet. Acta dermato-vener. **29**, 544—549 (1949). — GOTH, A.: Über Chalodermie (KÉTLY). Dermat. Wschr. **104**, 426—435 (1937). — GROMZIG, H.: Über einen Fall von Acrogerie. Hautarzt **2**, 493—495 (1951). — JANSEN, L. H.: The structure of the connective tissue, an explanation of symptoms of the EHLERS-DANLOS syndrome. Dermatologica (Basel) **110**, 108—120 (1955). — JOERDENS: Über eine seltene Kombination von Syringomyelie mit Cutis laxa und Hyperflexilität. Med. Klin. **1909**. — KÉTLY, v.: Ein Fall von eigenartiger Hautveränderung „Chalodermie" (Schlaffhaut). Arch. f. Dermat. **56**, 107 (1901) (Lit.). — KORTING, G. W., u. E. GOTTRON: Cutis laxa. Arch. f.

Dermat. **193**, 14—34 (1951). — KROLL, N.: Zur Pathogenese der Cutis laxa. Z. Neur. **105** (1926). — McKUSICK, V. A.: Heritable disorders of connective tissue. J. Chron. Dis. **3**, 1—24 (1956) (Lit.). — PARKES-WEBER, F., and J. K. AITKEN: Nature of the subcutaneous spherules in some cases of the EHLERS-DANLOS syndrome. Lancet **1934**, 198—199. — RICHTER, P.: Chalodonie (Schlaffhaut). Arch. f. Dermat. **57**, 476 (1901). — RINGROSE, E. J., F. B. NOWLAN and H. PERRY: EHLERS-DANLOS syndrome: report of a case. Arch. of Dermat. **62**, 443—448 atocisti multiple di follicoli pilosebacie. Giorn. ital. Dermat. **4** (1904). — CAROL, W. L. L., u. J. R. PRAKKEN: Über von Schweißdrüsenausführungsgängen ausgehende Atherome (Syringeale Atherome) in der Umgebung der Augen. Arch. f. Dermat. **175**, 759—766 (1937). — CASTORINA, SAN FILIPO, G.: Bull. Sci. med. **1910**, H. 12. — FISCHER, H.: Die FOX-FORDYCE-sche Krankheit. Zbl. Hautkrkh. **20** (1926). — Comedonen. Arch. f. Dermat. **176**, 138—156 (1938). Siehe auch ebendort S. 440. — FREI, W.: Follikularcyste und Spinalzellenepitheliom. Arch. f. Dermat. **139** (1922) (Lit.). — GALEWSKY: Milien bei Neugeborenen. (Acne hordeolata.) 79. Verslg dtsch. Naturforsch. u. Ärzte. Arch. f. Dermat. **88**, 340 (1907). — GÜNTHER: Über eine besondere Talgdrüsenaffektion (Sebozystomatosis). Dermat. Wschr. **64**, 481 (Lit.). — GUTMANN: Die kongenitalen Cysten in der Genitoperinealgegend und ihre Beziehungen zu den akzessorischen Gängen des Penis. Z. Urol. **6**, H. 12 (1910). — HANAWA: Über Milien mit Riesenzellbildungen. Jap. Z. Dermat. u. Urol. **14** (1917). — HINSELMANN, H.: Über angeborene Sekretstauung in den Talg- und Schweißdrüsen (Miliaria sebacea Jacquet et Hidrocystomatosis congenitalis). Arch. f. Dermat. **111** (1912). — HOFFMANN u. HOCHSTETTER: Über eine Rollhaarcyste des Menschen usw. Dermat. Z. **20** (1913). — HOFFMANN, E.: Über Retention von Talgdrüsensekret mit Erhaltung des zelligen Charakters innerhalb der Hautschicht. Arch. f. Dermat. **64**, 185 (1903). — JACQUET et RONDEAU: Le vernix caseosa, l'hérédoséborrhée et l'acné foetale. Ann. de Dermat. **6** (1905). — JADASSOHN, W., A. FRANCE-SCHETTI u. M. GOLAY: Quelques observations cliniques concernant la pigmentation du derme. Dermatologica (Basel) **108**, 225—234 (1954) (Lit.). — KOMAYA, G.: Multiple Follikularcysten. Jap. Z. Dermat. z. Urol. **22** (1922). — KÜSTNER: Die Comedonen- und Milienbildung im Gesichte der Neugeborenen usw. Arch. f. Gynäk. **12** (1877). — LOVE, W.R., and H. MONT-GOMERY: Epithelial cysts. Arch. of Dermat. **47**, 185—196 (1943). — MARULLO: Ein Fall von diffuser chronischer Talgdrüsenhypertrophie. Dermat. Z. **9** (1902). — MEISSNER: Über Cysthygroma verrucosum. Berlin. Dermatol. Ges. **6.** Nov. 1894. Arch. f. Dermat. **30**, 287 (1895). — MOUNT, L. B.: Steatocystoma multiplex. Arch. of Dermat. **36**, 30—39 (1937). — PABST: Zur Anatomie und Genese der Atherome. Inaug.-Diss. Würzburg 1897. — PHEDRAN, ALEXANDER: Multiple Talgcysten. J. Cutan. Dis. **33** (1804). — PRAKKEN, J. R.: Über Sebocystomatosis. Dermat. Z. **66**, 215—230 (1933). — Syringeale Atherome. Arch. f. Dermat. **167**, 689—703 (1933). — RETTERER: Stucture et origine des athéromes. C. r. Soc. Biol. Paris **78** (1915). — SCHAUMANN, JÖRGEN: Beitrag zur Kenntnis der Cystenbildung in Follikeln und Talgdrüsen. Arch. f. Dermat. **108**, 141—160 (1911). — SULZBERGER, M. B., A. ROSTENBERG u. J. J. SHER: Bemerkungen zu der Arbeit FISCHER (s. oben). Arch. f. Dermat. **176**, 439 (1938). — SUTTON: Histopathol. of Fordyce disease. J. Med. Res. **1914**, 489. — WARVI, W. N., and O. GATES: Epithelial cysts and cystic tumors of the skin. Amer. J. Path. **14**, 765—781 (1943). — WHITE, CHARLES J.: Fordyce disease. J. Cutan. Dis. **23**, Nr 3, 97. — WULF, K., u. F. FEGELER: Komedonen und Talgcysten hinter den Ohren durch Seifenschaum. Hautarzt **4**, 371—373 (1953) (Lit.). — ZELENEW: Zur Pathologie der freien Talgdrüsen: a) Cheilitis exfol. et Keratosis foll. b) Adenomatosis hypertrophica cyst. etc. J. russe mal. int. **8** (1904). — ZUMBUSCH, V.: Talgstauung nach Dermatitis. Arch. f. Dermat. **124**, 47 (1917).

Teleangiectasia haemorrhagica hereditaria

FINGERLAND, A., u. B. JANOUŠEK: Zur Histologie der OSLERschen Krankheit. Arch. f. Dermat. **178**, 54—64 (1939). — GARLAND, H. G., and S. T. ANNINGS: Hereditary haemorrhagic teleangiectasia. Brit. J. Dermat. **62**, 289—310 (1950). — GJESING: Teleangiectasia hereditaria haemorrhagica (OSLER). Dermat. Z. **23**, H. 4 (1916) (Lit.). — HANES, FREDERIC M.: Teleangiectasia haemorrhagica multiplex hereditaria (Lit.). Amer. J. Dermat. June **1909**. — NÖDL, F.: Zur Histopathogenese der T. h. h. Rendu Osler. Arch. klin. u. exper. Dermat. **204**, 213—235 (1957). — SAKSELA, N., and E. HELSKE: Oslerin taudista. Duodecim (Helsingfors) **65**, 363—376 (1949).

Guiducci, A. A., and A. B. Hyman: Sebaceous glands in the tongue. Arch. of Dermat. **70**, 349—354 (1954). — Klausner: Über Lingua geographica hereditaria. Arch. f. Dermat. **103**, 103—122 (1910).

Aschoff: Cysten. Erg. Path. 2 (1895). — Bohm: Traumatische Epithelcyste und Fremdkörperriesenzellen in der Haut. Virchows Arch. **144**, 276 (1896). — Brütt: Eigenartige Horncystenbildung bei gleichzeitiger Hauttuberkulose. Arch. f. Dermat. **129**, 216 (1921). — Chajes: Zur Kenntnis „traumatischer Epithelcysten". Berlin. klin. Wschr. **1907**, Nr. 49 — Csillag: Wesen der sekundären epidermidalen Cysten. Arch. f. Dermat. **52**, 253 (1900). — Dubreuilh: Kystes épidermiques traumatiques à siége anormal. Ann. de Dermat. **1907**, 35 (Lit.). — Garré: Über traumatische Epithelcysten der Finger. Dermat. Z. 1. — Gutman, C.: Multiple Epidermiscysten und Cystengänge an den Händen im Anschluß an eine schwere Hautentzündung. Dermat. Z. **41** (1924). — Hesse, F. A.: Die Entstehung traumatischer Epithelcysten usw. Bruns' Beitr. **80** (1912) (Lit.). — Kaufmann, E.: Über Enkatarrhaphie von Epithel. Virchows Arch. **97** (1884). — Kügelgen, L. v.: Zur Genese der traumatischen Epithelcysten. Inaug.-Diss. Göttingen 1908. — Little: Multiple cystes of the skin. Proc. Roy. Soc. Med. 15. VII. 1915. — Manasse, P.: Über traumatische Cysten des Gesichts. Beitr. path. Anat. **74**, 322—331 (1925). — Martin: Beitrag zur Lehre von den traumatischen Epithelcysten. Dtsch. Z. Chir. **43** (1896). — Martinotti, L.: Contributo allo studio delle cisti epidermiche secundarie ad altre dermatosi. Bull. descience med. Bologna **9** (1921). — Meleschko: Zur Ätiologie der Epithelcysten der Finger und der Vola. Russ. Z. Hautkrkh. **1910**, H. 12, 361. — Métivet: Tumeurs par inclusions épidermiques etc. (Kystes épidermiques). Presse méd. **1919**, Nr 21. — Mori: Experimentelle Untersuchungen über die Genese atypischer Epithelwucherungen. Virchows Arch. **208** (1912). — Pautrier, L. M.: Pemphigus congénital, à kystes épidermiques, chez deux fères, l'un à type classique, l'autre à type anormal. Bull. Soc. franç. Dermat. **1921**, Nr 6. — Pels-Leusden: Über abnorme Epithelisierung und traumatische Epithelcysten. Dtsch. med. Wschr. **1905**, Nr 34. — Péraire: Deux nouveaux cas de cystes épidermiques traumatiques etc. Bull. Soc. Anat. Paris **9**, 607. — Takasugi, S.: Über einen Fall von kleinen Cysten, die durch pathologische Einsenkungen der äußeren Haut in großer Anzahl entstanden sind. Arch. f. Dermat. **136**, 265—272 (1921). — Warner, H. H.: Ein Fall von epidermoidalen Einschlußcysten in einer alten Herpesnarbe des Gesichts. Brit. J. Dermat. Juli **1907**.

Anderson, D. S.: Sebocystomatosis. Brit. J. Dermat. **62**, 215—221 (1950). — Anderson, N. P.: Cysts sinuses and fistulas of dermatologic interest. J. Amer. Med. Assoc. **135**, 607—612 (1947). — Benecke, E.: Über Epitheliome auf Atheromen (Epidermoide) und Dermoidcysten der Haut. Frankf. Z. Path. **42**, 502—513 (1931). — Bosellini, P.: Beitr. zur Lehre von den multiplen follikularen Hautcysten. Arch. f. Dermat. **45**, 81 (1898). — Steder Schweißdrüsen in der Umgebung von Hauttumoren. Frankf. Z. Path. **59**, 30—41 (1947/1948). — Rolleston, H. D.: A dilated sweat-duct with intracystic papillomata. Brit. J. Dermat. **1902**. — Schidachi, T.: Experimentelle Erzeugung von Hidrocystomen. Arch. f. Dermat. **83**, S. 3 (1906). — Shelley, W. B.: Experimental miliaria in man. V. The effect of poral closure in the secretory function of eccrine sweat gland. J. Invest. Dermat. **22**, 267—271 (1954). — Shelley, W. B., P. N. Horvath, F. D. Weidman and D. N. Pillsbury: Experimental miliaria in man. I. Production of sweat retention, anidrosis and vesicles by means of iontophoresis. J. Invest. Dermat. **11**, 275—291 (1948). — Shelley, W. B., and H. J. Hurley: Localised chromidrosis. Arch. of Dermat. **69**, 449—471 (1954) (Lit.). — Sulzberger, M. B., and F. Herrmann: The clinical significance of disturbances in the delivery of sweat. Springfield, Ill.: 1954. — Sulzberger, M. B., F. Herrmann and F. G. Zak: Studies of sweating. I. Preliminara report with particular emphasis on a sweat retention syndrome. J. Invest. Dermat. **9**, 221—242 (1947). — Sulzberger, M. B., and H. M. Zimmerman: Studies on prickle heat. II. Experimental and histologic findings. J. Invest. Dermat. **7**, 61—68 (1946).

Cysten der Schweißdrüsen, Hydrocystom . . . . S. 231

AUDRY: Sur une lésion papuleuse d'origine sudoripare probable. Ann. de Dermat. 1899, 81. — CORMIA, F. E., and V. KUYKENDALL: Predisposition in miliaria. Arch. of Dermat. 71, 625—627 (1955). — EPSTEIN, W. L., and A. M. KLIGMAN: Pathogenesis of milia and benign tumors of the skin. J. Invest. Dermat. 26, 1 (1936). — HOLYOKE, J. B., and W. C. LOBITZ: Histologic variations in the structure of human eccrine sweat glands. J. Invest. Dermat. 18, 147—167 (1952) (Lit.). — HYMAN, A. B.: Some histopathologic aspects of disturbances of sweating. Arch. of Dermat. 66, 145—151 (1952). — JOSEPH, H. L., and H. GIFFORD: Barbers interdigital plenoidal sinus. Arch. of Dermat. 70, 616—624 (1954). — KENEDY, D., u. E. LEHNER: Ein Fall von Hydrocystom. Arch. f. Dermat. 142 (1923). — KROMPECHER: Morphologie der Cystenmamma usw. Beitr. path. Anat. 62 (1916). — Zur Kenntnis der Geschwülste und Hypertrophien der Schweißdrüsen. Arch. f. Dermat. 126 (1919). — LUBOWE, I. I., and H. H. PERLMAN: Periporitis staphylogenes and other complications of miliaria in infants and children. Arch. of Dermat. 69, 543—553 (1954). — LUDWIG: Zur Kasuistik des Hidrokystoma tuberosum simplex. Inaug.-Diss. Würzburg 1910. — RANDERATH, E.: Über Veränderungen (1950). — SCHAPER, G.: Familiäres Vorkommen von EHLERS-DANLOS-Syndrom. Z. Kinderheilk. 70, 504—526 (1952) (Lit.). — WEBER, F. P.: Chalasodermia or „loose skin", and its relationship to subcutaneous fibrous or calcareous nodules etc. Urologic. Rev. 27 (1923). — WILLIAMS: Cutis laxa. Mh. Dermat. 14.

Besondere Cystenformen . . . . S. 236

ANDERSON, N. P.: Cysts, sinuses and fistulas of dermatologic interest. J. Amer. Med. Assoc. 135, 607—612 (1947). — CEVARIO, LUIGI: Cisto linfatica sierosa del sollo. Gazz. Osp. 42, 200—203 (1921). — GROPPER, H., u. W. NIKOLOWSKI: Cylinderepithelcysten des Penis. Arch. f. Dermat. 199, 213—220 (1955) (Lit.). — MATZUMOTO, SH.: Ein Beitrag zur Histologie der kongenitalen Schleimhautcysten an der Raphe. Dermat. Wschr. 57 (1913) (Lit.). — MERMET: Kyste mucoide du raphé périnéoscrotal. Bull. Soc. Anat. 8 (1897). — ORO, M.: Cisti cong. del prepuzio. Giorn. int. delle soc. med. Vol. 24. — WECHSELMANN: Über Dermoidcysten und paraurethrale Gänge usw. Arch. f. Dermat. 68 (1903). — WOLLIN: Zystischer Tumor der Bauchdecken. Prag. med. Wschr. 1913. — WOODBURNE, A. R.: Myxomatous degeneration cysts of skin and subcutaneous tissues. Arch. of Dermat. 56, 407—418 (1947).

Granulosis rubra nasi . . . . S. 237

CORTELLA, E.: Sopra un caso di granulosis rubra nasi con insolito reperto istologico. Arch. ital. Dermat. 7, 354—371 (1931). — HALLOPEAU: Contribution à l'étude clinique pathogénique et nosoligique de la granulosis rubra nasi. Arch. f. Dermat. 81, 401 (1906). — JADASSOHN, J.: Über eine eigenartige Erkrankung der Nasenhaut bei Kindern („Granulosis rubra nasi"). Arch. f. Dermat. 145, 585 (1907). — KAUFMANN-WOLF, M.: Granulosis rubra nasi. Dermat. Wschr. 79, 898 (1924). — PICK, W.: Über Granulosis rubra nasi (JADASSOHN). Arch. f. Dermat. 62, 105 (1902). — RAJKA, E.: Über die Ätiologie der Granulosis rubra nasi. Dermat. Z. 48 (1926). — VELTMAN, G.: Über das familiäre Vorkommen der Granulosis rubra nasi. Arch. f. Dermat. 188, 188—196 (1949).

Naevi (Allgemeines) . . . . S. 238

ADAMSON: Some remarks upon zoniform or segmental naevi. Brit. J. Dermat. 26, 379 (1914). — FRIEBOES: Beiträge zur Klinik und Histopathologie der gutartigen Hautepitheliome. Berlin: S. Karger 1912. — GOUGEROT, H.: Conception des naevi: Néoplasies benignes. Rev. franç. Dermat. 1, 106 (1925). — HEIDINGSFELD: Linear naevi. A few clinical and pathologie considerations in reference to naevi. J. Amer. Med. Assoc. 43 (1904). — JADASSOHN: Die benignen Epitheliome. Arch. f. Dermat. 117, 705, 833 (1913). Lit.). — KONZERT, K.: Zur klinischen und anatomischen Kenntnis der systematisierten Naevi. Dermat. Wschr. 79, 1091 (1924). — KREIBICH: Lehrbuch der Hautkrankheiten, S. 373. Wien 1904. — LINDENHEIM: Zur Kenntnis der systematisierten Naevi. Dermat. Z. 24 (1917). — POLLAND, R.: Ein Fall von „systematisiertem Naevus". Arch. f. Dermat. 75, 267 (1905). — RICKER u. SCHWALB: Die Geschwülste der Hautdrüsen. Berlin: S. Karger 1912. — SKLARZ, E.:

Symmetrische Gesichtsnaevi als rudimentäre Sinnesorgane. Dermat. Wschr. 82 (1926). — VIRCHOW, R.: Die krankhaften Geschwülste.

Oberhautnaevi . . . . S. 239

BETTMANN: Über den Naevus acneiformis. Arch. f. Dermat. 80, 63 (1906). (Lit.) — BINZER, E.: The generalized keratotic nevus. Arch. of Dermat. 21, 413—418 (1930). — BLASCHKO, A.: Die Nervenverteilung in der Haut in ihrer Beziehung zu den Erkrankungen der Haut. 7. Kongr. der Dtsch. Dermatol. Ges. 1901. (Beilage.) — BOHAC: Beitrag zur Kenntnis des Naevus (systematisatus) ichthyosiformis. Dermat. Z. 1907, 535. — BREDA: Contributio allo Cheratodermie. Giorn. ital. Dermat. 2 (1894). — CARNEY, R. G.: Linear unilateral basal-cell nevus with comedones. Arch. of Dermat. 65, 471—476 (1952). — DUBOIS: Naevus verruqueux généralisé. Rev. méd. Suisse rom. 1903, Nr 8, 570. — DUBREUILH: Des hyperkératoses circonscrites d'origine congénitale. Ann. de Dermat. 1896. (III. internat. Congr. London 1896.) — FABRY, J.: Über einen seltenen Fall von Naevus unius lateralis (Naevus porokeratodes). Arch. f. Dermat. 83, 113 (1907). — GALEWSKY u. SCHLOSSMANN: Über Naevus linearis. Dtsch. Arch. klin. Med. 58 (1896). — GASSMANN, A.: Untersuchungen über Ichthyosis und ichthyosisähnliche Krankheiten. Arch. f. Dermat. Erg.-H. 1904 (Lit.). — GOUGEROT et JOANNON: Naevi épidermohypertrophiques des mains et des pieds. Rev. franç. Dermat. 2 (1926). — HODARA, M.: Histologische Untersuchung eines Falles von Naevus linearis verrucosus unilateralis (Naevus verrucosus s. Naevus systematicus). Mh. Dermat. 41, 39 (1905). — Histologische Untersuchungen eines linearen, halbseitigen Naevus commedo-follicularis, der sich klinisch unter dem Bilde strichförmig verlaufender großer Komedonen zeigte. Dermat. Wschr. 63 (1916). — KLEIN: Systematischer Naevus follicularis keratosus unius lateris 124, 571 (1917). — KREIBICH, C.: Systematisierter Hornnaevus. Naevus der Cornea. Cataracta juv. usw. Dtsch. med. Wschr. 1908, Nr 21. — MUSGER, A.: Zur Histologie seltener Naevusformen. Dermat. Wschr. 1934 I, 385—389. — SWEITZER, S. E., and L. H. WINER: Naevus unilateralis comedonicus. Arch. of Dermat. 26, 689—706 (1932). — TEREBINSKY, W. J.: Ein eigenartiger Fall von hartem Naevus (Hornnaevus). Zbl. Path. 23, 805. — VIGNOLO-LUTATI, KARL: Hyperkeratosis punctata spinulosa et striata cuniculiformis. Arch. f. Dermat. 116, 447—460 (1913). — WAELSCH, LUDWIG: Systematisierter ichthyosiformer Naevus. Arch. f. Dermat. 114 (1913). — WAISMAN, M., and H. MONTGOMERY: Verruca plana and epithelial nevus. Arch. of Dermat. 45, 259—279 (1942). — WERNER u. JADASSOHN: Zur Kenntnis des systematisierten Naevi. Arch. f. Dermat. 33 (1895). — WHITE: Naevus follicularis keratosus. J. Cutan. Dis. 32, 187.

Bindegewebsnaevi . . . . S. 242

BLAICH, W.: Zur Histo- und Pathogenese der Bindegewebsnaevi. Dermat. Wschr. 119, 133—143 (1947/48). — ELLER, J. J., and J. D. ELLER: Tumors of the skin. Philadelphia 1951. — FUHS: Bindegewebsnaevus. Zbl. Hautkrkh. 41, 548 (1932). — GOLDSCHLAG: Bindegewebsnaevus. Zbl. Hautkrkh. 53, 595 (1936). — GUTMANN: Zur Frage der Bindegewebsnaevi. Dermat. Z. 47 (1926) (Lit.). — HOLTZ, G. H.: Beitrag zur Histologie des Naevus lipomatodes cutaneus superficialis (HOFFMANN-ZURHELLE). Arch. f. Dermat. 199, 275—286 (1955). — LEWANDOWSKY, F.: Über einen eigentümlichen Naevus der Brustgegend. Arch. f. Dermat. 131 (1921). — LIPSCHÜTZ, B.: Über eine bisher nicht beschriebene Naevusform usw. Arch. f. Dermat. 139 (1922). — LUTZ: Bindegewebsnaevus. Zbl. Hautkrkh. 49, 122 (1935). — MONTPELLIER et LACROIX: Un cas de naevus pseudocollicole périfolliculare (etc.). Ann. de Dermat. 1923. — NIKOLOWSKI, W.: Über Naevus lipomatodes cutaneus superficialis (HOFFMANN-ZURHELLE). Dermat. Wschr. 122, 735—741 (1950). — SACHS, O.: Beitrag zur Frage der Bindegewebsnaevi. Wien. med. Wschr. 1925. — Zur Frage der circumscripten bindegewebigen Hautveränderungen. Arch. f. Dermat. 152 (1926). — THÖNE, A. W.: Ein Fall von Naevus lipomatodes. Hautarzt 2, 512—513 (1951). — WITH et KISSMEYER: Dystrophie élastique folliculaire thoracique etc. Ann. de Dermat. 1922.

Weiche Naevi . . . . S. 245

ABESSER, M.: Über die Herkunft und Bedeutung der in den sog. Naevi der Haut vorkommenden Zellen. Virchows Arch. 166, 40 (1901). (Lit.). — ALLEN, A. C.: A reorientation on the histogenesis and clinical significance of cutaneous nevi and melanomas. Cancer 2, 28—56 (1949). — ALLEN, A. C., and S. SPITZ: Histogenesis and clinicopathologic correlation of naevi and malignant melanomas. Arch. of Dermat. 69, 150—171 (1954) (Lit.). — ARNOLD, H. L.: Multiple pigmented nevi. Arch. of Dermat. 40, 386—389 (1939). — BAUER: Über endotheliale Hautwarzen und ihre Beziehungen zum Sarkom. Virchows Arch. 142, H. 3. — BECKER, S. W.: Critical evaluation of the so-called „junction nevus". J. Invest. Dermat. 22, 217—223 (1954). — BECKER, S. W., and A. A. ZIMMERMANN: Further studies on melanocytes and melanogenesis in the human fetus and newborn. J. Invest. Dermat. 25, 103—115 (1955). — BLOCH, B.: Das Pigment. In Handbuch der Haut- und Geschlechtskrankheiten, Bd. 1. Berlin: Springer 1927. — BOGOLIUBSKI, A.: Über Pigmentflecken der Haut. Inaug.-Diss. Bern 1887. — BRUNCK, J.: Über einen metastasierenden aber klinisch gutartig verlaufenden Naevus mit blasig entarteten Naevuszellen und deren Genese. Arch. f. Dermat. 196, 170—175 (1953). — DALLA, FAVERA: Ein Beitrag zur Kenntnis der Pigmentnaevi. Beitr. path. Anat. 43 (1908). — DAWSON, J. W.: The melanomata, their morphology and histogenesis etc. Edinburgh Med. J. 32 (1925) (Lit.). — DEELMAN: Über pigmentlose Naevusgeschwülste. Acta dermato-venerol. (Stockh.) 3 (1922). — DELBANCO, E.: Epithelialer Naevus. Mh. Dermat. 22, 105 (1896). — DÉMIEVILLE: Über Pigmentflecken der Haut. Virchows Arch. 81 (1880). — EBERT, M. H.: Multiple pigmented nevi. A study of the origin of the nevus cell. Arch. of Dermat. 37, 1—21 (1938). — FEYRTER, F.: Blasige Umwandlung MEISSNERscher Tastkörperchen der Zunge, zugleich ein Beitrag zur Naevusfrage. Virchows Arch. 301, 470—478 (1938). — Über den Naevus. Virchows Arch. 301, 417—469 (1938). — FICK, J.: Zur Kenntnis der weichen pigmentierten Naevi. Arch. f. Dermat. 59, 323 (1902). — Über weiche Naevi. Mh. Dermat. 48 (1909) (Lit.). — FISCHER, H.: Ein Beitrag zur Naevusfrage. Arch. f. Dermat. 140 (1922). — FOSTER: A unique case of congenital multiple naevus pigmentosus. J. Cutan. etc. Dis. 1899. — FOX: Researches into the origin and structure of moles. Brit. J. Dermat. 8 (1906). — FRÉDÉRIC, J.: Zur Naevusfrage. Arch. f. Dermat. 69, 323 (1904) (Lit.). — GERTLER, W.: Fascikulärer Spindelzellnaevus (3 Fälle). Dermat. Wschr. 133, 110—111 (1956). — GOLDMAN, L.: Some investigative studies of pigmented nevi with cutaneous microscopy. J. Invest. Dermat. 16, 407—426 (1951). — GRAHL: Angeborener ausgedehnter Naevus pigm. usw. Beitr. path. Anat. 39 (1906). — HEUER, G.: Fall von ausgedehntem schwimmhosenartigen Naevus pigmentosus pilosus congenitus mit Hämatom des Rückens und Spina bifida occulta. Bruns' Beitr. 104, 388 (1917). — HERXHEIMER u. BORNEMANN: Neoplasmen der Haut. In LUBARSCH-OSTERTAG, Bd. 10. 1907. — HOFFMANN, E.: Über Neurinome der Haut und ihre Bedeutung für die Naevusfrage. Dermat. Z. 24, 295 (1917). — Neue Feststellungen über die Herkunft der Naevi molles und der Weichnaevuszellen. Dermat. Z. 77, 297—305 (1938). — JADASSOHN, J.: Beitrag zur Kenntnis der Naevi. Arch. f. Dermat. 15 (1888). — JAEGER, H.: Histological research into the nature of naevi pigmento-cellulares by the method of silverimpregnation. Dermatologica (Basel) 92, 165—186 (1946). — JOHN, F.: Studien zur Histogenese der Naevi. Arch. f. Dermat. 178, 607—672 (1939). — JUDALEWITSCH, G.: Zur Histogenese der weichen Naevi. Arch. f. Dermat. 58, 15 (1901). — KAUFMANN-WOLF, M.: Beitrag zur Kenntnis der präcarcinomatösen Alteration bei pigmentierten Naevi. Arch. f. Dermat. 144 (1923). — KISSMEYER: Herkunft der „Naevuszellen". Arch. f. Dermat. 130, 478 (1921). — KREIBICH: Über die Natur der Naevuszellen. Wien. klin. Wschr. 1911, Nr 8. — KROMAYER: Zur Histogenese der weichen Hautnaevi. Dermat. Z. 3, H. 3 (1896). — Die Parenchymhaut und ihre Erkrankungen. Arch. Entw.mechan. 8 (1899). — KROMPECHER: Über die Beziehungen zwischen Epithel und Bindegewebe. Beitr. path. Anat. 44 (1908). — KYRLE, J.: Zur Entstehung der Pigmentnaevi. Arch. f. Dermat. 118, 319—335 (1913). — LÖWENBACH: Beitrag zur Histogenese der weichen Hautnaevi. Virchows Arch. 157 (1899) (Lit.). — LUCIONI, C.: Arch. Sci. med. 1909, Nr 21. — LUND, H. Z., and G. D. STOBBE: The natural history of the pigmented naevus; factors of age and anatomic location, Th. Amer. J. Path. 25, II, 1117—1147 (1949). — MARTINOTTI, L.: Über Gruppenstellung der Haare im weichen Naevus. Arch. f. Dermat. 97, 107 (1909). — MASSON, P.: Les naevi pigmentaires, tumeurs nerveuses. Ann. d'Anat. path 3 (1926). — My conception of cellular nevi. Cancer 4, 9—38 (1951) (Lit.). — MEIROWSKY: Neue Untersuchungen über die Ätiologie der Muttermäler. Klin. Wschr. 1926. — MIESCHER, G.: Melanom. In Handbuch der Haut- und Geschlechtskrankheiten (JADASSOHN), Bd. XII/3, Bd. II. Berlin: Springer 1933. — Umwandlung von Naevuszellen in Talgdrüsenzellen. Arch. f. Dermat. 171, 119—124 (1935). — Über Klinik und

Therapie der Melanome. Arch. f. Dermat. **200**, 215—238 (1955). — MIESCHER: Virchows Arch. **246** (1927) (Lit.). — MIESCHER, G., et A. VON ALBERTINI: Histologie de 100 cas de naevi pigmentaires d'après les méthodes de MASSON. Bull. Soc. franç. Dermat. **42**, 1265 bis 1273 (1935). — MIGLIORINI, G.: Ricerche intorno ai nevi molli ed ai tumori pigmentati. Giorn. ital. Mal. vener. **1904**, H. 4, 5, 6. — MÖLLER, M.: Naevus giganteus capilliti etc. Arch. f. Dermat. **64**, 199 (1903). — MONTGOMERY, H., and J. W. KERNOHAN: Pigmented nevi with special studies regarding a possible neuroepithelial origin of the nevus cell. J. Invest. Dermat. **3**, 465—491 (1940).—NIKOLOWSKI, W.: Über Naevus lipomatodes cutaneus superficialis (HOFF-MANN-ZURHELLE). Dermat. Wschr. **122**, 735—741 (1950). — POLLIO: Über Pigmentnaevi. Arch. f. Dermat. **80**, 47 (1906). — PRICHARD, R. W., and R. P. CUSTER: Paccinian neuro-fibroma. Cancer (N. Y.) **5**, 297—301 (1952). — RAVENNA: Beitrag zur Histogenese der mela-notischen Hautgeschwülste. Virchows Arch. **171** (1903). — RECKLINGHAUSEN: Über die mul-tiplen Fibrome der Haut usw. Berlin 1882. — Die Desmoplasie der Epithelzellen der mensch-lichen Haut. Mh. Dermat. **41** (1905). — RIBBERT: Geschwulstlehre. Bonn: Cohen 1904. — RIECKE, E.: Zur Naevusfrage. Arch. f. Dermat. **65** (1903). — RÖSSLE: Der Pigmentierungs-vorgang im Melanosarkom. Z. Krebsforsch. **2** (1904). — SCHUKMACHER, P., u. W. ENGEL-HARDT: Beitrag zur Genese angeborener Muttermäler. Krankheitsforsch. **2** (1926). — SPITZ, S.: Melanomas of childhood Th. Amer. J. Path. **24**, I, 591—602 (1948). — STARCK, D.: Embryo-logie. Georg Thieme 1955. — STEGMAIER, O. C., and H. MONTGOMERY: Histopathologic studies of pigmented nevi in children. J. Invest. Dermat. **20**, 51—64 (1953). — STEIGLEDER, G. K., u. K. WELLMER: Zur Abgrenzung der sog. Juven. Melanom. Arch. klin. u. exper. Dermat. **202**, 556—566 (1956) (Lit.). — STOECKENIUS: Über den geweblichen Aufbau des weichen Naevus. Virchows Arch. **255**, 384 (1925). — SZODORAY, L.: Adatok a festékes anyajegyek szövettanához, Különlenymat az Orvostudományi Közlemények 1944, 10. — TOURAINE, A.: Une neuro-ectodermose congénitale médite, la lentiginose neuro-dysraphique etc. Semaine Hôp. **1942**, 53—59. — TROXELL, M. A.: Syndrome of PEUTZ (Melanoplakia and small inte-stinal polyposis). Arch. of Dermat. **70**, 488—495 (1954) (Lit.). — VOSS, C.: Zum Naevus-problem (Naevus pigmentosus, Naevus mollis) und die Herkunft der sog. Naevuszellen. Theorien und eigene Ergebnisse. Arch. f. Dermat. **194**, 30—83 (1952) (Lit. gut. hist. Über-sicht). — WHITFIELD, A.: On the origin of the so-called naevus-cells of soft moles, and the formation of the malignant growths derived from them. Brit. J. Dermat. **1900** (Lit.). — ZAAIJER: Beitrag zur Kenntnis von dem Ursprung und dem Bau der Naevuszellen und Naevus-tumoren. Inaug.-Diss. Leiden 1903. — ZARFL, M.: Neuer Beitrag zum Studium der blauen Geburtsflecke (Mongolenflecken). Z. Kinderheilk. **41** (1926).

„Blaue Naevi", Mongolenflecke . . . . S. 260

BAHRAWAY, A. A. E.: Über den Mongolenfleck bei Europäern. Ein Beitrag zur Pigment-lehre. Arch. f. Dermat. **141**, 171 (1922) (Lit.). — BLOCH: Zwei Fälle von Mongolenfleck bei Säuglingen. Schweiz. med. Wschr. **1921**, Nr 5, 116. — COLE, H. N., W. R. HUBLER and H. R. LUND: Persistent aberrant mongolian spots. Arch. of Dermat. **61**, 244—260 (1950). — COMBY, J.: La tache bleue mongolique ches les enfants européens. Arch. Méd. des Enf. 1920. — DORSEY, C. S., and H. MONTGOMERY: Blue nevus and its distinction from mongolian spot and the nevus of Ota. J. Invest. Dermat. **22**, 225—236 (1954).—DUBREUILH et PETGES: Ann. de Dermat. **1911**, 552. — FERREIRA: La tache bleue mongolique a Sao Paolo. Arch. Méd. Enf. 1920. — FISCHER, E.: Zur Histologie des „Blauen Naevus". Dermat. Wschr. **1929** II, 1755 bis 1756. — FISCHER, WALTER: Einiges über den Mongolenfleck. Arch. Schiffs- u. Tropenhyg. **23** (1919). — FUJISAWA, K.: sog. Mongolenfleck der Kreuzhaut bei europäischen Kindern. Jb. Kinderheilk. **62** (1905). — GANS, O., u. G. LUTZ: Das Melanin und seine Genese. Erg. Med. u. Entwicklungsgesch., 3. Abh. **26** (1925). — JADASSOHN, W., A. FRANCESCHETTI et M. GOLAY: Quelques observations cliniques concernant la pigmentation du derme. Dermatologica (Basel) **108**, 225—234 (1954). — JAMAMOTO: Über Mongolenflecke und hellblauen „mongoloiden" Naevus. Arch. f. Dermat. **149** (1925). — KOOS, A. v.: Über den sog. Mongolenfleck auf Grund von 30 Fällen. Arch. Kinderheilk. **52**, H. 1—3 (1910). — KREIBICH, C.: Blauer Naevus. Arch. f. Dermat. **153**, 804—806 (1927). — MARTINOTTI, L.: Macchie mongoliche. Giorn. ital. Mal. vener. **1909**. — MASSON, P.: Neuro-nevi „bleu". Arch. „De Vecchi" (Firenze) **14** 1—28 (1950). — MIESCHER: Die Chromatophoren in der Haut des Menschen. Ihr Wesen und die Herkunft ihres Pigmentes. Arch. f. Dermat. **139** (1922). — MIESCHER, G.: Melanom. Hand-buch der Haut- und Geschlechtskrankheiten (JADASSOHN), Bd. XII/3. Berlin 1933. —

MONTGOMERY, H., and J. E. KAHLER: The blue nevus (JADASSOHN-TIECHE) its distinction from ordinary moles and malignant melanomas, Th. Amer. J. Canc. 36, 527—539 (1939). — PARISER, H., and H. BEERMAN: Extensiv blue patchlike pigmentation. Arch. of Dermat. 59, 396—404 (1949). — RIECKE: Zur Naevusfrage. Arch. f. Dermat. 65, 80 (1903). — SATO, K.: Beitrag zur Kenntnis des „blauen Naevus". Dermat. Wschr. 73, 1073—1077 (1921). — STRANZ, H.: Zur Kenntnis der „blauen Naevi". Arch. f. Dermat. 147, 1, 131 (1924). — TIÈCHE: Über benigne Melanome („Chromatophorome") der Haut—,,blaue Naevi". Virchows Arch. 186, 212 (1906).

Talgdrüsennaevi

ARNOLD, H. L.: Nevus seborrhoicus et sudoriferus. Arch. of Dermat. 51, 370—372 (1945). — ARRIGHI, F.: Note à propos six cas d'adenomes sébacés séniles etc. Bull. Soc. franç. Dermat. 1955, 458—459. — BANDLER: Zur Histologie des Naevus sebaceus. Arch. f. Dermat. 49, 95 (1899). — BENKMANN, W.: Über einen Fall von Naevus sebaceus. Inaug.-Diss. Berlin 1909. — CURTIS et LAMBERT: Un cas d'adénome sébacé volumineux de la face. Rev. de Chir. 22 (1900). — FRIEBOES: Über einen Fall von Naevus epitheliomatosus sebaceus capitis. Dermat. Z. 22, 313 (1915) (Lit.). — GELBJERG-HANSEN, G.: Ein Fall von Naevus sebaceus mit solitärem Hauthorn. Dermat. Z. 46, 29/30 (1925). — GÉRY, LOUIS: Epithélioma sébacé typique. Bull. Soc. franç. Dermat. 1921, Nr 8, 45—48. — GILMAN, R. L.: Adenomatoid sebaceous tumors with particular reference to adenomatoid hyperplasia. Arch. of Dermat. 35, 633—642 (1937). — GOTTHEIL, W. G.: Adenoma sebaceum of the nonsymmetrical type. J. Amer. Med. Assoc. 37, 176 (1901). — GOUGEROT, H.: Conception des naevi: Neoplasies benignes. Rev. franç. Dermat. 1, 106 (1925). — GROTERJAHN, A.: Die Talgdrüsengeschwülste mit besonderer Berücksichtigung des Talgdrüsenadenoms. Hautarzt 1, 319—321 (1950). — GRUND, J. L.: Syringocystadenoma papilliferum and naevus sebaceus (JADASSOHN) occuring as a single tumor. Arch. of Dermat. 65, 340—347 (1952). — HABER, H.: Verrucous naevi. Trans. St. Johns Hosp. Dermat. Soc. 34, 20—28 (1955). — HIDAKA, S.: Über Talgdrüsennaevi. J. of Orient. Med. 3 (1925). — HIRSCHFELD, B.: Über senile (und präsenile) rein hyperplastische Talgdrüsentumoren, spez. des Gesichts usw. Arch. f. Dermat. 72, 25 (1904).— HOFFMANN und ZURHELLE: Naevus lipomatodes cutaneus superfic. Arch. f. Dermat. 130, 327 (1921). — HÜBNER-RICHTER, U.: Über lymphoreticuläres Gewebe in einem Talgdrüsennaevus. Dermat. Wschr. 128, 1097—1100 (1953). — KOCH, F.: Über Vorkommen von apokrinen Drüsen in Talgdrüsennaevi. Arch. f. Dermat. 174, 126—131 (1936). — KOTHE, R.: Zur Lehre von den Talgdrüsengeschwülsten. Arch. f. Dermat. 68 (1903). — LEVER, W. F.: Sebaceous adenoma. Arch. of Dermat. 57, 102—111 (1948). — Pathogenesis of benign tumors of cutaneous appendages and of basal cell epithelioma. Arch. of Dermat. 57, 679—708 (1948) (Lit.). — MARTINOTTI: Nevi e i tumori delle ghiandole sebat. Giorn. ital. Mal. vener. 1911, H. 6. — MAYR, J. K.: Der systematisierte Talgdrüsennaevus. Arch. f. Dermat. 141 (1922). — MÖLLER, M.: Naevusstudien. Arch. f. Dermat. 62, 55 (1902). — NIKOLOWSKI, W.: Beitrag zur Klinik und Histologie der Talgdrüsennaevi und -carcinome und deren Beziehung zum Basalzellencarcinom. Arch. f. Dermat. 193, 340—362 (1951). — OPPENHEIMER-MAERKLIN: Fall von halbseitigem Talgdrüsennaevus. Inaug.-Diss. Freiburg 1898. — OSTROWSKI, ST.: Beitrag zur Histologie des Naevus (epitheliomatosus) sebaceus unilateralis capitis. Acta dermato-vener. (Stockh.) 8, 255—267 (1928). — PARKIN, TH.: Naevus sebaceus (JADASSOHN) with squamous cell epithelioma. Brit. J. Dermat. 62, 167—170 (1950). — PAUTRIER, L. M.: Le naevus sébacé de la face et du cuir chevelu. L'épithelioma sébacé. Ann. de Dermat. Ser. VII 7, 897—938 (1936). — PERCIVAL, G. H.: Le naevus sebaceus et le naevus syringoadenomatus papilliferus. Arch. belg. Dermat. 3/4, 95—102 (1947). — PONCET: Sur un cas d'epithéliomes sebacés multiples. Med. mod. 1899, Nr 85, 679. — REITMANN, K.: Zur Kenntnis der Talgdrüsen und der von ihnen ausgehenden Wucherungs- und Neubildungsprozesse. Arch. f. Dermat. 99, 125 (1910). — ROBINSON, S. S.: Naevus sebaceus (JADASSOHN). Arch. of Dermat. 26, 663—670 (1932). — STÜMPKE: Über multiple Talgdrüsenhypertrophien (Adenoma sebaceum). Dermat. Z. 23, H. 5 (1916). — SZODORAY, L.: Relations between nevus sebaceus and epithelioma. Acta dermato-vener. (Stockh.) 13, 1—5 (1932). — WERNER u. JADASSOHN: Zur Kenntnis der „systematisierten Naevi". Arch. f. Dermat. 33, 341 (1895).

Schweißdrüsennaevi

BEIER: Über einen Fall von Naevus subcutaneus (VIRCHOW) mit hochgradiger Hyperplasie der Knäueldrüsen. Arch. f. Dermat. 31 (1895).

Haarnaevi . . . . S. 271

DÖRING, H.: Mitteilungen über einen Haarnaevus. Dermat. Wschr. **133**, 399—402 (1956) (Lit.). — FESSLER, A.: Angeborene Haargeschwulst. Arch. f. Derm. **146** (1924). — PRINZ, FR.: Kurze Mitteilung über einen Haarflächennaevus. Arch. f. Dermat. **193**, 513—517 (1952).

BOURNEVILLE-PRINGLEsche Krankheit . . . . S. 271

ARNDT: Multiple symmetrische Gesichtsnaevi. Berlin. Dermatol. Ges. 11. Jan. 1921. Zbl. Hautkrkh. **1**, 13 (1921). — AUDRY: De l'adénome sébacé circonscrit. Ann. de Dermat. **1903**. — Sur un soi-disant adénome sébacé congenital, unilateral de la face. Ann. de Dermat. **1909**, 318. — BAUMGARTEN, J.: Beitrag zum Naevus fibrosebaceus. Dermat. Z. **1911**, 128 Erg.-H. — BOSELLINI: Fall des sog. Adenoma sebaceum Pringle (symmetrischer Naevus, des Gesichtes). Mh. Dermat. **51** (1910). — BUSCHKE: Zur Kasuistik des Adenoma sebaceum. Berlin. Dermatol. Ges. 2. Febr. 1904. Arch. f. Dermat. **70**, 142. — BUTTERWORTH, TH., and M. WILSON: Dermatologic aspects of tuberous sclerosis. Arch. of Dermat. **43**, 1—41 (1941). — CAROL, W. L. L.: Beitr. zur Kenntnis des Adenoma sebaceum (PRINGLE) und sein Verhältnis zur Krankheit von BOURNEVILLE u. v. RECKLINGHAUSEN. Acta dermatovener. (Stockh.) **2** (1921). — CAROL, W. L. L., u. J. C. VAN HEUSDEN: Beitrag zur Kenntnis des Morbus Bourneville-Pringle und der RECKLINGHAUSENschen Neurofibromatosis. Arch. f. Dermat. **175**, 1—38 (1937). — CSILLAG: Beitr. zur Lehre von den symmetrischen Gesichtsnaevi. Arch. f. Dermat. **80**, 37 (1906). — DARIER: Sur un cas de naevi vasculaires et verruqueux de la face, affection confondue avec les adénomes sébacés. Ann. de Dermat. **1890**, 873. — DRABKIN-SLUTZKY, B.: Ein Fall von sog. Adenomata sebacea. Inaug.-Diss. Zürich 1906. — EHRMANN, G.: Über den Morbus Pringle. Hautarzt **3**, 257—260 (1952). — EITNER, E.: Zur Kasuistik des Adenoma sebaceum (PRINGLE). Wien. klin. Wschr. **1909**, Nr 33. — FELLÄNDER, P.: Zur Kasuistik des Adenoma sebaceum. Arch. f. Dermat. **74**, 203. (1905). — FUSS, H.: Über Naevus multipl. Pringle, Adenoma sebaceum. Arch. f. Dermat. **148**, 509 (1925). — HALLERVORDEN, J., u. W. KRÜCKE: Die tuberöse Hirnsklerose. Handbuch der speziellen pathologischen Anatomie und Histologie. Bd. XIII, Nervensystem, S. 602ff. Berlin: Springer 1956. — HALLOPEAU et LEREDDE: Sur un cas d'adénomes sébacés à forme scléreuse etc. Ann. de Dermat. **1895**, 473. — HINTZ, A.: Ein Fall von Naevus Pringle und Neurofibromatosis (v. RECKLINGHAUSEN). Arch. f. Dermat. **106**, 277—282 (1911). — KOFLER: Ein Fall von „Naevus Pringle" usw. Wien. klin. Wschr. **1908**. — KOPP: Zur Kasuistik des Naevus vasculosus verrucosus faciei (DARIER). Dtsch. Arch. klin. Med. **84**, H. 1—4. — KOTHE, R.: Zur Lehre von den Talgdrüsengeschwülsten. Arch. f. Dermat. **63**, 33, 359 (1903). — KRZYSTALOWICZ, FR.: Ein Fall von sog. Adenoma sebaceum. Mh. Dermat. **45** (1907). — KVEIM, A.: Über adenoma sebaceum (Morbus Pringle) und seinen Platz im neurocutanen Syndrom-, tuberöse Hirnsklerose-, und dessen Beziehung zur v.RECKLINGHAUSENschen Krankheit. Acta dermato-vener. **18**, 637—683 (1937). — MARULLO: Ein Fall von diffuser chronischer Talgdrüsenhypertrophie (Adenoma sebaceum, CASPARY, PRINGLE usw.). Dermat. Z. **9** (1902). — NOBL, G.: Beziehungen des Naevus Pringle zu der Neurofibromatosis Recklinghausen. Wien. med. Wschr. **1926**. — PASINI: Adenoma sebaceum (PRINGLE). Giorn. Mal. vener. **1909**, 462. — PELAGATTI: Autopsie d'un cas d'adénome sébacé de BALZER. Ann. de Dermat. **1904**, 983. — PEZZOLI: Zwei Fälle von sog. Adenoma sebaceum (HALLOPEAU-LEREDDE „Naevi symmétriques de la face"). Arch. f. Dermat. **54**, 193 (1900). — POOR, F.: Beiträge zur Klinik und Anatomie der sog. Adenoma sebaceum. Mh. Dermat. **40** (1905). — PRINGLE: Über einen Fall von kongenitalem Adenoma sebaceum. Mh. Dermat. **10** (1890). — REITMANN, K.: Zur Struktur von Adenoma sebaceum Pringle. Arch. f. Dermat. **83**, 171 (1904). — SUTTON, PH.: A differential study of multiple benign cystic epithelioma and adenoma sebaceum in the negro. J. Cutan. Dis. **29** (1911). — TAYLOR and BARENDT: Three cases of adenoma sebaceum in one family. Brit. J. Dermat. **1893**. — WINKLER, M.: Weitere kasuistische Beiträge zu den multiplen symmetrischen Gesichtsnaevi. Arch. f. Dermat. **86**, 127, 132 (1907).

RECKLINGHAUSENsche Krankheit . . . . S. 275

ABT: Fibroma molluscum der Vulva. Inaug.-Diss. Tübingen 1896. — ADRIAN, C.: Die multiple Neurofibromatose. Zbl. Grenzgeb. Med. u. Chir. **6** (1903). — Die multiple Neurofibromatose. Jena 1903. — ALEXANDER: Multiple Neurofibrome. Breslauer dermatol. Verein.

Arch. f. Dermat. **60**, 136 (1902). — ANTONI: Über Rückenmarkstumoren und Neurofibrome. München u. Wiesbaden: J. F. Bergmann. 1920. — AYRES, W. W., A. J. DELANAY and M. H. BACKER: Congenital neurofibromatous macroglossia associated in some cases with VON RECKLINGHAUSENS disease. Cancer (N. Y.) **5**, 721—726 (1952). — BEATTIE and HALL: Diffuse neurofibromatosis. Lancet **1912**, 579. — BERBLINGER, W.: Ein Beitrag zur epithelialen Genese des Melanins (multiple Melanome der Haut und Neurofibromatose der Hautnerven) usw. Virchows Arch. **219**, 328 (1915) (Lit.). — BETZ, M.: Über Neurofibrome. Diss. Berlin 1911. — BOFINGER, H.: Über das Problem der sarkomatösen Entartung bei der Neurofibromatose v. Recklinghausen. Arch. Geschwulstforsch. **9**, 273 (1956). — CAILLIAU, F.: Les formes anatomiques de la maladie de Recklinghausen. Ann. d'Anat. path. **7**, 177—191 (1930). — CARACHE, H.: Multiple neurofibroma with sarcomatous transformation and skeletal involvement. Arch. of Dermat. **40**, 185—199 (1939). — DAWYDOW, M. S.: Mikroskopische Untersuchung der Neurofibromatose. Med. Obosrenije (Russ.) **1909**, Nr 19. Ref. Arch. f. Dermat. **103**, 401 (1910). — DUBREUILH: Fibromes miliaires folliculaires; sclerodermie consecutive. Ann. de Dermat. **1906**, 569. — DURANTE: Les transformations morpholog. du tube nerveux etc. Revue neur. **18** (1906). — EHRMANN: RECKLINGHAUSENsche Krankheit. Arch. f. Dermat. **129**, 498 (1921) (Lit.). — Neurofibromatosis und Sarkom. Arch. f. Dermat. **145**, 301 (1924). — FOERSTER, O., u. O. GAGEL: Zentrale diffuse Schwannose bei RECKLINGHAUSENscher Krankheit. Z. Neur. **151**, 1—16 (1934). — FRANCINI, J.: Neuromi. Atti Accad. Fisiocritici Siena **20** (1909). — HANSEMANN: Multiple Fibrome und Neurome. Dtsch. med. Wschr. **1895**, Nr 31. — HARBITZ, F.: Über das gleichzeitige Auftreten mehrerer selbständig wachsender (,,multipler") Geschwülste. Beitr. path. Anat. **26** (1916). — HELLER: Neurofibrome. Berlin. Dermatol. Ges. 5. Dez. 1899. Arch. f. Dermat. **51**, 433 (1900). — HELMHOLTZ and CUSHING: Elephantiasis nervorum of the scalp, a manifestation of v. RECKLINGHAUSENS disease. Amer. J. Med. Sci. **132**, 355 (1906). — HERXHEIMER, G., u. W. ROTH: Zum Studium der RECKLINGHAUSENschen Neurofibromatose. Beitr. pathol. Anat. **58**, H. 2. (1914) (Lit.). — HINTZ, A.: Zur Kenntnis des Morbus Recklinghausen. Wien. klin. Wschr. **1909**. — HOFFMANN, E.: Über Neurinome der Haut (Neurofibrome RECKLINGHAUSENS, unausgereifte Neurome KYRLES) und ihre Bedeutung für die Naevusfrage. Dermat. Z. **24**, H. 5 (1917). — JOHN, F., u. F. ORMEA: Zur Histogenese des Morbus Recklinghausen der Haut. Arch. f. Dermat. **192**, 478—508 (1951). — KAWASCHIMA, K.: Über einen Fall von multiplen Hautfibromen mit Nebennierengeschwulst. Ein Beitrag zur Kenntnis des sog. Morbus Recklinghausen. Virchows Arch. **203**, 66 (1911). — KEST, B. v.: Über bindegewebige Bauchdeckentumoren und ihre klinische Bedeutung im Anschluß an einen Fall von Fibrom in einer Appendektomienarbe. Bruns' Beitr. **123** (1921) (Lit.). — KIRCH, C.: Zur Kenntnis der Neurinome bei RECKLINGHAUSENscher Krankheit. Z. Neur. **74** (1922). — KÖLPIN: Fall von Fibroma molluscum multiplex mit Elephantiasis. Inaug.-Diss. Greifswald 1897. — KRUMBEIN, C.: Über die ,,Band- oder Palisadenstellung" der Kerne, eine Wuchsform und zugleich eine Ableitung der Neurinome (VEROCAY). Virchows Arch. **255** (1925). — KRZYSTALLOWICZ, F.: Ein Fall von Neurofibroma cutis multiplex. Mh. Dermat. **36** (1903) (Lit.). — KYRLE, J.: Beitrag zur Kenntnis der multiplen unausgereiften Hautneurome. Dermat. Z. **24**, H. 4 (1917). — LANE, N., M. R. MURRAY and G. C. FRASER: Neurilemoma of the lungs confirmed by tissus culture. Cancer (N. Y.) **6**, 780—789 (1953). — LAUCHE, A.: Über rhythmische Strukturen in menschlichen Geweben. Virchows Arch. **257** (1925). — LIER, WILH.: Über Neurofibromatose. Z. klin. Med. **80**, H. 3 u. 4. — McNAIRY, D. J., and H. MONTGOMERY: Cutaneous tumors of VON RECKLINGHAUSENS disease (Neurofibromatosis). Arch. of Dermat. **51**, 384—390 (1945).— MALHERTE, H.: Neurofibromatose généralisé, lésions des glandes sudoripares. J. mal. cut. et syph. **1901**, 613. — MASSON, P.: Histogénèse des neurofibromes cutanés diffus. Bull. Soc. franç. Dermat. **42**, 1278—1293 (1935). — Tumeurs encapsulées et bénignes des nerfs. Rev. canad. de Biol. **1**, 209—343 (1942). — MERK: Weiterer Beitrag zur Kenntnis der Botanomnatur der RECKLINGHAUSENschen sog. Neurofibromatose. Med. Klin. **1921**, Nr 32. — MONTGOMERY, H., and P. A. O'LEARY: Multiple ganglioneuromas of the skin. Arch. of Dermat. **29**, 26—52 (1934). — MORRIS, M., and W. FOX: RECKLINGHAUSENS disease. Brit. J. Dermat. **1907**. — NAEGELI: Naevi anaemici und RECKLINGHAUSENsche Krankheit. Arch. f. Dermat. **121**, 742 (1916). — NIKIFOROW: Zwei Fälle von Molluscum fibros (RECKLINGHAUSENsche Erkrankung). J. russe mal. cut. **1909**. — NOBL: Beziehungen des Naevus Pringle zu der Neurofibromatosis Recklinghausen. Wien. med. Wschr. **1926**, Nr 30. — ORZECHOWSKI,

K.: Neurinome, Pathologische Anatomie. In Handbuch der Haut- und Geschlechtskrankheiten. Bd. XII/2, 1, S. 162ff. — Pollak, Josef: Die Atrophie bei multipler Neurofibromatose. Arch. f. Dermat. 78, 91—104 (1906). — Preobraschinsky, P. u. A.: Fall von Neurofibromatose. Dtsch. Z. Nervenheilk. 42, H. 1/2 (1911). — Recklinghausen, v.: Über die multiplen Fibrome der Haut und ihre Beziehung zu den multiplen Neuromen. Festschr. f. R. Virchow. Berlin: A. Hirschwald 1882. — Richardson, W. G.: A case of neurofibromatosis, sarcoma and death. Lancet 1904, 1562. — Rubesch, R.: Zwei Fälle von fibromatöser Elephantiasis. Bruns' Beitr. 48, H. 3 (1906). — Schnitzer, R.: Zur Recklinghausenschen Krankheit. Inaug.-Diss. Berlin 1919. — Scholl, Otto Konrad: Über abortive Formen der Recklinghausenschen Krankheit. Inaug.-Diss. Straßburg 1915. — Siemens, H. W.: Ätiolog.-dermatologische Studien über die Recklinghausensche Krankheit. Virchows Arch. 260 (1926). — Steiner, L.: Über multiple, subcutane, harte, fibröse Geschwülste. Arch. Schiffs- u. Tropenhyg. 8, (1904); 13, H. 15 (1909). — Stout, A. P.: The peripheral manifestations of the specific nerve sheath tumor (Neurilemoma). Amer. J. Canc. 24, 751—796 (1935). — Szondi, Kenedy u. Miskolczy: Die Beziehungen des Morbus Recklinghausen zum endokrinen System usw. Arch. f. Dermat. 148, 519 (1925). — Thies, W.: Beitrag zur Histogenese der Recklinghausenschen Neurofibromatose der Haut unter besonderer Berücksichtigung des Nervensystems. Arch. f. Dermat. 198, 619—633 (1954). — Thomson: On neuroma and neurofibromatosis. Edinburgh 1900. — Trombetta: Fibroma mollusco, istologica et istogenesi. Rif. med. 1900. — Urbach, E., u. A. Wiedmann: Morbus Pringle und Morbus Recklinghausen, ihre Beziehung zueinander. Arch. f. Dermat. 158, 334, 343 (1929). — Valk, J. W. van der: Cutis vertitis gyrata als Erscheinung des Recklinghausenschen Symptomenkomplexes. Psychiatr. Bl. (holl.) 1925. — Verocay, J.: Zur Kenntnis der Neurofibrome. Beitr. path. Anat. 48, H. 1 (1910) (Lit.). — Vignolo-Lutati, C.: Beitrag zur Recklinghausenschen Krankheit. Mh. Dermat. 52 (1910). — Vörner, H.: Über Fibroma molluscum Virchow. Dermat. Z. 12, 660. — Wallner: Beitrag zur Kenntnis des ,,Neurinoma Verocay" usw. Virchows Arch. 237 (1922). — Weber, F. P.: Hautpigmentation als unvollständige Form der Recklinghausenschen Krankheit usw. Brit. J. Dermat. 21, 49 (1909). — Whitfield: A case of cutaneous neurofibromatosis in which newly formed nerve fibres were found in the tumours. Lancet 1903, 1230. — Zeitlhofer, J.: Über die maligne Ausartung von Neurofibromen. Krebsarzt (Wien) 2, 301—312 (1947).

Talgdrüsenadenome . . . . S. 285

Carol, W. L.: Über das Adenom der Talgdrüsen und über das Talgdrüsenzellenadenom 65. Sitzg der Niederl. Dermatologenver. 25. März 1923. Zbl. Hautkrkh. 10, 52 (1924). — Lever, W. F.: Pathogenesis of benign tumors of cutaneous appendages and of basal cell epithelioma. Arch. of Dermat. 57, 679—708 (1948) (Lit.). Siehe auch bei Naevus sebaceus.

Schweißdrüsenadenome . . . . S. 286

Albertini, A. v.: Histologische Geschwulstdiagnostik, S. 464—467. Stuttgart: Georg Thieme 1955. — Blaschko: Über Syringocystadenom. B. G. 5. 7. 1898. Arch. f. Dermat. 46, 451 (1896). — Brauns, Th.: Ein Fall von ausgebreitetem Schweißdrüsenadenom mit Cystenbildung. Arch f. Dermat. 64, 347 (1903). — Burg, E.: Über einen Fall von Adenoma hydradenoides vulvae. Zbl. Gynäk. 54, I, 395—399 (1930). — Cramer, H.: Zur Histogenese und Klinik des Hidradenoma vulvae. Z. Geburtsh. 14, 1135—1142 (1954). — Esteves, J.: Sur l'histologie des épitheliomas de la peau. Acta dermato-vener. (Stockh.) 34, Supl. 31 (1954). — Fick, Joh.: Zwei relativ seltene Hauttumoren. Unnas Dermatol. Studien (Festschr. Bd. 1), Bd. 20, S. 277. 1910. — Fiocco, G.: Un caso di nevo-sudurale in un vecchio. Giorn. ital. Mal. vener. 1904, H. 3. — Fleischmann, K.: Beitrag zur Kasuistik des Adenoma hidradenoides vulvae. Mschr. Geburtsh. 21, 497. — Frattin, G.: Beitrag zur Kenntnis der Schweißdrüsenadenome. Arch. klin. Chir. 106, 522 (1915). — Freudenthal, W., u. Z. Geserowa: Harnsäurekristalle in Hydrocystomen. Arch. f. Dermat. 158, 724—728 (1928). — Gross, E.: Multiple gutartige Geschwülste der Vulva (Adenoma hidradenoides). Z. Geburtsh. 60, 565 (1907). — Hedinger: Zur Frage des Plasmacytoms. Granulationsplasmacytom in Kombination mit einem krebsig umgewandelten Schweißdrüsenadenom des behaarten Kopfes. Frankf. Z. Path. 7 (1919). — Jupunoff: Cystadenoma sudoriparum. Inaug.-Diss. Würzburg

1896. — KLAUBER, OSKAR: Über Schweißdrüsentumoren. Bruns' Beitr. **41**, H. 2 (1904). — (1922). — KREIBICH, C.: Zur Kenntnis tubulöser Hautgeschwülste. Arch. f. Dermat. **139**, 260 KROMPECHER, E.: Zur Histologie und Morphologie der Cystenmamma usw. Beitr. path. Anat. **62**, 403 (1916) (Lit.). — Zur Kenntnis der Geschwülste und Hypertrophien der Schweißdrüsen. Arch. f. Dermat. **126**, 765 (1919). — LANDSTEINER: Über Tumoren der Schweißdrüsen. Beitr. path. Anat. **39** (1906). — LENNOX, B.: The superficial hidradenomata. J. of Path. **67**, 553—562 (1954). — LEVER, W. F.: Pathogenesis of benign tumors of cutaneous appendages and of basalcell epithelioma. Arch. of Dermat. **57**, 679—708 (1948) (Lit.). — LUSENA, G.: Sul carcinoma delle ghiandole sudoripare. Sperimentale **58**, 1 (1904). — MAYER, I.: Zur Histologie der Hidroadenome. Frankf. Z. Path. **54**, 548—580 (1941). — MEYENBURG: Zur Frage der Schweißdrüsenadenome. Virchows Arch. **240** (1922). — PICK, L.: Über Hidradenoma und Adenoma hydrad. Virchows Arch. **175**, 312 (1904). — PINKUS, H.: Life history of naevus syringoadenomatosus papilliferus. Arch. of Dermat. **69**, 305—322 (1954). — RICKER: Bemerkungen zur Abhandlung KROMPECHERS: Zur Kenntnis der Geschwülste und Hypertrophien der Schweißdrüsen. Arch. f. Dermat. **128**, 302 (1920). — RICKER u. SCHWALB: Die Geschwülste der Hautdrüsen. Berlin: S. Karger 1914. — RUSCH: Syringocystadenom. Wien. Ges. 7. Mai 1914. Arch. f. Dermat. **119**, 283. — SCHIFFMANN, J.: Schweißdrüsenadenocancroid der Vulva. Zbl. Gynäk. **1920**, Nr 3. — STAKELBERG, A.: Zur Frage über die Adenome der Schweißdrüsen (Hydradenome). Russkij. Wratsch **1909**, Nr 44. Ref. Arch. f. Dermat. **103**, 393 (1910). — THIMM, P.: Hypertrophie und multiple Cystadenome der Schweißdrüsenknäuel. Arch. f. Dermat. **69**, 3 (1904). — TÖRÖK: MRACEKs Handbuch, Bd. 1, S. 464. — VILLARDT et PAVIOT: Des tumeurs sudoripares naeviformes. Provence-méd. **1896**, 18. Juli. — WILHELM: Syringocystadenom. Verh. der Wien. Dermatol. Ges. Arch. f. Dermat. **76**, 417 (1905). — WOLFHEIM, RICH.: Zur Kenntnis der malignen Schweißdrüsentumoren. Arch. f. Dermat. **85**, 277—292 (1907). — WORINGER, F.: Adénomes sudoripares en petites tumeurs de la grande lèvres, Reun. derm. de Strasbourg, 9. Jan. 1938. Bull. Soc. franç. Dermat. **1938**, 112—114. — Weitere Literatur siehe bei Naevus myoepitheliomatosus S. 570.

Naevus syringo-adenomatosus papilliferus . . . . S. 295

ARZT, L., u. L. KUMER: Über Drüsennaevi. Arch. f. Dermat. **148** (1925). — BIBERSTEIN, H.: Über papilliforme Syringocystadenome. Arch. f. Dermat. **152** (1921). — BLASCHKO, A.: Das Hydrocystoma papilliferum, ein Beitrag zur Lehre von den Schweißdrüsengeschwülsten. Unnas Dermatol. Studien, Bd. 21 (Festschr. Bd. 2). — BROCQ, P., NIGAUD et GIET: Végétation épithéliomateuse développée sur le parvi d'un kyste sudoripare. Bull. Soc. Anat. Paris **93** (1923). — CARDENAL, C.: Zur Kenntnis der Histologie des Syringocystadenoma papilliferum. Arch. f. Dermat. **166**, 315—318 (1932). — DÖRFFEL, J.: Zur Histogenese des Naevus syringoadenomatosus papilliferus. III. Mitt. Dermat. Wschr. **1935 II**, 855—858. — DUPONT, A.: Tumeurs sudoripares. Arch. belg. Dermat. **3**, 1—21 (1947). — FISCHER: Syringadenoma papilliforme. Dermat. Wschr. **60**, 65. — HELWIG, E. B., and V. C. HACKNEY: Syringoadenoma papilliferum. Arch. of Dermat. **71**, 361—372 (1955). — HOFFMANN, E., u. W. FRIEBOES: Zur Kenntnis der Schweißdrüsennaevi mit besonderer Berücksichtigung des Naevus syringadenomatodes papilliferus und Bemerkungen über epitheliale Naevi. Dermat. Z. **27**, 255 (1919) (Lit.). — LENNOX, B., A. G. E. PEARSE und H. G. H. RICHARDS: Mucin secreting tumours of the skin: with special reference to the so-called mixed — salivary tumour of the skin and its relation to hidradenoma. J. of Path. **64**, 865—880 (1952). — LENNOX, B.: The superficial hidradenomata. J. of Path. **67**, 553—562 (1954). — LEVER, W. F.: Pathogenesis of benign tumors of cutaneous appendages and of basal cell epithelioma. I. Benign tumors of the cutaneous appendages. Arch. of Dermat. **57**, 679—708 (1948). — MAYER, I.: Zur Histologie der Hidroadenome. Frankf. Z. Path. **54**, 548—580 (1941). — NÖDL, F.: Beitrag zum Naevus syringoadenomatosus papilliferus. Arch. f. Dermat. **178**, 697—713 (1939). — PINKUS, H.: Life history of naevus syringoadenomatosus papilliferus. Arch. of Dermat. **69**, 305—322 (1954). — PRAKKEN, J. R.: Syringo-steato-adenoma papilliferum cysticum vulvae. Acta dermato-vener. (Stockh.) **27**, 432—438 (1947). — ROTHE, L.: Über einen Fall von Naevus syringocystadenomatosus (Hydrocystoma papilliferum) mit Plasmom. Arch. f. Dermat. **113**, 887—906 (1912). — SACHS, W., and G. M. LEWIS: Naevus syringoadenomatosus papilliferus (WERTHER). Report of five cases. Arch. of Dermat. **36**, 1202—1209 (1937). — STOKES, I. H.: A clinico-pathologic study of an unusual cutaneous neoplasm combining naevus syringadenomatosus papilliferus and a granuloma. J. Cutan. Dis. **35** (1917). — TAPPEINER, S.: Über das Vorkommen apokriner Drüsen in Naevusformationen. Arch. f. Dermat. **179**, 144—150 (1939). — WERTHER: Syringadenoma papilliferum (Naevus syringadenoma papilliferus). Arch. f. Dermat. **116**, 865—870 (1913).

Syringom . . . . S. 300

ARZT, L.: Zur Kenntnis des sog. Syringoms. Beitr. Anat. **69**, 408—417 (1921). — BURNIER et BLOCH: Un cas d'hidradénomes éruptifs. Bull. Soc. franç. Dermat. **1921**, Nr 8, S. 404—406. CAROL, W. L.: Syringo-hamartoma annulare. Acta dermato-vener. (Stockh.) **6** (1925). — CSILLAG, F.: Über das Syringom. Arch. f. Dermat. **1904**, Nr 72, 175. — CHATIN et DRUELLE: Un cas d'hidradénomes éruptifs. J. mal. cut. et syphil. **1902**, 334. — DOHI, SH.: Über das Syringom (sog. Lymphangioma tuberosum multiplex Kaposi). Arch. f. Dermat. **88**, 63—76 (1907). — FREUND, E.: Contributio allo studio dell'etiopatogenesi del siringoma delle palpabre. Arch. ital. Dermat. **1**, H. 2 (1925). — GANS: Über Syringome. Arch. f. Dermat. **141** (1922). — GASSMANN, A.: 5 Fälle von Naevi cystepitheliomatosi disseminati (Hidradénomes Jaquet et Darier). Arch. f. Dermat. **58**, 177 (1901). — HALLOPEAU et GASTOU: Sur un cas d'hydradénomes éruptifs chez une malade atteinte de lupus érythémateux. Ann. de Dermat. **1906**, 61. — LEVER, W. F.: Pathogenesis of benign tumors of cutaneous appendages and of basal cell epithelioma. Arch. of Dermat. **57**, 679—708 (1948) (Lit.). — LEWANDOWSKY: Multiple Hydrocystadenome. Arch. f. Dermat. **99**, 470 (1910). — MARTINOTTI: Dei siringomi dell palpebre. Roma 1920. — NEUMANN: Das Syringocystom. Arch. f. Dermat. **54**, 3 (1900). — NAEGELI: Syringoma circinosum. Arch. f. Dermat. **124**, 99 (1917). — OPPENHEIM: Syringocysta/denom mit eigentümlichem klinischen und histologischen Befund. Zbl. Hautkrkh. **50**, 279—280 (1935). — ORMSBY OLIVER, S.: Syringoma. J. Cutan. Dis. **1910**. — PAUL, S. N.: A case of syringoma. Brit. J. Dermat. **1916**, 106. — PERNET, G.: Naevi cystepitheliomatosi disseminati. Lymphangioma tuberosum multiplex Kaposi. Hidradenoma eruptivum Jaquet and Darier). Brit. J. Dermat., März **1907**. — PHILIPPSON: Die Beziehungen des Colloidmilium (E. WAGNER), der kolloiden Degeneration der Cutis (BESNIER) und des Hydradenoms (JAQUET-DARIER) zueinander. Mh. Dermat. **9** (1890). — RACINOWSKI, A.: Zur Klinik und Histologie des cystischen Schweißdrüsenadenoms (Syringoma) referiert. Zbl. Hautkrkh. **33**, 584 (1930). — RIEHL, G.: Zur Histogenese des Syringocystadenoms. Wien. klin. Wschr. **1935** I, 209—211. — ROTHE: Über Syringome. Arch. f. Dermat. **108**, 457—466 (1911). — SCHWALB, J.: Das Syringom. Med. Klin. **1916**, Nr 11. — STEIGLEDER, G. K.: Wenig beachtete Veränderungen bei Syringomen. Dermat. Wschr. **124**, 1049—1057 (1951). — STÜMPKE: Syringocystadenom. Dermat. Wschr. **55**, 362. — WINKLER, MAX: Über einen Fall von eigenartig lokalisierten Syringomen in Kombination mit anderen Entwicklungsanomalien. Arch. f. Dermat. **1914**, 120. — WINKLER, M.: Beiträge zur Kenntnis der benignen Tumoren der Haut (Naevi cystepitheliomatosi [Syringoma] und multiple symmetrische Gesichtsnaevi). Arch. f. Dermat. **67**, 3 (1903). — WOLTERS, W.: Naevi syringoadenomatosi. Arch. f. Dermat. **70**, 375 (1904). — (Weitere Literatur siehe auch: Hämangioendotheliom S. 599.)

Epithelioma adenoides cysticum . . . . S. 304

AISU, T.: Über eine histologisch dem BROOKEschen Epitheliom ähnliche, vegetierende und rezidivierende Hautgeschwulst: Epithelioma cysticum vegetans et recidivans. Arch. f. Dermat. **171**, 351—371 (1935). — BACHER, FR.: Über einen Fall von Epithelioma adenoides cysticum in Kombination mit hämangiomatoser Bildung. Arch. f. Dermat. **141**, 118 (1922). — BIBERSTEIN, H.: Epithelioma adenoides cyst. im Gesicht und Cystadenome am behaarten Kopf. Arch. f. Dermat. **142**, 428 (1923). — Miliare Cystepitheliome im Gesicht, benigne Epitheliome am Kopf. Zbl. Hautkrkh. **2**, 425 (1921). — Talgdrüsennaevi und Epitheliom. Arch. f. Dermat. **147**, 177 (1924). — BINKLEY, G. W., and H. H. JOHNSON: Epithelioma adenoides cysticum: basal cell nevi, agenesis of the corpus callosum and dental cysts. Arch. of Dermat. **63**, 73—84 (1951). — BROOKE: Epithelioma adenoides cysticum. Brit. J. Dermat. Sept. **1892**. — CSILLAG, J.: Beitrag zur Kenntnis des Epithelioma adenoides cysticum (BROOKE) (Trichoepithelioma multiplex papulosum [JARISCH]). Arch. f. Dermat. **80**, 163 (1906). — DORST u. DELBANCO: Zur Anatomie der strichförmig angeordneten Geschwülste der Haut. Mh. Dermat. **33**, Nr 7. — FISCHER: Zur Genese epithelialer Hauttumoren. Köln. dermatol.

Ges. 27 Nov. 1925. Zbl. Hautkrkh. **19**, 105 (1926). — GAVAZZENI, G. A.: Talgdrüsenhyperplasie und Epitheliom. Arch. f. Dermat. **92**, 323—336 (1908). — HARTZELL, M. B.: Benign cystic epithelioma usw. J. Amer. Med. Sci. **5** (1902). — Further contribution to the study of benign cystic epithelioma. J. Med. Res. **48** (N. S. 13), 159 (1908). — HEIDINGSFELD, M. S.: Multiple benign cystic epithelioma. J. Cutan. Dis. **26**. — KREIBICH, C.: Zur Kenntnis tubulöser Hautgeschwülste. Arch. f. Dermat. **139** (1922). — LEVER, W. F.: Pathogenesis of benign tumors of cutaneous appendages and of basal cell epithelioma. I. Benign tumors of the cutaneous appendages. Arch. of Dermat. **57**, 679—708 (1948) (Lit.). — LITTLE, GR.: 2 cases of epithelioma adenoides cysticum (BROOKE) trichoepithelioma papulosum rodens (JARISCH). Brit. J. Dermat. Mai **1914**. — MacCORMAC, HENRY: Multiple tumors of the scalp. Proc. Roy. Soc. Med., Sect. Dermat. **14**, Nr 5, 47—49 (1921). — MARTINOTTI: Contribuzioni allo studio dell' epithelioma adenoide cistico. Roma 1919. — MAYR, J. K.: Der systematisierte Talgdrüsennaevus. Arch. f. Dermat. **141**, 159 (1922). — PERRY, H. M.: A case of epithelioma adenoides cysticum. Trans. Roy. Soc. Trop. Med. **19** (1925). — PICK, W.: Über das Epithelioma adenoides cysticum (BROOKE) und seine Beziehung zum Adenom der Talgdrüsen (Adenoepitheliom). Arch. f. Dermat. **58**, 201 (1909). — REIHMANN, K.: Zur Kenntnis der Talgdrüsen und der von ihnen ausgehenden Wucherungs- und Neubildungsprozesse. Arch. f. Dermat. **99**, 125 (1910). — RUGGLES, W. E.: Multiple benign cystic epithelioma and fibroma in the same patient. J. Cutan. Dis. **28**, Nr 5, 248. — SAVATARD: Epith. adenoid. cyst. Brit. J. Dermat. **34** (1922). — SCHOEMAKER, JOHN V., et L. BOSTON: Benigne cystic epithelioma. J. Amer. Med. Assoc. **47** (1906). — SCHOPPER, K. J.: Epithelioma adenoides cysticum (BROOKE). Arch. f. Dermat. **98**, 199 (1909). — SCHUERMAN, H., u. K. WEBER: Siehe Cylindrome. — SUTTON: A differential study of multiple benign cystic epithelioma and adenoma sebaceum. J. Cutan. Dis. **29**, 480 (1911). — SUTTON, R. L., and C. C. DERMIE: J. Amer. Med. Assoc. **1912**, 333. — TRAENKLE, H. L.: Epithelioma adenoides cysticum trichoepithelioma and basalcell cancer. Arch. of Dermat. **42**, 822—839 (1940). — WATANABE, J.: Über das Cylindrom und das Epithelium adenoides cysticum. Arch. f. Dermat. **140** (1922). — WERTHER: Trichoepithelioma papulosum (Naevus trichoepitheliomatosus). Ikonogr. dermat. **3**, 119 (1908). — WINER, L. H.: The dilated pore, a trichoepithelioma. J. Invest. Dermat. **23**, 181—188 (1954). — WOLTERS, M.: Über einen Fall von Naevus epitheliomatosus sebaceus capitis. Arch. f. Dermat. **101**, 197—208 (1910).

Naevus cylindroepitheliomatosus (Cylindrom) . . . . S. 311

ALEZAIS et PEYRON: Sur le mode de developpement des tumours dites mixtes et des cylindromes de la region de la face. C. r. Acad. Sci. Paris **172**, 781—783 (1921). — ANITSCHKOW, N. N.: Zur Kenntnis der subcutanen Epitheliome der Kopfgegend. Zbl. Path. **20**, 865 (1909). — ARZT, L.: Über Mischgeschwülste am Capillitium. Dermat. Wschr. **131**, 244—248 (1955). — BARGMANN, W.: Histologie und mikroskopische Anatomie des Menschen, Bd. I. Stuttgart 1948. — BÉRARD: Note sur deux cas d'épithéliome sébacé primitif. Rev. de Chir. **15**, 664 (1895). — BEURMANN, DE, VERDUN et BITH: Cylindrome de la face et du cuir chevelu. Ann. de Dermat. **1911**, Nr 11, 577. — BEURMANN, DE: Cylindroma. Ikonogr. dermatol. **1914**, H. 7, 263. — BRAUN-FALCO, O.: Histochemische Untersuchungen zur Charakterisierung des Hyalin von SPIEGLERschen Tumoren. Arch. klin. u. exper. Dermat. **202**, 56—68 (1955). — COENEN, H.: Über Endotheliome der Haut. Arch. klin. Chir. **76** (1905). — Das Hidradenoma cylindromatosum der Kopfschwarte. Bruns' Beitr. **95**, 255 (1915). — DALOUS: Le cylindrome de la peau. Ann. de Dermat. **1902**, 769. — DICK, G. F.: Über ein Cylindrom der Haut. Zbl. Path. **23**, 946 (1912). — DUBREUILH u. AUCHÉ: Epithéliomes benins multiples du cuir chevelu. Ann. de Dermat. **3**, 545 (1902). — FRIEBOES, H.: Beiträge zur Klinik und Histopathologie der gutartigen Hautepitheliome. Berlin 1912 (Lit.). — GRAUL, E. H.: SPIEGLERsche Zylindrome und Epithelioma adenoides cysticum Brooke. Dermat. Wsch. **126**, 949—957 (1953). — Über SPIEGLERsche Zylindrome, zugleich eine Ergänzung zur Arbeit von E. HAGEMANN: Familiäres Auftreten multipler Basalzellentumoren am behaarten Kopf in Zb. Chir. **76**, 1388 (1951). Zbl. Chir. **78**, 757—763 (1953). — GREITHER, A.: Basaliome vom Typus „Spiegler". Arch. f. Dermat. **187**, 224—252 (1949). — GRISHMAN, E.: Histochemical analysis of mucopolysaccharides occuring in mucus — producing tumors. Cancer (N. Y.) **5**, 700—707 (1952). — HEDINGER, E.: Gutartiges Epitheliom der behaarten Kopfhaut (Adenoma sebaceum). Zbl. Path. **21**, 1041 (1910). — HERZOG, G.: Neue Beiträge zur Cylindromfrage. Beitr. path. Anat.

69, 422—461 (1921) (Lit.). — Highman, B.: A mixed tumor of the salivary gland type on the left hand. Arch. of Path. **37**, 387—391 (1944). — Lausecker, H.: Beitrag zu den Naevo-epitheliomen. Arch. f. Dermat. **194**, 639—662 (1952). — Leeuwen, van: Multiple Epitheliome der Haut mit Mischgeschwulst der Parotis. Virchows Arch. **207** (1912). — Lennox, B., A. G. E. Pearse and H. G. H. Richards: Mucin-secreting tumours of the skin: with special reference to the so-called mixed salivary tumour of the skin and its relation to hidradenoma. J. of Path. **64**, 865—880 (1952). — Lever, W. F.: Siehe bei Epith. aden. cyst. — Luger, A.: Das Cylindrom der Haut und seine maligne Degeneration. Arch. f. Dermat. **188**, 155—180 (1949). — Majocchi, D.: Contributo allo studio del cilindroma cutaneo del sopraciglio destro. Rev. dermat. **11** (1926). — Matras, A.: Ein Beitrag zum Cylindrom der Haut. Wien. klin. Wschr. **1953**, 793—796. — Mettler, H.: Das sezernierende Epitheliom der großen Speichel-drüsen usw. Pract. otol. etc. (Basel) **18**, 99—128 (1956). — Morehead, R. P.: Mixed tumors of the skin. Arch. of Path. **40**, 107—113 (1945). — Mulligan, R. M.: Metastasis of mixed tumors of the salivary glands. Arch. of Path. **35**, 357—365 (1943). — Nikolowski, W., u. E. Gottron: Scheinbar schleimige und schleimige Veränderungen in der Umgebung von Schweißdrüsen, Schweißdrüsencysten und Schweißdrüsentumoren. Arch. f. Dermat. **192**, 439—453 (1951). — Petges: Hidradénomes éruptifs du type Darier-Jacquet etc. Epithéliome kystiques bénins Jacquet-Brocq. Bull. Soc. franç. Dermat. **1921**, Nr 6, 255—257. — Pinkus, F.: Cylindrom des Kopfes usw. Verh. des 12. Kongr., Hamburg 1921. Arch. f. Dermat. **138** (1922). — Polland, R.: Über Cylindroma epitheliale. Mh. Dermat. **43** (1906). — Propst, A.: Zur Morphologie der Cylindrome. Frankf. Z. Path. **65**, 97—110 (1954). — Richter, R., H. O. Johne u. G. Barth: Morphologische Studien zur Wirkung von schnellen Elektronen bei Basaliomen von Typus Spiegler (Spieglerschen Zylindromen). Hautarzt **4**, 549—553 (1953). — Rose: Über Rumpfhautcarcinome. Inaug.-Diss. Breslau 1920. — Schlammadinger, J.: Cylindrom und Trichoepithelioma papulosum multiplex. Arch. f. Dermat. **171**, 526—533 (1935). — Schuermann, H., u. K. Weber: Beitrag zur Kenntnis der Spieglerschen Tumoren (Cylindrome) nebst einigen Bemerkungen zum Epithelioma adenoides cysticum. Arch. f. Dermat. **175**, 682—695 (1937). — Sheldon, W. H.: So-called mixed tumors of the salivary glands. Arch. of Path. **35**, 1—20 (1943). — Spiegler, E.: Über Endo-theliome der Haut. Arch. f. Dermat. **50** (1899). — Stillians, A. W.: Nevo-epithelioma adenoides (cylindroma) of the scalp. Arch. of Dermat. **27**, 481—489 (1933). — Walther, M., u. H. Montgomery: Schweißdrüsentumor mit Epithelmetaplasie. Arch. f. Dermat. **163**, 420—426 (1931). — Watanabe, J.: Über das Cylindrom und das Epithelioma adenoides cysticum. Arch. f. Dermat. **140** (1922) (Lit.). — Wiedmann. A,: Weitere Beiträge zur Kennt-nis der sogenannten Cylindrome der Kopfhaut. Arch. f. Dermat. **159**, 180—187 (1930). — (Weitere Literatur siehe auch: Endotheliome S. 599.)

Naevus myoepitheliomatosus und Ekkrines Spiradenom . . . . . S. 319

Efskind, J., and R. Eker: Myoepitheliomas of the skin. Acta dermato-vener. (Stockh.) **34**, 279—283 (1954). — Keasbey, L. E., and G. G. Hadley: Clear cell hidradenoma. Cancer (N. Y.) **7**, 934—952 (1954). — Kersting, D. W., and E.B. Helwig: Eccrine spiradenoma. Arch. of Dermat. **73**, 199—227 (1956) (Lit.). — Lever, W. F.: Myoepithelial sweat glands tumor: myoepithelioma. Arch. of Dermat. **57**, 332—347 (1948). — Lever, W. F., and B. Castleman: Clear cell myo-epithelioma of the skin. Amer. J. Path. **28**, 691—699 (1952). — Liu, Y.: The histogenesis of clear cell papillary carcinoma of the skin. Amer. J. Path. **25**, 93—104 (1949). — Sheldon, W. H.: The myoepithelium in sweat glands tumors. Arch. of Path. **31**, 326—327 (1941).

Verkalkte Epitheliome . . . . S. 321

Bilke: Über verkalkte Epitheliome der Haut und Verknöcherung darin. Virchows Arch. **236**, (1922). — Castigliano, S. G., and C. J. Rominger: Benign calcifying epithelioma of the skin. Arch. of Dermat. **70**, 590—600 (1954) (Lit.). — Chilesotti, Ermanno: Les carcinomes calcifiés de la peau (épithéliomes calcifiés). Etude sur un carcinome de la peau primitif, multiple, calcifié. Rev. méd. Suisse rom. **1904**, Nr 5—8. — Denecke: Beitrag zur Kenntnis der verkalkten Epitheliome. Arb. path. Inst. Göttingen 1893. — Dösseker: Kalkablage-rungen, spez. sog. verkalkte Epitheliome der Haut. Arch. f. Dermat. **129**, 260 (1921). — Dubreuilh et Cazenave: Histologie de l'épithéliome calcifié de Malherbe. Bull. Soc. franç.

Dermat. **1921**, 206—208 (1921). — Fink, W.: Die verkalkenden Epitheliome der Haut und ihre Beziehungen zu Organisationsvorgängen in Atheromen. Virchows Arch. **289**, 527—543 (1933). — Firket, C.: Über das Schicksal abgesprengter Epithelkeime in der Haut eines fünfmonatigen Kindes. Virchows Arch. **208**, 351 (1912) (Lit.). — Frey, K. E.: Das Psammocarcinom der Haut mit besonderer Berücksichtigung seiner Verkalkung. Frankfurter Z. Path. **24**, H. 3 (1920). — Henzi: Über Verknöcherung in verkalkten Epitheliomen. Frankf. Z. Path. **15**, H. 1 (1914). — Herxheimer, G., u. F. Reincke: Pathologie des Krebses, Lubarsch-Ostertag, Jg. 16, Abt. 2. 1912/13. — Joannovics: Ein Fall von verkalktem und verknöchertem Atherom. Zbl. Path. **12** (1901). — Landau, M.: Zur onkologischen Stellung der sog. „verkalkten Epitheliome" der Haut. Z. Krebsforsch. **12**, H. 3. — Langer, E., u. E. Baum: Über das calcifizierende und ossifizierende Epitheliom der Haut. Hautarzt **6**, 217—220 (1955). — Lever, W. F.: Calcifying epithelioma of Malherbe. Arch. of Dermat. **59**, 506—518 (1949). — Linser: Über verkalkte Epitheliome. Beitr. klin. Chir. **26** (1900). — Über die Entwicklung von Epitheliomen und Carcinomen in Dermoidcysten. Beitr. klin. Chir. **31** (1901). — Murakami, K.: Zur Kenntnis der verkalkten Epitheliome der Haut. Arch. f. Dermat. **109**, 51—78 (1911) (Lit.). — Setälä, K.: Calcifying epitheliomata of the skin (type Malherbe). Ann. chir. et gynaec. fenn. **37**, 1—34 (1948). — Sonligoux et Pilliét: Epithéliome calcifié de la tempe. Bull. de la Soc. Anat. **1898**. — Sternberg: Ein verkalktes Atherom des oberen Augenlides. Verh. dtsch. path. Ges. Breslau **1904**. — Strassberg, M.: Über heterotope Knochenbildungen in der Haut. Virchows Arch. **203** (1911). — Trèves et A. Lelièvre: Calcification d'un épithelioma cutané. Bull. Soc. franç. canc. **13** (1924).

Naevi atheromatosi (Dermoide und Epidermoide) . . . . . . S. 324

Bauer, Th.: Zur normalen und pathologischen Anatomie und Histologie der menschlichen Brustwarze. Beitr. path. Anat. **62**, H. 2 (1916). — Bock, E.: Gestieltes Dermoid im äußeren Lidwinkel eines Kindes. Zbl. prakt. Augenheilk. **1900**. — Dubreuilh et Tribondeau: Kystes épidermiques prolifères. Ann. de Dermat. **1910**. — Fairmann: Congenital tumors of the fingers. Med. News **75**, Nr 19 (1899). — Feldmann: Adenoma branchiogenes. Zbl. Path. **1916**. — Fieschi, Davide: Beitrag zum Studium der brachiogenen Neubildungen. Arch. f. Dermat. **75**, 17 (1905). — Frei, W.: Follikularcyste und Spinalzellenepitheliom. Arch. f. Dermat. **139**, 269 (Lit.). — Froehner: Zur Morphologie und Biologie der Halsanhänge beim Menschen und bei den Ungulaten. Bibl. med. Stuttgart **1907**. — Gangitano: Cisti dermoide del bregma a contenuto liquido limpido. Gazz. Osp. **1899**. — Gussman, J.: Beitrag zur Lehre der branchiogenen Ohr- und Halsanhänge. Z. Anat., Abt. 1, **81** (1926). — König, E.: Ein Epidermoid am Penis. Arch. klin. Chir. **113**, 341 (1920). — Krische: Ein Fall von primärem Krompecherschem drüsenartigem Oberflächenepithelkrebs im geschlossenen Atherom. Bruns' Beitr. **31**, H. 2 (1901). — Nürnberger, W.: Die Epithelcysten der äußeren Haut und die aus ihnen hervorgehenden Geschwülste. Frankf. Z. Path. **52**, 448—472 (1938). — Petrini: Contribution à l'étude histologique des tumeurs kystiques à tissus multiples. Arch. Sci. méd. **1**, Nr 1 (1896). — Purtscher: Dermoidcyste des Oberlides mit Epidermis und Schleimhautepithel. Graefes Arch. **53**, H. 2. Schoenhof, S.: Carcinomentwicklung in einem Dermoid der Haut. Arch. f. Dermat. **140** (1922). — Siemens, Hermann Werner: Zur Kenntnis der sog. Ohr- und Halsanhänge (branchiogene Knorpelnaevi). Arch. f. Dermat. (Org.-Bd.) **132**, 186—205 (1921) (Lit.).

Naevi teratomatosi (Teratome und Mischgeschwülste) . . . . . S. 327

Heyl, Carl, F.: Die Morphologie der Teratome (mit besonderer Berücksichtigung der Zentralnervensubstanz). Virchows Arch. **229**, 561—627 (1921). — Hickey, R. C., and J. M. Layton: Sacrococcigeal teratoma. Cancer (N. Y.) **7**, 1031—1043 (1954). — Nagel, R. L., and V. P. Polley: Epidermoid cyst of the testis. J. of Urol. **73**, 124—127 (1955). — Vörner, Hans: Über eine Mischgeschwulst der Haut. Arch. f. Dermat. **79**, 187—208 (1906).

Echte Geschwülste (Allgemeines und Experimentelles) . . . . . S. 329

Albertini, A. v., A. Butenandt, H. Dannenberg, G. Domagk, W. Fischer u. H. Hamperl: Geschwülste, in Bd. VI, Handbuch der allgemeinen Pathologie, herausgeg. von F. Büchner, E. Letterer und F. Roulet. Berlin: Springer 1956. — Albrecht: Zur Einteilung der Geschwülste. Frankf. Z. Path. **3**, 1 (1909). — Aschoff: Über die Wachstumszentren gutartiger Geschwülste. Zbl. Path. **23**, 903. — Bartkiewicz, Br.: Über Entstehung und Wachstumsverhältnisse der Unterlippencarcinome. Z. Krebsforsch. **17**, 120 (1919). — Bauer, K. H.: Das Krebsproblem. Springer Berlin: 1949. — Bayer, Carl: Abwehrmaßnahmen des organisierten Gewebes gegen den Krebs. Zbl. Chir. **48**, 1758—1761 (1921). — Bierich: Über die Beteiligung des Bindegewebes bei der experimentellen Krebsbildung. Virchows Arch. **239**, 1. — Bizzozero: Cancro sperimentale della pelle. Giorn. ital. Dermat. **66**, 238 (1925). — Sui carcinoidi da catrame nell'orecchio del coniglio. Arch. Sci. med. **47** (1925). — Bloch: Die experimentelle Erzeugung von Röntgencarcinomen beim Kaninchen, nebst allgemeinen Bemerkungen über die Genese der experimentellen Carcinome. Schweiz. med. Wschr. **1924**, Nr 54, 857. — Bloch u. Dreyfuss: Über die künstliche Erzeugung von metastasierenden Mäusecarcinomen durch Bestandteile des Teerpeches. Arch. f. Dermat. **140**, 6 (1922). — Blumenthal, Victor u. P. Meyer: Über das Vorkommen neoplastischer Bakterien in menschlichen Krebsgeschwülsten. Klin. Wschr. **1924**, Nr 3, 1114 und Z. Krebsforsch. **21**, 387. — Borrel: Le probléme étiologique du cancer. Z. Krebsforsch. **7**, 265. — Borst: Die Lehre von den Geschwülsten. Wiesbaden 1902. — Allgemeine Pathologie der malignen Geschwülste. Hirzel 1924 (Lit.). — Brandes, K.: Klinische und experimentelle Reiztumorenforschung. Strahlenther. **23** (1926). — Broders, A. C.: Squamous cell epithelioma usw. Ann. Surg. **73** (1921). — Büngeler: Die Definition des Geschwulstbegriffes und die Abgrenzung der Hyperplasien gegenüber den Geschwülsten. Verh. Dtsch. Ges. Pathol., 35. Tagg, Hannover 1951 (Lit.). — Buschke u. Langer: Schleimhautveränderungen bei Ratten infolge von Teereinwirkung. Klin. Wschr. **1923**, Nr. 2, 1367. — Caspersson, T., u. L. Santesson: Protein metabolism on the cells of epithelial tumours. Acta radiol. (Stockh.) **25**, 113—120 (1944). — Clairmont, P.: Diagnostik und Therapie des Basalzellenkrebs. Arch. klin. Chir. **84** (1907). — Cohen, L., M. P. Shapiro, P. Keen and A. J. H. Henning: Malignant disease in the transval: 1. Cancer of the skin. S. Afric. Med. J. **1952**, 932—939. — Cookson: Epithelioma of the skin after prolonged exposure to creosote. Brit. Med. J. **1924**, No 3296, 368. — Cowdry, E. V.: Cancer cells. Philadelphia: W. B. Saunders Company 1955 (Lit.). — Darier et A. Ferrand: L'épithélioma pavimenteux mixte et intermédiaire. Ann. de Dermat., Ser. VI, **3** (1922). — Deelman: Über die Bedeutung des Teerkrebses für die Krebsfrage. Klin. Wschr. **1922**, Nr 1, 1455. — Über experimentelle maligne Geschwülste durch Teereinwirkung bei Mäusen. Z. Krebsforsch. **18**, 261 (1922). — Über die Histogenese des Teerkrebses. Z. Krebsforsch. **19**, 125. — Döderlein, E.: Der Teerkrebs der weißen Mäuse. Eine experimentelle Studie. Z. Krebsforsch. **23** (1926). — Domagk, G.: Histologische Veränderungen an experimentellen und menschlichen Tumoren nach Darreichung von Zytostatica. Dtsch. med. Wschr. **1956**, 801—805. — Dreyfuss, W., u. Br. Bloch: Über die künstliche Erzeugung von metastatischem Mäusecarcinom durch Bestandteile des Teerpechs. Arch. f. Dermat. **140** (1922) (Lit.). — Dubreuilh et Auché: De l'ulcus rodens. Ann. de Dermat. **32**, 105—180 (1901). — Duschnitz: Röntgenstrahlen und Haut. Virchows Arch. **252**, 665. — Edelmann: Zur Frage der differentialdiagnostischen Verwertbarkeit der Gitterfaserfärbung bei Carcinomen und Sarkomen. Virchows Arch. **258** (1925). — Eliascheff, O.: De l'épithelioma pagetoide. Ann. de Dermat. **4**, 433—444 (1923). — Engman, Marti F.: External cancer. J. Amer. Med. Assoc. **84**, 103 (1925). — Esteves, J.: Sur l'histopathologie des épitheliomas de la peau. Acta dermato-vener. (Stockh.) **34**, Suppl. 31 (1954). — Fabry: Zur Frage des Teerkrebses (Brikettcarcinom). Med. Klin. **1924**, Nr 20, 13. — Ferguson: Bilharziacarcinome. J. of Path. **1911**, Nr 16. — Feyrter, F.: Über diffuse endokrine epitheliale Organe. Leipzig 1938. — Fibiger: Untersuchungen über das Spiroptercarcinom der Ratte und der Maus. Z. Krebsforsch. **13**, 217; **14**, 295; **17**, 1. — Fibiger u. Bang: Experimentelle Untersuchungen über Teerkrebs. Hosp. tid. (dän.) **64** (1921). — Fick, Joh.: Zum Problem der malignen Tumoren. Wien. med. Wschr. **1920**, Nr 30/31, 1334. — Findlay: The experimental production of cancer by one application. Lancet **1925**, 714. — Finnerud, C. W.: Metastatic basal cell carcinoma from the skin. J. Amer. Med. Assoc. **82** (1924). — Fischer, B.: Die experimentelle Erzeugung atypischer Epithelwucherungen und die Entstehung bösartiger Geschwülste. Münch. med. Wschr. **1906**, 2041. — Fischer-Wasels, B.: Allgemeine Geschwulstlehre im Handbuch der normalen und pathologischen Physiologie, Bd. 14, S. 2. Berlin: Springer 1927. — Foerster: Vitalfärbung der Haut bei experimentellem Teercarcinom. Zbl. Path. **35**, 277 (1924). — Fujinami u. Inammoto: Über Geschwülste bei japanischen Hühnern (Myxosarkom). Z. Krebsforsch. **14**, 107. — FORDYCE: The pathology of malignant epithelial growth of the skin. J. Amer. Med. Assoc. **55**, 1624—1631 (1910). — FUSS, H.: Über die multiplen Carcinoide der Haut. Acta dermato-vener. (Stockh.) **7** (1926). — GOTTRON, H. A.: Gegenwartsfragen beim Hautkarzinom. Med. Klin. **1954**, 1553. — GRETCHER, S.: Experimentelle atypische Epithelwucherungen. Z. Krebsforsch. **1911**, 113. — HALBERSTAEDTER: Über das Röntgencarcinom. Z. Krebsforsch. **19**, 105 (1922). — HANAWA, S.: Zur Kenntnis des Glykogens und des Eleidins in der Oberhaut. Arch. f. Dermat. **118** (1913). — HANSEMANN, V.: Über die Benennung der Geschwülste. Z. Krebsforsch. **13** (1913). — HARKINS, M. J., J. F. SCHAMBERG and J. A. KOLMER: Concerning GYE's hypothesis of the etiology of malignant tumors with special reference to the „specific factor". J. Canc. Res. **10** (1926). — HAYN, J.: Experimentelle Untersuchungen über die Erzeugung atypischer Epithel- und Schleimhautwucherungen. Z. Krebsforsch. **12**, H. 3 (1913). — HAZEN, H. H.: Prickle cell and basal cell skin cancers. J. Amer. Med. Assoc. **64**, 958—961 (1915). — HEDINGER, E.: Zur Lehre der Hautcarcinome. (Das Carcinom der äußeren Haarwurzelscheide.) Virchows Arch. **254**, 321—328 (1925). — HENKE u. SCHWARZ: Übertragung von Mäusecarcinom durch filtriertes Ausgangsmaterial. Dtsch. med. Wschr. **1914**, 267. — HERXHEIMER, GOTTHOLD: Der jetzige Stand der Lehre von der Pathogenese der malignen Geschwülste. Dtsch. med. Wschr. **1921**, Nr 23, 358—360; Nr 14, 390—393. — HERXHEIMER u. SCHMIDT: Neoplasmen der Haut. Erg. Path. Abt. 1, **1912**, 550. — HOFFMANN, SCHREUS u. ZURHELLE: Beobachtungen zur experimentellen Geschwulsterzeugung durch Teer verschiedener Herkunft und Paraffin. Dtsch. med. Wschr. **1923**, Nr 49. — HUECK, W.: Zur Morphologie der epithelialen Tumoren insbesondere der Basaliome. Virchows Arch. **314**, 137—161 (1947). — JADASSOHN, J.: Demonstration von seltenen Hautepitheliomen. Bruns' Beitr. **136** (1926). — JANEWAY, H. H.: A contribution to the knowledge of the early stages of epithelioma of the skin. Z. Krebsforsch. **8** (1910). — JARISCH: Zur Lehre von den Hautgeschwülsten. Arch. f. Dermat. **28**, 163 (1894). — JONG, DE, MEYER et MARTINEAU: Cancer du goudron chez l'homme. Bull. Assoc. franç. Étude Canc. **13**, 326 (1924). — JUNG: Untersuchungen über die Anwesenheit von Zellen in Membranfiltraten des übertragbaren Hühnersarkoms. Z. Krebsforsch. **20**, 20. — KAUFMANN: Lehrbuch der speziellen pathologischen Anatomie, 7. u. 8. Aufl. 1922. — KRANZ, W.: Über drüsenartige Bilder bei Basalzellencarcinom. Dermat. Wschr. **73** (1921). — KREIBICH: Epithelschlacken. Dermat. Wschr. **1920**, Nr 15. — KROMAYER: Zur Histogenese des Krebsstromas. Z. Krebsforsch. **24** (1926). — KROMPECHER: Der Basalzellenkrebs. 1903. — Zur vergleichenden Histologie der Basaliome. Z. Krebsforsch. **19** (1922). — Über Gesetzmäßigkeiten im Aufbau der Krebse. Z. Krebsforsch. **22** (1925). — Vergleichende Studien zur Pathogenese des Menschen- und Tierkrebses. Beitr. path. Anat. **76**, 113—126 (1926). — KUCZYNSKI, MAX: Vergleichende Untersuchungen zur Pathologie der Abwehrleistungen. I. Teil. Virchows Arch. **234**, 300—321 (1921). — KÜNTZEL: Über Paraffinkrebs. Dermat. Wschr. **71**, 499, 525. — LAUENBERGER: Die unter dem Einfluß der synthetischen Farbenindustrie beobachtete Geschwulstentwicklung. Bruns' Beitr. **80**, 208 (hier ausführliche Literatur über Anilin- und Schornsteinfegerkrebs). — LENNOX, B.: An attempt at simplification of the classification and nomenclature of the epithelial and melanoblastic skin tumours. Trans. St. John's Hosp. Dermat. Soc. **33**, 30—45 (1954). — LIEFLÄNDER, M., u. H. TRONNIER: Über die Aminosäureverteilung in normaler menschlicher Haut und in Epitheliomen. Naturwiss. **41**, 282 (1954). — LIPSCHÜTZ: Über die experimentelle Pigmenterzeugung durch Teer. Arch. f. Dermat. **145**, 197; **147**, 161. — Dermat. Wschr. **76**, 749. — Einige Beobachtungen über experimentelle Pigmenterzeugung durch Arsenzufuhr (nach Versuchen an grauen Mäusen). Arch. f. Dermat. **147**, 520 (1924). — LÖWENFELD: Über ekzemähnliche Formen der flachen Hautkrebse. Dermat. Z. **44** (1925). — MARTINOTTI, L.: Gli epitheliomi superficiali della cute. Arch. ital. Chir. **10** (1924) (Lit.). — MASSON, P.: La pigmentation des cancers mammaires envahissants l'épiderme. Ann. d'Anat. path. **2**, 323—334 (1925). — McDONAGH, J. E. R.: A classification and description of the cutanous epithelioma. J. Cutan. Dis. **32** (1914). — MOBERGER, G.: Malignant transformation of squamous epithelium. Acta radiol. (Stockh.) Suppl. **112** (1954). — MORI, T.: Experimentelle Untersuchungen über die Genese atypischer Epithelwucherungen. Virchows Arch. **208**, H. 3, 333. — NASSAUER: Anilinkrebs. Frankf. Z. Path. **1920**, Nr 22. — NEUSTADT: Über Cancer en cuirasse mit Blasenbildung und Lokalisation an der Haut des rechten Oberschenkels und des Unterbauches. Dermat. Z. **1912**, 487. — NEVE: Kangri-burn cancer. Brit. Med. J. **1923**. — NISSON, W.: Histogenetische

Studien an einem Hautcarcinom. Z. Krebsforsch. 21 (1924). — OLIVER and FINNERUD: Epithelioma in a negro (basal-celled). Arch. of Dermat. 15 (1927). — ORTH: Präcarcinomatöse Krankheiten und künstliche Krebse. Z. Krebsforsch. 10, 42. — Über die Beziehungen der Haarsackmilbe zu Krebsbildungen in der Mamma. Berl. klin. Wschr. 1910, Nr 10, 452. — PENTIMALLI: Über die elektive Wirkung des Virus des Hühnersarkoms. Z. Krebsforsch. 22, 74. — POLLITZER, S.: Cancer en cuirasse. J. Cutan. Dis. 27, 4. — REICHERT: Über die tumorerzeugenden Bakterien. Z. Krebsforsch. 22, 446 (1925). — RIBBERT, H.: Geschwulstlehre für Ärzte und Studierende. Bonn 1914. — RIEHL, jun., G.: Über seltene Lokalisation von Metastasen des Mammacarcinoms. Arch. klin. Chir. 140 (1926). — ROESCH: Drei verschiedene Carcinome bei einem Paraffinarbeiter. Virchows Arch. 1923, 245. — ROTTER, H.: Histogenese der malignen Geschwülste. Z. Krebsforsch. 18, 171—208 (1921). — ROUS u. MURPHY: Beobachtungen an einem Hühnersarkom und seiner filtrierbaren Ursache. Berl. klin. Wschr. 1913, 637. — ROUSSY, LEROUX et PAYRE: Le cancer chez la souris. Presse méd. 30, 1061 (1922). — SACHS, O.: Klinische und experimentelle Untersuchung über die Wirkung von Anilinfarbstoffen auf die Haut. Wien. klin. Wschr. 1911, Nr 45. — SANDRITTER, W.: Über den Nucleinsäuregehalt in verschiedenen Tumoren. Frankf. Z. Path. 63, 423—446 (1952). — SCHMIDT, A.: Herpetische Eruptionen als Vorstadium eines Hautcarcinoms neben Herpes zoster. Arch. f. Dermat. 70, 321 (1904). — SCHOBER, R.: Über die Beteiligung des Mesenchyms bei der experimentellen Erzeugung von Hautcarcinomen der Maus durch Benzpyren. Z. Kreislaufforsch. 58, 36—55 (1951). — SCHWALBE, L.: Über die Genese der Geschwülste, beurteilt nach den Erfahrungen der Mißbildungslehre. Virchows Arch. 196. 330. — SLOTOPOLSKY, BENO: Über die Omnipotenz des Epithels nebst Bemerkungen zur Definition und Einteilung der Gewebe. Anat. Anz. 54, Nr 5, 65—72 (1921). — SPIETHOFF: Beitrag zur Klinik und Histopathologie des Epithelioms der Talgdrüsen. Dermat. Z. 25, 157 (1918). — STAHR: Durch andauernde Haferfütterung erzeugtes Epitheliom der Rattenzunge. Beitr. path. Anat. 1915, 169. — STEIGLEDER, G. K.: Histochemie der Epidermis und ihrer Anhangsgebilde. Ref. 23. Dtsch. Dermat. Ges., Wien 1956. Arch. f. Dermat. (im Druck). — STERNBERG, CARL: Der heutige Stand der Lehre von den Geschwülsten im besonderen der Carcinome. Wien 1924. — SULZBERGER, M. B., F. HERRMANN u. Mitarb.: Studies of the possible role of allergenic sensitization and some unspecific factors in experimental carcinogenesis. Acta dermato-vener. (Stockh.) 34, 216—258 (1954). — SUTTON, R.L.: Epithelioma of the skin. Arch. of Dermat. 46, 1—39 (1942). — TEUTSCHLAENDER: Über die Rattenkrätze und deren angebliche Bedeutung für die Krebsforschung. Z. Krebsforsch. 16, 125. — Wesen und Bedeutung der übertragbaren Hühnertumoren. Zbl. Path. 31, 567. — Über die angebliche zellfreie Übertragung der Hühnersarkome. Z. Krebsforsch. 20, 43. — Über die Biologie meines übertragbaren Hühnersarkoms. Z. Krebsforsch. 20, 79. — TEUTSCHLAENDER: Über Teerkrebs. Zbl. Path. 33, 15 (1922). — Über die endgültigen Ergebnisse unserer Experimente zum Nachweis carcinogener Komponenten im Heidelberger Gaswerkteer. Z. Krebsforsch. 1923, 111. — ULLMANN: Über die sog. Paraffinkrätze und das Paraffincarcinom. Wien. klin. Wschr. 1925, Nr 38. — VEIEL: Teerkrebs beim Menschen. Arch. f. Dermat. 148, 147 (1924). — WARBURG u. MINAMI: Versuche am überlebenden Carcinomgewebe. Klin. Wschr. 1923, Nr 2, 776. — WARBURG, NÄGELIN u. POSENER: Versuche am überlebenden Carcinomgewebe. Klin. Wschr. 1924, Nr 3 (1062). — WASIELEWSKI, v.: Zum Nachweis tierischer Parasiten in Gewebswucherungen. Zbl. Bakter. I Orig. 54. — WATERMAN: Physikalisch-chemische Untersuchungen über das Carcinom. Biochem. Z. 133, 535 (1922). — YAMAGIWA u. ICHIKAWA: Experimentelle Studien über die Pathogenese der Epithelialgeschwülste. Mitt. med. Fak. Tokjo 15, 17, 19, 22. Virchows Arch. 233, 235. — YAMAUCHI: Über experimentelle Epithelwucherungen, insbesondere nach Gewebsschädigungen. Frankf. Z. Path. 30, 311 (1924). — ZWEIG: Über Berufscarcinome (Brikettkrebs). Dermat. Z. 16, 85.

Basalzellenkrebs. . . . . S. 337

ADAMSON: Basal-cell epithelioma with zoniform distribution and the possibility of sweat-gland origin. Brit. J. Dermat. 29, 29, 81 (1917). — ADAMSON, H. G.: Two cases of multiple rodens ulcer: with a note on the possible relationship between rodens ulcer a. epithelioma adenoid. cyst. of BROOKE. Lancet 1908, 1131; 1914, 810. — ANDERSON, N. P., and H. E. ANDERSON: Development of vasal cell epithelioma, as a consequence of radiodermatitis. Arch. of Dermat. **63**, 586—596 (1951). — ARZT, S.: Zur Pathologie des elastischen Gewebes der Haut. Arch. f. Dermat. **118** (1913). — BARBEZAT: Über das benigne Epithelioma spino- und basocellulare des harten Gaumens. Zbl. Path. **28**, Nr 10, 233. — BARBEZAT, CH.: Zur Kenntnis des Carcinoma cylindromatodes der Orbitalgegend. Virchows Arch. **223**, 242 (1917) (Lit.). — BECKER, S. W.: Pigmented epitheliomas. Arch. of Dermat. **27**, 981 (1933). — BIBERSTEIN: Miliare Cystepitheliome im Gesicht, benigne Epitheliome am Kopf. Schles. Dermatol. Ges. Breslau, Sitzg vom 29. Juni 1921. Zbl. Hautkrkh. **2**, H. 9, 425. — BLOCH, B.: Über benigne, nicht naevoide Melanoepitheliome der Haut nebst Bemerkungen über das Wesen und die Genese der Dendritenzellen. Arch. f. Dermat. **153**, 20—40 (1927). — BORST: Über die Möglichkeit einer ausgedehnten intraepidermidalen Verbreitung der Haut- krebse. Zbl. Path. Erg.-H. zu Bd. **15**, 118. — BRANDES, K.: Klinische und experimentelle Ergebnisse der Reiztumorenforschung. Strahlenther. **23** (1926). — BUMAN, M. DE: Über multiple Basalzellenepitheliome der Rumpfhaut. Arch. f. Dermat. **141** (1922) (Lit.). — BURKHARDT, H.: Zur Kenntnis der gutartigen epithelialen Geschwülste der Haut und ver- wandter Gebilde. Bruns' Beitr. **69**, 795 (1910). — CAMERA, A.: Betrachtungen über die basal- zelligen Epitheliome mit adamantinoider Entwicklung. Arch. ital. Dermat. **26**, 141 (1952). Ref. Dermat. Wschr. **131**, 498 (1955). — CARLE: Trois cas d'ulcus rodens etc. Ann. de Dermat. **1901**, 593. — CARNEY, R. G.: Linear unilateral basal-cell naevus with comedones. Arch. of Dermat. **65**, 471—476 (1952). — CARO, M. R., and J. B. HOWELL: Morphea like epithelioma. Arch. of Dermat. **63**, 53—73 (1951) (Lit.). — CAROL, L. L.: Über Carcinosis cutis multiformis (verrucosa) (sog. Dermatosis praecancerosa Bowen). Arch. f. Dermat. **152** (1926).—CEVARIO, L.: Su di un caso di tumore epiteliale benigno a tipo epidermico. Contributio allo studio dei tumori benigni della cute. Tumori **8**, 171 (1921). — DARIER: Die Epitheliome und deren Behandlung. 5. Internat. Dermatol.-Kongr. Berlin 1905. — DÖRFFEL, J.: Die superfiziellen Epitheliome der Haut (mit besonderer Berücksichtigung der intraepithelialen Entwicklung). Dermat. Wschr. **109**, 1379—1390 (1939). — DUBREUILH et AUCHÉ: De l'ulcus rodens. Clinique et anatomie pathologique. Ann. de Dermat. **1901**, 105. — ELLER, J. J., and N. P. ANDERSON: Basal cell epitheliomas with excessive pigment formation. Arch. of Dermat. **27**, 277—294 (1933). — FAVRE, M., JOSSERAND et J. F. MARTIN: Tumeurs cutanées epithéliales in nouvelle pratique dermatologique, Bd. VI, S. 693. Paris 1936. — FOOT, N. CH.: Adenexal carcinoma of the skin. Amer. J. Path. **23**, 1—28 (1947). — FORDYCE: Clin. and path. observat. on some early formes of epithelioma of the skin. N. Y. Med. J. a. Med. Rec. **71**, 889, 979 (1900). — FORDYCE, J. A.: Some of the more universal formes of epithelial growths of the skin. J. Amer. Med. Assoc. **51**, 1398 (1908). — FUSS, S.: Flaches oberflächliches Hautepitheliom mit eigenartigen histologischen Befunden. Arch. f. Dermat. **153**, H. 1 (1927) (Lit.). — GOTTRON, H. A.: Neue Gesichtspunkte beim Krebs der Haut unter besonderer Berücksichtigung des Basalioms. Medizinische **1953**, 977—985. — HABER, H.: Intraepidermal epithelioma (BORST-JADASSOHN). Trans. St. John's Hosp. Dermat. Soc. **33**, 46—52 (1954). — HALTER, K.: Über metatypische Epitheliome, ihre Metastasierungsneigung und die Metastasierungsfähigkeit des Basalioms. Arch. f. Dermat. **185**, 436—457 (1944). — HANSEMANN, D, v.: Pathologische Anatomie und Diagnose des Krebses. Z. Krebsforsch. **1910**, 34. — HARTZELL: Epithelioma as a sequet of psoriasis etc. J. Amer. Med. Assoc. **118**, Nr 3 (1899). — HAZEN: Stachelzellen- und Basalzellen-Hautcarcinome. J. Amer. Med. Assoc. **1915**, 958. — HEDINGER: Epithelioma benignum baso- et spinocellulare cutis. Festschr. f. JADASSOHN. S. 1270. — HEIDINGSFELD, M. L.: Benign epithelioma. J. Amer. Med. Assoc. **1912**, 256. — Morphoeaähnliches Epitheliom. Arch. f. Dermat. **116**, 375—378 (1913). — HERXHEIMER u. REINKE: Pathologie des Krebses. Erg. Path. Abt. II **16** (1912) (Lit.). — HERZBERG, J. J.: Das Stroma als wichtiges gestaltendes Prinzip in der Klinik und Histo- logie der Basaliome. Z. Hautkrkh. **16**, 340—342 (1954). — HEUK u. FRIEBOES: Ein Fall von cystischem basocellulärem Epitheliom der Gesichtshaut. Dermat. Z. **1911**, H. 1, 654. — HODARA: Das Verhalten der Epithelfaserung während der Entwicklung der weichen Mutter- mäler und der alveolären Carcinome. Mh. Dermat. **25** (1897). — HUECK, W.: Zur Morpho- logie der epithelialen Tumoren insbesondere der Basaliome. Virchows Arch. **314**, 137—161 (1947). — HUTCHINSON, W.: J. Cutan. Dis. **31**, 161 (1913). — JADASSOHN, J.: Die benignen Epitheliome. Arch. f. Dermat. **117**, 577 (1914). — KÖRBL: Die Röntgenbehandlung der Hautcarcinome usw. Arch. klin. Chir. **97**. — KRAINZ, W.: Über drüsenartige Bilder bei Basalzellenkrebsen. Dermat. Wschr. **1921**, Nr 73, 1297. — KREIBICH: Zur Histologie des Ulcus rodens. Arch. f. Dermat. **42**, 323 (1898). — KROMAYER: Zur Histogenese des Krebses. Z. Krebsforsch. **24**, 29. — KROMPECHER, E.: Der drüsenartige Oberflächenepithelkrebs. Beitr. path. Anat. **28** (1900). — Zur Histogenese und Histologie des Krebses. Z. Krebsforsch. **12**, H. 2. (1912). — Der Basalzellenkrebs. Jena 1903. — Zur Histogenese und Morphologie der Mischgeschwülste der Haut usw. Beitr. path. Anat. **44** (1908). — KYRLE, J.: Beitrag zur Frage der Basalzellengeschwülste der Haut. Arch. f. Dermat. **121** (1916) (Lit.). — LIPSCHÜTZ, B.: Fälle von multiplen naevusartigen Bildungen der Haut mit stellenweisem Übergang in Epitheliom. Wien. Dermatol. Ges. 9. Juni 1921. Zbl. Hautkrkh. **2**, 5. — LITTLE, G.: Rodent ulcer. Brit. J. Dermat. **27**, 145 (1915) (Lit.). — LITTLE, E. G. S.: Erythematoid benign epithelioma. Brit. J. Dermat. **35** (1923). — LITTLE, GRAHAM: Multiple rodent ulcer or epithelioma adenoides cysticum? Proc. Roy. Soc. Med., Dez. **1914**. — LOEB, L., and W. O. SWEEK: Histogenesis of multiple carcinoma of the skin. J. Med. Res. **28**, Nr 2 (1913). — MADSEN, A.: De l'épithélioma baso-cellulaire superficiel. Acta dermato-vener. (Stockh.) **22**, Suppl. 7, 1—161 (1941). — The histogenesis of superficial basal-cell epitheliomas. Arch. of Dermat. **72**, 29—30 (1955). — MARULLO, A.: Die hyaline Degeneration im Hautcarcinom. Mh. Dermat. **37** (1903). — MAYR, J. K.: Über primäre multiple Hautcarcinome. Dermat. Z. **37**, 207 (1922). — McCONNELL, G.: The clinical a. pathol. aspects of rodent ulcer. Amer. J. Med. Sci. **135**, 719 (1908). — McDONAGH: J. Cutan. Dis. **32**, Nr 1, 11 (1914). — McMULLAN, F. H.: Sebaceous epithelioma. Arch. of Dermat. **71**, 725, 727 (1955). — MENDES DA COSTA: Über Hautepitheliome. Nederl. Tijdschr. Geneesk. **1921**II, Nr 20, 2456—2465. — MERTENS: Carcinom auf dem Boden eines Dermoids. Bruns' Beitr. **31**, H. 2 (1901). — MIESCHER, G.: Zur Histologie und Histogenese der Basalzellkarzinome (Basaliome). Schweiz. med. Wschr. **1949**, 551—554. — MONTGOMERY, H.: Superficial epitheliomatosis. Arch. of Dermat. **20**, 339—357 (1929). — Histogenesis of basal-cell epithelioma. Radiology **25**, 8—23 (1935). — Superficial epitheliomatosis. Arch. of Dermat. **20**, 339—357 (1947). — NIKOLOWSKI, W.: Beitrag zur Klinik und Histologie der Talgdrüsen-Naevi und -Carcinome und deren Beziehungen zum sog. Basalzellencarcinom. Arch. f. Dermat. **193**, 340—362 (1951). — NOBL: Vorstufen und Haftstätten primärer multipler Epitheliome. Med. Klin. **1915**, Nr 4. — NÖDL, F.: Das sogenannte Übergangsepitheliom. I.—IV. Mitt. Arch. f. Dermat. **197**, 256—289 (1954). — Die epidermale Metaplasie des Schweißdrüsenausführungsganges im Basaliom. Arch. f. Dermat. **198**, 343—351 (1954). — PASCHER, F., and CH. F. SIMS: Basal cell epitheliomas of the sole, a report of two cases. Arch. of Dermat. **69**, 475—481 (1954). — PERRY, E. C.: Adenomata of the sweat glands. Internat. Atlas seltener Hautkrankheiten, H. 3. Hamburg 1890. — PINKUS, H.: Premalignant fibroepithelial tumors of the skin. Arch. of Dermat. **67**, 598—615 (1953). — PINKUS, H., J. R. ROGIN and P. GOLDMAN: Eccrine poroma. Arch. of Dermat. **74**, 511—521 (1956). — PRINGLE: Multiple epithelioma developing upon lupus erythematosus. Brit. J. Dermat. **1900**. — QUEYRAT, LOUIS et RABUT: Large épithélioma du nez de l'oeil et de la joue datant de huit ans. Bull. Soc. franç. Dermat. **1921**, 36—39 (1921). — REICH, H.: Zur Kenntnis mesenchymaler Formationen bei Basaliomen. Arch. f. Dermat. **192**, 382—384 (1951). — RICKER, S.: Ein letztes Wort gegen KROMPECHERS Ableitung von Schweißdrüsengeschwülsten von der fertigen Epidermis. (Zu Arch. f. Dermat. **128**.) Arch. f. Dermat. **136**, 102 (1921). — RODERMUND, O. F.: Über das „Geschlechtschromatin" in Geschwülsten. Z. Krebsforsch. **61**, 259 (1956). — ROSE: Über Rumpfhautcarcinome. Inaug.-Diss. Breslau 1920. — SACHS, W., and W. GARBE: Primary basal cell epithelioma of the extremities, review of the literature and report of thirty-two additional cases. Arch. of Dermat. **36**, 273—278 (1937). — SCHMIDT, FR.: Zur Kenntnis der multiplen Carcinoide der Haut. Dermat. Z. **48**, 273 (1926). — SCHÜTZ, J.: Über ein frühzeitig exstirpiertes Carcinom der Bauchhaut. Arch. f. Dermat. **70**, 347 (1904). — SCHWARZ, L.: Über ein Epithelioma papillare. Virchows Arch. **175**, 507. — SIMS, CH. F., and R. L. PARKER: Intraepidermal basal cell epithelioma. Arch. of Dermat. **59**, 45—49 (1949). — SOMMERS, S. C., and R. G. McMANUS: Multiple arsenical cancers of skin and internal organs. Cancer (N. Y.) **6**, 347 bis 359 (1953) (Lit.). — SPIES, J. W.: Adenoid cystic carcinoma. Generalized metastasis in three cases of baselcell type. Arch. Surg. **21**, 365—404 (1930). — SUTTON, L. R.: J. Amer. Med. Assoc. **1914**, 977. — TELOH, H. A.: Correlation of rate of growth with histologic characteristics of basal cell carcinoma. Arch. of Dermat. **68**, 408—416 (1953). — UMIKER, W., and W. DIRECTOR: Fibrosing basal cell epithelioma. Arch. of Dermat. **69**, 486—493 (1954). — VIGNARD: Epithélioma tubulé du nez. etc. Gaz. Hôp. **1903**, Nr 95. — WANDER, WILLIAM,

G.: Epitheliomas developing on lupus erythematosus. Arch. of Dermat. 3 (1921). — WEIDEN-
FELD, ST.: Über generalisierte multiple Epitheliome der Haut. Arch. f. Dermat. 111, 467—494
(1912). — WEINMANN, J. P., J. MEYER and A. S. MARWAH: Absence of chromosomal sex
difference in the epidermal structures of basalcell carcinoma. J. Invest. Dermat. 25, 43
(1955). — WOLFF, J.: Die Lehre von den Krebskrankheiten von den ältesten Zeiten bis zur
Gegenwart. Jena: Fischer 1904. — WREDE, L.: Zur Lehre von den gutartigen Hautepitheliomen. Arch. klin. Chir. 106, 215 (1914). (Siehe auch: Endotheliome, Peritheliome, Psammome
und Cylindrome.)

Stachelzellenkrebs . . . . S. 354

AUDRY, CH.: Sur les cellules géantes épithéliomateuses. Ann. de Dermat. 1900, 1201. —
BECK-KROMPECHER: Die feinere Architektur der primären Hautcarcinome. Dermatol. Studien. Hamburg 1903. — BINKLEY, G. W., and H. H. JOHNSON: Keratoacanthoma (Molluscum
sebaceum). Arch. of Dermat. 71, 66—72 (1955). — BONNEY, V.: The hunterian lectures en the
connective tissue in carcinoma and in certain inflammatory states that precede its onset. Lancet.
1908, 1389, 1465, 1535. — BRAUN-FALCO, O.: Histochemische und morphologische Studien
an normaler und pathologisch veränderter Haut. Arch. f. Dermat. 198, 111—198 (1954). —
BRODERS, ALBERT COMPTON: Squamous-cell epithelioma of the skin. A study of 256 cases.
Ann. Surg. 73, 143—160 (1921). — Carcinoma grading and practical application. Arch. Path.
a. Labor. Med. 2 (1926) (Lit.). — CASTIGLIAGNO, S. G., and C. J. ROMINGER: Benign calcifying
epithelioma of the skin. Arch. of Dermat. 70, 590—600 (1954). — CATSARAS, J.: Über das Verhalten der Mitosen bei den gutartigen papillären Epitheliomen. Virchows Arch. 204, 105
(1911). — COHN, M.: Die morphologische Abgrenzung unreifer Carcinome und Sarkome.
Virchows Arch. 259, 50 (1926) (Lit.). — DALOUS et CONSTANTIN: L'épitheliomatose pigmentaire
type de UNNA. Ann. de Dermat. 1904, 961. — DAUER: Die Epitheliome und deren Behandlung. 5. Internat. Dermatol.-Kongr. Berlin 1905. — DOWLING, G. B., C. D. CALNAN and
D. R. TIPPING: Self healing squamous cell epithelioma of FERGUSON-SMITH, Trans. St. John's
Hosp. Dermat. Soc. 33, 60 (1954). — DUPONT, A.: Tumeurs sudoripares. Arch. belg. Dermat.
1947, Nr 3, 21 S. — Kystes sébacées végétants, keratoacanthom, verrucom. Bull Soc. franç.
Dermat. 59, 340 (1952). — Le kératoacanthome usw. Ann. de Dermat. 81, 621—633 (1954). —
Epithélioma sudoripare à évolution malpighienne dyskératotique. Bull. Soc. franç. Dermat.
1955, 194—196. — EHRICH, W. E.: Die Entzündung. In Handbuch der allgemeinen Pathologie, Bd. VII/1. Berlin 1956 (Lit.). — EREAUX, L. P., P. SCHOPFLOCHER and C. J. FOURNIER:
Keratoacanthoma. Arch. of Dermat. 71, 73—83 (1955). — FENDT: Beitrag zur Kenntnis der
sog. sarcoiden Geschwülste der Haut. Arch. f. Dermat. 53, 213 (1900). — GAY PRIETO, J.,
u. M. A. CASCOS: Über die Pyodermitis chronica vegetans von Azua. Dermatologica (Basel)
103, 135—144 (1951). — GAY PRIETO, J., M. ALVAREZ-CASCOS u. G. JAQUETI DEL POZO: Über
eine eigenartige cystische Form des spinozellulären Epithelioms. Hautarzt 6, 4—6 (1955). —
GOTTRON, H. A.: Praecancerosen und Pseudocancerosen der Haut. Dtsch. med. Wschr. 1954,
1250—1254. — GRAU, E.: Scheinrezidive bei der Abheilung röntgenbestrahlter Hautkrebse.
Strahlenther. 90, 280—283 (1953). — GRINSPAN, D., and J. ABULFIA: Idiopathic cutaneous
pseudoepitheliomatous hyperplasia. Verrugoma (GOUGEROT), Molluscum sebaceum (McCOR-
MAC and SCARFF) self healing, primary, squamous cell epithelioma (FERGUSON-SMITH) and
keratoacanthoma (ROOK and WHIMSTER). Cancer (Philadelphia) 8, 1047—1056 (1955). —
GRISSON u. DELBANCO: Monströser Tumor der Genitalgegend. Dermat. Wschr. 60, 89 (1915).—
GRZYBOWSKI, M.: A case of peculiar generalized epithelial tumours of the skin. Brit. J.
Dermat. 62, 310—313 (1950).—HABER, H.: Intraepidermal epithelioma (BORST-JADASSOHN).
Trans. John's Hosp. Dermat. Soc. 33, 46—52 (1954) (Lit.). — HAMPERL, H., u. K. W.
KALKOFF: Zur Kenntnis des Molluscum pseudocarcinomatosum. Hautarzt 5, 440—446
(1954). — HAZEN: Prickle cell carcinoma of the skin. J. Cutan. Dis. 33, 611 (1915). — HEI-
BERG, K. A.: Studien über Haut-Epithel-Atypie bei Krebs- und Granulationsgewebe und
die diagnostische Verwendung der Kerngröße. Virchows Arch. 234, 469—480 (1921). —
JAKOBSTHAL: Zur Histologie der spontanen Heilung des Hautkrebses. Arch. klin. Chir. 84, 325
(1907). — JUON, M.: Über die „metatypischen" Formen der Hautepitheliome. Arch. f. Dermat. 157, 81—96 (1929). Siehe auch Arch. f. Dermat. 157, 97—104. — KAY, S., and W. E. B.
HALL: Sweat gland carcinoma with proved metastases. Cancer (N. Y.) 4, 373—376 (1954). —
KEASBEY, L. E., and G. G. HADLEY: Clear-cell hidradenoma. Cancer (N. Y.) 7, 934—952
(1954). — KESER: Contrib. à l'étude histol. de l'épithéliome pavimenteux (cancer de la peau).

Ann. de Dermat. 8, 165—185 (1894). — KREIBICH, C.: Zur Kenntnis tubulöser Hautgeschwülste. Arch. f. Dermat. 139 (1922). — Ein Fall von Adenocarcinoma lenticulare capilliti. Dermat. Z. 1901, 651. — LAPIÈRE, S.: Über Kerato-acanthome. Hautarzt 1955, 38—43. — LANSING u. Mitarb.: Siehe STEIGLEDER. — LENNOX, B.: An attempt at simplification of the classification and nomenclature of the epithelial and melanoblastic skin tumours. Trans. St. John's Hosp. Dermat. Soc. 33, 30—45 (1954). — LEVER, W. F.: Adenoacanthoma of sweat glands. Arch. of Dermat. 56, 157—171 (1947). — LIU, Y.: The histogenesis of clear cell papillary carcinoma of the skin. Amer. J. Path. 25, 93—104 (1949). — LOOS, H. O.: Die Carcinome der Anhangsgebilde der Haut. Arch. f. Dermat. 174, 465—510 (1936).—MARASSOWICH: Beitrag zur Statistik der Carcinome des Gesichts und der behaarten Kopfhaut. Dtsch. Z. Chir. 1904, 183. — MCLEOD BROOKS, S.: Carcinoma which simulates sarcoma. Arch. of Path. 36, 144—157 (1943). — MIESCHER, G.: Zur Frage der Papillomatosis cutis carcinoides. Dermat. Wschr. 121, 238—247 (1950). — MONTGOMERY, H.: Superficial epitheliomatosis. Arch. of Dermat. 20, 339—357 (1929). — MOYNAHAN, E. J.: A rare variety of sqamous cell carcinoma. Proc. Roy. Soc. Med. 48, 174 (1955). — MUSUMECI, V.: Über ein spinocelluläres Epitheliom mit cystischer Metastasierung. Hautarzt 7, 121—123 (1956). — NEUBER, E.: Über das Verhalten der elastischen Fasern der Haut mit spezieller Berücksichtigung des Hautkrebses. Arch. f. Dermat. 94, 3 (1909). — NIKOLOWSKI, W., u. E. EISENLOHR: Papillomatosis cutis carcinoides. Dermat. Wschr. 121, 238—247 (1950). — NIKOLOWSKI, W., u. E. GOTTRON: Scheinbar schleimige und schleimige Veränderungen in der Umgebung von Schweißdrüsen, Schweißdrüsencysten und Schweißdrüsentumoren. Arch. f. Dermat. 192, 439—453 (1950). — NÖDL, F.: Das echte Randrezidiv und das sukzessive diskontinuierliche Randwachstums des Basalioms nach Röntgenwirkung. Strahlenther. 90, 265—279 (1953). — Das Pseudorezidiv nach Röntgenbestrahlung. Strahlenther. 90, 475—484 (1953). — ORMEA, F.: In tema di carcinosarcomi e di pseudosarcomi cutanei. Minerva dermat. (Torino) 28, Nr 7 (1953). — PASINI, A.: X-Zellen und hyaline Körperchen im Hautepitheliom. Arch. f. Dermat. 39, 125 (1904). — RIBBERT: Zur Kenntnis des Carcinoms. Dtsch. med. Wschr. 1906, Nr 42. — Die Heilungsvorgänge im Carcinom usw. Dtsch. med. Wschr. 1916, Nr 10.—DEL RIO-HORTEGEA, D., u. M. A. CASCOS: Die verschiedenen histologischen Formen des Hautkrebses. Zbl. Hautkrkh. 38, 355. — SCHIERGE: Über allgemeines Ödem infolge ausgedehnter Lymphgefäßmetastasen bei Magenkrebs. Virchows Arch. 237 (1922). — SCOTT, M. J.: Basal-cell epithelioma perstans, usw. Arch. of Dermat. 72, 409 (1955). — SHELDON, W. H.: The myoepithelium in sweat gland tumors. Arch. of Path. 31, 326—337 (1941). — SIMS, CH. F., and R. L. PARKER: Intraepidermal basalcell epithelioma. Arch. of Dermat. 59, 45—49 (1949) (Lit.). — SPIER, H. W., u. W. THIES: Aggregierte Keratoacanthome (Mollusca pseudocarcinomatosa). Hautarzt 7, 206—209 (1956). — SPIES, J. W.: Adenoid cystic carcinoma, generalized metastases in three cases of basal cell type. Arch. Surg. 21, 365—404 (1930). — STAUBNITZ, W. J., H. LENT and O. J. OBERKIRCHER: Carcinoma of the penis. Cancer (Philadelphia) 8, 371—378 (1955). — STEIGLEDER, G. K.: Die Histochemie der Epidermis und ihrer Anhangsgebilde. Ref. 23. Tagg der Dtsch. Dermat. Ges. Wien, 1956. Arch. klin. u. exper. Dermat. (im Druck).— STOUT, A. P., and ST. G. E. COOLEY: Carcinoma of sweat glands. Cancer (N. Y.) 4, 521—536 (1951). — TAPPEINER, S.: Bösartige Geschwülste des Penis. Arch. f. Dermat. 176, 425—438 (1938). — UNDERWOOD, L. J., H. MONTGOMERY and A. C. BRODERS: Squamous-cell epithelioma that simulates sarcoma. Arch. of Dermat. 64, 149—158 (1951) (Lit.). — UNNA: Pseudoparasiten des Carcinoms. 5. Internat. Dermatol.-Kongr. Berlin 1905. — Zur Kenntnis der hyalinen Degeneration der Carcinomepithelien. Dermat. Z. 1. — WEIDMAN, F. D.: The border zone between the hyperplastic and neoplastic processes of cutaneous epithelium. Amer. J. Med. Sci. 125, 479 (1928). — WELTON, G. D., J. A. ELLIOTT and P. KIMMELSTIEL: Epithelioma. Arch. of Dermat. 60, 277—293 (1949). — WINER, L. H.: Pseudoepitheliomatous hyperplasia. Arch. of Dermat. 42, 856—865 (1940). — WITTEN, V. H., and F. G. ZAK: Multiple primary selfhealing prickle-cell epithelioma of the skin. Cancer (N. Y.) 5, 539—550 (1952) (Lit.). — ZIELER, R.: Über gewebliche Einschlüsse in Plattenepithelkrebsen, vornehmlich der Haut usw. Arch. f. Dermat. 62, 3 (1902). — ZOON, J. J., L. H. JANSEN et J. VAN BAAK: Le molluscum sebaceum (kérato-acanthome). Dermatologica (Basel) 108, 81—88 (1954).

Carcinom auf Hautkrankheiten . . . .

ALEXANDER: Carcinomentwicklung auf psoriatischer Basis. Arch. f. Dermat. 129, 5 (1921) (Lit.). — ASHIHARA: Über das Lupuscarcinom. Arch. f. Dermat. 57, 193 (1901) (Lit.). —

Literatur. 579

BARGUES: De l'epitheliome sur lupus vulgaire. Ann. de Dermat. **1910**, 3 (Lit.). — BRÜNAUER: Arsen bei Hyperkeratosis arsenicalis. Arch. f. Dermat. **129**, 186 (1921) (Lit.). — COUNCILMAN, W. T., and G. B. MAGRATH: The lesions of the skin and the tumor formations in xeroderma pigmentosum. J. Med. Res. **21**, 3 (1909). — CROW: Brit. Med. J. **1914**, 413. — DAVIS, B. F.: J. Amer. Med. Assoc. **1914**, 1716. — DECIO, C.: Sora un caso di lupus ed epitelioma. Boll. Soc. med.-chir. Pavia **1907**. — DUBREUILH: Ann. de Dermat. **1910**, H. 2, 65. — GRAY, A. M. H.: Brit. J. Dermat. **1912**, 125 (Lit.). — HARTZELL: Amer. J. Med. Sci. **1899**, 265. — JASSNITZKY, N. N.: Ein Fall von Carcinoma papillae auf einer Verbrennungsnarbe. Dermatologie (Russ.). **1**, 5 (1913). Ref. Arch. f. Dermat. **117**, 137 (1914). — KNOTH, W., u. W. LANZ: Geschwülste auf dem Boden chronischer Ulcerationen. Dermat. Wschr. **1955**, 569—578. — KÜNTZEL, OTTO: Über Paraffinkrebs. Dermat. Wschr. **1920**, Nr 30, 31. — MACKEE: Arsenikepitheliom. New York Dermatol. Ges. 16. Dez. 1913 und 27. Jan. 1914. Arch. f. Dermat. **122**, 264 (1915). — MIESCHER, G.: Die Präcancerose der Haut und der angrenzenden Schleimhäute. Schweiz. med. Wschr. **1943**, 1072. — MONTGOMERY, H.: Precancerous dermatosis and epithelioma in situ. Arch. of Dermat. **39**, 387—408 (1939). — MYAHARA, M.: Zur Frage der atypischen Epithelwucherungen beim Lupus und ihre Beziehungen zum Carcinom. Frankf. Z. Path. **9**, 167 (1912). — NEVE, ERNEST: Brit. Med. J. **1910**, 589. — NUTT, H. W., J. M. BEATTI, R. J. PYE-SMITH: Der Arsenikkrebs. Lancet **1913**. — REMENOWSKY, FRANZ: Über einen seltenen Fall von Carcinom auf Psoriasis vulgaris. Arch. f. Dermat. (Orig.-Bd.) **131**, 465—470 (1921) (Lit.). — SCHAMBERG, JAY FRANK (Philadelphia): J. Cutan. Dis. **28**, 644 (1910). — SCHERBER: Carcinombildung auf Basis einer Leukoplakie. Wien. Ges. 4. April 1918. Arch. f. Dermat. **125**, 592 (1919) (Lit.). — SILBERSTEIN: Über das Lupuscarcinom. Arch. f. Dermat. **121**, 653 (1916) (Lit.). — STÜMPKE: Lupuscarcinom und Röntgenstrahlen. Dermat. Z. **23**, 226. — WAELSCH, L.: Zur Histologie der Arsenkeratose. Arch. f. Dermat. **86**, 245 (1907). — ZWEIG, LUDWIG: Über Lupuscarcinome. Arch. f. Dermat. **102**, 83—94 (1910) (Lit.). Weitere Literatur s. vorangehende Kapitel.

Sekundäre Hautcarcinome . . . . S. 376

ARZT: Metastatische Hautcarcinome. Wien. Dermatol. Ges. 9. Juni 1921. Zbl. Haut-krkh. **2**, 7. — ASKANAZY, M.: Zur Klinik und Pathologie des metastatischen Krebses der Haut, im besonderen des Hautnervenapparates. Berl. klin. Wschr. **1912**, Nr 46. — BADE, W.: Das metastatische Carcinom der Haut im Anschluß an Carcinome innerer Organe. Arch. f. Dermat. **179**, 257—278 (1939). — BEDFORD, G. V.: A case of carcinoma of the thymus with extensive metastases in a new-born child. Canad. Med. Assoc. J. **23**, 197—202 (1939). — CHRIS, M.: Inflammatory carcinoma of the breast. Brit. J. Surg. **38**, 163—174 (1950/51). — DAUS, J.: Über sekundäre Hautkrebse. Virchows Arch. **190**, 196—217 (1907). — EITNER u. REITMANN: Über Hautmetastasen bei Mammacarcinom. Arch. f. Derm. **99**, 23 (1910). — ENGELL, H. C.: Cancer cells in the circulating blood. Acta chir. scand. (Stockh.) Suppl. **201** (1955). — FAGE et LE BLAYE: Epithélioma lymphatique en nappe au cours du cancer du sein. Ann. de Dermat. **1912**, 71. — FASAL, C.: Über carcinomatöse Hautmetastasen. Wien. klin. Wschr. **1911**, Nr 25. — FILLIÉ: Über Hautmetastasen eines Schilddrüsencarcinoms. Derm. Wschr. **58**, 676 (1914). — FURST, N. J., and H. QUITTNER: Cancer of the lung with metastases to the skin. J. Med. Soc. N. Jersey **46**, 387—388 (1949). Ref. Excerpta med. XIII 4, 342 (1950). — FURUTO: Über die Ausbreitungswege der Carcinommetastasen in der Haut. Arch. f. Dermat. **147**, 251 (1924) (Lit.). — GEIPEL, P.: Über Lymphangitis carcinomatosa der Haut bei Magencarcinom. Arch. f. Dermat. **107**, 397—404 (1911). — GOLDSCHMIDT: Über einen Fall von blasenbildenden Kontinuitätsmetastasen der Haut eines primären Hautcarcinoms. Z. Krebsforsch. **7**, H. 1 (1909). — GOTTRON, E., u. H. WEYHBRECHT: Endometriose der Haut. Dermat. Wschr. **129**, 1—5 (1954). — KAUFMANN-WOLF, MARIE: Klinische und histologische Beobachtungen bei Hautmetastasen im Anschluß an Carcinom innerer Organe. Arch. f. Dermat. **114**, 709—744 (1913) (Lit.). — KLIEGEL, H., u. K. KRIENITZ: Das Bild der Endo-metriose an der Haut. Hautarzt **4**, 445—451 (1953) (Lit.). — KREIBICH, C.: Über sekundären Scirrhus der Haut. Med. Klin. **1909**, Nr 38, 1436—1438. — KÜTTNER, H.: Beiträge zur Pathologie des Mammacarcinoms usw. Bruns' Beitr. **131**, 1—9 (1924). — LAUSECKER, H.: Hautmetastasen beim Bronchuscarcinom. Arch. f. Dermat. **199**, 474—480 (1955). — MALI-NOWSKI: Hautmetastasen bei Mammacarcinom. 9. Kongr. der Dtsch. Dermatol. Ges. in Bern 1906. — MONTGOMERY, H., and R. R. KIERLAND: Metastasis of carcinoma to the scalp. Arch. of Dermat. **40**, 672—684 (1940). — NIMPFER, TH. G.: Krebsbildung auf dem Boden eines chronischen Unterschenkelgeschwürs usw. Arch. f. Dermat. **182**, 58—63 (1942). — OFFER-

37*

GELD, H.: Hautmetastasen beim Uteruscarcinom. Mschr. Geburtsh. **29** (1909). — OTTER-
BEIN, F.: Die diagnostische Bedeutung von Hautmetastasen beim Carcinom innerer Organe.
Hautarzt **3**, 318—320 (1952). — PETERSEN, W.: Zur Frage des Impfcarcinoms. Arch. f.
Dermat. **70**, 383 (1904). — PRETI, L.: Gazz. med. ital. Nr 21/22. — REITMANN, CARL: Das
sekundäre Carcinom der Haut bei primärem Carcinom innerer Organe. Arch. f. Dermat.
90, 351—370 (1908). — RUSCH: Carcinomatöser Lymphbahninfarkt der Haut. Wien. Ges.
23. Juni 1921. Zbl. Hautkrkh. **2**, 160. — SCOTT, L. S., M. A. HEAD and W. S. MACK: Cutaneous metastases from tumours of the bladder, urethra, and penis. Brit. J. Urol. **26**, 387—400
(1954). — SHAFFER, B., H. BEERMAN and J. L. DAUBRESSE: Ectopic gastrointestinal mucosa
in form of umbilical polyp. Arch. of Dermat. **70**, 217—221 (1954). — STEIGLEDER, G. K.:
Fallvorstellung. Frankf. Dermatol. Ges. 9. März 1955. Dermat. Wschr. **132**, 971 (1955). —
STROPENI, LUIGI: Klinische und histopathologische Beobachtungen an einem intra vitam
diagnostizierten Fall von bronchialem Adenocarcinom mit Hautmetastasen. Z. Krebsforsch.
9, 1 (1910). — WEGELIN: Über bläschenförmiges Ödem der Epidermis bei Carcinom der
Mammae. Festschr. f. JADASSOHN. Korresp.bl. Schweiz. Ärzte **1917**.

Präcanceröse Dermatosen (Allgemeines) . . . . S. 384

ALBERTINI, A. V.: Zur Histologie der Präcancerosen der Haut. Schweiz. med. Wschr.
1948, 964—965. — BLOCH, B.: Zum Begriff und Wesen der Präcancerose. Dermat. Wschr.
1930 II, 1164—1171. — BOWEN: Praecancerous dermatosis. J. Cutan. Dis. **33**, 787 (1915). —
BÜNGELER, W.: Der Begriff der Präcancerose. Strahlenther. **96**, 296 (1955). — DUBREUILH:
Ann. de Dermat. **1912**. — GOTTRON, H. A.: Präcancerosen und Pseudocancerosen der Haut.
Dtsch. med. Wschr. **1954**, 1250—1254, 1331—1334. — HUTCHINSON: Arch. Surg. **3** (1890).—
LEEUWEN, TH. M. V.: Dermatitis praecarcinomatosa. Nederl. Tijdschr. Geneesk. **69** (1925). —
MIESCHER, G.: Die Präcancerose der Haut und der angrenzenden Schleimhäute. Schweiz.
med. Wschr. **1943**, 1072. — MONTGOMERY, H.: Precancerous dermatosis and epithelioma in
situ. Arch. of Dermat. **39**, 387—408 (1939). — RUMP, W.: Zur Abgrenzung der Praecancerosen
untereinander. Ist die Erythroplasie grundsätzlich von der Leukoplakie und dem M. Bowen
unterschieden? Inaug. Diss. Frankfurt a. M. 1955. — SCHÜRCH, O.: Präcancerosen der Haut.
Zbl. Hautkrkh. **47**, 1—20. — STAEMMLER, M.: Praecancerosen. Med. Welt **1941**, 813—816. —
SUTTON, R. L.: Epithelioma of the skin. Arch. of Dermat. **46**, 1—39 (1942). — SZODORAY, L.:
Histologic characteristics of the so-called praecancerous processes of the skin. Arch. of
Dermat. **36**, 552—560 (1937). — TRÝB: Ein Beitrag zur Kenntnis der präcancerösen Wuche-
rungen. Dermat. Wschr. **1915**, 553. — VRIES, W. M. DE: Über Präcarcinom. Nederl. Tijdschr.
Geneesk. **1925**.

PAGETsche Krankheit . . . . S. 384

ADAM, W., W. NIKOLOWSKI u. R. WIEHL: Über Ca. mammae virile spontaneum. Arch.
klin. u. epxer. Dermat. **203**, 1—14 (1956). — ARND, W.: Über die PAGETsche Erkrankung
der Brustwarze. Virchows Arch. **261** (1926) (Lit.). — ARZT, L., u. O. KREN: Die Paget
disease mit besonderer Berücksichtigung ihrer Pathogenese. Arch. f. Dermat. **148** (1925). —
AUDRY: Sur un cas d'épithéliomatose de PAGET a forme pigmentaire. Une théorie du cancer du
sein. Ann. de Dermat. **1906**, 529. — CAROL, W. L. L., u J. R. PRAKKEN: Betrachtung anläßlich
fünf Fällen von Morbus Paget mammae. Acta dermato-vener. (Stockh.) **19**, 56—74 (1938). —
CIVATTE: Présentation de coupes microscopiques de maladie de PAGET du mamelon. Verh.
9. Internat. Kongr. Dermat., Bd. 2, S. 987—989. 1936. — CROSTI, A.: Il morbo di PAGET
cutaneo. Interpretato quale epitelioma epidermotropo dell'apparato ghiandolare sudorale
(Ghiandola mammaria — Ghiandole sudorifere). Giorn. ital. Dermat. **73**, 1021—1062
(1932). — DARIER, J.: Le cancer des dyskératoses. Maladie de PAGET et maladie de BOWEN.
Bull. Assoc. Canc. **1920**, Nr 6. — DIETRICH: Fall von PAGET-Krankheit der Mamma. Zbl.
Path. **25**, 416. Verh. d. Wien. Pathol. Ges. 17. München 1914. — DUCREY, C.: La dermatosi
precancerosa del BOWEN. Roma 1923 (Lit). — DUNET, CHARLES: Epithélioma dyskératosique
de la glande mammaire d'origine dysembryoplasique. Bull. Assoc. franç. Étude Canc. **11**,
420—426 (1922). — ELIASCHEFF, O.: De l'épithélioma pagetoide. Ann. de Dermat. **4**, 433/444
(1923). — FEDERICI, P. L.: PAGETs disease of the vulva. Ostr. a. Gynec. **5**, 171—174 (1955). —
FONTS, ABREU, E.: Schleimzellentumor in der Perinealgegend einer Frau. Bol. Liga Cánc.
10, 211—215 (1935). Ref. Zbl. Hautkrkh. **53**, 404 (1936). — FORAKER, A. G., and GH. J. MILLER:

Extramammary PAGETS disease of perineal skin. Cancer (N. Y.) **2**, 144—152 (1949). — FRASER, J. F.: Bowens disease and PAGETS disease of the nipple. Arch. of Dermat. **18**, 809 bis 828 (1928). — GIOCA, E.: Un singulare reperto anat.-pathol. in metastasi ghiandolari di carcinoma della mammella tipo Paget. Boll. Soc. med.-chirurg. Pavia **37** (1925). — HANNE-MÜLLER u. LANDOIS: PAGET disease of the nipple. Beitr. klin. Chir. **60**, 296 (1908). — INGLIS, K.: PAGETS disease of the nipple. Amer. J. Path. **22**, 1—21 (1946). — JAEGER, H., u. J. DE-LACRETAZ: Epithélioma de BOWEN de la joue et maladie de PAGET du sein. Dermatologica (Basel) **107**, 256—259 (1953). — JUNGMANN, A., u. J. POLLITZER: Über PAGETS disease. Dermat. Z. **11**, 392 (1904). — KREIBICH, C.: Zum Wesen der PAGETSchen Krankheit. Berl. klin. Wschr. **1911**, 2193. — KYRLE, J.: Drüsenkrebs der Mamma unter dem klinischen Bilde von PAGETS disease. Arch. f. Dermat. **83**, 147 (1907). — LÖWENFELD, W.: Über ekzemähnliche Formen des flachen Hautkrebses. Dermat. Z. **44** (1925). — MALINOWSKI, J.: Eine ungewöhnliche Form von Metastasen in der Haut des Mammacarcinoms und das Verhältnis dieser Erkrankung zur PAGETSchen Krankheit. Mh. Dermat. **44** (1907). — MARTINOTTI, L.: Gli epiteliomi superficiali della cute. Arch. ital. Chir. **10** (1924) (Lit.). — MEIROWSKY, E.: Vacuoles in PAGETS disease. Exper. Med. a. Surg. **6**, 2—3 (1948) — MERKLEN, F. P., M. DU-COURTIOUX et G. R. MELKI: Maladie de PAGET sur cicatrice de brúlure. Soc. de Dermat. e de Syph. **1955**, 144. — MIESCHER, G.: Die Präcancerose der Haut und der angrenzenden Schleimhäute. Schweiz. med. Wschr. **1943**, 1072. — Zwei Fälle von vegetierendem M. Paget der Genitalregion. Dermatologica (Basel **108**), 309—314 (1954). — MONDAIN, CH.: Les réactions dyskératosiques des muqueuses vulvo-vaginales avec dégénérécence néoplasique etc. Bull. Assoc. franç. Étude Canc. Dec. **1923**. — MONTGOMERY, H.: Precancerous dermatosis and epithelioma in situ. Arch. of Dermat. **39**, 387—408 (1939). — PARSONS, L., and H. E. LOHLEIN: Extramammary PAGETS disease. Arch. of Path. **36**, 424—427 (1943) (Lit.). — PAUTRIER, L. M., G. LÉVY et A. DISS: La maladie de PAGET du mamelon etc. Presse méd. **1927**, 1041—1042. Siehe auch Arch. of Dermat. **17**, 767—790 (1928). — PLACHTA, A., and F. D. SPEER: Apocrine-gland adenocarcinoma and extramammary PAGETS disease of the vulva. Cancer (N. Y.) **7**, 910—919 (1954). — POLLAND: PAGET disease an der Wange. Dermat. Z. **21**, H. 12. — RIBBERT, HUGO: Über den PAGET-Krebs. Dtsch. med. Wschr. **1905**, Nr 31. — ROSENBERG: Zur PAGETSchen Krankheit. Mh. Dermat. **49** (1909). — ROUSSET, J.: Les dyskératoses épitheliomateuses. Paris: Masson & Cie. **1936**. — RUBENSTEIN, M. W.: Pagets disease of the male nipple and areola. Arch. of Dermat. **22**, 281—300 (1930). — SCHAM-BERGER, A.: Anatomisches über „PAGETS disease of the nipple". Z. Chir. **80** (1905). — SEKI-GUCHI, ST.: Historical notes on PAGETS disease of the nipple and its bibliographs. Mitt. path. Inst. ksl. Univ. Sendai (Japan) **1**, 385 (1921). — SEKIGUCHI, ST., u. O. TASHIRO: PAGETS disease of the nipple. Mitt. path. Inst. ksl. Univ. Sendai (Japan) **1**, 385 (1921). — STEIG-LEDER, G. K.: Histochemie der Epidermis und ihrer Anhangsgebilde. Ref. 23. Dtsch. Dermat. Ges., Wien 1956. Arch. klin. u. exper. Dermat. (im Druck). — STOUT, A. P.: The relationship of malignant amelanotic melanoma (naevocarcinoma) to extramammary PAGETS disease, Amer. J. Canc. **33**, S. 196—204. 1938. — VIGNOLO-LUTATI, C.: Über einen seltenen Fall von PAGETscher Krankheit. Mh. Dermat. **42** (1906) (Lit.). — WEST, J. P., and W. F. NICKEL: PAGETS disease of the nipple. Ann. Surg. **116**, 19—25 (1942). — WHIMSTER, J. W.: Über schleimsezernierende Carcinome der Perianalregion. Hautarzt **4**, 40—42 (1953). — WINI-WARTER, HANS v.: Über PAGETSche Krankheit. Arch. f. Dermat. **85**, 238—262 (1907). — WOODRUFF, J. D.: PAGETS disease of the vulva. Ostr. a. Gynec. **5**, 171—174 (1955). — ZIELER, KARL: Über die unter dem Namen „PAGETS disease of the nipple" bekannte Hautkrankheit und ihre Beziehungen zum Carcinom. Virchows Arch. **177**, 2, 293 (1904). — Über intraepidermoidales Krebswachstum und über die unter dem Namen „Pagetdisease" bekannte Erkrankung der Haut. Verh. der Dtsch. Pathol. Ges. 17. Tagg München 1914.

BOWENsche Krankheit . . . . S. 393

ALBERTINI, V.: Siehe unter Präcancerosen (S. 384), — Histologische Geschwulstdiagnostik. Stuttgart: Georg Thieme 1955. — ARZT u. BIACH: Morbus Bowen. Arch. f. Dermat. **148**, 635 (1925). — BOSELLINI, O. L.: BOWENs disease. Proc. Roy. Soc. Med., Dermatol. sect. **18** (1925). — BOWEN, J. T.: Precancerous dermatosis: A study of 2 cases of chronic atypical epithelial proliferation. J. Cutan Dis. **30** (1912); **33** (1915). — CAROL, W. L. L., E. L. J. MOUWEN, C. POSTMA u. J. R. PRAKKEN: Über die BOWENsche Krankheit und das Keratoma senile (mit einigen Bemerkungen über die Verruca senilis). Arch. f. Dermat. **176**, 487—507 (1938). — CAROL, W. L. Z.: Über Carcinosis cutis multiformis. (Sog. Dermatosis precancerosa Bowen.) Arch. f. Dermat. **152** (1927 (Lit.). — CIPOLLARO, A. C., and P. O. FOSTER: BOWEN's precancerous dermatosis of the mucous membrane. N. Y. State J. Med. **40**, 264—275 (1940). — DARIER: Le cancer de la dermatose de BOWEN. Ann. de Dermat. **1914; 1920.** — DELBANCO, E.: Zur BOWENschen Krankheit. Dermat. Z. **45**, 134—144 (1925). — DUCREY, C.: La dermatosi precancerosa del BOWEN. Roma 1923 (Lit.). — FERREIRA-MARQUES, J.: Beitrag zur Kenntnis der baso- und spinocellulären Formen des Morbus Bowen. Arch. f. Dermat. **176**, 441—447 (1938). — FLARER, F.: Contributo alla histogenesi degli epiteliomi de derivazione ghiandolare sebacea e ai loro rapporti con l' epitelioma di BOWEN, Giorn. ital. Dermat. **74**, 873—887 (1933). — GRÜTZ, O.: Zur BOWENschen präcancerösen Dermatose. Dermat. Wschr. **79**, 1193 (1924). — GUTMANN, C.: Über die BOWENsche Dermatose. Dermat. Wschr. **80**, 641 (1925) (Lit.). — HUDELO, L., et CAILLIAU: La maladie de BOWEN des muqueuses ensivagée comme cancer d'emblée. Ann. de Dermat. **4**, 813—833 (1933). — JAMAMOTO, J.: Über 2 Fälle von BOWENscher Krankheit Arch. f. Dermat. **148** (1925). — JESSNER, M.: Die BOWENsche Krankheit. Arch. f. Dermat. **134**, 361 (1921). — MARTINETTI, L.: Sulla dermatosi precancerosa di BOWEN. Giorn. ital. Dermat. **63** (1922). — MAYR: Über primäre Hautcarcinome (Typus Bowen). Dermat. Z. **37** (1922). — MONDAIN, CH.: Les réactions dyskératotiques des muqueuses vulvo-vaginales etc. Bull. Assoc. franç. Étude Canc. **1923.** — MONTGOMERY, H.: Arsenic as an etiologic agent in certain types of epithelioma. Differential diagnosis from and further studies regarding superficial epitheliomatosis and BOWENs disease. Arch. of Dermat. **32**, 218—236 (1935). — Precancerous dermatosis and epithelioma in situ. Arch. of Dermat. **39**, 387—408 (1939). — PAUTRIER, L. M.: Erythroplasie du gland (Maladie de BOWEN des muqueuses). Dermatologica (Basel) **87**, 169—174 (1943). — PETERSON, W. F., and H. M. ROBINSON: Intraepithelial epithelioma (BOWENS disease) of the vulva. Arch. of Dermat. **71**, 615—617 (1955) (Lit.). — REICH, H.: Zur BOWENschen Krankheit der Mundschleimhaut. Arch. f. Dermat. **197**, 145 bis 159 (1954). — RICHON, L.: La maladie de BOWEN des muqueuses. Ann. de Dermatol., Sér. VI, **6** (1925). — SCHUERMANN, H.: Krankheiten der Mundschleimhaut und Lippen. München u. Berlin: Urban & Schwarzenberg 1955. Sonderdruck aus: Die Zahn-, Mund- und Kieferheilkunde, Bd. II. — SEQUEIRA and TURNBULL: Brit. J. Dermat. **33** (1921). — SULZBERGER, M. B.: Ein Fall von Leukoplakia et Kraurosis vulvae mit Tumorbildung und histologischem Befund der BOWENschen Krankheit. Inaug.-Diss. Zürich 1926. — TOMMASI, L.: A proposito di un caso di morbo del BOWEN. Giorn. ital. Dermat. **67** (1926). — VILANOVA, X., y J. RUBIO: Sobre un caso de enfermedad de BOWEN de localizacion infittuente. Actas dermato-sifiliogr. **5** (1949).

Präcanceröse Melanose . . . . S. 399

BREUCKMANN, H.: Über Melanome der Mundschleimhaut. Dermat. Wschr. **110**, 36 (1940). — DEGOS, R., A. CARTEAUD et I. HEWITT: Coexistence dans la même tumeur d'un naevocarcinoma et d'une hyperplasie épithéliale usw. Bull. Soc. franç. Dermat. **62**, 7—8 (1955). — DUBREUILH: Ann. de Dermat. **1912.** — DUPERRAT et VERMENOUZE: Epithélioma spinocellulare et naevocarcinome associés. Bull. Soc. franç. Dermat. **62**, 8—9 (1955). — MIESCHER: Die Entstehung der bösartigen Melanome der Haut. Virchows Arch. **264** (1921) (Lit.). — MIESCHER, G.: Melanom. In Handbuch der Haut- und Geschlechtskrankheiten (JADASSOHN), Bd. XII/3, S. 1085ff. — Die Präcancerose der Haut und der angrenzenden Schleimhäute. Schweiz. med. Wschr. **1943**, 1072ff. — Über melanotische Präcancerose. Oncologica (Basel) **7**, 92—94 (1955). — MIESCHER, G., L. HÄBERLIN u. L. GUGGENHEIM: Über fleckförmige Alterspigmentierungen. Arch. f. Dermat. **174**, 105—125 (1936). — REESE, A. B.: Precancerous melanosis and diffuse malignant melanoma. Arch. of Ophtalm. **19**, 354 (1938). — SCHUERMANN, H.: Melanosis circumscripta praecancerosa. Ärztl. Wschr. **1955**, 49—53. — WALTHER, D.: Über die Melanosis circumscripta praecancerosa (DUBREUILH). Z. Hautkrkh. **20**, 286—290 (1956).

Keratoma senile, Verruca senilis . . . . S. 401

BECKER, S. W.: Seborrhoic keratosis and verruca, with special reference to the melanotic variety. Arch. of Dermat. **63**, 358—372 (1951). — BLOCH, BR.: Über benigne, nicht naevoide

Melanoepitheliome der Haut nebst Bemerkungen über das Wesen und die Genese der Dendritenzellen. Arch. f. Dermat. **153**, 20—40 (1927). — CAROL, W. L. L.: Über den Lipoidgehalt der Haut. Dermat. Wschr. **63** (1916) (Lit.). — CEDERCREUTZ, A.: Über den Fettgehalt des Epithels der seborrhoischen Warzen. Arch. f. Dermat. **111** (1912). — DEGOS, R., et J. HEWITT: Tumeurs fibro-épitheliales prémalignes de PINKUS et épithelioma basocellulare. Ann. de Dermat. **82**, 124—139 (1955). — ELLER, J. J., and V. J. RYAN: Senile keratoses and seborrheic keratoses. Arch. of Dermat. **22**, 1043—1060 (1930). — FREUDENTHAL, W.: Verruca senilis und Keratoma senile. Arch. f. Dermat. **152** (1926) (Lit.). — Rumpfhautepitheliom (nebst Bemerkungen über die verruca senilis und das Keratoma senile). Arch. f. Dermat. **158**, 538—544 (1929). — FREUDENTHAL, W., u. R. SPITZER: Verruca senilis. In Handbuch der Haut- und Geschlechtskrankheiten (JADASSOHN), Bd. XII/3, II, S. 119ff. — GOTTRON, H. A.: Präcancerosen und Pseudocancerosen der Haut. Dtsch. med. Wschr. **1954**, 1250—1254, 1331—1344. — HALTER, K.: Über ein wenig beachtetes histologisches Kennzeichen des Keratoma senile. Hautarzt **3**, 215—216 (1952). — HOFFMANN, E.: Epitheliom auf seborrhoischer Warze. Verh. der Berl. Dermatol. Ges., 10. Dez. 1907. Mh. Dermat. **46**, 28 (1908). — HOOKEY, J. A.: Keratoma senile und verruca senilis. Arch. of Dermat. **23**, 948—959 (1931). — JADASSOHN in SCHWALBE: Lehrbuch der Greisenkrankheiten und in EPSTEIN-SCHWALBESS Handbuch 1909. — KEINING, E., u. K. HALTER: Verrucae planae-artige seborrhoische Warzen. Arch. f. Dermat. **188**, 482—489 (1949). — KREIBICH: Zur Anatomie des Eczema seborrhoicum und der seborrhoischen Warzen. Arch. f. Dermat. **114**, 608 (1913). — LENNOX, B.: Pigment patterns in epithelial tumors of the skin. J. of Path. **61**, 587 (1945). — LEVER, W. F.: Histopathology of the skin, 2. Aufl. Philadelphia 1954. — MICHAEL, J. C., and E. R. Seale: Dermatosis papulosa nigra. Arch. of Dermat. **20**, 629—639 (1929). — MIESCHER, G., L. HÄBERLIN u. L. GUGGENHEIM: Über fleckförmige Alterspigmentierungen. Arch. f. Dermat. **174**, 105—125 (1936). — MONTGOMERY, H., u. J. DÖRFFEL: Keratoma senile. Arch. f. Dermat. **166**, 286—296 (1934). — MONTGOMERY, H., and M. WAISMAN: Epithelioma attributable to arsenic. J. Invest. Dermat. **4**, 365—383 (1941). — PINKUS, H.: Über einen Fall von Basalzellenepitheliom auf Verruca senilis. Arch. f. Dermat. **169**, 58—66 (1934). — REICHES, A. J.: Seborrheic keratoses. Arch. of Dermat. **65**, 596—600 (1952). — RUITER, M.: An unusual case of keratoma senile etc. Arch. of Dermat. **33**, 807 (1936). — SACHS, W., G. M. MacKee and P. M. SACHS: Keratosis (seborrhoic and senile). Arch. of Dermat. **59**, 179—191 (1949). — TRAUB, E. F.: Non nevoid melanoepithelioma of the skin (BLOCH). Arch. of Dermat. **61**, 1025—1038 (1950).— WAELSCH, LUDWIG: Über die Verruca senilis und die aus ihr entstehenden Epitheliome. Arch. f. Dermat. **76**, 30—54 (1905).

Cornu cutaneum . . . . S. 407

DEFINE: Cornu cutaneum etc. Giorn. ital. Dermat. **1909**. — HARE, P. J.: Rudimentary polydactyly. Brit. J. Dermat. **66**, 402—408 (1954). — JOSEPH, M.: Das Cornu cutaneum. Arch. f. Dermat. **100** (1910). — KONJETZNY: Über ein bürstenförmiges Keratoepitheliom der Wangenschleimhaut. Beitr. pathol. Anat. **57** (1913) (Lit.). — MARCUSE: Zur Kenntnis der Hauthörner. Arch. f. Dermat. **60** (1902). — PEYRI: Ein Fall von seltener Morphologie und Lokalisation eines Cornu cutaneum. Arch. f. Dermat. **115** (1913). — PHILIP: Zur Histologie des Hauthorns. Mh. Dermat. **39**. — SPIETSCHKA: Beitrag zur Histologie des Cornu cutaneum. Arch. f. Dermat. **42** (1898). — STEIGLEDER, G. K.: Minderwertige Nagelbildung am fibularen Fußrand bei rudimentärem sechstem Strahl auf Grund einer Regeneration mit Umdifferenzierung. Hautarzt **1**, 419—420 (1950). — UNNA, P. G.: Zur Analyse der Hauthörner. Mh. Dermat. **46** (1908). — VERESS, v.: Über die Histologie und Pathogenese der Hauthörner. Mh. Dermat. **46** (1908) (Lit.).

Leukoplakien . . . . S. 412

BLAU, S., and A. B. HYMAN: Erythroplasia Queyrat. Acta dermato-vener. (Stockh.) **35**, 341—378 (1955) (Lit.). — BOHAC, C.: Über Leukoplakie und Kraurosis der Schleimhaut und der Haut. Arch. f. Dermat. **105**, 179 (1910) (Lit.). — COOKE, B. E. D.: Leucoplakia buccalis and oral epithelial naevi, a clinical and histological study. Brit. J. Dermat. **68**, 151—174 (1956). — CRAMER, R.: Die Kolposkopie in der Praxis. Stuttgart: Georg Thieme 1955. — DELBANCO: X. Kongr. der Dtsch. Dermatol. Ges. 1908. — FUCHS, B.: Zur Kenntnis der Leukoplakie. Arch. f. Dermat. **91**, 91 (1908). — GALEWSKY: Leukokeratosis glandis et praeputii. Arch. f. Dermat. **100**. — GREITHER, A.: Dermatologie der Mundhöhle usw. Stuttgart: Georg Thieme 1955. — GRÜTZ, O.: Über Pseudoleukokeratose der Mundschleimhaut. Dermat. Wschr. **87**, 1075—1078 (1928). — HELLER: Leukoplakia praeputii. Dermat. Z. **1911**, H. 7, 666. — JOSEPH, M.: Über Leukoplakie der Mundhöhle. Dtsch. med. Wschr. **1906**. — KRAINZ, W., u. L. KUMER: Über eine Raucherleukokeratose des Gaumens. Arch. f. Dermat. **1933**, 224—229. — KRAUS, B.: Über Leucoplacia (Leukokeratosis) penis. Arch. f. Dermat. **86**, 137 (1907). — McDANIEL, W. E., and L. M. Mason: Malignant dyskeratosis erythroplasia of Queyrat type. Arch. of Dermat. **60**, 419—424 (1949) (Lit.). — MERK, L.: Über Leucoplacia cutanea. Wien. med. Wschr. **1904**, Nr 39. — NIKOLOWSKI, W., u. R. WIEHL: Pareiitis und Balanitis plasmocellularis. Arch. klin. u. exper. Dermat. **202**, 347—357 (1956). — NÖDL, F.: Zur Klinik und Histopathologie der Balanoposthitis chr. circumscr. b. plasmacellularis Zoon. Arch. f. Dermat. **198**, 557—566 (1954). — NOTO: Leucoplasia della vulva. Arch. Ostetr. **1899**. — ORR, H.: A peculiar papular eruption of the hard palate. Brit. J. Dermat. **42**, 436—437 (1930). — PAUTRIER, L. M.: Erythroplasie du gland. Dermatologica (Basel) **87**, 169—174 (1943). — PFLANZ: Über idiopathische Schleimhautleukoplakien mit besonderer Berücksichtigung der Leucoplacia penis. Dermat. Z. **1909**, 610, 710 (Lit.). — PERRINI: Die Leukoplasien. Verh. IV. internat. Paris 1900. Arch. f. Dermat. **55**, 110 (1901). — RIETHE, P., u. O. BRAUN-FALCO: Beitrag zur Kenntnis der Leukok. nicotina palati. Dtsch. zahnärztl. Z. **7**, 1288—1292 (1952 II). — ROSENHEIM, S.: Leucoceratosis bucc.; comp. with histol. changes in tylosis palm. etc. Bull. Johns Hopkins Hosp. **15** (1904). — SANDSTEAD, H. R., and J. W. LOWE: Leukoderma and keratosis in relation to leukoplakia of the buccal mucosa in man. J. Nat. Cancer Inst. **14**, 423—433 (1953). — SCHUERMANN, H.: Krankheiten der Mundschleimhaut und der Lippen. München u. Berlin: Urban & Schwarzenberg 1955. Sonderdruck aus: Die Zahn-, Mund- und Kieferheilkunde, Bd. II. — SULZBERGER, M. B., V. H. WITTEN and J. A. HUNT: Puzzling persistent penile plaques. Arch. of Dermat. **73**, 101—109 (1956). — TAPPEINER, S.: Über tabakbed. Leukokeratosen des Gaumens. Arch. f. Dermat. **181**, 173—177 (1941). — Zur Kenntnis der Leukokeratosis nicotina. Arch. f. Dermat. **187**, 449—464 (1949). — TOURAINE, A.: Pachonychie congénitale etc. Presse méd. **1937**, 89. — TOURAINE, A., et A. BAUDOUIN: Trois observations de leucoplasie électrogalvanique etc. Soc. Bull. dermat. **44**, 2066—2071 (1937). — TOURAINE, A., et G. SOLENTE: L'erythroplasie. Presse méd. **1936 II**, 1830—1833. — WALLACE, H. J., and I. W. WHIMSTER: Vulval atrophy and leukoplakia . Brit. J. Dermat. **63**, 241—257 (1951).

Melanocytoblastome . . . . S. 414

AJELLO, L.: Sul melanocarcinoma cutaneo etc. Ricerche istologiche e considerazioni. Giorn. ital. Dermat. **66**, (1925) — ALLEN, A. C., and S. SPITZ: Malignant melanoma. Cancer (N. Y.) **6**, 1—45 (1953). — ALLEN, E. P.: Malignant melanoma. Spontaneous regression after pregnancy. Brit. Med. J. **1955**, No 4967, 1067. — ANGARANO, D.: Melano-sarcoma cutaneo (cromatoforoma maligno) in un bambino di 9 anni. Rinasc. med. **2** (1925). — AUDRY: Über die epitheliale Natur der Naevuszellen. Mh. Dermat. **30** (1900). — BARK: Über multiple Melanome der Haut. Inaug.-Diss. Freiburg 1895. — BAUER, J. F.: Malignant melanotic tumors in the negro. Arch. of Path. **3** (1927). — BECK u. KROMPECHER: Die feinere Architektur der primären Hautcarcinome usw. Dermatol. Studien, Bd. 19. 1903. — BECKER, S. W.: Cutaneous melanoma, a histologic study especially directed toward the study of melanoblasts. Arch. of Dermat. **21**, 818—835 (1930). — Pitfalls in the diagnosis and treatment of melanoma, Arch. of Dermat. **69**, 11—30 (1954). — BEKEY, KLAUS: Über ein hornbildendes Plattenepithel-Melanom der Haut. Frankf. Z. Path. **17**, H. 1—3 (1915). — BERBLINGER, W.: Beitrag zur epithelialen Genese des Melanins. Multiple Melanome der Haut mit Neurofibromatose der Hautnerven, melanotischer Tumor im Großhirn, Gliom der Brücke, Sarkomatose usw. Virchows Arch. **219**, 328 (1915) (Lit.). — BLOCH, BR.: Das Pigment. In Handbuch der Haut- und Geschlechtskrankheiten, Bd. 1. Berlin 1927. — BORREL: Naevus et naevocarcinom. Bull. Acad. Méd. **1914**, Nr 18. — BORST, M.: Die Lehre von den Geschwülsten. Wiesbaden 1902. — CATTANEO, L.: A proposito di un caso di melano-carcinoma cutaneo (Nota clinic istologica). Giorn. ital. Dermat. **67** (1926) (Lit.). — CAUDIÈRE, M.: Recherches sur l'évolution des cellules pigmentaires dans certains épithéliomas envahissant l'épiderma. Ann. d'Anat. path. **3** (1926). — CAWLEY, E. P.: Genetic aspects of malignant melanoma. Arch. of Dermat. **65**, 440—450 (1952). — DARIER, J.: Le mélanoma malin més-enchymateux ou mélano-sarcome. Bull. Assoc. franç. Étude Canc. **14** (1925). — Mélanoses, mélanomes et mélanosarcomes. Bull. Soc. franc. Dermat. **32** (1925). — DAWSON, JAMES W.: The melanomata, their morphology and histogenesis etc. Edinburgh Med. J. **32** (1925) (Lit.). — DORSEY, C. S., and H. MONTGOMERY: Blue nevus and its distinction from Mongolian spot and the nevus of Ota. J. Invest. Dermat. **22**, 225—236 (1954). — DUBREUILH: Über die circumscripte präcarcinomatöse Melanose. Ann. de Dermat. **1912**, 129, 205. — DUPONT, A.: Remarques sur quelques images histologiques observées dans les mélanomes malignes. Bull. Soc. franç. Dermat. **42**, 1293—1306 (1935). — FITZPATRICK, TH. B.: Human melanogenesis. Arch. of Dermat. **65**, 379—391 (1952). — FITZPATRICK, TH. B., H. MONTGOMERY and A. B. LERNER: Pathogenesis of generalized dermal pigmentation secondary to malignant melanoma. J. Invest. Dermat. **22**, 163—172 (1954). — GALLOWAY: Sur une forme de pigmentation pathologique précédant une tumeur maligne de la peau. Gazz. hebd. méd. chir. **44**, Nr 38, 1169. — GOTTRON, H. A., u. W. NIKOLOWSKI: Melanosarkom der Haut (Melanofibroplasti-sches Sarkom). Arch. f. Dermat. **194**, 519—526 (1952). — GRUPPER, CH., et R. TUBIANA: Mélanome juvénile de SPITZ ou pseudomélanome. Bull Soc. franç. Dermat. **62**, 198 (1955). — HADA: Zur Kenntnis der Melanome. Virchows Arch. **215**, 216 (1914) (Lit.). — HERZBERG, J. J.: Zur Diagnostic und Therapie der Melanocytoblastome. Arch. klin. u. exper. Dermat. **203**, 142—202 (1956) (Lit.). — JADASSOHN, W., A. FRANCESCHETTI u. M. GOLAY: Quelques observations cliniques concernant la pigmentation du derme. Dermatologica (Basel) **108**, 225—234 (1954). — JOHNSTON, JAMES: Melanoma. J. Cutan. Dis. **23**, Nr 1/2, 105. — KERL, WILH.: Über einen Fall von Melanosarkom. Arch. f. Dermat. **104**, 245—260 (1910). — KREI-BICH: Naevuscarcinom. Arch. f. Dermat. **130**, 542 (1921). — KROMAYER: Die Parenchymhaut und ihre Erkrankungen. Arch. Entw.mechan. **8** (1899). — Die Desmoplasie der Epithel-zellen in der menschlichen Haut. Mh. Dermat. **41** (1905). — KROMPECHER: Über die Bezie-hungen zwischen Epithel und Bindegewebe. Beitr. path. Anat. **44** (1908). — KYRLE: Über einen Fall von Naevosarkom mit besonderer Berücksichtigung der Tumormatrix. Arch. f. Dermat. **90**, 131—150 (1908). — LAUSECKER, H.: Melanom der Cutis. Hautarzt **3**, 38—39 (1952). — LEMMEL: Bedeutung der Dopareaktion für die Beurteilung der Melanome. Zbl. Path. **32**, 89—93 (1921). — LIPSCHÜTZ, B.: Untersuchungen über experimentelle Pigmenterzeugung durch Teerpinselung von Mäusen. Arch. f. Dermat. **147** (1924). — LUBARSCH, O.: Zur ver-gleichenden Pathologie der melanotischen Gewächse. Med. Klin. **1920**, Nr 8, 197. — MASSON, P.: La pigmentation des cancers mammaires envahissant l'épiderme. Ann. d'Anat. path. **2** (1925). — Les naevis pigmentaires, tumeurs nerveuses. Ann. d'Anat.-path. **3** (1926). — McWORTHER, H. E., and L. B. WOOLNER: Pigmented nevi, juvenile melanomas, and malig-nant melanomas in children. Cancer (N. Y.) **7**, 564—585 (1954). — MEIROWSKY: Über den Pigmentierungsvorgang bei der Teermelanose des Menschen. Virchows Arch. **255** (1925). — MEYER-ARENDT, J.: Das Malignitätsproblem beim Melanoblastom. Dtsch. med. Wschr. **1953**, 757—765. — MIESCHER, G.: Ein Beitrag zur epithelialen Genese der malignen Melanome der Haut. Zbl. Path. **30**, 353 (1919). — Die Entstehung der bösartigen Melanome der Haut. Virchows Arch. **264** (1927) (Lit.). — Melanome. In Handbuch der Haut- und Geschlechts-krankheiten (JADASSOHN), Bd. XII/3. Berlin: Springer 1933. — Über Klinik und Therapie der Melanome. Arch. f. Dermat. **200**, 215—238 (1955). — MONTGOMERY, H., and J. E. KAHLER: The blue nevus (JADASSOHN-TIÈCHE) its distinction from ordinary moles and ma-lignant melanomas. Amer. J. Canc. **26**, 527—538 (1939) (Lit.). — PACK, G. T., I. M. SCHAR-NAGEL and R. A. HILLYER: Multiple primary melanoma. Cancer (N. Y.) **5**, 1110—1115 (1952). — PINI, G.: Ein Fall primärer Hautsarkomatose (Naevosarkom). Arch. f. Dermat. **61**, 103 (1902). — POLLITZER, J.: Eine eigentümliche Carcinose der Haut (Carcinoderma pigmentosum — LANG). Arch. f. Dermat. **76**, 323—346 (1905). — RAVENNA, E.: Beitrag zur Histogenese der melanotischen Hautgeschwülste. Virchows Arch. **171**, 79. — RAVOGLI: Multiple nodular melanocarcinoma of the skin from a naevus. J. Cutan a. Gen.-Urin. Dis. **1901**. — RIBBERT, H.: Beitrag zur Entstehung der Geschwülste. Ergänzungsheft zur Geschwulstlehre. Bonn: Cohen 1906. — Kleines Chromatophorom der Haut. Virchows Arch. **208**, 360 (1912). — Bemerkungen zum Chromatophorom. Zbl. Path. **29**, 273 (1918). — SPITZ, S.: Melanomas of childhood. Amer. J. Path. **24**, 591—602 (1948). — STEDEN, E.: Über die epitheliale Genese des Pigmentnaevus. Frankf. Z. Path. **27** (1922). — STEIGLEDER, G. K., u. K. WELLMER: Zur Abtrennung des sog. juvenilen Melanom. Arch. klin. u. exper.

Dermat. **202**, 556—566 (1956) (Lit.). — SUMNER, W. C.: Spontaneous regression of melanoma. Cancer (N. Y.) **6**, 1040—1043 (1953). — TEILHEFER: Le naevocarcinome. J. mal. cut. et syph. 1897, 129. — TIÈCHE, M.: Über benigne Melanome usw. Virchows Arch. **186** (1906). — TREUHERZ: Zur Kenntnis der melanotischen Tumoren. Z. Krebsforsch. **18** (1921) (Lit.). — UNNA, P. G.: Die epitheliale Natur der Naevuszellen. Med. Anz. **13**, Erg.-H. (1897). — UPSHAW, B. Y., R. K. GHORMLEY and H. MONTGOMERY: Extensive blue nevus of JADASSOHN-TIÈCHE. Surgery **22**, 761—765 (1947). — WHITEHEAD: A contribution to the study of malignant tumors arising in congenital moles. Bull. Johns Hopkins Hosp. **11** (1900). — WHITFIELD: The origin of the so-called naevus cells etc. Brit. J. Dermat. **1900**. — WOLFRUM: Der Naevus der Bindehaut des Augapfels und der Aderhaut und seine Beziehungen zu den melanotischen Tumoren. Arch. vgl. Ophthalm. **71**, H. 2. — WORINGER, F.: Le mélanome juvénile de SPITZ. Semaine Hôp. **1956**, 1723.

Fibroblastoma cutis . . . . S. 428

ARNING u. LEWANDOWSKY: Noduli cutanei, eine bisher wenig beachtete Hautaffektion. Arch. f. Dermat. **110**, 3 (1911). — BANGLE, R.: The occurence and distribution of glycogen in hemangioma, dermatofibrosarkoma protuberans, hemangiopericytoma and KAPOSIS sarcoma. Amer. J. Path. **28**, 1027—1034 (1952). — BARDACH, K.: Über ein gehäuftes Auftreten von Fibromen der Handinnenfläche. Münch. med. Wschr. **1916**, Nr 26, 957. — BORN, R. C.: Zur Klinik und Histologie der haemosiderinspeichernden Histiocytome der Haut. Arch. klin. u. exper. Dermat. **203** 101—112 (1956). — BURNIER et REJSEK: Fibromes sous-cutanés péripilaires multiples du cou. Bull. Soc. franç. Dermat. **32** (1925). — CANNY, A. J., and J. R. ROBERTSON: Sclerosing angiomata. Med. J. Austral. **1950**, 2/5, 177. — CASTRÉN, H.: Über die Struktur der Zellen der Bindegewebsgeschwülste beim Menschen. Arb. path. Inst. Univ. Helsingfors, N. F. **4** (1926). — DAVIES, B. T., and S. R. WOOD: The so-called reticulohistiocytoma of the skin. Brit. J. Dermat. **67**, 205—211 (1955). — DELBANCO: Ein im Subkutangewebe gelagertes Riesenzellenfibrom. Mh. Dermat. **31**. — DELBANCO, E., u. W. SCHRADER: Fibroma pendulum giganteum. Mh. Dermat. **48** (1909). — DORE: Multiple subcutaneous fibromata. Proc. Roy. Soc. Med., Dermat. Sekt. **19**, 3 (1914). — DUPONT, A.: Histiocytome xanthélasmisé malin de la peau. Bull. Soc. franc. Dermat. **40**, 674—677 (1933). — FOSTER, L. N.: The benign giant cell tumor of tendon sheaths. An example of sclerosing angioma. Amer. J. Path. **28**, 871—873 (1947). — GEDIGK, P., u. G. STRAUSS: Zur formalen Genese der Eisenpigmente. Virchows Arch. **326**, 172—190 (1954). — GENTELE: Siehe Kapitel Sarkome.— GERGÖ, EMERICH: Ein Fall von Fibroma durum multipl. petrificans, zugleich Beiträge zu den sog. multiplen, subcutanen, harten, fibrösen Geschwülsten. Virchows Arch. **213** (1913) (Lit.).— GOLTZ, R. W., and C. W. LAYMON: Multicentric reticulohistiocytosis of the skin and synovia. Arch. of Dermat. **69**, 717—731 (1954). — GOTTRON, H. A.: Haut und Rheuma. Mh. ärztl. Fortbildg **2** (1954) (Lit.). — GROSS, R. E., and S. B. WOLBACH: Sclerosing hemangiomas, their relationship to dermatofibroma, histiocytoma, xanthoma, and to certain pigmented lesions of the skin. Amer. J. Path. **19**, 533—551 (1943). — HARE, P. J.: A case of occupational iron pigmentation of the skin. Brit. J. Dermat. **63**, 63—66 (1951). — HOOF, L. v.: A propos des nodosités juxta-articulaires. Ann. Soc. belge Méd. trop. **6** (1926). — JEANSELME, M. E.: Des nodosités juxtaarticularis etc. Arch. Schiffs- u. Tropenhyg. **5** (1906) und Rev. dermat. **11** (1925/26). — JESSNER, M.: Über syphilitische juxtaartikuläre Knotenbildungen. Arch. f. Dermat. **152** (1926). — MICHELSON, H. E.: Nodular subepidermal fibrosis. Arch. of Dermat. **27**, 812—820 (1933). — MONTGOMERY, H., and P. O'LEARY: Multiples ganglioneuromas of the skin. Arch. of Dermat. **29**, 26—52 (1934). — MORACA: Gazz. internat. med. chir., igiene etc. **1910**. — PAUTRIER, L. M., et F. WORINGER: L'histiocytome de la peau. Bull. Soc. franç. Dermat. **40**, 1659—1662 (1933). — PIERARD, J., et R. R. PIRNAY: Histiocytomes xanthimatisés multiples de la peau. Arch. belg. Dermat. **8**, 122—126 (1952). — PUCHOL, J. R.: Réticulohistiocytomatoses cutanées. Bull. Soc. franç. Dermat. **1955**, 417. — RENTIERS, P. L., and H. MONTGOMERY: Nodular subepidermal fibrosis (Dermatofibroma versus histiocytoma). Arch. of Dermat. **59**, 568—583 (1949). — RUPPERT, M.: Multiple Histioxanthome bei Imbezillität. Arch. f. Dermat. **200**, 614—615 (1955). — SENEAR, F. E., and M. R. CARO: Histiocytoma cutis. Arch. of Dermat. **33**, 209—226 (1936). — STEIGLEDER, G. K.: Gutartige Tumoren der Haut. In Fortschritte der Dermatologie und Venerologie. Berlin: Springer 1955. — STEINER, L.: Über multiple, subcutane, harte fibröse Geschwülste.

Beitr. path. Anat. **52**, H. 2 (1912) (Lit.). — STOUT, A. P.: Juvenile Fibromatoses. Cancer (N. Y.) **7**, 953—978 (1954). — SWEITZER, S. E., and L. H. WINER: Fibrotic nodules of the skin. Arch. of Dermat. **45**, 315—327 (1947). — WINER, J. H., and L. H. WINER: Hirsutoid papillomas of corneal margin of glans penis. Trans. West. S. Amer. Urol. Assoc. **1955**, 19 bis 25. — WORINGER, F.: Histiocytome xanthélasmique du mollet. Bull. Soc. franç. Dermat. **38**, 1401—1405 (1931). — WORINGER, F., et ST. KVIATKOWSKI: L'histiocytome de la peau. Ann. de Dermat. **3**, 98—110 (1932).

Keloid . . . . S. 432

ARCANGELI, M., e L. TORCHIANA: Contributio allo studio della istologia ed istogenesi del cheloide. Arch. ital. Chir. **12** (1925). — ASBOE-HANSEN, G.: A survey of the normal and pathologic occurrence of mucinous substances and mast cells in the dermal connective tissue in man. Acta dermato. vener. (Stockh.) **30**, 338—347 (1950). — BOLBRINKER, W.: Zur Genese des sog. idiopathischen Keloids. Hautarzt **5**, 160—163 (1954). — FINDLAY, H. G., and R. B. STOUGHTON: Spontaneous keloid with unusual histologic features. Arch. of Dermat. **71**, 599—601 (1955). — GALEWSKY: Beitrag zur Kenntnis der multiplen Keloide an der Hand und des Granuloma annulare. Arch. f. Dermat. **129**, 491 (1921). — GOLDMANN, E.: Zur Pathogenese und Therapie des Keloids. Brun's Beitr. **31**, 581 (1901). — HEIDINGSFELD, M. L.: Keloid. A histological study. J. Amer. Med. Assoc. **1909**, 1276. — JOSEPH: Über Keloide. Arch. f. Dermat. **49**, 277 (1900). — JULIUSBERG: Multiple Keloide. Verslg der Berl. Dermat. Ges. 11. Mai 1904. Arch. f. Dermat. **97**, 123 (1909). — JUSTUS, J.: Beobachtungen und Experimente zur Ätiologie des Keloids. Arch. f. Dermat. **127**, 274 (1919). — KIRSCH, H.: Zwei Fälle von spontanem Keloid. Arch. f. Dermat. **78**, 255—262 (1906). — KRZYSTALOWYCZ, FR.: Beitrag zur Kenntnis der Pathogenese der Keloide. Mh. Dermat. **49**. — LERICHE, R., et E. L. HOWES: Recherches sur l'anatomie et la physiologie des cicatrices. Presse méd. **1931** II, 1011—1013. — LEVI: Histologie der Hautnarben. Arch. f. Dermat. **135** (1921). — MENSA, LA: Sul cheloide, contributio alla istopatologia e casuistica. Gaz. internaz. delle med. mod. **1900**. — PAUTRIER, L. M., et FR. WORINGER: Anatomie pathologique de chéloides. Bull. Soc. franç. Dermat. **38**, 932—939 (1931). — Recherches histochimiques du calcium dans les chéloides. Bull. Soc. franç. Dermat. **38**, 961—965 (1931). — L'anatomie pathologique des chéloides. Ann. de Dermat. **1931**, 1145—1179. — RAVOGLI: Multiples Spontankeloid. Mh. Dermat. **22**. — A fals or cicatrical keloid. J. Amer. Med. Assoc. **43**, 297 (1904). — REISS: Über spontane multiple Keloide. Arch. f. Dermat. **56**, 323 (1901). — SCHRAMEK, M.: Zur Kenntnis der Keloide nebst Bemerkungen über Mongolengeburtsflecke. Arch. f. Dermat. **99**, 267 (1910) (Lit.). — SCHÜTZ: Ein Fall von sog. wahrem Keloid kombiniert mit Narbenkeloid. Arch. f. Dermat. **29**, 25 (1894). — STEINER, L.: Über Keloide des Ohrläppchens bei den Javanen. Arch. Schiffs- u. Tropenhyg. **1911**, 13. — TRAWINSKI, H.: Kenntnis des disseminierten Spontankeloides. Arch. f. Dermat. **96**, 303 (1909) (Lit.).

Myxoblastoma cutis . . . . S. 438

COVISA, S., u. J. BEJARANO: Über Hautmyxome. Arch. f. Dermat. **168**, 60—66 (1933). — EICHENLAUB, T. J.: Fibromyxoma, probably a linear nevus; report of a case. Arch. of Dermat. **2**, 152—154 (1921). — LEHMANN, W.: Über einen myxomartigen Tumor von embryonaler Struktur. Frankf. Z. Path. **17**, H. 1—3. — LOTZEMER: Über ein kavernöses Myxom der Haut. Inaug.-Diss. Würzburg 1896. — NIKOLOWSKI, W., u. E. GOTTRON: Scheinbar schleimige und schleimige Veränderungen in der Umgebung von Schweißdrüsen, Schweißdrüsencysten und Schweißdrüsentumoren. Arch. f. Dermat. **192**, 439—453 (1950). — WALLBRAUN, K. H.: Gibt es ein echtes Myxom der Haut? Diss. Frankfurt a. M. 1954.

Lipoblastoma cutis . . . . S. 440

BRINES, O. A., and M. H. JOHNSON: Hibernoma, a special fatty tumor. Amer. J. Path. **25**, 467—476 (1949). — BUSCHKE, A., u. MATTHISSOHN: Symmetrische Lipomatosis. Arch. f. Dermat. **120** (1914) (Lit.). — GOEBEL: Über symmetrische Lipome. Zbl. Path. **6** (1895). — Frankf. Z. Path. **14** (1913). — GROSS, S., and C. WOOD: Hibernoma. Cancer (N. Y.) **6**, 159—163 (1953). — GÜNTHER: Die Lipomatosis und ihre klinischen Formen. Jena: Gustav Fischer 1920. — HEILMANN, P., u. H. J. SONNECK: Lipomatosis symmetrica nach Elektro-

trauma. Hautarzt **4**, 33—35 (1953). — HERXHEIMER, K., u. REINKE: Neoplasmen. Erg.
Path. **16** (1912). — HEYN: Lipomata subcutanea dolorosa. Verh. des Bresl. Dermat.-Ver.
26. Jan. 1918. Arch. f. Dermat. **125**, 366 (1919). — HOESSLIN, H. v.: Über multiple Lipome
und ihre Beziehungen zur arthritischen und neuropathischen Konstitution. Zbl. inn. Med.
39, 529 (1918). — LENNERT, K.: Über ein lipoblastisches Sarkom des Mediastinums, zugleich
ein Beitrag zur Kenntnis der bösartigen Fettgewebsgeschwülste. Frankf. Z. Path. **61**, 78
bis 91 (1949). — LENORMANT et VERDUN: La lipomatose symmétr. à prédominance cervicale.
Rev. de Chir. **1909** (Lit.). — LUBARSCH: Geschwülste. Erg. Path. **2** (1895). — MEISSNER:
Symmetrie bei Geschwulstbildungen. Inaug.-Diss. Würzburg 1902. — RASOR, H.: Über ein
Lipom des Erwachsenen mit Lipoblasten in verschiedenen Stadien. Frankf. Z. Path. **14**,
H. 2 (1913). — REHN, E.: Arch. klin. Chir. **98** (1912). — ROBERTSON, H. E.: Lipoma myxo-
matodes. J. Med. Res. **35** (1916) (Lit.). — SPITZER, E.: Lipoma multiplex symmetricum.
Wien. med. Wschr. **1906**, Nr 15. — STOUT, A. P.: Liposarkoma — the malignant tumor of
lipoblasts. Ann. Surg. **119**, 86—107 (1944). — SUTHERLAND, J. C., W. P. CALLAHAN and G. L.
CAMPBELL: Hibernoma, a tumor of brown fat. Cancer (N. Y.) **5**, 364—368 (1952). — THIMM, P.:
Adipositas dolorosa und schmerzende symmetrische Lipome. Mh. Dermat. **36** (1903) (Lit.). —
UMBER: Ein Fall von Neurolipomatosis dolorosa. Hamburg. ärztl. Verein, 1909, 9. Febr.
Arch. f. Dermat. **96**, 358 (1909).

Xanthoblastoma . . . . S. 442

ASCHOFF: Zur Frage der Cholesterinesterverfettung beim Menschen. Dermatol. Studien,
Bd. 21. 1910. — CORTEN: Beitrag zur Histogenese des Xanthom. Frankf. Z. Path. **23** (1920). —
FLEISSIG: Über die bisher als Riesenzellensarkome (Myelome) bezeichneten Granulationsgeschwülste usw. Dtsch. Z. Chir. **122**. — GAST u. ZURHELLE: Xanthomatöses Riesenzellensarkom usw. Berlin. klin. Wschr. **1918**. — KAMMER: Ein Fall von Riesenzellenxanthosar-
kom. Inaug.-Diss. Freiburg 1909. — KIRSCH: Über die Genese der blast. Xanthome. Zbl.
Path. **31** (1921). — NOMLAND, R.: Nevoxantho-Endothelioma. J. Invest. Dermat. **22**, 207
bis 215 (1954). — PICK u. PINKUS: Die echten xanthomatösen Neubildungen. Berl. Dermatol.
Ges. 13. Juli 1909. Arch. f. Dermat. **99** (1910). — RICHTER: Über generalisierte Xanthome
usw. Mh. Dermat. **36** (1903). — SEYLER: Über xanthomat. Granulome. Virchows Arch.
239 (1922). — TOUTON: Über das Xanthom. Arch. f. Dermat. **1885**. Weitere Angaben siehe:
Xanthomatosis, Bd. I.

Chondroblastoma, Osteoblastoma cutis . . . . S. 442

BRÜCK, V. C.: Case of osteoma multiplex cutis. Acta dermato-vener. (Stockh.) **35**,
90—91 (1955) (Lit.). — CARL, W.: Ein Chondroosteom der Haut. Arch. f. Dermat. **100**,
183 (1910). — COMBES, F. C., u. Mitarb.: Osteosis cutis. Arch. of Dermat. **59**, 613—615
(1949). — FRANKE, H.: Beitrag zum Krankheitsbild der Osteosis cutis circumscripta. Hautarzt **7**, 270—272 (1956) (Lit.). — HEIDINGSFELD, L. M.: Osteoma cutis. Arch. f. Dermat.
92, 337—342 (1908). — LEIDER, M.: Osteoma cutis as a result of severe acne vulgaris of long
duration. Arch. of Dermat. **62**, 405—407 (1950). — RONA, M.: Tumeur congénitale etc.
(Osteo-adéno-chondrome.) Gaz. Hôp. 1902. — STENHOUSE, E. E.: Osteoma cutis. Arch.
of Dermat. **73**, 605 (1956). — STRASSBERG, M.: Über heterotope Knochenbildung in der Haut.
Virchows Arch. **203** (1911). — Über ein ossifizierendes Chondrom der Haut. Arch. f. Dermat. **116**, 193—201 (1913) (Lit.). — TAYLOR and MACKENNA: Osteoma cutis. J. Cutan. Dis.
26 (1908). — TIDJENS, E. F., u. M. RUITER: Über „Osteosis Cutis". Acta dermatovener.-
(Stockh.) **29**, 140—153 (1949). — TIÈCHE: Chondrome. II. Jverslg der Schweiz. Dermatol.
Ges., 23. Juli 1914. Korresp.bl. Schweiz. Ärzte **44**, 1474 (1914). — VERO, F., G. F. MACHACEK
and F. H. BARTLETT: Disseminated congenital osteomas of the skin. J. Amer. Med. Assoc.
129, 728—734 (1945).

Hämangioblastom, Naevus vasculosus . . . . S. 445

ALBERTINI, A. v.: Histologische Geschwulstdiagnostik. Stuttgart: Georg Thieme 1955. —
ALLINGTON, H. V., u. R. R. ALLINGTON: Case for diagnosis (Glossitis rhombica mediana).
Arch. of Dermat. **69**, 249—250 (1954). — BEEK, C. H.: Zur Histologie der disseminierten
papulösen Teleangiektasien (Angiomata senilia) und der Teleangiektasia aranea. Arch. f.
Dermat. **175**, 484—492 (1937). — BLASCHKO: Allgemeine Angiomatose. Berl. Dermatol.

Ges., 4. Jan. 1898. Arch. f. Dermat. **45**, 143 (1898). — BOCKHOLT, H.: Über einen Fall von Angiokeratoma naeviforme. Dermat. Wschr. **75**, 1132 (1922). — BORRMANN, R.: Metastasenbildung bei histologischer gutartiger Geschwulst (Fall von metastasierendem Angiom). Beitr. path. Anat. **40**, 372 (1907). — DEGOS, R.: Dermatologie. Paris 1953 (Lit.). — DUPERRAT, R. B.: Études des angiomes tumeurs évolutines. Thèse Paris 1938. — ERNST, PAUL: Angiomatosis der Haut, Leber und Milz. Z. allg. Path. **23**, 453. — FABIANI: Su di un caso di angioma. Giorn. internaz. sci. med. **20**, 1033 (1900). — GREITHER, A.: Dermatologie der Mundhöhle und der Mundumgebung, S. 149. Stuttgart: Georg Thieme 1955. — KLEISS, E.: Zur Genese der Glossitis rhombica mediana. Arch. Ohren- usw. Heilk. u. Z. Hals- usw. Heilk. **155**, 490—502 (1948). — KONJETZNY, E.: Zur Pathologie der Angiome. Münch. med. Wschr. **1912**, Nr 5. — MAKI: Über Angiofibrom. Jap. Z. f. Dermat. u. Urol. **1912**, H. 2. — MALINOWSKI, J.: Ein Fall von punktförmigem Hautangiom und dessen Verhältnis zum Angiokeratoma Mibelli. Mh. f. Dermat. **45** (1907). — MAUCLAIRE et DE BOVIS: Étude sur les variétés fibro-adipeuses de l'angiome. Arch. Sci. méd. **1** (1896). — MIESCHER, G.: Über plane Angiome (Naevi hyperaemici). Dermatologica (Basel) **106**, 176—183 (1953). — OGAWA, S.: Über den Bau, die eintretenden Gefäße und das Wachstum der warzenförmigen Angiome der Haut. Virchows Arch. **189**, 433 (1907). — PASINI: Über das senile Angiom des freien Lippenrandes. Mh. Dermat. **44** (1907). — PATEK, A. J., J. POST and J. C. VICTOR: The vascular „spider" associated with cirrhosis of the liver. Amer. J. Med. Sci. **200**, 341—347 (1940). — PAUTRIER, L. M., et A. ULLMO: L'hémangiectasie hypertrophique de PARKES-WEBER. Ann. de Dermat. **10**, 1195—1209 (1929). — PICK: Zur Kenntnis des Haemangioma senile und seinen Beziehungen zum Endotheliom. Arch. f. Dermat. **99**, 109 (1910). — PLANNER, H. v.: Über Angiomatose der Haut, zugleich ein Beitrag zur Frage des Angiokeratoma Mibelli. Wien. med. Wschr. **1913**, Nr 38. — RIECKE: Naevus vasculosus giganteus. Arch. f. Dermat. **63**, 259 (1902). — SCHAMBERG: A peculiar progressive pigmentary disease of the skin. Brit. J. Dermat. **1901**. — SCHMITT, O.: Beitrag zur Klinik und chirurgischen Behandlung des Angioma arteriale racemosum besonders des Kopfes. Bruns' Beitr. **118**, 178 (Lit.). — SCHNYDER, U. W.: Zur Klinik und Histologie der Angiome. II. Mitt. Die Feuermäler (Naevi teleangiectatici). Arch. f. Dermat. **198**, 51—74 (1954). — SCHNYDER, U. W., u. R. KELLER: Zur Klinik und Histologie der Angiome. III. Mitt. Zur Histologie und Pathogenese der senilen Angiome. Arch. f. Dermat. **198**, 333—342 (1954). — SCHUERMANN: Krankheiten der Mundschleimhaut und der Lippen, S. 713. München u. Berlin: Urban & Schwarzenberg 1955. — SCHUMACHER, H.: Glomustumor und Angiomyom der Haut. Frankf. Z. Path. **66**, 90—112 (1955). — SEQUEIRA, J. H.: Case of HUTCHINSONS infective angioma. Brit. J. Dermat. **1912**, 355. — SPRAFKE, H.: Klinische und histologische Untersuchungen über den Hinterhauptsnackennaevus (Naevus Unna) und seine Beziehungen zur Spina bifida. Arch. f. Dermat. **175**, 168—173 (1937). — STEINER u. VOERNER: Angiomatosis miliaris. „Eine idiopathische Gefäßerkrankung." Dtsch. Arch. klin. Med. **96**, H. 1/2 (1909). — TOURAINE, A.: Répartition des principaux types d'angiomes. Bull. Soc. franç. Dermat. **44**, 2054—2065 (1937). — TROELL: Ein Fall von multiplem kavernösem Hämangiom kombiniert mit Xanthom. Beitr. path. Anat. **65**, H. 1 (1919). — ULLMANN: Über einen Fall von multipler eruptiver Angiombildung im Gesicht. Arch. f. Dermat. **35**, 195 (1895). — Über einen Fall von Angiomatosis. Arch. f. Dermat. (Festschr. KAPOSI) **1901**, 559 (Lit.). — WALSH, E. N., and S. W. BECKER: Erythema palmare and naevus-araneus like teleangiectases. Arch. of Dermat. **44**, 616—630 (1941). — WEBER, P.: Multiple hereditary developmental angiomata (teleangiectases) of the skin and mucous membranes associated with recurring haemorrhages. Lancet **1907**, 160. — WEICKSEL: Angiokeratosis universalis. Med. Klin. **1925**, 489. — WISE: Angioma serpiginosum. J. Cutan. Dis. **31** (1913). — ZINSSER, F.: Hautkrankheiten und Mundschleimhaut. In Handbuch für Haut- und Geschlechtskrankheiten (JADASSOHN), Bd. XIV/1, S. 100. Berlin: Springer 1930.

Naevus anaemicus . . . . S. 457

BRUNER, E.: Naevus anaemicus. Ikonogr. dermat. **7**. — BUSCHKE, A.: Über den nervösen Ursprung der telangiektatischen und anämischen Naevi. Arch. f. Dermat. (Orig.-Bd.) **129**, 233—241 (1921) (Lit.). — CHATELLIER, L.: 2 cas de naevus anaemicus. Ann. de Dermat. **1918/19**, 305. — MEIROWSKY: Naevus anaemicus Vörner. Dermat. Wschr. **63**, 191. — SAPHIER: Die Dermatoskopie II. Arch. f. Dermat. **132** (1921). — STEIN, ROBERT: Über Naevus anaemicus. Arch. f. Dermat. **101**, 311—320 (1910). — VÖRNER: Über Naevus anaemicus. Arch. f.

Dermat. **87**, 391 (1907). — Naevus anaemicus Vörner. Arch. f. Dermat. **121**, 368 (1916) (Lit.). — WAGNER, R.: Zum Wesen des Naevus anaemicus. Dermat. Wschr. **73**, 943 (1921).

AUDRY u. TOMEY: Lymphangiome profond de la lèvre supérieure avec lésions de la muqueuse et de la peau. Ann. de Dermat. **1909**, H. 3, 179. — BLASCHKO: Lymphangiom mit naevusartigem Charakter. Verh. der Berl. Dermatol. Ges. Arch. f. Dermat. **76**, 296 (1905). — BROCQ et BERNARD: Étude sur le lymphangiome circonscrit de la peau et des muqueuses etc. Ann. de Dermat. **9**, 305 (1898) (Lit.). — BRÜNAUER, St. R.: Zur Histogenese des Lymphangioma circumscriptum cutis. Arch. f. Dermat. **142**, 110 (1923) (Lit.). — EDEL, K.: Fall von Lymphangioma superficiale auf Basis tiefergelegener lymphangiektatischer Veränderungen. Nederlandsch Tijdschr. Geneesk. **1921** II, Nr 18, 2215—2219. — FABRY, JOH., u. ZIEGENBEIN: Über zwei Fälle von Lymphangiokeratoma circumscriptum naeviforme. Dermat. Wschr. **72**, 53—57 (1921). — FRANCIS: Brit. J. Dermat. **1894**. — FREUDWEILER: Lymphangioma circumscriptum s. cystoides cutis. Arch. f. Dermat. **41**, 323 (1897) (Lit.). — FRIEBOES: Hämato-Lymphangiom des Halses und der Zunge. Dermat. Z. **24** (1917) (Lit.). — GALLOWAY: Lymphangioma cutis. Lancet **1894**. — GILCHRIST: Two rare cases of diseases of the skin. Bull. Johns Hopkins Hosp. **1896**, Nr 64, 138. — GÖDDE, H.: Über Lymphangiome mit besonderer Berücksichtigung des tiefen Sitzes am Halse. Dtsch. Z. Chir. **163**, 135—144 (1921). — GOTTHEIL, W. S.: Lymphangioma pseudoxanthomatosum. J. Cutan. Dis. **27**, Nr 7. — HEUSS: Lymphangioma circumscriptum cysticum. Mh. Dermat. **23** (1896). — HUDELO et CAILLIAU: Structure histol. d'un cas d'hémato-lymphangiom. Bull. Soc. Dermat. **1921**, 130. — HUETER, C.: Ein kapillares Lymphangiom. Zbl. Path. **28**, 129. — MANTEGAZZA, M.: Sur un cas d'hémato-lymphangioma kystique superficial etc. Ann. de Dermat. **1902**, 687. — MINASSIAN, P.: Limfangioma circoscritto primativo della pelle. Riv. veneta Sci. med. **1908**. — NOBL: Lymphangiom. Wien. Dermatol. Ges. 8. Nov. 1917. Arch. f. Dermat. **125**, 336 (1919). — OLIVER: Multiple lymphangiomatous tumors of the skin. Arch. of Dermat. **3** (1921). — OPOKIN, A.: Zur Lehre über die Patho- und Histogenese des Lymphangioms. Frankf. Z. **9**, H. 1 (1912). — PATERNO, A.: Linfangioma cistico del collo. Clinica chir. **2**, 906 (1920) (Lit.). — PAWLOF: Lymphangioma circumscriptum der Haut. Mh. Dermat. **29**, 53 (1899). — PELAGATTI, M.: Limfangioma circoscritto della mucosa del palato (recidivante in gravidanza). Giorn. ital Mal. vener. **1907**, H. 1. — PINCZOWER, A.: Zur Kenntnis der multiplen cystischen Lymphangiome der Haut. Mh. Dermat. **49** (1909) (Lit.). — POLLITZER, S.: Lymphangioma circumscriptum. J. Cutan. Dis. **24** (1906). — ROELLO: Sur un caso di linfangioma della regione temporale. Studio istopatogenetico. Arch. ital. Chir. **3** (1921). — SCHÄRER, R.: Über einen Fall von Lymphangioma cavernos. mit Ausgang in Sarkombildung. Dermat. Z. **40** (1924) (Lit.). — SCHNABEL: Lymphangioma circumscriptum cutis. Arch. f. Dermat. **56**, 177 (1901) (Lit.). — SELLEI: Lymphangioma cutis. Mh. prakt. Dermat. **33**, 97 (1901). — SIEBERT: Lymphangioma circumscriptum cutis. Verh. der Breslauer Dermatol. Vereinigg. Arch. f. Dermat. **79**, 454 (1906). — SORRENTINO, G.: Über das umschriebene Lymphangiom der Zunge. Arch. f. Dermat. **76** (1905) (Lit.). — WAELSCH: Über das Lymphangioma cutis cysticum circumscriptum. Arch. f. Dermat. **51**, 97 (1900). — WHITE: Lymphangioma of the labia majora. J. Cutan. a. Gen.-Urol. Dis. **1898**.

AUDRY: Note sur un liomyôme solitaire de la peau. Ann. de Dermat. **1898**. — BANGLE, R.: A morphological and histochemical study of the granular-cell myoblastoma. Cancer (N. Y.) **5**, 950—965 (1952) (Lit.). — An early granular-cell myoblastoma confined within a small peripheral myelinated nerve. Cancer (N. Y.) **6**, 790—793 (1953). — BEATTY: A case of multiple leiomyoma of the skin. Brit. J. Dermat. **19** (1907). — BRÖLEMANN: Ein Fall von Dermatomyomen. Arch. f. Dermat. **70**, 163 (1904). — BURNIER et M. BLOCH: Un cas de liomyomes multiples cutanés. Bull. Soc. franç. Dermat. **28**, 24—27 (1921). — CAPPELL, D. F., and G. L. MONTGOMERY: On rhabdomyoma and myoblastoma. J. of Path. **44**, 517—548 (1937). — CÁRDENAS, P.: Über einen Fall von Rhabdomyom des Lids. Zbl. Hautkrkh. **53**, 401 (1936). — CAROL, W. L. L.: Myomatosis cutis disseminata. Nederl. Tijdschr. Geneesk. **65** (1921). — COLE, H. N., and H. LUND: Nonlipid granular cell tumors. Arch. of Dermat. **60**, 765—776

(1949). — CROCKER, H. R.: A case of myoma multiplex of the skin. Brit. J. Dermat. **1897.** — DAGONET: Festschrift CHIARI. Wien-Leipzig: Braumüller 1908. — EICKHOFF, H.: Myoblastenmyom und Carcinom. Virchows Arch. **304,** 432—441 (1939). — ENGEL, E. A.: Leiomyoma cutaneum multiplex. Giorn. ital. Dermat. **1912,** H. 6. — FEYRTER, F.: Über eine eigenartige Geschwulstform des Nervengewebes im menschlichen Verdauungsschlauch. IV. Teil der Beiträge zur Geschwulstlehre (nach Untersuchungen am menschlichen Magen und Darm). Virchows Arch. **295,** 480—501 (1935). — FRITZ, W.: Zwei Fälle von multiplen Cutismyomen. Arch. f. Dermat. **99,** 45 (1910). — FUST, J. A., and R. P. CUSTER: On the neurogenesis of the so-called granular cell myoblastoma. Amer. J. Clin. Path. **19,** 522—535 (1949).— GRZYBOWSKI, M.: Contribution à l'étude de l'histologie des myomes cutanées. Ann. de Dermat. VII. s. 4, 852—860 (1933). — GUTMANN: Zur Kenntnis der multiplen Dermatomyome. Dermat. Z. **13,** 469. — HAGENA, G.: Weitere Beitrage zur Kasuistik der multiplen Leiomyome der Haut. Dermat. Wschr. **80** (1925) (Lit.). — HAYN: Zur Kenntnis der destruierenden Myome der Haut. Arch. f. Dermat. **105,** 211 (1910) (Lit.). — HEIDINGSFELD, M. L.: Myomata cutis. J. Amer. Med. Assoc. **48** (1907) (Lit.). — HERZOG: Myoma of the skin. J. Cutan. a. Gen.-Ur. Dis. **1898.** — HOWE, C. W., and S. WARREN: Myoblastoma. Surgery **16,** 319—347 (1944). — HÜBSCHMANN, K.: Ein Beitrag zur Kenntnis der multiplen Hautleiomyome. Zbl. Hautkrkh. **44,** 435 (1933). — HUGENBRUCH: Multiple Leiomyome der Cutis. Diss. Köln 1920. In: Ges. Auszüge der Diss. Köln 1919/20. — HULDSCHINSKY: Beitrag zur Kenntnis der multiplen Myome. Inaug.-Diss. Freiburg 1901 (Lit.). — JADASSOHN: Zur Kenntnis der multiplen Myome der Haut. Virchows Arch. **171** (1890). — JAMIN: Ein Fall von multiplen Dermatomyomen. Dtsch. Arch. klin. Med. **70** (1901). — JANSEN, L. H.: Leiomyomata cutis. Acta dermato-vener. (Stockh.) **32,** 40—50 (1952). — JARISCH: Fall von multiplen Leiomyomen der Haut. Verh. des 5. Kongr. der Dtsch. Dermatol. Ges., Graz 1895. Arch. f. Dermat. **34,** 127 (1896). — JESIONEK u. AUG. WERNER: Naevus myomatosus. Arch. f. Dermat. **88,** 223—246 (1907). — JÖNSSON, G.: Malignant tumors of the skeletal muscles, fasciae joint capsules, tendon sheaths and serous bursae. Acta. radiol. (Stockh.) Suppl. **36** (1938).— KLINGE, F.: Über die sogenannten unreifen, nicht quergestreiften Myoblastenmyome. Verh. dtsch. path. Ges. **1928,** 376—382. — KOCHS, A. G.: Zur Histogenese des aus granulierten Zellen aufgebauten Myoblastoms der Haut und Schleimhaut. Arch. f. Dermat. **194,** 476—492 (1952). — KRETZMER, E.: Ein Beitrag zur Kenntnis der multiplen Dermatomyome (Cutismyome). Arch. f. Dermat. **107,** 379—386 (1911). — KRZYSTALOVICZ, FR.: Ein Fall von Myoma cutis multiplex. Mh. Dermat. **42,** 304 (1906). — LEVIT, J.: Ein seltener Fall eines aus den Musculi arrec. pili hervorgegangenen solitären Leiomyoms. Wien. klin. Rdsch. **1914.** — LIEBER, KARL: Über Myome der Haut. Beitr. path. Anat. **60,** 449 (1915). (Lit.). — MARSCHALKO, v.: Zur Kenntnis des multiplen Hautmyoma. Mh. Dermat. **31** (1900). — MIGLIORINI, G.: Fibromioma telangectode della pelle. Giorn. ital. Mal. vener. **1904,** H. 3. — Mioma perivascolare della pelle. Giorn. ital. Mal. vener. **1905,** H. 1. — MOBERG, L.: Ein Fall von solitärem Dermatomyom. UNNAS dermatol. Stud. (Festschr. Bd. 2), Bd. 21. 1910. — MONTGOMERY, H.: Myoblastoma, rhabdomyosarcoma including pleomorphic myoblastoma. Persönliche Mitteilung des Autors. — MURPHY, G. H., M. B. DOCKERTY and A. C. BRODERS: Myoblastoma. Amer. J. Path. **25,** 1157—1181 (1949). — NEUMANN: Über multiple Dermatomyome. Arch. f. Dermat. **39** (1897). — NOBL, G. (Wien): Myomatosis cutis disseminata. Arch. f. Dermat. **79,** 31—40 (1906) (Lit.). — NÖDL, F.: Multiple Leiomyome der Haut, ein neurocutanes Syndrom. Hautarzt **4,** 365—371 (1953). — ORMEA, F.: Zur Histopathologie der Hautmyome. Z. Hautkrkh. **11,** 317—327 (1951). — ORMSBY, O. S.: Leiomyoma cutis. Arch. of Dermat. **11,** 466 (1925). — PASINI, C.: Über einen Fall von angiokavernösem Myom der Haut. Mh. Dermat. **44,** 614 (1907). — POLLAND, R.: Ein Naevus mit quergestreiften Arrectores pilorum. Arch. f. Dermat. **109,** 497—500 (1911). — RADERMAEKER, J., et L. VAN BOGAERT: Sur la leiomyomatose douloureuse a disposition systematisée naevique (contribution a l'étude des dysplasies mesodermiques congenitales). Dermatologica (Basel) **83,** 201—214 (1941). — RATZENHOFER, M.: Granuläre falsche Neurome (sog. Myoblastenmyome) und sekundäre invasive Wucherung des Deckepithels. Virchows Arch. **320,** 138—163 (1951). — RETTERER: De deux loupes ou athéroms ayant la structure de rhabdomyome. C. r. Acad. Sci. Paris **78,** 554. — ROSS, R. C., TH. R. MILLER and F. W. FOOTE: Malignant granularcell myoblastoma. Cancer (N. Y.) **5,** 112—121 (1952). — SIMONS, ALB.: Zur Kenntnis der multiplen Cutismyome. Z. Krebsforsch. **18,** 209—214 (1921). — SMILOVICI: Über Cutismyome und Keloid-

bildung im Bereiche einer Akrodermatitis chronica atrophicans. Arch. f. Dermat. **124** (1917).—
SOBOTKA, P.: Klinische, histologische und vergleichende Beiträge zur Kenntnis der Cutismyome. Arch. f. Dermat. **89**, 209—234 (1908). — Zur Kenntnis der Myome der Cutis und
der Subcutis. Arch. f. Dermat. **116** (1913) (Lit.). — STOUT, A. P.: Solitary cutaneous and
subcutaneous leiomyoma. Amer. J. Canc. **29**, 435—469 (1937). — Rhabdomyosarcoma of the
skeletal muscles. Ann. Surg. **123**, 447—472 (1946). — TUTA, J. A., and F. R. SCHMIDT: So-
called myoblastoma. Arch. of Dermat. **46**, 225—233 (1942). — WHIT: Liomyoma cutis. J.
Cutan. a. Gen.-Ur. Dis. **1899**. — ZIELER: Hautmyom. Verh. dtsch. path. Ges. **12** (1908). —
ZINSSER: Fall von Leiomyomen der Haut. Wiss. Ges. a. d. Kölner Akad. f. prakt. Med.,
9. April 1919. Münch. Wschr. **1919**, Nr 26.

Neuroblastoma cutis . . . . S. 475

BONU, G.: Rilievi su un caso di neuroma cutaneo. Minerva dermat. (Torino) **1954**,
Nr 10. — FROBOESE: Das aus markhaltigen Nervenfasern bestehende ganglienzellenlose echte
Neurom in Rankenform. Virchows Arch. **240** (1922). — HAGENBACH: Über ein Ganglioneurom der Kniegelenksgegend. Dtsch. Z. Chir. **99** (1909). — JADASSOHN, J.: Psammome
und Neurinome am Hinterkopf. Schweiz. Dermat. Ges. April 1926. — KIRCH, E.: Zur Kenntnis der Neurinome bei RECKLINGHAUSENscher Krankheit. Z. Neur. **74** (1922). — KNAUSS:
Zur Kenntnis der echten Neurome. Virchows Arch. **153** (1898). — KREDEL-BENEKE: Über
Ganglioneurome und andere Geschwülste des peripheren Nervensystems. Dtsch. Z. Chir.
67 (1902). — KYRLE: Multiple unausgereifte Hautneurome. Dermat. Z. **24** (1917). — MONT-
GOMERY, H., and P. A. O'LEARY: Multiple ganglioneuromas of the skin. Arch. of Dermat.
29, 26—52 (1934). — NIKOLOWSKI, W.: Neurogene Haut-Tumoren ungewöhnlicher Art.
Arch. f. Dermat. **197**, 484—495 (1954). — NÖDL, F.: Über echte Neurome bei Xeroderma pig-
mentosum. Arch. klin. u. exper. Dermat. **201**, 277—297 (1955). — PICK u. BIELSCHOWSKY:
Über das System der Neurome usw. Z. Neur. **6** (1911). — PRICHARD, R. W., and R. P. CUSTER:
Pacinian neurofibroma. Cancer (N. Y.) **5**, 297—301 (1952). — WAGENMANN: Ber. der
Ophthalmolog. Ges. Heidelberg 1922.

Glomustumoren . . . . S. 479

BIBERSTEIN, H. H., u. M. JESSNER: A cirsoid aneurysm in the skin. Dermatologica (Basel)
113, 129—141 (1956). — DUPONT, A.: Aspects atypiques des tumeurs glomiques. Rev. belg.
Sci. med. **3**, 624—630 (1931). — EYSTER, W. H., and H. MONTGOMERY: Multiple glomus
tumors. Arch. of Dermat. **62**, 893—906 (1950). — HOPF, M.: Über Tumoren des neurom-
arteriellen Glomus (MASSON). Frankf. Z. Path. **40**, 387—399 (1930).—HORTON, CH., u. Mitarb.:
Glomus tumors, an analysis of 25 cases. Arch. of Surg. **71**, 712—716 (1955). — KENDALL, A.,
WALLIS and S. THOMSON: Glomus tumors. Lancet **1938**, 1102—1104. — KERSTING, D. W.,
and E. B. HELWIG: Eccrine spiradenoma. Arch. of Dermat. **73**, 199—227 (1956) (Lit.). —
KULEMKAMPFF, D., u. P. HEILMANN: Über einen Glomustumor. Zbl. Chir. **1940**, 515—521. —
MASSON, P.: Les glomus cutanées de l'homme. Bull. Soc. franç. Dermat. **42**, 1174—1245
(1935). — Innervation des glomus cutanées de l'homme. Trans. Roy. Soc. Canada. Biol. Sci.
III. s. **30**, 31—38 (1936). — Tumeurs encapsulées et bénignes des nerfs. Rev. canad. de Biol. **1**,
211—351 (1942). — NÖDL, F.: Über Glomustumoren. Arch. klin. u. exper. Dermat. **203**,
369—393 (1956). — RADASCH, G. H.: Glomal tumors. Arch. of Path. **23**, 615—633 (1937). —
REEVES, D. L.: The glomus tumors (angioneuromyomas). Clinical and pathological report
of a case. Ref. Excerpta med. XIII 4, 1346. — SCHNEIDER, W., u. E. EISENLOHR: Über
Glomustumoren. Dermat. Wschr. **121**, 225—234 (1950). — SCHUMACHER, H.: Glomustumoren
und Angiomyom der Haut. Frankf. Z. Path. **66**, 90—112 (1955). — STOUT, A. P.: The painful
subcutaneous tubercle usw. Amer. J. Canc. **36**, 25—33 (1939). — SUNDER-PLASSMANN, P.:
Klinik und Neuro-Morphologie der Glomustumoren. Acta neurovegetativa (Wien) **1**, 474—482
(1950). — THIES, W., u. W. GLOGGENGIESER: Nervenbeteiligung am Aufbau der Glomustumoren. Arch. f. Dermat. **197**, 1—11 (1953/54).

Tumoren und tumorartige Wucherungen von Bindegewebszellen . . . . S. 480

Sarkome einschließlich Reticulumzellsarkome und Reticulosarkomatosen . . S. 480

APITZ, K.: Über eine leukämische Lymphoreticulose. Virchows Arch. **304** (1939). —
ARNING: Primäre Hautsarkome. Arch. f. Dermat. **99**, 470 (1910). — AVIRAGNET et COYON:

Tumeurs cutanées multiples de nature sarcomateuse chez une fillette de six mois. Ann. de Dermat. **1905**, 619. — BACCAREDDA, A.: Reticulohistiocystosis cutanea hyperplastica benigna cum melanodermia. Beitrag zum Studium der peripheren Reticulohistiocytosen. Arch. f. Dermat. **179**, 209—256 (1939). — BANGLE, R.: The occurence and distribution of glycogen in hemangioma, dermatofibrosarcoma protuberans, hemangiopericytoma and KAPOSIS sarcoma. Amer. J. Path. **28**, 1027—1033 (1952). — BERTI, G.: Sopra un caso di peritelioma cutaneo multiplo. Giorn. ital. Dermat. **66** (1925). — BEURMANN, DE, et GOUGEROT: Sarcome globo-cellulaire multiple hypodermique chez un enfant etc. Ann. de Dermat. **1906**. — BEZECNY, R.: Dermatofibrosarcomatosis protuberans et progrediens (Dermatofibrosarcoma protuberans E. Hoffmann). Arch. f. Dermat. **162**, 782—791 (1931). — BLOM-IDES, C.: Sarcoma in röntgenoderma. Acta dermato-vener. (Stockh.) **30**, 47—49 (1950). — BORCHARD: Über eine von Varicen des Unterschenkels ausgehende eigentümliche Geschwulstbildung (Angiosarkom). Arch. klin. Chir. **80**, 675 (1906). — BROTMANN: Ein Fall von Sarcoma cutis giganto-cellulare. Russ. Z. Hautkrkh. **23**, 137 (1912). — BRÜTT, H.: Eine sehr seltene Form des primären multiplen Hautsarkoms. Bruns' Beitr. **115**, 699 (1919). — BUSCHKE u. HIRSCHFELD: Über Leucosarcomatosis cutis. Fol. haemat. (Lpz.) **12**, (1911). — CAMPBELL, RALPH R.: Venous angioma of skin showing beginning malignancy. J. Amer. Med. Assoc. **48**, 2000 (1907). — CHERWINSKY: Angiomes caverneaux chez un enfant de six mois. Arch. de Physiol. **1885**. — CUSTER, P., and W. G. BERNHARD: The interrelationship of HODGKINS disease and other lymphatic tumors. Science (Lancaster, Pa.) **216**, 625—641 (1948). — DELBANCO: Im Sub-cutangewebe gelagertes Riesenzellensarkom usw. Mh. Dermat. **31**, 110, 111 (1900). — DIRECTOR, W., and A. B. KERN: Reticulum cell sarcoma. Arch. of Dermat. **62**, 69—84 (1950). — DUBREUILH: Sarcomatose cutanée infantile. Ann. de Dermat. **1911**, Nr 6, 340. — EDELMANN, H.: Zur Frage der differential-diagnostischen Verwendbarkeit der Gitterfaserfärbung bei Carcinomen und Sarkomen. Virchows Arch. **258**, 317 (1925) (Lit.). — EHRICH, W. A.: Die Entzündung. In Handbuch der allgemeinen Pathologie, Bd. VII/1. Berlin: Springer 1956. — EHRLICH, J. C., and I. E. GERBER: The histogenesis of lymphosarkomatosis. Amer. J. Canc. **24**, 1—35 (1935). — FALKOWSKI, V.: Über eigenartige mesenchymale Hamartome in Leber und Milz neben multiplen eruptiven Angiomen der Haut bei einem Säugling. Beitr. path. Anat. **57** (1913). — FANO, G.: Sarkome und sarkoide Geschwülste. Arch. f. Dermat. **83**, 33, 225, 427 (1907). — FELDAKER, M. R. R., KIERLAND u. H. MONTGOMERY: Cutaneous lymphoblastoma. Arch. of Dermat. **70**, 583—589 (1954). — FISCHER, W.: Zur Kenntnis der Sarkome. Virchows Arch. **310**, 100—105 (1943). — FRESEN, O.: Die Pathomorphologie des retothelialen Systems. Verh. dtsch. Ges. Path. (37. Tgg) **1953**. — Bemerkungen zur Nosologie der Mycosis fungoides. Hautarzt **6**, 111—115 (1955). — FRIEBOES, W.: Multip. idiopath. Lymphosarcoma cutis etc. Dermat. Z. **24**, 257 (1917) (Lit.). — FUJIKI: Über das Gitterfasergerüst der Geschwülste usw. Aus den Mitt. med. Fak. Kyushu, Fukuoka, Japan **6**, H. 2 (1922). — GALL, E. A., and T. B. MALLORY: Malignant lymphoma, a clinico-pathologic survey of 618 cases. Arch. of Path. **18**, 381—415 (1942) (Lit.). — GANS, O., u. G. K. STEIGLEDER: Skin diseases with malignant growth of juvenile connenctive tissue cells. Excerpta med. XIII, 10, 139—141 (1956) (Lit.). — GAST, E., u. E. ZURHELLE: Eine seltene, operativ entfernte Geschwulstbildung (xanthomatöses Riesenzellsarkom) am Unterschenkel einer Frau. Berl. klin. Wschr. **1918**, Nr 39. — GENTELE, H.: Malignant fibroblastic tumors of the skin. Acta dermato-vener. (Stockh.) **31** Suppl. 27 (1951) (Lit.). — GERTLER, W., u. A. SCHIMPF: Sog. Sarkomatosis cutis im Säuglingsalter. Dermat. Wschr. **131**, 252—262 (1955). — GHON, A., u. B. ROMAN: Über das Lymphosarkom. Frankf. Z. Path. **19**, 1 (1916).— GILLMAN, J., and TH. GILLMAN, CH. GILBERT and I. SPENCE: The pathogenesis of experimentally produced lymphomata in rats (including HODGKINS like sarcoma). Cancer (N. Y.) **5**, 792—846 (1952). — GLASUNOW, M.: Über die fibrillogenetischen Eigenschaften des Sarkoms. Z. Krebsforsch. **34**, 661—677 (1931). — GOTTRON, H. A.: Sarkom der Haut. Hautarzt **4**, 1—11, 49—56 (1953). — GOTTRON, H. A., u. H. WEYHBRECHT: Hyalintropfige Zelleinschlüsse eigentümlicher Art bei Röntgenlupussarkom. Arch. f. Dermat. **197**, 383—395 (1954). — HALLENBERGER: Multiple Angiosarkome der Haut bei einem Kamerunneger. Arch. Schiffs- u. Tropenhyg. **1914**, H. 19, 647. — HALTER, K.: Zur Problematik des Dermatofibrosarcoma protuberans (E. HOFFMANN). Hautarzt **1**, 133—134 (1950). — HARBITZ, FR.: Über die gleichzeitige Auftreten mehrerer selbständig wachsender ("multipler") Geschwülste. Beitr. path. Anat. **62**, H. 3, 503. — HEDINGER, E.: Zur Frage des Plasmocytoms. Frankf. Z. Path. **7**, H. 3 (1911). —

HEDRÉN, G.: Sarkocarcinom der Mamma. Zbl. Path. **26**, 265 (1915). — HELLE: Über einen Fall von primärer Sarcomatosis cutis multiplex. Dermat. Z. **28**, 197 (1919). — HELLNER, H.: Über Strahlengeschwülste. Experimentell erzeugtes Knochensarkom. Münch. med. Wschr. **1937** I, 980—984 (1937). — HERZOG, G.: Über die Bedeutung der Gefäßwandzellen in der Pathologie. Klin. Wschr. **1923**, 684—689, 730—736. — HÖLTKEMEIER, H.: Zur Kenntnis des Dermatofibrosarcoma protuberans. Arch. f. Dermat. **170**, 325—330 (1934). — HÖRBST, L., u. H. EBSTER: Zur Lymphosarkomatose der Haut. Beitr. path. Anat. **87**, 41—57 (1931). — HOFFMANN, E.: Über das knollentreibende Fibrosarkom der Haut. (Dermatofibrosarcoma protuberans.) Dermat. Z. **43**, 1—28 (1925). — HUNSCHA, H. G.: Wucherungen jugendlicher Bindegewebszellen in der Haut. Inaug.-Diss. Frankfurt a. M. 1957. — IWANOFF: Über Hautsarkome. Arch. f. Dermat. **53**, 325 (1900). — JESSNER, M., F. G. ZAK and CH. R. REIN: Angiosarcoma in postmastectomy lymphedema (Stewart Treves syndrom). Arch. of Dermat. **65** 123—129 (1952). — JOHNSTON, C. J.: Angiosarcoma multiplex of the skin. J. Cutan. a. Gen.-Urin. Dis., March 1901. — Sarcoma and the sarcoid growths of the skin. Brit. J. Dermat. 1901. — JOSEPH: Über Hautsarkome. Arch. f. Dermat. **46**, 177 (1898). — KALKOFF, K. W.: Reticulumzellsarkomatose mit unilokulärer Hautbeteiligung. Hautarzt **6**, 109—118 (1955). — KAPOSI, H.: Ein Fall von Lymphosarkoma mit ausgedehnten, spontan sich rückbildenden Hautmetastasen. Bruns' Beitr. **30**, H. 1 (1901). — KAUFMANN-WOLF: Über gutartige lymphocytäre Neubildungen der Scrotalhaut. Arch. f. Dermat. **130** (1921). — KIRCH, Z.: Über Wesen und Entstehung der xanthomatösen Geschwülste. Verh. physikal.-med. Ges. Würzburg **1924**. — KLARE, A.: Hautsarkom unter dem Bilde der Mycosis fungoides. Arch. f. Dermat. **142** (1923). — KLINGEBIEL: Sarcomatosis generalisata. J. Méd. Bordeaux **1913**. — KNIERER, W.: Über Sarkome der Haut nach Anwendung von Röntgenstrahlen. Dermat. Wschr. **119**, 193—195 (1947). — KNOTH, W., u. L. GANTERT: Zur Klinik und Pathogenese des Xanthoma tuberosum multiplex juvenile. Z. Hautkrkh. **17**, 199—207 (1954). — KNY, W.: Zur Frage der Liposarkome. Z. Krebsforsch. **56**, 569—579 (1950). — KREIBICH, C.: Sarcoma alveolare. Wien. Ges. 8. Mai 1901. Arch. f. Dermat. **58**, 212. — Plasmomyelome der Haut. Fol. haemat. (Lpz.) **18** (1914). — KRZYSTALOWICZ, F. v.: Über idiopath. multiple Hautsarkomatosc. Mh. Dermat. **38** (1904). — KURU: Verh. dtsch. path. Ges. **1909**. — KUZNITZKY, E., u. ALFONS GRABISCH: Über myxomatöse Fibrosarkome der vorderen Brustwand. Arch. f. Dermat. **131** (1921). — LAUSECKER, H.: ABT-LETTERER-SIWEsche Krankheit bei Zwillingen. Wien. klin. Wschr. **1956**, 433. — LEVAN, N. E.: Malignant granuloma of the face. Arch. of Dermat. **88**, 187—200 (1953). — LORENZ, W.: Über die Beziehungen zwischen Retothelsarkom (Reticulosarkom) und Leukämien (Leukosen). Strahlenther. **82**, 155—172 (1950). — LYNCH, F. W.: Cutaneous lesions associated with monocytic leukemia and reticuloendotheliosis. Arch. of Dermat. **34**, 775—796 (1936) (Lit.). — MARKLEY, A. J.: J. Amer. Med. Assoc. **61**, 334 (1913). — MARTELLI, C.: Studien über die Gitterfasern der Tumoren. Riforma med. **18**, Nr 1. — MARTINOTTI, L.: Un caso di plasmatocitomi multipli della vulva. Haematologica **1**, H. 3 (1920). — MATRAS, A.: Ein Beitrag zur Mycosis fungoides mit maligner Geschwulstbildung. Hautarzt **4**, 113—118 (1953). — MEER, P. VAN DER, and J. ZELDENRUST: Reticulosis and reticulosarcomatosis. Leyden 1948. — MEESSEN, H.: Zur Pathomorphologie des retikulären Gewebes unter besonderer Berücksichtigung der lipomelanotischen Retikulose. Hautarzt **6**, 1—4 (1955). — MÉNARD, G., VAN GROENENDAEL et GUILBERT: Naevoxanthoendothéliome usw. Bull. Soc. franç. Dermat. **1955**, 422—423. — MERK: Über Sarcomatosis cutis. Arch. f. Dermat. **45**, 181 (1898). — MEYER, WALTER B.: Regionäre, vermutlich sarkomatöse Hauttumoren. Klin. Wschr. **1927**, Nr 22, 1038. — MEZZADRA, G.: Reticolo-istiocotosi sistemica. Minerva dermat. (Torino) **30**, 245—249 (1955). — MIEREMET, C. W. G.: Ein klinischer, unter dem Bilde eines malignen Tumors verlaufender Fall von myeloischem Chlorom. Virchows Arch. **215**, 353 (1914) (Lit.). — MINASSIAN: Riv. ven. dei sci. med. **1910**, Nr 10. — MINNE, A. J.: Un cas de sarcome simulant le mycosis fongoide d'emblée. Ann. de Dermat. **1899**. — MOPPER, C., and H. PINKUS: Dermatofibrosarcoma protuberans. Amer. J. Clin. Path. **20**, 171—176 (1950). — MUSGER, A.: Zur Kenntnis der Reticulohistiocytosen der Haut. Hautarzt **5**, 56—62 (1954). — NOSKO, L.: Granuloma gangraenescens der Haut. Z. Hautkrkh. **17**, 1—7 (1955). Siehe auch VILANOVA u. PINOL: Dermatologica (Basel) **109**, 14—20 (1954) (Lit.). — OBERLING, CH.: A propos des réticuloses. Bull. Soc. franç. Dermat. **6**, 1267—1273 (1934). — ODSTRICIL, J.: Über einen seltenen Fall von primärem, multiplem Riesenzellensarkom der Haut mit Metastasen in inneren Organen bei einem 6 Monate alten Kinde. Arch. f. Dermat.

111, 869—890 (1912) (Lit.). — OLIVEIRA, G. DE: Über die Stellung der Retothelsarkome im System der Lymphknotengeschwülste. Virchows Arch. 298, 464—526 (1936/37). — PASINI, A.: Spindel- und Riesenzellsarkom der Haut. Verh. des internat. Chirurg.-Kongr. Rom 1912. Arch. f. Dermat. 112, 790 (1912). — PICK, W.: Zur Kenntnis des senilen Angioms und seine Beziehungen zum Endotheliom. Arch. f. Dermat. 99, 109 (1910). — POLLAND: Über sarkomartige Hauttumoren. Arch. f. Dermat. 104, 69—82 (1910). — POLLAND, R.: Sarcomatosis cutis (SPIEGLER). Arch. f. Dermat. 111, 3—8 (1912). — PRATES, M.: Ein seltener Tumor der Haut (ossifizierendes Chondro-Fibro-Sarkom). Arch. f. Dermat. 175, 144—154 (1937). — RAMDOHR: Ein Fall von angeborenem, multiplem Angiosarkom. Virchows Arch. 73 (1878). — RANSCHOFF: Sarkom der Augenlieder mit multiplen Haut- und Schleimhautsarkomen. Klin. Mbl. Augenheilk., Juli 1898. — RASCH: Sarcoma cutaneum teleangiectaticum multiplex (,,Akrosarcoma'' Kaposi) mit Knochenaffektion. Dermat. Z. 22 (1915). — RÖSSLE, R.: Das Retothelsarkom der Lymphdrüsen, seine Formen und Verwandschaften. Z. Path. Anat. 103, 385—415 (1939). — ROMANO, G.: Das System der Gitterfasern mit besonderer Berücksichti gung ihrer Entwicklung aus den Tumoren. Tumori 1913. — ROTTER, W., u. W. BÜNGELER: Blut und Blutbild. Organe. In E. KAUFMANN u. M. STAEMMLER, Spezielle Pathologie. Berlin 1955. — ROULET, F.: Die ausgesprochen blastomatösen Reticulosen. Verh. dtsch. Ges. Path. (37. Tgg) 1953. — SCHALLOCK, G.: Neuere Untersuchungen über kollagenes und lymphoreticuläres Gewebe in der Haut. Arch. f. Dermat. 198, 567 (1954). — SEQUEIRA: Sarcoma of the skin etc. Brit. J. Dermat. 26, 411 (1914). — SCHIRO, H. S., and H. B. WEISS: Acute monocytic leucemia. Amer. J. Med. 1, 307—314 (1946). — SCHLOSSMANN, E.: Fall von angeborener allgemeiner Sarkomatose. Frankf. Z. Path. 25, 486 (1921). — SCHMINCKE, A.: Über Peritheliome in der Gegend des Handgelenks. Zbl. Chir. 1907, 1292. — SCHWARZKOPF, G.: Ein Fall von symmetrischer Geschwulstbildung aller vier Lider (Plasmome) mit pathologisch-anatomischem Befund. Z. Augenheilk. 45, 142 (1921). — SCOMAZZONI, T.: Contributio alla clinica e alla istologia dei fibrosarcomi (dermatofibromi) cutanei. Giorn. ital. Dermat. 67 (1926). — SJÖGREN, G.: Case of eosinophilic granuloma. Acta dermatovener. (Stockh.) 35, 78—80 (1955). — SPIEGLER: Über die sog. Sarcomatosis cutis. Arch. f. Dermat. 27, 163 (1894). — STAMM: Beitrag zur Lehre von den Gefäßgeschwülsten. Inaug.-Diss. Göttingen 1891. — STANGL, Z.: Zur Kenntnis der perithelialen Blutgefäßtumoren der Haut. Z. Heilk. 24, H. 6. — STARCK, D.: Embryologie. Stuttgart 1955 (Lit.). — STEPPERT, A., u. ST. WOLFRAM: Über das Sarkom der Haut. Arch. f. Dermat. 193, 566—578 (1952). — STEWART, F. W., and M. M. COPELAND: Neurogenic sarcoma. Amer. J. Canc. 1931, 1235 bis 1320. — STOUT, A. P.: Liposarcoma the malignant tumor of lipoblasts. Ann. Surg. 119, 86 bis 107 (1944). — Fibrosarcoma. Cancer (N. Y.) 1, 30—63 (1948) (Lit.). — STRAUSS: Sarcomatosis der Haut und des Magens. Inaug.-Diss. Würzburg 1896. — SWEITZER, S. E.: Sarcomatosis cutis of SPIEGLER. Sarcoid of SPIEGLER-FENDT. Arch. of Dermat. 11, 481—493 (1925). — TANDLER: Beitrag zur Kenntnis der Sarcomatosis cutis. Arch. f. Dermat. 41, 163 (1897). — TEREBINSKI: Un cas de sarcomes multiples. J. russe mal. cut. 10 (1905) (fraglicher Fall). — TRITSCH, H., u. W. KIESSLING: Poicilodermia atroph. vasul. bei maligner Lymphogranulomatose usw. Arch. klin. u. exper. Dermat. 202, 10—20 (1950). — UEHLINGER, F.: Aleukämische Reticulose. Beitr. path. Anat. 83, 718—746 (1930). — ULLMANN: Über einen Fall von Angiomatosis. Festschr. KAPOSI. 1901. — Sarcoma carcinoma cellulare. Verh. der Wien. Dermatol. Ges. Arch. f. Dermat. 133, 84 (1921). — VOLLMER, E.: Über Sarcomatosis und solitäre Sarkome der Haut. Arch. f. Dermat. 136, 273—284 (1921). — WILSON and KALTMEYER: Report of a case of sarcomatosis cutis etc. Amer. J. Med. Sci. 5 (1903). — WINKLER, K.: Die Sarkome. Erg. Path. 23 (1930). — WOLTERS: Haemangioendothelioma tub. mult. und Haemangiosarcoma cutis. Arch. f. Dermat. 53 (1900). — WUSTMANN, O.: Beitrag zur Frage der xanthomatösen Riesenzellenneubildungen. Dtsch. Z. Chir. 192 (1925). — ZIPKIN, R.: Über Riesenzellen und randständige Kerne in Sarkomen. Virchows Arch. 186, 240. — Zurhelle: Vorkommen und Bedeutung der Gitterfasern bei syphilitischen und anderen Hautkrankheiten. Dtsch. med. Wschr. 1922.

Neoplasmen und neoplasmenartige Erkrankungen

jugendlicher und zu Leukocytenbildung befähigter Bindegewebszellen . . S. 496

Literatur siehe voriges und nächstes Kapitel.

Leukosen . . . . S. 502

ARNDT: Zur Kenntnis der leukämischen und aleukämischen Lymphadenosen usw. Dermat. Z. **1911**, Erg.-H. (Lit.). — ARNING u. HENSEL: Pseudoleukaemia cutis. Iconogr. dermat. **3**. — BERGER, J.: Extramedulläres Plasmocytom der Vulva. Hautarzt **7**, 168—171 (1956). — BERLIN, CH.: Urticaria pigmentosa, as a systemic disease. Arch. of Dermat. **71**, 703—712 (1955). — BERTACCINI: Contrib. allo studio d. manifest. cuta nella leucemia etc. Giorn. ital. Dermat. **1921**, 62. — BETTMANN: Die leukämischen Erkrankungen der Haut. Erg. Hautkrkh. **1910** I. — BLANKENHORN and GOLDBLATT: Aleukemic leukemia etc. J. Amer. Med. Assoc. **76** (1921). — BLUEFARB, S. M.: Cutaneous manifestations of multiple myeloma. Arch. of Dermat. **72**, 506—522 (1955). — CAPELLI, J.: Contrib. allo studio delle linfodermie. Sperimentale **75** (1921). — CHRISTENSEN, P. D.: Histiocytemia with cutaneous manifestations. Arch. of Dermat. **73**, 582 (1956). — CHURG, J., and A. J. GORDON: Multiple myeloma. Amer. J. Clin. Path. **20**, 934—945 (1950). — COSTELLO, M. J., and O. CANIZARES, M. MONTAGNA and C. M. BUNCHE: Cutaneous manifestations of myelogenous leukaemia. Arch. of Dermat. **71**, 605—614 (1955). — DEWAR, W. A.: Bullosis urticaria pigmentosa. Arch. of Dermat. **71**, 717—721 (1955). — EMSLIE, D., J. M. JOHNSTONE and I. C. WHYTE: Nasopharyngeal plasmocytoma with extensive skin metastases. J. Clin. Path. **8**, 104 (1955). — FLARER, F.: Das Hautbild der Histioleukämie. Arch. f. Dermat. **186**, 32—53 (1948). — FRAENKEL: Über die Beziehungen der Leukämie zu geschwulstbildenden Prozessen des hämatopoetischen Apparates. Virchows Arch. **216** (1914). — FRANKE, R., u. R. BAUMANN: Lymphknotenplasmocytom mit Hautveränderungen. Arch. f. Dermat. **192**, 564—574 (1951). — GANS: Akute myeloische Leukämie usw. Beitr. path. Anat. **56** (1913). — GOTTRON, H.: Zur Leukämie der Haut. Med. Klin. **1937**, 373—377, 404—408. — GRACIANSKY, P. DE, et A. PARAF: Les hématodermies. Paris: Masson & Cie. 1949. — GRÜNEBERG, TH., W. KAISER u. U. MÜLLER: Zur Pathogenese der Urticaria pigmentosa. Hautarzt **6**, 342—349 (1955). — HAMMACHER: Zur Kasuistik der Pseudoleukämie der Haut. Dermat. Z. **22**, H. 2. — HEILMEYER, L., u. H. BEGEMANN: Hauterkrankungen bei Dysproteinämien. Hautarzt **1**, 59—65 (1950). — HEINRICH: Ein Fall von Leucaemia cutis usw. Arch. f. Dermat. **108** (1911). — HERZBERG, J. J., u. H. J. SCHUPPENER: Spezifische Hauterscheinungen bei der Myeloblastenleukämie. Dermat. Wschr. **1950**, 639—657. — HIRSCHFELD: Die generalisierte aleukämische Myelose usw. Z. klin. Med. **1914**, 80. — HÖRBST, L., u. H. EBSTER: Zur Lymphosarkomatose der Haut. Beitr. path. Anat. **87**, 41—47 (1931). — JADASSOHN: Pseudoleukämie. Arch. f. Dermat. **82**, 297. — JORDAN: Ein Beitrag zur Frage der Pseudoleukämie der Haut. Mh. Dermat. **48**. — KEINING, E.: Besondere Vorkommnisse bei leukämischen Erkrankungen der Haut. Arch. f. Dermat. **189**, 303—310 (1949). — KREIBICH: Über Hautveränderungen bei Pseudoleukämie und Leukosarkomatose. Arch. f. Dermat. **89**, 43—64 (1908). — Hautveränderungen in einem Falle von lymphatischer Leukämie. Arch. f. Dermat. **122** (1915). — LEHNER: Fall von Pseudoleukämie mit Hautveränderungen. Arch. f. Dermat. **136** (1921). — LINSER: Zur Frage der Hautveränderungen bei Pseudoleukämie. Arch. f. Dermat. **80**, 3 (1906). — LORENZ, W.: Über Beziehungen zwischen Retothelsarkom (Retikulosarkom) und Leukämien (Leukosen). Strahlenther. **82**, 155—172 (1950). — MARIANI, GIUSEPPE: Klinischer und pathologisch-anatomischer Beitrag zum Studium der cutanen Leukämien, der fibro-epitheloiden Polylymphomatosen (HODGKINsche Krankheit) und der Mycosis fungoides. Arch. f. Dermat. **120**, 781—869 (1914). — MARTENSTEIN: Lymphatische Pseudoleukämie der Haut. Berl. klin. Wschr. **1921**, Nr 22, 581. — NAGELI: Blutkrankheiten und Blutdiagnostik. Leipzig 1912. — NANTA: Étude des lymphodermies et des myelodermies. Ann. de Dermat. **1912**. — NICOLAU: Contribution à l'étude cl. et hist. ect. de la leuk. Ann. de Dermat. **1904**. — PINEY: Skin infiltrations in leukemia. Arch. f. Dermat. **189**, 302—303 (1949). — PINKUS: Hautveränderungen bei lymphatischer Leukämie usw. Arch. f. Dermat. **50** (1899). — POCHE, R., u. G. STÜTTGEN: Beitrag zur Monocytenleukämie. Arch. klin. u. exper. Dermat. **202**, 358—368 (1956). — POLLAND, R.: Zur Klinik der Hautveränderungen bei Pseudoleukämie und bei Mycosis fungoides. Dermat. Z. **24**, H. 6 (1917). — REILLY, E. B.: Systemic mast-cell disease with urticaria pigmentosa. Arch. of Dermat. **71**, 561—569 (1955). — RÖSSLE, R.: Das Retothelsarkom der Lymphdrüsen, seine Formen und Verwandtschaften. Beitr. path. Anat. **103**, 385—415 (1939). — SAPHIER u. SEYDERHELM: Über myeloide Hautinf. bei chronischer myeloider Leukämie. Münch. med. Wschr. **1920**, Nr 3. — SCHAUMANN: Manifestations cut. dans un cas de lymphadénie leuk. Ann. de Dermat. **1916**. — SHAV and LOUGH-

LIN: A case of leukoxythaema cutis. Brit. J. Dermat. **1917**. — TRYB: Über Leukämie der Haut. Dermat. Wschr. **62** (1916) (Lit.). — UEHLINGER, E.: Aleukämische Retikulose. Beitr. path. Anat. **83**, 718—746 (1930). — WARIN, R. P.: Plasma cell granuloma of lips, mouth and larynx. Proc. Roy. Soc. Med. **47**, 171 (1954). — WECHSELMANN: Über Erythrodermia exfoliativa universalis pseudoleucaemica. Arch. f. Dermat. **87**, 205 (1907). — WERTHER: Chronische lymphatische Leukämie mit generalisierter miliarer Lymphadenia cutis. Dermat. Z. **1914**, 21. — WODNIANSKY, P.: Über die Spezifität der Leukämide. Wien. klin. Wschr. **1956**, 440. — ZUMBUSCH, V.: Erythrodermia (pseudo)leucaemica (RIEHL). Arch. f. Dermat. **124**, 56 (1917). — ZURHELLE: Über Hauterscheinungen bei Erkrankungen des myeloischen Systems. Dermat. Z. **1922**, 37.

Lymphadenosis benigna cutis . . . . S. 509

ALEXANDER, J. O. D., and T. PASIECZNY: Follicular lymphoma of the skin. Dermatologica (Basel) **109**, 1—13 (1954). — BÄFVERSTEDT, B.: Über Lymphadenosis benigna cutis. Act. dermato-vener. (Stockh.) **24**, Suppl. XI (1943) (Lit.). — Lymphadenosis benigna cutis, a symptom of malignant tumors. Acta dermato-vener. **33**, 171—180 (1953). — EHRICH, W. E.: Die Entzündung. In Handbuch der allgemeinen Pathologie, S. 211. Berlin: Springer 1956. — FREUND, H.: Über miliare und großknotige Lymphocytome der Haut. Derm. Wschr. **1931**, 1189—1194. — GERTLER, W.: Zur Morphologie der Lymphadenosis benigna cutis. Dermat. Wschr. **130**, 1226—1238 (1954). — Retikulumsarkomatöse Umwandlung tumorartiger Lymphocytome. Dermat. Wschr. **132**, 1035—1042 (1955). — GOTTRON, H.: Zur Leukämie der Haut. Med. Klin. **1937**, 373—377, 404—408. — HALTER, H.: Über eine atavistische Zungenanomalie. Arch. f. Dermat. **194**, 423 (1952). — HÖFER, W.: Lymphadenosis benigna cutis. Arch. klin. u. exper. Dermat. **203**, 23—40 (1956) (Lit.). — HURT, P.: Über die Neubildung von Lymphfollikeln bei chronischer Entzündung. Schweiz. Z. allg. Path. **16**, 954—968 (1953). — JESSNER, M., and N. B. KANOF: Lymphocytic infiltration of the skin. Arch. of Dermat. **68**, 447—449 (1953). — KALKOFF, K. W.: Zur Abgrenzung der Lymphadenosis non follicularis benigna cutis von Hautmanifestationen der chronischen Lymphadenose. Dermat. Wschr. **126**, 1146—1156 (1952). — KEINING, E.: Besondere Vorkommnisse bei leukämischen Erkrankungen der Haut. Arch. f. Dermat. **189**, 303—310 (1949). — LEDDY, E. T.: A case of chronic benign lymphosarcoma. Proc. Staff. Meet. Mayo Clin. **29**, 6, 180—182 (1954). — LINDEMAYR, W.: Über Lymphocytome der Haut. Wien. Z. inn. Med. **30**, 402—410 (1949). — LOVEMANN, A. B.: Lymphocytoma cutis. Arch. of Dermat. **63**, 169—183 (1952). — MIESCHER, G.: Le granulom lymphadénoide de la peau (lymphocytome). Bull. Soc. franç. Dermat. **44**, 2, 1254—1268 (1937). — Lymphadenoide Bildungen im Ablauf entzündlicher Reaktionen. Dermatologica (Basel) **106**, 298—300 (1953). — MOPPER, C., and J. R. ROGIN: Benign solitary lymphocytoma. Arch. of Dermat. **63**, 184—190 (1952). — RÖCKL, H.: „Erythematodes tumidus" usw. Hautarzt **5**, 422—423 (1954). — SPIER, H. W., u. H. HEGEWALD: Zur funktionellen Histomorphologie beim Erythema migrans usw. Arch. f. Dermat. **199**, 317—331 (1954). — THOMA, K. H.: Oral pathology. St. Louis: C. V. Mosby Company 1941.

KAPOSIsche Krankheit . . . . S. 515

AMICIS, DE: Die Sarkomatose der Haut. Mh. Dermat. **25** (1897). — AZUA: Zwei Fälle von multipler idiopathischer Sarkomatose der Haut. Verh. d. Soc. espan. de derm. y sifil. Dezember 1912, Januar 1913. Arch. f. Dermat. **119**, 67 (1914). — BALZER, MERLE et RUBENS DUVAL: Sarc. idiopath. cut. multiplex. Bull. Soc. franç. Dermat. **8**, I (1907). — BEEK, C. H.: About the angio-reticulosarcomatosis Kaposi. Dermatologica (Basel) **107**, 433—439 (1953). — BERNHARD: Sarcomata idiopathica multiplicia pigmentosa cutis (KAPOSI). Arch. f. Dermat. **49**, 207 (1899). — BERNHARDT, R.: Weitere Mitteilungen über Sarcoma idiopathicum multiplex pigmentosum cutis. Arch. f. Dermat. **62**, 237 (1902). — Sarcoma idiopathicum multiplex in plaque pigmentosum et lymphangiectodes. Arch. f. Dermat. **63**, 239 (1902). — BERTACCINI, G.: Studio istologico sopra una forma particulare e poco commune di rammollimento dei noduli nel sarcoma idiopatico di KAPOSI (angio-endothelioma cutaneo). Giorn. ital. Dermat. **65** (1924). — BRANN, G., u. E. SEUFFER: Sarcoma idiopathicum multiplex haemorrhagicum KAPOSI. Arch. f. Dermat. **141**, 69 (1922) (Lit.). — CAVAGNIS, G.: Giorn. ital. Dermat. **1911**, H. 3, 391. — COBURN, J. G., and J. K. MORGAN: Multiple idiopathic haemorrhagic sarcoma of Kaposi. Arch of Dermat. **71**, 618—624 (1955). — Dalla Favera, G. B.: Über das sog. Sarcoma idiopathicum multiplex haemorrhagicum (Kaposi). Arch. f. Dermat. **109**, 387—440 (1911) (Lit.). — Dörffel, J.: Histogenesis of multiple idiopathic hemorrhagic sarcoma of Kaposi. Arch. of Dermat. **26**, 608—634 (1934). — Dupont, A.: L'angio-réticulomatose cutanée. Gembloux 1951 Thése de Université catholique de Louvain. — L'angio-réticulomatose cutanée, rapport présenté à la séance du cinquantenaire de la société belge de dermatologie et de syphiligraphie, les 17 et 18. Nov. 1951. — Fano u. Liebmann: Beitrag zur Lehre der sog. sarkoiden Geschwülste. Arch. f. Dermat. **80**, 221 .— Finger: Acrosarcoma Unna. Wien. Dermatol. Ges. 9. Juni 1904. Arch. f. Dermat. **74**, 319 (1905). — Fischl: Sarcoma idiopathicum multiplex haemorrhagicum. Verh. der Wien. Dermatol. Ges., 21. Jan. 1914. Arch. f. Dermat. **119**, 19 (1914). — Grigorjew, P. S.: Zur Kenntnis des multiplen idiopathisch hämorrhagischen Sarkoms (Kaposi). Fall von Metastasen in den inneren Organen. Arch. f. Dermat. **146**, 384 (1924). — Grzybowski, M.: Contribution à l'étude de l'histogénèse de la maladie de Kaposi. Ann. de Dermat. **5**, 135—152 (1934). — Halle, A.: Ein Beitrag zur Kenntnis des Sarcoma idiopathicum multiplex haemorrhagicum (Kaposi). Arch. f. Dermat. **72**, 373 (1904) (Lit.). — Hartzell, M. B.: Idiopathic multiple haemorrh. sarcoma (Kaposi). J. Cutan. Dis. **76**, 3. — Homma, H.: Zur Histologie der Kaposischen Krankheit. Zbl. Path. **63**, 241—244 (1935). — Hudelo, L., et F. Cailliau: La sarcomatose idiopathique pigmentaire multiple de Kaposi et ses interprétations histogenetiques. Ann. de Dermat. **2**, 417—445 (1931). — Hufnagel, L., et A. Dupont: Sarcomatose i. de Kaposi et leucémie lymphoide. Bull. Soc. franç. Dermat., April **1931**. — Kaposi: Idiopathisches multiples Pigmentsarkom. Arch. f. Dermat. **4** (1872). — Klein, G.: Zur Kasuistik der Haemangiomatosis multiplex sarcomatosum. Arch. f. Dermat. **194**, 527—537 (1952). — Lesser: Sarcoma idiopathicum haemorrhagicum multiplex (Kaposi). Berl. Ges. 11. Juni 1907. Arch. f. Dermat. **87**, 96 (1907). — Lieberthal, D.: Idiopathic multiple hemorrhagic sarcoma (Kaposi). J. Amer. Med. Assoc. **51** (1908). — MacLeod: Notes on the histopathology of multiple idiopathic haemorrhagic sarcoma. Brit. J. Dermat., May **1905**. — Mariani, G.: Sarcomatosis Kaposi mit besonderer Berücksichtigung der visceralen Lokalisationen. Arch. f. Dermat. **98**, 267—300 (1904). — Martinotti: Le manifestazioni cutanee nelle emoblastosi. Giorn. ital. Mal. vener. **1920**. — Maschek, v.: Sarcoma idiopathicum multiplex haemorragicum (Kaposi). 8. Dtsch. Dermatol. Ges. 1903 Sarajewo. Arch. f. Dermat. **72**, 258. Mendes da Costa: Ein Fall von Kaposis Pigmentsarkom. Dermatol. Studien, Bd. 20, S. 212. 1910. — Miescher: Ein Beitrag Zur Klinik und pathologischen Anatomie der multiplen idiopathischen Hautsarkome. Arch. f. Dermat. **128**, 173—196 (1921). (Lit.) — Nödl, F.: Zur Histogenese der Angiomatosis Kaposi. Dermat. Wschr. **121**, 247—250 (1950). — Arch. f. Dermat. **190**, 373—422 (1950). — Pack, G. T., and J. Davis: Concomitant occurence of Kaposis sarcoma and lymphoblastoma. Arch. of Dermat. **69**, 604 (1954). — Pautrier, L. M., et A. Diss: Sur les lésions vasculonerveuses de la pseudosarcomatose de Kaposi. Bull. Soc. franç. Dermat. **35**, 145—152 (1928). — Pelagatti: Sul sarcoma molteplice primitivo del Kaposi. Giorn. ital. Dermat. **1905**, H. 5. — La sarcomatosi cutanea. Parma 1902. — Philippson, L.: Über das Sarcoma idiopathicum cutis Kaposi. Virchows Arch. **167**, 58. — Piccardi, G.: Metastatisches Angioma senile und seine Beziehungen zum sog. Sarkoma Kaposi. Mh. Dermat. **51**, 271 (1910. — Radaeli, Fr.: Contributo alla conoscenza del sarcoma idiopatico multiplo emorragico della cute. Sperimentale **1904**, H. 6. — Nuove osservazioni sulla istologiapatologica e aulla cura del sarcoma idiop. mult. delle cute. Sperimentale **60**, H. 3 (1906). — Rasch: Sarkoma cutaneum teleangiectaticum multiplex (Acrosarcoma Kaposi) mit Knochenaffektion. Dermat. Z. **1915**.— Ronchese, F., and A. B. Kern: Kaposis sarcoma. Post-Graduate Med. J. **14**, 101—110 (1953). — Rottmann, H. G.: Zur Kenntnis des Sarcoma idiopathicum multiplex haemorrhagicum. Arch. f. Dermat. **154**, 134 (1929). — Rusch, P.: Zur Kenntnis der „sarkoiden" Hauttumoren. Arch. f. Dermat. **87**, 163 (1907). — Sachs, W., R. D. Azulay and J. Convit: Multiple idiopathic hemorrhagic sarcoma of Kaposi. J. Invest. Dermat. **8**, 317—326 (1947). — Saphier, Joh.: Zur Kenntnis des Sarcoma idiopathicum multiplex haemorrhagicum Kaposi. Arch. f. Dermat. **118**, 671—680 (1913). — Scholtz: Multiples idiopathisches Hautsarkom (Kaposi). Breslauer Ver. 6. Jan. 1900. Arch. f. Dermat. **51**, 309 (1900). — In Scholtz u. Doebel: Bericht 1906/1907. Multiples idiopathisches hämorrhagisches Hautsarkom. Arch. f. Dermat. **92**, 387 (1908). — Selhorst und Polano: Ein Fall von Sarcoma idiopathicum multiplex haemorrhagicum Kaposi. Arch. f. Dermat. **82**, 33 (1906). — Sellei, J.: Über das idiopathische KAPOSIsche Sarcoma multiplex haemorrhagicum. Arch. f. Dermat. **31**, 413 (1900). — Beiträge zur Pathologie des KAPOSIschen ,,Granuloms". Arch. f. Dermat. **34**, 497 (1902). — Weitere Beiträge zur Pathologie des sog. Sarcoma multiplex pigmentosum haemorragicum idiopathicum (KAPOSI). Arch. f. Dermat. **66**, 41 (1903). — SEQUEIRA, J. H. S. G.: Multiple idiopathic pigmental sarcoma of KAPOSI. Brit. J. Dermat. **1913**, 351. — SPIEGLER: Das idiopathische Pigmentsarkom. MRAČEKS Handbuch Bd. 4. 1907. — STERNBERG: Über das Sarcoma idiopathicum Kaposi. Zbl. Path. **22**, 907 (1911). — STERNBERG, CARL: Über das Sarcoma multiplex haemorrhagicum (KAPOSI). Arch. f. Dermat. **111**, 331—340 (1912). — TRASONTANO, V., et C. FITTIPALDI: Contributo allo studio dell enangioendothelioma cutaneo del KAPOSI ed alla coesistenza di differenti blastomi. Arch. istl. dermat. **7**, 215—269 (1931). — TROST, KENDAL P.: A case of multiple idiopathic haemorrhagic sarcoma (KAPOSI). Arch. of Dermat. **3**, 155—162 (1921). — UHLMANN, E.: Beitrag zur Frage des Sarcoma idiopathicum multiplex haemorrhagicum Kaposi. Arch. f. Dermat. **150** (1926). — WISE and ELLER: Arch. of Dermat. **1923**, 611. — ZUMBUSCH, LEO v.: Multiples idiopathisches Hautsarkom mit Knochenmetastasen. Arch. f. Dermat. **107**, 329—334 (1911). — Sarcoma cutis idiopathicum multiplex haemorrhagicum (KAPOSI). Münch. Ges. 13. Juli 1914. Arch. f. Dermat. **122**, 625 (1916).

Endotheliome und Peritheliome, Psammome . . . . S. 524

ADAMI, G.: Contributio clinico ed anatomo patologico allo studio dei sarcomi endo-peritoliali della pelle. Tumori **12** (1926). — COENEN, H.: Über Endotheliome der Haut. Arch. klin. Chir. **76**, 1100 (1905). — FICK, J.: Über die Unbrauchbarkeit der Arbeitshypothese ,,Endotheliom". Dermat. Wschr. **54**, 488 (1912). — Über die Endotheliome der Autoren. Mh. Dermat. **49**, 104, 251 (1909). — GOTTHEIL, WILLIAM S.: Endothelioma of the skin. J. Amer. Med. Assoc. **48**, 93 (1907). — HASLUND, P.: Multiple Endotheliome der Kopfhaut. Arch. d. Dermat. **82**, 247 (1906) (Lit.). — JADASSOHN: Psammome der Haut. Korresp.bl. Schweiz. Ärzte. **44**, 1841, 1842 (1914) und Schweiz. Dermat. Ges., April 1926. — JULIUS-BERG, FR.: Lymphangio-Endothelioma cutis abdominis. Arch. f. Dermat. **88**, 77—92, 191 (1908). — Zur Endotheliomfrage. Mh. Dermat. **49** (1909). — MARTINOTTI: Über einen Fall von Sarcoma endotheliale der Haut. Virchows Arch. **212**, H. 3, 388 (Lit.). — MULERT: Fall von multiplen Endotheliomen der Kopfhaut usw. Inaug.-Diss. Rostock 1897 und Arch. klin. Chir. **54** (1897). — NATHER, KARL: Über ein malignes Lymphangioendotheliom der Haut des Fußes. Virchows Arch. **231**, 540—556 (1921) (Lit.). — RIEHL: Lymphendothelioma cutis multiplex. Wien. klin. Wschr. **1896**, Nr 46. — RUOTSALAINEN, A.: Eine eigenartige Stirngeschwulst (Endothelioma). Zbl. Path. **22**, 722. — SCHALEK and SCHULTZ: Generalised non-pigmented sarcoma. J. Amer. Med. Assoc. **44**, 1901 (1915). — SPIEGLER: Endotheliome der Haut. Arch. f. Dermat. **50**, 163 (1899). — THEODORE, E.: Beitrag zur Lehre von den Endotheliomen der äußeren Haut. Z. Laryngol. usw. **1**, H. 5. — WINKLER, MAX: Über Psammome der Haut und des Unterhautgewebes. Virchows Arch. **178**, H. 2, 323 (Lit.). — ZIMMERMANN, R.: Über einen eigenartigen mesodermalen Tumor der Inguinalgegend. Virchows Arch. **216**. (Siehe auch Cylindrome bzw. Basalzellenkrebse.)

Haemangioendotheliom, Lymphangioendotheliom, Haemangiopericytom . . S. 524

ALBERTINI, A. v.: Histologische Geschwulstdiagnostik. Stuttgart: Georg Thieme 1955. — ALEXANDER: Lymphangioma (Haemangioendothelioma) tuberosum multiplex. Bresl. Dermat. Vereinigg, 26. Nov. 1901. Arch. f. Dermat. **60**, 140 (1901). — CARO, M. R., and C. H. STUBENRAUCH: Haemangioendothelioma of the skin. Arch. of Dermat. **51**, 295—304 (1945). — COLE, H. N., J. W. REAGAN and H. Z. LUND: Haemangiopericytoma. Arch. of Dermat. **72**, 328—334 (1955). — EHESTRÖM, S.: A comparison between glomus tumor and angioleiomyom. Acta path. scand. (København) **27**, 86 (1950). — ELSCHING: Haemangio-endothelioma tuberosum multiplex. Verh. des 5. Kongr. der Dtsch. Dermatol. Ges. Graz 1895. — Haemangioendothelioma tuberosum multiplex (JARISCH). Wien. Ges. 26. Jan. 1898. Arch. f. Dermat. **45**, 131 (1898). — ENTERLINE, H. T., and B. ROBERTS: Lymphangiopericytoma etc. Cancer (N. Y.) **8**, 582—587 (1955). — GANS: Über Syringome. Arch. f. Dermat. **141** (1922). — GASSMANN: Erwiderung zu dem Nachtrag der Arbeit v. WALDHEIMS: Haemangioendothelioma cutis papulosum. Arch. f. Dermat. **63**, 107 (1902). — GUTH: Haemangioendothelioma tuberosum multiplex. Arch. f. Dermat. **1901**, 599. Festschr. KAPOSI. — JARISCH: Zur Lehre von den Hautgeschwülsten. Arch. f. Dermat. 28 (1894). — Kitamura, K., u. Y. Takada: Haemangioperitheliom der Haut. Hautarzt 4, 56—59 (1953). — McCormack, L. J., and W. F. Gallivan: Hemangiopericytoma. Cancer (N. Y.) 7, 595—601 (1954) (Lit.). — Oestreich u. Edm. Saalfeld: Über Haemangioendothelioma tuberosum multiplex und Lymphangioendothelioma tuberosum multiplex (Lymphangioma tuberosum multiplex Kaposi). Arch. f. Dermat. 120, 1—16 (1914). — Haemangioendothelioma tuberosum multiplex und Lymphangioendothelioma tuberosum multiplex. Arch. f. Dermat. 124, 124 (1917). — Radaeli, Francesco: Hemoangioendotelioma multiplo della cuti con alterazioni multiple dello scheletro. Sperimentale 1907, H. 5. — Reich, H.: Das Haemangiopericytom. Arch. klin. u. exper. Dermat. 202, 390—397 (1956). — Sims, C. F., N. Kirsch and R. G. MacDonald: Hemangiopericytoma. Arch. of Dermat. 58, 194—205 (1948). — Stout, A. P., and M. R. Murray: Haemangiopericytoma. Ann. Surg. 116, 26—33 (1942). — Sweitzer, S. E., and L. H. Winer: Hemangioendothelioma. Arch. of Dermat. 34, 997—1007 (1936). — Teljer, G. J.: Lymphangioma tuberosum multiplex. Nederl. Tijdschr. Geneesk. 1921 II, Nr 13, 1648—1649. — Waldheim, F. v.: Haemangioendothelioma cutis papulosum. Arch. f. Dermat. 60, 225 (1901). — Wolters: Haemangioendothelioma tuberosum multiplex und Haemangiosarcoma cutis. Arch. f. Dermat. 53, 269 (1900).

Hypernephrommetastasen . . . . S. 530

Büngeler, W., u. A. M. de Castro: Über eine eigenartige diff. Hautinfiltration durch Hypernephrommetastasen. Virchows Arch. 303, 570—575 (1939). — Chaillou: Epithéliomes des capsules surrenales avec moyaux secondaires de la peau. Bull. Soc. Anat. Paris 1897, 931—934. — Graefenberg: Eine Nebennierengeschwulst der Vulva als einzige Metastase eines malignen Nebennierentumors der linken Seite. Virchows Arch. 194, 17. — Curtis et Potel: Un cas de tumeur surrénalienne de la paroi abdominale. J. d'Urol. 11, 403 (1921). — Hoffmann: Hypernephrommetastasen. Zbl. Chir. 34. — Limacher: Über Blutgefäßendotheliome usw. Virchows Arch. 1898. — Müller: Beitrag zur Metastasenbildung maligner Tumoren. Diss. Bern 1892. — Nödl, F.: Hautmetastasen eines malignen hypernephroiden Tumors. Arch. f. Dermat. 181, 57—62 (1941). — Reimann: Melanotisches Carcinom der Nebennieren bei einem 3 Monate alten Säugling. Prag. med. Wschr. 1902.

Gesamtsachverzeichnis zu Bd. I und II.

Die *fettgedruckten* Zahlen geben die Seiten an, auf denen der Gegenstand ausführlich erörtert ist.

Die Zahlen mit einem *Stern* (*) weisen auf die *Abbildungen* hin.

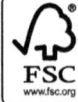

MIX
Papier aus verantwortungsvollen Quellen
Paper from responsible sources
FSC® C105338
FSC
www.fsc.org

If you have any concerns about our products,
you can contact us on
ProductSafety@springernature.com

In case Publisher is established outside the EU,
the EU authorized representative is:
Springer Nature Customer Service Center GmbH
Europaplatz 3, 69115 Heidelberg, Germany

Printed by Libri Plureos GmbH
in Hamburg, Germany